W0264157

Handbuch der experimentellen Pharmakologie
Handbook of Experimental Pharmacology

Heffter-Heubner   New Series

XXXII/1

Herausgeber   Editorial Board

O. Eichler, Heidelberg · A. Farah, Rensselaer, NY
H. Herken, Berlin · A. D. Welch, New Brunswick, NJ

Beirat   Advisory Board

G. Acheson · E. J. Ariëns · Z. M. Bacq · P. Calabresi · S. Ebashi
E. G. Erdös · V. Erspamer · U. S. von Euler · W. Feldberg
R. Furchgott · A. Goldstein · G. B. Koelle · O. Krayer · H. Rasková
M. Rocha e Silva · F. Sakai · P. Waser · W. Wilbrandt

Insulin

Teil 1

Bearbeitet von

R. Brunk · W. Creutzfeldt · K. Engelbart · P. P. Foà · H. Frerichs
I. Hilwig · R. E. Humbel · H. F. Kern · H. Kief
H. Klostermeyer · W. Krämer · R. Müller · B. Ostertag · K. Schöffling
S. Schuster · H. Zahn

Herausgeber

Eugen Dörzbach

Mit 116 Abbildungen

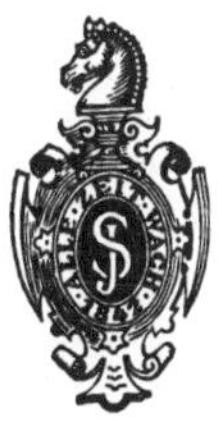

Springer-Verlag Berlin · Heidelberg · New York 1971

Dr. Eugen Dörzbach, 6000 Frankfurt, Kauber Weg 9

ISBN-13:978-3-642-65233-2   e-ISBN-13:978-3-642-65232-5
DOI: 10.1007/978-3-642-65232-5

Das Werk ist urheberrechtlich geschützt. Die dadurch begründeten Rechte, insbesondere die der Übersetzung, des Nachdruckes, der Entnahme von Abbildungen, der Funksendung, der Wiedergabe auf photomechanischem oder ähnlichem Wege und der Speicherung in Datenverarbeitungsanlagen bleiben, auch bei nur auszugsweiser Verwertung, vorbehalten.

Bei Vervielfältigungen für gewerbliche Zwecke ist gemäß § 54 UrhG eine Vergütung an den Verlag zu zahlen, deren Höhe mit dem Verlag zu vereinbaren ist.

© by Springer-Verlag Berlin · Heidelberg 1971. Library of Congress Catalog Card Number 74-160591.
Softcover reprint of the hardcover 1st edition 1971

Die Wiedergabe von Gebrauchsnamen, Handelsnamen, Warenbezeichnungen usw. in diesem Werk berechtigt auch ohne besondere Kennzeichnung nicht zu der Annahme, daß solche Namen im Sinne der Warenzeichen- und Markenschutz-Gesetzgebung als frei zu betrachten wären und aher von jedermann benutzt werden dürfen.

Vorwort

Vor nunmehr 50 Jahren wurde die Existenz des blutzuckersenkenden Hormons der Bauchspeicheldrüse durch BANTING und BEST sichergestellt. Seit dieser Zeit ist das Gebiet der Insulin- und Diabetesforschung durch neue Erkenntnisse und unerwartete Ergebnisse mehr und mehr ausgeweitet worden. Vieles hat sich in diesen Jahren komplizierter erwiesen als zu Beginn der Insulinaera erwartet werden konnte. So fehlt heute ebenso noch ein klares Gesamtbild des Diabetes mellitus wie eine definitive Kenntnis vom Wirkungsmechanismus des Insulins.

Das Diabetes-Insulingebiet ist so umfangreich geworden, daß ein erschöpfender Bericht darüber heute nicht mehr von drei Autoren bewältigt werden kann, wie dies 1938 in diesem Handbuch noch möglich war. Nur eine Bearbeitung der jeweiligen Unterkapitel durch Experten gibt die Gewähr für eine sachgerechte und kritische Behandlung der ganzen Thematik. So mußte der Stoff unter mehrere Autoren aufgeteilt werden, wobei geringe Überschneidungen nicht immer vermeidbar waren. Diese Art der Bearbeitung bringt aber zugleich Schwierigkeiten mit sich, die aus der Arbeitsüberlastung der Autoren resultieren und sich in Verschiebungen im Ablieferungstermin ausdrücken. Sie ließen es geboten erscheinen, aus den bisher fertiggestellten Beiträgen diejenigen in einem Teilband zum Druck zu bringen, die — wie ich meine — in logischer Folge ein abgerundetes Bild von einem größeren Teilbereich vermitteln.

In dem vorliegenden ersten Teil einer Insulinmonographie wird zu Beginn über die Langerhans'schen Inseln sowohl aus vergleichend morphologischer Sicht bei Wirbeltieren wie über die Orthologie des Inselgewebes des Menschen und seine Pathomorphologie bei Diabetes mellitus berichtet. Danach folgt ein Beitrag über die Verhaltensweise der Inselzellen in der Gewebekultur. Dem experimentellen Diabetes sowohl auf chirurgischer als auch auf chemischer Grundlage steht anschließend ein Beitrag über Spontandiabetes bei Tieren gegenüber. Insulin — oder die verschiedenen Insuline —, seine Struktur und Eigenschaften, Synthese und Biosynthese werden im folgenden eingehend dargestellt. Die Kapitel über die klinische Wirkung der Insulinzubereitungen und über Insulinschäden beschließen diesen ersten Teilband. Zu bemerken ist, daß der Beitrag über Pankreatektomie von P. P. FOÀ mit Einverständnis des Autors aus Bd. XVI/15 dieses Handbuches übernommen und von Herrn Dr. med. JOSEF SCHOLZ übersetzt und teilweise ergänzt worden ist.

Von einem Beitrag zur Geschichte des Insulins wurde abgesehen, weil dies bereits vielerorts in überzeugender Weise geschehen ist und somit als bekannt vorausgesetzt bzw. an den entsprechenden Stellen nachgelesen werden kann.

Die hier zusammengestellten Beiträge vermitteln den derzeitigen Stand der Diabetesforschung. Sie mögen dem Leser die Problematik nahebringen, die noch vorhandenen Lücken aufzeigen und zugleich Ausgangspunkt für die weitere Forschung sein.

Den Autoren, die das Erscheinen dieses Teilbandes ermöglicht haben, gilt mein besonderer Dank. Weiterhin danke ich Herrn Dr. med. ALFRED BÄNDER, der mir seit 1970 hilfreich zur Seite gestanden und wesentlich dazu beigetragen hat, die jetzige Herausgabe zu ermöglichen.

Frankfurt a. M., Oktober 1971

EUGEN DÖRZBACH

Inhaltsverzeichnis

Inselzellen in der Gewebekultur. I. HILWIG und S. SCHUSTER. Mit 4 Abbildungen

Pathomorphologie der Langerhans'schen Inseln bei Diabetes mellitus des Menschen.
H. Kief und K. Engelbart. Mit 15 Abbildungen

Spontandiabetes bei Tieren. R. Brunk

Struktur, Eigenschaften und Synthese des Insulins. H. Klostermeyer und H. Zahn.
Mit 3 Abbildungen

Biosynthesis of Insulin. R. E. HUMBEL. With 1 Figure

Die klinische Wirkung der Insulin-Zubereitungen. K. SCHÖFFLING und R. MÜLLER. Mit 5 Abbildungen

Morphologie cerebraler Insulinschäden. W. KRÄMER und B. OSTERTAG. Mit 23 Abbildungen

Mitarbeiterverzeichnis

Brunk, R., Dr., Farbwerke Hoechst AG, Toxikologisches Labor, Außenstelle Kastengrund, Mainzer Landstraße 61, D-6234 Hattersheim

Creutzfeldt, W., Professor Dr., Medizinische Klinik der Universität, Humboldtallee 1, D-3400 Göttingen

Engelbart, K., Dr., Farbwerke Hoechst AG, Experimentelle Pathologie H 811, Postfach 800320, D-6230 Frankfurt/Höchst

Foà, Piero P., Professor Dr., Sinai Hospital of Detroit, Division of Research, 6767 West Outer Drive, Detroit, Michigan 48235, USA

Frerichs, Heiko, Privat-Dozent, Dr., Medizinische Klinik der Universität, Humboldtalle 1, D-3400 Göttingen

Hilwig, Ingeborg, Diplom-Chemikerin, Laboratorium für Gewebezüchtung H 811, Farbwerke Hoechst AG, D-6000 Frankfurt a. M. 80

Humbel, R. E., Professor Dr., Biochemisches Institut der Universität, Zürichbergstraße 4, CH-8032 Zürich

Kern, Horst F., Privat-Dozent, Dr., Banting and Best Department of Medical Research, Section Prof. Logothetopoulos, Toronto 5/Canada

Kief, H., Professor Dr., Farbwerke Hoechst AG, Experimentelle Pathologie H 811, Postfach 800320, D-6230 Frankfurt/Höchst

Klostermeyer, H., Professor Dr., Institut für Chemie der Bundesanstalt für Milchforschung, Hermann-Weigmann-Straße 1—27, D-2300 Kiel

Krämer, W., Privat-Dozent, Dr., Neurologische Universitätsklinik, Am Steg 18, D-6300 Gießen

Müller, R., Dr., D-6200 Wiesbaden, Nerotal 38

Ostertag, B., Professor Dr., Institut für Hirnforschung der Universität, Belthlestraße 15, D-7400 Tübingen

Schöffling, K., Professor Dr., Abteilung für Endokrinologie der Universität, D-6000 Frankfurt, Ludwig-Rehn-Straße 14

Schuster, S., Laboratorium für Gewebezüchtung H 811, Farbwerke Hoechst AG, D-6000 Frankfurt a. M. 80

Zahn, H., Professor Dr., Deutsches Wollforschungsinstitut der Technischen Hochschule, Veltmanplatz, D-5100 Aachen

Vergleichende Morphologie der Langerhans'schen Inseln der Wirbeltiere[1]

H. F. KERN

Mit 31 Abbildungen

A. Nomenklatur der Inselzellen

I. Lichtmikroskopische Darstellung

Langerhans'sche Inseln oder ihnen entsprechende Strukturen sind mit Sicherheit bisher nur bei Wirbeltieren nachgewiesen worden. Dennoch deuten Untersuchungen von WILSON u. FALKMER (1965) darauf hin, daß auch Invertebraten über spezialisierte Zellen verfügen, die Insulin oder eine insulinähnliche Substanz sezernieren.

Schon TSCHASSOWNIKOW (1898) und DIAMARE (1899) differenzierten der unterschiedlichen Anfärbbarkeit entsprechend zwei Zelltypen in den Langerhans'schen Inseln verschiedener Wirbeltiere. LANE (1907) hat das Verhalten der in den Epithelzellen enthaltenen Granula mit verschiedenen Fixationsmitteln untersucht. Er bezeichnet als A-Zellen solche, deren Granula nach Fixation in 70% Alkohol erhalten blieben, sich dagegen in einer wäßrigen Chromsublimatlösung auflösten. Die Granula in der mit dem griechischen Buchstaben β bezeichneten zweiten Zellart verhielten sich genau umgekehrt. Seit der Einführung der spezifischen Färbemethoden für Langerhans'sche Inseln (Chromhämatoxylin und Aldehydfuchsin) durch G. GOMORI (1941, 1950) sind inzwischen nicht weniger als sieben verschiedene Zelltypen beschrieben worden, deren Abgrenzung nach rein histologischen Merkmalen vorgenommen wird. Sie werden mit den Buchstaben A, B, C, D, E, F und X bezeichnet. Eine wirklich verläßliche Färbemethode gibt es lediglich für die B-Zellen: Aldehydfuchsin färbt bei richtiger Anwendung gleichmäßig alle Beta-Granula blau-violett, wobei alle anderen Zelltypen und das exokrine Gewebe ungefärbt bleiben. Reproduzierbare Ergebnisse hängen sehr von der Voroxydation und dem „Reifegrad" des Aldehydfuchsins ab, das gilt in gleichem Maß für den selbst zubereiteten als auch für den pulverisierten Farbstoff[2].

Nach den Untersuchungen von HARTROFT u. WRENSHALL (1955) besteht eine gute Korrelation zwischen der Zahl der aldehydfuchsin-positiven Granula in den B-Zellen und der biologischen Aktivität des aus dem Pankreas extrahierbaren Insulins. Nachdem auch mit Immunofluorescenzmethoden Insulin in den B-Zellen lokalisiert wurde, herrscht über die Funktion dieses Inselzelltyps allgemeine

---

[1] Teil einer Habilitationsschrift der Medizinischen Fakultät der Universität Heidelberg. Mit Unterstützung durch die Deutsche Forschungsgemeinschaft (Ke 113/2—5).

[2] Käuflich als Aldehydfuchsin siccum bei Chroma-Gesellschaft Schmidt & Co., Stuttgart-Untertürkheim (Deutschland).

Übereinstimmung (Lacy, 1961, 1965). Ähnlich spezifische Färbemethoden fehlen für alle anderen Zelltypen. Ferner (1938, 1939, 1942) hat mit Hilfe der Gros-Schultzschen Versilberungsmethode an Gefrierschnitten von menschlichem Pankreas nachweisen können, daß die Granula in den A-Zellen versilberbar sind. Wichtige Ergebnisse zum Dualismus der Inselzellen und quantitative Veränderungen beim Diabetes mellitus wurden mit dieser Methode erarbeitet (s. Ferner, 1952). Die Zahl der versilberbaren Zellen hängt bei der Gros-Schultzschen Methode jedoch sehr von dem Geschick des Untersuchers ab, bei zu langer Imprägnierung versilbern sich auch einige B-Zellen. Nachuntersuchungen durch Goldner u. Volk (1955) mit einer Modifikation der Davenportschen Versilberungsmethode ergaben an Paraffinschnitten abweichende Ergebnisse zwischen versilberbaren und durch saure Farbstoffe wie Phloxin oder Ponceau de Xylidine anfärbbaren A-Zellen. Dieser Frage sind Hellman u. Hellerström (1960) und ihre Arbeitsgruppe in Uppsala mit einer eigenen Modifikation der Davenportschen Versilberungsmethode, die sich von dem Verfahren von Goldner u. Volk (1955) im wesentlichen durch das Fehlen der Voroxydation unterscheidet, genauer nachgegangen. Die Untersuchungen ergaben, daß bei allen Wirbeltieren die B-Zellen nie versilberbar waren, während bei den A-Zellen immer zwei Gruppen unterschieden werden konnten: solche die sich zwar versilbern, aber sehr schwer mit sauren Farbstoffen darstellen ließen und die als A_1-Zellen bezeichnet wurden. Der andere mit A_2 bezeichnete Anteil war nicht versilberbar und färbte sich von Species zu Species unterschiedlich mit Ponceau de Xylidine. Hellerström et al. (1964) finden beide A-Zelltypen bei vielen Wirbeltieren in charakteristischer Topik innerhalb der Inseln: wie z. B. bei Vögeln, beim Pferd und Hund, weiterhin schwankt der relative Anteil von A_1- und A_2-Zellen bei den einzelnen Arten sehr. Die Unterteilung des A-Zellsystems in zwei Fraktionen erhielt weitere Stützung durch histochemische Reaktionen: die A_1-Zellen zeigen nach Manocchio (1960, 1964) eine charakteristische Metachromasie mit Toluidinblau, während nur in den A_2-Zellen histochemisch Tryptophan nachgewiesen werden konnte. Die Frage nach der funktionellen Bedeutung der beiden A-Zelltypen wird auch von den schwedischen Autoren noch nicht befriedigend beantwortet. Es wird heute allgemein angenommen, daß die A-Zellen Glucagon bilden (Ferner, 1952; Logothetopoulos u. Salter, 1960; Volk u. Lazarus, 1960). Baum et al. (1962) haben mit Hilfe von Immunofluorescenzmethoden Glucagon in den A-Zellen nachgewiesen. Nach Hellerström et al. (1964) sind nur die A_2-Zellen aktiv an der Glucagonbildung beteiligt. Nur sie enthalten histochemisch nachweisbares Tryptophan, das im Glucagonmolekül vorhanden ist, und sie reagieren auf chronische Glucagongaben mit Kernverkleinerung und Atrophie (Hellerström u. Hellman, 1962; Petersson u. Hellman, 1963). Die A_1-Zellen bleiben bei diesen Experimenten unverändert.

Die Inselzellnomenklatur wird nun weiter kompliziert durch die Tatsache, daß andere Untersucher die versilberbaren Inselzellen mit den von Bloom (1931) im menschlichen Pankreas beschriebenen D-Zellen gleichsetzen (Epple, 1963; Fujita, 1964, 1968; Caramia, 1963; Solcia u. Sampietro, 1965).

Nach Bloom (1931) enthalten die D-Zellen bei Azanfärbung blaue Granula. Heutige Untersucher benützen oft Lichtgrün zu ihrer Darstellung. Auch für die D-Zellen ist die funktionelle Bedeutung ungewiß, ihre zahlenmäßige Übereinstimmung mit den A_1-Zellen hat sich z. B. bei Knorpelfischen (Östberg et al., 1966), bei Reptilien (Hellerström u. Asplund, 1966) und beim menschlichen Fetus (Björkmann et al., 1966) nicht ergeben. Hier müssen solide endokrinologische Experimente das nomenklatorische Durcheinander klären helfen. Daß Versilberungsmethoden unspezifisch und leicht irreführend sind, ist oft betont worden und wird an der Tatsache deutlich, daß bei einer von GRIMELIUS (1964) angewandten Versilberungsmethode wiederum beide A-Zelltypen (also A_1 und A_2) versilberbar sind, während die Methode von SEVIER u. MUNGER (1965) nur einen Teil der A_1-Zellen darstellt.

Von den übrigen Zelltypen ist die C-Zelle lichtmikroskopisch lediglich beim Meerschweinchen als kleiner, ungranulierter Zelltyp beschrieben worden (BENSLEY, 1911). Bei elektronenmikroskopischen Untersuchungen werden neuerdings häufig granulafreie Zellen (sog. „clear cells") als C-Zellen bezeichnet (MUNGER et al., 1965).

Die E-Zelle ist zum ersten Mal von THOMAS (1937) in den Inseln des Opossum beschrieben worden. Sie unterscheidet sich von der A-Zelle durch die viel größeren Sekretgranula. MUNGER et al. (1965) haben diesen Befund auch elektronenmikroskopisch verifiziert.

Die gleichen Autoren beschreiben im Processus uncinatus des Hundes die sog. F-Zelle, die mit der von BENCOSME (1955) als X-Zelle bezeichneten identisch sein soll und elektronenmikroskopisch an der unterschiedlichen Dichte und dem großen Formenreichtum der Granula erkannt wird. Auch FUJITA (1964) hat bei der Fischart *Chimaera monstrosa* eine X-Zelle beschrieben. Bei all diesen Zelltypen ist die Funktion unbekannt, ihre Abgrenzung gegenüber A- und B-Zellen bleibt fraglich.

Nach neueren immunhistochemischen Untersuchungen von LOMSKY et al. (1969) und von McGUIGAN (1970) an den Langerhans'schen Inseln des Menschen muß angenommen werden, daß neben den beiden Hormonen Insulin und Glucagon ein drittes Proteohormon — das Gastrin — in den Inselzellen gebildet und gespeichert wird. Durch histologische Gegenfärbung nach der immunofluorescenzmikroskopischen Auswertung der Präparate konnten LOMSKY et al. zeigen, daß die Produktion von Gastrin auf die sog. A_1-Zellen [d. h. die nach der Methode von HELLMANN u. HELLERSTRÖM (1960) versilberbaren] beschränkt ist. Demnach wäre die Forderung von SOLCIA u. SAMPIETRO (1965) sowie von HELLMAN u. HELLERSTRÖM (1969) bestätigt, daß die Langerhans'schen Inseln *aller* Wirbeltiere aus mindestens drei Zelltypen [$A_1 (= D)$, A_2, B] aufgebaut sind, die drei verschiedene Hormone (Gastrin, Glucagon, Insulin) produzieren. Die grundsätzliche Versilberbarkeit der fluorescenzmikroskopisch mittels spezifischer Antikörper als Gastrinbildner identifizierten Inselzellen wird von McGUIGAN (1970) bezweifelt, bei seinen Untersuchungen an menschlichen Inseln waren diese Zellen nach der Methode von SEVIER u. MUNGER (1965) nicht zu imprägnieren. Es muß deshalb vorerst offen bleiben, ob alle in den Langerhans'schen Inseln der Wirbeltiere versilberbaren Zellen wirklich als Gastrinproduzenten anzusehen sind. Möglicherweise imprägnieren sich in Abhängigkeit von der angewandten Methode bestimmte Sekretionsstadien der Glucagon-bildenden und der Gastrinbildenden Inselzellen.

II. Elektronenmikroskopische Abgrenzung der Zelltypen

Die Hoffnung, daß elektronenmikroskopische Untersuchungen die bestehenden Fragen nach der Abgrenzung der verschiedenen Inselzelltypen endgültig beantworten würden, hat sich nicht erfüllt. Im allgemeinen wird die Methode der Lichtmikroskopie, die Zelltypen nach den Unterschieden im färberischen Verhalten der Granula zu unterscheiden, auch auf die Elektronenmikroskopie mitübernommen. Hier werden die einzelnen Zellarten hauptsächlich nach der Größe, Verteilung und Osmiophilie der Granula differenziert.

Die Hormone in den Inselzellen sind in Form der Granula gespeichert, diese erscheinen elektronenmikroskopisch als rundliche, von einer Hüllmembran umschlossene Bläschen. In welcher Form z. B. Insulin und Glucagon in diesen Bläschen vorliegt — ob beide Hormone jeweils allein oder zusammen mit einer „Trägersubstanz" gespeichert werden — ist unbekannt, Zinkionen sollen bei der Speicherung eine Rolle spielen. Beide Hormone verhalten sich nun unterschiedlich gegenüber der eiweißfällenden Wirkung der in der Elektronenmikroskopie gebräuchlichen Fixationsmittel (Osmiumtetroxyd, Glutaraldehyd). Die Proteine in den Granula der B-Zellen werden von Bläschen zu Bläschen wechselnd unterschiedlich ausgefällt. So entstehen innerhalb des von der Hüllmembran umschlossenen Hohlraumes rundliche, platten- und nadelförmige Gebilde, bei einigen Wirbeltierspecies und beim Menschen beobachtet man kristallartige Körper mit periodischer Querstreifung (Abb. 1). Die so bedingte Vielgestaltigkeit der Beta-Granula (Polymorphie) ist das wichtigste Merkmal in der Elektronenmikroskopie für die Abgrenzung von A- und B-Zellen.

Dagegen verhalten sich die Proteine in den Granula der A-Zellen bei den meisten Wirbeltieren einheitlich gegenüber den Fixationsmitteln: so erscheinen die Alpha-Granula als meist kreisrunde, deutlich intensiver durch Osmium geschwärzte Gebilde, bei denen der Granuluminhalt nur einen schmalen Randsaum zur Hüllmembran freiläßt. Dieses einheitliche morphologische Erscheinungsbild hat viele Autoren dazu veranlaßt, Zellen, die zwar im Verband mit den A-Zellen gelegen sind, deren Granula sich jedoch weniger elektronendicht darstellen, als dritten Zelltyp (D-Zelle) zu bezeichnen. Elektronenmikroskopisch waren die D-Zellen also durch Granula charakterisiert, deren feingekörnter, wenig elektronendichter Inhalt eng der Hüllmembran anliegt [Caramia, 1963; Munger et al., 1964; Caramia et al., 1964; Titlbach, 1966 (1, 2), 1967]. Neuere Untersuchungen von Like (1967) an der menschlichen Insel und eigene Studien an den (fast ausschließlich aus A-Zellen bestehenden) „dunklen" Inseln der Vögel und den Langerhans'schen Inseln verschiedener Laboratoriumstiere haben jedoch gezeigt, daß auch die Proteine in den Granula der A-Zellen bei verbesserten Präparationsmethoden ganz unterschiedlich ausgefällt sein können. Am ausgeprägtesten ist die wechselnde Dichte der Alpha-Granula in den A-Zellen des Menschen (Abb. 2) und bei einigen Vogelspecies. Nahezu alle A-Zellen enthalten zwei Grundtypen von Granula: solche mit intensiv *osmiophilem* Inhalt, der zur Hüllmembran einen wechselnd breiten Spaltraum aufweist und *wenig elektronendichte* Granula, deren Inhalt feingekörnt ist und ohne Spaltraum eng der Hüllmembran anliegt. Zwischen diesen beiden Grundtypen findet man Übergangsformen, bei denen ein osmiophiler rundlicher Innenkörper von wenig elektronendichtem Material umhüllt wird (Abb. 2b). Die Konzentration der beiden Granulatypen wechselt innerhalb der gleichen Insel von A-Zelle zu A-Zelle beträchtlich, beim Menschen sind osmiophile (sog. Alpha-Granula) und wenig elektronendichte (sog. Delta-Granula) etwa gleich häufig vertreten, in den dunklen Inseln der Vögel überwiegen die osmiophilen Formen und die Übergangsstadien. Bei anderen Säugern, insbesondere den Laboratoriumstieren (Ratte, Maus, Meerschweinchen, Kaninchen) findet man Delta-Granula in den A-Zellen nur in der Einzahl (Abb. 3), viel häufiger sind diese Granula in einem separaten Zelltyp — der D-Zelle — vereinigt.

Der elektronenmikroskopische Nachweis verschiedener Granulatypen in den A-Zellen des Menschen und einiger Säuger hat die Frage aufgeworfen, ob die Form und Elektronendichte eines Granulum für eine bestimmte Zelle eine konstante Größe sind oder ob beide entsprechend dem Funktionszustand der betreffenden Zelle wechseln können. Viele Autoren gehen von der Annahme aus, daß Form, Größe und Elektronendichte der Sekretgranula für eine bestimmte Zelle konstant bleiben und differenzieren A- und D-Zellen entsprechend dem Aussehen der Mehrzahl der Sekretgranula in dieser Zelle. Eigene Studien zum Sekretionsmechanismus

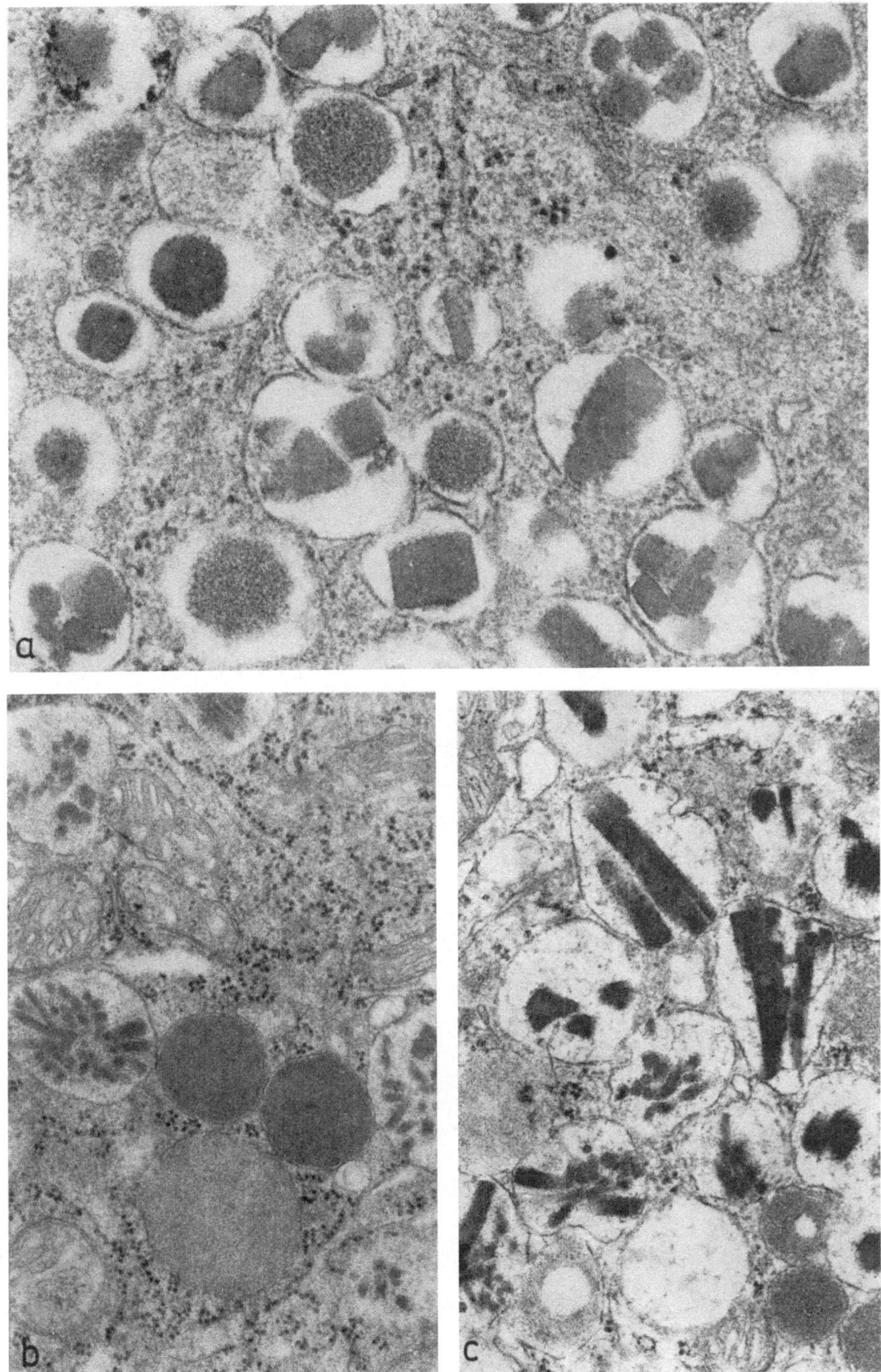

Abb. 1a—c. Unterschiedliche Struktur der Beta-Granula. a Aus der B-Zelle des Menschen, Vergrößerung 53000fach; b und c bei einem 14 Tage bzw. ein Tag alten Hühnchen, Vergrößerung 36000fach (Original Dr. St. Peter, Heidelberg)

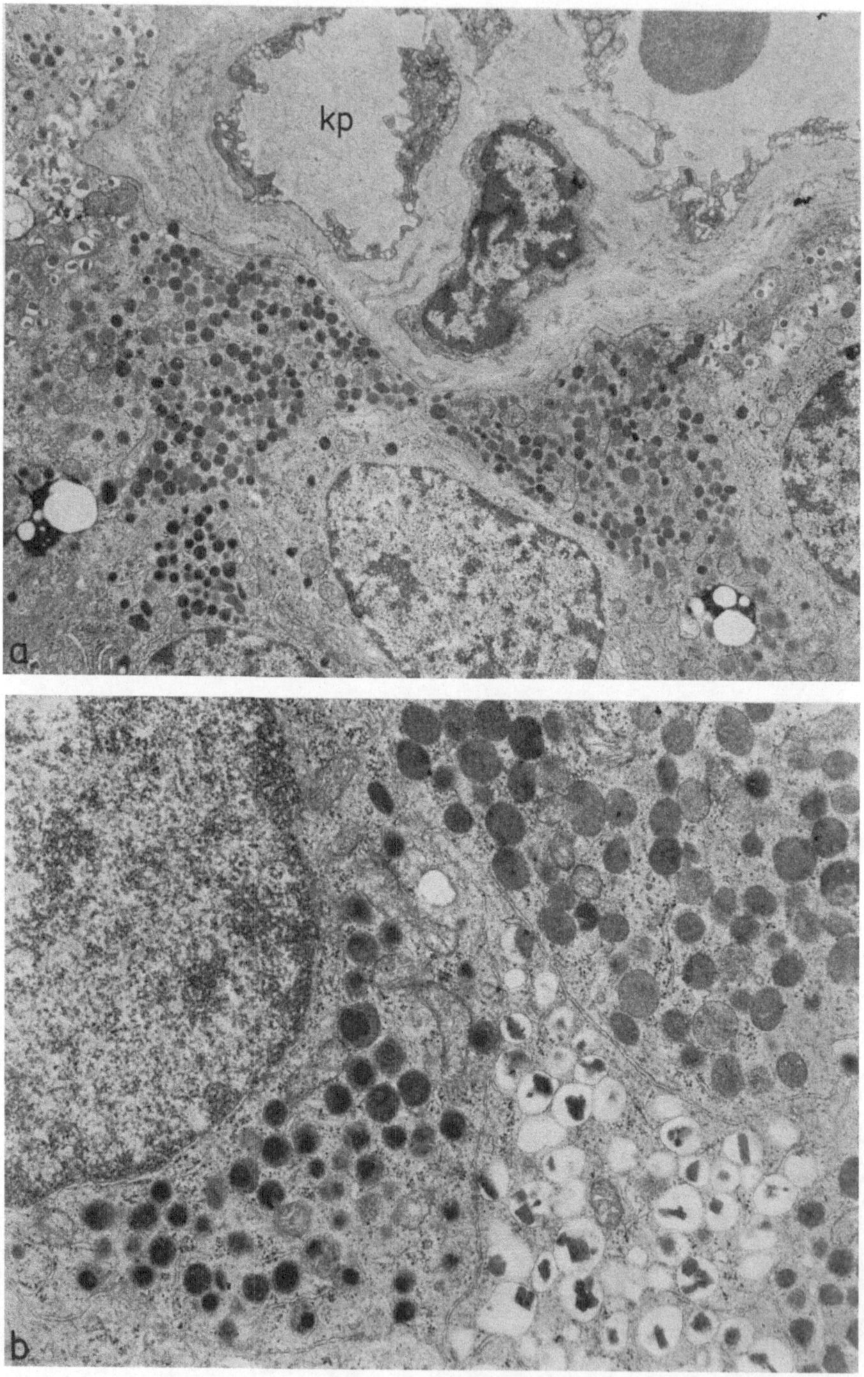

Abb. 2a u. b. Verschiedene Kondensationsstadien der Sekretgranula in den A-Zellen des Menschen. a Osmiophile (α) und wenig elektronendichte (δ) Sekretgranula gemischt in zwei A-Zellen nebeneinander, kp = Capillare. Vergrößerung 6600fach. b Links im Bild A-Zelle mit der Übergangsform der Sekretgranula (osmiophiler Innenkörper mit weniger elektronendichtem Hof), rechts eine Zelle mit vorwiegend Delta-Granula, Vergrößerung 16100 fach

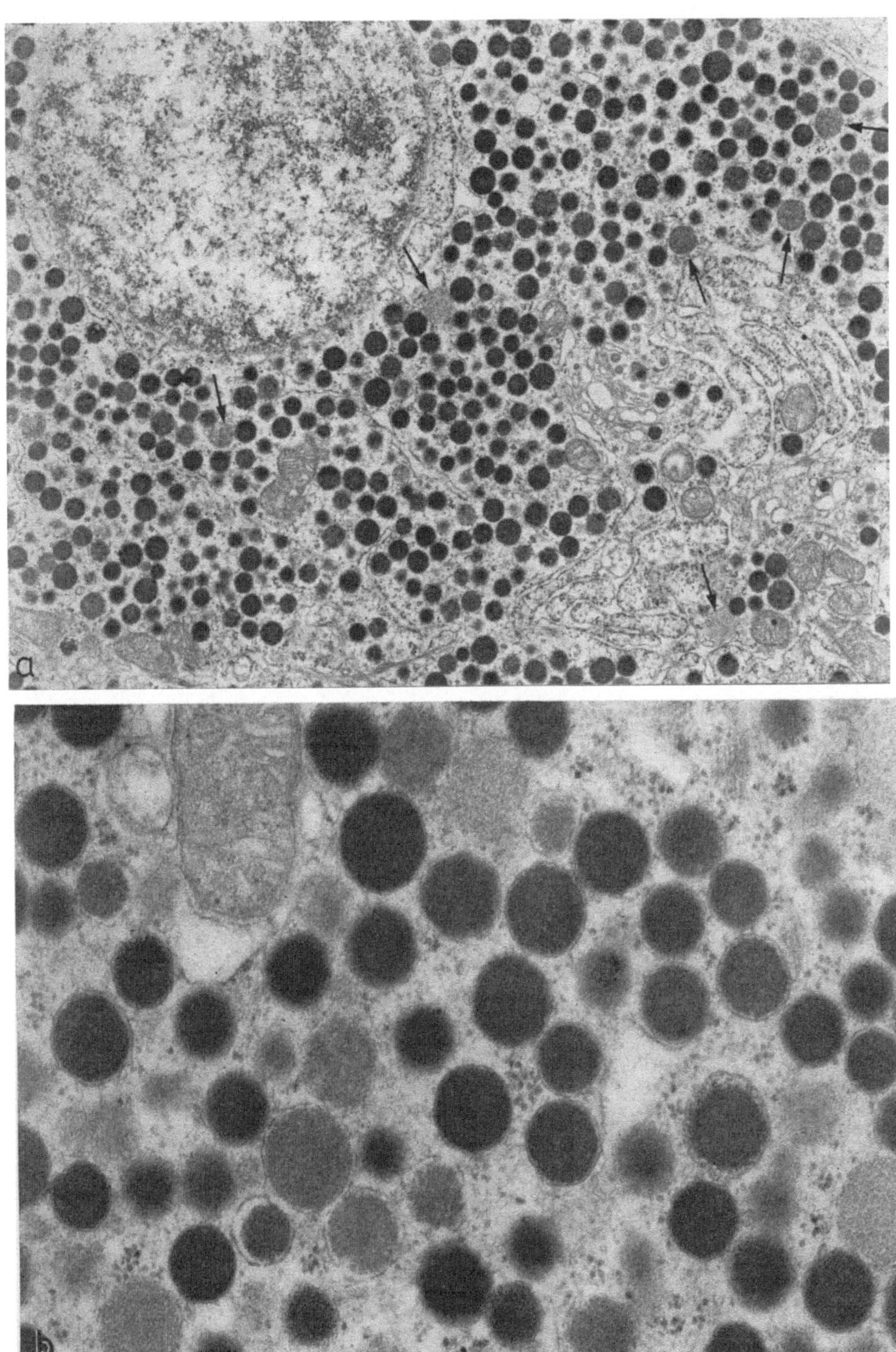

Abb. 3a u. b. A-Zelle aus dem Pankreas eines normalen Meerschweinchens. Fast alle Sekretgranula sind stark osmiophil und kreisrund, dazwischen liegen in der Einzahl Granula mit wenig elektronendichtem Inhalt (Pfeile). a Vergrößerung 12000fach, b Vergrößerung 45000-fach der A-Zellen des Meerschweinchens haben gezeigt, daß Form, Größe und Osmiophilie der Sekretgranula in Abhängigkeit vom Funktionszustand der betreffenden Zellart wechseln. Von den lichtmikroskopischen Studien der Arbeitsgruppe um Hellman u. Hellerström ist bekannt:

1. daß alpha-cytotoxische Substanzen wie Synthalin oder Kobaltchlorid nur die A_2-Zellen zerstören, während die versilberbaren A_1-Zellen ungeschädigt bleiben;

2. daß durch langdauernde Hyperglykämie (z. B. 3monatiger Alloxandiabetes der Ratte) die Zahl der versilberbaren A_1-Zellen signifikant zunimmt und

3. daß langdauernde Behandlung mit Glucagon zur Involution der A_2-Zellen führt, während die A_1-Zellen unbeeinflußt bleiben.

Die elektronenmikroskopische Auswertung aller drei Versuchsanordnungen beim Meerschweinchen ergab kein eindeutig dissoziiertes Verhalten von zwei A-Zelltypen, vielmehr veränderte sich die Zahl, Größe und Osmiophilie der Sekretgranula in allen A-Zellen in Abhängigkeit vom Funktionszustand (Kern u. Kern, 1968, 1969; Kern, 1970).

1. Kobaltchlorid führt primär zu eingreifenden Veränderungen am *exokrinen* Pankreasgewebe. An den A-Zellen werden Veränderungen erst nach mehrmaliger Gabe von $CoCl_2$ beobachtet, man findet alle Stadien der Entgranulierung bis zur Vacuolisierung in der gleichen Insel nebeneinander (Abb. 4). Daß ein Zelltyp mit den elektronenmikroskopischen Kennzeichen der D-Zelle ungeschädigt bliebe, konnte nicht nachgewiesen werden. Chronische Behandlung von Meerschweinchen mit kleinen Dosen von $CoCl_2$ führt in einigen A-Zellen zur Zunahme der wenig elektronendichten (Delta-)Granula; diese Zellen können trotzdem Vacuolen im Cytoplasma aufweisen (Abb. 4b).

2. Auch nach langdauernder Hyperglykämie (4 bis 5 Monate Steroiddiabetes, Streptozotocindiabetes) ist die Zahl der *wenig elektronendichten* Granula in nahezu allen A-Zellen des Meerschweinchens deutlich vermehrt (Abb. 5). Nach den Kriterien anderer Autoren bestehen die Inseln dieser Versuchstiere neben den glykogenbeladenen B-Zellen nur noch aus D-Zellen. Man findet in diesen Zellen jedoch immer eine Anzahl intensiv *osmiophiler*, typischer Alpha-Granula (Abb. 5b).

3. Drei- bis 4wöchige Behandlung von Meerschweinchen mit hohen Dosen langwirkenden Zink-Glucagon, bzw. Protamin-Zink-Glucagon Novo (1,5 mg/kg täglich) führt zu fortschreitender Entgranulierung *aller* A-Zellen, die jedoch sehr kleine (150 bis 170 mμ im Durchmesser betragende) Sekretgranula in unterschiedlicher Konzentration enthalten (Abb. 6). In zahlreichen dieser A-Zellen findet man großflächige lysosomale Körper, die Granula aufgenommen haben und deshalb als morphologischer Ausdruck eines intracellulären Abbaus von Sekretmaterial (Alpha-Granulolyse) gedeutet werden (Orci et al., 1970).

Diese Experimente haben gezeigt, daß alle Parameter zur Identifizierung eines Zelltyps an Hand der Granula — nämlich Größe, Form und Osmiophilie — entsprechend dem Funktionszustand der Zelle wechseln können. Es ist deshalb möglich, daß zumindest ein Teil der als selbständige D-Zellen klassifizierten Zellen ein Sekretionsstadium der A-Zellen darstellen. Die funktionelle Bedeutung der D-Zellen ist nach wie vor umstritten. Ein Teil der Autoren sieht in ihnen die Produzenten des Gastrins (Solcia u. Sampietro, 1965; Hellman u. Hellerström, 1969). Forssmann u. Orci (1969) dagegen sind nach sorgfältigen Studien über Gastrin-produzierende Zellen im Magen-Darmtrakt unter normalen und experimentellen Bedingungen der Ansicht, daß nicht die D-Zelle sondern die bisher nur in den Inseln des Processus uncinatus des Hundes und in der Einzahl in der menschlichen Insel gefundenen F-Zellen (Abb. 7a) in der Feinstruktur der Sekretgranula den Gastrin-bildenden Zellen entsprechen (Abb. 7b). Es muß jedoch

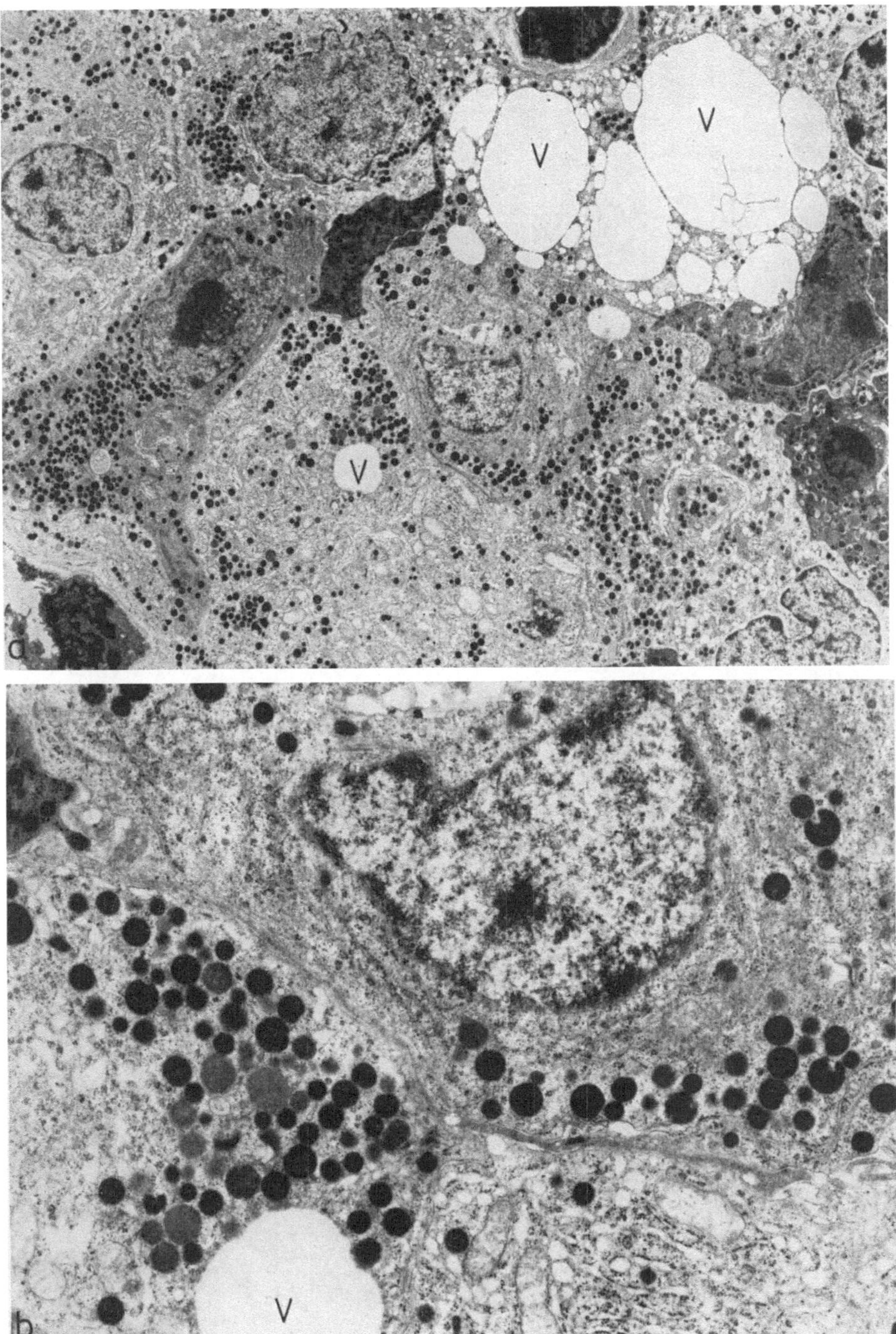

Abb. 4a u. b. Veränderungen an den A-Zellen des Meerschweinchens nach chronischer Gabe von Kobaltchlorid (10 × 10 mg/kg). a Alle Abstufungen von normal granulierten A-Zellen (links im Bild) über teilweise oder völlig entgranulierten Stadien bis zur Ausbildung von Vacuolen (V) werden nebeneinander beobachtet, Vergrößerung 3500fach. b In einigen A-Zellen ist die Zahl der wenig elektronendichten Granula vermehrt, das Cytoplasma dieser Zellen enthält ebenfalls Vacuolen (V), Vergrößerung 12000 fach

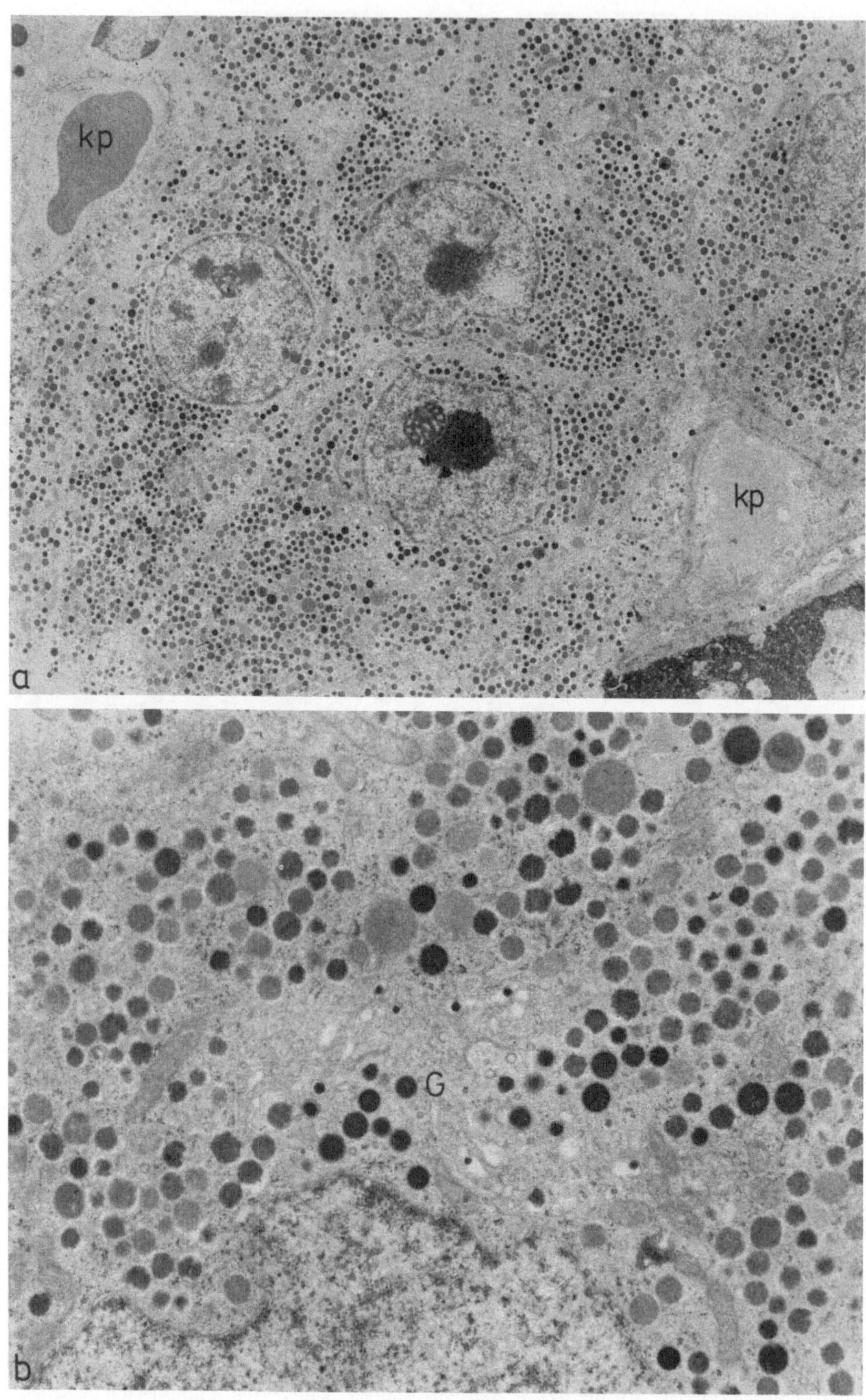

Abb. 5a u. b. Zunahme der wenig elektronendichten (δ) Granula in den A-Zellen eines Meerschweinchens, das nach Injektion von 150 mg/kg Streptozotocin 9 Monate diabetisch war. a Rechts unten im Bild eine Glykogen beladene B-Zelle, kp = Capillare, Vergrößerung 3500-fach. b Osmiophile Granulavorstufen im Golgi-Apparat (G) und typische Alpha-Granula in seiner Umgebung, sonst vorwiegend Delta-Granula in einer A-Zelle, Vergrößerung 12000fach

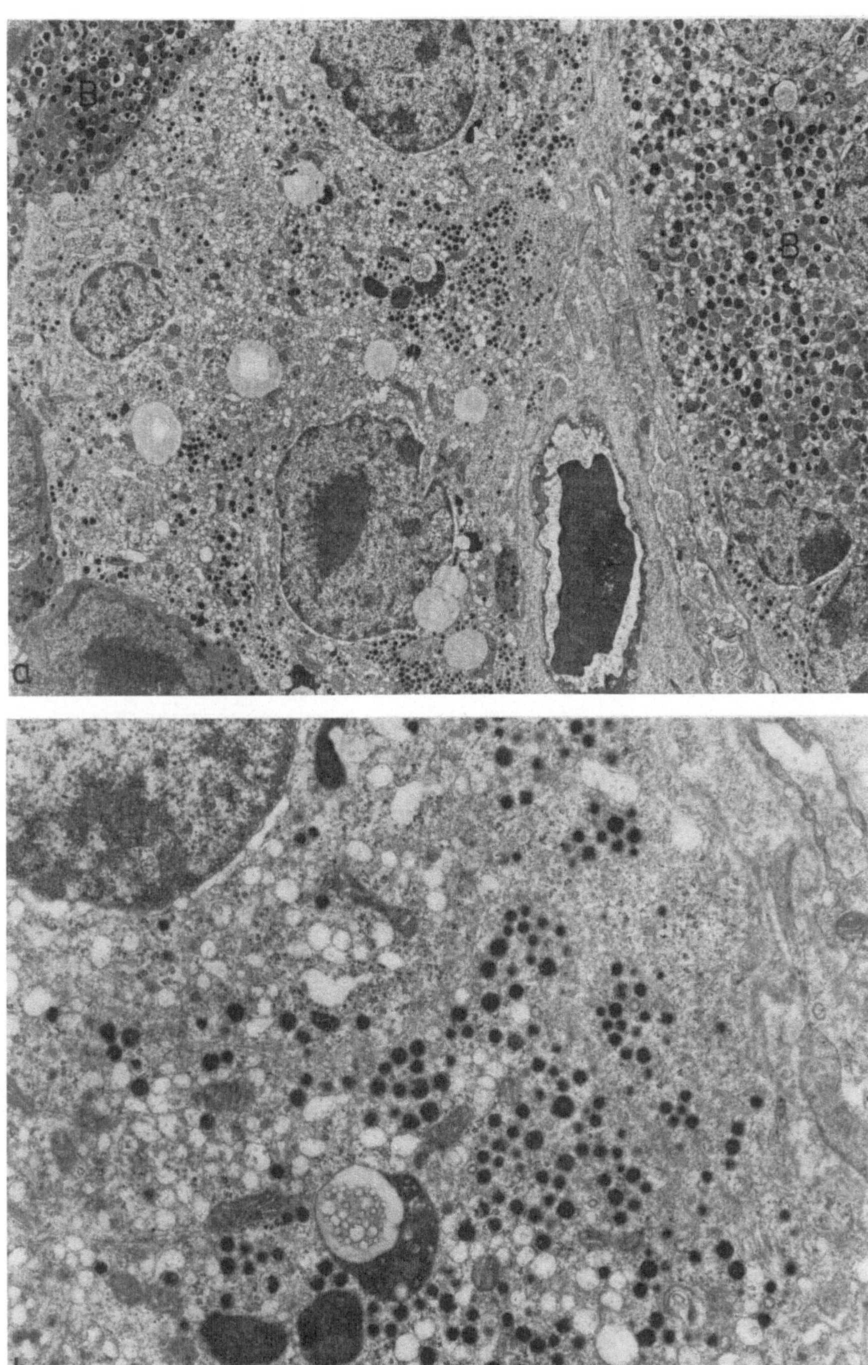

Abb. 6a u. b. Involution der A-Zellen im Pankreas des Meerschweinchens nach 4wöchiger Gabe (1,5 mg/kg/Tag) von Zink-Glucagon Novo. a Die A-Zellen im Zentrum sind weitgehend entgranuliert, sie enthalten zahlreiche Fetttropfen und lysosomale Körper, B-Zellen (B) unverändert, Vergrößerung 3500fach. b Die restlichen Sekretgranula messen 150 bis 170 mμ, häufig werden sie von Phagosomen (unten im Bild) aufgenommen, Vergrößerung 12000fach

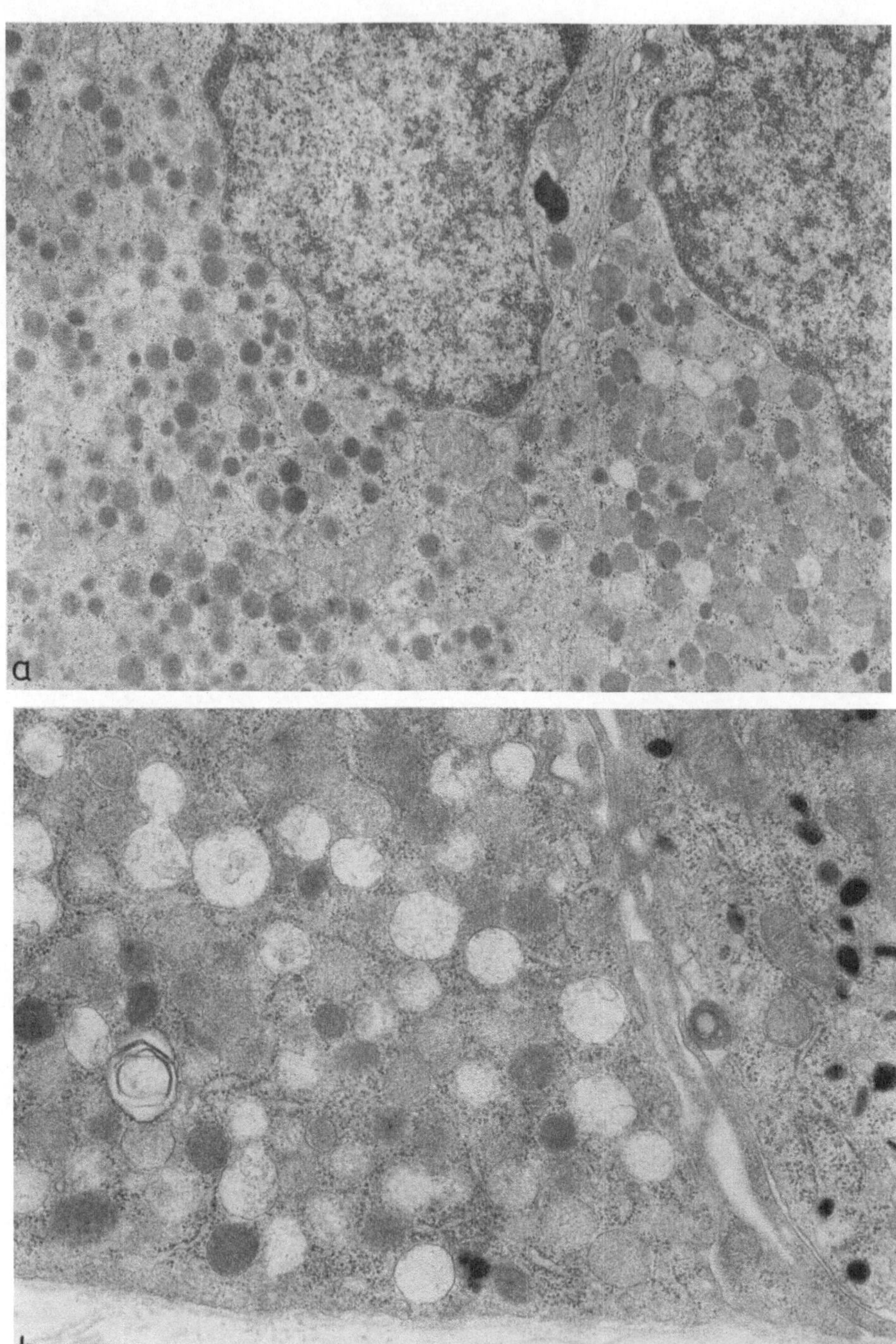

Abb. 7a u. b. Vergleich der Feinstruktur der Sekretgranula von F-Zellen und Gastrinzellen im Magen. a Zwei F-Zellen aus einer Insel im Processus uncinatus des Hundes, beachte die wechselnde Form und Elektronendichte des Granuluminhalts, Vergrößerung 15000fach. b Links im Bild eine Gastrin-produzierende Zelle aus dem Pylorus der Ratte, rechts im Bild polymorphe elektronendichte Granula in einer möglicherweise Serotonin-bildenden Zelle (FORSSMANN, W. G., ORCI, L., FORSSMANN, W., ROUILLER, C.: On the problem of the gastrin producing cell. In: Non-insulin producing tumors of the pancreas. Stuttgart: Thieme 1969)

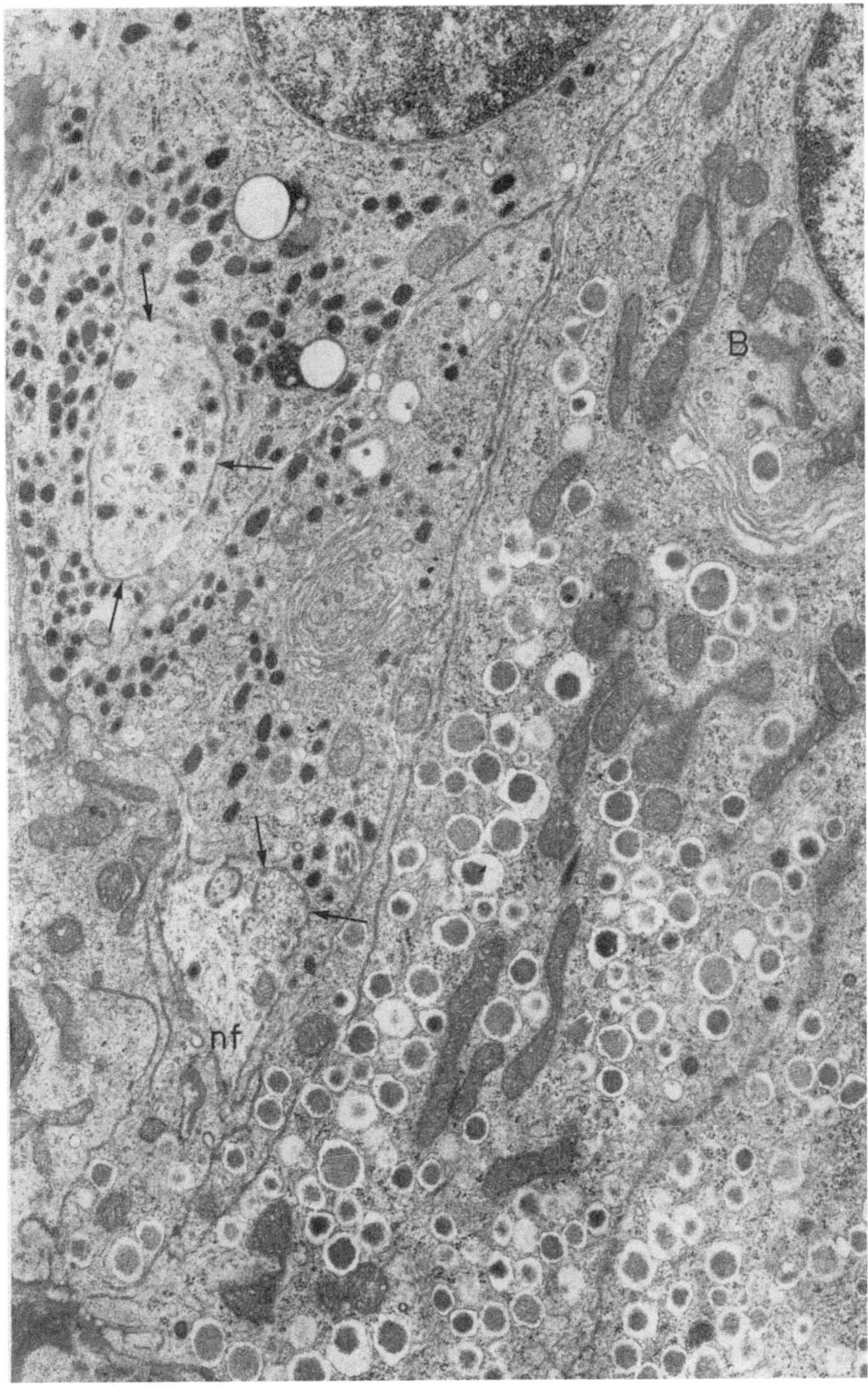

Abb. 8. Zelltyp mit polymorphen, elektronendichten Granula (möglicherweise Serotoninzelle) neben einer B-Zelle (B) im Pankreas eines spontan-diabetischen chinesischen Hamsters (Diabetesdauer 3 Monate). Die Pfeile bezeichnen Synapsen, nf = Nervenfaser, Vergrößerung 16450fach

betont werden, daß morphologische auch elektronenmikroskopische Kriterien und strukturelle Ähnlichkeiten zwischen Zellen keine Rückschlüsse über die funktionelle Bedeutung dieser Zelle und das Hormon, das sie produziert, erlauben.

Neben A-, B- und D-Zellen wurde elektronenmikroskopisch bei einigen Species (Kaninchen: Parrilla et al., 1969; Huhn: Peter, 1970; Katze: Forssmann, 1970; chinesischer Hamster: Kern, unveröffentl.) ein Zelltyp beschrieben, dessen ovale, stark osmiophile Granula in Größe und Struktur den Sekretgranula des 5-Hydroxytryptamin (Serotonin) produzierenden Zelltyps I des Magen-Darmtraktes (Forssmann et al., 1969) entspricht. Bei spontandiabetischen chinesischen Hamstern werden diese Zellen in etwa gleicher Häufigkeit wie die A-Zellen in den Inseln gefunden, nicht selten liegen sie in enger Nachbarschaft zu vegetativen Nervenfasern und ihren Synapsen (Abb. 8). Die elektronenmikroskopische Lokalisation eines möglicherweise Serotonin-produzierenden Zelltyps in den Inseln stimmt gut mit chemischen und histochemischen Studien von Cegrell (1968) überein, der eine Reihe von biogenen Monoaminen in den Langerhans'schen Inseln verschiedener Säuger und des Menschen nachweisen konnte. Die funktionelle Bedeutung dieser Substanzen für die Regulation der Sekretionstätigkeit der Inselzellen ist nicht sicher bekannt. Telib et al. (1968) finden *in vitro* an inkubierten Pankreasschnitten des Kaninchens eine gesteigerte Insulinfreisetzung nach Gabe von Serotonin.

B. Morphologische Aspekte des Sekretionsmechanismus der B-Zellen

I. Synthese und Speicherung von Insulin

Wichtige Aufschlüsse sind mit Hilfe des Elektronenmikroskops über die Bildung, Speicherung und Ausschleusung der insulinhaltigen Sekretgranula in den B-Zellen gewonnen worden, wobei auch hier sich widersprechende Befunde und Sekretionsmodelle veröffentlicht wurden.

Nach neueren Vorstellungen wird Insulin als einkettiges Molekül an den Ribosomen des endoplasmatischen Reticulum synthetisiert. Bei diesem als Proinsulin bezeichneten Molekül ist zwischen das C-terminale Ende der B-Kette und das N-terminale Ende der A-Kette ein Verbindungspeptid (C-Peptid) eingeschaltet, das offensichtlich die Zusammenlagerung der beiden Ketten in die sterische Formation und die Ausbildung der Disulfidbrücken begünstigt. Durch eine noch nicht bekannte Protease wird das C-Peptid abgespalten und damit Proinsulin in der B-Zelle in das biologisch aktive Insulin umgewandelt. Bei der Speicherung von Insulin in Form der Granula scheinen Insulinmonomeren (Molekulargewicht etwa 6000) unter Vermittlung von Zinkionen zu Einheiten mit höherem Molekulargewicht zusammengeschlossen zu werden, wobei Histidinreste in der B-Kette mit Zink einen Komplex bilden (Karlson, 1966).

Dieses biochemische Konzept der Insulinsynthese konnte inzwischen in seinen Grundzügen autoradiographisch am Elektronenmikroskop bestätigt werden (Howell et al., 1969). Radioaktiv markierte Aminosäuren können 10 min nach Gabe in den B-Zellen über dem endoplasmatischen Reticulum lokalisiert werden. Die Radioaktivität verlagert sich in den nächsten 10 min hauptsächlich über die Zone des Golgi-Apparates, um nach 40 bis 60 min über den Sekretgranula zu erscheinen. Demnach erfolgt die Synthese und der intracelluläre Transport von Insulin nach den gleichen Gesetzmäßigkeiten wie sie von Caro u. Palade (1964) und von Jamieson u. Palade [1967 (1, 2)] für die exokrine Pankreaszelle erarbeitet worden sind. Die Insulinmoleküle müssen nach der Synthese an den Ribosomen in die Zisternen des endoplasmatischen Reticulum gelangen und durch deren Schlauchwerk zum Golgi-Apparat transportiert werden. Lange Zeit wurde bestritten, daß der Golgi-Apparat in den B-Zellen eine funktionelle Bedeutung für die Granulopoese hat. LACY (1957, 1961, 1964) und LAZARUS et al. (1966) postulierten eine Kondensation der Proteine in den Zisternen des endoplasmatischen Reticulum, von dem Teile sich abspalten sollten, um sich nach Ablösung der an der Außenfläche der Membran sitzenden Ribosomen zu Sekretgranula umzuwandeln.

Bei den A-Zellen war die Rolle des Golgi-Apparates für die Kondensation der Sekretgranula allgemein anerkannt; in fast allen A-Zellen findet man in den Schläuchen des Golgi-Apparates kleine osmiophile Kondensate, die durch Vergrößerung und Abschnürung eines Golgi-Bläschens zu Sekretgranula „ausreifen" (Abb. 9). Bei den B-Zellen werden sehr selten Kondensate innerhalb der Säckchen des Golgi-Apparates nachgewiesen, es gelingt nur bei guter Fixierung mit Glutaraldehyd (LIKE u. MIKI, 1967; ORCI et al., 1969). LOGOTHETOPOULOS [1966 (1, 2), 1968] hat als erster darauf hingewiesen, daß in der Grenzzone zwischen Golgi-Apparat und endoplasmatischen Reticulum Strukturbesonderheiten gefunden werden, die eine aktive Beteiligung beider Zellorganellen bei der Bildung der Sekretgranula wahrscheinlich machen. Einmal knospen von den Membranen des endoplasmatischen Reticulum kleine Bläschen ab, die zu den Schläuchen des Golgi-Apparates wandern und sich in deren Umgebung ansammeln (Abb. 10). Die gleichen Bläschen wurden von JAMIESON u. PALADE [1967 (1)] in der exokrinen Pankreaszelle als „Transportvesikel" beschrieben. Sie sollen die Funktion haben, das durch die Zisternen des endoplasmatischen Reticulum transportierte, neusynthetisierte Protein an den Golgi-Apparat weiterzugeben. Die Zahl dieser Transportvesikel ist in B-Zellen mit gesteigerter Sekretionstätigkeit deutlich vermehrt. In der Innenzone des häufig hufeisenförmig gestalteten Golgi-Apparates findet man außerdem Sekretgranula mit wenig elektronendichtem, feingekörnten Inhalt. LOGOTHETOPOULOS [1966 (1, 2)] hat sie als Prägranula bezeichnet und Stadien ihrer Umwandlung zu „fertigen" Sekretgranula aufgezeigt. Die Zahl der Prägranula in der Nähe des Golgi-Apparates ist bei B-Zellen mit erhöhter Sekretionsrate (z. B. nach Gabe von Insulinantikörpern) vermehrt, sie verschwinden in B-Zellen mit gehemmter Sekretionstätigkeit (z. B. durch chronische exogene Insulingaben) fast völlig (Abb. 11). Die aktive Beteiligung des Golgi-Apparates bei der Bildung der Sekretgranula in den B-Zellen ist heute allgemein anerkannt, sie wird besonders verdeutlicht durch die massive Vergrößerung des Golgi-Apparates in B-Zellen, die einem chronischen sekretorischen Stress ausgesetzt sind (Abb. 12).

Welche Faktoren den Grad der Speicherung der Granula in der B-Zelle regulieren, ist bisher wenig bekannt. LOGOTHETOPOULOS [1966 (2)] hat zeigen können, daß chronische exogene Zufuhr von Insulin zu einer weitgehenden Entgranulierung der B-Zellen führt, deren Zellorganellen (ER, Golgi-Apparat, Mitochondrien) jedoch unverändert bleiben (Abb. 11). Die Synthese und Speicherungsrate von Insulin würde sich demnach in Abhängigkeit vom Insulinspiegel im Blut regulieren, möglicherweise führt aber auch der durch Insulingaben chronisch erniedrigte Glucosespiegel im Blut (und damit in der B-Zelle) zum Versiegen der Synthese von Insulin.

II. Abgabe von Insulin

Das in den B-Zellen gebildete und in Form der Beta-Granula gespeicherte Insulin wird auf einen Sekretionsreiz hin ausgeschleust. Als hauptsächlicher und spezifischer Reiz wirkt die Erhöhung des Glucosespiegels im Blut über einen

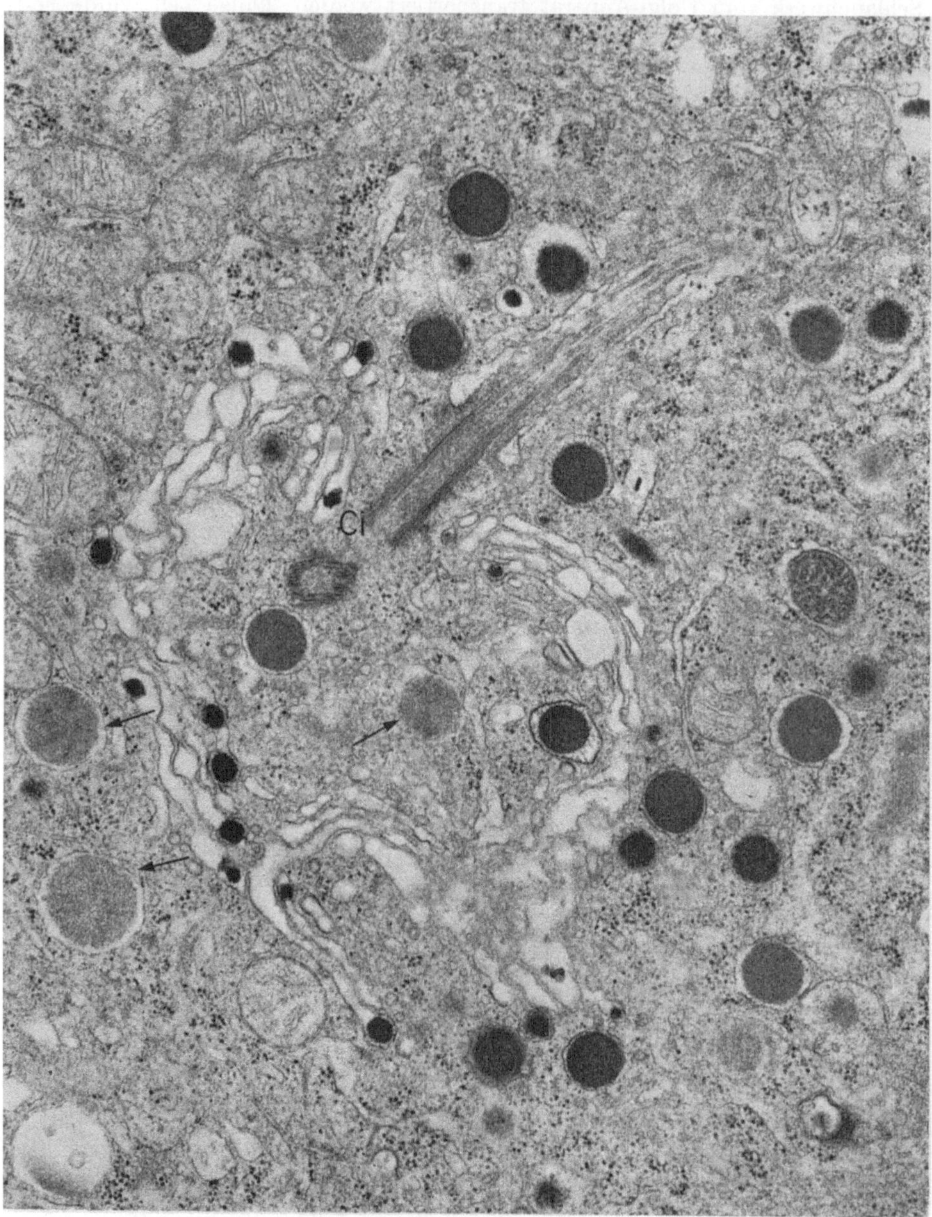

Abb. 9. Golgi-Apparat einer A-Zelle im Pankreas des Hundes. Innerhalb der Zisternen liegen zahlreiche Granulavorstufen, im Zentrum des Golgi-Komplexes ist eine Cilie (Ci) angeschnitten, die aus der Zelle hinausragt, die Pfeile bezeichnen wenig elektronendichte Granula, Vergrößerung 29 000fach

kritischen Schwellenwert hinaus. Daneben gibt es eine große Anzahl anderer, die Insulinsekretion stimulierender Substanzen, darunter auch das Glucagon der A-Zellen (s. Williams u. Ensinck, 1966). Alle diese Substanzen sind *in vitro* und

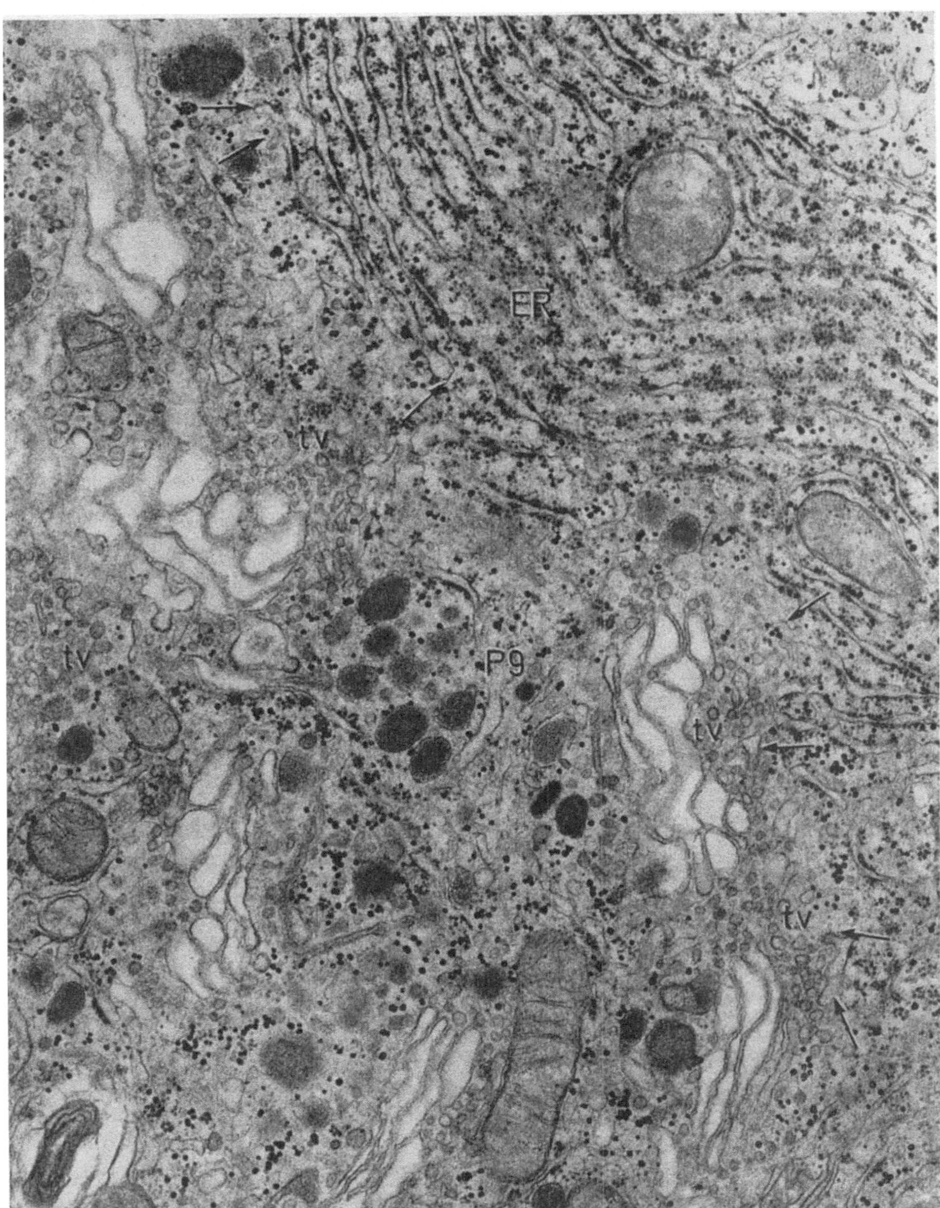

Abb. 10. Golgi-Apparat in der B-Zelle eines 4 Monate steroiddiabetischen Meerschweinchens. Beachte die zahlreichen Transportvesikel (tv), die vom endoplasmatischen Reticulum (ER) abknospen (Pfeile) und zum Golgi-Apparat wandern, im Zentrum des Golgi-Apparates liegen Prägranula (pg), die kontrastreichen Partikel sind Glykogen, Vergrößerung 29000fach

in vivo bei verschiedenen Species getestet worden (s. zusammenfassende Darstellungen von Candela u. Coore, 1969; Grodsky et al., 1968, 1970; Malaisse, 1969; Pfeiffer u. Ziegler, 1969), aus der Vielzahl der Befunde soll lediglich die durch

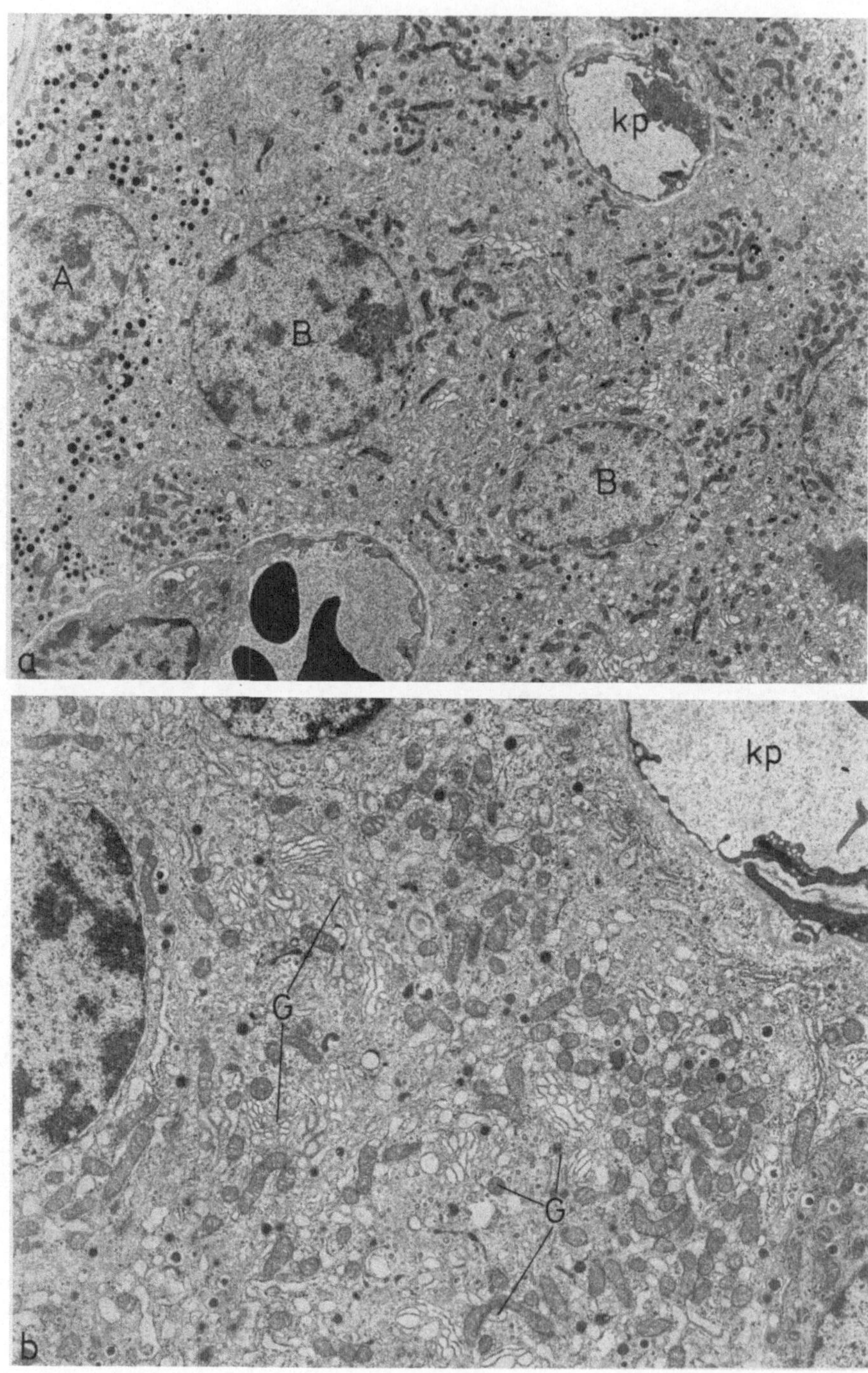

Abb. 11a u. b. Weitgehende Entgranulierung der B-Zellen der Ratte nach 2monatiger Behandlung mit täglich 6 E Protamin-Zink-Insulin. a A-Zelle (A) links im Bild normal granuliert, die B-Zellen (B) fast völlig frei von Sekretgranula, Vergrößerung 6600fach. b Beachte die normale Ausprägung des Golgi-Apparates (G) und die große Zahl der Mitochondrien. *kp* Capillare, Vergrößerung 6600fach

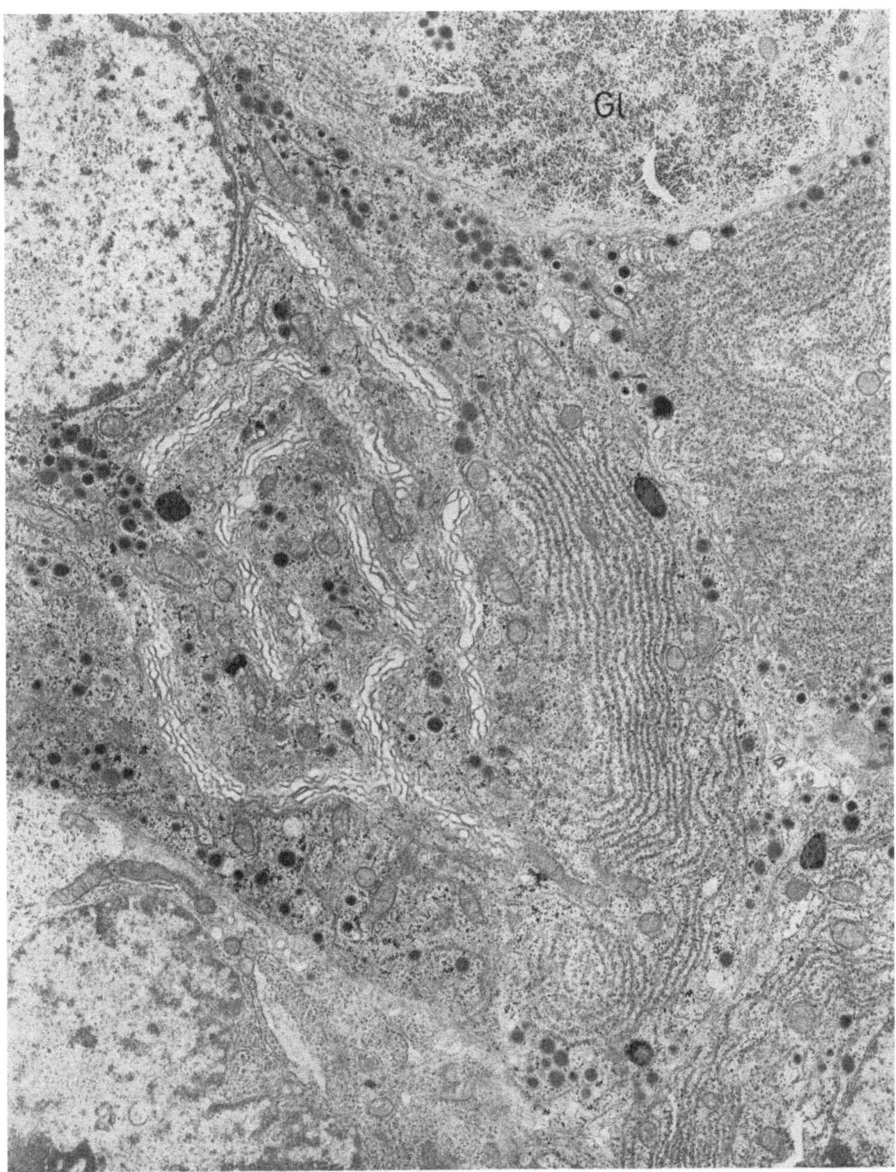

Abb. 12. Golgi-Apparat und endoplasmatisches Reticulum in der B-Zelle eines steroid-diabetischen Meerschweinchens (Dauer des Diabetes: 5 Monate). Der Golgi-Komplex ist deutlich vergrößert, in seiner Umgebung zahlreiche Prägranula, das ER bleibt spaltförmig. B-Zelle oben im Bild mit Glykogen (Gl) beladen, Vergrößerung 8750fach

Glucose und Sulfonylharnstoffe induzierte Insulinfreisetzung diskutiert und mit morphologischen Ergebnissen verglichen werden.

Nach der heutigen Vorstellung scheint die Membran der B-Zelle frei permeabel für Glucose zu sein. Erst nach Phosphorylierung der Glucose in der B-Zelle werden

Abläufe in Gang gesetzt, welche die Abgabe von Insulin steuern. Blockiert man die Phosphorylierung der Glucose in der B-Zelle (z. B. durch Gabe von Mannoheptulose) unterbleibt trotz erhöhter Glucosewerte im Serum eine Freisetzung von Insulin aus der B-Zelle (Malaisse, 1969). Ashcroft (1970) fordert deshalb einen „Glucosereceptor" in der B-Zelle, der durch das Zusammenwirken von Enzymen gebildet wird, welche die Rate der Glucosephosphorylierung in der Zelle determinieren. Die Tatsache, daß die Hemmung der Insulinfreisetzung durch Mannoheptulose ihrerseits durch Gabe eines Sulfonylharnstoffes durchbrochen werden kann, hat zu der Annahme geführt, daß Glucose und Sulfonylharnstoffe unterschiedliche „Receptoren" in der B-Zelle ansprechen. Eingehende Sekretionsstudien am isoliert durchströmten Pankreas der Ratte durch Grodsky et al. (1968, 1970) haben eine biphasige Abgabe von Insulin aus der B-Zelle ergeben. Das isolierte Pankreas der Ratte setzt bei Durchströmung mit Glucose- oder Tolbutamid-haltiger Perfusionslösung innerhalb von 30 sec Insulin frei, diese Abgabe kommt innerhalb von 2 bis 3 min bis auf einen geringen Rest zum erliegen. Trotz fortlaufender Perfusion und damit Weiterbestehen des sekretorischen Stimulus ist das Inselgewebe bei Durchströmung mit Glucose für etwa 15 min, bei Tolbutamid für mehr als $^1/_2$ Std weitgehend refraktär. Erst nach dieser Zeit wird bei kontinuierlicher Perfusion eine zweite Phase der Insulinfreisetzung gemessen, die im Unterschied zur initialen Abgabe teilweise durch Puromycin gehemmt werden kann. Auf der Basis dieser Befunde haben Grodsky et al. ein „Zwei-Kompartiment-Modell" der Insulinsekretion formuliert. Glucose und Tolbutamid wirken beide zuerst auf ein schnell verfügbares, „labiles Kompartiment" von Insulin in der B-Zelle, das nicht aus Neusynthese herstammen kann (da *nicht* durch Puromycin hemmbar und zeitlich *sofort* freigesetzt), das aber mengenmäßig begrenzt ist (etwa 2 bis 3% der Gesamtreserve). Bei fortbestehender Stimulation wird nach einer unterschiedlichen Latenzzeit (sekretorisch „stumme Phase") Insulin aus einem „großem Kompartiment" abgegeben, das z. T. neu synthetisiert wurde (hemmbar durch Puromycin), zum anderen Teil möglicherweise aus der Stapelform der Granula freigesetzt wird. Bisher ist es auch mit dem Elektronenmikroskop schwierig, das morphologische Äquivalent für die beiden von Grodsky et al. in der B-Zelle geforderten Insulinkompartimente nachzuweisen.

In den frühen elektronenmikroskopischen Untersuchungen (Williamson et al., 1961; Lazarus u. Volk, 1962) wurde eine gute Übereinstimmung zwischen dem unter Stimulation von Sulfonylharnstoffen aus der B-Zelle freigesetzten Insulin und der Abnahme der Granulation der B-Zellen festgestellt. Neuere Untersuchungen (Kern et al., 1969) haben nachgewiesen, daß nach oraler Gabe hoher Dosen eines sehr wirksamen Sulfonylharnstoffderivats (Glibenclamid) trotz signifikanter Blutzuckersenkung in den ersten 6 bis 8 Std die Granulation der B-Zellen unverändert bleibt. Erst nach einer Latenzzeit von 12 bis 24 Std (in Abhängigkeit von der Species) verlieren die B-Zellen fortschreitend ihre Granula. Es kann mit großer Sicherheit angenommen werden, daß unter der Stimulation der Sulfonylharnstoffe in den ersten 6 bis 8 Std Insulin aus der B-Zelle freigesetzt wurde. Diese Freisetzung ist für den Morphologen jedoch auch mit dem Elektronenmikroskop nicht sichtbar zu machen. Einige Autoren (Creutzfeldt, 1968; Creutzfeldt, et al., 1970; Frerichs et al., 1970) fordern deshalb ein „molekulares" und ein „granuläres" Insulinreservoir in der B-Zelle, von denen das erstere sich bisher dem sicheren morphologischen Nachweis noch entzieht. Diese Annahme wird vor allem gestützt durch klinische und morphologische Studien an Insulin-produzierenden Tumoren des Pankreas, die sehr häufig nur geringe Mengen von meist atypischen Sekretgranula enthalten und trotzdem große Mengen von Insulin ohne Regulation durch den Blutglucosespiegel sezernieren können (Abb. 13).

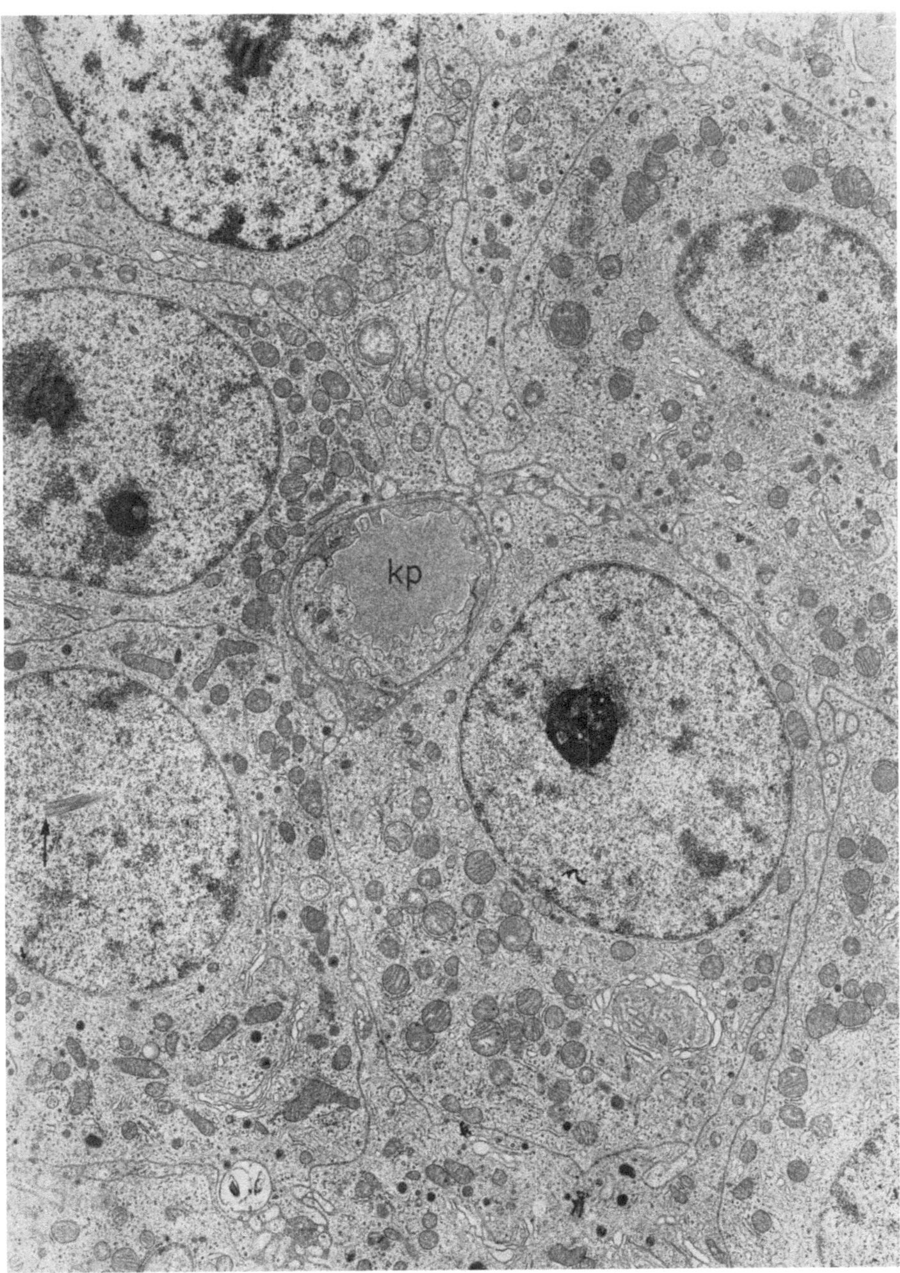

Abb. 13. Ausschnitt aus einem hochaktiven, Insulin-sezernierenden Adenom eines 22jährigen Mannes. Beachte den Reichtum an Mitochondrien und freien Polyribosomen in den Adenomzellen und die spärliche Verteilung der sehr kleinen „atypischen" Sekretgranula. Der Pfeil bezeichnet ein Fibrillenbündel im Zellkern, Vergrößerung 5550fach

Ein morphologisches Substrat für eine „schnelle" Abgabe von Insulin aus einem „labilen Kompartiment" unter Umgehung der Kondensation in die Form der Sekretgranula im Golgi-Apparat wurde hypothetisch von ORCI et al. (1969) vorgeschlagen: Insulinmoleküle sollen dabei nach ihrer Synthese an den Ribosomen durch die Zisternen des endoplasmatischen Reticulum in die Nähe der Plasmamembran transportiert werden. Die Abgabe von Insulin aus dem ER geschieht — ähnlich wie in der Golgi-Region — in Form der sehr kleinen „Transportvesikel", die dann zur Plasmamembran wandern und das Insulin in den Extracellularraum abgeben sollen. Bei normalen oder mittels Glucose und Sulfonylharnstoffen in ihrer Sekretionstätigkeit stimulierten B-Zellen konnte dieser Sekretionsweg von Insulin bisher morphologisch nicht überzeugend dokumentiert werden. In eigenen Studien (KERN, unveröffentl.) an Langerhans'schen Inseln von Mäusen, die mit gereinigten Insulinantikörpern maximal in ihrer Sekretionsleistung stimuliert waren, ließ sich zeigen, daß in zahlreichen B-Zellen das in parallelen Schläuchen in der Nähe der Plasmamembran angeordnete endoplasmatische Reticulum in seinen Zisternen ein feinkörniges Material von mittlerer Elektronendichte enthält (Abb. 14). An den Enden sind die sonst gleichmäßig engen Profile des ER kolbenförmig verdickt, der äußere Besatz mit Ribosomen ist an diesen Stellen spärlicher; außerdem findet man zahlreiche kleine Bläschen *(Transportvesikel)*, die vom ER abknospen und gegen die *Plasmamembran* hin orientiert sind (Abb. 14). Bisher fehlen jedoch autoradiographische Studien an mit Antikörpern stimulierten B-Zellen, die diesen möglichen „direkten" Sekretionsweg für Insulin mittels der Transportvesikel morphologisch eindeutiger beweisen.

Auch die Abgabe von Insulin aus der Stapelform der Granula wird von den Morphologen nicht einheitlich gedeutet. In der Hauptsache werden zwei Wege der Freisetzung diskutiert:

1. *Emiocytose:* In Analogie zum Abgabemechanismus der Zymogengranula aus der exokrinen Pankreaszelle (CARO u. PALADE, 1964; JAMIESON u. PALADE, 1967) haben WILLIAMSON et al. (1961) und LACY (1961) für die B-Zelle der Langerhans schen Inseln einen gerichteten Transport der Sekretgranula zur Plasmamembran und zum Capillarpol gefordert. Nach einer neueren Hypothese soll dieser Transport unter Vermittlung von contractilen Mikrotubuli (ähnlich denen des Spindelapparates während der Mitose) erfolgen, die an dem einzelnen Sekretgranulum und der Plasmamembran fixiert sind und sich auf einen Sekretionsreiz hin kontrahieren, um so das Granulum an die Plasmamembran zu „ziehen" (LACY et al., 1968). Nach Verschmelzen der Hüllmembran des Granulum mit der Plasmamembran und Einreißen dieser Membranen wird der Insulin-haltige Granuluminhalt in den Extracellularraum und den Pericapillarspalt ausgestoßen. Die Aufeinanderfolge mehrerer emiocytotischer Entleerungen führt zur Erweiterung des Intercellularspaltes und zur Bildung von Mikrozotten auf der Oberfläche sekretorisch aktiver B-Zellen.

2. *Intracelluläre Auflösung des Granuluminhalts:* Andere Autoren (LEVER u. FINDLAY, 1966; LEGG, 1967; ORCI et al., 1969) fordern nach Stimulation der Sekretionstätigkeit der B-Zellen eine fortschreitende Auflösung von Sekretmaterial innerhalb der Granula, wodurch sich deren Innenkörper mehr und mehr verkleinert, bis nur noch optisch leere, von einer Hüllmembran umgebene Bläschen im Cytoplasma übrigbleiben. Das abgegebene Insulin müßte nach dieser Annahme aus dem Granulum frei durch das Cytoplasma diffundieren, um in den Extracellularraum zu gelangen.

Für beide Theorien werden entsprechende elektronenmikroskopische Abbildungen als Beweismaterial vorgelegt, die Mehrzahl der über die Struktur des Inselorgans arbeitenden Morphologen neigt jedoch zur Annahme eines aktiven

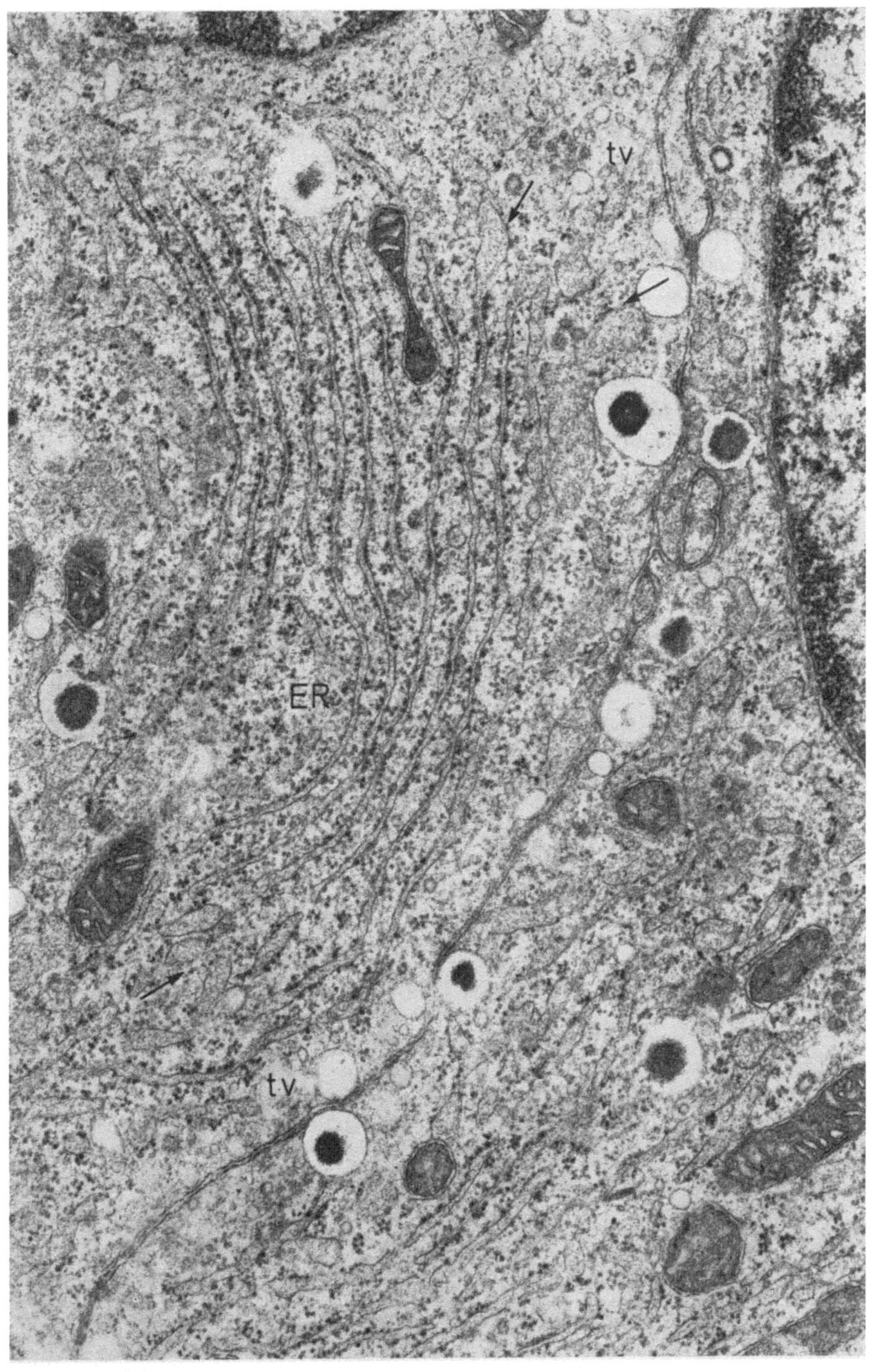

Abb. 14. Nach 12stündiger intraperitonealer Gabe von Insulinantikörpern findet man in den Zisternen des endoplasmatischen Reticulum (ER) der B-Zellen ein Material von mittlerer Elektronendichte. An den Enden kann das ER kolbenförmig erweitert sein (Pfeile), in dieser Zone liegen häufig kleine Transportvesikel (tv). Entlang der Plasmamembran liegen zahlreiche Sekretgranula und optisch leere Bläschen, Vergrößerung 27 475fach

Transports der Sekretgranula zur Plasmamembran, wobei die Endphase der Emiocytose — Verschmelzung von Granulum- und Plasmamembran und die Ausstoßung des Granuluminhalts nach Einreißen der gemeinsamen Membran — unterschiedlich beurteilt wird. Bei eigenen Untersuchungen an B-Zellen, die durch Injektion von Insulinantikörpern sekretorisch maximal stimuliert waren, wurden nahezu alle Sekretgranula nach 6 bis 12 Std entlang der Plasmamembran aufgereiht gefunden, während sie im Cytoplasma ausschließlich in der Umgebung des Golgi-Apparates liegen (Abb. 15). Das Cytoplasma wird beherrscht von enggepackten, parallel angeordneten Schläuchen des endoplasmatischen Reticulum und vom ausgeprägten Golgi-Apparat. Bei den entlang des Intercellularspaltes aufgereihten Beta-Granula liegt die Hüllmembran des jeweiligen Granulum eng der Plasmamembran der B-Zelle an; ein Verschmelzen beider Membranen und deren Einreißen konnte bei adäquater Fixation nie beobachtet werden. Vielmehr findet man alle Übergänge von mit osmiophilem Material gefüllten Granula bis zu optisch leer erscheinenden Säckchen nebeneinander (Abb. 14). Man könnte annehmen, daß nach Kontakt der Granulumhüllmembran mit der Plasmamembran unter Erhaltung deren struktureller Integrität das Sekretmaterial aus dem Granulum in den Extracellularraum diffundiert, während die von den Granula herstammenden Membranen in der B-Zelle weiterverwertet werden[3]. Der Mechanismus des Transports der Granula zur Plasmamembran ist vorerst nicht bekannt, die von Lacy et al. (1969) postulierten contractilen Mikrotubuli sind von anderen Autoren nicht bestätigt worden (Orci et al., 1969; eigene Befunde).

Alle neueren Untersuchungen unterstreichen die Bedeutung des Extracellularraums zwischen den Inselzellen für die Abgabe und den Transport von Insulin. Besondere Beachtung in diesem Zusammenhang verdienen solitäre Zellorganellen, die aus dem Cytoplasma von A- und B-Zellen in den Extracellularraum ragen und bisher von Munger (1958), Meyer u. Bencosme (1965), Boquist (1968, 1970) und Kern et al. (1969) bei verschiedenen Laboratoriumstieren als Cilien beschrieben worden sind. Sie beginnen meist mit einem den Centriolen entsprechenden Basalkorn in der Zone des Golgi-Apparates (Abb. 9, 16) und liegen nach dem Durchtritt durch die Plasmamembran eine weite Strecke frei im Extracellularraum. Die auffallende strukturelle Ähnlichkeit zu receptorischen Cilien der Regio olfactoria (Riechgeißeln, Andres, 1969) läßt an eine mögliche regulatorische Funktion (im Sinne eines „Meßfühlers") denken, ganz ähnlich gebaute Zellorganellen sind in zahlreichen endokrinen Organen nachgewiesen worden (s. Scherft u. Daems, 1967).

Im folgenden soll nun die vergleichende Morphologie und feinere Cytologie der Inselzellen im Pankreas der Wirbeltiere besprochen werden.

C. Die Cytologie des Inselorgans der niederen Wirbeltiere

(Rundmäuler, Fische, Amphibien, Reptilien, Vögel)

I. Die „Langerhans'schen Follikel" der Rundmäuler (Cyclostomi)

Als sehr primitive Form der Wirbeltiere werden die Cyclostomen betrachtet, von denen heute hauptsächlich zwei Ordnungen — die *Petromyzonidae* und *Myxinidae* — lebend gefunden werden. Die Vertreter beider Ordnungen zeigen in der Morphologie und Physiologie ihres Inselorgans Unterschiede, gemeinsam ist ihnen, daß der inkretorische Pankreasteil vom exokrinen getrennt liegt. Bei den

---

[3] Ein ähnliches Prinzip wurde von Douglas (1968) für die Abgabe von Katecholaminen aus den Nebennierenmarkzellen gefordert.

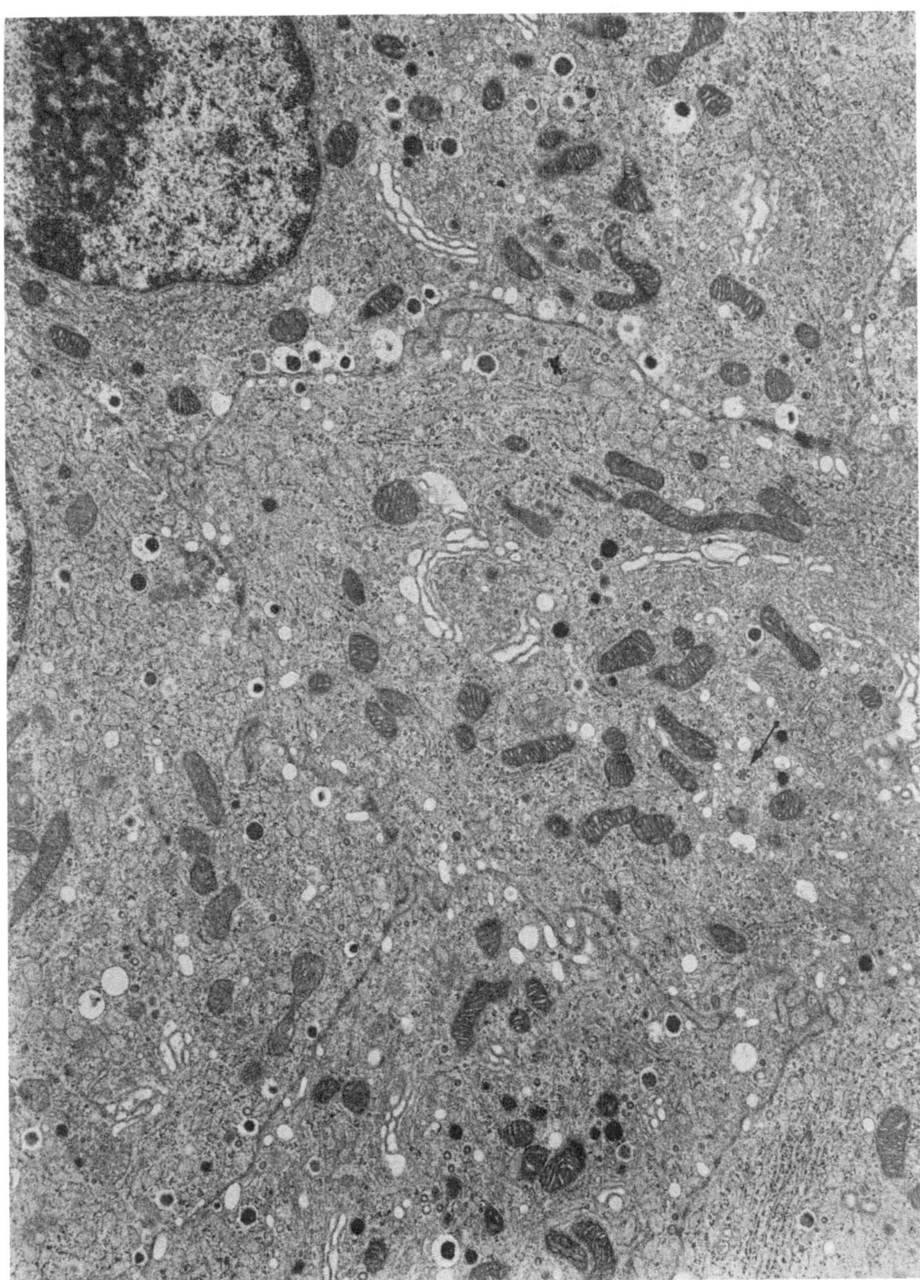

Abb. 15. Weitgehende Entgranulierung der B-Zellen einer Maus nach 12stündiger Behandlung mit Insulinantikörpern. Beachte die bevorzugte Lage der Sekretgranula entlang der Plasmamembran, der Pfeil zeigt auf den Querschnitt einer Cilie, Vergrößerung 9900fach

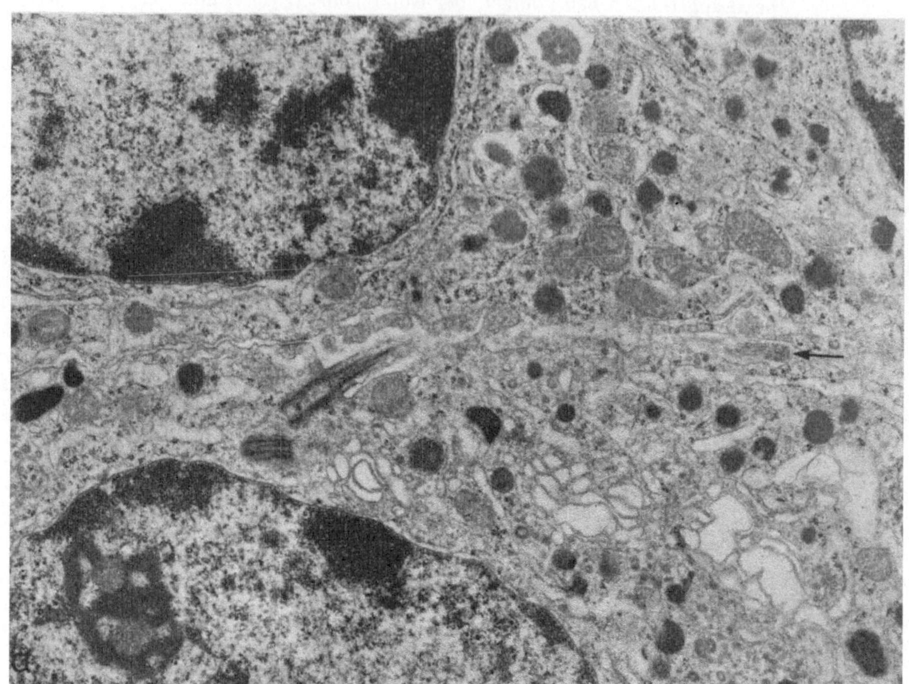

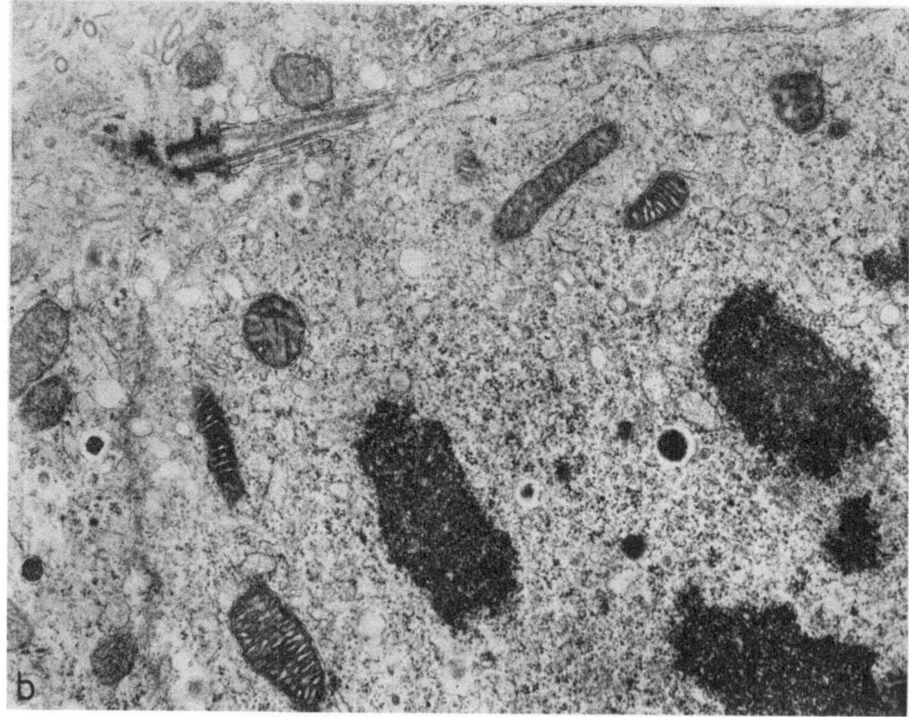

Abb. 16a u. b. Cilien in Inselzellen. a In einer B-Zelle des Meerschweinchens, der Pfeil bezeichnet die Spitze der Cilie Vergrößerung 12000fach. b In einer B-Zelle einer Maus, die 60 Stunden mit Insulinantikörpern behandelt war. Unten im Bild eine B-Zelle in Mitose, beachte die Anschnitte der Chromosomen und die randständige Verteilung der Mitochondrien, Vergrößerung 15700fach

Petromyzonten liegt das Inselorgan in Form von zahlreichen Epithelknötchen *innerhalb* der Submucosa des Vorder- und Mitteldarms (LANGERHANS, 1873; BOENIG, 1927—29; ERMISCH, 1966), bei den Myxiniden als längliches Gebilde etwas exzentrisch um die unteren zwei Drittel des Gallenganges gruppiert [BARRINGTON, 1945; FALKMER u. WINBLADH, 1964 (1)]. Der exokrine Pankreasanteil ist bei beiden Arten in Form von spezialisierten Zellen im Epithel des Mitteldarmes eingebaut, ohne daß ein kompaktes Organ entstanden ist (BARRINGTON, 1936; LUPPA u. ERMISCH, 1964). Die älteren Morphologen haben deshalb die Hypothese aufgestellt, daß der inkretorische Pankreasanteil in seiner phylogenetischen Entwicklung dem Exokrinen vorausgeht und bezeichneten das Inselorgan der Cyclostomen als „Urpankreas" (vgl. hierzu BARGMANN, 1939).

Bei ausgewachsenen Petromyzonten (z. B. *Lampetra fluviatilis*) verteilt sich das Inselorgan in drei Regionen entlang des Vorder- und Mitteldarmes: eine craniale Kette von Epithelknötchen liegt in die dorsale Submucosa des Vorderdarmes eingebettet, wodurch dort eine weißliche Anschwellung entsteht. Ventral davon liegen einige, etwas kleinere Epithelknötchen als Zwischenkette und unterhalb dieser die langgestreckte caudale Kette, die teilweise in der Submucosa des Mitteldarmes liegt, deren untere Ausläufer jedoch bis in das Leberparenchym hineinreichen (BOENIG, 1927—29; ERMISCH, 1966; WINBLADH, 1966).

Histologisch sind diese drei hauptsächlichen Ansammlungen von Inselgewebe aus Epithelknötchen zusammengesetzt, die entweder solide gebaut sind, oder aber im Zentrum einen Hohlraum aufweisen. Letztere werden als Follikel bezeichnet und haben zu dem verallgemeinernden Namen für das Inselsystem der Cyclostomen „Langerhans'sche Follikel" geführt. Nach ERMISCH (1966) sind bei Larven von *Lampetra* in 50% der Epithelknötchen Lumina zu finden, während ausgewachsene Tiere nur noch in 2% der Follikel Lumina aufweisen. WINBLADH (1966) beobachtet sie am häufigsten in der sog. cranialen Inselkette. Die Follikellumina enthalten häufig eine kolloidartige, homogene Substanz, die sich intensiv mit Aldehydfuchsin anfärbt und bei der PAS-Reaktion positiv reagiert. Die Farbreaktion bleibt auch nach Diastasebehandlung positiv.

ERMISCH (1966) beobachtet häufiger zwischen der kolloidartigen Substanz freie Blutkörperchen und Zelltrümmer. Die Bedeutung der Hohlraumbildung bleibt ungewiß, eine Verbindung des Follikellumens mit dem Darmrohr besteht nicht. Sowohl die Follikel als auch die soliden Epithelknötchen werden von Bindegewebe umhüllt, durch welches zahlreiche Gefäße zu dem Inselgewebe vordringen. Nach ERMISCH variieren die Größendurchmesser der einzelnen Epithelknötchen zwischen $40 \times 100\,\mu$ und $90 \times 150\,\mu$.

Bei den Myxiniden (z. B. *Myxine glutinosa*) liegt das Inselorgan (im englischen Schrifttum als „pancreas like organ" bezeichnet) als 2 bis 3 mm langes weißliches Gebilde etwas exzentrisch um die unteren zwei Drittel des Gallenganges, kurz bevor dieser in den Darm einmündet [BARRINGTON, 1945; FALKMER u. WINBLADH, 1964 (1)]. Das Organ selbst ist wie bei Petromyzonten aus soliden Knospen und aus solchen mit zentralem Hohlraum aufgebaut, die alle bindegewebig voneinander getrennt sind. Die enge entwicklungsgeschichtliche Beziehung zwischen Inselorgan und Gallengang wird durch zahlreiche Epithelknospen innerhalb des Gallengangepithels verdeutlicht. Im histologischen Aufbau sind sich die Inselorgane von Petromyzonten und Myxiniden sehr ähnlich. Schon die früheren Untersucher (MAWAS, 1923; COTRONEI, 1927) konnten entsprechend dem färberischen Verhalten zwei Zelltypen — „helle" und „dunkle" Zellen — unterscheiden. Dieser Befund kann mit modernen Differenzierungsverfahren bestätigt werden. Nach Anfärbung mit Aldehydfuchsin stellen sich in einem Teil der Follikelepithelzellen Granula dar („dunkle" Zellen), während die anderen Zellen hell bleiben. Bei der

Reaktion mit Pseudoisocyanin reagieren die aldehydfuchsin-positiven Zellen wiederum positiv metachromatisch, ein Verhalten, das sie mit den B-Zellen der übrigen Wirbeltiere vergleichen läßt. A-Zellen könnten weder mit Granulafärbemethoden, noch mit Versilberungsverfahren und auch nicht histochemisch nachgewiesen werden. Die „hellen" Zellen verhalten sich färberisch und histochemisch indifferent, in ihnen lassen sich lichtmikroskopisch keinerlei Granula nachweisen [Falkmer u. Winbladh, 1964 (1); Winbladh, 1966].

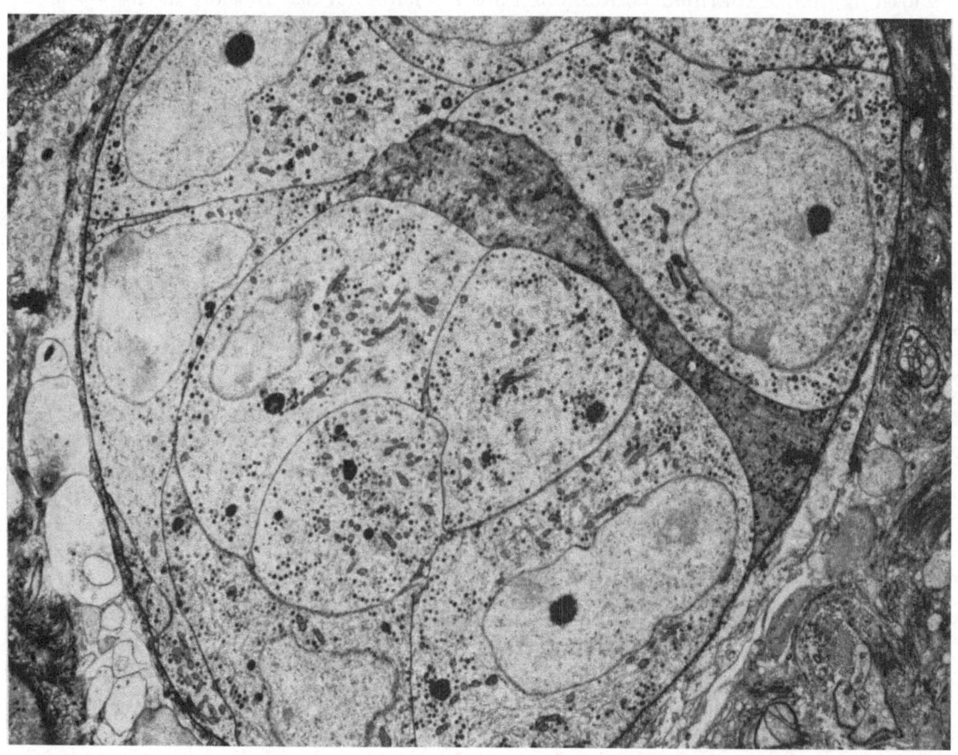

Abb. 17. Solide Inselknospe einer Larve (9 cm) des Bachneunauges (Lampetra planeri), ausschließlich aus granulierten B-Zellen zusammengesetzt. OsO_4-Fixation, Vergrößerung 4500-fach (Aufnahme Dr. M. Titlbach, Prag)

Neuere elektronenmikroskopische Untersuchungen über die Entwicklung des Inselorgans beim Bachneunauge und ein Vergleich mit der Situation beim erwachsenen Tier haben Hinweise zur Erklärung der „hellen" Zellen und zur Entstehung der Hohlräume in den Follikeln ergeben (Titlbach u. Kern, 1969). Bei Larven werden alle Stadien der Inselentwicklung in Form von soliden Epithelknötchen an der Basis des Mitteldarmepithels bis zu Inselfollikeln innerhalb der Submucosa nebeneinander angetroffen. Es besteht ein deutlicher Zusammenhang zwischen der Entwicklungsstufe der Larve und der Inselepithelknospe einerseits und der Dichte der spezifischen Granula in den B-Zellen andererseits. Bei den frühen Larvenstadien sind fast alle Inselzellen gleichmäßig und dicht granuliert, bei älteren Larven trifft dies nur noch für solide Epithelknötchen und Knospen an der Basis des Darmepithels zu (Abb. 17). Sobald sich die Inselknötchen durch zentrale Hohlraumbildung in Follikel umwandeln, werden zunehmend auch teilweise oder völlig entgranulierte Inselzellen beobachtet. Bei erwachsenen Tieren überwiegen die entgranulierten Inselzellen, sie umlagern die meist in Gruppen zusammenliegenden dichtgranulierten B-Zellen. Die Beta-Granula messen bei Larven und erwachsenen Bachneunaugen durchschnittlich 140 µm, bei *Myxine* sind sie oval und messen 360 × 160 mµ.

Die Hohlraumbildung im Zentrum der großen Inselknötchen beginnt mit einer Aufweitung des Intercellularspaltes zwischen den zentralen Epithelzellen, die selbst nach peripher verlagert werden und langgestreckte Cytoplasmafortsätze mit Beta-Granula in den entstehenden Hohlraum entsenden.

Histiolytische Prozesse an diesen zentralen Epithelzellen konnten bei allen Larvenstadien vor der Metamorphose nicht beobachtet werden. Bei den ausdifferenzierten „Langerhans'schen Follikeln" liegen unterschiedlich dicht granulierte B-Zellen meist einschichtig um das zentrale Lumen gruppiert, die Plasmamembran am apikalen Pol der Zellen zeigt keine Spezialisierung ihrer Oberfläche. A-Zellen konnten auch elektronenmikroskopisch bei keiner der beiden Cyclostomenarten nachgewiesen werden [FALKMER u. WINBLADH, 1964 (1); WINBLADH, 1966; TITLBACH u. KERN, 1969]. Der histologische Befund, daß das Inselorgan der Cyclostomen vorwiegend aus B-Zellen und granulafreien Zellen zusammengesetzt ist und die A-Zellen fehlen, konnte durch physiologische Experimente bestätigt werden. Die granulierten B-Zellen werden durch sehr hohe Dosen von Alloxan (3000 bis 4000 mg/kg) zerstört, was den Blutzucker eines Großteils der Versuchstiere um ein Vielfaches steigert [FALKMER u. WINBLADH, 1964 (2)]. Die sog. Alpha-cytotoxischen Substanzen (Synthalin, $CoCl_2$) verursachen keinerlei Zellschäden oder Veränderungen am Blutzucker der Tiere. Während ERMISCH (1965) bei Petromyzonten biologisch und immunologisch Insulin nachweisen konnte, gaben ähnliche Methoden für Glucagon negative Ergebnisse (FALKMER, 1966).

II. Das Inselorgan der Fische (Pisces)

Das System der Fische wird in zwei Hauptklassen, die der Knorpelfische (Elasmobranchii oder Selachii) und die der Knochenfische (Teleostomi) unterteilt. In der Klasse der Knorpelfische werden zwei Ordnungen — die Haie und die Rochen — unterschieden, während sich die Klasse der Knochenfische in insgesamt 26 Ordnungen unterteilt. Zwischen Knorpel- und Knochenfischen kann die Unterklasse der Holocephali eingeordnet werden, die in der Hauptsache durch eine Familie, die Seekatzen (Chimaeridae) repräsentiert wird.

1. Knorpelfische (Elasmobranchii)

Bis zu den Untersuchungen von DIAMARE (1899) war bezweifelt worden, daß das kompakte Pankreas der Haie und Rochen Langerhans'sche Inseln oder deren Äquivalente enthält. In einer ausgedehnten vergleichend-anatomischen Studie beschreibt DIAMARE als erster, daß bei Haien und Rochen das Gangepithel des Pankreas doppelschichtig ausgebildet ist. Da sich die äußeren Gangzellen in ihrem cytologischen Aufbau und in ihrer Anfärbbarkeit deutlich von den inneren, das eigentliche Ganglumen begrenzenden Zellen unterscheiden, postulierte DIAMARE, daß die äußeren Gangzellen in ihrer Gesamtheit das Inselorgan darstellen. Obwohl schon DIAMARE zwei unterschiedlich anfärbbare Zelltypen im Gangorgan der Elasmobranchier differenziert hatte, wird dieser Befund durch JACKSON (1922) mittels der Laneschen Färbemethode genauer herausgearbeitet. THOMAS (1940) fügt diesen einen dritten Zelltyp — die D-Zelle — hinzu. Darüber hinaus beschreibt er bei verschiedenen Hai- und Rochenarten unterschiedliche Reifestadien des Inselorgans — von der doppelten Epithelauskleidung der Gänge bis zu kompakten Inselkomplexen, die sich vom Gangsystem gelöst haben.

In neueren Arbeiten (Ferner u. Kern, 1964; Kern, 1964) wurde das Inselsystem einiger Hai- und Rochenarten mit modernen Differenzierungsverfahren untersucht. Die früheren Beschreibungen von Diamare werden weitgehend bestätigt. Das Gangepithel der Haie und Rochen ist zweischichtig ausgebildet. Flach kubische nur schwach anfärbbare Zellen begrenzen das eigentlich Ganglumen, ihnen sitzen außen hochprismatische, dicht granulierte Zellen auf (Abb. 18). Lückenlos ist dieser äußere Epithelmantel nur im Bereich der mittelkalibrigen Gänge (Lumendurchmesser 5 bis 10 μ), bei ihrer Einmündung in das großkalibrige Gangsystem (Lumendurchmesser über 15 μ) verlieren sie ihren Inselzellbesatz. Auch entlang der kleinkalibrigen Gänge und der Schaltstücke ist der Inselzellmantel nicht immer geschlossen, hier herrschen ungranulierte Inselzellen vor. Solide, vom Gangsystem losgelöste Inselkomplexe konnten bei den von Kern (1964) untersuchten Elasmobranchier nicht gesehen werden. Lediglich bei der Haiart *Scyliorhinus* ist das Gangsystem in bestimmten Abschnitten zu dichten Konvoluten aufgeknäult, was zur Bildung eines inselartigen Zellkomplexes führt. Die Inselzellen liegen jedoch auch hier als meist einschichtiger Mantel um den Gang angeordnet. Mittels der Aldehydfuchsinfärbung lassen sich drei Zelltypen unterscheiden: einmal aldehydfuchsinpositive Zellen, deren Anfärbbarkeit von Species zu Species wechselt (bei *Raja* und *Scyliorhinus* stark, bei *Torpedo* nur schwach tingierbar) und die darüber hinaus mit Pseudoisocyanin eine metachromatische Farbreaktion zeigen. Die Annahme, daß es sich hierbei um B-Zellen handelt, wurde durch den Nachweis von Insulin gefestigt (Diskussionsbemerkung Falkmer, 1964). Neben den B-Zellen werden in bunter Reihenfolge wechselnd mit Ponceau de Xylidine anfärbbare, rotgranulierte Zellen gesehen, an deren Granula sich histochemisch Tryptophan nachweisen läßt (Kern, 1964). Färberisch würden sie also den A-Zellen der Säuger entsprechen. Bisher ist es allerdings nicht gelungen radioimmunologisch Glucagon im Haipankreas nachzuweisen (Falkmer, 1966). Der negative Ausfall der Immunreaktion kann allerdings auch mit Speciesunterschieden im Glucagonmolekül erklärt werden. Neben den durch Granulafärbungen differenzierten A- und B-Zellen konnte bei allen untersuchten Species ein geringer Prozentsatz (5 bis 8%) granulafreier Zellen gesehen werden, die entsprechend ihrer Lage in der äußeren Epithelschicht der Gänge den Inselzellen zugeordnet wurden. Östberg et al. (1966) sind der Frage nachgegangen, ob es sich hierbei um versilberbare, sog. A_1-Zellen handelt. Mittels der Versilberungsmethode nach Hellman u. Hellerström (1960) konnten wohl bei Rochen *(Raja* und *Torpedo)* nicht, aber bei der Haiart *Scyliorhinus* versilberbare Zellen nachgewiesen werden. Bei Nachfärbung der versilberten Schnitte mit einer Aldehydfuchsin-Trichrommethode (Lazarus u. Volk, 1962), wobei durch die Voroxydation die Silberpräcipitation entfernt wird, färbte sich das Cytoplasma der vorher versilberten Zellen mit Lichtgrün an. Granula ließen sich in diesen Zellen nicht darstellen. Eine quantitative Auszählung ergab, daß nur ein Teil dieser Zellen versilberbar war. Auch die metachromatische Färbereaktion mit Toluidinblau (Manocchio, 1964) fiel bei Haien und Rochen atypisch aus. Es reagierten nicht wie bei anderen Wirbeltieren die versilberbaren A_1-Zellen metachromatisch, sondern die mit Ponceau anfärbbaren, granulierten A_2-Zellen. Die Klassifizierung des ungranulierten dritten Zelltyps der Haie und Rochen muß somit offen bleiben.

Interessante Ergebnisse wurden bei dem Versuch erzielt, bei Haien einen Alloxandiabetes zu erzeugen [Kern, 1966 (2)]. Hohe Dosen von intramuskulär

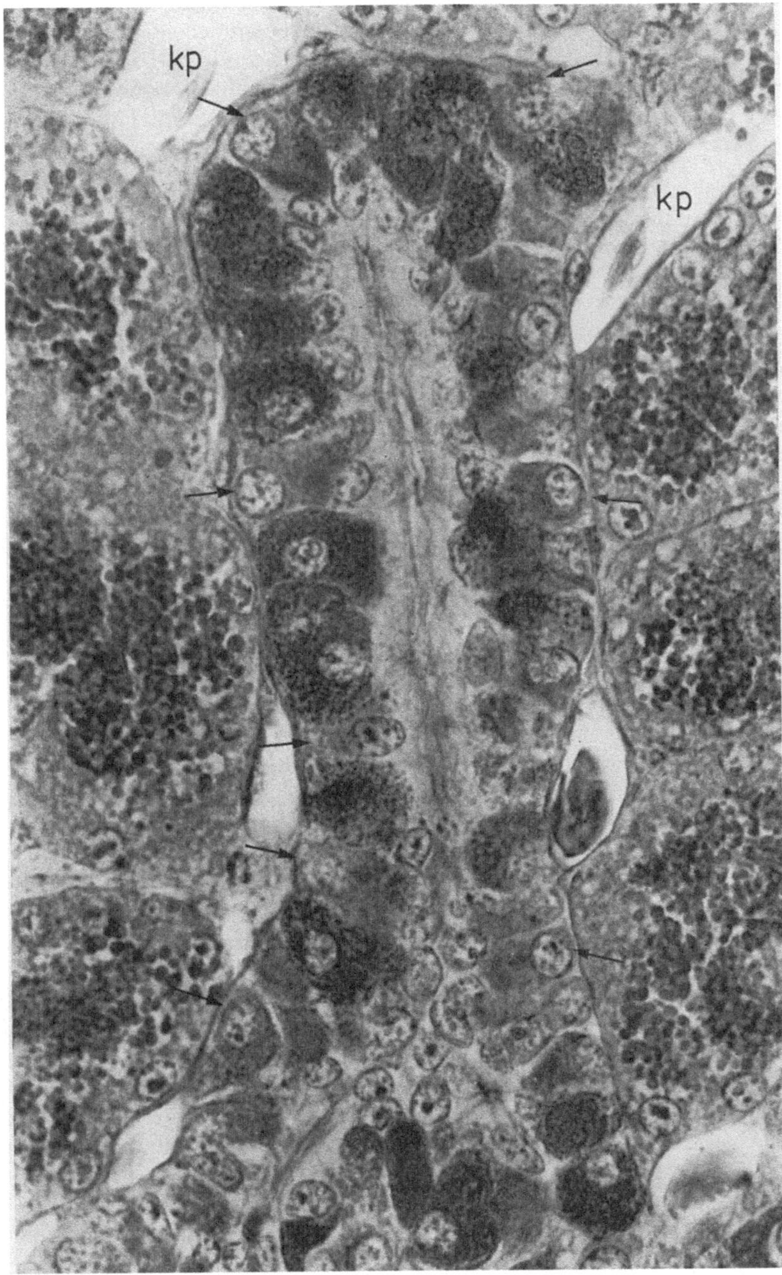

Abb. 18. Inselorgan von *Scyliorhinus stellaris*, man erkennt innen das von flachen Zellen begrenzte Ganglumen, dem außen A- (grob granuliert) und B-Zellen (Pfeile) aufsitzen. Die Inselzellen sind nach den Capillaren (kp) hin orientiert. Aldehydfuchsin, Vergrößerung 800fach

injiziertem Alloxanmonohydrat (bis zu 1500 mg/kg) zerstörten nicht wie erwartet die Inselgewebe, sondern das exokrine Parenchym. Je nach der Höhe der Dosis wurden einzelne Epithelzellen oder Endstücke, bei sehr hohen Dosen ganze Parenchymabschnitte nekrotisiert. Es wurde angenommen, daß der im Blut der Elasmobranchier reichlich vorhandene Harnstoff mit Alloxan einen Komplex bildet, der für diese atypische Reaktion verantwortlich sein könnte.

2. Holocephali

Das Inselorgan im Pankreas der Holocephalen wurde am Beispiel von *Chimaera monstrosa* in neuerer Zeit von Fujita (1962, 1964) untersucht. Das Gangsystem von *Chimaera* ist ähnlich wie bei den Elasmobranchien von einer doppelreihigen Epithelschicht ausgekleidet, deren äußere, hochprismatische Zellen nicht als Inselzellen differenziert sind, sondern eine exokrine Funktion ausüben. Die Inseln selbst sind unregelmäßig geformt, stehen in engem Kontakt zum Gangsystem und messen oft mehr als 200 μ im Durchmesser. Mit spezifischen Färbemethoden findet Fujita (1962) die Inseln zur Hälfte aus Zellen zusammengesetzt, die feingranuliert sind, sich färberisch jedoch nicht wie A- oder B-Zellen verhalten. Sie wurden deshalb mit dem Buchstaben X belegt. 10% der Inselzellen färben sich wie typische A-Zellen, 30 bis 40% wie B-Zellen an. Die spärlicher vorhandenen D-Zellen, die sich mit Azan und Lichtgrün anfärben, entsprechen nach Fujita (1964) bei *Chimaera* zahlenmäßig den versilberbaren Zellen. Weder für die X- noch für die D-Zellen konnte die funktionelle Bedeutung geklärt werden.

3. Die „Brockmannschen Körperchen" der Knochenfische

Bei den Knochenfischen sind exokriner und endokriner Pankreasanteil weitgehend voneinander getrennt. Das exokrine Gewebe liegt diffus in der ganzen Bauchhöhle verteilt (vor allem in den Mesenterien) und kann oft nur mikroskopisch nachgewiesen werden (s. Bargmann, 1939). Das Inselgewebe ist in Form von einem oder mehreren noch mit bloßem Auge sichtbaren Körperchen und zahlreichen kleineren Knötchen konzentriert. Rennie (1904) hat 24 verschiedene Arten von Knochenfischen untersucht und beschreibt bei allen eine Insel von besonderer Größe und für die betreffende Species konstanter Lage, die er dann als „Hauptinsel" (principal islet) bezeichnet. Nach seinen ersten Beschreibern wird diese Hauptinsel oft auch „Stannius- oder Brockmannsches Körperchen" genannt. Innerhalb der 26 verschiedenen Ordnungen der Knochenfische mit ihren zahlreichen Familien und Arten bestehen große Unterschiede, was die Zahl der Hauptinseln, ihre Lage in der Bauchhöhle und ihre Untermischung mit exokrinem Pankreasgewebe anbetrifft. Bei einigen Arten *(Opsanus tau, Lophius piscatorius, Cottus scorpius)* ist die Hauptinsel von einer ausgeprägten Bindegewebskapsel umhüllt und enthält keine oder nur wenig Beimengung von exokrinem Gewebe. Das macht sie für histologische und besonders biochemische Untersuchungen sehr geeignet (s. Lazarow et al., 1964; Humbel, 1963; Renold et al., 1964). Unsere Darstellung stützt sich vor allem auf Falkmers (1961 bis 1964) Studien an *Cottus scorpius* und Titlbachs [1966 (2)] elektronenmikroskopische Untersuchungen am Karpfen *(Cyprinus carpio)*. Schon nach Routinefärbungen kann an den Brockmannschen Körperchen der meisten Knochenfische eine dunkel gefärbte Innenzone von einer helleren Randzone unterschieden werden (Baron, 1937; Bargmann, 1939; Caesar, 1954). Zellstränge der helleren, peripheren Zone können zapfenförmig in das Zentrum vorragen. Die Zuordnung der „dunklen Zellen" im Zentrum und der peripheren „hellen Zellen" zu den A- oder B-Zellen war bis zur Einführung spezifischer Färbemethoden Gegenstand zahlreicher Diskussionen. Einige Forscher hielten die „hellen Zellen" in der Peripherie für A-Zellen und die „dunklen" für B-Zellen (CLAUSEN, 1953; MOSCA, 1955, 1957; WATANABE, 1960), während andere Autoren das Gegenteil annahmen [BOWIE, 1924; SAVIANO, 1947 (2)].

FALKMER (1961 bis 1964) konnte im Rahmen von morphologischen und experimentellen Untersuchungen sowohl im Inselzentrum, als auch in der Peripherie der Brockmannschen Körperchen von *Cottus scorpius* je zwei Zelltypen an Hand ihres färberischen Verhaltens unterscheiden: die „dunklen Zellen" im Zentrum der Inseln sind dicht granuliert. Ihre Granula färben sich blau-violett mit Aldehydfuchsin und reagieren metachromatisch mit Pseudoisocyanin. Sie werden den insulinproduzierenden B-Zellen der höheren Wirbeltiere gleichgestellt und bilden etwa ein Viertel des Gesamtvolumens bei *Cottus scorpius*. Durch Alloxaninjektionen werden diese B-Zellen selektiv geschädigt. Mit den typischen B-Zellen vermischt werden Elemente gefunden, die sich mit Aldehydfuchsin nicht anfärben, deren Cytoplasma durch Gegenfärbungen (Ponceau, Phloxin) ganz zart tingiert wird. Lediglich mit der Modifikation der Davenportschen Versilberungsmethode (HELLMAN u. HELLERSTRÖM, 1960) stellen sich in diesen Zellen versilberbare Granula dar (FALKMER u. HELLMAN, 1961). Sie wurden deshalb mit den A_1-Zellen anderer Wirbeltiere gleichgesetzt.

Von den beiden Zelltypen in der peripheren Region des Brockmannschen Körperchens ist der eine granuliert und färbt sich mit Ponceau oder Phloxin ähnlich wie die A_2-Zellen. Ein weiterer Hinweis auf die Identität mit den Glucagon produzierenden A-Zellen gibt die positive histochemische Reaktion auf Tryptophan und der radio-immunologische Nachweis von Glucagon in Inselextrakten von *Cottus scorpius* (FALKMER, 1966). Bei dem zweiten Zelltyp in der peripheren Inselzone konnten weder licht- noch elektronenmikroskopisch Granula nachgewiesen werden. Ob es sich hierbei um unreife Vorformen von Inselzellen handelt oder um einen selbständigen Zelltyp, muß vorerst offen bleiben (FALKMER u. OLSSON, 1962). WATANABE (1960) und TITLBACH [1966 (2)] konnten in den Inseln des Karpfens licht- und elektronenmikroskopisch nur drei Zelltypen unterscheiden: A-, B- und D-Zellen. Im Gegensatz zu *Cottus scorpius* sind beim Karpfen die Inselzellen nicht topisch in der peripheren (A_2-Zellen) und zentralen Region (A_1-, B-Zellen) getrennt, sondern kommen gemischt vor. Leicht können A- und B-Zellen an der Form und Osmiophilie der Granula unterschieden werden. Die Alpha-Granula sind rund bis oval, sehr elektronendicht, wodurch die A-Zellen allgemein dunkler erscheinen. Die Beta-Granula sind an ihrem Formenreichtum und der geringen Osmiophilie erkennbar. Der Granuluminhalt kann bandförmig aufgerollt, nadelförmig, oft auch homogen gestaltet sein. Bei einigen Granula ist eine Substruktur bei hoher Vergrößerung auflösbar.

D-Zellen unterscheidet TITLBACH an dem geringen Kontrast des Cytoplasmas und den wenigen Granula, die meist einen feingranulierten Inhalt haben. Die Hüllmembran des Granulum muß nicht immer geschlossen sein. Interessant ist der Nachweis von zahlreichen Glykogenpartikeln in den A- und B-Zellen des Karpfens. Hier müßte der Zusammenhang zwischen Glykogenspeicherung in den Inselzellen und Hibernation genauer untersucht werden.

III. Die Langerhans'schen Inseln der Amphibien

In der Klasse der Amphibien werden drei Ordnungen unterschieden: die Gymnophionen (Blindwühlen), die Urodelen (Molche und Salamander) und die Anuren (Kröten und Frösche). Die Langerhans'schen Inseln der Gymnophionen sind bisher nicht untersucht worden.

1. Urodelen (Molche und Salamander)

Nach Frye (1958) entwickelt sich das Pankreas der Urodelen (am Beispiel von *Ambyostoma opacum* gezeigt) aus einer dorsalen und einer ventralen Anlage. Im Zuge der Entwicklung schreitet die dorsale der ventralen Anlage voran und bildet bald zwei Drittel der Gesamtdrüse. Beide Anlagen haben ein unabhängiges Gangsystem, nur in der dorsalen Anlage entwickeln sich die Langerhans'schen Inseln, die sich von „inselpotenten Zellen" an der Basis der Acini herleiten.

Das Inselorgan der ausgewachsenen Urodelen und seine Rolle in der Regulation des Kohlenhydratstoffwechsels ist in den letzten Jahren sehr diskutiert worden, nachdem Miller u. Wurster (1956 bis 1960) mitgeteilt hatten, daß die Inseln dieser Wirbeltiergruppe ausschließlich aus B-Zellen bestehen. Inzwischen wurden in mehreren Arbeiten [Ghiani u. Accame, 1962; Kern, 1962, 1966 (1, 2); Nace u. Fucikovsky, 1962; Epple, 1966 (2)] A-Zellen bei den verschiedensten Urodelenarten nachgewiesen. Im allgemeinen sind die Zelltypen in den Inseln der Urodelen auch mit modernen Färbemethoden schwer darzustellen. Bei einigen Arten *(Pleurodeles, Triturus)* sind die Inseln sehr klein und oft spärlich granuliert. Andere Species, wie der Axolotl *(Siredon mexicanum)* oder *Amphiuma means* haben Inseln von einem Durchmesser bis zu 700 µ. Die Inseln sind reichlich vascularisiert, sie bestehen meist aus einzeiligen Bändern von Inselzellen. Bei manchen Arten *(Siredon mexicanum, Amphiuma means)* sind die A-Zellen stark in der Minderzahl, andere *(Ambyostoma maculatum)* haben gesonderte A-Zellkomplexe (Kern, 1962).

Bei allen untersuchten Urodelenarten werden die B-Zellen an Hand ihrer Farbreaktion mit Aldehydfuchsin und Pseudoisocyanin identifiziert. Die A-Zellen färben sich mit Ponceau, histochemisch läßt sich Tryptophan nachweisen [Epple, 1966 (2); Kern, 1966 (1)]. Weiterhin werden versilberbare Zellen beobachtet, die sich mit Toluidinblau metachromatisch anfärben und von Epple [1966 (2)] als D-Zellen gedeutet werden.

Diese lichtmikroskopischen Befunde sind inzwischen auch elektronenmikroskopisch verifiziert worden. Sato et al. (1964, 1966) haben das Inselsystem von *Triturus, Ambyostoma* und *Amphiuma* untersucht. Sie differenzieren A-Zellen an Hand ihrer gleichmäßig runden Form und der größeren Elektronendichte. Vorstufen der Alpha-Granula werden in den Zisternen des Golgi-Apparates gesehen. Die Beta-Granula fallen durch großen Formenreichtum auf: sie können nadel-, platten- oder kristallförmig erscheinen, einige Beta-Granula haben eine Substruktur, indem die Kristallite eine periodische Streifung erkennen lassen. Dieser Befund wird von Grossner [1967 (2)] bei der Untersuchung des Axolotl-Pankreas bestätigt. Die Kristalle der Beta-Granula sind hier oft hexagonal gestaltet, wobei die Stäbchen im Kristall parallel oder spitzwinklig zueinander verlaufen. Die Bedeutung dieser Kristallite erfordert weitere Klärung, besonders im Hinblick auf die Stapelform des Insulins bei niederen Wirbeltieren.

2. Anuren (Kröten und Frösche)

Trotz zahlreicher experimenteller Untersuchungen über die Regulation des Kohlenhydratstoffwechsels bei Anuren (Aufklärung des Einflusses der Hypophyse durch B. Houssay bei Bufo) existieren nur wenige Arbeiten zur feineren Cytologie des Inselorgans.

Das Spektrum der an Hand von Farbreaktionen beschriebenen Zelltypen reicht von fünf verschiedenen Inselzelltypen (Saguchi, 1921) bis zur Zusammensetzung der Inseln aus nur einem Zelltyp (Barrington, 1951). Im allgemeinen zeigt das Inselsystem der Anuren einen hohen Grad der Dissemination, d. h. zahlreiche

solitäre oder Gruppen von wenigen Inselzellen liegen über das exokrine Gewebe
verstreut. Größere Inselkomplexe werden seltener beobachtet, bei Kröten (z. B.
Bufo) jedoch häufiger als bei Fröschen (z. B. *Rana*). Wegen der geringen Granuladichte lassen sich die Inselzellen auch mit den Gomorischen Differenzierungsverfahren oft nur schwierig unterscheiden; dies gelingt besser mit der Victoriablau-
methode nach Ivić (1959). Es herrscht heute allgemeine Übereinstimmung, daß
die Inseln der Kröten und Frösche zumindest aus zwei Zelltypen — A- und B-
Zellen — zusammengesetzt sind. Sie bestehen aus enggepackten Bändern von
hochprismatischen, pallisadenartig aneinandergereihten B-Zellen und sind reichlich vascularisiert. Die A-Zellen liegen vorwiegend in der Peripherie der Inseln,
sie färben sich nur schwierig mit Ponceau oder Phloxin an. In der Granuladichte
zeigen die Inselzellen der Anuren jahreszeitliche Schwankungen: im Frühjahr sind
die B-Zellen meist degranuliert, in den A-Zellen sollen besonders im Sommer die
Granula dicht gepackt sein (KOBAYASHI, 1963).

Nach HELLMAN u. HELLERSTRÖM (1962) bestehen die Inseln von *Rana catesbiana* zur Hälfte aus B-Zellen, während die andere Hälfte zu gleichen Teilen aus
versilberbaren (A_1) und mit Ponceau anfärbbaren (A_2) A-Zellen zusammengesetzt ist.

Ähnliche Verhältnisse werden von KOBAYASHI (1963) für *Bufo* beschrieben;
LANGE (1965) konnte histochemisch bei normalen und hungernden Grasfröschen
(*Rana temporaria*) Glykogen in den A- und B-Zellen nachweisen. Bei seinen elektronenmikroskopischen Untersuchungen konnte er A- und B-Zellen besonders an
der Osmiophilie der Granula differenzieren. Interessanterweise weisen die Beta-
Granula nicht den bei Urodelen beschriebenen Formenreichtum auf, Kristallite
mit Substruktur sind bisher bei Anuren nicht beschrieben worden. Hier fehlen
allerdings genauere Untersuchungen verschiedener Species.

IV. Die Langerhans'schen Inseln der Reptilien

In der Klasse der Reptilien werden drei Hauptordnungen — die Schildkröten
(Testudines), die Krokodile (Crocodylia) und die Schuppenkriechtiere (Squamata)
unterschieden. Die zuletzt genannte Ordnung ist in zwei Unterordnungen — die
Eidechsen (Sauria) und die Schlangen (Serpentes) — unterteilt. In neuerer Zeit
sind Vertreter aus allen vier Ordnungen mit spezifischen Färbemethoden und teilweise auch elektronenmikroskopisch untersucht worden. Physiologische Experimente an Reptilien zur Aufklärung der Rolle des Inselorgans im Stoffwechsel-
geschehen und über die Bedeutung der überwiegend aus A-Zellen bestehenden
„Rieseninseln" im Pankreas von Schlangen sind spärlich (s. hierzu YOUNG, 1963;
BERN u. NANDI, 1964).

MILLER (1962) findet als gemeinsames Merkmal bei Reptilien die Hauptmasse
der Inseln im Milzteil des Pankreas konzentriert. Im Vergleich mit anderen Wirbeltieren sind die Inseln deutlich größer (bei Schlangen bis zu 2 mm im Durchmesser),
ihre Gesamtzahl ist jedoch geringer. Es bestehen enge Lagebeziehungen zwischen
dem exokrinen Ausführungsgangsystem und den Inseln, bei Schildkröten z. B.
liegen sie nur um stark aufgeknäulte Gänge gruppiert, so daß auf Querschnitten
immer Gänge innerhalb der Inseln angeschnitten sind. Bei Reptilien sind A- und
B-Zellen jeweils zur Hälfte an der Zusammensetzung der Inseln beteiligt, D-Zellen
sind bei Vertretern aller vier Ordnungen in der Minderzahl licht- und elektronenmikroskopisch nachgewiesen worden [TITLBACH, 1966 (1) und pers. Mittei-
lung].

3*

1. Schildkröten

Bei den Landschildkröten *(Emys orbicularis, Testudo graeca)* sind die Inseln fast ausschließlich im milznahen Drittel des Pankreas konzentriert, im Pylorusteil fehlen sie fast völlig [Titlbach, 1966 (1)]. Neben den großen, durch weite capilläre Sinus vascularisierten Inseln werden Gruppen von wenigen A- und B-Zellen über das exokrine Parenchym disseminiert gefunden. Fast in allen Inseln werden neben den granulierten, typisch anfärbbaren Inselzellen, flach kubische Elemente gesehen, die sich zu Tubuli zusammenschließen. Plastische Rekonstruktionen von Titlbach [1966 (1)] haben gezeigt, daß es sich hierbei um Teile des Ausführungsgangsystems handelt, die mit in die Inseln eingebaut sind. Die stark aufgeknäuelten Gänge umspinnen und durchwirken die Inselkomplexe, die nach Rekonstruktion eine größere Ausdehnung haben als auf den histologischen Schnitten vermutet werden kann.

Entsprechend dem färberischen Verhalten werden schon lichtmikroskopisch A-, B- und D-Zellen unterschieden [Kano, 1961; Titlbach, 1963 (2), 1966 (1)]. Die A-Zellen liegen oft in der Inselperipherie, ihre Granula färben sich mit den üblichen Farbstoffen (Ponceau, Phosphorwolframsäure-Hämatoxylin) intensiv an. Die Granula der B-Zellen sind schwierig mit Aldehydfuchsin darzustellen, sie reagieren deutlich metachromatisch mit Pseudoisocyanin. Nach intravitaler Injektion von Dithizon läßt sich in den B-Zellen Zink nachweisen, ob es in den A-Zellen fehlt, ist nicht sichergestellt. Als dritter Zelltyp werden D-Zellen abgegrenzt, die sehr in der Minderzahl auftreten und sich mit Lichtgrün schmutzig-grün anfärben, ihre Zellkerne sind im Unterschied zu denen der A- und B-Zellen meist geschrumpft. Ihr Cytoplasma enthält wenig feine Granula.

Bei den Meeresschildkröten *(Pseudemys scripta elegans, Geoemyda pulcherrima)* liegen die Inseln über das ganze Pankreas verstreut und sind nicht nur auf den Milzteil beschränkt (Miller, 1962). Während die Inseln von *Pseudemys* im cytologischen Aufbau mit denen der Landschildkröten übereinstimmen, werden sie bei *Geoemyda* von einzeiligen gewundenen Bändern von B-Zellen gebildet, die follikelartige Hohlräume umschließen. Die A-Zellen können als gesonderte Komplexe oder einzelne Zellen von den B-Zelltubuli umschlossen werden.

Auch elektronenmikroskopisch bestätigt sich die Zusammensetzung der Schildkröteninsel aus drei Zelltypen. Die A-Zellen sind charakterisiert durch 450 mμ (im Durchmesser) große Granula, die im Unterschied zu anderen Wirbeltieren einen leicht gekörnten Granulainhalt besitzen. Zwischen Hüllmembran und Inhalt ist ein enger, nicht immer symmetrischer Randsaum zu sehen. Die Bildung der Alpha-Granula findet innerhalb der Säckchen des Golgi-Apparates statt [Titlbach, 1966 (1)]. Die Beta-Granula messen durchschnittlich 310 mμ; der Granuluminhalt kann kugel-, finger- oder ringförmig gestaltet sein, der Randsaum zur Hüllmembran ist sehr breit. Manche Beta-Granula haben deutliche Kristallstruktur. Häufig werden in B-Zellen unregelmäßig begrenzte Fetttröpfchen beschrieben. Die Granula der D-Zellen liegen dicht gepackt in der Zelle, ihr Inhalt ist von allen drei Formen am wenigsten osmiophil und grob gekörnt. Nicht immer ist die Hüllmembran geschlossen, auch werden Granula mit optisch „leerem" Inhalt häufig gesehen.

Nach Kano (1961) sind bei *Clemmys japonica* A- und B-Zellen zu gleichen Teilen am Aufbau der Inseln beteiligt (A-B-Relation 1:1), die D-Zellen machen 1,5% der Inselzellen aus. Bei dieser Schildkrötenart wurden deutliche jahreszeitliche Schwankungen in der Granulation von A- und B-Zellen beobachtet: im Winterschlafstadium sind die B-Zellen nur spärlich granuliert, während die A-Zellen voll gepackt sind. Parallel zur geringen Granuladichte während des Winterschlafs tritt eine Einlagerung von Glykogen in die B-Zellen auf (KANO, 1961, 1962). Dieser Einbau von Glykogen kann nicht durch exogene Insulingaben verhindert oder aufgehoben werden, wohl aber, wenn der Winterschlaf durch künstliche Erhöhung der Körpertemperatur unterbrochen wird.

2. Krokodile

Das Inselorgan der Krokodile ist nur spärlich untersucht worden. Beim Alligator findet MILLER (1962) das Inselgewebe vorwiegend im milznahen Pankreasschwanz. Die kompakten aus A- und B-Zellen aufgebauten Inseln sind wenig vom exokrinen Gewebe getrennt, oft ist dieses mit in die Insel eingebaut. Eigene Untersuchungen am Caiman (KERN, unveröffentlicht) zeigten, wie schwierig es ist, auf den ersten Blick die Inselkomplexe vom Exokrinen zu unterscheiden. Lichtmikroskopisch fallen fleckförmig über das ganze Organ verstreute Bezirke auf, die durch weite Sinusoide vascularisiert sind. Entlang der sehr weiten Gefäße sind Zellen verteilt, die auch bei spezifischen Färbemethoden heller erscheinen als das umliegende exokrine Gewebe. Diese Inselkomplexe können beträchtliche Ausdehnung haben und sind immer eng mit exokrinem Gewebe verzahnt, d. h. exokrine und Inselzellen können gemischt einen Acinus oder Tubulus bilden. Mit der Aldehydfuchsinfärbung werden sowohl die Zymogengranula in den exokrinen als auch die spezifischen Granula in den Inselzellen blau-violett angefärbt. Im allgemeinen sind die Zymogengranula intensiver tingiert, im Durchschnitt sind sie gröber und liegen dichter in der Zelle zusammengepackt. Die Inselzellen liegen meist zweireihig entlang der Sinusoide angeordnet, fast alle Zellen weisen mit einem Pol zur Capillare. Die B-Zellen erscheinen heller, im Cytoplasma liegen feine, durch Aldehydfuchsin angefärbte Granula, die A-Zellen sind zwischen ihnen eingekeilt und deutlich durch Ponceau darstellbar. Elektronenmikroskopische Untersuchungen stehen noch aus (TITLBACH, in Vorbereitung).

3. Schuppenkriechtiere

a) Eidechsen

Von allen Reptilien weisen die Eidechsen die kleinsten Inseln auf. Bei *Lacerta* liegen sie bevorzugt im Mittelteil des Pankreas. Sie bestehen aus einer doppelten epithelialen Lage von A- und B-Zellen, die wie die Perlen einer Kette um ein zentrales Blutgefäß angeordnet sind. Lichtmikroskopisch lassen sich leicht zwei Zelltypen (A- und B-Zellen) an Hand der Färbeeigenschaften der spezifischen Granula differenzieren. Die B-Zellen bilden sehr häufig die innerste Lage um das Capillarlumen, sie sind kubisch gestaltet, mit kleinem Zelleib und großem Kern, die Beta-Granula meist am capillarnahen Pol gehäuft. Die A-Zellen sind langgestreckt und schmal, oft flammenförmig ausgezogen und reichen meist nur mit einer Spitze des Zelleibs an das Capillarlumen heran.

Elektronenmikroskopisch konnte TITLBACH (1967) in den Inseln der Eidechsen drei Zelltypen — A-, B- und D-Zellen — unterscheiden. Die A-Zellen enthalten die durchschnittlich kleinsten (193 mµ) Granula mit der größten Elektronendichte. Ihre Hüllmembran liegt dicht dem osmiophilen Granuluminhalt an. Der osmiophile Inhalt der Beta-Granula ist meist sternförmig gestaltet, im Cytoplasma der B-Zellen wird nicht selten Glykogen nachgewiesen. Das Aussehen des dritten Zelltypes — der D-Zelle — wechselt mit der angewandten Fixationsmethode. Mit Osmiumtetroxyd wird nur die Hüllmembran des Granulum erhalten, der Inhalt selbst erscheint optisch leer. Nach Glutaraldehydfixierung stellt sich ein wenig elektronendichter, leicht gekörnter Granuluminhalt dar. Von allen drei Zelltypen haben die D-Zellen die größten Granula (mittlerer Durchmesser 277 mµ).

b) Schlangen

Im Pankreas der Schlangen können an Hand der Größe zwei Inseltypen unterschieden werden: einmal oft nur aus 20 bis 30 Zellen bestehende, im Durchmesser zwischen 50 und 150 µ messende Gebilde, die über die ganze Drüse verstreut gefunden werden, im darmnahen Abschnitt der Drüse jedoch spärlich vorkommen. Der zweite Typ sind riesige, oft mehrere Millimeter betragende Inseln, die in der Einzahl im milznahen Teil des Pankreas gelegen sind. Pankreas und Milz sind bei Schlangen eng miteinander verbunden, von beiden Geweben können zapfenförmige Fortsätze in das Nachbargewebe hineinragen. In der Milz werden außerdem isolierte Inseln mit und ohne exokrinen Gewebsanteil gefunden (Thomas, 1942; Hellerström u. Asplund, 1966). Beide Inselformen sind in der Hauptmasse aus A- und B-Zellen aufgebaut, daneben sind D-Zellen beschrieben worden [Thomas, 1942; Titlbach, 1963 (2); Hellerström u. Asplund, 1966). Im allgemeinen sind die A-Zellen größer als die B-Zellen, sie liegen als hochprismatische, oft mit langen Ausläufern versehene Elemente pallisadenartig um Capillaren angeordnet. Ein Teil der A-Zellen ist versilberbar (A_1-Zellen nach der Nomenklatur von Hellman u. Hellerström, 1960), die meisten A-Zellen enthalten grobkörnige, intensiv mit sauren Farbstoffen anfärbbare Granula. Der histochemische Nachweis auf Tryptophan, der für die Anwesenheit von Glucagon spezifisch sein soll, fällt interessanterweise in den meisten A-Zellen negativ aus (Hellerström u. Asplund, 1966; Kern u. Junqueira, in Vorbereitung).

Die B-Zellen sind kubisch und kleiner gestaltet als die A-Zellen, sie lassen sich deutlich mit Aldehydfuchsin anfärben und reagieren metachromatisch mit Pseudoisocyanin. Die D-Zellen färben sich mit einem Aldehydfuchsin-Trichromverfahren homogen grün an, sie liegen einzeln oder in kleinen Gruppen mit den A-Zellen vermischt. Nach Hellerström u. Asplund (1966) sind die D-Zellen bei Schlangen nicht versilberbar, so daß sich hier die von anderen Autoren (Epple, 1963; Fujita, 1964; Solcia u. Sampietro, 1965) postulierte Identität von A_1 und D-Zellen nicht bestätigt. Bemerkenswert sind ausgeprägte Zymogenhöfe um beide Inseltypen bei den Schlangen, die sich besonders beim histochemischen Nachweis auf Tryptophan hervorheben. Ferner (1957) sieht die Zymogenhöfe als Ausdruck einer hormonalen Nahwirkung der in den Inselcapillaren strömenden Hormone auf das exokrine Gewebe. Für eine Untersuchung dieser Frage scheinen die riesigen Inseln im milznahen Teil des Pankreas der Schlangen sehr geeignet.

V. Die „hellen" und „dunklen" Inseln der Vögel

Bei den Vögeln liegt das Pankreas zwischen den beiden Schenkeln der weit nach caudal ausgezogenen Duodenalschlinge eingebettet, topographisch können in der Hauptsache drei Lappen, ein dorsaler, ventraler und der sog. Milzlappen unterschieden werden (s. hierzu Krause, 1923; Clara, 1924; Mikami u. Ono, 1962). Je nach Vogelspecies können der dorsale und ventrale Lappen weiter unterteilt sein. Seit den Untersuchungen von Clara (1924) ist bekannt, daß im Pankreas der Vögel zwei Inselformen zu unterscheiden sind: einmal inselförmige Komplexe, die bei Routinefärbungen sich heller vom stärker angefärbten exokrinen Parenchym abheben und als „helle" Inseln bezeichnet wurden. Daneben werden besonders reichlich im dorsalen und im sog. Milzlappen großflächige, oft unregelmäßig begrenzte Inseln gesehen, die sich wegen ihrer Affinität zu Farbstoffen deutlich von den „hellen" Inseln unterscheiden. Sie wurden von Clara (1924) als „dunkle" Inseln bezeichnet. Spätere Untersucher haben Claras Befunde bestätigt, mit spezifischen Färbemethoden wurde die Zusammensetzung der sog. „hellen" Inseln vorwiegend aus B- und wenigen A-Zellen, die der „dunklen" fast ausschließlich aus A-Zellen erkannt (NAGELSCHMIDT, 1939; MILLER, 1942; RUNGE et al., 1956; MÜLLER et al., 1956; HELLMAN u. HELLERSTRÖM, 1960; EPPLE, 1961; ERBENGI, 1964). In neuerer Zeit hat SVENNEVIG (1967) die Entstehung der beiden Inseltypen bei der Ente untersucht. Während der Embryonalzeit ist bei der Ente eine Trennung in „helle" und „dunkle" Inseln noch nicht vollzogen. Vielmehr liegen A- und B-Zellen gemischt als unregelmäßig begrenzte Zellkomplexe um die Gänge. In diesen gemischten Inseln sind jedoch die B-Zellen zu Gruppen vereinigt, sie werden meist von den zahlreicheren A-Zellen eingeschlossen. Interessant ist der Nachweis von ausgeprägten Zymogenhöfen um diese gemischten Inseln bereits ab dem 23. Embryonaltag. Gegen Ende der Brutzeit verschieben sich die B-Zellkomplexe innerhalb der gemischten Inseln zum Randbezirk derselben und knospen sich endlich davon ab, so daß sie frei ins exokrine Gewebe zu liegen kommen. Bei dem Wegwachsen von den zurückbleibenden „dunklen" Inseln kann eine A-Zellbrücke wie ein Kometenschweif zwischen beiden Inseltypen bestehen bleiben.

Bei der Untersuchung der Vogelinseln mit modernen Differenzierungsverfahren erinnern nur die sog. „hellen" Inseln in der Zelltopik an die Verhältnisse bei einigen Säugern: die Hauptmasse dieser Inseln wird von aldehydfuchsin-positiven B-Zellen gebildet, um die sich eine mehr oder weniger geschlossene Schale von A-Zellen gruppiert. Nur wenige dieser A-Zellen lassen sich versilbern, sie färben sich mit sauren Farbstoffen an (HELLMAN u. HELLERSTRÖM, 1960). Die charakteristische Topik der Zellen in den „hellen" Inseln (vergleichbar mit den Mantelinseln der Muridae) kann auch auf elektronenmikroskopischen Aufnahmen erkannt werden (Abb. 19). Leicht werden die A-Zellen an Hand der stärkeren Osmiophilie ihrer spezifischen Granula identifiziert. Bemerkenswert sind die erheblichen Größenunterschiede der Granula in den verschiedenen A-Zellen, z. B. bei der Taube (KERN u. KERN, 1968). Auch kann der Inhalt der Alpha-Granula ganz unterschiedlich ausgefällt sein, alle Übergänge von wenig osmiophilen, leicht gekörnten Granula (sonst ein Charakteristikum der Delta-Granula) bis zu Mischformen, bei denen ein stark osmiophiler kreisrunder Innenkörper von einem Kranz leicht gekörnten Materials umgeben ist, werden beobachtet (Abb. 20a). Auch die B-Zellen zeigen große Unterschiede, was die Menge und Verteilung der Zellbestandteile (endoplasmatisches Reticulum, Golgi-Apparat, Mitochondrien) und die Form der spezifischen Granula anbetrifft. Auch hier sind alle Übergänge von stark osmiophilen über feingekörnte bis zu kristallartigen Granula in ein und derselben Zelle möglich (Abb. 20b). Meist kann die Diagnose des Zelltyps nur aus der Topik und der Form der überwiegenden Granula gestellt werden.

Die Analyse der sog. „dunklen" Inseln der Vögel ist zu einem wichtigen Gegenstand der cytologischen Inselforschung geworden. Von allen bisher untersuchten Wirbeltieren bildet dieser Inseltyp die größte A-Zellansammlung innerhalb des Pankreas, die nur geringfügig durch Einlagerung von kleinen B-Zellknospen „verunreinigt" ist. Nach der lichtmikroskopischen Untersuchung dieses Inseltyps durch HELLMAN u. HELLERSTRÖM (1960) ergab sich die Notwendigkeit, das A-Zellsystem in zwei Fraktionen zu unterteilen: ein Fünftel bis ein Drittel der A-Zellen läßt sich versilbern, färbt sich metachromatisch mit Toluidinblau und Azur A (MANOCCHIO u. ASDRUBALDI, 1961) und ist besonders entlang der Capillaren aufgereiht. Die restlichen A-Zellen (A_2) sind dichter granuliert und färben sich intensiver mit sauren Farbstoffen. Die „dunklen" Inseln der Vögel müßten demnach *das* geeignete Untersuchungsobjekt zur Abklärung der Identität von A_1- und D-Zellen und ihrer funktionellen Bedeutung für die Bildung von Gastrin darstellen.

BJÖRKMAN u. HELLMAN (1964) konnten elektronenmikroskopisch A_1- und A_2-Zellen differenzieren: A_1-Zellen liegen bevorzugt entlang der Capillaren und zeigen

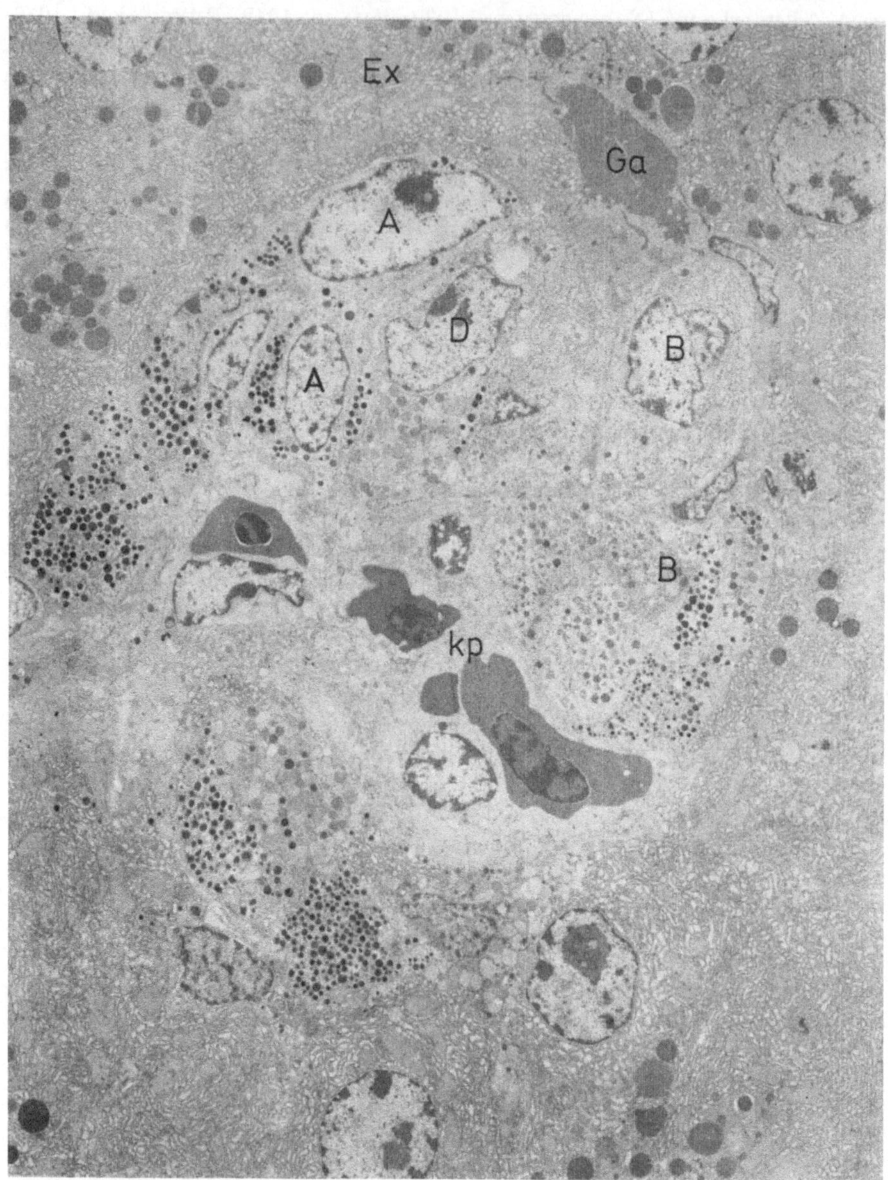

Abb. 19. „Helle" Insel im ventralen Pankreaslappen der Taube, in der Inselperipherie liegen
vorwiegend A-Zellen (A), die B-Zellen zeigen alle Möglichkeiten des Gehalts an Zellorganellen.
D-Zelle mit vorwiegend wenig elektronendichten Granula, im Zentrum Inselcapillare (Kp) mit
kernhaltigen Erythrocyten, im exokrinen Gewebe ist ein Ausführungsgang (Ga) angeschnitten,
Vergrößerung 4375fach

ein wenig strukturiertes, optisch leer erscheinendes Cytoplasma, die A_2-Zellen dagegen bilden ein Syncytium (die Zellgrenzen fehlen also). Beide Zelltypen enthalten
die gleichen stark osmiophilen Granula.

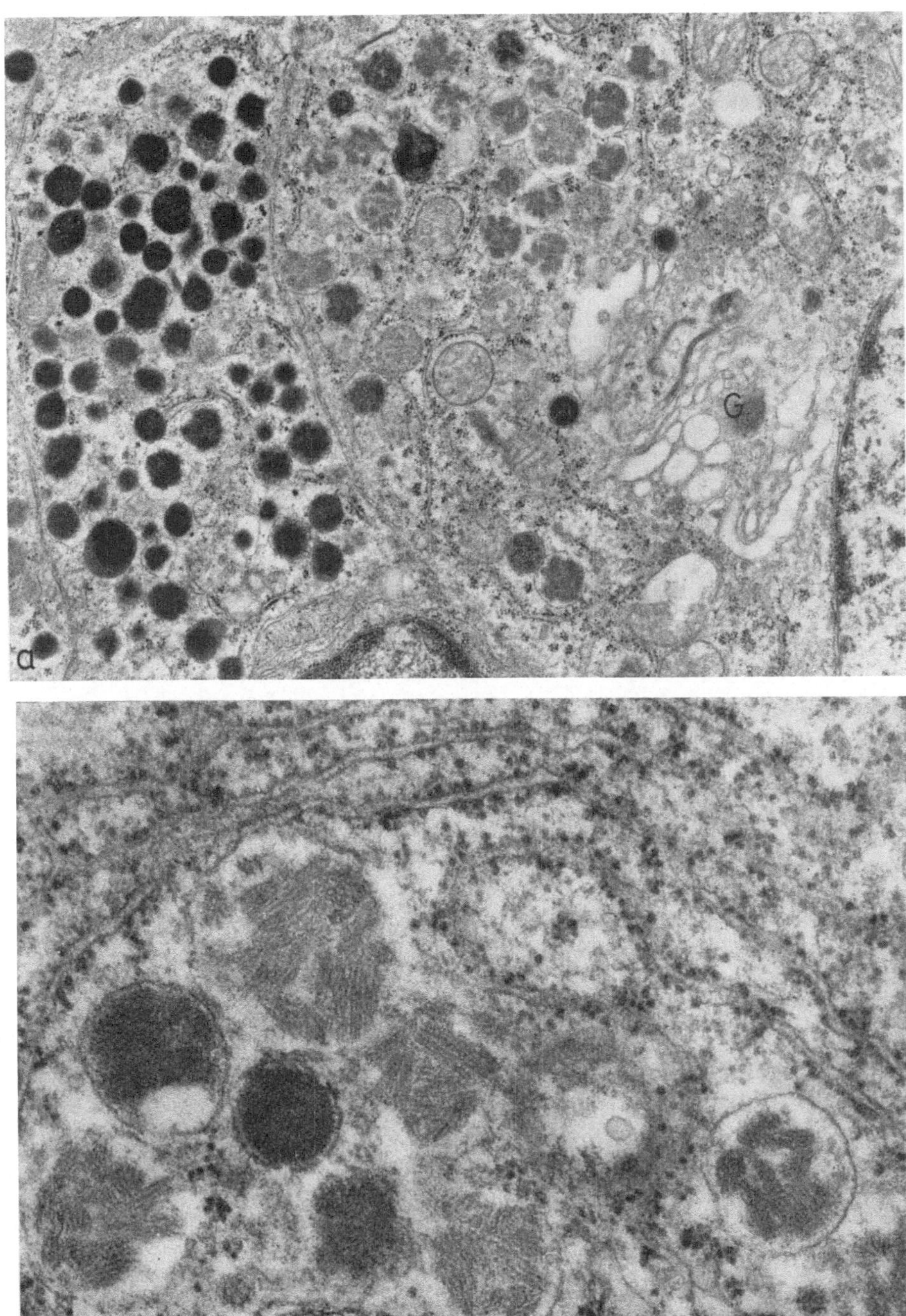

Abb. 20a u. b. Feinstruktur von A- und B-Zellen aus der „hellen" Insel der Taube. a Links im Bild eine A-Zelle mit verschiedenen Kondensationsstadien der Sekretgranula, in der B-Zelle (rechts) sind die Prägranula in der Umgebung des Golgi-Apparates (G) homogen und stark osmiophil, Vergrößerung 18000fach. b Kristallstruktur der Beta-Granula der Taube, Vergrößerung 54000fach

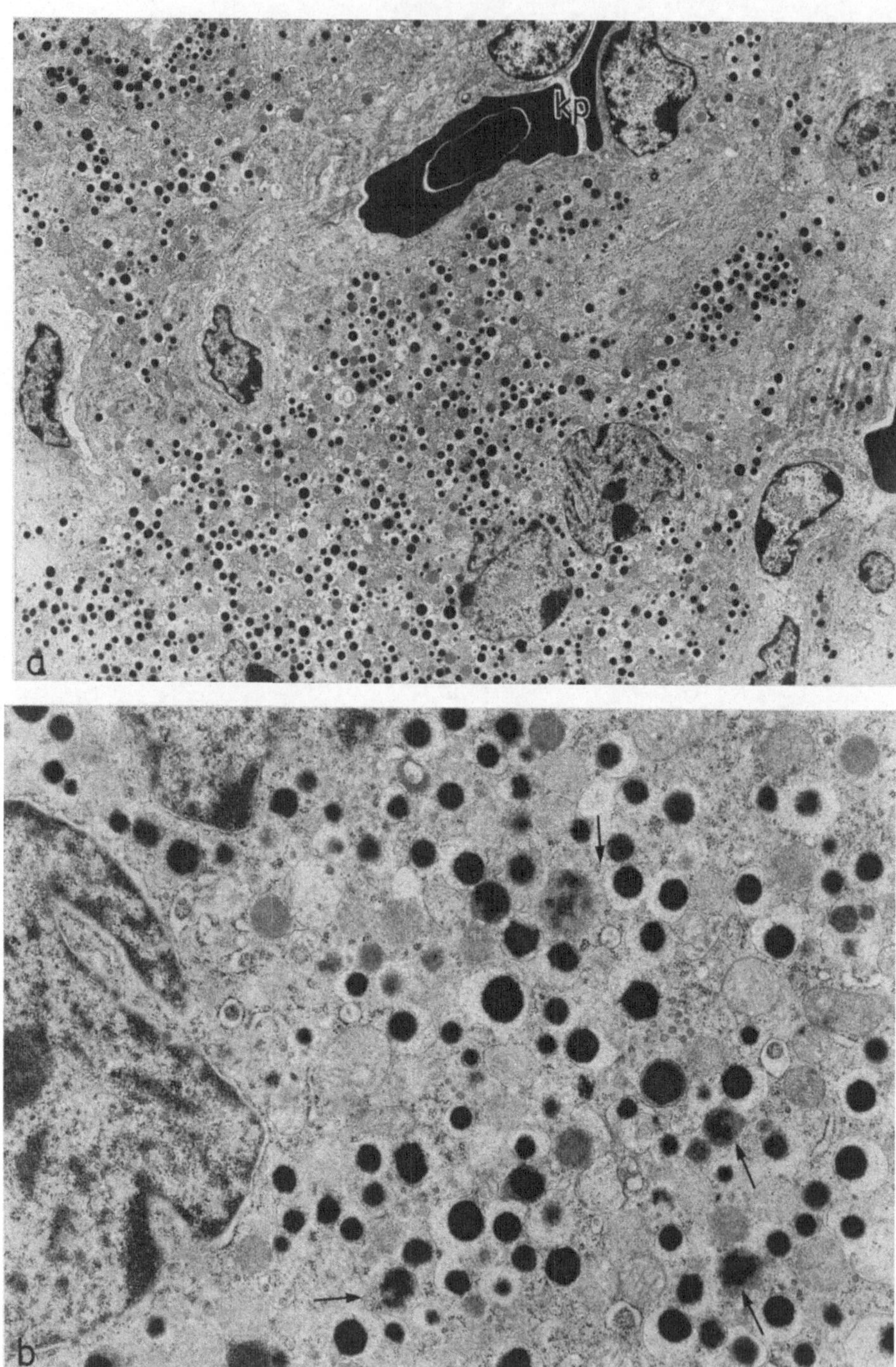

Abb. 21 a u. b. Feinstruktur der „dunklen" Insel aus dem Pankreas der Taube. a Die Insel besteht aus einem Zelltyp, der jedoch verschiedene Kondensationsstadien der Sekretgranula aufweist, Vergrößerung 3500fach. b Wenig elektronendichte, osmiophile und Mischformen (Pfeile) der Granula in den A-Zellen der dunklen Insel, Vergrößerung 12000fach

Spätere Untersuchungen der „dunklen Inseln" der Taube (KERN u. KERN, 1968), der Ente (HIMMELMANN, 1969) und des Huhns (PETER, 1970) haben diese Befunde nicht bestätigen können. Bei adäquater Fixation ist die Struktur des Cytoplasmas in allen A-Zellen gleich, Zellgrenzen sind zwischen allen Inselzellen ausgebildet (Abb. 21a). Alle A-Zellen der „dunklen Inseln" der drei untersuchten Species enthalten in wechselnder Konzentration zwei Granulatypen: wenig elektronendichte Granula mit feingekörntem Inhalt (Typ Delta-Granulum) und intensiv osmiophile Granula (Typ Alpha-Granulum), die zwischen Hüllmembran und Innenkörper einen wechselnd breiten Spaltraum aufweisen (Abb. 21b). Zwischen diesen beiden Grundtypen gibt es Übergangsformen, bei denen ein osmiophiler Innenkörper von wenig elektronendichtem Material umhüllt ist. KOBAYASHI u. FUJITA (1969) dagegen finden bei der Untersuchung der „hellen" Inseln der Taube beide Granulaformen in zwei verschiedenen Zelltypen getrennt und unterscheiden entsprechend A- und D-Zellen. Bisher ist nicht zu klären, ob beide Granulaformen der morphologische Ausdruck für die Bildung und Speicherung von zwei verschiedenen Hormonen (z. B. Glucagon und Gastrin) sind oder ob sie Reifestadien bei der Kondensation eines Proteins darstellen. Auch experimentelle Studien mit A-Zellgiften, z. B. Synthalin A (HIMMELMANN, 1969) haben keine funktionellen Hinweise für die Differenzierung von zwei A-Zelltypen in den „dunklen" Inseln erbracht. Bei der Ente führen akute und chronische Gaben von Synthalin A zu keiner Veränderung an A- oder B-Zellen des Inselorgans. Lediglich in der Nebenniere der Versuchstiere werden an Mark- und Rindenzellen Anzeichen einer Entgranulierung und Aktivierung beobachtet.

Dagegen haben HELLMAN u. LERNMARK (1970) nachweisen können, daß wäßrige Extrakte aus den „dunklen" Inseln der Taube die Freisetzung von Insulin aus inkubierten Inseln signifikant hemmen. Sie postulieren dementsprechend eine lokale Hemmfunktion des Sekretes der A_1-Zellen (möglicherweise Gastrin) auf die Funktion der B-Zellen in den Langerhans'schen Inseln.

D. Die Langerhans'schen Inseln der Säuger, insbesondere der Laboratoriumstiere

Bei der Darstellung der Cytologie der Inseln im Pankreas entsteht zwischen den sog. niederen Wirbeltieren und den Säugern ein Bruch. Während bei der Beschreibung der Situation von den Fischen bis zu den Vögeln die zoologische Systematik zumindest mit repräsentativen Species eingehalten werden kann, muß sich die Beschreibung der Säugerinsel ganz auf die Laboratoriumstiere beschränken. Hier treten allerdings viel mehr funktionelle Untersuchungen an den Inseln neben die reine Beschreibung ihrer Cytologie.

Große Fortschritte wurden in den letzten Jahren bei der qualitativen und quantitativen Analyse der Enzymhistochemie der Inseln gemacht (s. hierzu LAZARUS u. VOLK, 1962; LAZAROW et al., 1964; KISSANE et al., 1964). Auch glückte die intracelluläre Lokalisation einzelner Enzyme mit Hilfe des Elektronenmikroskops (LAZARUS et al., 1964 bis 1966). Seit der Einführung geeigneter Methoden zur Isolierung der intakten Langerhans'schen Inseln aus dem Pankreas (HELLERSTRÖM, 1964; LACY u. KOSTIANOVSKY, 1967) ist es möglich geworden, die Sekretionsvorgänge der beiden Zelltypen biochemisch und cytologisch an der gleichen Insel zu studieren. Neuere Untersuchungen über die mitotische Aktivität der B-Zellen ergaben interessante Gesetzmäßigkeiten (LOGOTHETOPOULOS u. BELL, 1966; LOGOTHETOPOULOS u. KERN, 1967; LOGOTHETOPOULOS et al., 1970). Im Normalzustand ist die Mitoserate der B-Zellen (nach Untersuchungen an der Maus) niedrig (2 bis 8 aus 1000 B-Zellen). Unter dem Einfluß einer spezifischen Stimulation der sekretorischen Aktivität (anhaltende Hyperglykämie nach Injektion von Insulinantikörpern) steigt nach einer Latenzzeit von 24 Std die Mitoserate bis auf das Zehnfache des Normalwertes an, sie läßt sich durch Nahrungsentzug oder Injektion von Aktinomyzin D deutlich hemmen. Es ließ sich nachweisen, daß die durch Antikörperinjektionen ausgelöste Mitosewelle noch etwa 24 Std nach Absetzen der Injektion weiterläuft. Die aus einer neuerlichen Mitose hervorgegangenen „jungen" B-Zellen sprechen deutlich weniger auf einen mitotischen Stimulus an als „alte" B-Zellen. Auch die B-Zellen in den Inseln von sehr alten Mäusen (am Ende der stammspezifischen Lebenserwartung) reagieren auf einen Mitosereiz mit erhöhter Mitoserate. Die früher beschriebene bevorzugte Lokalisation der teilungsfähigen B-Zellen in der Inselperipherie (Hellerström et al., 1962) hat sich bei Nachuntersuchungen nicht bestätigt. Grundsätzlich scheinen alle B-Zellen in den Inseln zur Mitose befähigt zu sein, ob Inselneubildung beim ausgewachsenen Tier von Gangzellen her möglich ist, erfordert kritische Untersuchungen.

I. Meerschweinchen

Als Laboratoriumstier für experimentelle Diabetesforschung stellt das Meerschweinchen die große Ausnahme dar. Von allen bisher untersuchten Säugern ist es als einzige Tierart völlig resistent gegen die Beta-cytotoxische Wirkung von Alloxan (Maske u. Weinges, 1957; Du Bois, 1957), in den Inseln läßt sich histochemisch weder Zink (Maske u. Weinges, 1957) noch saure Phosphatase nachweisen [Petersson, 1966 (3)], denen beiden eine Funktion bei der Bildung und Speicherung des Insulins zugeordnet wird. Darüber hinaus ist das Meerschweinchen sehr geeignet, Antikörper gegen Insulin zu bilden.

Das Meerschweinchenpankreas enthält im Durchschnitt etwa 25000 meist kugelige oder ovoide Langerhans'sche Inseln, die im Durchmesser zwischen 50 und 500 μ betragen (Bensley, 1911/12). Die Inseln entwickeln sich aus den primitiven Drüsentubuli, die ersten mit spezifischen Färbungen differenzierbaren Zellen sind phloxinophile A_2-Zellen am 26. Tag nach der Konzeption [Petersson, 1966 (1)]. Etwa um die gleiche Zeit werden die ersten versilberbaren A_1-Zellen beobachtet, während B-Zellen an Hand ihrer aldehydfuchsin-positiven Granula erst ab dem 39. Tag auftreten. In der weiteren Entwicklung und bis zur Geburt gruppieren sich die mit sauren Farbstoffen anfärbbaren A_2-Zellen als meist geschlossener Ring um einen B-Zellkern, so daß der Typ der „Mantelinsel" entsteht. Die versilberbaren A_1-Zellen liegen dabei über die ganze Insel und sogar im exokrinen Parenchym verstreut [Petersson, 1966 (1)]. Bei ein Monat alten Meerschweinchen verteilen sich dann die A_2-Zellen in Gruppen über die ganze Insel, nur noch wenige typische Mantelinseln werden gefunden. Bei erwachsenen Tieren umscheiden die beiden A-Zelltypen hülsenförmig die Inselcapillaren (Ferner, 1952).

Auch ohne spezifische Färbung sind in den Inseln des Meerschweinchens A- und B-Zellen leicht an der Größe des Zelleibs und des Kerns zu unterscheiden. Beide sind in den A-Zellen beträchtlich größer, ihre Kerne enthalten weniger Chromatinsubstanz und meist nur einen oder zwei Nucleolen. Bei den B-Zellen weisen die deutlich kleineren Kerne mehr Chromatin und meist eins bis vier große tropfenförmige Kernkörperchen auf (Ferner, 1952).

Mit spezifischen Färbungen stellen sich im Cytoplasma der B-Zellen intensiv mit Aldehydfuchsin färbbare Granula dar, die kleiner sind als die der A_2-Zellen. Letztere werden schon an unfixierten Kryostatschnitten an Hand der intensiven silbrig-weißen Luminiscenz ihrer Granula erkannt. Sie färben sich mit Ponceau oder Phloxin an und geben eine positive histochemische Reaktion auf Tryptophan

(PETERSSON et al., 1962). Die versilberbaren A_1-Zellen liegen über die ganze Insel verstreut und zeigen lange cytoplasmatische Fortsätze zu den Capillaren. Sie enthalten in ihrem Cytoplasma keine lichtmikroskopisch erkennbaren Granula, weshalb PETERSSON et al. sie mit der von BENSLEY (1911 bis 1912) erstmals beschriebenen C-Zelle identisch halten. Da die versilberbaren A_1-Zellen zu 10% am Aufbau der Inseln beteiligt sind, die C-Zellen nach BENSLEY aber nur in der Einzahl vorkommt, erscheint diese Homologisierung fraglich. Auch D-Zellen sind von THOMAS (1937) und GOMORI (1939) in der Meerschweincheninsel beschrieben worden, sie liegen in der Einzahl zwischen den anderen Inselzellen eingestreut und sind durch leuchtend blaue Granula bei Azanfärbung charakterisiert.

Die Abgrenzung der verschiedenen Inselzelltypen beim Meerschweinchen ist elektronenmikroskopisch nicht eindeutig gelungen (LACY, 1957; BENCOSME u. PEASE, 1958; CARAMIA et al., 1965). Wie auch bei anderen Species werden Unterschiede in der Größe, Dichte und Osmiophilie der Granula als Differenzierungsmerkmale gebraucht. Die Beta-Granula sind in der Regel größer und weniger elektronendicht als die Alpha-Granula (Abb. 22). Der Golgi-Apparat der B-Zellen ist meist sehr groß ausgebildet und nimmt mit seinen übereinander gestapelten Säckchen und Bläschen einen Großteil des Cytoplasmas ein (Abb. 22 b). Die Beta-Granula sind rund bis oval, oft unregelmäßig begrenzt, der Granuluminhalt scheint sehr löslich zu sein und liegt nicht selten als ringförmiges Gebilde um einen optisch leeren zentralen Hof. Die Alpha-Granula sind regelmäßiger gebaut, meist kreisrund und intensiver durch Osmium geschwärzt. Innerhalb der Zisternen des Golgi-Apparates der A-Zellen werden fast immer Granulavorstufen gefunden. Die Größe der Alpha-Granula wechselt sehr von Zelle zu Zelle, eine Unterteilung des A-Zellsystems in drei Untergruppen je nach Granulagröße (Aa, Ab, Ac), die von CARAMIA et al. (1965) vorgeschlagen wurde, ist von BENCOSME u. LECHAGO (1968) nicht bestätigt worden. Nach eigenen Untersuchungen werden in allen A-Zellen des normalen Meerschweinchens neben den typischen stark osmiophilen Granula auch Körperchen gefunden, deren feingekörnter wenig elektronendichter Inhalt eng der Hüllmembran anliegt (Abb. 3 b). Solche Granula sind von CARAMIA et al. (1965) und von SATO et al. (1966) als Charakteristikum für D-Zellen beschrieben worden. Nach eigenen Studien kommen sie immer gemischt mit Alpha-Granula vor. Ob diese wenig elektronendichten Granula lichtmikroskopisch eine Affinität zu Silbernitrat zeigen und je nach ihrer absoluten Konzentration in der Zelle das färberische Verhalten der A_1-Zellen bedingen, muß vorerst offen bleiben.

Die große Regenerationsfähigkeit des Inselsystems beim Meerschweinchen ist seit langem bekannt. Während eines langdauernden Steroiddiabetes kann sich das Gesamtinselvolumen vervierfachen (HAUSBERGER u. RAMSAY, 1953; MASKE, 1956; HELLERSTRÖM, 1963). Die Zunahme des Inselvolumens bleibt auch bei Atrophie des exokrinen Gewebes nach Gangunterbindung bestehen (VRANIC, 1965). Autoradiographische Studien an steroiddiabetischen Meerschweinchen haben eine vier- bis sechsfach erhöhte Einbaurate von radioaktiv markiertem Thymidin in die B-Zellen während der ersten beiden Monate der Dauer des Diabetes nachweisen können (KERN u. LOGOTHETOPOULOS, 1970). Diese erhöhte Mitoserate sinkt in den folgenden Monaten des Diabetes wieder auf Werte von Kontrolltieren ab. Nach diesen Untersuchungen wird angenommen, daß die Vermehrung des Inselvolumens unter dem Einfluß einer diabetogenen Noxe in erster Linie durch mitotische Teilung existierender B-Zellen innerhalb der Inseln und von solitären B-Zellen im exokrinen Gewebe zustande kommt. Die von ORCI et al. (1970) postulierte Umwandlung von exokrinem Gewebe in Inselgewebe unter Bildung sog. Mischzellen (bei der Stachelmaus *Acomys cahirinus*) konnte am Beispiel des Steroiddiabetes des Meerschweinchens nicht bestätigt werden. In den ersten beiden Monaten der

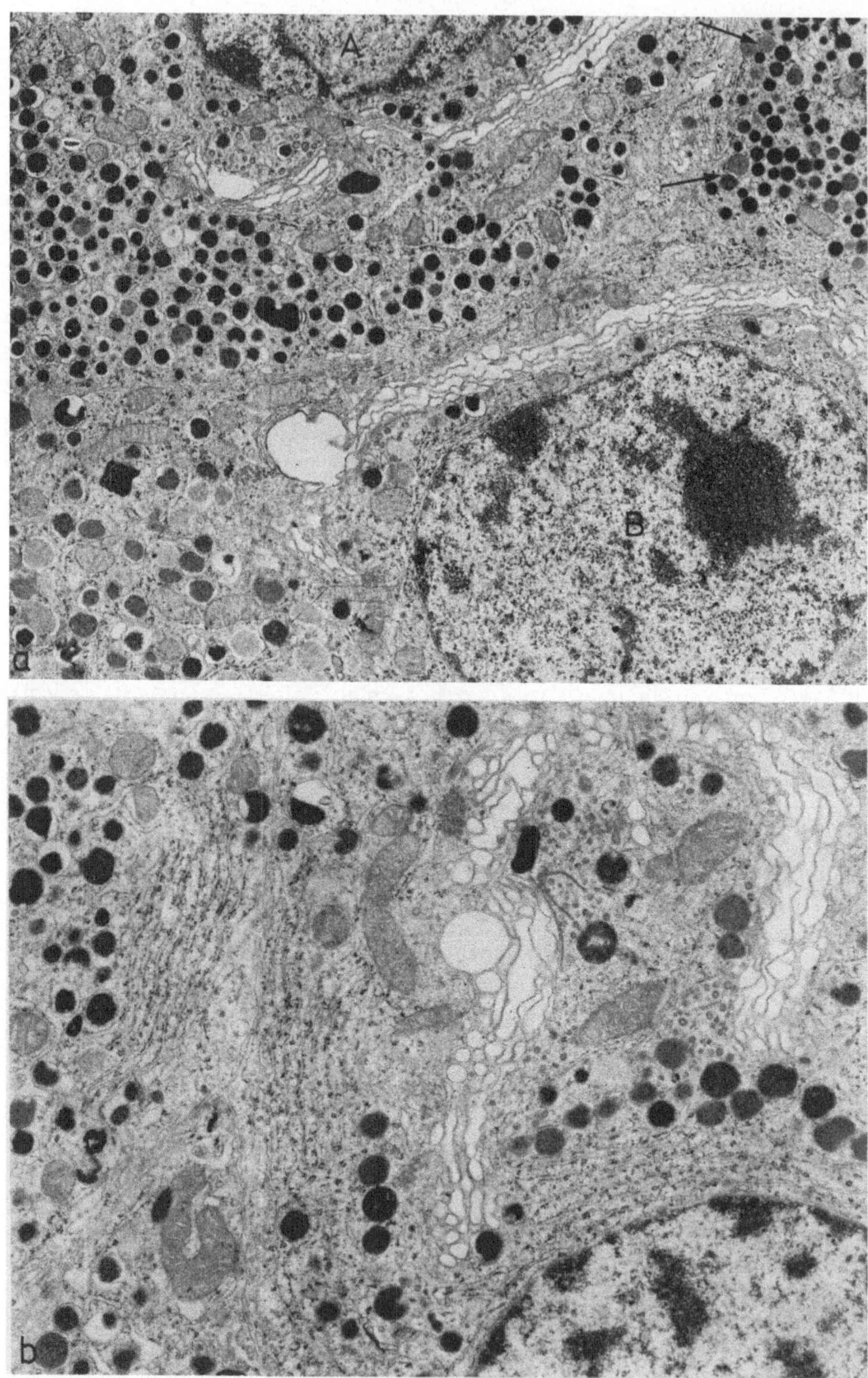

Abb. 22a u. b. A- und B-Zelle aus der Insel des Meerschweinchens, beachte die Vorstufen von Sekretgranula in den Zisternen des Golgi-Apparates der A-Zelle und einige wenig elektronendichte Granula (Pfeile), a Vergrößerung 10200fach, b Vergrößerung 12000fach

Dauer des Diabetes findet man eine fortschreitende Entgranulierung der B-Zellen, der eine deutliche Zunahme des endoplasmatischen Reticulum und einer Vergrößerung des Golgi-Apparates parallel läuft. Nach 2 Monaten lagert sich in Abhängigkeit vom Glucosespiegel im Blut (nur bei Tieren mit Werten von 220 bis 240 mg/100 ml) Glykogen in die B-Zellen ein. Nach 4 bis 5 Monate dauerndem Steroiddiabetes sind die meisten B-Zellen in prall mit Glykogen gefüllte Säcke umgewandelt, die an der Granulopoese beteiligten Zellorganellen (ER, Golgi-Apparat) sind völlig von Glykogen maskiert (Abb. 23). Durch die Ausdehnung dieser Glykogencysten werden die noch sekretorisch aktiven B-Zellen häufig zwickelförmig zusammengedrängt. Es ist möglich, daß während der Fixation des Pankreas die Plasmamembran von solchen prall mit Glykogen gefüllten B-Zellen einreißt und sich Glykogen im exokrinen Parenchym verteilt, so könnte die von ORCI et al. (1970) als ein morphologisches Kriterium für Mischzellen angeführte Glykogeninfiltration in exokrine Pankreaszellen artifiziell zustande kommen.

In neuerer Zeit konnte die B-Zell-cytotoxische Wirkung von Streptozotocin beim Meerschweinchen elektronenmikroskopisch untersucht werden (LOGOTHETO-POULOS, KERN u. BROSKY, in Vorbereitung). Trotz der völligen Resistenz des Meerschweinchens gegen die cytotoxische Wirkung von Alloxan lassen sich durch intravenöse Gaben von Streptozotocin (150 bis 170 mg/kg) die B-Zellen selektiv zerstören. Die Schädigung beginnt mit einer Auflösung des endoplasmatischen Reticulum, der alle Stadien der irreversiblen Zellkernschädigung („Kernwand-hyperchromatose", Pyknose, Karyolyse) folgen (Abb. 24). Die Sekretgranula bleiben am längsten ungeschädigt und werden zusammen mit dem übrigen „Zell-schutt" von Phagocyten in der Umgebung des Gefäßsystems der Insel aufgenommen. Die A-Zellen bleiben während dieser akuten Phase der B-Zellzerstörung in ihrer Feinstruktur unverändert, bei langdauerndem Diabetes nach Streptozotocin nimmt die Zahl der Delta-Granula in den A-Zellen signifikant zu (Abb. 5).

Seit den Untersuchungen von CAMPENHOUT u. CORNELIS (1951) ist bekannt, daß das A-Zellsystem des Meerschweinchens durch Injektionen von Kobaltchlorid (10 bis 20 mg/kg) geschädigt werden kann. Da die Schädigung mit einer Entgranulierung beginnt, die nach mehreren Injektionen in einen A-Zellhydrops übergeht, bei dem die Struktur des Zellkerns meist erhalten bleibt, wurde eine exzessive Stimulation der Glucagonsekretion durch $CoCl_2$ angenommen. Tatsächlich ist der Glucagongehalt im Pankreas von $CoCl_2$-behandelten Meerschweinchen geringer (VUYLSTEKE et al., 1952). Nach eigenen elektronenmikroskopischen Studien wirkt Kobaltchlorid primär auf das exokrine Pankreasgewebe, bevor es Schäden an den A-Zellen verursacht (KERN u. KERN, 1969). Einzelne oder wiederholte Gaben von $CoCl_2$ führen in wenigen Stunden zu einer weitgehenden Entgranulierung der exokrinen Zellen, der eine intensive Neubildung von kleinen Granula innerhalb der Zisternen des endoplasmatischen Reticulum parallel läuft (Abb. 25). Die A-Zellen werden erst nach wiederholter Gabe höherer Dosen (15 bis 25 mg/kg) von $CoCl_2$ beeinflußt. Die B-Zellen bleiben im Gegensatz zu den Angaben von ESTERHUIZEN u. LEVER (1961) bei verschiedenen Dosierungen und Wirkzeiten unverändert, weder eine Entgranulierung noch Schädigung konnten gefunden werden (BEN-COSME u. LECHAGO, 1968; KERN u. KERN, 1968). Die Veränderungen an den A-Zellen wechseln sehr von Tier zu Tier und innerhalb der Inseln des gleichen Versuchstieres. Alle Stadien von normalen, dicht granulierten A-Zellen über teilweise oder völlig entgranulierte Zellen mit deutlich vergrößertem Golgi-Apparat bis zu solchen mit zahlreichen optisch leeren Vacuolen werden nebeneinander angetroffen (Abb. 4). Lichtmikroskopische Angaben von PETERSSON et al. (1962) und FUJITA (1968), daß $CoCl_2$ nur die A_2-Zellen zerstört und die A_1- bzw. D-Zellen unbeeinflußt läßt, können elektronenmikroskopisch nicht bestätigt werden. Die

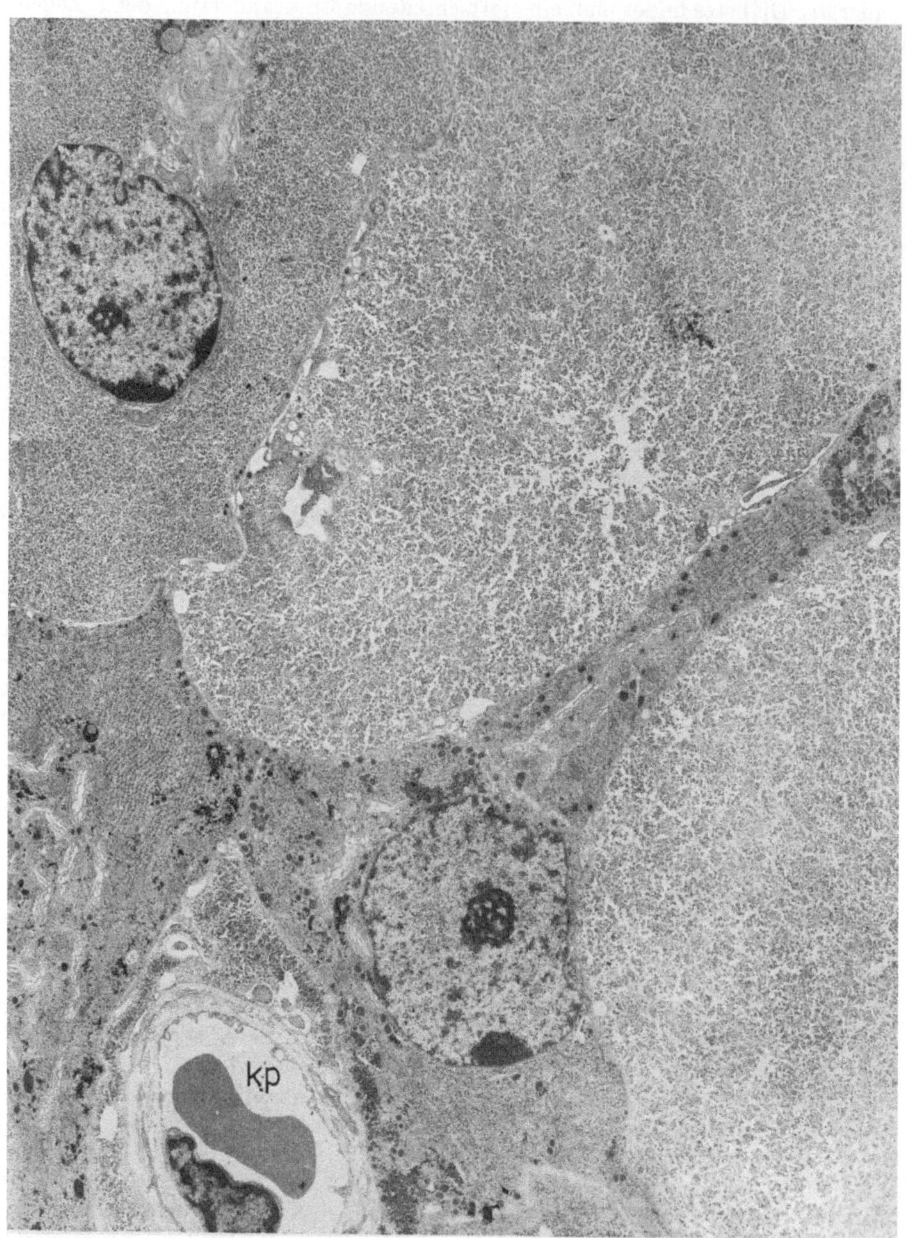

Abb. 23. Drei prall mit Glykogen gefüllte B-Zellen in der Insel eines $4^1/_2$ Monate steroid-diabetischen Meerschweinchens. Man erkennt die Begrenzung durch die Plasmamembran und einige Sekretgranula entlang des Intercellularspaltes. Die sekretorisch noch aktiven B-Zellen (unten im Bild) werden zwickelförmig zusammengedrängt, Vergrößerung 5250fach

gleichen Veränderungen wie nach $CoCl_2$ werden an den A-Zellen auch nach zwei- bis dreimaliger Gabe von 2 bis 3 mg/kg Synthalin A beobachtet, das exokrineGewebe bleibt von dieser Substanz jedoch völlig unbeeinflußt (Kern u. Kern, 1968).

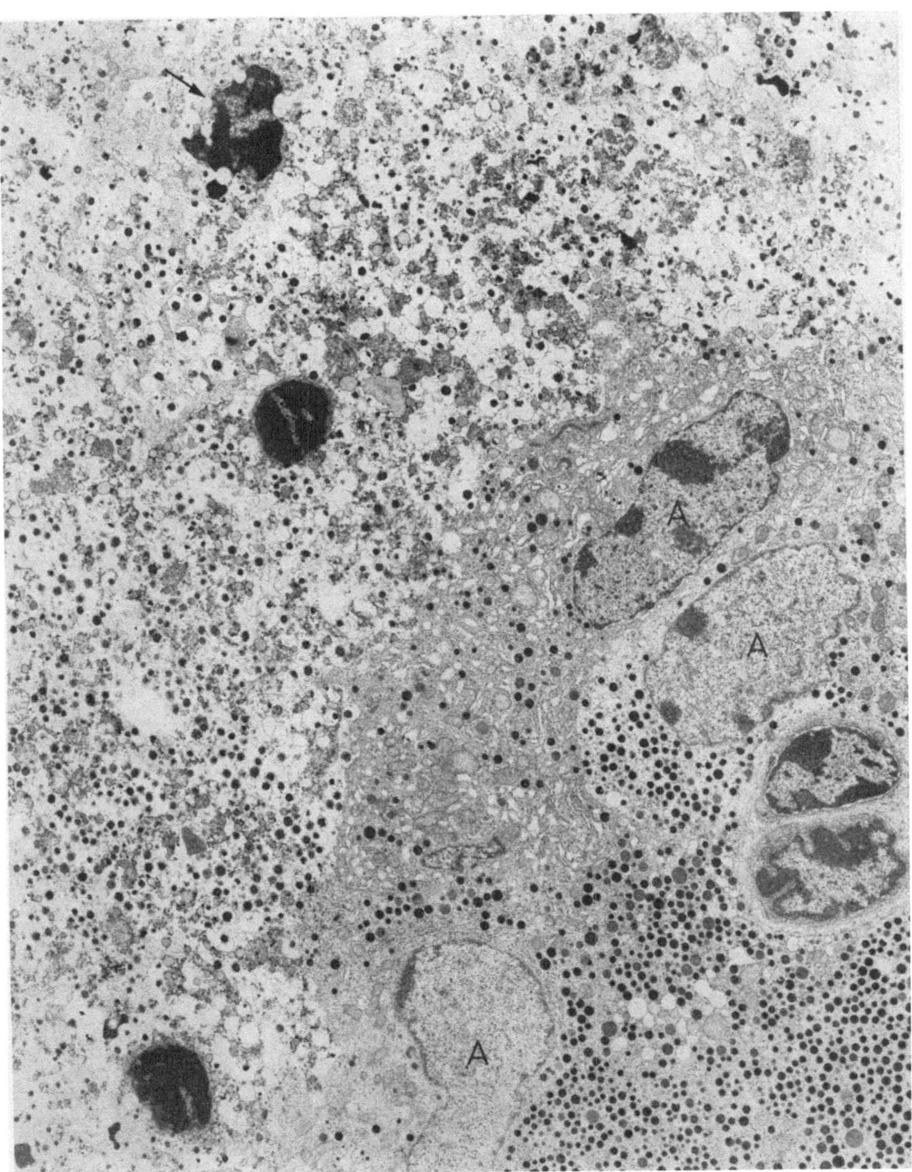

Abb. 24. Völlige Zerstörung der B-Zellen eines Meerschweinchens nach i.v. Injektion von 150 mg/kg Streptozotocin. Beachte die pyknotischen Zellkerne, oben im Bild ein Zellkern in Karyolyse begriffen. Die A-Zellen bleiben ungeschädigt, einige sind entgranuliert, Vergrößerung 4375fach

II. Kaninchen

Im Pankreas des Kaninchens hat LANGERHANS (1869) zum ersten Mal die epithelialen Zellhaufen beschrieben, die seither seinen Namen tragen. In den Inseln des Kaninchens bilden die B-Zellen mit 80% die Hauptmasse, sie liegen in

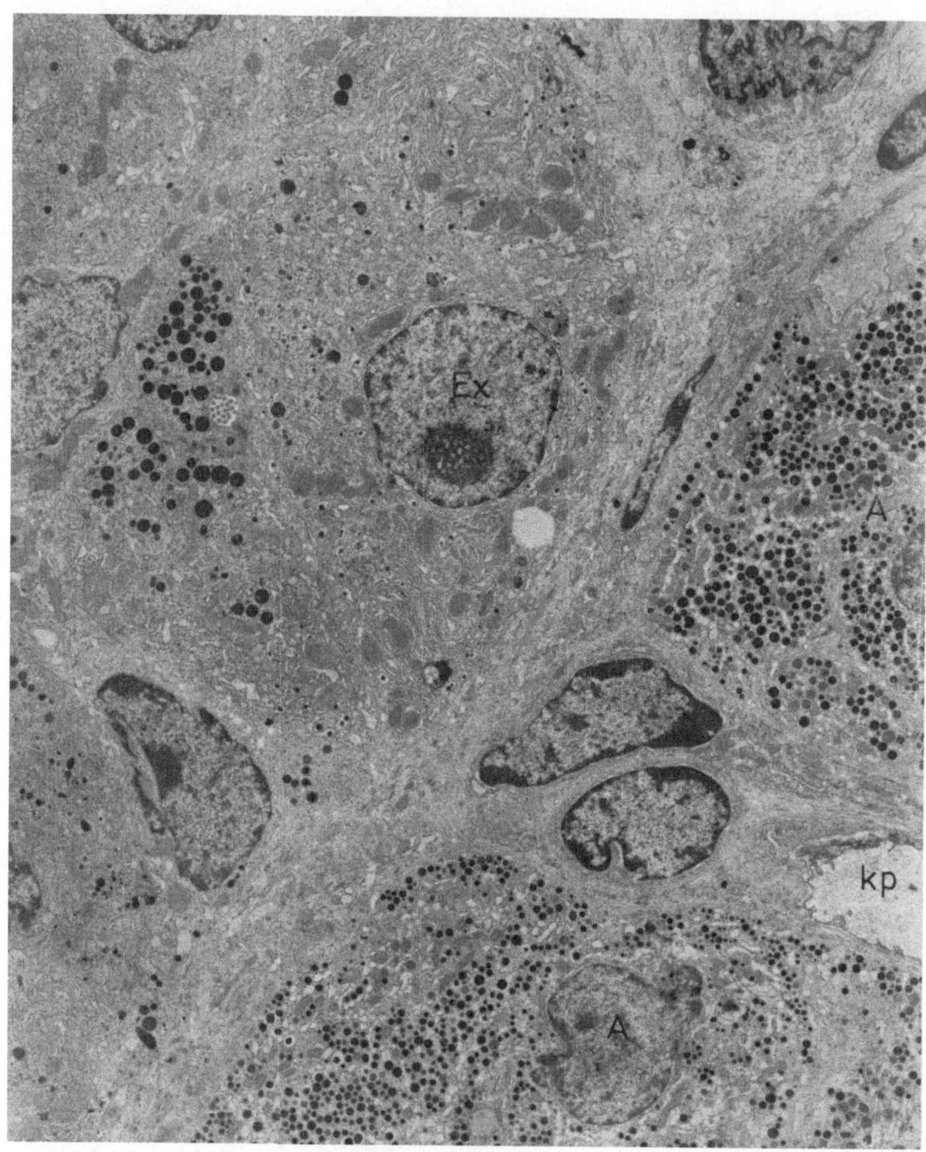

Abb. 25. Weitgehende Entgranulierung des exokrinen Pankreas (Ex) des Meerschweinchens nach zehnmaliger Gabe von 10 mg/kg Kobaltchlorid. Rechts im Bild zwei A-Zellen an einer Capillare (kp), Vergrößerung 4375fach

meist ein- oder zweizeiligen Bändern um weite capilläre Sinusoide angeordnet. Die Beta-Granula lassen sich intensiv mit Aldehydfuchsin anfärben, sie sind vorwiegend am capillarnahen Sekretionspol der B-Zellen konzentriert. Die A-Zellen liegen als ein- bis zweischichtiger Mantel vorwiegend in der Inselperipherie angeordnet, manchmal auch als mehrschichtige Kappe einem Pol der Insel aufgelagert, einzelne A-Zellen werden auch im Inselzentrum angetroffen. Die sehr feinkörnigen,

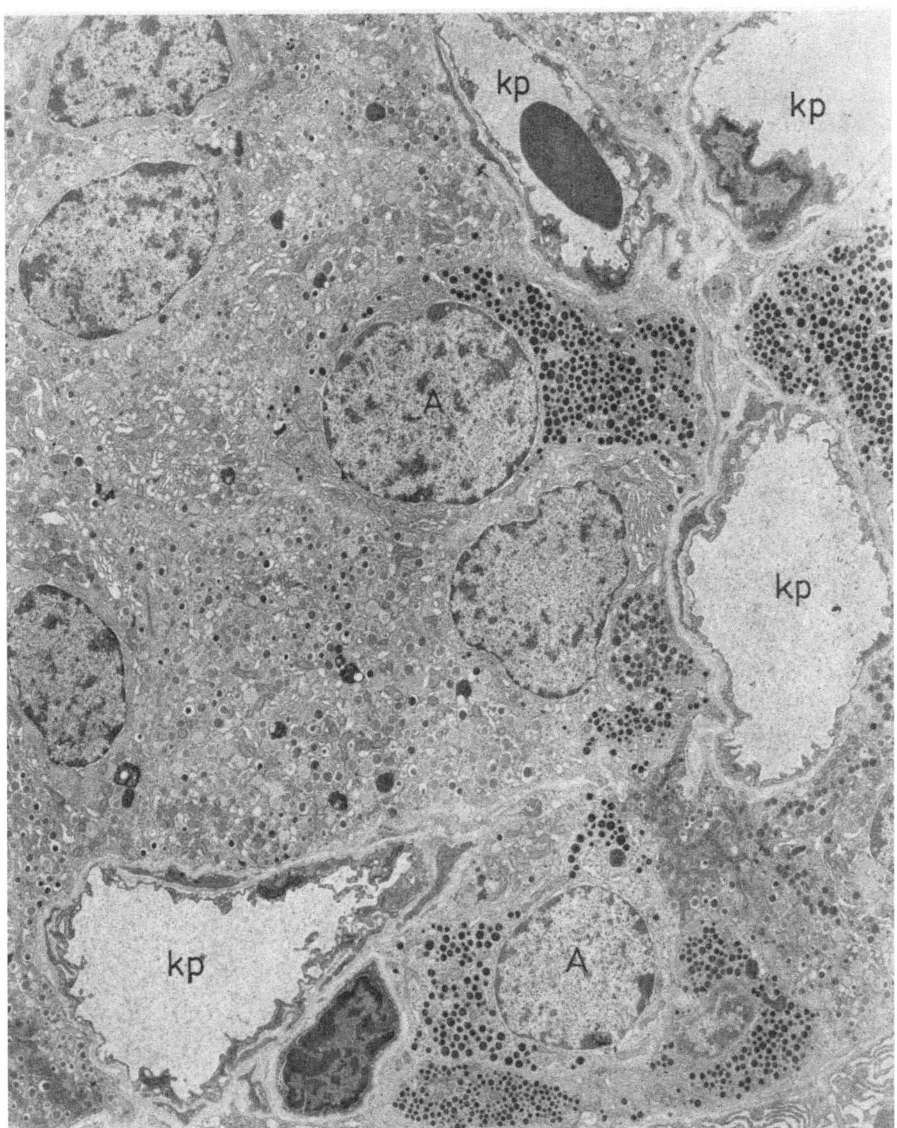

Abb. 26. Langerhans'sche Insel eines Kaninchens, Vergrößerung 4375fach

dicht und gleichmäßig im ganzen Cytoplasma verteilten Alpha-Granula sind distinkt mit Phloxin oder Ponceau anfärbbar, an nativen Gefrierschnitten zeigen sie im Dunkelfeld eine intensive silbrig-weiße Luminiscenz (LOGOTHETOPOULOS u. SALTER, 1960). In A- und B-Zellen läßt sich histochemisch Zink nachweisen, nach wiederholten Glucoseinjektionen verschwindet lediglich das Zink der B-Zellen. Glucagoninjektionen (7 mg/Tag für die Dauer von 2 bis 3 Wochen) führen beim Kaninchen zu einer deutlichen Hypertrophie und Entgranulierung der B-Zellen, während die A-Zellen atrophieren: die spezifischen Granula verschwinden, der Zellleib wird bis auf einen schmalen Saum verkleinert, der Kern wird pyknotisch. Nach 15 bis 25 Tagen Glucagonbehandlung ist ein Großteil der A-Zellen verschwunden (Logothetopoulos u. Salter, 1960). Die spezifische Atrophie der A-Zellen nach exogenen Glucagongaben darf als Beweis für die Herkunft dieses Hormons aus den A-Zellen angesehen werden. Bei neugeborenen Kaninchen kann durch tägliche Glucagongaben über mehrere Monate ein diabetischer Zustand

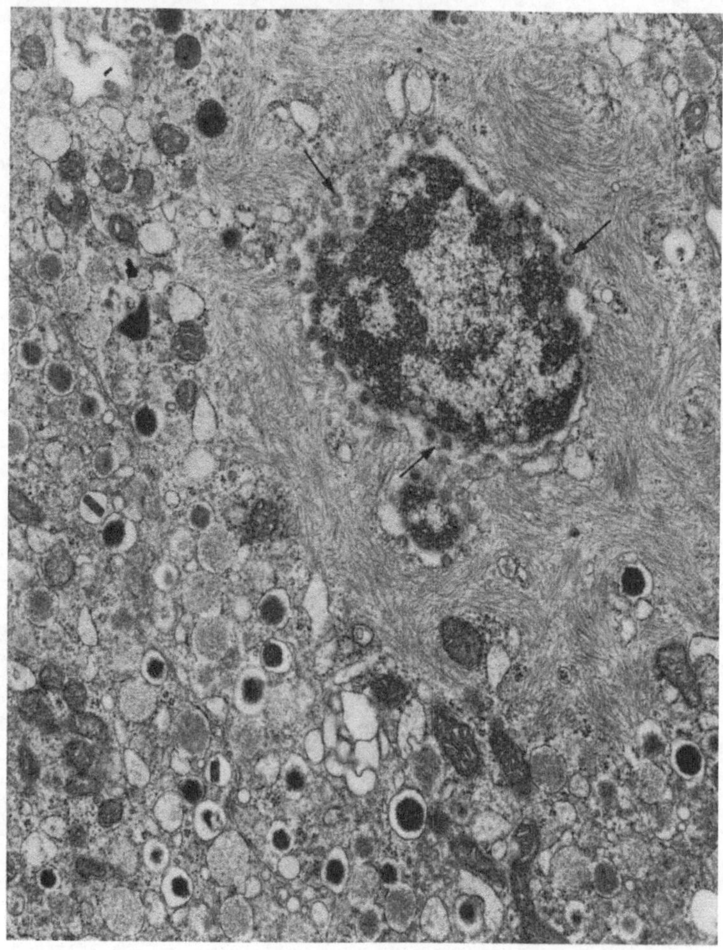

Abb. 27. Flachschnitt durch den Zellkern einer B-Zelle des Kaninchens, beachte die Fibrillenhülle und zahlreiche flach getroffene Kernporen (Pfeile), Vergrößerung 15000fach

induziert werden, der auch nach Absetzen der Injektionen für 2 bis 3 Monate weiterbesteht (Metaglucagondiabetes nach Logothetopoulos et al., 1960). Histologisch läßt sich in den Inseln der behandelten Tiere eine zunehmende Ablagerung von Glykogen in die B-Zellen nachweisen, das auch nach Aufhören der diabetogenen Noxe nur langsam abgebaut wird. Die A-Zellen verschwinden unter der monatelangen Glucagonbehandlung völlig und treten erst 4 bis 5 Wochen nach

Absetzen der Injektionen wieder auf. Diese Versuche lassen mehrere Rückschlüsse zu: 1. die A-Zellen scheinen über einen Rückmeldemechanismus zu verfügen, der je nach der Höhe des Glucagonspiegels im Blut (oder eines anderen Parameters) die Sekretionstätigkeit steuert; 2. die Erhöhung des Blutglucosespiegels durch die Glucagoninjektionen führt zur Einlagerung von Glykogen in die B-Zellen, deren volle Funktionsfähigkeit dadurch eingeschränkt ist; 3. Atrophie der A-Zellen und Glykogenbeladung der B-Zellen sind reversible Prozesse.

Die elektronenmikroskopische Differenzierung der A- und B-Zellen der Kanincheninsel (Abb. 26) gelingt leicht an Hand der bekannten morphologischen Kriterien (LACY, 1957; LAZARUS u. VOLK, 1962; MUNGER et al., 1965; MEYER u. BENCOSME, 1965; SATO et al., 1966).

Beim neugeborenen Kaninchen sind die Inseln noch sehr klein, sie bestehen meist nur aus 5 bis 20 Zellen, elektronenmikroskopisch enthalten die B-Zellen meist wenig typische Sekretgranula und nur spärlich endoplasmatisches Reticulum. Der Golgi-Apparat dagegen ist ausgeprägt. Mit zunehmendem Alter werden die Inseln größer und reicher vascularisiert, das endoplasmatische Reticulum nimmt zu, die spezifischen Granula werden zahlreicher (LAZARUS et al., 1967). Bei 4 bis 7 Tage alten Kaninchen tritt in der Nähe des Zellkerns ein feinfibrilläres Material auf, das auch bei erwachsenen Kaninchen beobachtet wird und für die B-Zellen dieser Species charakteristisch ist (Abb. 27). Bündel von 3 bis 20 Fibrillen liegen eng der äußeren Kernmembran an; sie messen etwa 70 Å im Durchmesser und können 2 μ lang sein, bisher wurde keine periodische Querstreifung gesehen. Häufig kann das fibrilläre Material eine dreieckige, ausgedehnte Zone in Kernnähe einnehmen, die meist frei bleibt von anderen Zellbestandteilen. Sie soll mit der lichtmikroskopisch beschriebenen Macula identisch sein. Über die Bedeutung der Fibrillen, die nach MEYER u. BENCOSME (1965) auch in den A- und D-Zellen des Kaninchens gefunden werden, ist nichts Sicheres bekannt.

Neben den typischen A- und B-Zellen sind licht- und elektronenmikroskopisch auch D-Zellen beschrieben worden (MUNGER et al., 1965). Sie liegen in einer Zwischenzone zwischen den zentralen B-Zellen und der A-Zellrandschale. Nach MUNGER et al. (1965) sind sie identisch mit den versilberbaren Zellen, elektronenmikroskopisch enthalten sie wenig elektronendichte Granula, deren feingranulärer Inhalt eng der Hüllmembran anliegt.

III. Ratte und Maus

Das Pankreas von Ratte und Maus ist als hauchdünnes Organ vom Milzhilus bis zum Duodenum ausgebreitet und wegen seiner Dünne für vitalmikroskopische Untersuchungen der Inseln sehr geeignet. Die Inseln sind vorwiegend entlang der großen Gefäße angeordnet, die zusammen mit den Gängen das Organ durchziehen. Die größten Zellhaufen überschreiten nur selten einen Durchmesser von 250 bis 350 μ. In der Topik der beiden Zelltypen zeigen die Inseln von Ratte und Maus den gleichen für Muridae typischen Aufbau: ein von einem dichten Capillarnetz gleichmäßig durchdrungener B-Zellkomplex wird von einer meist einschichtigen, nicht immer geschlossenen Randschale von A-Zellen umgeben. Dieses Bild erinnert an den Typus der sog. „Mantelinsel" während der Entwicklung der menschlichen Insel (FERNER, 1952). Cytologisch unterscheiden sich die Inseln von Ratte und Maus nicht, lediglich im Entgranulierungstyp ist ein Unterschied festzustellen. Führt man bei beiden Species z. B. durch Gaben von oralen Antidiabetika oder durch Infusion von Glucose oder Insulinantikörpern eine Entgranulierung der B-Zellen herbei, so betrifft diese bei der Mäuseinsel, vorausgesetzt daß der Stimulus stark genug war, alle B-Zellen gleichzeitig und gleich stark. Bei der Ratteninsel dagegen entgranulieren zuerst die B-Zellen im Zentrum der Insel, bei weiterer Stimulation erst die peripher liegenden. Auch bei maximaler Stimulation werden in der Ratteninsel immer einzelne, dicht granulierte B-Zellen erhalten bleiben, während die Mäuseinsel völlig entgranuliert ist (Logothetopoulos et al., 1964; eigene Beobachtung). Dieser Unterschied macht die Entscheidung einer gradmäßigen Entgranulierung für die Mäuseinsel sehr schwierig. Die cytologische Differenzierung von A- und B-Zellen gelingt bei beiden Species an Hand der Zelltopik, der Zellgröße und der spezifischen Anfärbbarkeit der Granula. Die B-Zellen bilden die Hauptmasse der Inseln, ihr Zelleib ist deutlich größer als der der peripher angeordneten A-Zellen, die Beta-Granula färben sich intensiv mit Aldehydfuchsin. Die Granulation der A-Zellen dagegen ist mit sauren Farbstoffen nur schwer darzustellen. Auch am nativen Gefrierschnitt im Dunkelfeld treten lediglich die B-Zellen durch die Luminiscenz der Granula hervor, die A-Zellen dagegen nicht (im Gegensatz zu denen des Kaninchens) (Logothetopoulos et al., 1961). In beiden Zelltypen wird Zink nachgewiesen, die Reaktion ist bei der Ratte in den A-Zellen deutlich intensiver als in den B-Zellen (Wolff et al., 1955).

Der Zusammenhang zwischen B-Zellgranulation, Inselzink und extrahierbarem Insulin ist von Logothetopoulos et al. (1961, 1964, 1965) unter verschiedenen experimentellen Bedingungen untersucht worden. Unter kontinuierlicher Infusion von Glucose über 6 bis 7 Std nehmen Inselzink, Beta-Granulagehalt und extrahierbares Insulin gleichmäßig und gleichzeitig ab. Die Abnahme der drei Parameter steht in direktem Verhältnis zur Blutzuckerhöhe und zur Dauer der Hyperglykämie. Wiederholte Einzelinjektionen von Glucose sind weniger wirksam. Die Abnahme der Beta-Granulation kann durch exogenes Insulin oder Erhöhung des Zinkspiegels im Blut auf das Fünffache nicht verhindert werden, vorausgesetzt daß die Blutzuckererhöhung durch Glucoseinfusion aufrecht erhalten bleibt.

Durch über Monate exogen zugeführtes Insulin kann die Eigenproduktion der B-Zellen eingeschläfert werden, sie verlieren ihre Granulation und den Zinkgehalt. Auch 3 bis 5 Tage nach Absetzen der Insulinbehandlung sind die B-Zellen kaum zur Eigenproduktion befähigt, es kann zum kurzdauernden diabetischen Zustand kommen (Logothetopoulos et al., 1961). Trotz der chronischen Hypoglykämie scheinen die A-Zellen bei diesen Versuchen nicht beeinflußt: sie sind voll granuliert und enthalten reichlich Zink; eine Vermehrung ihrer Gesamtzahl als Folge der Hypoglykämie konnte bisher nicht bewiesen werden. Bekannt ist die große Regenerationsfähigkeit der B-Zellen in den Murideninseln bei Stoffwechselbelastung und erhöhtem Insulinbedarf. Spontanremissionen von Alloxandiabetes nach mehr als einem Jahr sind berichtet worden (Lazarow, 1952). Neuere Untersuchungen an der Maus konnten interessante Gesetzmäßigkeiten für die mitotische Aktivität der B-Zellen erarbeiten (Logothetopoulos u. Bell, 1966; Logothetopoulos u. Kern, 1967; Logothetopoulos et al., 1970).

Die elektronenmikroskopische Untersuchung der Zelltypen von Ratte und Maus ergibt nur wenig von den anderen Säugern Unterschiedliches (Lacy, 1957; Stoeckenius u. Kracht, 1958; Munger, 1958; Gaede et al., 1959; Nordmann u. Wolf, 1960; Björkman et al., 1963; Herman et al., 1965; Logothetopoulos, 1966; Sato et al., 1966). A- und B-Zellen werden vorwiegend an Hand ihrer Topik in der Insel unterschieden, die Unterschiede in Form und Osmiophilie der Granula sind bei Ratte und Maus weniger ausgeprägt (Abb. 28). Der Granulainhalt ist bei beiden meist rund, die Alpha-Granula sind im allgemeinen elektronendichter, der Randsaum zur Hüllmembran regelmäßiger. Golgi-Apparat und endoplasmatisches Reticulum sind in den B-Zellen ausgeprägter, die weniger elektronendichten Prägranula liegen in den B-Zellen dem Golgi-Apparat benachbart, werden in den A-Zellen dagegen innerhalb der Zisternen gesehen. Caramia (1963) hat neben den

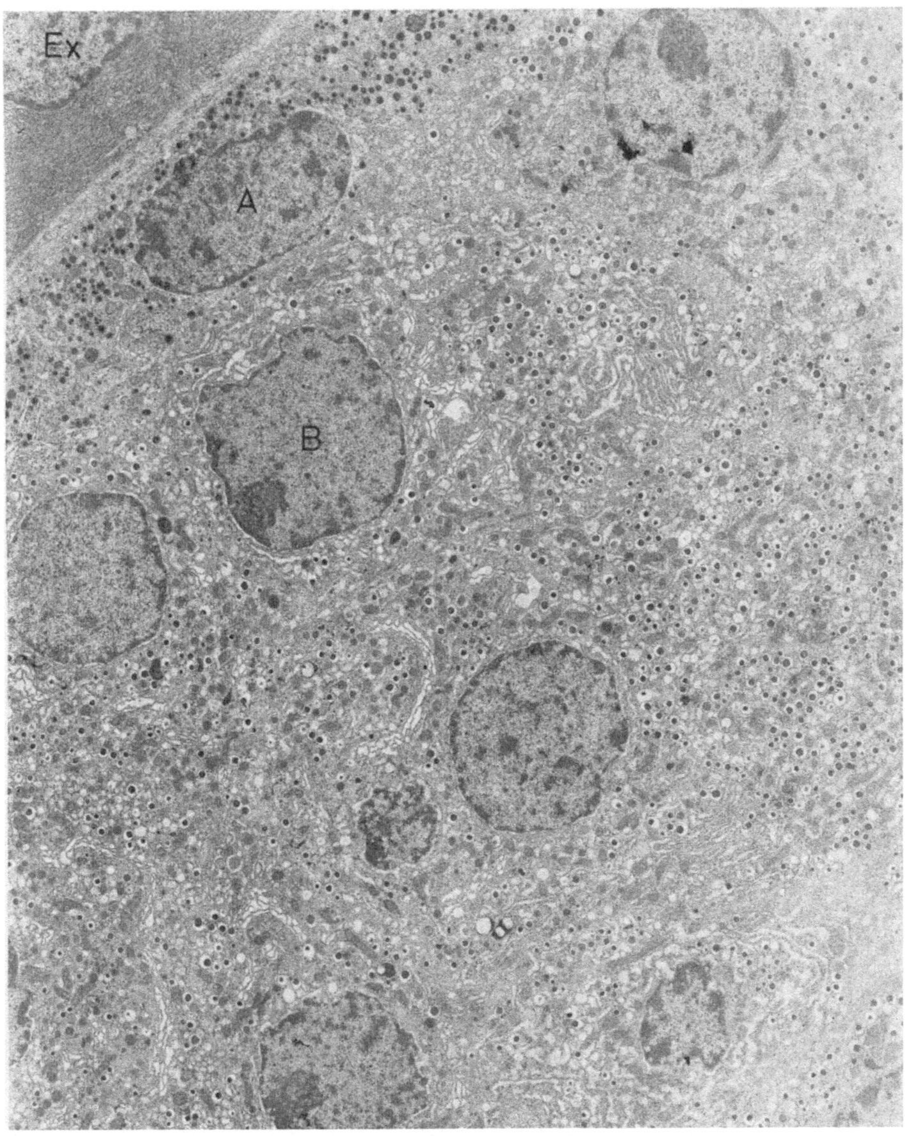

Abb. 28. Langerhans'sche Insel einer normalen Ratte, die A-Zellen liegen in der Inselperipherie (oben im Bild), ihre Granula sind elektronendichter, Vergrößerung 4375fach

typischen A- und B-Zellen einen dritten Zelltyp — die D-Zelle — an Hand der wenig elektronendichten, leicht gekörnten Granula unterschieden. Für die beiden Hauptzelltypen sind alle Stadien der Granuladichte und Verteilung von Zellorganellen (Mitochondrien, Golgi-Apparat, endoplasmatisches Reticulum) beschrieben worden, die als Ausdruck eines sich dauernd wandelnden Sekretionscyclus angesehen werden (HERMAN et al., 1965).

IV. Hund

Makroskopisch kann am Pankreas des Hundes ein der Pars superior duodeni anliegender und als Mittelstück bezeichneter Teil (entspricht beim Menschen dem Corpus), ein nach links zur Milz sich erstreckender Schenkel (Lobus sinister) und ein nach rechts und mehr caudal liegender Teil (Lobus dexter) unterschieden werden. Wegen seiner engen topographischen Beziehung zur Pars descendens des Duodenum wird der Lobus dexter auch als Duodenallappen, seiner Form wegen auch als Processus uncinatus benannt.

Besonders der zuletzt beschriebene Teil hat für experimentelle Stoffwechsel-untersuchungen Bedeutung erlangt, da er sich als gefäßgestielter Lappen unter die Haut verpflanzen läßt (RAPPAPORT et al., 1966). Dieser Rest kann das Tier über Monate in Stoffwechselgleichgewicht halten, ein Abklemmen des Gefäßstiels führt in kurzer Zeit zu manifestem Diabetes. Mit dieser Versuchsanordnung lassen sich am gleichen Tier Insulinsekretion und Glucosestoffwechsel bei Subdiabetes und manifestem Diabetes untersuchen (WRENSHALL et al., 1965). Kompliziert wird das Problem jedoch durch die Tatsache, daß in den Inseln des Processus uncinatus offensichtlich kein Glucagon produziert wird (BENCOSME u. LIEPA, 1955). Cyto-logisch zeigen die Inseln hier eine von allen anderen Säugern abweichende Situation.

Die größten und zahlreichsten Inseln liegen beim Hund im Mittelstück und im Lobus sinister. Sie sind meist unregelmäßig geformt, nur undeutlich vom exo-krinen Parenchym abgegrenzt und reichlich vascularisiert. Die beiden Hauptzell-typen, die durch spezifische Färbemethoden distinkt darstellbar sind, zeigen keine besondere Topik. MANOCCHIO (1964) weist darauf hin, daß bei jungen Hunden A- und B-Zellen zu gleichen Teilen am Aufbau der Inseln beteiligt sind, daß in einigen Fällen die A-Zellen sogar überwiegen können. Mit zunehmendem Alter verschiebt sich die A:B-Relation immer mehr zur Seite der B-Zellen (bei 15jährigen Tieren 1:7). In den Inseln des Mittelstücks und des Lobus sinister werden nur wenig versilberbare Inselzellen gefunden, die gleichzeitig eine metachromatische Reaktion mit Toluidinblau aufweisen (MANOCCHIO, 1960, 1964). Sie sind bei älteren Tieren jedoch häufiger vorhanden als bei jungen.

Elektronenmikroskopisch ist der Aufbau der Inseln in Mittelteil und Lobus sinister des Pankreas aus hauptsächlich A- und B-Zellen sofort ersichtlich (Abb. 29). Beide Zelltypen haben vielfach gelappte Kerne und verglichen mit anderen Säugern wenig Cytoplasma. Endoplasmatisches Reticulum, Golgi-Apparat und Mitochon-drien sind in beiden Zelltypen ähnlich verteilt, in den A-Zellen werden immer Granulavorstufen in den Säckchen des Golgi-Apparates gefunden (Abb. 9). Die Alpha-Granula können je nach Fixierung in verschiedenen Kondensationsformen vorliegen, in jeder A-Zelle findet man einige wenig-elektronendichte Granula mit feingranuliertem Inhalt (s. Abb. 9). Solche Granula werden von anderen Autoren (MUNGER et al., 1965; KOBAYASHI u. FUJITA, 1969) als Charakteristikum für D-Zellen benutzt, wobei darauf hingewiesen wird, daß jede D-Zelle eine bestimmte Population von stark osmiophilen (Alpha-) Granula enthält. Beim Hund sind die strukturellen Übergänge zwischen A- und D-Zellen besonders ausgeprägt.

Die Sekretgranula in den B-Zellen können alle Abstufungen der Kondensation des Granuluminhalts aufweisen: in der Nähe des Golgi-Apparates findet man solche mit kreisrundem homogenem Innenkörper (Prägranula), die sich offensichtlich später in platten- oder nadelförmige Gebilde umwandeln (Abb. 30). In einigen Granula liegt innerhalb der Hüllmembran ein feinfaseriges Gespinst um einen wenig elek-tronendichten Innenkörper gruppiert (Abb. 30a). Die Bedeutung dieser unter-schiedlichen und für viele Species charakteristischen Granulaformen ist bis heute umstritten. Möglicherweise sind sie lediglich der morphologische Ausdruck einer

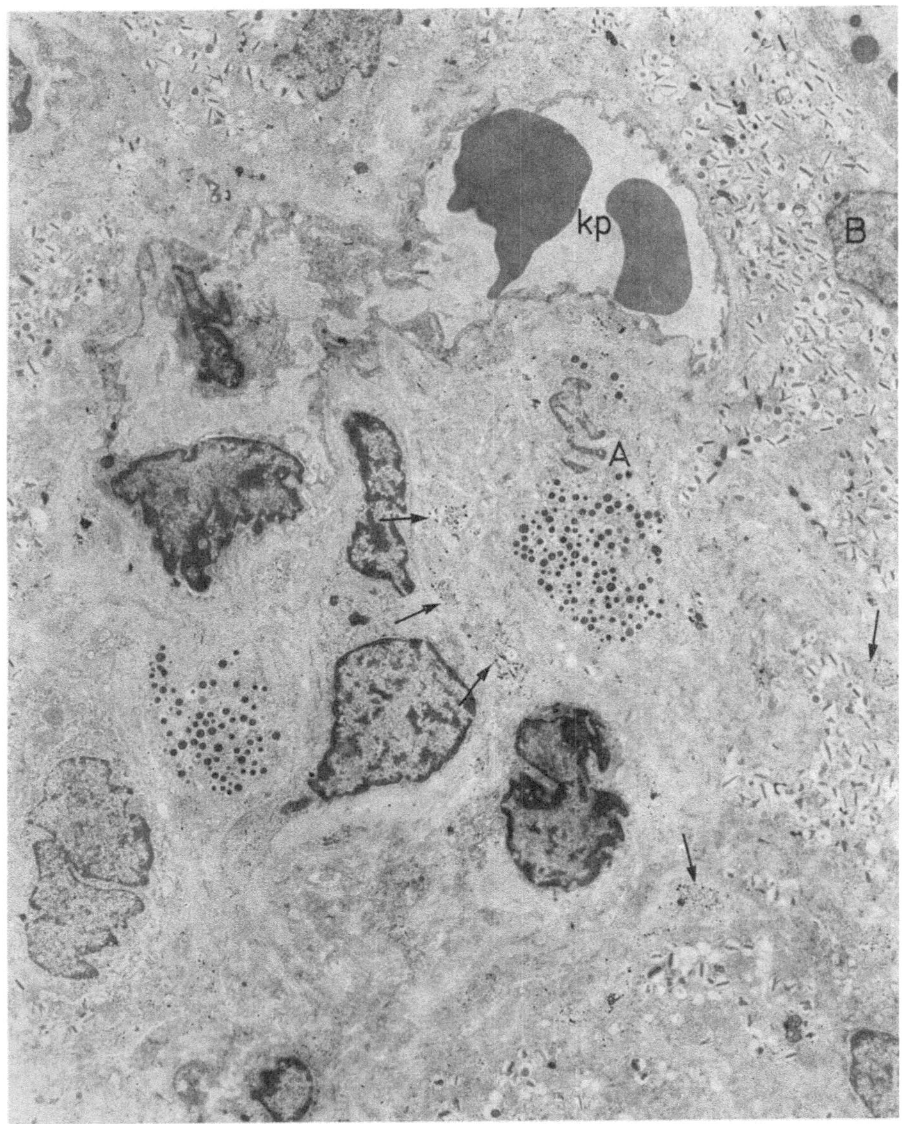

Abb. 29. Langerhans'sche Insel aus dem Corpus des Hundepankreas. A- und B-Zellen sind leicht an der Osmiophilie und Form der Granula zu unterscheiden, in der Adventitia der Gefäße und zwischen den Inselzellen liegen zahlreiche marklose Nervenfasern und Synapsen (Pfeile), Vergrößerung 4375fach

wechselnden Ausfällung der in den Granula gespeicherten Proteine durch die Fixationsmittel (Glutaraldehyd, Osmiumsäure). Daß die unterschiedlichen Granulaformen auf speciesbedingte Unterschiede in der Aminosäuresequenz des Insulinmoleküls beruhen (LACY, 1957) wird in neueren Arbeiten nicht mehr angenommen. Eine Besonderheit der B-Zellen des Hundes ist die Einlagerung von Glykogenpartikeln in das Hyaloplasma auch beim stoffwechselgesunden Tier

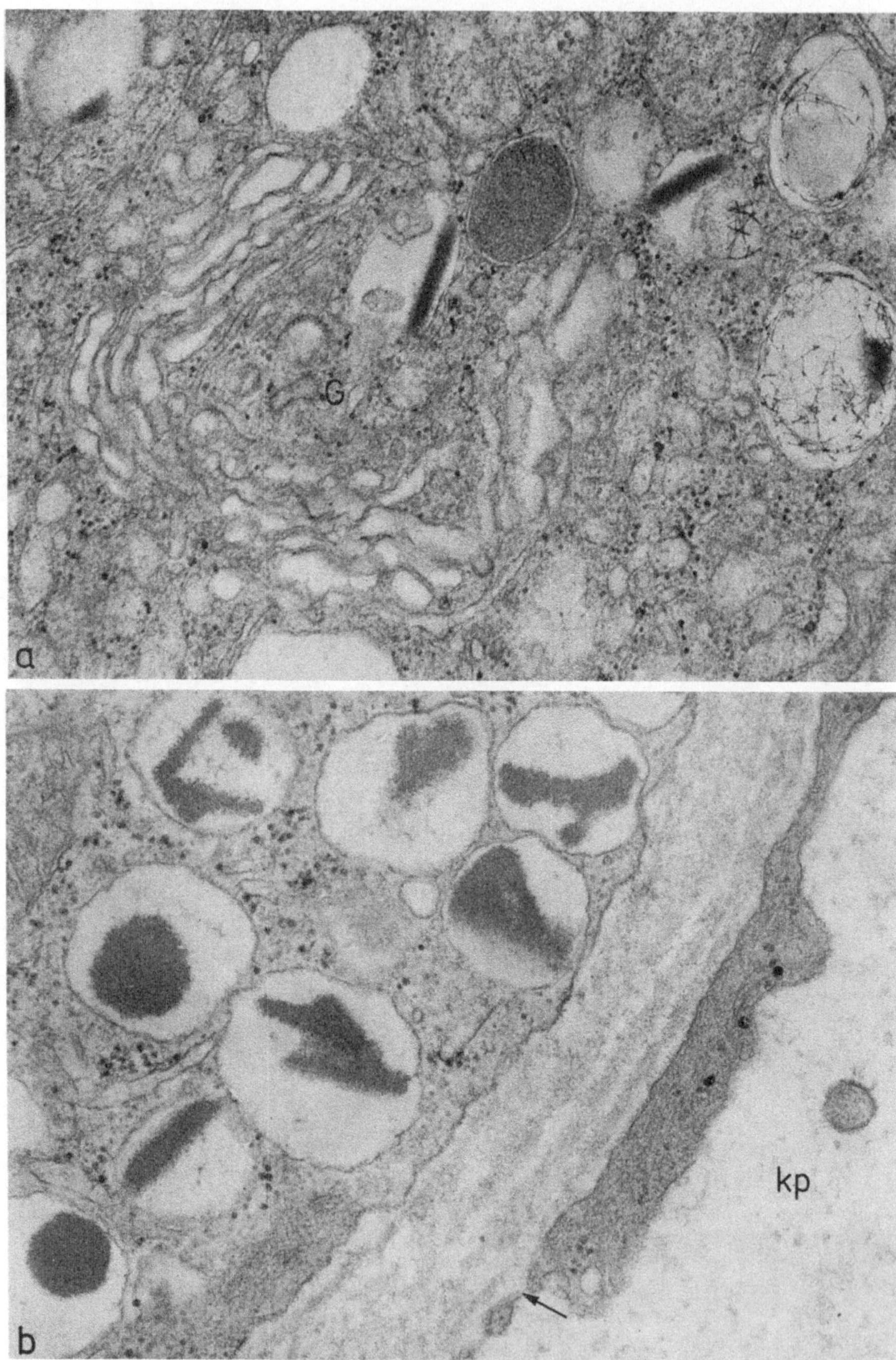

Abb. 30a u. b. Verschiedene Kondensationsstadien der Beta-Granula des Hundes. a Prägranulum in der Nähe des Golgi-Apparates (G) und Granula mit faserartigem Gespinst, Vergrößerung 39200fach. b Sekretgranula am Capillarpol der B-Zelle, rechts das Capillarlumen mit gefenstertem Endothel (Pfeil), zwei Beta-Granula in Kontakt mit der Plasmamembran, Vergrößerung 55000fach

(LAZARUS u. VOLK, 1962; eigene Beobachtung). Ob diese Einlagerungen im Zusammenhang mit der besonderen Anfälligkeit des Hundes gegenüber diabetogenen Noxen gedeutet werden darf, ist ungewiß.

Die Inseln im Processus uncinatus des Hundes sind für den Morphologen zu einem wichtigen Untersuchungsobjekt geworden, seitdem BENCOSME u. LIEPA (1955) berichtet haben, daß aus diesem Pankreasteil kein Glucagon zu extrahieren ist. Nach lichtmikroskopischen Untersuchungen bestehen diese Inseln aus B-Zellen und zahlreichen versilberbaren Zellen (A_1), von denen ein Großteil eine metachromatische Reaktion mit Toluidinblau zeigt (HELLMAN et al., 1962; MANOCCHIO, 1964; FUJITA, 1964; MUNGER et al., 1965). Die fehlende Glucagonbildung in den Inseln des Processus uncinatus und ihre Zusammensetzung aus A_1- und B-Zellen wurde als Argument benutzt, daß die A_1-Zellen einen dritten selbständigen Zelltyp darstellt, der möglicherweise ein drittes Hormon produziert.

Elektronenmikroskopische Studien von MUNGER et al. (1965) an den Inseln des Processus uncinatus bestätigen das völlige Fehlen typischer A-Zellen. Die Inseln bestehen in der Hauptmasse aus B- und D-Zellen, als dritten Zelltyp wird die F-Zelle beschrieben, die durch Granula von wechselnder Form und Elektronendichte charakterisiert ist (Abb. 7a). Die Form der f-Granula wechselt von rund bis oval, der Inhalt ist feingekörnt, wechselnd elektronendicht und in zahlreichen Granula bis auf einen zentralen, sternförmigen Rest herausgelöst, so daß diese Granula optisch leer erscheinen. FORSSMANN u. ORCI (1969) haben darauf hingewiesen, daß die F-Zelle am besten in der Feinstruktur der Granula bestimmten Sekretionsstadien der Gastrinzellen im Magen-Darmtrakt entspricht (Abb. 7b).

Eine endgültige Klärung der Streitfrage, ob die D-Zellen oder die F-Zellen (oder beide) als Gastrinbildner in den Langerhans'schen Inseln zu betrachten sind, ist nach den vorliegenden morphologischen Befunden nicht möglich.

Neuere elektronenmikroskopische Arbeiten (WATARI, 1968; KOBAYASHI u. FUJITA, 1969) weisen auf die reichliche Versorgung der Inseln des Hundes mit vegetativen Nervenfasern und ihren Synapsen hin. Diese liegen bevorzugt in der Adventitia der Inselgefäße, dringen aber auch zwischen die Inselzellen vor und endigen mit ihren Synapsen an allen drei Zelltypen (A, B, D). ESTERHUIZEN et al. (1968) haben mit kombinierten histochemisch-elektronenmikroskopischen und autoradiographischen Methoden adrenerge und cholinerge Nervenfasern und Synapsen in den Inseln der Katze nachweisen können. Es ist nicht sicher, ob die unterschiedliche Größe und Elektronendichte der synaptischen Bläschen in den Nervenendigungen des Hundes (Abb. 31) diesem Befund entspricht (s. KOBAYASHI u. FUJITA, 1969).

V. Pferd

Das zwischen 350 und 700 g wiegende Pankreas des Pferdes weist einen hohen Grad der Dissemination der Inselzellen auf: sie geht von einzel liegenden über Gruppen von wenigen Inselzellen bis zu relativ kleinen Langerhans'schen Inseln. Nach Schätzungen müßte deren Gesamtzahl mehrere Millionen betragen (FERNER, 1952). Besondere Erwähnung verdienen die innerhalb des Epithels und der Adventitia der Ausführungsgänge gelegenen Inselzellen, deren Gesamtheit von FEYRTER (1938) als „insuläres Gangorgan" den soliden Inseln gegenübergestellt wird. Sie erinnert an die phylogenetisch frühere Situation bei Elasmobranchiern. In der Cytologie und Topik der Zelltypen zeigen die Inseln des Pferdes von anderen Säugern abweichende Verhältnisse, deren Bedeutung lange umstritten war (THOMAS, 1937; BAUMANN, 1939; GOMORI, 1939; WOLTER, 1950; FERNER, 1952; GIORDANO LANZA, 1957; HELLMAN et al., 1962; BJÖRKMAN et al., 1963). Schon nach Routinefärbungen lassen sich in den Inseln des Pferdes im Zentrum liegende,

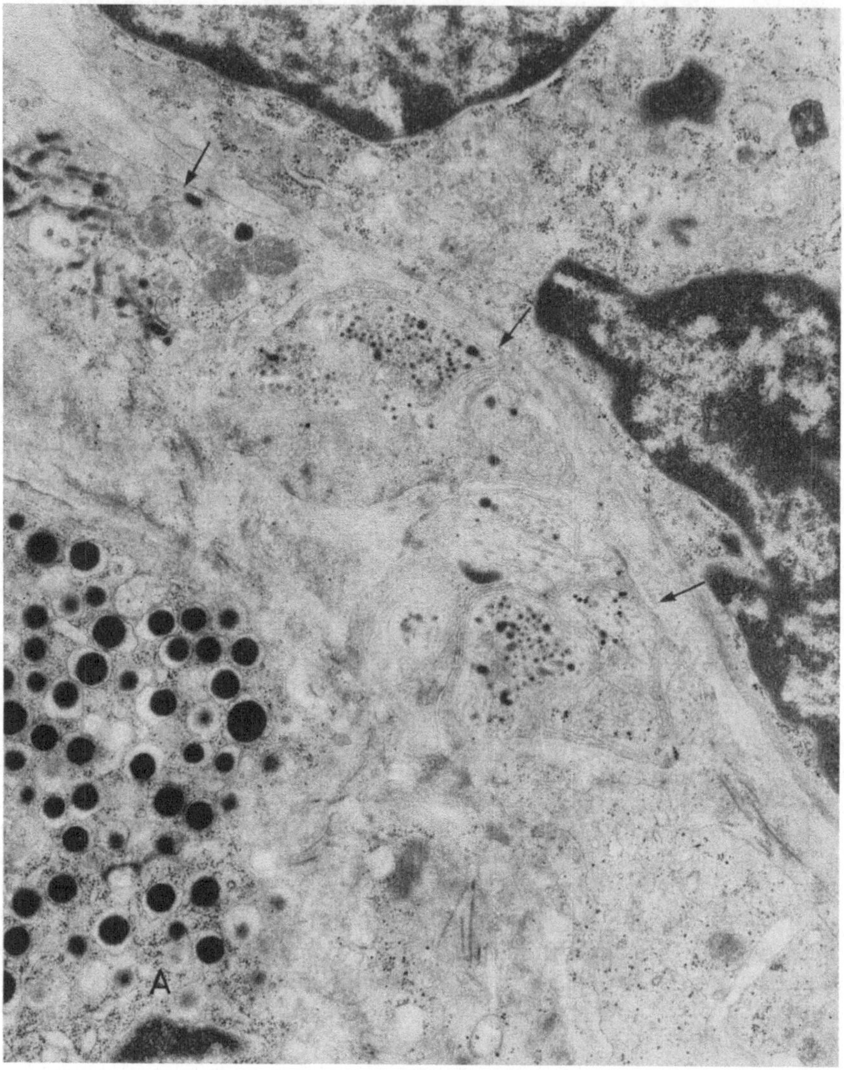

Abb. 31. Drei Synapsen (Pfeile) im Bereich der Basalmembran einer Capillare und in Nachbarschaft einer A-Zelle des Hundes, Vergrößerung 15 000fach

stark eosinophile Zellen von peripher angeordneten chromophoben unterscheiden. Die eosinophilen wurden von Thomas (1937) und Gomori (1939) als A-Zellen gedeutet, Wolter (1950) und Ferner (1952) kommen auf Grund der fehlenden Versilberbarkeit und des Nachweises von Acetalphosphatiden zu dem Schluß, daß eine von A- und B-Zellen unterschiedliche Zellart vorliegt (sog. X-Zellen).

Bei Nachuntersuchungen durch Hellman et al. (1962) weisen die zentralen Zellen am Nativschnitt im Dunkelfeld eine intensive silbrig-weiße Luminiscenz auf, wie es von den A-Zellen anderer Säuger bekannt ist. Histochemisch läßt sich in ihrem Cytoplasma reichlich Tryptophan nachweisen, welches im Glucagonmolekül vorhanden ist. Als mehrschichtiger Kranz um den zentralen Kern aus diesen A_2-Zellen sind aldehydfuchsin-positive B-Zellen angeordnet, in der Peripherie der Insel liegen wenige versilberbare A_1-Zellen. Zahlenmäßig sind A_2- und B-Zellen zu gleichen Teilen (45%), die versilberbaren A_1-Zellen zu 10% am Aufbau der Inseln beteiligt. Demnach hätte das Pferd eine von den übrigen Säugern abweichende A:B-Relation. Die Berechtigung, die zentralen Zellen als A_2-Zellen zu bezeichnen, erhält experimentelle Stützung. Nach Injektion von 25 bis 40 mg/kg Kobaltchlorid tritt lediglich in den zentralen Zellen Entgranulierung und Vacuolisation des Cytoplasmas auf (RODÉ, 1960).

Auch elektronenmikroskopisch zeigen die zentralen Inselzellen alle Kennzeichen der Feinstruktur von A-Zellen [BJÖRKMAN et al., 1963 (2)]. Ihr Cytoplasma ist dicht angefüllt mit gleichmäßig runden, sehr elektronendichten Granula, deren Durchmesser variiert, als Mittelwert jedoch 400 mμ beträgt. Innerhalb der Säckchen des Golgi-Apparates werden Granulavorstufen gesehen, nach eigener Erfahrung ein sicheres Anzeichen ihrer A-Zellidentität. Die B-Zellen in der Inselperipherie sind durch wenig elektronendichte Granula ausgezeichnet, deren Inhalt unregelmäßig, oft feingranulär oder flockig ausgefällt ist. Zwischen den B-Zellen liegen in der Einzahl Elemente mit typischen Alpha-Granula. Lichtmikroskopisch dürften sie den versilberbaren Zellen entsprechen. Weitere elektronenmikroskopische Untersuchungen mit verbesserten Fixationsmethoden sind jedoch noch wünschenswert. Die Analyse der Enzymhistochemie der Pferdeinsel [BJÖRKMAN et al., 1963 (2)] ergab eine negative Reaktion für saure und alkalische Phosphatase, Glucose-6-phosphatase kann nur in den peripheren B-Zellen, nicht in den zentralen A_2-Zellen nachgewiesen werden.

VI. Sonstige Säuger

In diesem Kapitel soll die Cytologie der Inseln von Schaf, Rind und Schwein kurz besprochen werden. Die Untersuchung der Entwicklung der Langerhans'schen Inseln des Schafes mit modernen Differenzierungsverfahren durch GROSSNER (1967) hat interessante Befunde gebracht, besonders im Hinblick auf die von LAGUESSE (1906 bis 1908) am Beispiel dieser Species formulierten „Balancement-Theorie", die eine wechselseitige Umwandlung von Exokrinen in Inselgewebe postuliert. Die formale Histogenese der Inseln verläuft beim Schaf ähnlich wie bei anderen Säugern und hat als Mutterboden die primitiven Drüsentubuli, als Besonderheit werden gegen Ende der Tragzeit voluminöse „Blutinseln" vorwiegend im interlobulären Bindegewebe beschrieben. Sie bestehen in der Hauptsache aus B-Zellen, es können alle Stadien des Auf- und Abbaus der Inseln beim gleichen Tier gesehen werden.

Beim erwachsenen Schaf sind diese Blutinseln nicht mehr zu finden, die Inseln sind hier in der Regel klein. Sie bestehen in der Hauptsache aus B-Zellen, die nur spärlich granuliert sind. Die A-Zellen werden in der Einzahl angetroffen.

Die Inseln von Rind und Schwein als Quelle der im Handel käuflichen Insulinpräparate, sind von THOMAS (1937), die des Rindes in neuerer Zeit unter normalen und experimentellen Bedingungen von LE COMPTE et al. (1966) beschrieben worden. Die Gesamtzahl der Inseln scheint im Pankreas des Rindes und der Kuh geringer zu sein als bei anderen Säugern, die Form wechselt von oval bis rund zu langgestreckten und unregelmäßig geformten Inseln, die pseudopodienartige Fortsätze ins Exokrine entsenden. Die Hauptmasse der Inseln wird von den B-Zellen gebildet, die dicht zusammengepackt besonders im Zentrum liegen. Ihre spezifischen Granula färben sich intensiv mit Aldehydfuchsin und sind oft zum Capillarlumen hin orientiert. Die A-Zellen sind im Durchschnitt größer und liegen in kleinen

Gruppen an einem Pol der Insel. Manchmal kann ein einschichtiges Band von B-Zellen einen zentralen Hohlraum umschließen, in dessen Lumen feingranuläres Präcipitat beobachtet wird (Le Compte et al., 1966). Bedeutsam ist die Tatsache, daß bei Kühen nach Injektion von homologem und heterologem Insulin über Monate und Jahre in den Inseln lymphocytäre Infiltration, Zerstörung von B-Zellen und Inselfibrose auftreten. Es wird die Bildung von Autoantikörpern gegen Insulin vermutet (Renold et al., 1966). Das cytologische Erscheinungsbild der Inseln erinnert sehr an die Situation beim jugendlichen Diabetes.

Literatur

Andres, K. H.: Der olfaktorische Saum der Katze. Z. Zellforsch. **96**, 250—274 (1969).

Ashcroft, S. J. H.: Glucose phosphorylation in mammalian pancreatic islets. In: Falkmer, St., Hellman, B., Täljedal, I. B.: The structure and metabolism of the pancreatic islets, Vol. II. Oxford: Pergamon Press 1970.

Bargmann, W.: Die Langerhans'schen Inseln des Pankreas. In: Handbuch der mikroskopischen Anatomie des Menschen. Hrsg. von W. von Möllendorff, Bd. VI/2, S. 196—288. Berlin: Springer 1939.

Baron, H.: Insel- und Zymogengewebe in ihrer gegenseitigen Beziehung bei Gasterosteus aculeatus und bei einigen anderen Teleostern. Z. wiss. Zool. **146**, 1 (1934).

Barrington, E. J. W.: Proteolytic digestion and problem of pancreas in the Ammocoete larva. Proc. roy. Soc. B **121**, 221 (1936).

— The supposed pancreatic organ of Petromyzon fluviatilis and Myxine glutinosa. Quart. J. micr. Sci. **85**, 391 (1945).

— The specific granules of the pancreatic islet tissue of the frog (Rana temporaria). Quart. J micr. Sci. **92**, 205 (1951).

— The relationship of the "A" and "B" cells of the pancreatic islet tissue of the grass-snake (Natrix natrix). Quart. J. micr. Sci. **94**, 281 (1953).

Baum, J., Simons, B. E., Unger, R. H., Madison, L. L.: Localisation of glucagon in the alpha-cells in the pancreatic islets by immunofluorescent technics. Diabetes **11**, 371 (1962).

Baumann, A.: Über das sogenannte insuläre Gangorgan in der Bauchspeicheldrüse, insbesondere des Pferdes. Z. mikr.-anat. Forsch. **46**, 223 (1939).

Bencosme, S. A.: Histogenesis and cytology of pancreatic islets in the rabbit. Amer. J. Anat. **96**, 102 (1955).

— Lechago, J.: Morphological heterogeneity of A cells in the guinea pig and their reactivity to cobaltous chloride. Lab. Invest. **18**, 715—720 (1968).

— Liepa, E.: Regional differences of the pancreatic islets. Endocrinology **57**, 588 (1955).

— Pease, D. C.: Electron microscopy of the pancreatic islets. Endocrinology **63**, 1 (1958).

Bensley, R. R.: Studies on the pancreas of the guinea pig. Amer. J. Anat. **12**, 297 (1911/12).

Bern, H. A., Nandi, J.: Endocrinology of poikilothermic vertebrates. In: The hormones, Vol. IV (Pincus, G., Thimann, K. V., Astwood, E. R., Eds.). New York: Academic Press 1964.

Björkman, N., Hellerström, C., Hellman, B.: (1) The ultrastructure of the islets of Langerhans in normal and obese-hyperglycemic mice. Z. Zellforsch. **58**, 803 (1963).

— — — Petersson, B.: The cell types in the endocrine pancreas of the human fetus. Z. Zellforsch. **72**, 425 (1966).

— — — Rothman, U.: (2) Ultrastructure and enzyme histochemistry of the pancreatic islets in the horse. Z. Zellforsch. **59**, 535 (1963).

— Hellman, B.: Ultrastructure of the islets of Langerhans in the duck. Acta anat. (Basel) **56**, 348 (1964).

Bloom, W.: A new type of granular cell in the islets of Langerhans in man. Anat. Rec. **49**, 363 (1931).

Boenig, H.: Studien zur Morphologie und Entwicklungsgeschichte des Pankreas beim Bachneunauge (Lampetra [Petromyzon] planeri). I. Teil. Z. mikr.-anat. Forsch. 8, 489 (1927). II. Teil. Z. mikr.-anat. Forsch. **12**, 537 (1928). III. Teil. Z. mikr.-anat. Forsch. **17**, 125 (1929).

Boquist, L.: Cilia in normal and regenerating islet tissue. An ultrastructural study in the chinese hamster with particular reference to the β-cells and the ductular epithelium. Z. Zellforsch. **89**, 519—532 (1968).

— Cilia and vesicular particels in the endocrine pancreas of the mongolian gerbil. J. Cell Biol. **45**, 532—541 (1970).

Bowie, D. J.: Cytological studies on the islets of Langerhans in a Teleost, Neomaenis griseus. Anat. Rec. **29**, 57 (1925).

Caesar, R.: Zur Zytologie der Inselorgane von Teleostiern mit besonderer Berücksichtigung des Kolloidvorkommens. Z. Zellforsch. **40**, 571 (1954).

Campenhout, E. van, Cornelius, G.: Destruction expérimentale des cellules alpha des îlots endocrines du pancréas chez le cobaye. C. R. Soc. Biol. (Paris) **145**, 933 (1951).

Candela, J. R., Coore, H. G.: Islet cell hormones: insulin secretion in vitro. In: Handbuch des Diabetes mellitus, Bd. I (Pfeiffer, E. F., Hrsg.). München: J. F. Lehmann 1969.

Caramia, F.: Electron microscopic description of a third cell type in the islets of the rat pancreas. Amer. J. Anat. **12**, 53 (1963).

— Munger, B. L., Lacy, P. E.: The ultrastructural basis for the identification of cell types in the pancreatic islets. I. Guinea pig. Z. Zellforsch. **67**, 533 (1965).

Caro, L. G., Palade, G. E.: Protein synthesis, storage and discharge in the pancreatic exocrine cell. J. Cell Biol. **20**, 473—495 (1964).

Cegrell, L.: The occurrence of biogenic monoamines in the mammalian endocrine pancreas. Acta physiol. scand. Suppl. **314**, (1968).

Clara, M.: Das Pankreas der Vögel. Anat. Anz. **57**, 257 (1924).

Clausen, D. M.: Beitrag zur Phylogenie der Langerhans'schen Inseln der Wirbeltiere. Biol. Zbl. **72**, 161 (1953).

Cotronei, G.: L'organo insulare di Petromyzon marinus. Pubbl. Staz. Zool. Napoli 8, 71 (1927).

Creutzfeld, W.: Alpha cell cytotoxins. Their influence on carbohydrate metabolism and the effect of the oral blood glucose reducing sulfonamides on the islet cells. Diabetes **6**, 135 (1957).

— Alpha cell cytotoxins. In: Diabetes, p. 52 (Williams, R. H., Ed.). New York: Paul B. Hoeber 1960.

— Morphological findings after diazoxide in rats and islet cell adenomas. Acta diabet. lat. **5** (Suppl. 1), 389—416 (1968).

— Creutzfeldt, C., Frerichs, H.: Evidence for different modes of insulin sectretion. In: Falkmer, St., Hellman, B., Täljedal, I. B.: The structure and metabolism of the pancreatic islets, Vol. II. Oxford: Pergamon Press 1970.

Diamare, V.: Studii comparativi sulle isole di Langerhans del pancreas. Int. Mschr. Anat. Physiol. **16**, 155 (1899).

Douglas, W. W.: Stimulus-secretion coupling: the concept and dues from chromaffin and other cells. Brit. J. Pharmacol. **34**, 451—474 (1968).

Du Bois, A. M.: L'intoxication alloxanique chez la femelle gravide de cobaye. II. Effets de l'alloxane sur les ilots endocriniens du pancréas de la mère et du foetus. Z. Zellforsch. **47**, 226 (1957).

Epple, A.: Über Beziehung zwischen Feinbau und Jahresperiodik des Inselorgans von Vögeln. Z. Zellforsch. **53**, 731 (1961).

— Zur vergleichenden Zytologie des Inselorgans. Zool. Anz. Suppl. **27**, 461 (1963).

— Weitere Untersuchungen über ein drittes Pankreashormon. Verh. dtsch. Zool. Ges., S. 460—470. Leipzig: Akad. Verlagsges. 1965.

— (1) Cytology of pancreatic islet tissue in the toad Bufo bufo (L.). Gen. comp. Endocr. **7**, 191 (1966).

— (2) Islet cytology in urodele amphibians. Gen. comp. Endocr. **7**, 207 (1966).

Erbengi, T.: Untersuchungen an dem Inselorgan der Haustaube. Endokrinologie **47**, 51 (1964).

Ermisch, A.: Zum physiologischen und immunologischen Insulinnachweis bei Neunaugen. Acta biol. med. germ. **15**, 193 (1965).

— Beiträge zur Histologie und Topochemie des Inselsystems der Neunaugen unter natürlichen und experimentellen Bedingungen. Zool. Jb. Anat. **83**, 52 (1966).

Esterhuizen, A. C., Lever, J. D.: Pancreatic islet in the normal and $CoCl_2$-treated guinea pig. A fine structural study. J. Endocr. **23**, 243 (1961).

— Spiggs, T. L. B., Lever, J. D.: Nature of islet cell innervation in the cat pancreas. Diabetes **17**, 33 (1968).

Falkmer, St.: Experimental diabetes research in fish. Acta endocr. (Kbh.) **37**, Suppl. 59, (1961).

— Diskussionsbemerkung zu Ferner u. Kern: The islet organ of Selachians. In: Brolin, S. E., Hellman, B., Knutson, H.: The structure and metabolism of pancreatic islets. Oxford: Pergamon Press 1964.

— Quelques aspects comparatifs des cellules A pancréatiques et du glucagon. Ann. Endocr. (Paris) **27**, 321 (1966).

— Hellman, B.: Identification of the cells in the endocrine pancreatic tissue of the marine teleost Cottus scorpius by some silver impregnation procedures. Acta morph. neerl.-scand. **4**, 145 (1961).

Falkmer, St., Hellman, B., Voigt, G. E.: On the agranular cells in the pancreatic islets of the marine teleost Cottus scorpius. Acta path. microbiol. scand. 60, 47 (1964).
— Olsson, R.: Ultrastructure of the pancreatic islet tissue of normal and alloxan treated Cottus scorpius. Acta endocr. (Kbh.) 39, 32 (1962).
— Winbladh: (1) An investigation of the pancreatic islet tissue of the hagfisch (Myxine glutinosa) by light and electron microscopy. In: Brolin, S. E., Hellman, B., Knutson, H.: The structure and metabolism of pancreatic islets. Oxford: Pergamon Press 1964.
— — (2) Some aspects of the blood sugar regulation of the hagfish (Myxine glutinosa). In: Brolin, S. E., Hellman, B., Knutson, H.: The structure and metabolism of the pancreatic islets. Oxford: Pergamon Press 1964.
Fawcett, D. W.: The cell. An atlas of fine structure. Philadelphia: W. B. Saunders 1966.
Ferner, H.: Über die Entwicklung der Langerhans'schen Inseln nach der Geburt und die Bedeutung der versilberbaren Zellen im Pankreas des Menschen. Z. Zellforsch. 44, 451 (1938).
— Weitere Untersuchungen über die Bedeutung der Silberzellen in den Langerhans'schen Inseln des Menschen. Anat. Anz. 88, 104 (1939).
— Beiträge zur Histologie der Langerhans'schen Inseln des Menschen mit besonderer Berücksichtigung der Silberzellen und ihre Beziehung zum Pankreasdiabetes. Virchows Arch. path. Anat. 309, 87 (1942).
— Das Inselsystem des Pankreas. Stuttgart: Thieme 1952.
— Die Dissemination der Hodenzwischenzellen und der Langerhans'schen Inseln als funktionelles Prinzip für die Samenkanälchen und das exokrine Pankreas. Z. mikr.-anat. Forsch. 63, 35 (1957).
— Kern, H.: The islet organ of Selachians. In: Brolin, S. E., Hellman, B., Knutson, H.: The structure and metabolism of pancreatic islets. Oxford: Pergamon Press 1964.
— — Die vergleichende Morphologie der Langerhans'schen Inseln. In: Pfeiffer, E. F.: Handbuch des Diabetes mellitus. München: J. F. Lehmann 1968.
Ferreira, D.: L'ultrastructure des cellules du pancréas endocrine chez l'embryon et le rat nouveau-né. J. Ultrastruct. Res. 1, 14 (1957).
Feyrter, F.: Über das Inselorgan. Anat. Anz., Suppl. 88, 87 (1939).
Forssmann, W. G.: Ultrastructure of hormone producing cells of the upper gastrointestinal tract. In: Origin, chemistry, physiology and pathophysiology of the gastrointestinal hormones (Creutzfeldt, W., Ed.) Stuttgart: Schattauer, 1970.
— Orci, L.: Ultrastructure and secretory cycle of the gastrin-producing cell. Z. Zellforsch. 101, 419—432 (1969).
— — Pictet, R., Renold, A. E., Rouiller, C.: The endocrine cells in the epithelium of the gastrointestinal mucosa of the rat. J. Cell Biol. 40, 692—715 (1969).
Frerichs, H., King, S., Creutzfeldt, W.: Sezerniert die B-Zelle Insulin unter Umgehung der granulären Speicherform unmittelbar nach der Biosynthese? Vortrag 5. Kongr. d. Deutschen Diabetes-Gesellsch. Bonn-Bad Godesberg, 1970.
Frye, B. E.: Development of the pancreas in Ambyostoma opacum. Amer. J. Anat. 102, 117 (1958).
Fujita, Ts.: Über das Inselsystem des Pankreas von Chimaera monstrosa. Z. Zellforsch. 54, 487 (1962).
— (1) Cytologic studies on the pancreatic islets in Chimaera monstrosa. In: Brolin, S. E., Hellman, B., Knutson, H.: The structure and metabolism of pancreatic islets. Oxford: Pergamon Press 1964.
— (2) The identification of the argyrophil cells of pancreatic islets with D-cells. Arch. histol. japon. 25, 189 (1964).
— D-cell, the third endocrine element of the pancreatic islet. Arch. histol. japon. 29, 1 (1968).
Gaede, K., Runge, W., Carbonell, L.: Elektronenmikroskopische Differenzierung der Inselgranula des Pankreas bei der Ratte. Z. Zellforsch. 49, 690 (1959).
Ghiani, P., Accame, R.: Sulla citologia del pancreas endocrino durante lo sviluppo degl anfibi. Osservazioni comparative in urodeli ed anuri. Atti Accad. Naz. Lincei, Ser. 8, 32 1 (1962).
Giordano Lanza, G.: Il pancreas endocrino degli equidi. Quad. Anat. prat. 12, 1 (1957).
Goldner, M. G., Volk, B. W.: The effect of hypophysectomy and of prolonged growth hormone administration on the pancreatic α-cells of the rat. Ciba Found. Coll. on Endocrinology, Vol. 9, 75 (1955).
Gomori, G.: Studies on the cells of the pancreatic islets. Anat. Rec., Suppl. 74, 439 (1939).
— Observation with differential stains on human islets of Langerhans. Amer. J. Anat. 17, 395 (1941).
— A new stain for elastic tissue. Amer. J. clin. Path. 20, 665 (1950).
Grimelius, L.: A modified silver protein method for studying the argyrophil cells of the islets of Langerhans. In: Brolin, S. E., Hellman, B., Knutson, H.: The structure and metabolism of pancreatic islets. Oxford: Pergamon Press 1964.

GRODSKY, G. E., CURRY, D. L., BENNETT, L. L., RODRIGO, J. J.: Factors influencing different rates of insulin release in vitro. Acta diabet. lat. 5 (Suppl. 1), 140—161 (1968).
— LANDAHL, H., CURRY, D. L., BENNETT, L. L.: In vitro studies suggesting a two-comparti-mental model for insulin secretion. In: FALKMER, ST., HELLMAN, B., TÄLJEDAL, I. B.: The structure and metabolism of the pancreatic islets, Vol. II. Oxford: Pergamon Press 1970.
GROSSNER, D.: (1) Die Entwicklung der Langerhans'schen Inseln und die „Blutinseln" beim Schaf. Z. mikr.-anat. Forsch. 76, 277 (1967).
— (2) Über das Inselorgan des Axolotl (Siredon mexicanum). Z. Zellforsch. 82, 82 (1967).
HARTROFT, W. S., WRENSHALL, G. A.: Correlation of beta-cell granulation with extractable insulin of the pancreas. Diabetes 4, 1 (1955).
HAUSBERGER, F. X., RAMSAY, A. J.: Steroid diabetes in the guinea pig. Endocrinology 53, 423 (1953).
HELLERSTRÖM, C.: (1) Enzyme histochemistry of the pancreatic islets in the duck with special reference to the two types of A-cells. Z. Zellforsch. 60, 668 (1963).
— (2) Effects of steroid diabetes on the pancreatic islets of guinea pigs with special reference to the A_1-cells. Acta Soc. Med. upsalien 68, 1 (1963).
— A method for the microdissection of intact pancreatic islets of mammals. Acta endocr. (Kbh.) 45, 122 (1964).
— ASPLUND, K.: The two types of A-cells in the pancreatic islets of snakes. Z. Zellforsch. 70, 68 (1966).
— HELLMAN, B.: Some aspects of silver impregnation of the islets of Langerhans in the rat. Acta endocr. (Kbh.) 35, 518 (1960).
— — (1) Reactions of the types of A cells in the islets of Langerhans after administration of glucagon. Acta endocr. (Kbh.) 41, 116 (1962).
— — BROLIN, S. E., LARSSON, S.: (2) In vitro incorporation of thymidine-H^3 in the pancreas of normal and obese-hyperglycemic mice. Acta path. microbiol. scand. 54, 1 (1962).
— — PETERSSON, B., ALM, G.: The two types of pancreatic A-cells and their relation to the glucagon secretion. In: BROLIN, S. E., HELLMAN, B., KNUTSON, H.: The structure and metabolism of pancreatic islets. Oxford: Pergamon Press 1964.
HELLMAN, B., HELLERSTRÖM, C.: The islets of Langerhans in ducks and chickens with special reference to the argyrophil reaction. Z. Zellforsch. 52, 278 (1960).
— — Histology and histophysiology of the islets of Langerhans in man. In: Handbuch des Diabetes mellitus, Bd. I (PFEIFFER, E. F., Ed.). München: J. F. Lehmann 1969.
— — (1) Cellular composition of the islets of Langerhans in the bullfrog, Rana catesbiana. Acta anat. (Basel) 48, 149 (1962).
— LERNMARK, Å.: A possible role of the pancreatic α_1 and α_2 cells as local regulators of insulin secretion. In: FALKMER, ST., HELLMAN, B., TÄLJEDAL, I. B.: The structure and metabolism of the pancreatic islets, Vol. II. Oxford: Pergamon Press 1970.
— ROTHMAN, U., HELLERSTRÖM, C.: (3) Identification of a specific type of α-cell located in the central part of the pancreatic islets of the horse. Gen. comp. Endocr. 2, 558 (1962).
— WALLGREN, A., HELLERSTRÖM, C.: (2) Two types of islet α-cells in different parts of the pancreas of the dog. Nature (Lond.) 194, 1201 (1962).
HERMAN, L., SATO, T., FITZGERALD, P. J.: Cytoplasmic membranes during cell secretion, degeneration and regeneration. In: Intracellular membranous structure (SENO, S., COW-DRY, E. V., Eds.). Japan Society for Cell Biology. Okayama, Japan, 1966.
HIMMELMANN, B.: Elektronenmikroskopische Untersuchungen zur Wirkung von Synthalin A auf Inselsystem und Nebenniere bei der Ente. Dissertationsschrift, Heidelberg 1969.
HOWELL, S. L., KOSTIANOVSKY, M., LACY, P. E.: Beta granule formation in isolated islets of Langerhans. A study by electron microscopic radioautography. J. Cell Biol. 42, 695—705 (1969).
HUMBEL, R. E.: Studies on isolated islets of Langerhans (Brockmann bodies) of teleost fishes. II. Evidence for insulin biosynthesis in vitro. Biochim. biophys. Acta (Amst.) 74, 96 (1963).
ITO, T., WATARI, N., YAMAMOTO, T.: Studien über die Langerhans'schen Inseln des Pankreas bei der Schlange, Elaphe quadrivirgata. Arch. histol. japon. 20, 311 (1960).
IVIČ, M.: Neue selektive Färbungsmethode der A- und B-Zellen der Langerhans'schen Inseln. Anat. Anz. 107, 347 (1959).
JACKSON, SL.: The islands of Langerhans in Elasmobranch and Teleostean fishes. J. metab. Res. 2, 141 (1922).
JAMIESON, J. D., PALADE, G. E.: (1) Intracellular transport of secretory proteins in the pancre-atic exocrine cell. I. Role of the peripheral elements of the Golgi complex. J. Cell Biol. 34, 577—596 (1967).
— — (2) Intracellular transport of secretory proteins in the pancreatic exocrine cell. II. Transport to condensing vacuoles and zymogen granules. J. Cell Biol. 34, 597—615 (1967).

Kano, K.: Histologische, zytologische und elektronenmikroskopische Untersuchungen über die Langerhans'schen Inseln der Schildkröte (Clemmys japonica). Arch. histol. japon. **22**, 123 (1961).
— Experimental cytological observation on the islets of Langerhans in the tortoise (Clemmys japonica) Arch. histol. japon. **23**, 153 (1962).
Karlson, P.: Kurzes Lehrbuch der Biochemie für Mediziner und Naturwissenschaftler. Stuttgart: Thieme 1966.
Kern, H. F.: Die Zytologie der Langerhans'schen Inseln beim Axolotl (Siredon mexicanum) und bei Ambyostoma maculatum. Endokrinologie **42**, 294 (1962).
— Untersuchungen über das Pankreas einiger Selachier, mit besonderer Berücksichtigung des Inselorgans. Z. Zellforsch. **63**, 134 (1964).
— (1) Über das Inselorgan im Pankreas einiger neotoner Urodelen. Z. Zellforsch. **70**, 499 (1966).
— (2) Morphologie der Alloxanwirkung bei Haien, mit besonderer Berücksichtigung der Schäden im Pankreas. Z. Zellforsch. **71**, 469 (1966).
— (1) Beitrag zur funktionellen Morphologie der Inselzellen im Pankreas. Habilitationsschrift, Heidelberg 1968.
— (2) Elektronenmikroskopische Untersuchungen an den Langerhans'schen Inseln steroid-diabetischer Meerschweinchen. Anat. Anz., Erg.-H. **121**, 155 (1968).
— The fine structure of pancreatic α-cells under normal and experimental conditions. In: Falkmer, St., Hellman, B., Täljedal, J. B.: The structure and metabolism of the pancreatic islets, Vol. II. Oxford: Pergamon Press 1970.
— Junqueira, L. C.: Exokrines Pankreas und Inselsystem bei Schlangen (in Vorbereitung).
— Kern, D.: Das A-Zellsystem des Menschen und der Wirbeltiere. In: Nebenschilddrüse und endokrine Regulation des Calziumstoffwechsels. Spontanhypoglykämie. Glukagon. Berlin-Heidelberg-New York: Springer 1968.
— — Elektronenmikroskopische Untersuchungen über die Wirkung von Kobaltchlorid auf das exokrine Pankreasgewebe des Meerschweinchens. Virchows Arch. path. Anat., Abt. B **4**, 54—70 (1969).
— — Schmidt,F. H., Stork, H.: The finestructure of the islets of Langerhans in rats and rabbits after treatment with glibenclamide (HB 449). Horm. Metab. Res., Suppl. ad Vol. 1, 11—17 (1969).
— Logothetopoulos: Glycogen deposition and ultrastructural changes in the β-cells of diabetic guinea pigs. Proc. Sixth Congress Int. Diabetes Fed. Excerpta Med. Congr. Ser. Nr. **140**, Abstr. 237 (1967).
— — Steroid diabetes in the Guinea pig. Studies on islet-cell ultrastructure and regeneration. Diabetes **19**, 145—154 (1970).
Kissane, J. M., Lacy, P. E., Brolin, S. E., Smith, C. H.: Quantitative histochemistry of the islets of Langerhans. In: Brolin, S. E., Hellman, B., Knutson, H.: The structure and metabolism of pancreatic islets. Oxford: Pergamon Press 1964.
Kobayashi, K.: Histologische und cytologische Untersuchungen über die Langerhans'schen Inseln bei der Kröte (Bufo vulgaris formosus). Arch. histol. japon. **24**, 61 (1963).
Kobayashi, S., Fujita, T.: Fine structure of mammalian and avian pancreatic islets with special reference to D cells and nervous elements. Z. Zellforsch. **100**, 340—363 (1969).
Krause, R.: Mikroskopische Anatomie der Wirbeltiere in Einzeldarstellungen. Berlin und Leipzig, 1923.
Lacy, P. E.: Electron microscopy of the normal islets of Langerhans. Studies in the dog, rabbit, guinea pig and rat. Diabetes **6**, 498 (1957).
— Electron microscopy of the beta-cell of the pancreas. Amer. J. Med. **31**, 851 (1961).
— Electron microscopy of the islets of Langerhans. Diabetes **11**, 509 (1962).
— Studies by electron microscopy of secretory processes of islet cells. In: Leibel, B. S., Wrenshall, G. A.: On the nature and treatment of diabetes. Amsterdam: Excerpt Med. Found 1965.
— Howell, S. L., Young, D. A., Fink, C. J.: New hypothesis of insulin secretion. Nature (Lond.) **219**, 1177—1179 (1968).
— Kostianovsky, M.: Method for the isolation of intact islets of Langerhans from rat pancreas. Diabetes **16**, 35 (1967).
Laguesse, E. G.: Le pancréas. Rev. gén. histol. **2**, 1 (1906—1908).
Lane, M. A.: The cytological characters of the areas of Langerhans. Amer. J. Anat. **7**, 409 (1907).
Lange, R.: Zur Kenntnis der Feinstruktur der Langerhans'schen Inseln von hungernden Fröschen. Z. Zellforsch. **65**, 176 (1965).
Langerhans, P.: Beiträge zur mikroskopischen Anatomie der Bauchspeicheldrüse. Inaugural Dissertation. Berlin: G. Lange 1869.
— Untersuchungen über Petromyzon planeri. Ber. Verh. Naturf. Ges. Freiburg **6**, (1873).

Lazarow, A.: Spontaneous recovery from alloxan diabetes in the rat. Diabetes 1, 363 (1952).
— Bauer, G. E., Lindall, A.: (1) Protein synthesis in islet tissue. In: Brolin, S. E., Hellman, B., Knutson, H.: The structure and metabolism of pancreatic islets. Oxford: Pergamon Press 1964.
— Dixit, P. K., Lindall, A., Morgan, J., Hostetler, K., Cooperstein, S. J.: (2) Enzyme specialisation of islet tissue. In: Brolin, S. E., Hellman, B., Knutson, H.: The structure and metabolism of pancreatic islets. Oxford: Pergamon Press 1964.
Lazarus, S. S., Barden, H.: (2) Pancreatic β-cell glucose-6-phosphatase: substrate specificity and submicroscopic distribution. J. Histochem. Cytochem. 12, 792 (1964).
— — Specificity and ultrastructural localisation of pancreatic B cell glucose-6-phosphatase. Diabetes 14, 146 (1965).
— Shapiro, S. H., Volk, B. W.: Morphology of pancreatic B-cell secretion in neonatal rabbits. Lab. Invest. 16, 330 (1967).
— Volk, B. W.: (1) The pancreas in human and experimental diabetes. New York: Grune and Stratton 1962.
— — (2) Histochemical and electron microscopic studies of a functioning insulinoma. Lab. Invest. 11, 1279 (1962).
— — Barden, H.: Localisation of acid phosphatase activity and secretion mechanism in rabbit pancreatic B-cells. J. Histochem. Cytochem. 14, 233 (1966).
— Wallace, B. J.: (1) Nucleoside phosphatase and thiamine pyrophosphatase activity of rabbit Golgi apparatus .J. Histochem. Cytochem. 12, 729 (1964).
Le Compte, P. M., Steinke, J., Soeldner, J. S., Renold, A. E.: Changes in the islets of Langerhans in cows injected with heterologous and homologous insulin. Diabetes 15, 586 (1966).
Legg, P. G.: The fine structure and innervation of the beta and delta cells in the islet of Langerhans of the cat. Z. Zellforsch. 80, 321 (1967).
Lever, J. D., Findlay, J. A.: Similar structural basis for the storage and release of secretory material in adrenomedullary and pancreatic B cells. Z. Zellforsch. 74, 317 (1966).
Like, A. A.: (1) The ultrastructure of the secretory cells of the islets of Langerhans in man. Lab. Invest. 16, 937 (1967).
— Miki, E.: (2) Diabetic syndrome in sand rats. IV. Morphologic studies. Diabetologia 3, 143 (1967).
Logothetopoulos, J.: (1) Electron microscopy of the pancreatic islets of mice injected with insulin antibody. Fed. Proc. (FASEB) 50th Annual Meeting, Abstr. 1949 (1966).
— (2) Electron microscopy of the pancreatic islets of the rat. Effects of prolonged insulin injections. Diabetes 15, 823 (1966).
— Electron microscopy of the pancreatic islets stimulated by insulin antibody. Canad. J. Physiol. Pharmacol. 46, 407—410 (1968).
— Bell, E. G.: Histological and autoradiographic studies of the islets of mice injected with insulin antibody. Diabetes 15, 205 (1966).
— Brosky, G., Kern, H. F.: Regeneration of the cells of the pancreatic islets of the mouse. In: Falkmer, St., Hellman, B., Täljedal, I. B.: The structure and metabolism of the pancreatic islets, Vol. II. Oxford: Pergamon Press 1970.
— Davidson, J. K., Haist, R. E., Best, C. H.: Degranulation of beta cells and loss of pancreatic insulin after infusion of insulin antibody or glucose. Diabetes 14, 493 (1965).
— Kaneko, M., Wrenshall, G. A., Best, C. H.: Zinc, granulation and extractable insulin of islet cells following hyperglycemia of prolonged treatment with insulin. In: Brolin, S. E., Hellman, B., Knutson, H.: The structure and metabolism of pancreatic islets. Oxford: Pergamon Press 1964.
— Kern, H. F.: Patterns of induced mitotic activity in the islets of mice. Excerpta Medica Int. Congr. Series No. 140, 96 (1967).
— Kraicer, J., Best, C. H.: Granulation and reactive zinc in the cells of the islets of Langerhans. Effects of prolonged insulin treatment. Diabetes 10, 367 (1961).
— Salter, J. M.: (1) Morphology and cytochemistry of alpha cells of the rabbit pancreas. Diabetes 9, 31 (1960).
— Sharma, B. B., Salter, J. M., Best, C. H.: (2) Glucagon and metaglucagon diabetes in rabbits. Diabetes 9, 278 (1960).
Lomsky, R., Langr, F., Vortel, V.: Immunohistochemical demonstration of gastrin in mammalian islets of Langerhans. Nature (Lond.) 223, 618—619 (1969).
Malaisse, W.: Etude de la sécrétion insulinique in vitro. Bruxelles: Ed. Arscia 1969.
Manocchio, J.: Metachromatische Färbung der A-Zellen in den Pancreasinseln von canis familiaris. Zbl. allg. Path. path. Anat. 101, 1 (1960).
— The metachromatic A-cells in the pancreatic islets of dogs of different age. In: Brolin, S. E., Hellman, B., Knutson, H.: The structure and metabolism of the pancreatic islets. Oxford: Pergamon Press 1964.

Manocchio, J., Asdrubaldi, G.: Osservazioni sulle cellule A delle isole pancreatiche negli uccelli. Arch. vet. ital. **12**, 13 (1961).

Maske, H.: Experimentell erzeugte Vergrößerung der Langerhans'schen Inseln beim Meerschweinchen. In: Probleme der fetalen Endokrinologie. Berlin-Göttingen-Heidelberg: Springer 1956.

— Weinges, K.: Untersuchungen über das Verhalten der Meerschweinchen gegenüber verschiedenen diabetogenen Noxen. Alloxan und Dithizon. Naunyn-Schmiedebergs Arch. exp. Path. Pharmak. **230**, 406 (1957).

Mawas, J.: Recherches histologique sur le pancréas des cyclostomes. C.R. Ass. Anat. **19**, 327 (1923).

McGuigan, J. E.: Experiences with the immunoassay and the fluorescence microscopical localization of gastrin. In: Origin, chemistry, physiology and pathophysiology of the gastrointestinal hormones (Creutzfeldt, W., Ed.) Stuttgart: Schattauer, 1970.

Meyer, J., Bencosme, S. A.: The fine structure of normal rabbit pancreatic islet cells. Rev. canad. Biol. **24**, 179 (1965).

Mikami, S.-I., Ono, K.: Glucagon deficiency induced by extirpation of alpha islets of the fowl pancreas. Endocrinology **71**, 464 (1962).

Miller, M. R.: Pancreatic islet histology and carbohydrate metabolism in amphibians and reptiles. Diabetes **9**, 318 (1960).

— Observations on the comparative histology of the reptilian pancreatic islet. Gen. comp. Endocr. **2**, 407 (1962).

— Wurster, D. H.: Studies on the blood glucose and pancreatic islets of lizards. Endocrinology **58**, 114 (1956).

— — Further studies on the blood glucose and pancreatic islets of lizards. Endocrinology **63**, 191 (1958).

Miller, R. A.: Effects of anterior pituitary preparations and insulin on the islet cells of the pigeon pancreas. Endocrinology **31**, 535 (1942).

Mosca, L.: Sulla citilogia della isole pancreatile. Biol. lat. (Milano) **8**, 756 (1955).

— An experimental study of the cytology of pancreatic islets. Quart. J. exp. Phys. **42**, 49 (1957).

Müller, I., Runge, W., Ferner, H.: Cytologie und Gefäßverhältnisse des Inselorgans bei der Ente. Z. mikr.-anat. Forsch. **62**, 165 (1965).

Munger, B. L.: A light and electron microscopic study of cellular differentiation in the islets of the mouse. Amer. J. Anat. **103**, 275 (1958).

— Caramia, F., Lacy, P. E.: The ultrastructural basis for the identification of cell types in the pancreatic islets. II. Rabbits, dogs, cat and opossum. Z. Zellforsch. **67**, 776 (1965).

Nace, P. F., Fucikovsky, L. A.: Blood sugar and pancreatic structure of the salamander Amphiuma. Anat. Rec. **142**, 261 (1962).

Nagelschmidt, L.: Untersuchungen über die Langerhans'schen Inseln der Bauspeicheldrüse bei den Vögeln. Z. mikr.-anat. Forsch. **45**, 200 (1939).

Nordmann, M., Wolf, E.: Elektronenoptische Untersuchungen des Pankreas unter normalen und abnormen Stoffwechsellagen. Virchows Arch. path. Anat. **333**, 54 (1960).

Östberg, H., Hellerström, C., Kern, H. F.: Studies on the A_1-cells in the endocrine pancreas of some cartilaginous fishes. Gen. comp. Endocr. **7**, 475 (1966).

Orci, L., Renold, A. E., Rouiller, C.: Evidence for mixed endocrine and exocrine cells. In: Falkmer, St., Hellman, B., Täljedal, I. B.: The structure and metabolism of the pancreatic islets, Vol. II. Oxford: Pergamon Press 1970.

— — — The intracellular pathways of granulolysis in pancreatic α-cells. In: Falkmer, St., Hellman, B., Täljedal, I. B.: The structure and metabolism of the pancreatic islets, Vol. II. Oxford: Pergamon Press 1970.

— Stauffacher, W., Beaven, D., Lambert, A. E., Renold, A. E., Rouiller, C.: Ultrastructural events associated with the action of tobutamide and glibenclamide on pancreatic B-cells in vivo and in vitro. Acta diabet. lat. **VI**, suppl. 1, 271—374 (1969).

Parrilla, R., Gomez-Acebo, J., Candela, I. L. R.: Ultrastructural evidence for the presence of enterochromaffin Typ II cells in the pancreatic islets of the rabbit. J. Ultrastruct. Res. **26**, 1—7 (1969).

Peter, St.: Die Feinstruktur des Inselorgans im Pankreas des Huhnes in den ersten Lebenstagen und Wochen. Z. mikrosk.-anat. Forsch. **81**, 387—404 (1970).

Petersson, B.: (1) The two types of alpha cells during the development of the guinea-pig pancreas. Z. Zellforsch. **75**, 317 (1966).

— (2) Isolation and characterisation of different types of pancreatic islet cells in guinea-pigs. Acta endocr. (Kbh.) **53**, 480 (1966).

— (3) Cytochemical studies of hydrolytic and oxidative enzymes in sections and isolated cells from the endocrine pancreas of guinea-pigs. Histochemie **7**, 116 (1966).

— Hellerström, C., Hellman, B.: Some characteristics of the two types of A-cells in the islets of Langerhans of guinea-pigs. Z. Zellforsch. **57**, 559 (1962).

Petersson, B., Hellman, B.: Effects of long term administration of glucagon on the pancreatic islet tissue of rats and guinea-pigs. Acta endocr. (Kbh.) **44**, 139 (1963).

Pfeiffer, E. F., Ziegler, R.: Die Inselzellhormone: Insulinsekretion in vivo (tierexperimentelle Befunde). In: Diabetes mellitus, Bd. I (Pfeiffer, E. F., Hrsg.). München: J. F. Lehmann 1969.

Rappaport, A. M., Vranic, M., Wrenshall, G. A.: A pedunculated subcutaneous autotransplant of an isolated pancreas remnant, for the temporary deprivation of internal pancreatic secretion in the dog. Surgery **59**, 792 (1966).

Rennie, J.: The epithelial islets of the pancreas in Teleosti. Quart. J. micr. Sci. **48**, 379 (1904).

Renold, A. E., Di Pietro, D. L., Williams, A. K.: Studies of hexokinase activity of homogenates of pancreatic islets of toadfish (Opsanus Tau). In: Brolin, S. E., Hellman, B., Knutson, H.: The structure and metabolism of pancreatic islets. Oxford: Pergamon Press 1964.

— Steinke, J., Soeldner, J., Antoniades, H. N., Smith, E. R.: Immunological response to the prolonged administration of heterologous and homologous insulin in cattle. J. Clin. Invest. **45**, 702 (1966).

Rodé, B.: Action of cobalt chloride on the islets of Langerhans in horses. Acta anat. (Basel) **42**, 272 (1960).

Runge, W., Müller, I., Ferner, H.: Der Zinknachweis in den A-Zellen und B-Zellen des Inselorgans bei der Ente. Z. Zellforsch. **44**, 208 (1956).

Saguchi, S.: Cytological studies of Langerhans' islets with special reference to the problem of their relation to the pancreatic acinus tissue. Amer. J. Anat. **28**, 1 (1921).

Sato, T., Herman, L., Fitzgerald, P. J.: Comparative ultrastructure of amphibian pancreatic islets of Langerhans. In: Proc. Third Europ. Conf. Electr. Microsc. Publ. House Csl. Acad. Sci. Prag, 1964.

— — — The comparative ultrastructure of the pancreatic islets of Langerhans. Gen. comp. Endocr. **7**, 132 (1966).

Saviano, M.: (1) Richerche sull'azione diabetogena dell allossano nei selaci. Boll. Soc. ital. Biol. sper. **23**, 1290 (1947).

— (2) Richerche sull'azione diabetogena dell allossano nei teleostei. Boll. Soc. ital Biol. sper. **23**, 1295 (1947).

Scherft, J. P., Daems, W. Th.: Single cilia in chondrocytes. J. Ultrastruct. Res. **19**, 546—555 (1967).

Schiebler, T. H., Schiessler, S.: Über den Nachweis von Insulin mit den metachromatisch reagierenden Pseudoisocyaninen. Histochemie **1**, 445 (1959).

Sevier, A. C., Munger, B. L.: Technical note: a silver method for paraffin sections of neural tissue. J. Neuropath. exp. Neurol. **24**, 130—135 (1965).

Solcia, E., Sampietro, R.: On the nature of the metachromatic cells of pancreatic islets. Z. Zellforsch. **65**, 131 (1965).

Stoeckenius, W., Kracht, J.: Elektronenmikroskopische Untersuchungen an den Langerhans'schen Inseln der Ratte. Endokrinologie **36**, 135 (1958).

Svennevig, J. L.: Entwicklung des Inselorgans bei der Hausente, die Entstehung der dunklen und hellen Inseln. Z. mikr.-anat. Forsch. **76**, 568 (1967).

Telib, M., Raptis, S., Schröder, K. E., Pfeiffer, E. F.: Serotonin and insulin release in vitro. Diabetologia 4, 253—256 (1968).

Théret, C., Tamboise, E.: Role de l'apparail de Golgi et du pancréas endocrine après l'action d'arylsulfonamides hypoglycémiantes. C.R. Acad. Sci. (Paris) **256**, 1838 (1963).

Thomas, T. B.: Cellular components of the mammalian islets of Langerhans. Amer. J. Anat. **62**, 31 (1937/38).

— Islet tissue in the pancreas of the Elasmobranchii. Anat. Rec. **76**, 1 (1940).

— The pancreas of snakes. Anat. Rec. **82**, 327 (1942).

Titlbach, M.: (1) Langerhans'sche Inseln bei Gallus domesticus. Čs. Morfol. **11**, 91 (1963).

— (2) Langerhans'sche Inseln bei Schlangen. Čs. Morfol. **11**, 237 (1963).

— (1) Licht- und elektronenmikroskopische Untersuchungen der Langerhans'schen Inseln von Schildkröten. Z. Zellforsch. **70**, 21 (1966).

— (2) Feinstruktur der Zellen der Langerhans'schen Inseln bei Cyprinus carpio. Z. mikr.-anat. Forsch. **75**, 148 (1966).

— Licht- und elektronenmikroskopische Untersuchungen der Langerhans'schen Inseln von Eidechsen. Z. Zellforsch. **83**, 427 (1967).

Tschassownikow, S.: Travaux de la société des naturalistes de Varsovie, 1898. Zit. nach Bargmann (1939).

Volk, B. W., Lazarus, S. S.: Studies on the diabetogenic action and the site of origin of glucagon. Diabetes **9**, 53 (1960).

— — Ultramicroscopy of dog islets in growth hormone diabetes. Diabetes **11**, 426 (1962).

Volk, B. W., Lazarus, S. S.: Glycogenization of canine pancreatic A-cells during growth hormone diabetes. Endocrinology 72, 496 (1963).

Vranic, M.: Effects of cortisol in guinea pigs with normal and atrophic exocrine pancreas. Diabetes 14, 194 (1965).

Vuylsteke, C. A., Cornelis, G., de Duve, C.: Influence de traitment au cobalt sur le contenu en facteur HGF du pancréas de cobaye. Arch. int. Physiol. 60, 128 (1952).

Watanabe, A.: Histologische, zytologische und elektronenmikroskopische Untersuchungen über die Langerhans'schen Inseln der Knochenfische, insbesondere des Karpfens. Arch. histol. japon. 19, 179 (1960).

Watari, N.: Fine structure of nervous elements in the pancreas of some vertebrates. Z. Zellforsch. 85, 291—314 (1968).

Weinges, K., Maske, H.: Pankreatektomie und Cortisonwirkung bei Meerschweinchen. Naunyn-Schmiedebergs Arch. exp. Path. Pharmak. 231, 440 (1957).

Williams, R. H., Ensinck, J. W.: Secretion, fates and actions of insulin and related products. Diabetes 15, 623 (1966).

Williamson, J. R., Lacy, P. E., Grisham, J. W.: Ultrastructural changes in islets of the rat produced by tolbutamide. Diabetes 10, 460—469 (1961).

Wilson, S., Falkmer, St.: Starfish insulin. Canad. J. Biochem. 43, 1615 (1965).

Winbladh, L.: Light microscopical and ultrastructural studies of the pancreatic islet tissue of the lamprey (Lampetra fluviatilis). Gen. comp. Endocr. 6, 534 (1966).

Wolff, H., Ringleb, D., Amann, R.: Histochemische Untersuchungen über das Inselzink. Z. ges. exp. Med. 126, 390 (1955).

Wolter, J. R.: Die Langerhans'schen Inseln des Pferdes mit besonderer Berücksichtigung der Zelltypen. Z. Zellforsch. 35, 229 (1950).

Wrenshall, G. A., Vranic, M., Cowan, J. S., Rappaport, A. M.: Effects of sudden deprivation and restoration of insulin secretion on glucose metabolism in dogs. Diabetes 14, 689 (1965).

Young, F. G.: Pancreatic hormones: Insulin. In: von Euler, U. S., Heller, H.: Comparative endocrinology, Vol. 1. New York: Academic Press 1963.

Orthologie der Langerhans'schen Inseln des Menschen

H. Kief und K. Engelbart

Mit 19 Abbildungen

Einleitung

In Kaninchenbauchspeicheldrüsen, welche in Müllerscher Flüssigkeit gelegen hatten, fand Langerhans 1869 kleine rundliche, intensiv gelb gefärbte Fleckchen. Sie bestanden aus einer Anzahl polygonaler Zellen, die ein homogenes Cytoplasma ohne sichtbare Körnelung aufwiesen. Eine Funktion vermochte Langerhans diesen von ihm als „Zellhaufen" angesprochenen Arealen nicht zuzuschreiben. Er mußte sich „einer Hypothese über ihren Charakter und Werth" noch enthalten. In den folgenden Jahren wurden diese Komplexe auch im Pankreas anderer Tiere und des Menschen entdeckt. Die jeweiligen Beschreiber ordneten sie histologisch wechselnd ein und benannten sie verschieden. Erst 1895 überzeugte sich Laguesse von ihrer Identität mit den „Zellhaufen". Er bezeichnete sie als *Langerhans'sche Inseln* und prägte damit den in der Folgezeit allgemein gültig gewordenen Terminus.

Kurze Zeit davor hatten v. Mering u. Minkowski (1889) die Beteiligung der Bauchspeicheldrüse an der inneren Sekretion erwiesen. Durch totale Pankreatektomie glückte ihnen beim Hund die Erzeugung eines Diabetes mellitus. Diese Entdeckung hat die Forschung auf dem Gebiet des Kohlenhydratstoffwechsels und Diabetes weiter induziert. Laguesse sprach 1901 die Vermutung aus, die Inseln könnten den innersekretorisch aktiven Teil der Bauchspeicheldrüse darstellen. Danach wurden zahlreiche Experimente mit dem Ziel durchgeführt, einen Stoff mit antidiabetischer Wirkung aus tierischen Bauchspeicheldrüsen zu gewinnen.

Allen diesen Bemühungen ist ein tragender Erfolg zunächst versagt geblieben. Erst Banting u. Best (1922) gelang es, die blutzuckersenkende Substanz aus fetalen Bauchspeicheldrüsen des Kalbes und aus Rinderbauchspeicheldrüsen zu isolieren und deren Wirksamkeit am pankreatektomierten Hund zu erweisen. Unter Mithilfe von Collip et al. (1922) konnten sie schließlich ein am Menschen anwendbares Präparat herstellen, das nach seinem Bildungsort den Namen *Insulin* erhielt.

Bei histologischen Untersuchungen der Langerhans'schen Inseln von Tieren fielen zu Beginn dieses Jahrhunderts bereits zwei färberisch verschieden granulierte Zelltypen auf, die A- und die B-Zellen (Lane, 1907; Bensley, 1911/12). Mit der Azanfärbung von Heidenhain konnte Bloom (1931) auch an menschlichen Inseln A- und B-Zellen unterscheiden. Die B-Zellen stellen den Bildungsort des blutzuckersenkenden Hormons Insulin, die A-Zellen den des blutzuckersteigernden Glucagon dar (Lit. bei Ferner, 1952, 1960; Korb u. LeCompte, 1955; Warren et al., 1966). Er beschrieb daneben noch einen dritten Zelltyp, der heute meistens als D-Zelle bezeichnet wird. Die funktionelle Bedeutung dieser D-Zellen ist derzeit noch nicht sicher geklärt.

Die Orthologie des Inselapparates von Mensch und Versuchstieren ist mehrfach zusammenfassend abgehandelt (Bargmann, 1939; Ferner, 1952; Lazarus u. Volk, 1962; Grillo u. Foa, 1966; Kawanishi et al., 1966; Warren et al., 1966). Im Rahmen dieses Bandes „Insulin" soll unser Beitrag nur Befunde an menschlichen Inseln berücksichtigen.

A. Histologie der Langerhans'schen Inseln des Menschen

I. Relation von exo- zu endokrinem Pankreas

Im Pankreas des Neugeborenen lassen sich bereits zahlreiche unterschiedlich große und vorwiegend unscharf begrenzte Inseln nachweisen, in denen färberisch A- und B-Zellen differenziert werden können. Infolge der zu dieser Zeit noch mangelhaften Ausprägung des exokrinen Pankreasgewebes liegen die Inseln ziemlich dicht zusammen (Abb. 1). Das Verhältnis zwischen endokrinen und exokrinen

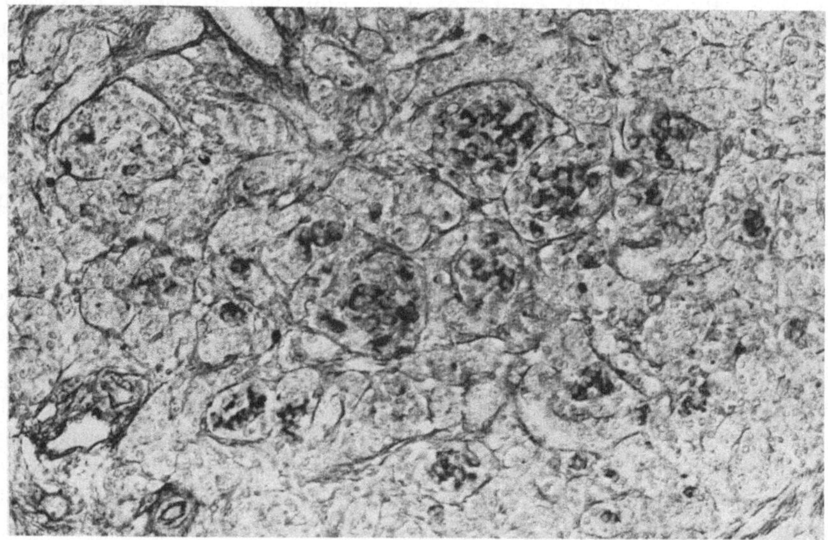

Abb. 1. Langerhans'sche Inseln einer männlichen Frühgeburt. Färbung der B-Zellgranula mit Aldehydthionin. Vergrößerung 175fach

Epithelien wird von Ferner (1938) mit 1:1 angegeben. Erst mit zunehmender Entwicklung des exokrinen Gewebes, im Zusammenhang mit seinen steigenden funktionellen Aufgaben, weichen die Inseln mehr und mehr auseinander. Zwischen dem 5. und 12. Lebensjahr finden sich nach Nakamura (1924) noch durchschnittlich 168 Inseln pro 50 mm² gegenüber 130 bei Erwachsenen. Der Anteil des Inselgewebes am Pankreasvolumen soll nach Susman (1942) bei Kindern bis zu 3,6% und bei Erwachsenen etwa 0,9 bis 2,7% ausmachen. Das Durchschnittsgewicht des Pankreas wird bei der Geburt mit 2,6 und nach dem 21. Lebensjahr mit 66 g, das der Inseln mit 0,12 bzw. 1,07 g angegeben. Die Gewichtszunahme des endo- und exokrinen Pankreasteiles soll in den beiden ersten Lebensjahren parallel laufen. Vom 4. bis 12. Jahr war die Zunahme des endokrinen Anteils nur halb so hoch wie diejenige des exokrinen ermittelt worden (OGILVIE, 1937, 1964). Neuere quantitative Untersuchungen am Inselapparat von Früh- und Neugeborenen unter ausführlicher Berücksichtigung der Literatur stammen von BORCHARD u. MÜNTE-FERING (1969). Sie messen der Bestimmung der kritischen Grenze des mittleren und maximalen Inseldiameters eine praktische Bedeutung für die Verifizierung einer diabetischen Stoffwechselstörung oder eines Prädiabetes der Mutter bei.

Das aus dem menschlichen Pankreas extrahierbare Insulin beträgt nach WRENSHALL (1960) 4 E/g im 1. Lebensjahr gegenüber 2,3 E beim Erwachsenen. Der Gesamtgehalt des Pankreas an Insulin steigt von der frühen Kindheit bis zum 12. bis 16. Lebensjahr um das Fünf- bis Sechsfache.

II. Inselgewebe im Kindesalter

Im frühkindlichen Pankreas sieht man neben relativ scharf abgegrenzten Inseln noch alle Phasen der Neubildung, in Form von kleinen Inselsprossen aus dem

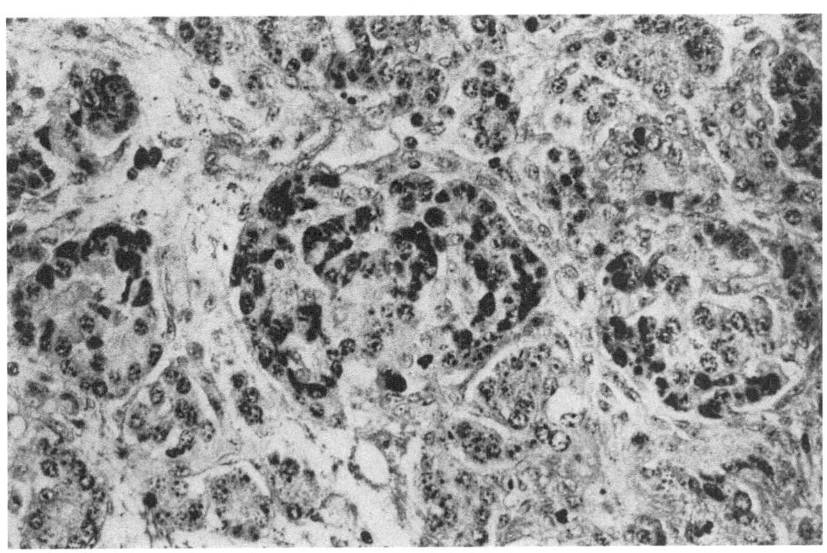

Abb. 2. Färbung der A-Zellgranula mit Phosphorwolframsäure-Hämatoxylin. Insel einer männlichen Frühgeburt. Vergrößerung 350fach

Gangsystem und aus Drüsenendstücken (SCHULTRICH, 1965) sowie von Einzelzellen und sog. Ganginseln (FERNER, 1952). Dieser Prozeß soll im wesentlichen mit dem 4. Lebensjahr zum Abschluß kommen (OGILVIE, 1937; FERNER, 1952). Anderen Ergebnissen zufolge soll die postnatale Zunahme des Gesamtvolumens der Inseln immer mit einer Vermehrung ihrer Zahl verbunden sein (HELLMAN, 1965/66). Bis zum 4.Lebensjahr weisen die Inseln lagemäßig eine relativ scharfe Trennung von A- und B-Zellen auf. Die A-Zellen liegen überwiegend in der Inselperipherie, teils schalenförmig geschichtet, teils den B-Zellen kappenförmig aufsitzend. Sie sind relativ klein und treten einzeln oder in kleinen Gruppen mit Capillaren in Kontakt. Die größeren und helleren B-Zellen liegen fast ausschließlich im Zentrum der Inseln. Dieser von Ferner u. Stoeckenius (1950) als *Mantelinsel* beschriebene Typ tritt bei Granulafärbungen allerdings nicht immer so deutlich hervor, wie ihn die Abb. 2 bei Darstellung der A-Zellen veranschaulicht. Zahlenmäßig stehen sich A- und B-Zellen im Verhältnis 1:1 gegenüber, manchmal überwiegen auch noch die A-Zellen.

Im weiteren Verlauf, nach Schultrich (1965) zwischen dem 1. und 5. Lebensjahr, kommt es zu einer Umordnung der Zellen, wobei A-Zellen auch im Zentrum der Inseln auftauchen, bis schließlich die beim Erwachsenen übliche mäanderartige Anordnung der Zellen den Typus der *Bandinseln* entstehen läßt. Gleichzeitig wird auch eine Verschiebung im Verhältnis von A- zu B-Zellen beobachtet. Dieser AB-Relation ist immer große Beachtung geschenkt worden, insbesondere im Hinblick auf mögliche diagnostische Kriterien der Inselveränderungen bei Diabetes mellitus. In neueren Untersuchungen fand Seifert (1958) für Kinder Werte von 1:1 bis 2 und für Erwachsene solche von 1:3 bis 5. Zu ähnlichen Ergebnissen kam Schultrich (1965) bei 100 Nicht-Diabetikern mit einer AB-Relation von 1:1 bei Neugeborenen und von 1:4 für das 20. bis 49. Lebensjahr.

III. Die Inseln der Erwachsenen

Im Pankreas des Erwachsenen treten die Langerhans'schen Inseln gegenüber dem exokrinen Gewebe zahlenmäßig pro Blickfeld in den Hintergrund. Angaben über die Gesamtzahl der Inseln in einer menschlichen Bauchspeicheldrüse sowie über ihre lagemäßige Verteilung in den einzelnen Abschnitten zeigen erhebliche Unterschiede und dürften allgemein nur einen orientierenden Wert besitzen (Kracht, 1958; Bargmann, 1964). Clark (1913) fand Werte zwischen 208000 und 1760000, Ogilvie (1937) solche zwischen 117000 und 1880000 bei Menschen zwischen dem 1. und 21. Lebensjahr. Die relative Inselfrequenz soll in der Reihenfolge Caput-Corpus-Cauda ansteigen (Nakamura, 1924; Cireli, 1962). Ähnlich verhält es sich mit der Konzentration des extrahierbaren Insulins (Wrenshall et al., 1952).

Die Inseln sind häufig unregelmäßig begrenzt, ihre flächenmäßige Ausdehnung zeigt — in erster Linie wohl schnittbedingt — erhebliche Unterschiede. Nach Bargmann (1964) können die Inseldurchmesser 75 bis 500 μ betragen, im allgemeinen sollen sich Längsdurchmesser von 100 bis 200 μ ergeben. Cireli (1962) fand an Serienschnitten des Pankreas von drei Menschen eine Massierung der Inseln mit Durchmessern zwischen 75 und 125 μ. Ähnliche Werte finden sich bei Hellman (1959) sowie bei Brolin u. Hellman (1963) in Verbindung mit methodischen Angaben über Volumenbestimmungen an Inseln von Mensch und Tier. Die Mehrzahl der Inseln ist rundherum durch eine aus einem Fibrocyten mit schmalen kollagenen Fasern bestehende Schicht sowie durch Capillaren vom exokrinen Gewebe abgegrenzt. Im Innern der Inseln ist ebenfalls nur spärlich Bindegewebe entwickelt. Es soll in der Breite jeweils nur einen Fibrocyten mit dünner Faser enthalten (Schultrich, 1965). Gut darstellbar sind versilberbare Gitterfasern, die in ihrem Verlauf den Capillaren aufsitzen und dadurch die Gefäßarchitektonik innerhalb der Inseln deutlich zum Ausdruck bringen (Abb. 3). Nach Ferner (1952) steht die Dichte der Capillarknäuel in enger Beziehung zur Zahl der A-Zellen. Reichliche marklose Nervenfasern, die an der Oberfläche der Inseln und entlang der Capillaren nervöse Geflechte bilden und an Inselzellgruppen enden, stellen die Verbindung zwischen vegetativem Nervensystem und endokrinem Gewebe dar. Innerhalb oder in der Nähe von Inseln finden sich gelegentlich einzelne Ganglienzellen (Tonutti,

1956). Lymphgefäße kommen in den Inseln anscheinend nicht vor (BARGMANN, 1964).

FERNER (1952, 1958) gab für den gesunden erwachsenen Menschen eine AB-Relation von annähernd 20:80 an. Die A-Zellzahl war dabei mit Hilfe der Silbermarkierung dieser Zellen bestimmt. MCLEAN u. OGILVIE (1955) fanden im Mittel 25% A-Zellen, wobei der höchste gefundene Wert 33%, der niedrigste 18% betrug. SEIFERT (1958) ermittelte für den Erwachsenen ein AB-Verhältnis von 1:3 bis 1:5 und SCHULTRICH (1965) von 1:4. Beide Autoren berichteten über erhebliche Abweichungen von diesen Werten in Abhängigkeit von der jeweils vorliegen-

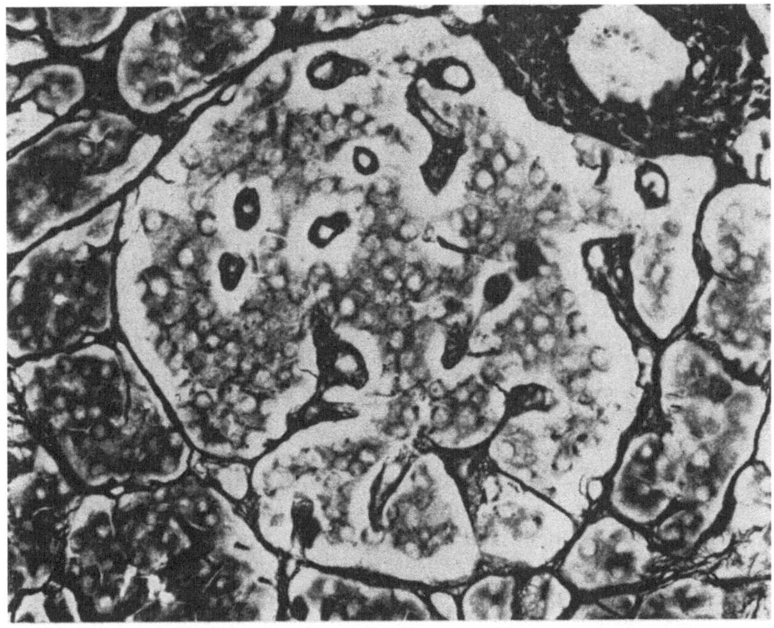

Abb. 3. Versilberung von Gitterfasern um Capillaren. Insel einer 66jährigen Frau. Vergrößerung 350fach

den Grundkrankheit. Nach SEIFERT sind diese bei zahlreichen mit Störungen im Kohlenhydratstoffwechsel einhergehenden Krankheitsgruppen zu finden, ohne daß ihnen eine Spezifität zukomme. Unabhängig hiervon berichtete SEIFERT (1954) über einen Abfall der AB-Relation bis auf 1:2 bei älteren Menschen jenseits von 50 bis 60 Jahren. Nach HELLMAN (1965/66) scheinen die B-Zellen ihr Regenerationsvermögen mit steigendem Lebensalter zunehmend einzubüßen. SCHULTRICH (1965) wies darüber hinaus auf Inselveränderungen wie hydropische Degeneration, Inselhyalinose, Inselfibrose, Arterio-Arteriolosklerose und dichte Zusammenlagerung von Inseln bei Lipomatose des Pankreas im höheren Lebensalter ohne klinische Stoffwechselstörungen hin. GOMORI (1943) fand in normalen Inseln 60 bis 90% B-Zellen, 2 bis 8% D-Zellen und den Rest A-Zellen.

Außerhalb der Langerhans'schen Inseln sind einzeln gelegene „Inselzellen" im Verband der Drüsenendstücke und Ausführungsgänge des exokrinen Pankreas

(„insuläres Gangorgan" nach Feyrter, 1938) sowie in der Magenschleimhaut beschrieben worden. Nach Ferner (1952) handelt es sich hierbei in erster Linie um versilberbare A-Zellen. Diesen besonderen Epithelien in den Ausführungsgängen ordnet Schultrich (1965) eine Bedeutung für die Neubildung von Inseln im mittleren Erwachsenenalter zu. Nach Ferner (1958) nimmt die Menge der Inselzellen im Bereich der Gänge mit zunehmendem Alter immer mehr ab. Daneben ist die Frage diskutiert worden, ob Inselzellen disseminiert, d. h. als verstreute Einzelzellen auch im Verband des Magen-Darmepithels vorkommen. Dafür sprach zunächst die Argyrophilie dieser Zellen wie ihre intensive Dithizonreaktion auf Zink (Ferner, 1958). Davis (1954) jedoch verneinte die Identität der besagten und der A-Zellen des Pankreas. Bei Mensch und Tier wiesen Solcia u. Sampietro (1965) mit verschiedensten Färbemethoden Ähnlichkeiten zwischen A- bzw. D-Zellen und diesen einzeln gelegenen Zellen in der Magenschleimhaut nach. Im Experiment an Hunden und Kaninchen fanden sie jedoch funktionell kein gleichartiges Verhalten zwischen A- und Schleimhautzellen. Beziehungen zwischen Inselzellen und chromaffinen Zellen des Magen-Darmkanals lehnen diese Autoren auf Grund unterschiedlicher färberischer Eigenschaften ebenfalls ab.

Forssmann et al. (1968, 1969) beschreiben in der Schleimhaut des Magen-Darmkanals fünf verschiedene endokrine Zelltypen, von denen zwei auf Grund ihrer Granulastruktur mit den A- bzw. D-Zellen der Pankreasinseln übereinstimmen.

IV. Inselzelltypen

Mit den üblichen Fixierungs- und Färbemethoden ist eine *Differenzierung der Zelltypen* in den Inseln nicht möglich. A-, B- und D-Zellen zeigen weder in Zellgröße oder -form noch in Größe und Chromatingehalt der Kerne deutliche Unterschiede. Die Dichte des Cytoplasmas gestattet ebenfalls keine Unterscheidung. Die cytoplasmatischen Granula sind nur verschwommen oder überhaupt nicht zu erkennen. Erst gezielte Färbungen erlauben nach entsprechender Vorbehandlung der Schnitte eine Abgrenzung der Zellen auf Grund der Anfärbbarkeit ihrer Granula. So wird u. a. nach der Azanfärbung von Heidenhain (Bloom, 1931; Gomori, 1939, 1941) das Cytoplasma der A-Zellen beim Menschen rot, das der B-Zellen gelborange gefärbt, während sich die D-Zelle hell- bis dunkelblau darstellt. Zahlreiche weitere Färbemethoden sind bei Bargmann (1939) und Ferner (1952) zusammengestellt.

Für die Färbung menschlicher Inselzellen ergeben sich im Hinblick auf den Zeitpunkt der Gewebeentnahme besondere Probleme. So ist eine gute Azanfärbung nach Gomori (1939) nur bis zu 2 bis 3 Std nach dem Tod zu erreichen. Kritisch über Simultanfärbungen aller Inselzellen äußerst sich Wattenwyl (1964), der besonders auf die verwaschenen Strukturen menschlicher Inselzellen nach Azanfärbung hinweist. Die Methode der Wahl dürften heute die Granulafärbungen sein, mit denen jeweils gezielt eine Zellart in den Inseln dargestellt werden kann. Aber auch diese Färbungen gelingen nur an relativ frisch entnommenem und vor allem an optimal fixiertem Pankreasgewebe.

V. A-Zelle

Für die isolierte Darstellung der A-Zellen schienen lange Zeit verschiedenste Versilberungsmethoden die günstigsten Ergebnisse zu liefern (Ferner, 1952). Ihr Vorteil lag in der Möglichkeit, auch an älterem Leichenmaterial noch Zelldifferenzierungen durchführen zu können. In den letzten Jahren haben sie aber an Bedeutung verloren (Wattenwyl, 1964). So konnten u. a. Creutzfeldt u. Theodossiou

(1957) mit der Versilberung nach Bodian mehr A-Zellen als mit der Methode nach Davenport darstellen; auch ihrer Meinung nach sind die moderneren Granulafärbungen den Versilberungsmethoden überlegen. Gute Ergebnisse liefert die sog. PTAH-Färbung der A-Zellen mit Phosphorwolframsäure-Hämatoxylin (GOMORI, 1941) nach der Modifikation von LEVENE u. FENG (1964). Hierbei nimmt das Cytoplasma der A-Zellen einen blauschwärzlichen Farbton an. Kerne und Erythrocyten reagieren in gleicher Weise, während das Cytoplasma der B-Zellen ungefärbt bleibt (Abb. 4). Die A-Zellen liegen fast ausschließlich in unmittelbarer Nachbar-

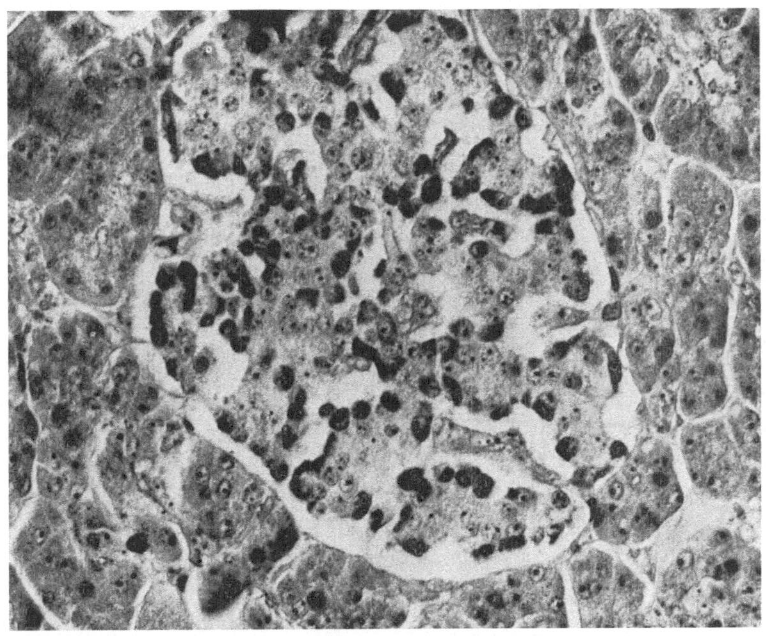

Abb. 4. Darstellung der A-Zellen mit Phosphorwolframsäure-Hämatoxylin. 66jährige Frau. Vergrößerung 350fach

schaft der Capillaren, ein Befund, der schon mehrfach erhoben worden ist (GOMORI, 1939, 1941; FERNER, 1952; SCHULTRICH, 1965). An Hand vergleichender Granulafärbungen und einer modifizierten Versilberung nach Davenport unterscheiden HELLMAN u. HELLERSTRÖM (1961) auch in menschlichen Inseln zwischen argyrophilen A_1- und nichtargyrophilen A_2-Zellen. In Übereinstimmung mit anderen Autoren werden die A_2-Zellen hier als A-Zellen bezeichnet und in ihnen die Glucagonproduzenten gesehen.

VI. B-Zelle

Für die Granula der B-Zellen hat GOMORI (1950) eine Färbung mit Aldehydfuchsin angegeben, die sich weitgehend durchgesetzt und zahlreiche Variationen erfahren hat. Gleich gute Ergebnisse lassen sich mit der von GONET u. RENOLD (1965) angegebenen Aldehydthioninfärbung erzielen. Nach Fixation in Bouinscher Lösung nehmen die B-Zellgranula mit beiden Methoden einen kräftigen mittel- bis tiefblauen Farbton an, während A- und D-Zellen ungefärbt bleiben. Die Abb. 5 zeigt die Färbung der B-Zellgranula einer menschlichen Insel mit Aldehydthionin. Mit dieser Methode stellen sich zugleich die Mastzellgranula und die elastischen Fasern dar. Das Cytoplasma der exokrinen Pankreaszellen wird dagegen meist nur schwach bläulich getönt. Die Färbung ist also keine spezifische. Daraus wird gefolgert, daß nicht das in den Granula enthaltene Insulin, sondern ein Trägerprotein desselben mit dem Farbstoff reagiert. Nach HARTROFT u. WRENSHALL (1955) soll im menschlichen Pankreas eine direkte Proportionalität zwischen B-Zellgranulation und Menge des extrahierbaren Insulins bestehen. Auf

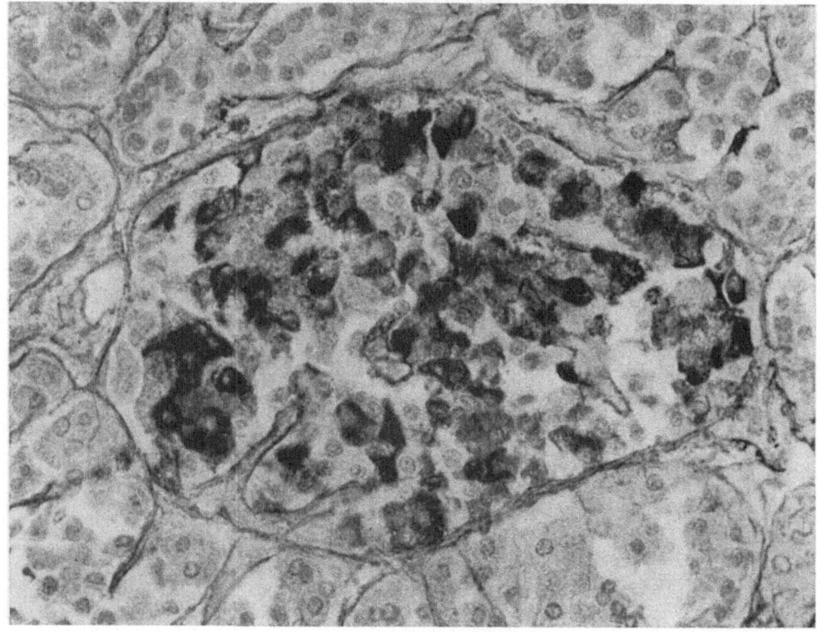

Abb. 5. Färbung der B-Zellgranula mit Aldehydthionin. Vergrößerung 440fach

die von SCHIEBLER u. SCHIESSLER (1959) angegebene spezifische Reaktion von Insulin mit Pseudoisocyanin und deren Anwendung am histologischen Schnitt wird später eingegangen werden.

VII. D-Zelle

Die bereits 1931 von BLOOM beschriebene dritte Zellart, die D-Zelle, war anfangs in ihrer Existenz und funktionellen Bedeutung umstritten. In ihr wurden mögliche Funktionsstadien von A- oder B-Zellen gesehen. Nach FERNER (1952) entsprechen die D-Zellen in Form und Größe mehr den A-Zellen. Sie sind in kleinen Inseln kaum nachweisbar, in größeren wurden jeweils vier bis fünf beobachtet (GOMORI, 1939). GOMORI (1941) glaubte Übergänge zwischen A- und D-Zellen färberisch erkennen zu können. Er hielt die D-Zellen deshalb für alternde A-Zellen. LIU u. POTTER (1962) ordneten die D-Zellen als Übergangsformen zwischen Gangepithelien und A- bzw. B-Zellen ein. Nach der Trichromfärbung beträgt der Anteil der D-Zellen etwa 2 bis 6% aller Inselzellen (WATTENWYL, 1964). Anderen Angaben zufolge sind sie bis zu 3% in den Inseln vertreten. SOLCIA u. SAMPIETRO (1965) stellten D-Zellen in menschlichen Inseln mit einer modifizierten Versilberung nach Davenport färberisch dar. Sie konnten weiterhin zeigen, daß diese Zellen mit Toluidinblau bei einem pH von 4,8 bis 5,2 eine Metachromasie ergeben. Diese Autoren sind der Ansicht, daß ihre argyrophil-metachromatisch reagierenden Zellen mit den A_1-Zellen von HELLMAN u. HELLERSTRÖM (1961) identisch sind. Sie sehen außerdem in den D-Zellen einen dritten unabhängigen endokrinen Zell-

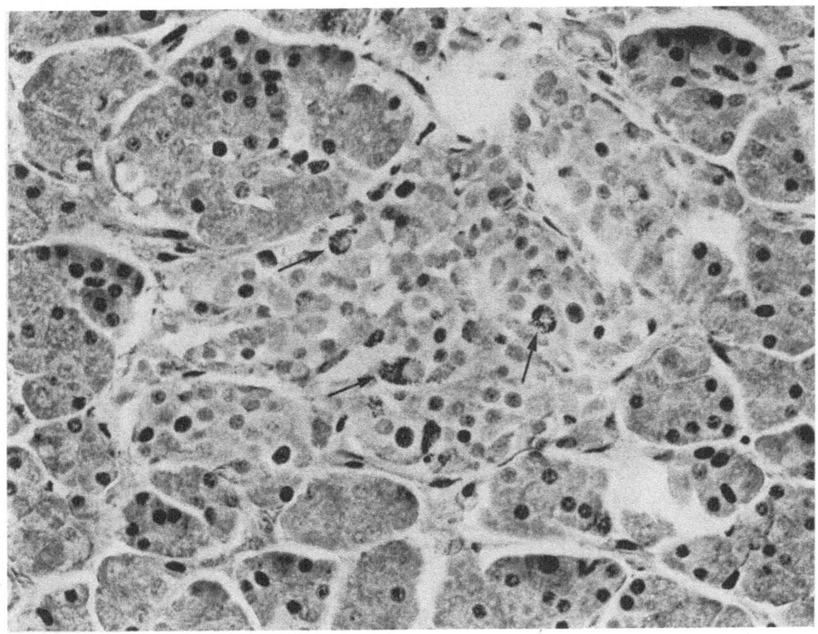

Abb. 6. Modifizierte Versilberung nach DAVENPORT, D-Zellenfärbung. 74jähriger Mann. Vergrößerung 350fach

typ. In konsekutiven Färbungen an jeweils einer menschlichen Insel wies FUJITA (1966) nach, daß die nach Davenport versilberbaren Zellen mit den D-Zellen der Azan- oder Trichromfärbung übereinstimmen. Die Abb. 6 zeigt eine nach Davenport gefärbte menschliche Insel mit einzelnen D-Zellen.

Hinweise für eine mögliche Funktion der D-Zellen ergaben sich aus biochemischen und histopathologischen Befunden beim *Zollinger-Ellison-Syndrom*. Dieses Krankheitsbild ist durch eine Hypersekretion und Hyperacidität des Magens, rezidivierende peptische Geschwüre des Magens und Duodenums und durch nicht-insulinproduzierende Tumoren der Pankreasinseln gekennzeichnet.

In wenigen Fällen findet sich auch eine diffuse Inselzellhyperplasie (KEEL u. ROTH, 1967). Bereits 1960 konnten GREGORY u. Mitarb. in Tumorextrakten eine Gastrinaktivität feststellen, ein Befund, der später auch von anderer Seite bestätigt wurde (HIRSCHOWITZ et al., 1961; JACKSON et al., 1963; SCHMIDT et al.,

1967). Zollinger et al. (1962) gelang die Extraktion einer ähnlichen Substanz aus einem atrophischen Pankreas, das fast ausschließlich Inselgewebe enthielt. In neueren Untersuchungen konnte aus Tumorgewebe ein Polypeptid extrahiert werden, dessen Aminosäuresequenz völlig mit der des menschlichen Gastrinpeptids übereinstimmt (Gregory, 1969). Die Vielzahl der morphologischen Befunde hat allerdings bisher zu keiner einheitlichen Auffassung über die Natur dieser gastrin-produzierenden Pankreaszellen geführt. Sie werden einerseits als D-Zellen ange-sprochen (Cavallero u. Solcia, 1965; Thiery u. Bader, 1966; Cavallero et al., 1967; Schmidt u. Riecken, 1969), andererseits als morphologisch und funktionell abgewandelte Inselzellen (Creutzfeldt et al., 1969) oder als abgewandelte helle Zellen aus den Epithelien der Pankreasausführungsgänge angesehen (Becker u. Seelig, 1969). Forssmann et al. (1968, 1969) sind der Auffassung, daß die Gastrin-produzierenden Zellen der Magenschleimhaut auf Grund ihrer Granulaform nicht mit den D-Zellen der Pankreasinseln identisch sind.

Aus Inseln des normalen Pankreas konnte bisher allerdings keine Gastrin-ähnliche Substanz extrahiert und analysiert werden (Creutzfeldt et al., 1969). Es gelang jedoch Lomsky et al. [1969 (1)], Gastrin immunhistochemisch u. a. in Pankreasinseln des Menschen nachzuweisen. Sie konnten ferner zeigen, daß dieses Hormon in den D-Zellen der Inseln lokalisiert ist.

Zur färberischen Differenzierung der drei Inselzelltypen wurden von Cavallero et al. (1967) die Toluidinblaufärbung bei pH 5, die Silberimprägnation von Daven-port, die Dimethylaminobenzaldehyd (DMBA)-Reaktion auf Tryptophan, die Aldehydfuchsinfärbung und Pseudoisocyaninmethode angegeben. Aus dieser und einer weiteren späteren Veröffentlichung (Cavallero u. Solcia, 1968) sind die Methoden tabellarisch zusammengefaßt, die fast bei allen Species und auch beim Menschen eine Differenzierung der drei Inselzelltypen erlauben.

Tabelle 1

Methode	A-Zellen	B-Zellen	D-Zellen
Aldehydfuchsin	−	+	−
Pseudoisocyanin	−	+	−
PTAH	+	−	−
Toluidinblaumetachromasie	−	−	+
Davenport	−	−	+
DMBA	+	−	−

B. Histochemie der Langerhans'schen Inseln des Menschen

Die in der Histologie gebräuchlichen Färbemethoden der Inselzellen haben sich im Experiment zur Beurteilung von Funktionszuständen durchaus als brauchbar erwiesen. Sie stellen aber keine histochemischen Reaktionen im eigentlichen Sinne dar. Direkte Nachweismethoden der beiden Hormone Insulin und Glucagon bzw. ihrer jeweils typischen Bausteine gelangen erst in den letzten 15 Jahren. Eine aus-führliche Darstellung der Histochemie des Inselapparates findet sich bei Schätzle (1958).

I. Histochemischer Insulinnachweis

Der histochemische Nachweis von Insulin beruht in erster Linie auf einer sicht-baren Darstellung von Disulfidbrücken infolge eines hohen Cystingehaltes. So

konnte PEARSE (1953) mit der alkalischen Tetrazoliumreaktion auf Sulfhydryl-
(SH)- und Disulfid (SS)-Gruppen eine mäßig starke Reaktion auch in den B-Zellen
einer menschlichen Bauchspeicheldrüse erzielen. Bei Anwendung dieser Methode
können auch andere reduzierende Gruppen mitreagieren.

Mit Hilfe der 2,2'-Dihydroxy-6,6'-dinaphthyl-disulfid (DDD)-Reaktion von
BARRNETT und SELIGMAN zum Nachweis von SH- und reduzierten SS-Gruppen
gelang BARRNETT et al. (1955) ebenfalls eine Darstellung des Insulins in den B-
Zellen von Mensch und Tier. Durch den gleichartigen Reaktionsausfall an präzipi-
tiertem Insulin in vitro bewiesen sie die weitgehende Spezifität dieser Methode.
Im Experiment ergab sich eine direkte Proportionalität zwischen diesem Reaktionsprodukt und dem Ausfall der Aldehydfuchsinfärbung. Die DDD-Reaktion

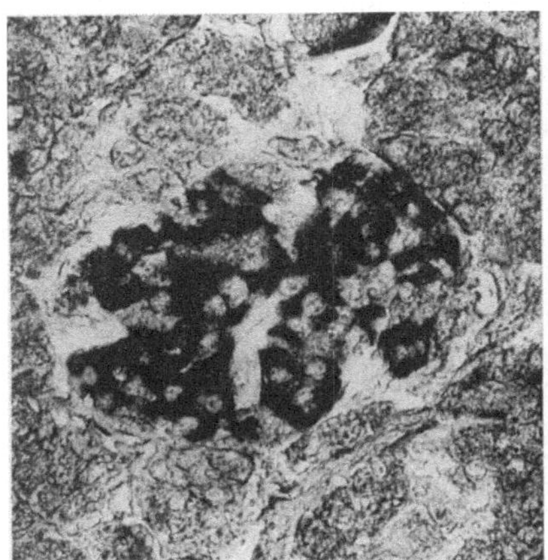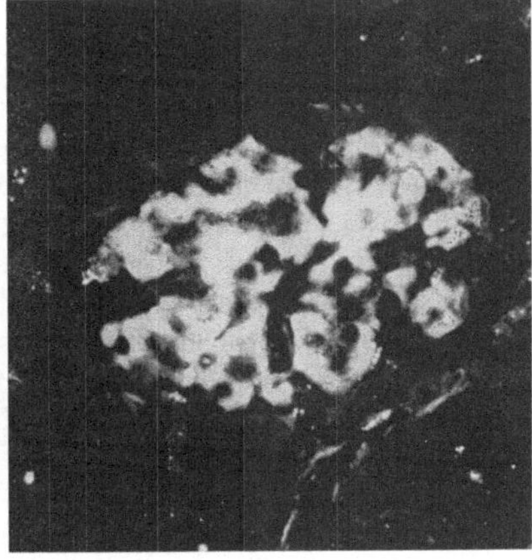

Abb. 7. Pseudoisocyaninreaktion nach SCHIEBLER u. SCHIESSLER auf Insulin. Links: Metachromatisch reagierendes Reaktionsprodukt. Rechts: Fluorescierendes Reaktionsprodukt.
74jähriger Mann. Vergrößerung 350fach

brachte aber ein weniger deutliches granuläres Bild zustande. Da Aldehydfuchsin
Insulin in vitro nicht anfärbt, dürfte nach Meinung dieser Autoren im Schnitt wohl
ein anhaftendes Protein zur Darstellung kommen. Vergleichende Untersuchungen
über Nachweismethoden von proteingebundenen SH- und SS-Gruppen sind auch
an menschlichen Inseln von GOMORI (1956) durchgeführt worden. Experimentell
haben SANDRITTER et al. (1964) eine von BAHR (1957) modifizierte DDD-Reaktion
zum cytophotometrischen Nachweis von SH- und SS-Gruppen benutzt. A- und
B-Zellen waren dabei infolge differenter Farbintensität ihres Cytoplasmas klar
unterschieden. In der Reaktion auf SS- und SH-Gruppen sehen die Autoren einen
ziemlich exakten Hinweis auf den Insulingehalt im Cytoplasma der B-Zellen.

SCHIEBLER u. SCHIESSLER (1959) berichteten über einen Insulinnachweis mit
Pseudoisocyanin in menschlichen und tierischen B-Zellen. Nach Oxydation reagie-
ren die insulinhaltigen Granula der B-Zellen ebenso metachromatisch wie Rein-
insulin oder alle bei der technischen Gewinnung entstehenden insulinhaltigen
Fraktionen. Die Pseudoisocyaninreaktion besitzt für Insulin eine hohe Spezifität.
Nur Proteine, die nach Oxydation zwei unmittelbar benachbarte (4 bis 5 Å) SO_3-
Gruppen enthalten, reagieren metachromatisch. Dies trifft für die Polypeptid-
kette A des Insulinmoleküls nach oxydativer Aufspaltung der Disulfidbrücken zu.

Die B-Zellen weisen daneben am Ort der Metachromasie im UV-Licht eine deutlich sichtbare gelbe Fluorescenz auf. Das zeigt die Abb. 7 an der gleichen menschlichen Insel.

Nicht zuletzt kann Insulin im histologischen Schnitt auch immunochemisch mit Hilfe von fluorescierenden Antikörpern dargestellt werden. Die vorwiegend beim Meerschweinchen gegen Rinderinsulin erzeugten Antikörper ergeben nach Koppelung mit einem fluorescierenden Farbstoff am Ort der Antigen-Antikörper-reaktion, d. h. in den B-Zellen, eine Fluorescenz. Lacy u. Davies (1957) konnten mit dieser Methodik an Pankreasschnitten von Rind, Katze, Maus und Ratte eine positive Reaktion erzielen, nicht dagegen an autoptisch gewonnenem menschlichen Material. Lacy u. Williamson (1960) gelang danach der Insulinnachweis an Pankreasstücken von zwei Patienten, die wegen B-Zelltumoren operiert worden waren. Die Reaktion fiel lediglich an den B-Zellen normaler Inseln positiv aus, an den Zellen des Tumorgewebes war sie negativ. Von einem damit übereinstim-menden Befund berichtete Pfeiffer (1967) von einer Patientin mit B-Zelltumor. Breustedt u. Kkacht (1968) konnten Insulin mit der indirekten Immunfluores-cenztechnik in Pseudoisocyanin-positiven B-Zellen hormonal aktiver Insulome und in normalen Inseln derselben Patienten darstellen, ohne eine unterschiedliche immunologische Reaktivität zwischen Tumorinsulin und insulärem Insulin nach-zuweisen. Federlin et al. (1969) gelang dagegen bei sechs Patienten mit Insulino-men nur in einem Fall der immunhistologische Insulinnachweis im Tumorgewebe bei positivem Ausfall der Reaktion in den normalen Inseln. Ein praktisch gleich-artiges Verhalten zeigten die Ergebnisse der Aldehydfuchsinfärbung. Nach Mei-nung der Verfasser sprechen diese Befunde für die Existenz eines besonderen Tumorinsulin, das zwar biologisch aktiv ist, aber abgewandelte antigene Eigen-schaften aufweisen soll.

II. Histochemischer Glucagonnachweis

Der histochemische Nachweis von Glucagon beruht auf seinem Gehalt an Tryptophan. Die Aufklärung der Aminosäuresequenz von Glucagon erfolgte durch Bromer et al. (1956), nachdem dieses Hormon 1953 kristallin dargestellt worden ist. Die Totalsynthese des Glucagon gelang Wünsch (1967). Sein Nachweis sowie seine Herkunft aus den A-Zellen ist in den Jahren 1945 bis 1952 erbracht worden (Lit. s. Ferner, 1952, 1960). Glenner u. Lillie (1957) konnten mit der von ihnen entwickelten Postkupplungs-Benzylidenreaktion auf Indolderivate in den Inseln von Mensch, Affe, Kaninchen und Meerschweinchen nur A-Zellen darstellen. Levine u. Glenner (1958) gelang diese Reaktion auch in vitro an kristallinem Glucagon. Mit einigen Einschränkungen sieht Ferner (1960) den Ausfall dieser Reaktion als Indikator für den Glucagongehalt der A-Zellen an. Neben den A-Zellen reagieren die Zymogengranula des exokrinen Pankreas infolge ihres Trypto-phangehaltes im Chymotrypsin besonders stark positiv. Wegmann u. Petkov (1966) konnten an Biopsiematerial von 14 Patienten Tryptophan nur im exokrinen Ge-webe, nicht aber in A- oder B-Zellen darstellen.

Mit der Immunofluorescenztechnik ist Glucagon in den A-Zellen des Rinderpankreas lokalisiert worden (Baum et al., 1962; Unger et al., 1964). Später gelang Lomsky et al. [1969 (2)] mit der gleichen Technik die Darstellung von Glucagon in Inselzelladenomen des Menschen.

III. Histochemischer Nachweis eines D-Zellhormons

In Pankreasinseln des Menschen und verschiedener Tierarten gelang Lomsky et al. [1969 (1)] der Nachweis von Gastrin mit Hilfe einer indirekten Immun-fluorescenztechnik. Die Spezifität dieser Antigastrinfluorescenz konnte durch zahlreiche Kontrolluntersuchungen gesichert werden. Dieselben Schnitte wurden anschließend ausgewaschen, in Bouin nachfixiert und nach Davenport oder mit Azan gefärbt. Die fluorescierenden Zellen zeigten eine ausgeprägte Argyrophilie und einen blaßblauen Farbton nach Azanfärbung.

IV. Glykoproteine und Glykogene

Glykoproteine lassen sich mit der PAS-Methode in menschlichen Inseln nicht darstellen (HARTZ, 1948; HALMI u. DAVIES, 1953; BANGLE, 1956). Glykogen kann im allgemeinen nur bei (diabetischen) Störungen des Kohlenhydratstoffwechsels nachgewiesen werden.

V. Vitamin C

Der Nachweis von Vitamin C ist auf Grund seiner starken reduzierenden Eigenschaft schon in den 30er Jahren GIROUD u. LEBLOND gelungen. In menschlichen Inseln wurde es von FERNER (1942) und SCHAFFENROTH (1944) nachgewiesen. Eingehende Untersuchungen hierüber stammen von CLARA (Lit. bei SCHÄTZLE, 1958). Übereinstimmend beschrieben diese Autoren eine starke Reaktion nur in A-Zellen.

VI. Pigmente

In Inselzellen gesunder Menschen ist bisher nur fetthaltiges braunes Pigment, Lipofuscin, gefunden worden. Es ist in Form kleiner lichtbrechender Körnchen abgelagert und weist im UV-Licht eine braune Eigenfluorescenz auf (HAMPERL, 1934; GRAFFLIN, 1940; LACY u. DAVIES, 1957). Über unterschiedlich starke Ablagerungen in A- oder B-Zellen liegen keine Angaben vor.

VII. Lipide

Fettstoffe sind in den Inselzellen des Menschen schon um die Jahrhundertwende in Form kleiner Fetttröpfchen beschrieben worden (Lit. s. SCHÄTZLE, 1958). NAKAMURA (1924) konnte mit der Sudan III-Färbung nur in einem Teil seiner Fälle Fetttröpfchen nachweisen. Sie waren bei älteren Menschen häufiger anzutreffen und im allgemeinen nicht doppelbrechend. Nach KAWANISHI et al. (1966) können normale Inselzellen unterschiedlich große Fetttropfen enthalten, die oft konfluieren und von Lamellen des endoplasmatischen Reticulum umhüllt sind. Die Abb. 8 veranschaulicht relativ viele Fetttröpfchen in der Insel eines älteren Menschen nach Färbung mit Fettrot 7 B. Unterschiede im Lipidgehalt von A- und B-Zellen sind nicht zu erkennen und bisher auch nicht beschrieben. Lipidanalysen des menschlichen Inselapparates sind nicht durchgeführt worden.

VIII. Zink

In der Histochemie der Metalle spielt das Zink in den Langerhans'schen Inseln eine überragende Rolle. Es wurde erstmals von OKAMOTO (1942, 1943) in zahlreichen Geweben durch sein mit Diphenylthiocarbazid (Dithizid) rot gefärbtes Reaktionsprodukt nachgewiesen. Die Inselzellen zeigten hierbei einen auffallend hohen Zinkgehalt. Diese Befunde wurden beim Menschen von STAMPFL (1952) sowie von YOSHINAGA et al. (1962) u. a. bestätigt. Im Verlauf ihrer Untersuchungen über den Dithizondiabetes fanden WOLFF et al. (1952) kurz nach der Injektion von Diphenylthiocarbazon (Dithizon) die Inseln purpurrot gefärbt und vom übrigen Pankreas deutlich abgehoben. An Gewebeschnitten verlief die Dithizonreaktion zunächst negativ (MAGER et al., 1953). Später gelang sie McNARY (1954)

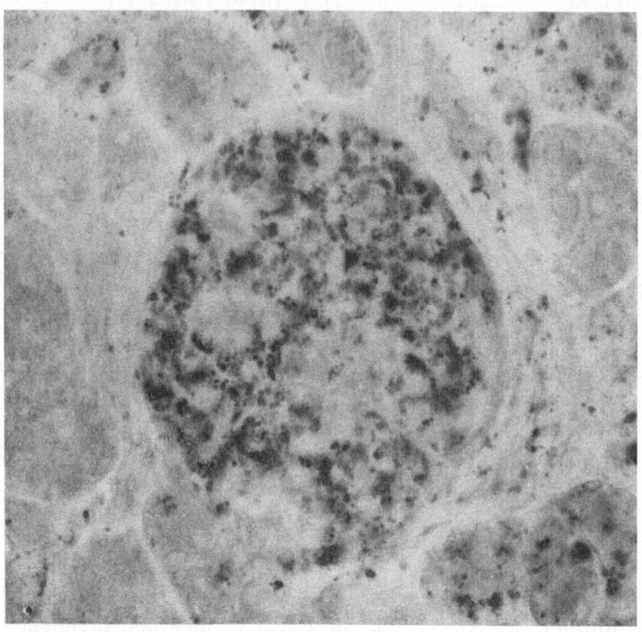

Abb. 8. Zahlreiche Fetttröpfchen in Inselzellen. 74jähriger Mann. Fettrot 7 B-Färbung. Vergrößerung 550fach

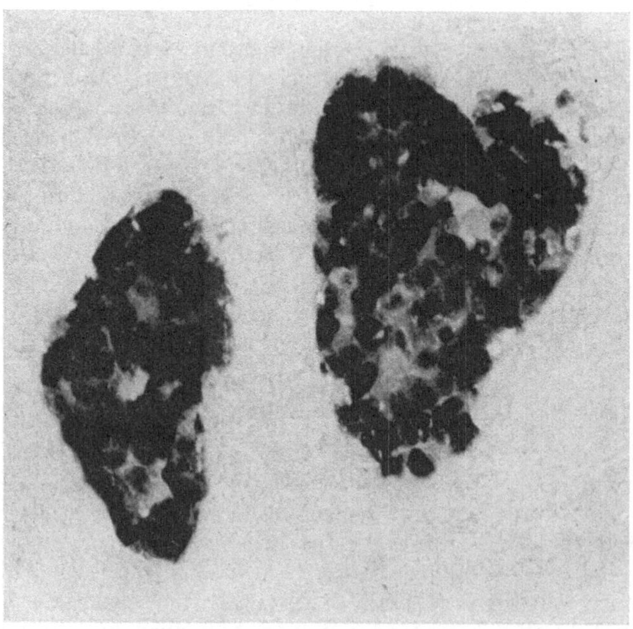

Abb. 9. Zink in den Inselzellen. Sulfid-Silberverfahren. Vergrößerung 350fach

an Gefrierschnitten und gefriergetrockneten tierischen Bauchspeicheldrüsen. Nach
STAMPFL (1958) handelt es sich aber um eine intravitale Methode. Das Untersuchungsgut ist dadurch begrenzt. In menschlichen Inselzellen kann die Verhaltensweise des Zinks mit der Dithizonmethode deshalb auch nicht exakt durch-
forscht werden.

In letzter Zeit hat sich das Sulfidsilberverfahren von TIMM (1958) zum Zinknachweis in den Inseln durchgesetzt. Mit dieser Methode stellte VOIGT (1958, 1959)
die Langerhans'schen Inseln der menschlichen Bauchspeicheldrüse selektiv dar.
Normalerweise ist hierbei das Cytoplasma von A- und B-Zellen in gleicher Stärke
mit schwarzen Granula gefüllt (Abb. 9). Die Sulfidsilbermethode ist also kein Verfahren zur Differenzierung der Inselzellarten. VOIGT (1958) fand eine Anhäufung
von Zink in den Inselzellen bereits beim 8 cm langen Föten. Beim 15 cm langen
Embryo ließen sich dagegen zwei Inselzellarten feststellen, wobei die eine etwas
zinkärmer als die andere war. Dieser Unterschied verschwand mit der Entwicklung
und war beim reifen Neugeborenen kaum noch zu erkennen.

Das mit Dithizid oder Dithizon nachgewiesene Zink in A- und B-Zellen zeigt im Tierversuch Schwankungen, die ein gleichartiges Verhalten von Hormon und Schwermetall vermuten
lassen (MASKE, 1953; WOLFF u. RINGLEB, 1954; WOLFF et al., 1955). Die Fähigkeit von Zink,
in vitro mit Insulin einen im physiologischen pH-Bereich schwer löslichen Komplex einzugehen, schien somit auch in vivo von Bedeutung zu sein. Die wichtige Rolle des Zinks wurde
daher in seiner festen Bindung im gestapelten Insulin bzw. dessen Vorstufe und der Bildung
schwerlöslicher Komplexe entweder mit dem Zink allein oder mit anderen Zellbestandteilen
gesehen. Dafür sprach, daß der histochemisch nachweisbare Zinkgehalt der B-Zellen mit dem
Ausfall der Granulafärbung parallel ging. Hier wurde sogar der Eindruck gewonnen, als ob
der Dithizon-Zinknachweis der Granulafärbung überlegen sei (MASKE, 1953, 1957, 1960). Nach
LOGOTHETOPOULOS et al. (1964) ist die Frage, ob die Zinkabgabe aus den Granula deren Auflösung vorausgeht, bisher noch nicht gelöst. In ihren Untersuchungen beeinflußte ein hoher
Plasma-Zinkspiegel den Grad der B-Zelldegranulation nicht; Zink, das extrahierbare Insulin
und die B-Granula der Ratte nahmen nach Infusion von Glucoselösung gleichlaufend ab.

Untersuchungen am Menschen haben eine gesteigerte Zinkausscheidung von
Diabeteskranken ergeben (SEELIGER, 1966). Nach der Sulfidsilbermethode beurteilt, wird Zink außer in B-Zellen auch in A-Zellen in gleicher Menge gefunden.
Dafür soll das zur Komplexbildung neigende Histidin im Glucagon verantwortlich
sein (WEITZEL et al., 1953, 1954). Die vermutete Funktion des Zink in den B-Zellen
wurde analog für eine Stapelung von Glucagon in den A-Granula niemals diskutiert. Von den Löslichkeitsverhältnissen der beiden Hormone her gesehen, ergeben
sich dafür auch keine Gründe. Der bisherige Stand der Untersuchungen vermittelt
somit den Eindruck, als ob dem Zink in den B-Zellen eine besondere funktionelle
Aufgabe zukomme, während diese Frage für die A-Zellen noch völlig offen ist.

Eigene Untersuchungen mit dem Sulfidsilberverfahren haben gezeigt, daß sich
Zink in den B-Zellen menschlicher Inseln quantitativ wie die mit Aldehydthionin
färbbaren B-Granula verhält und zugleich die A-Zellen darstellt. Im Unterschied
zu den mit der Dithizonmethode gewonnenen Ergebnissen (STAMPFL, 1958;
LOGOTHETOPOULOS et al., 1964) weisen die B-Zellen der unbehandelten Ratte,
nach dem Sulfidsilberverfahren beurteilt, nicht immer einen niedrigeren Zinkgehalt als die A-Zellen auf. Ein gleichartiges Verhalten von Zink und B-Granula
unter kräftiger experimenteller Stimulation der Insulinsekretion können wir bestätigen. Unter solchen Bedingungen verändern die A-Zellen ihren histochemisch
nachweisbaren Zinkgehalt nicht.

IX. Histochemischer Enzymnachweis

In den Zellen der Langerhans'schen Inseln des Menschen sowie vieler Tierarten
sind zahlreiche Enzyme auf Grund ihrer spezifischen oder gruppenspezifischen

Funktionen dargestellt worden. Ihre Nachweismethodik basiert auf folgendem Schema:

$$\text{AB} \xrightarrow{\text{Enzym}} \text{A} + \text{B} \qquad \text{B} \xrightarrow{\text{R}} \text{BR} \,,$$

wobei AB als möglichst spezifisches Substrat eines Enzyms, A + B als Reaktionsprodukte der enzymatischen Spaltung, R als das der Inkubationslösung zugesetzte Reagenz und BR als Reaktionsendprodukt gelten. Dieses Endprodukt sollte immer in einer unlöslichen, färberisch differenzierbaren und cytologisch lokalisierbaren Form vorliegen. In wenigen Fällen sind diese Forderungen bereits für das

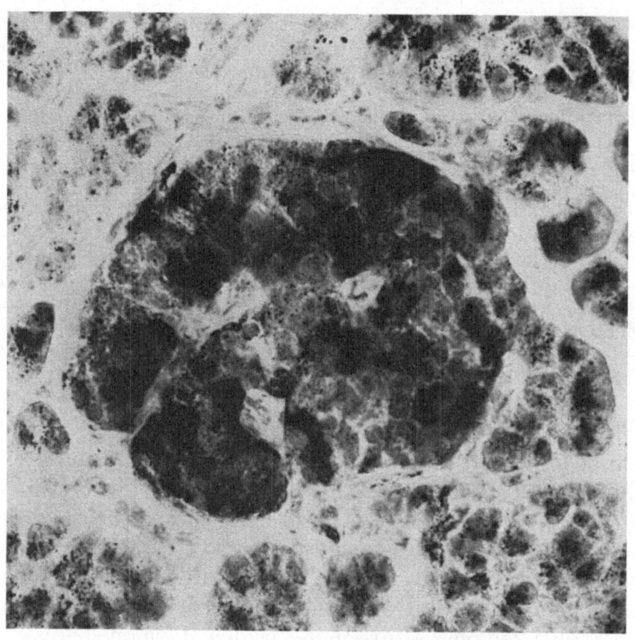

Abb. 10. Darstellung der sauren Phosphatase mit der Bleisulfidmethode nach Gomori. Menschliche Insel. Vergrößerung 350fach

Reaktionsprodukt B erfüllt. Diese und weitere Grundlagen der Enzymhistochemie, wie beispielsweise die Vorbereitung des Gewebes, seine Fixierung und die Inkubation der Schnitte sind von Deane et al. (1960) u. a. zusammengefaßt worden.

In menschlichen Inseln konnten bereits Wolf et al. (1943) eine gegenüber dem exokrinen Pankreasgewebe stärkere Reaktion der *sauren Phosphatase* nachweisen. Nachlas u. Seligman (1949) sowie Chessick (1953) fanden im endokrinen Pankreas ein schwaches bzw. unbedeutendes Reaktionsprodukt von *Esterasen*. Burstone u. Folk (1956) stellten *Aminopeptidasen* mit einem intensiven Reaktionsprodukt in den Acinuszellen dar, während nur einige Inseln feine granuläre Niederschläge aufwiesen. Gössner [1958 (1, 2)] machte auf eine elektive Darstellung der B-Zellen in den Langerhans'schen Inseln beim Nachweis der *sauren Phosphatase* aufmerksam (Abb. 10). Ihr Reaktionsprodukt fehlt in den Inseln des Neugeborenen, ist im allgemeinen nach 12 Wochen nachweisbar und erst vom 7. Monat ab in einer dem Erwachsenen entsprechenden Stärke vorhanden. GRILLO u. SHIMA (1966) konnten saure Phosphatase in Inseln von Feten zwischen 80 und 330 mm Länge darstellen. Die *alkalische Phosphatase* weist u. a. nach GÖSSNER nur in den Capillarwänden eine Aktivität auf, während die unspezifische *Esterase* beim Erwachsenen nicht, wohl aber deutlich in den peripher gelegenen A-Zellen der früh-

Tabelle 2. *Enzymhistochemie exokriner und endokriner Pankreasepithelien (in Anlehnung an* WEGMANN *u.* PETKOV, *1966)*

Enzyme	Exokrines Gewebe	Endokrines Gewebe	
		B-Zellen	A-Zellen
Glykolyse			
Glucose-6-Phosphatase	0	0	0
Fructose-1-6-Diphosphatase	0	0	0
Glycerinaldehyd-3-Phosphat-Dehydrogenase	+ + +	+ +	+ +
Liponsäure-Dehydrogenase	+ +	+	+
Lactat-Dehydrogenase	+ +	+	+
Krebscyclus			
Succinat-Dehydrogenase	+ + +	+ +	+
Malat-Dehydrogenase	+ +	+	+
Cis-Aconitase	+	+ + +	+ +
Isocitrat-Dehydrogenase	+	+ + + +	+ + +
NADH-(Tetrazolium)-Reduktase	+ + + +	+ +	+
Oxydative Phosphorylierung			
Adenosin-triphosphatase pH 9,4	+	+ +	+
Pentosephosphatcyclus			
Glucose-6-Phosphat-Dehydrogenase	+	+ + +	+ +
6-Phosphogluconat-Dehydrogenase	+	+ + +	+ +
NADPH-(Tetrazolium)-Reduktase	+	+ + + +	+ + +
Aminosäurestoffwechsel			
Leucylamino-Peptidase	+ + +	+	+
Alanylamino-Peptidase	+ +	+	+
Monoamin-Oxydase	+ +	+ +	+ +
Mucopolysaccharidstoffwechsel			
Beta-Glucuronidase	0	+	+
Sulfatase	+ +	+ + +	+ + +
Lipidstoffwechsel			
Alpha-Glycerophosphatase I (alkalische Phosphatase)	0	0	+ +
Alpha-Glycerophosphatase II (saure Phosphatase)	0	+ + + +	0
Esterasen	+ + + +	+	+

kindlichen Mantelinseln und auch in den A-Zellen jugendlicher Diabetiker darstellbar ist.

　　LAZARUS u. VOLK (1962) bestätigten die Befunde über das Verhalten der sauren Phosphatase und konnten darüber hinaus ein gegenüber dem exokrinen Gewebe stärkeres Reaktionsprodukt der *Glucose-6-Phosphat-Dehydrogenase* und der *TPNH-Diaphorase* (NADPH) in den Inseln nachweisen. *DPNH-Diaphorase, Succinat-* und

Lactat-Dehydrogenase waren in den Inseln nur in abgeschwächter Form zu erkennen. Diese Befunde stimmen mit den Ergebnissen von Gössner (1963) überein. Er beobachtete in den Inselzellen weiterhin ein auffallend starkes Reaktionsprodukt der *Alpha-Glycerophosphat (Menadion)-Reductase*, ein für den Wasserstofftransport in der Zelle besonders wichtiges Enzym, und außerdem eine etwas stärkere Reaktion der *Lactat-Dehydrogenase* und der *DPNH-Diaphorase* (NADH) gegenüber dem exokrinen Gewebe.

Wegmann u. Petkov (1965, 1966) wiesen insgesamt 22 Enzyme in Biopsiematerial von 14 Patienten nach. Diese Befunde sind in abgeänderter Form in Tabelle 2 zusammengestellt. Sie zeigen, daß die Zellen der Langerhans'schen Inseln gegenüber den exokrinen Pankreasepithelien ein besonders starkes Reaktionsprodukt der *Cis-Aconitase, Isocitrat-Dehydrogenase, Glucose-6-Phosphat-Dehydrogenase, 6-Phosphogluconat-Dehydrogenase, NADPH (Tetrazolium)-Reductase, Sulfatase* und *sauren Phosphatase* aufweisen, wobei im allgemeinen der Enzymgehalt von B-Zellen gegenüber dem der A-Zellen dominiert. Die Befunde der bereits erwähnten Autoren sowie die von Hellerström u. Hellman (1962) über oxydative Enzyme wurden damit teilweise bestätigt und beträchtlich erweitert.

Die nachgewiesenen Reaktionsprodukte der Enzyme in den Langerhans'schen Inseln gestatten bisher keine sicheren Angaben über ihre spezifische Bedeutung im Stoffwechsel der Inselzellen. Die saure Phosphatase scheint nach Gössner [1958 (1, 2), 1963] nicht nur hydrolytisch zu spalten, sondern auch Phosphatgruppen zu übertragen. Der alkalischen Phosphatase wird eine besondere Bedeutung für den aktiven Stofftransport durch Grenzflächen zugeschrieben, während der Nachweis von Esterasen für eine Aktivität im Fett- und Eiweißstoffwechsel spricht. Der A-Zellesterase sei dagegen eine funktionelle Bedeutung noch nicht zuzuordnen. Lazarus u. Volk (1962) sind auf Grund ihrer Enzymbefunde der Auffassung, daß die Glucoseoxydation in den Inselzellen vorwiegend über den Pentosephosphatcyclus läuft. Auch Wegmann u. Petkov (1965, 1966) können den nachgewiesenen Enzymen noch keine spezifische Funktion bei der Insulinsekretion beimessen. Diesen Autoren zufolge erlauben die bisherigen Ergebnisse lediglich eine exakte Lokalisation der Enzyme innerhalb der Langerhans'schen Inseln.

C. Elekronenmikroskopie der Langerhans'schen Inseln des Menschen

Über die Ultrastruktur der Inselzellen des Menschen liegt bisher nur eine verhältnismäßig kleine Zahl von Veröffentlichungen vor. Die Untersuchungen erstrecken sich auf vergleichende Morphologie der inkretorischen Granula von Mensch und Tier (Lacy, 1961, 1962, 1967), auf die Differenzierung von A- und B-Zellen im normalen und gewucherten Inselgewebe und vergleichende Befunde an Inseln von gesunden und zuckerkranken Patienten (Yokoh et al., 1959; Gusek u. Kracht, 1959, 1960; Zagury et al., 1961; Lazarus u. Volk, 1962; Benscome et al., 1963; Greider u. Elliott, 1964; Greider et al., 1964; Schultrich, 1966; Thiery u. Bader, 1966; Georgsson u. Wessel, 1967; Like, 1967). Die Untersuchungen an normalen Inselzellen lieferten trotz unterschiedlicher Präparation des Gewebes annähernd gleiche Ergebnisse, insbesondere im Hinblick auf morphologische Unterschiede zwischen A- und B-Zellen. D-Zellen werden in ihrer Ultrastruktur unterschiedlich beschrieben und von manchen Autoren als modifizierte A- bzw B-Zellen aufgefaßt.

Unsere elektronenmikroskopischen Aufnahmen stammen von Pankreasstückchen, die anläßlich einer Oberbauchoperation entnommen wurden[1]. Das excidierte Gewebe wurde direkt in Glutaraldehyd übertragen und 24 Std fixiert, danach in Pufferlösung gewaschen und 2 Std in Osmium nachfixiert. Die Einbettung erfolgte in Vestopal, die Kontrastierung der Schnitte mit Bleihydroxyd allein oder in Kombination mit Uranylacetat.

Für die Bezeichnung der einzelnen Zellstrukturen werden in den Abbildungen folgende Abkürzungen verwendet:

A = A-Zelle
B = B-Zelle
D = D-Zelle
Ac = Acinuszelle
k = Kern
kk = Kernkörperchen
km = Kernmembran
zm = Zellmembran
g = inkretorische Granula
zy = Zymogengranula
go = Golgi-Apparat
mi = Mitochondrien
rer = rauhes endoplasmatisches Reticulum
ri = Ribosomen
li = Lipidkörper
bm = Basalmembran
ca = Capillare
pca = Pericapillarspalt
en = Endothel
po = Endothelpore
f = Bindegewebszelle
fi = Bindegewebsfibrille.

Im elektronenmikroskopischen Bild heben sich die Langerhans'schen Inseln durch ihre helleren cytoplasmatischen Strukturen deutlich vom exokrinen Gewebe ab. Die Inselzellen liegen einander dicht an, zwischen ihren Zellmembranen findet sich lediglich ein schmaler Intercellularspalt; gelegentlich sieht man Desmosomen sowie besonders beim Zusammentreffen mehrerer Zellen auch Verzahnungen der sonst gradlinig verlaufenden Zellmembranen. A-, B- und D-Zellen können auf Grund der unterschiedlichen Struktur ihrer Granula voneinander abgegrenzt werden, während dies an Hand der sonstigen Zellbestandteile nicht immer möglich ist.

I. A-Zelle

Die Strukturelemente des Kernes der A-Zellen weichen nicht wesentlich von denen der B-Zellen ab. Nach ZAGURY et al. (1961) soll er größer als der von B-Zellen sein; GUSEK u. KRACHT (1960) beschreiben ihn als unregelmäßig konfiguriert mit scholliger Chromatinverteilung und plumpen Nucleoli. Die inkretorischen Granula (Abb. 11 u. 12) zeigen dagegen eine andere Ultrastruktur als die der B- und D-Zellen. Sie sind im allgemeinen zahlreicher in einer Zelle anzutreffen. Ihr Anteil am Cytoplasmavolumen beträgt nach GEORGSSON u. WESSEL (1967) 11,51%. Der Durchmesser wird entsprechend dem der B-Granula mit 200 mμ angegeben (BENSCOME et al., 1963), häufiger jedoch mit Werten um 300 mμ (YOKOH et al., 1959; GEORGSSON u. WESSEL, 1967). Bei reiner Osmiumfixierung besitzen sie einen runden, homogenen und elektronendichten Innenkörper sowie eine glatte umhüllende Membran. Zwischen beiden ist die helle Zone wesentlich schmaler als diejenige an den B-Granula. Von GUSEK u. KRACHT (1960) sowie von GEORGSSON u. WESSEL (1967) sind auch doppelte Membranen beschrieben worden. Nach primärer Aldehyd- und nachfolgender Osmiumfixierung weisen die Innenkörper

---

[1] Für die Überlassung des Gewebes möchten wir Herrn Prof. Dr. F. F. NIEDNER, Ulm, herzlichen Dank sagen.

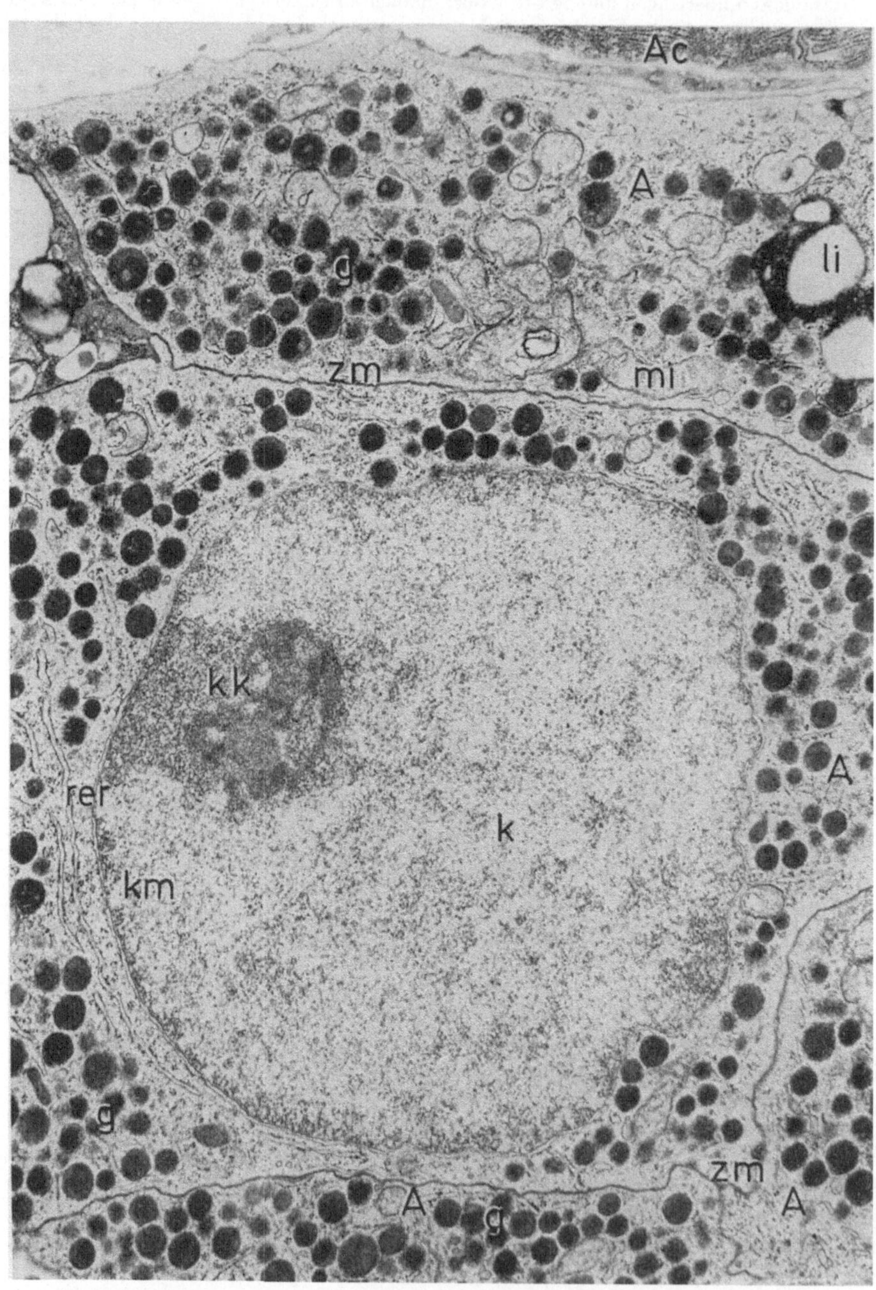

Abb. 11. Anschnitte mehrerer A-Zellen. Kern und Kernkörperchen, reichlich Granula, Lipid-körper, undeutliche Mitochondrien, spärlich rauhes endoplasmatisches Reticulum. Blei-hydroxyd. Elektronenoptische Vergrößerung 7000, Gesamtvergrößerung 21 000fach

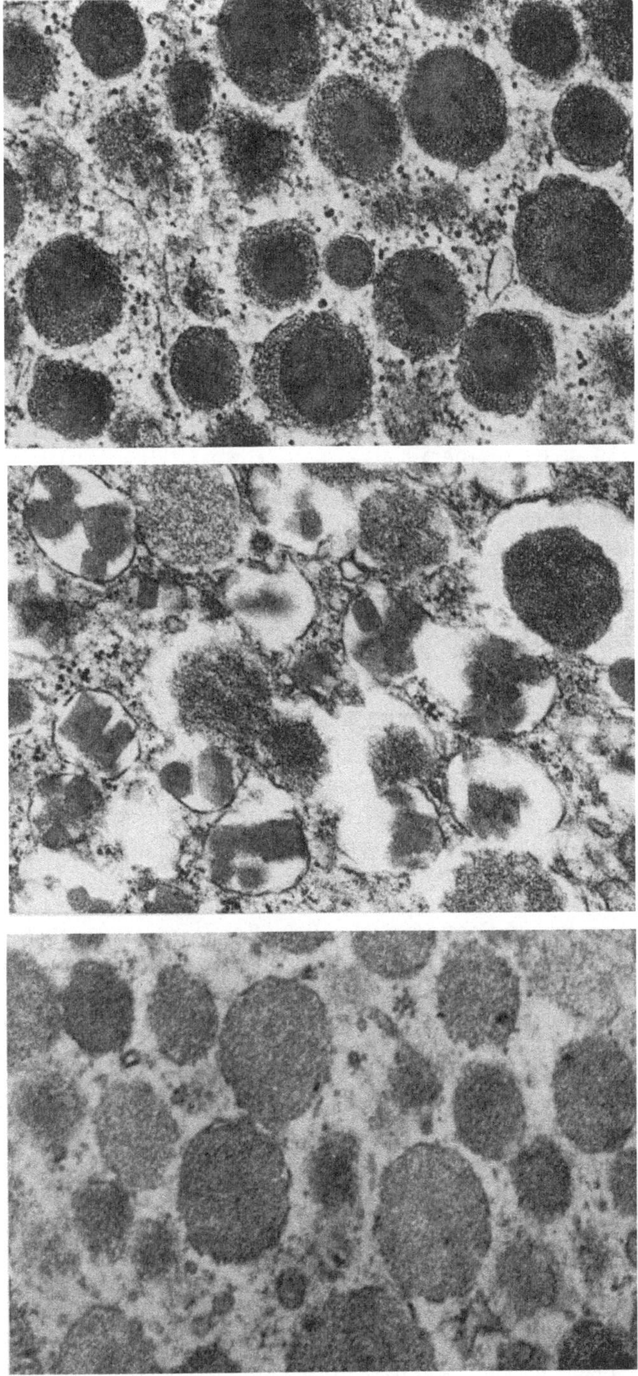

Abb. 12. Granula von A-Zellen (oben), B-Zellen (Mitte) und D-Zellen (unten) bei stärkerer Vergrößerung. Deutliche Unterschiede in der Struktur ihrer Innenkörper. Gesamtvergrößerung 42000fach

dagegen einen elektronendichten Kern und eine weniger elektronendichte Außenzone auf, so daß die Granulasäckchen ganz ausgefüllt werden. Im Innenkörper sind keine Unterstrukturen zu erkennen. Auf dieses unterschiedliche Verhalten der Granula hat Like (1967) erstmals hingewiesen. Die eigenen Aufnahmen bestätigen diesen Befund. Kern u. Kern (1968) beschreiben A-Zellgranula, deren Inhalt stark schwarz gefärbt ist, und solche mit feingekörntem, wenig elektronendichtem Inhalt. Zwischen beiden Granulatypen gibt es Übergangsstufen.

Die Mitochondrien werden in A-Zellen in geringerer Zahl als in den B-Zellen angetroffen und im allgemeinen auch als kleiner beschrieben. Bei dichter Matrix sind die Cristae oftmals nicht nachweisbar. Während Gusek u. Kracht (1959, 1960) insbesondere für die A-Granula noch eine Entstehung aus Mitochondrien erwogen haben, vermochten Georgsson u. Wessel (1967) keine Übergangsformen zwischen Mitochondrien und Granula aufzufinden. Der Golgi-Apparat ist überwiegend schwächer entwickelt als in B-Zellen oder häufig gar nicht dargestellt. Georgsson u. Wessel (1967) sowie Like (1967) beobachteten in seiner Nähe granulaartige Verdichtungen, die sie als Vorstufen von inkretorischen Granula ansprachen. Nach Like (1967) sollen sie in A-Zellen sehr viel häufiger als in B-Zellen zu erkennen sein. Das rauhe endoplasmatische Reticulum ist diesen Angaben nach wesentlich schwächer ausgebildet als in B-Zellen, und zwar mit kurzen Lamellen oder Vesikeln; eine stärkere Entwicklung ist auch in granulaärmeren Zellen zu erkennen. Lipidkörper finden sich ebenfalls in den A-Zellen; sie zeigen gegenüber denen der B-Zellen keine differenten Struktureigentümlichkeiten.

II. B-Zelle

B-Zellen (Abb. 12 bis 14) enthalten einen meist glatt konturierten, rundlichen oder ovalen Kern mit teils gleichförmig, teils unregelmäßig verteiltem Chromatin, welches bei vorheriger Aldehydfixierung manchmal randständig stärker angereichert ist. Nucleolen sind im allgemeinen deutlich entwickelt, die beiden Kernmembranen durch einen schmalen perinucleären Spalt getrennt.

Die Zahl der inkretorischen Granula wechselt von Zelle zu Zelle, ihre Größe schwankt erheblich (Schultrich, 1966). Die mittleren Durchmesser werden mit etwa 200 mµ angegeben (Yokoh et al., 1959; Benscome et al., 1963). Das durchschnittliche Granulavolumen soll 5,54% des Cytoplasmavolumens betragen (Georgsson u. Wessel, 1967). Das einzelne Granulum besteht aus einer glatten umhüllenden Membran und einem oder mehreren elektronendichten Innenkörpern, die von der Membran durch einen hellen Spalt getrennt sind. Dieser Innenkörper weist eine Vielfalt von Formen auf. Er kann rund, rechteckig, polygonal oder irregulär gestaltet sein und läßt bei starker Vergrößerung eine kristallähnliche Struktur mit Linien sich wiederholender Periodizität erkennen (Thiery u. Bader, 1966; Georgsson u. Wessel, 1967; Lacy, 1967). Das kann der Ausdruck einer kristallinen Stapelform des Insulins in den B-Granula sein, deren Aussehen im Gegensatz zu den A-Granula durch die Wahl der Fixierung nicht beeinflußt wird (Like, 1967). Neben diesem kompakten Innenkörper haben viele Granula einen mehr homogenen feinflockigen Inhalt von wechselnder, insgesamt geringer Elektronendichte.

In granulaärmeren Zellen treten die übrigen Zellorganellen besser hervor. Die Mitochondrien sind je nach Schnittrichtung rundlich oder längsoval. Sie besitzen Doppelmembranen und querstehende Cristae, welche manchmal bei sehr dichter Matrix unscharf oder gar nicht zu erkennen sind, so daß der Eindruck von „microbodies" entsteht (Georgsson u. Wessel, 1967) oder Verwechslungen mit inkretorischen Granula unterlaufen können (Schultrich, 1966). Gusek u. Kracht (1959,

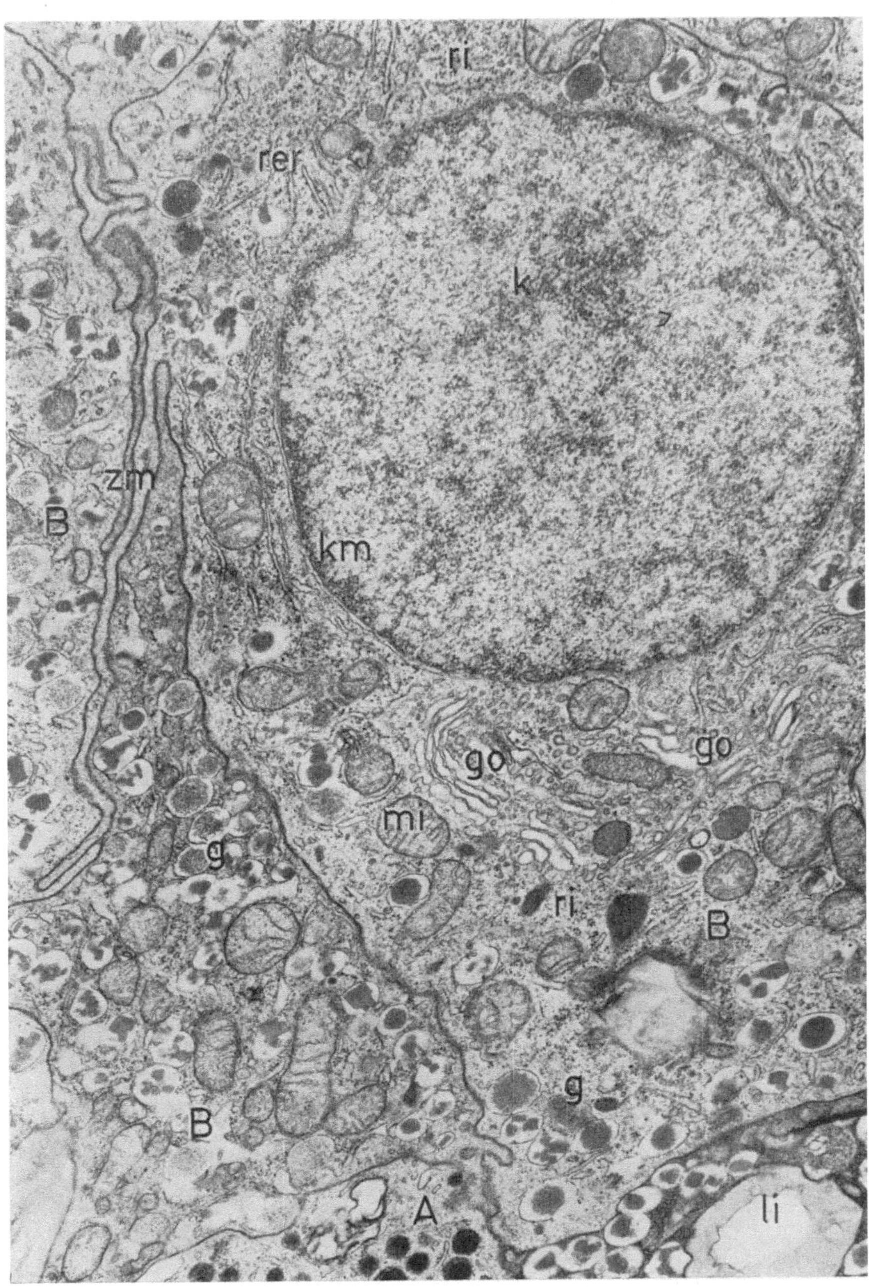

Abb. 13. Abschnitte mehrerer B-Zellen. Stärkere Verzahnung der Zellgrenzen, unterschiedlicher Granulagehalt, prominenter Golgi-Apparat, Mitochondrien, freie Ribosomen. Bleihydroxyd. Elektronenoptische Vergrößerung 7000, Gesamtvergrößerung 21 000fach

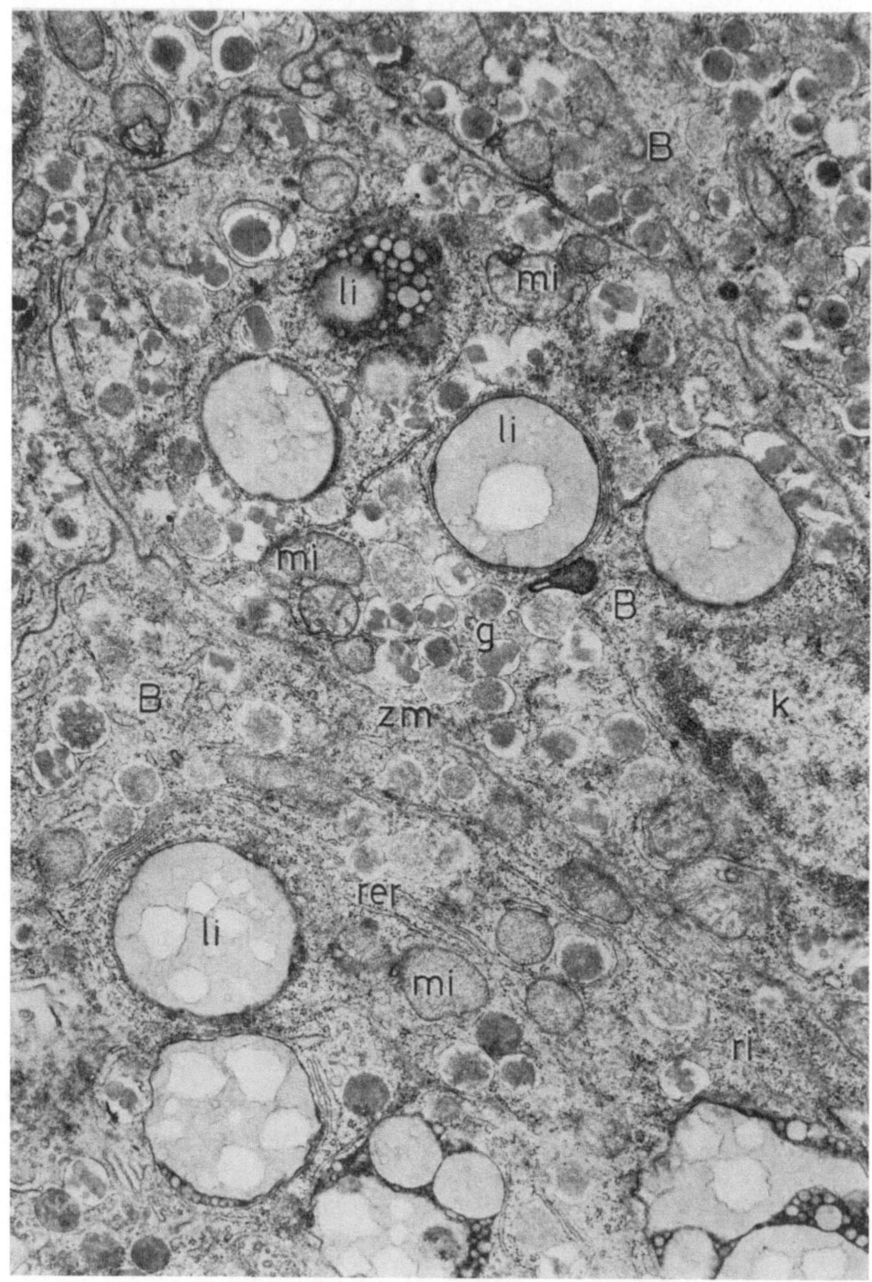

Abb. 14. Anschnitte mehrerer B-Zellen. Unterschiedlicher Granulagehalt, reichlich Lipidkörper, Mitochondrien mit undeutlichen Cristae, schwach ausgebildetes rauhes endoplasmatisches Reticulum. Bleihydroxyd. Elektronenoptische Vergrößerung 7000, Gesamtvergrößerung 21 000fach

1960) diskutieren auf Grund dieser Ähnlichkeiten die Entstehung von Granula aus Mitochondrien. Der Golgi-Apparat zeigt glattwandige Membranen und besteht aus unregelmäßig aufgetriebenen Lamellen, Schläuchen und Vesikeln und liegt häufig in unmittelbarer Nachbarschaft des Kernes. In Golgi-Vesikeln oder zwischen den Anteilen des Golgi-Apparates bzw. in seiner unmittelbaren Nähe wird gelegentlich elektronendichtes amorphes Material als kleinste runde bis ovale Körnchen beobachtet, die Vorstufen von Granula — Prosekretgranula — sein könnten (SCHULTRICH, 1966; LIKE, 1967). Das rauhe endoplasmatische Reticulum besteht aus kurzen oder auch längeren, unregelmäßig verlaufenden Doppellamellen mit anhaftenden Ribosomen. In manchen Zellen sind dichtgepackte, parallel laufende Schlauchsysteme entwickelt. Daneben sieht man auch freiliegende Ribosomen. Insgesamt scheint sich das Verhältnis von Granulazahl und Entwicklung des rauhen endoplasmatischen Reticulum reziprok zu verhalten (GEORGSSON u. WESSEL, 1967; LIKE, 1967). In granulaarmen Zellen ist das rauhe endoplasmatische Reticulum stärker vesiculär gestaltet und weist innerhalb der Vesikel ein feingranuläres Material auf, bei dem es sich nach GEORGSSON u. WESSEL (1967) um Vorstufen von B-Granula handelt. — Von allen Autoren werden Lipidkörper in den B-Zellen beschrieben, die teils homogen elektronendicht erscheinen, überwiegend aber multivesiculär sind und peripher häufig einen dunklen Saum besitzen. YOKOH et al. (1959) sahen in ihnen degenerierende Mitochondrien, LIKE (1967) bezeichnet sie als Ceroid.

III. D-Zelle

Die Ultrastruktur der D-Zellen ist auch an menschlichem Untersuchungsmaterial mehrfach erwähnt. GUSEK u. KRACHT (1960) beschreiben einzelne Zellen in Nachbarschaft von Capillaren mit den Kennzeichen von A-Zellen. Diesen gegenüber sollen sie aber nur vereinzelt Granula und weniger gut strukturierte Zellorganellen enthalten. Nach BENSCOME et al. (1963) besitzen diese Zellen keine Granula, dafür aber ein stark vesikuliertes rauhes endoplasmatisches Reticulum. Sie werden von diesen Autoren als mögliche Vorstufen von B-Zellen angesehen. GREIDER u. ELLIOTT (1964) deuten agranuläre Zellen mit wenigen Cytoplasmaorganellen als D-Zellen. Nach THIERY u. BADER (1966) dagegen liegen D-Zellen im allgemeinen in der Peripherie der Inseln und weisen eine sekretorische Polarität auf, die gegen die Capillaren gerichtet ist. Ihr Hauptcharakteristikum sehen diese Autoren in den dichten, runden Granula, die als reife 0,2 bis 0,3 μ im Durchmesser messen und von einer dünnen Membran umgeben sind. Die unreifen Granula besitzen einen kleineren dichten Kern von 0,1 bis 0,2 μ Durchmesser im Zentrum einer weniger elektronendichten Masse mit gleichem Durchmesser wie die reifen Granula. Reife und unreife Granula dieser D-Zellen nehmen, wenn die Schnitte mit wäßriger Silbernitratlösung behandelt werden, Silber an, während die Granula der A-Zellen dies unter gleichen Bedingungen nicht tun. Die Sekretion der D-Zellgranula geschieht nach THIERY u. BADER (1966) durch denselben Mechanismus wie bei den B-Zellen. Auch sollen sich Sekretkörnchen im Golgi-Apparat bilden. KAWANISHI et al. (1966) beschreiben sich klar von A- und B-Zellen abhebende D-Zellen mit zahlreichen elektronenopaquen 0,4 μ großen Granula, die vesiculäre, siebartige oder faserige Strukturen innerhalb einer glatten begrenzenden Membran aufweisen. Sie sind diffus im Cytoplasma verteilt. Mitochondrien, Golgi-Apparat und endoplasmatisches Reticulum sind kaum darstellbar. GEORGSSON u. WESSEL (1967) nehmen an, daß es sich bei einzelnen Zellen mit spindeligen, chromatindichten Kernen, schmalem Zelleib und wenigen Granula um D-Zellen handelt. Die Granula ähneln denen der A-Zellen, während andere Zellbestandteile selten sind. Sie sollen Reservezellen der A- und B-Zellen sein. LIKE (1967) beobachtete bei

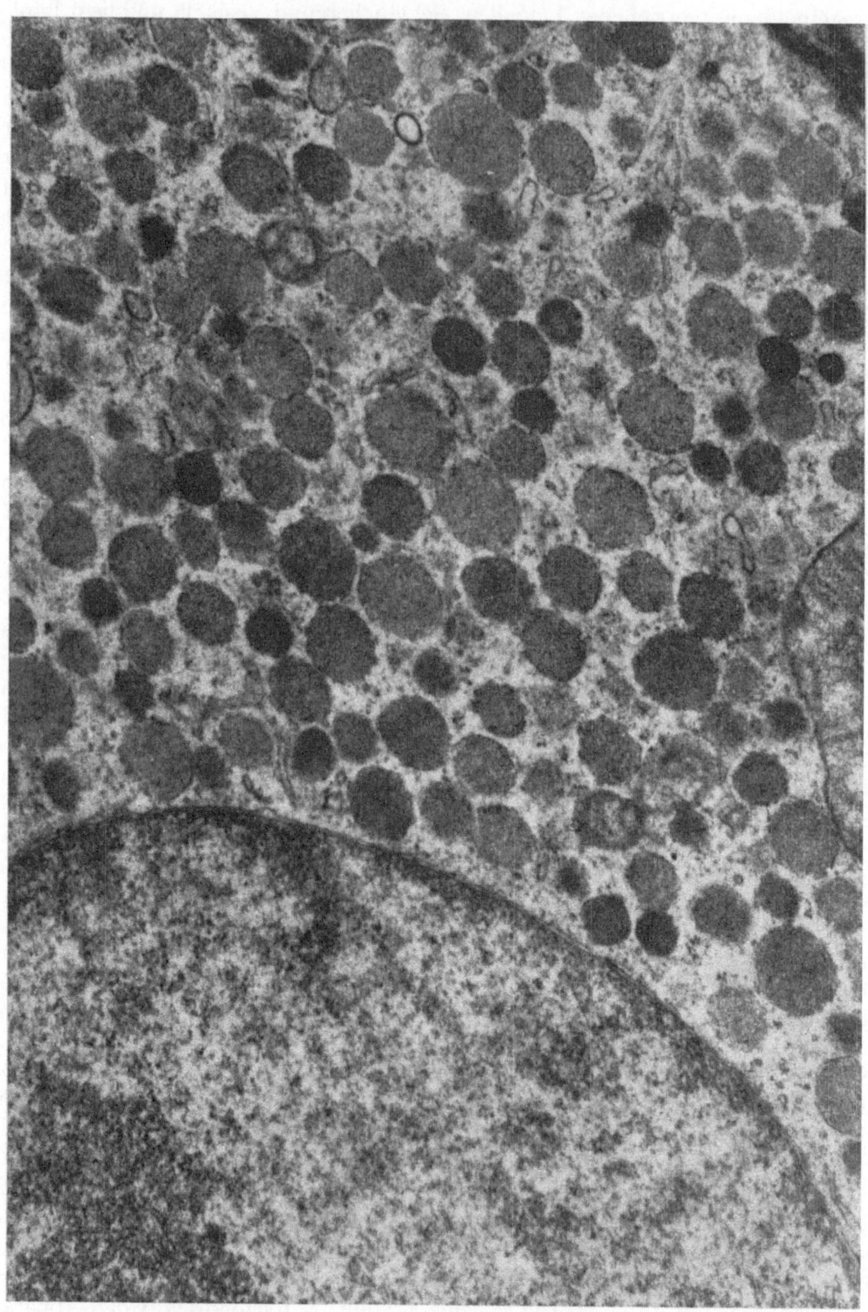

Abb. 15. Ausschnitt aus einer D-Zelle. Zellkern und zahlreiche wechselnd elektronendichte Granula. Uranylacetat und Bleihydroxyd. Elektronenoptische Vergrößerung 8000, Gesamtvergrößerung 28000fach

jedem seiner Fälle D-Zellen, die meist inmitten von A-Zellkomplexen lagen und größere und weniger elektronendichte Granula enthielten. Nach Aldehydfixierung nahmen die Granula die gleiche Größe wie die von A-Zellen an; er faßte sie deshalb als modifizierte A-Zellen auf. Darüber hinaus konnte er auch Zellen mit beiden Granulatypen nachweisen.

Nach eigenen Untersuchungen liegen die D-Zellen in der menschlichen Insel in unmittelbarer Nachbarschaft von A-Zellen. Sie enthalten meist zahlreiche Granula und zeigen daneben nur spärliche andere Zellstrukturen (Abb. 15). Ihre Granula lassen ebenso wie diejenigen der A-Zellen nur undeutlich eine umhüllende Membran erkennen. Sie unterscheiden sich aber von den A-Zellgranula durch einen gleichmäßig verteilten, feinkörnigen und leicht verwaschen erscheinendem Inhalt von wechselnder Elektronendichte. A-, B- und D-Zellen sind in unserem Material auf Grund der Ultrastruktur ihrer Granula gut voneinander abgrenzbar (Abb. 12).

IV. Exokrin-endokrine Mischzelle

Die Existenz von Zellen, die ihrer Struktur nach als Übergangsstufe zwischen das exokrine und endokrine Gewebe einzuordnen wären, ist umstritten. GUSEK u. KRACHT (1959) beschrieben extrainsuläre Zellen im hyperplastischen Gangsystem des Pankreas, die mit Ausnahme der Granula cytoplasmatische Strukturen wie Schaltstückepithelien aufwiesen. ZAGURY et al. (1961) erwähnten relativ zahlreiche Zellen, in denen neben inkretorischen auch Zymogengranula anzutreffen waren und bezeichneten sie als „*Cellules mixtes*". Auf einer ihrer beiden diesbezüglichen Abbildungen dürfte es sich sehr wahrscheinlich aber nicht um Zymogengranula sondern um Lipidkörper handeln. SCHULTRICH (1966) fand in Inselzellen neben inkretorischen Granula ovale Gebilde mittlerer Dichte, die nach außen von einer dunkleren Oberfläche bedeckt waren und Zymogengranula ähnelten. Diese Organellen wurden von ihr als „Cytosome" bezeichnet. In diesen Zellen sollen auch größere Mitochondrien und vermehrt rauhes endoplasmatisches Reticulum vorhanden sein. Eine Identität von Cytosomen und Zymogengranula sei jedoch, allein auf Grund der Strukturgleichheit beurteilt, sehr fraglich. Das Problem der direkten oder indirekten acino-insulären Transformation muß nach allem z. Z. noch als ungeklärt angesehen werden. Eine Umwandlung von hochdifferenzierten exokrinen in endokrine Zellen ist aus morphologischer Sicht nicht ohne weiteres vorstellbar. GEORGSSON u. WESSEL (1967) beschrieben indessen „*acino-insuläre*" *Zellen*, in denen sie neben A- bzw. B-Granula auch Zymogengranula fanden. Sie lagen vorwiegend an der Grenze von endokrinem zu exokrinem Gewebe. Ihre Mitochondrien entsprachen mehr denen von Acinuszellen. Diese Zellen sollen möglicherweise eine Rolle beim Inselwachstum oder der Inselregeneration spielen können. LIKE (1967) beobachtete niemals Übergangsformen von Acinuszellen oder Gangepithelien und inkretorischen Zellen.

V. Beziehungen der endokrinen Zellen zur Umgebung

Benachbarte Inselzellen sind lediglich durch ihre Zellmembran und einen schmalen Intercellularspalt gegeneinander abgegrenzt. Gegen die Capillaren, das bindegewebige Interstitium und das exokrine Pankreas sind die geweblichen Beziehungen vielgestaltiger. Zwischen den Capillaren, dem Interstitium (Abb. 16 u. 17) und den Inselzellen liegt eine die letzteren kontinuierlich überziehende Basalmembran. Diese ist von der Basalmembran der Capillaren durch einen pericapillären Spalt von 1575 Å bis 2,125 μ getrennt (SCHULTRICH, 1966). In diesem Spalt befinden sich einzelne Pericyten, seltener kollagene oder elastische Fasern oder

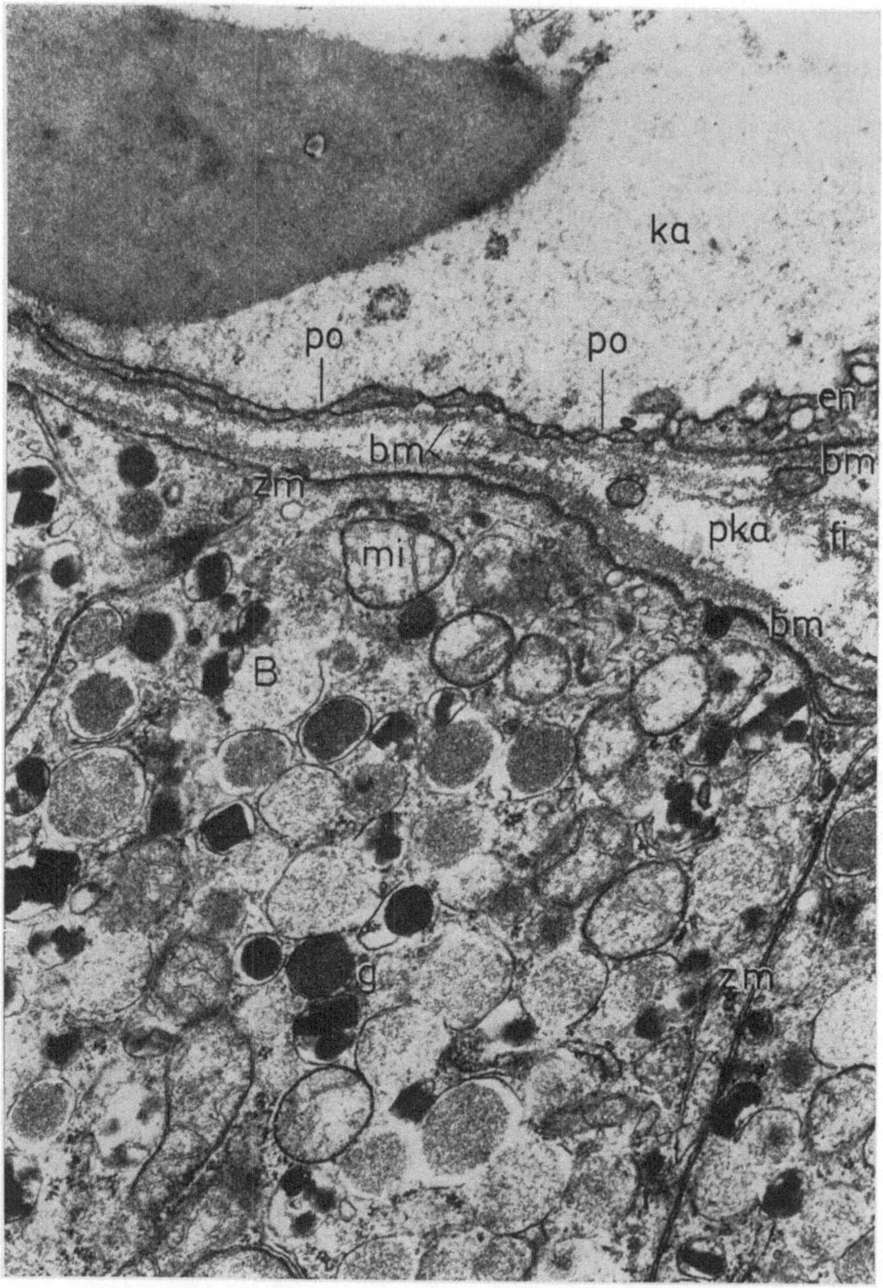

Abb. 16. Grenze zwischen B-Zellen und Capillare. Jeweils eigene Basalmembranen, schmaler Pericapillarspalt, Endothelzellausläufer mit sog. Poren, im Capillarlumen Erythrocytenanschnitt. Uranylacetat und Bleihydroxyd. Elektronenoptische Vergrößerung 12000, Gesamtvergrößerung 33600fach

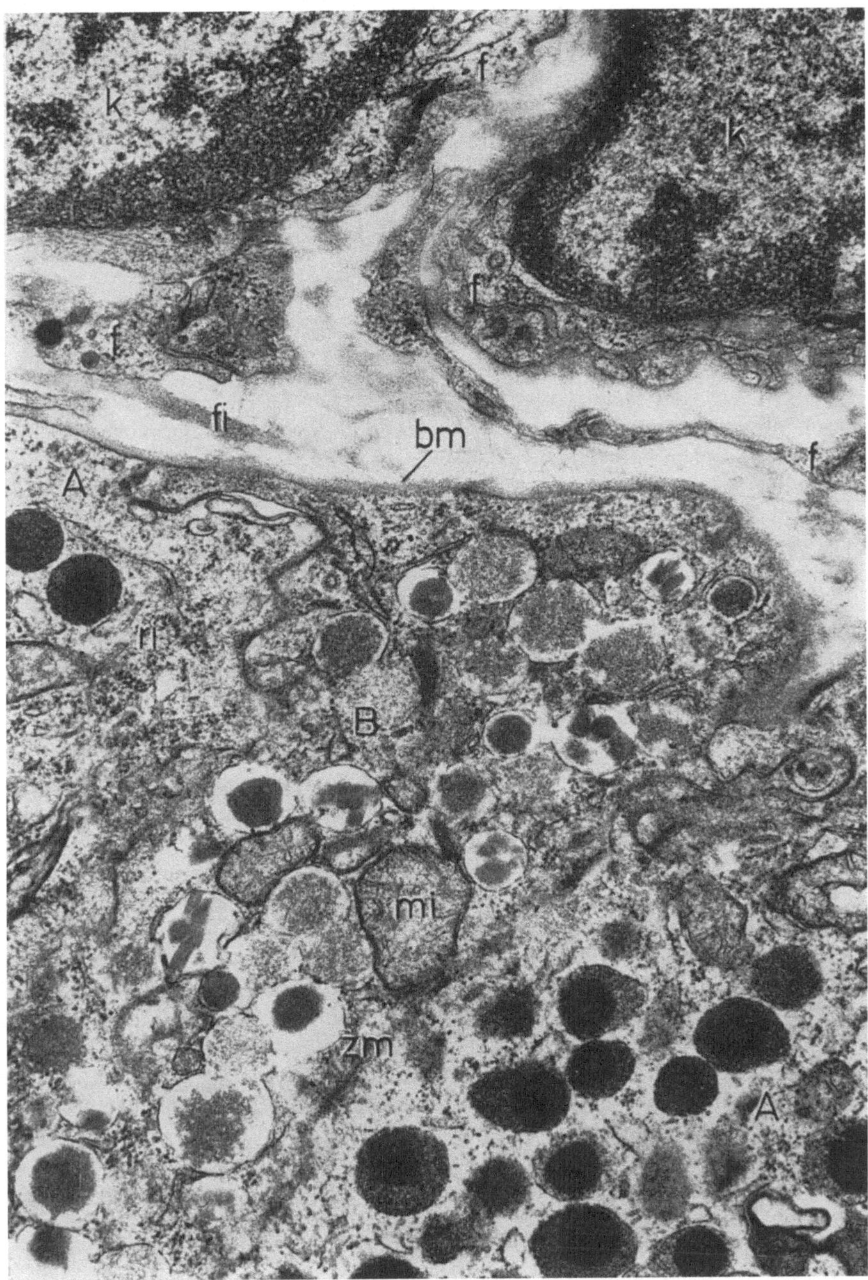

Abb. 17. Grenze zwischen B- und A-Zellen und Interstitium. Kerne von Bindegewebszellen im oberen Bildrand, Cytoplasmaausläufer sowie spärliche Fibrillenanschnitte im Spalt. Bleihydroxyd. Elektronenoptische Vergrößerung 12000, Gesamtvergrößerung 33600fach

auch fingerförmige Ausstülpungen benachbarter Inselzellen. Georgsson u. Wessel (1967) erwähnen hier auch Lymphspalten. Die der Basalmembran aufsitzenden cytoplasmatischen Ausläufer von Endothelzellen haben häufig sog. Endothelporen mit einer einfachen zarten Membran von 550 bis 785 Å (Schultrich, 1966). Die Capillarendothelien können reichlich pinocytotische Bläschen enthalten (Georgsson u. Wessel, 1967).

Exokrine und endokrine Zellen besitzen in ihrer Grenzzone (Abb. 18) jeweils eine eigene Basalmembran. Zwischen diesen Membranen besteht manchmal nur ein schmaler, häufiger jedoch ein mehr oder minder breiter Spalt, der mit Bindegewebselementen angefüllt ist (Like, 1967). Dieser kann nach Schultrich (1966) zwischen $0{,}215\,\mu$ und $4{,}517\,\mu$ betragen und Fibrocyten, kollagene Fasern und Capillaren enthalten; nur selten grenzen Insel- und Acinuszelle ohne Basalmembran mit einer Intercellularfuge von 280 bis 335 Å direkt aneinander.

VI. Bildung und Abgabe der B-Granula

Die bisherigen ultrastrukturellen Befunde an den Langerhans'schen Inseln des Menschen haben unser Wissen über die Morphologie der in ihnen vorkommenden Zelltypen, insbesondere der B-Zellen, wesentlich bereichert. Die statischen Zustandbilder gestatten aber allein keine verbindlichen Aussagen über eine funktionelle Morphologie der Inselzellen und damit über die Bildung und Ausschleusung des in den B-Granula enthaltenen Insulins. Hier sind wir weitgehend auf tierexperimentelle Beobachtungen angewiesen.

Nach Befunden des Arbeitskreises von Lacy (Lacy, 1961; Williamson, et al. 1961; Lacy, 1965) an stimulierten B-Zellen des Rattenpankreas erfolgt die Synthese des Insulins im rauhen endoplasmatischen Reticulum. Aus seinem Lamellensystem schnüren sich mit Ribosomen besetzte Bläschen ab. In ihrem Innern entsteht ein sich langsam verdichtendes Material bei gleichzeitiger Abnahme der anhaftenden Ribosomen bis zur Ausbildung des reifen Insulingranulum. Das in B-Zellen auch des Menschen mehrfach beschriebene reziproke Verhalten von Granulareichtum und Menge des rauhen endoplasmatischen Reticulums wäre ein Hinweis für diese These. — Der häufig in den B-Zellen stark entwickelte Golgi-Apparat läßt auch an eine direkte Beteiligung desselben an der Granulabildung denken (Kawanishi et al., 1966). Morphologische Hinweise für einen Ursprung der neuen B-Granula (Prägranula) aus der Peripherie des Golgi-Apparates wurden von Logothetopoulos (1966), Like (1967) sowie von Orci et al. (1969) mitgeteilt. Man nimmt heute auf Grund morphologischer und biochemischer Befunde an, daß die Synthese von Proinsulin im rauhen endoplasmatischen Reticulum beginnt und die Umwandlung von Proinsulin in Insulin im Golgi-Apparat oder während der weiteren Phasen der Granulareifung stattfindet (Orci et al., 1969; Steiner, 1969).

Die Ausschleusung der B-Granula und damit von Insulin geschieht durch einen der Pinocytose entgegenlaufenden Vorgang, der als Emiocytose (Lacy, 1965) bezeichnet wird. Hierbei verschmelzen Granula- und Zellmembran miteinander, und unter Auflösung des Granulakernes erfolgt die Abgabe des Hormons in einer nicht mehr sichtbaren Form in den Intercellular- oder Pericapillarspalt. Ein Stadium dieses Ausschleusungsvorganges an menschlichen B-Zellen ist von Thiery u. Bader (1966) beschrieben und abgebildet worden. Darüber hinaus werden sowohl eine intracytoplasmatische Auflösung von Insulingranula als auch eine direkte Insulinabgabe aus seinen Bildungsstätten unter Umgehung der granulären Stapelform diskutiert (Creutzfeldt, 1968; Orci et al., 1969). Der Weg zur Synthese des Insulins und die möglichen Formen seiner Ausschleusung aus der B-Zelle sind in Anlehnung an Orci et al. (1969) in der Abb. 19 schematisch dargestellt.

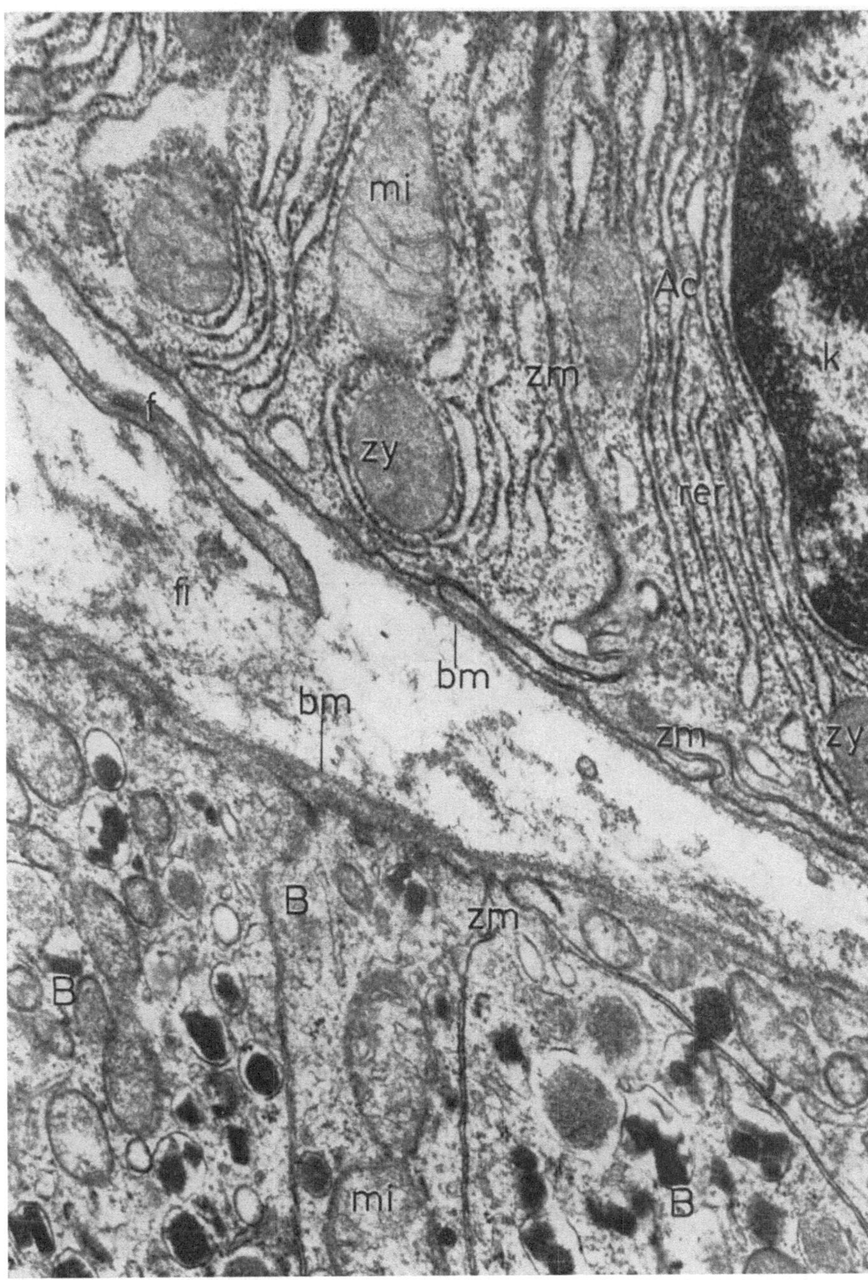

Abb. 18. Grenze zwischen B-Zellen und Acinuszellen, jeweils mit Basalmembranen. Im Spalt Cytoplasmaausläufer und Fibrillenanschnitte. Uranylacetat und Bleihydroxyd. Elektronenoptische Vergrößerung 12000, Gesamtvergrößerung 33600fach

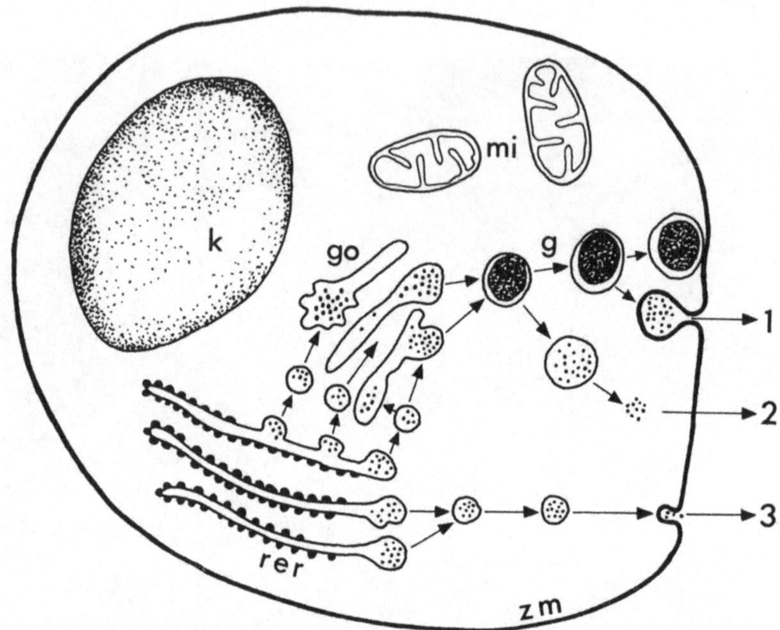

Abb. 19. Schematische Darstellung der Insulinsynthese und der Möglichkeiten seiner Ausschleusung aus der B-Zelle. *1* Insulinabgabe durch Emiocytose, *2* Insulinausschleusung nach intracellulärer Auflösung der Granula, *3* direkte Insulinsekretion ohne Durchlaufen der granulären Stapelform

Literatur

Bahr, G. F.: Changes in liver cell elements during stimulated protein synthesis. A cytochemical study. Acta radiol. (Stockh.) Suppl. 147, (1957).

Bangle, R.: Factors influencing the staining of beta-cell granules in pancreatic islets with various basic dyes, including paraldehyde fuchsin. Amer. J. Path. 32, 349 (1956).

Banting, F. G., Best, C. H.: (1) The internal secretion of the pancreas. J. Lab. clin. Med. 7, 251 (1922).

— — (2) Pancreatic extracts. J. Lab. clin. Med. 7, 464 (1922).

— — Collip, J. B., Campbell, W. R., Fletcher, A. A.: Pancreatic extracts in the treatment of Diabetes mellitus. Canad. med. Ass. J. 12, 141 (1922).

Bargmann, W.: Die Langerhans'schen Inseln des Pankreas. In: Hdb. mikrosk. Anatomie d. Menschen, VI/2, S. 196. Berlin: Springer 1939.

— Histologie und mikroskopische Anatomie des Menschen, 5. Aufl., S. 400. Stuttgart: Thieme 1964.

Barrnett, R. J., Marshall, R. B., Seligman, A. M.: Histochemical demonstration of insulin in the islets of Langerhans. Endocrinology 57, 419 (1955).

Baum, J., Simons, B. E., Jr., Unger, R. H., Madison, L. L.: Localization of glucagon in the alpha cells in the pancreatic islet by immunofluorescent technics. Diabetes 11, 371 (1962).

Becker, V., Seelig, H. P.: Pathologic anatomy and pathophysiology of the Zollinger-Ellison-syndrome. In: Non-insulin-producing tumors of the pancreas. Modern aspects on Zollinger-Ellison-syndrome and gastrin, p. 49 (Demling, L., Ottenjann, R., Eds.). Stuttgart: Thieme 1969.

Benscome, S. A., Allen, R. A., Latta, H.: Functioning pancreatic islet cell tumors studied electron microscopically. Amer. J. Path. 42, 1 (1963).

Bensley, R. R.: Studies on the pancreas of the guinea pig. Amer. J. Anat. 12, 297 (1911/12).

Bloom, W.: A new type of granular cell in the islets of Langerhans of man. Anat. Rec. 49, 363 (1931).

BORCHARD, F., MÜNTEFERING, H.: Beitrag zur quantitativen Morphologie der Langerhans'-schen Inseln bei Früh- und Neugeborenen. Virchows Arch. path. Anat., Abt. A **346**, 178 (1969).

BREUSTEDT, H.-J., KRACHT, J.: Immunhistologische Untersuchungen mit Anti-Insulin am Inselorgan. Symp. dtsch. Ges. Endokr. **14**, 174 (1968).

BROLIN, S., HELLMAN, B.: New methods for determination of the pancreatic islet volume. Diabetes **12**, 62 (1963).

BROMER, W. W., SINN, L. G., STAUB, A., BEHRENS, O. K.: The amino acid sequence of glucagon. J. Amer. chem. Soc. **78**, 3858 (1956).

BURSTONE, M. S., FOLK, J. E.: Histochemical demonstration of aminopeptidase. J. Histochem. Cytochem. **4**, 217 (1956).

CAVALLERO, C., SOLCIA, E.: Cytologic and cytochemical aspects of islet pathology in the Zollinger-Ellison-syndrome. Rev. int. Hépat. **15**, 517 (1965).

— — On the duplicity of non-B cells of the pancreatic islets. Symp. dtsch. Ges. Endokr. **14**, 257 (1968).

— — SAMPIETRO, R.: Cytology of islet tumours and hyperplasias associated with the Zollinger-Ellison-syndrome. Gut **8**, 172 (1967).

CHESSICK, R. D.: Histochemical study of the distribution of esterases. J. Histochem. Cytochem. **1**, 471 (1953).

CIRELI, E.: Eine statistische Untersuchung über Anzahl, Größe und topische Verteilung der Langerhans'schen Inseln im Pankreas bei drei erwachsenen Menschen. Anat. Anz. **111**, 1 (1962).

CLARK, E.: The number of islands of Langerhans in the human pancreas. Anat. Anz. **43**, 81 (1913).

CREUTZFELDT, W.: Morphological findings after diazoxide in rats and islet cell adenomas. Acta diabet. lat. **5**. Suppl. 1, 389 (1968).

— CREUTZFELDT, C., PERINGS, E.: Light and electron microscopic findings in three clinical cases of the Zollinger-Ellison-syndrome. In: Non-insulin-producing tumors of the pancreas. Modern aspects on Zollinger-Ellison-syndrome and gastrin, p. 86 (DEMLING, L., OTTENJANN, R., Eds.). Stuttgart: Thieme 1969.

— THEODOSSIOU, A. Die Relation der A- und B-Zellen in den Pankreasinseln bei Nicht-diabetikern und Diabetikern. (Vergleichende Untersuchungen mit der Versilberung nach BODIAN und modernen Granulafärbungen.) Beitr. path. Anat. **117**, 235 (1957).

DAVIS, J. C.: The relation between the pancreatic alpha cells and certain cells in the gastric mucosa. J. Path. Bact. **67**, 237 (1954).

DEANE, H. W., BARRNETT, R. J., SELIGMAN, A. M.: Histochemische Methoden zum Nachweis der Enzymaktivität. In: Hdb. Histochem., VII/1. Stuttgart: Fischer 1960.

FEDERLIN, K., RAPTIS, S., BEYER, J., PFEIFFER, E. F.: Immunhistologische Untersuchungen und der Nachweis von Serum- und Tumorinsulin beim Insulinom. Symp. dtsch. Ges. Endokr. **15**, 415 (1969).

FERNER, H.: Über die Entwicklung der Langerhans'schen Inseln nach der Geburt und die Bedeutung der versilberbaren Zellen im Pankreas. Z. mikr.-anat. Forsch. **44**, 451 (1938).

— Beiträge zur Histobiologie der Langerhans'schen Inseln des Menschen mit besonderer Berücksichtigung der Silberzellen und ihrer Beziehung zum Pankreasdiabetes. Virchows Arch. path. Anat. **309**, 87 (1942).

— Das Inselsystem des Pankreas. Stuttgart: Thieme 1952.

— Die orthologische Histologie und Cytologie der Langerhans'schen Inseln. Verh. dtsch. Ges. Path. **42**, 25 (1958).

— Zur Histobiologie und -pathologie des Inselorgans der Bauspeicheldrüse. Symp. dtsch. Ges. Endokr. **7**, 101 (1960).

— STOECKENIUS, W.: Die Cytogenese des Inselapparates beim Menschen. Z. Zellforsch. **35**, 147 (1950).

FORSSMANN, W. G., ORCI, L., PICTET, R., RENOLD, A. E., ROUILLER, C.: The endocrine cells in the epithelium of the gastrointestinal mucosa of the rat. — An electron microscope study. J. Cell Biol. **40**, 692 (1969).

— — ROUILLER, CH.: Glucagonbildende und andere endokrine Zellen im Magen-Darmepithel und ihre Ultrastruktur. Symp. dtsch. Ges. Endokr. **14**, 252 (1968).

FUJITA, T.: D-Zellen der Pankreasinseln beim Diabetes mellitus mit besonderer Berücksichtigung ihrer Argyrophilie. Z. Zellforsch. **69**, 363 (1966).

GEORGSSON, G., WESSEL, W.: Vergleichende elektronenmikroskopische Untersuchungen normaler menschlicher Pankreasinseln und eines hormonell-aktiven Inselzell-Carcinoms mit Hyperinsulinismus. Z. Krebsforsch. **69**, 70 (1967).

GLENNER, G. G., LILLIE, R. D.: The histochemical demonstration of indole derivatives by the postcoupled p-dimethylaminobenzylidene reaction. J. Histochem. Cytochem. **5**, 279 (1957).

Gössner, W.: (1) Histochemischer Nachweis hydrolytischer Enzyme mit Hilfe der Azofarbstoffmethode. Untersuchungen zur Methodik und vergleichenden Histotopik der Esterasen und Phosphatasen bei Wirbeltieren. Z. Zellforsch., Abt. Histochemie 1, 48 (1958).
— (2) Zur Enzymhistochemie der Langerhans'schen Inseln. Verh. dtsch. Ges. Path. 42, 125 (1958).
— Die Enzymhistochemie der Langerhans'schen Inseln. In: Fortschritte der Diabetesforschung, S. 140 (Oberdisse, K., Jahnke, K., Hrsg.). Stuttgart: Thieme 1963.
Gomori, G.: Studies on the cells of the pancreatic islets. Anat. Rec. 74, 439 (1939).
— Observations with differential stains on human islets of Langerhans. Amer. J. Path. 17, 395 (1941).
— Pathology of the pancreatic islets. Arch. Path. 36, 217 (1943).
— Aldehyde-Fuchsin: A new stain for elastic tissue. Amer. J. clin. Path. 20, 665 (1950).
— Histochemical methods for proteinbound sulphhydryl and disulfide groups. Quart. J. micr. Sci. 97, 1 (1956).
Gonet, A. E., Renold, A. E.: Homografting of fetal rat pancreas. Diabetologia 1, 91 (1965).
Grafflin, A. L.: Histological observations upon an adult human pancreas (autofluorescence, fat and pigment). Anat. Rec. 78, 207 (1940).
Gregory, R. A.: The chemical nature of the active principle in Zollinger-Ellison-tumors compared with gastrin. In: Non-insulin-producing tumors of the pancreas. Modern aspects on Zollinger-Ellison-syndrome and gastrin, p. 19 (Demling, L., Ottenjann, R., Eds.). Stuttgart: Thieme 1969.
— Tracy, H. J., French, J. M. Sircus, W.: Extraction of a gastrin-like substance from a pancreatic tumour in a case of Zollinger-Ellison-syndrome. Lancet 1960 I, 1045.
Greider, M. H., Elliott, D. W.: Electron microscopy of human pancreatic tumors of islet origin. Amer. J. Path. 44, 663 (1964).
— — Zollinger, R. M.: An electron microscope study of islet cell adenomas. J. Amer. med. Ass. 186, 566 (1964).
Grillo, T. A. I., Foà, P. P.: The study of carbohydrate metabolism. Part 2: Histological and histochemical methods. In: Hdb. exp. Pharm., Bd. XVI/15, S. 107. Berlin-Heidelberg-New York: Springer 1966.
— Shima, K.: Insulin content and enzyme histochemistry of the human foetal pancreatic islet. J. Endocr. 36, 151 (1966).
Gusek, W., Kracht, J.: Zur Feinstruktur von Epithel- und Inselzellen im hyperplastischen Gangsystem des menschlichen Pankreas. Endokrinologie 38, 316 (1959).
— — Elektronenmikroskopische Befunde am Inselorgan. Symp. dtsch. Ges. Endokr. 7, 109 (1960).
Halmi, N. S., Davies, J.: Comparison of aldehyde fuchsin staining, metachromasia and periodic acid-Schiff reactivity in various tissues. J. Histochem. Cytochem. 1, 447 (1953).
Hamperl, H.: Die Fluorescenzmikroskopie menschlicher Gewebe. Virchows Arch. path. Anat. 292, 1 (1934).
Hartroft, W. S., Wrenshall, G. A.: Correlation of beta-cell granulation with extractable insulin of the pancreas. Studies in adult human diabetics and nondiabetics. Diabetes 4, 1 (1955).
Hartz, P. H.: Staining the human pancreas with the periodic acid leucofuchsin method. Acta brev. neerl. Physiol. 16, 64 (1948).
Hellerström, C., Hellman, B.: Demonstration of oxidative enzymes in the human pancreas with special reference to the islets of Langerhans. Acta path. microbiol. scand. 55, 385 (1962).
Hellman, B.: Actual distribution of the number and volume of the islets of Langerhans in different size classes in non-diabetic humans of varying ages. Nature (Lond.) 184, 1498 (1959).
— The development of the mammalian endocrine pancreas. Biol. Neonat. (Basel) 9, 263 (1965/66).
— Hellerström, C.: The specifity of the argyrophil reaction in the islets of Langerhans in man. Acta endocr. (Kbh.) 36, 22 (1961).
Hirschowitz, B. I., Schenker, S., Boyett, J.: Gastrointestinal. A potent gastric secretagogue extracted from a Zollinger-Ellison pancreatic tumor. Clin. Res. Proc. 9, 237 (1961).
Jackson, R. H., Blair, E. L., Dawson, P. J., Reed, J. D., Watts, W. P. T.: Gastrin activity of tumour tissue in a child with the Zollinger-Ellison-syndrome. Lancet 1963 II, 908.
Kawanishi, H., Akazawa, Y., Machii, B.: Islets of Langerhans in normal and diabetic humans. Ultrastructure and histochemistry, with special reference to hyalinosis. Acta path. jap. 16, 177 (1966).
Keel, H. J., Roth, J. L. A.: Nicht Insulin produzierende Inselzelltumoren. Schweiz. med. Wschr. 97, 1399 (1967).

Kern, H. F., Kern, D.: Das A-Zellsystem des Menschen und der Wirbeltiere. Symp. dtsch. Ges. Endokr. 14, 186 (1968).

Korp, W., Le Compte, P. M.: The nature and function of the alpha cells of the pancreas. Their possible role in the production of glucagon. Diabetes 4, 347 (1955).

Lacy, P. E.: Electron microscopy of the beta cell of the pancreas. Amer. J. Med. 31, 851 (1961).

— Electron microscopy of the islets of Langerhans. Diabetes 11, 509 (1962).

— Studies by electron microscopy of secretory processes of islet cells. In: On the nature and treatment of diabetes, p. 1 (Leibel, B. S., Wrenshall, G. A., Eds.).Amsterdam: Excerpta Medica Foundation 1965.

— The pancreatic beta cell. Structure and function. New Engl. J. Med. 276, 187 (1967).

— Davies, J.: Preliminary studies on the demonstration of insulin in the islets by the fluorescent antibody technic. Diabetes 6, 354 (1957).

— Williamson, J. R.: Electron microscopic and fluorescent antibody studies of islet cell adenomas. Anat. Rec. 136, 227 (1960).

Laguesse, E.: Recherches sur l'histogenie du pancréas chez le mouton. J. Anat. (Paris) 21, 475 (1895).

— Sur la structure du pancréas chez quelques ophidiens et particulièrement sur les îlots endocrines. Arch. Anat. micr. Morph. exp. 4, 157 (1901).

Lane, M. A.: The cytological characters of the areas of Langerhans. Amer. J. Anat. 7, 409 (1907).

Langerhans, P.: Beiträge zur mikroskopischen Anatomie der Bauchspeicheldrüse. Dissertation, Berlin 1869.

Lazarus, S. S., Volk, B. W.: The pancreas in human and experimental diabetes. New York: Grune and Stratton 1962.

— — Histochemical and electron microscopic studies of functioning insulinoma. Lab. Invest. 11, 1279 (1962).

Levene, C. Feng, P.: Critical staining of pancreatic alpha granules with phosphotungstic acid hematoxylin. Stain technol. 39, 39 (1964).

Levine, H. J., Glenner, G. G. C.: Observations on tryptophan staining of the pancreatic alpha cells. J. nat. Cancer Inst. 20, 63 (1958).

Like, A. A.: The ultrastructure of the secretory cells of the islets of Langerhans in man. Lab. Invest. 16, 937 (1967).

Liu, H. M., Potter, E. L.: Development of the human pancreas. Arch. Path. 74, 439 (1962).

Logothetopoulos, J.: Electron microscopy of the pancreatic islets of the rat. Effects of prolonged insulin injections. Diabetes 15, 823 (1966).

— Kaneko, M., Wrenshall, G. A., Best, C. H.: Zinc, granulation and extractable insulin of islet cells following hyperglycemia or prolonged treatment with insulin. In: The structure and metabolism of the pancreatic islets. Wenner-Gren Center Internat. Symp. Ser. 3, p. 333 (Brolin, S. W., Hellman, B., Knutson, H., Eds.). Oxford: Pergamon Press 1964.

Lomsky, R., Langr, F.. Vortel, V.: (1) Immunohistochemical demonstration of gastrin in mammalian islets of Langerhans. Nature (Lond.) 223, 618 (1969).

— — — (2) Demonstration of glucagon in islet cell adenomas of the pancreas by immunofluorescent technic. Amer. J. clin. Path. 51, 245 (1969).

Mager, M., McNary, W. F., Jr., Lionetti, F.: The histochemical detection of zinc. J. Histochem. Cytochem. 1, 493 (1953).

Maske, H.: Beobachtungen über das Zink in den Langerhans'schen Inseln des Pankreas und seine Beziehungen zur Inselfunktion. Z. Naturforsch. 8 b, 96 (1953).

— Interaction between insulin and zinc in the islets of Langerhans. Diabetes 6, 335 (1957).

— Role of zinc in insulin secretion. In: Diabetes, p. 46 (Williams, R. H., Ed.). New York: Hoeber 1960.

McNary, W. F., Jr.: Zinc-dithizone reaction of pancreatic islets. J. Histochem. Cytochem. 2, 185 (1954).

von Mering, J., Minkowski, O.: Diabetes mellitus nach Pankreasexstirpation. Arch. exper. Path. Pharmakol. 26, 371 (1889).

Nachlas, M. M., Seligman, A. M.: The comparative distribution of esterase in the tissue of five mammals by a histochemical technique. Anat. Rec. 105, 677 (1949).

Nakamura, N.: Untersuchungen über das Pankreas bei Föten, Neugeborenen, Kindern und im Pubertätsalter. (Mit einem Anhang: Fälle mit Diabetes und Glykosurie.) Virchows Arch. path. Anat. 253, 286 (1924).

Ogilvie, R. F.: A quantitative estimation of the pancreatic islet tissue. Quart. J. Med. 6, 287 (1937).

— The endocrine pancreas in human diabetes. In: The structure and metabolism of the pancreatic islets. Wenner-Gren Center Internat. Symp. Ser. 3, 499 (Brolin, S. E., Hellman, B., Knutson, H., Eds.). Oxford: Pergamon Press 1964.

Okamoto, K.: Biologische Untersuchungen der Metalle: VI. Histochemischer Nachweis einiger Metalle in den Geweben, besonders in den Nieren, und deren Veränderungen. Trans. Soc. path. Jap. **32**, 99 (1942).
— Biologische Untersuchungen der Metalle: VII. Über das Gewebseisen der Malarialeber und Milz, die Zinkverteilung im Tierreich und den Zinkstoffwechsel. Trans. Soc. path. Jap. **33**, 247 (1943).
Orci, L., Stauffacher, W., Beaven, D., Lambert, A. E., Renold, A. E., Rouiller, Ch.: Ultrastructural events associated with the action of Tolbutamide and Glybenclamide on pancreatic B-cells in vivo and in vitro. Acta diabet. lat. **6**, Suppl. 1, 271 (1969).
Pearse, A. G. E.: The histochemical demonstration of cystine-containing structures by methods involving alcaline hydrolysis. J. Histochem. Cytochem. **1**, 460 (1953).
Pfeiffer, E. F.: Die Immunologie des Insulins. Verh. dtsch. Ges. inn. Med. **72**, 811 (1967).
Sandritter, W., Federlin, K., Pfeifer, E. F.: Quantitative histochemical studies on islet cells. In: The structure and metabolism of the pancreatic islets. Wenner-Gren Center Internat. Symp. Ser. **3**, 67 (Brolin, S. E., Hellman, B., Knutson, H., Eds.). Oxford: Pergamon Press 1964.
Schätzle, W.: Histochemie des Inselapparates. Acta histochem. (Jena) **6**, 93 (1958).
Schaffenroth, G.: Vitamin-C-Untersuchungen an Magen, Darm, Leber und Bauspeicheldrüse des Menschen. Anat. Anz. **95**, 161 (1944).
Schiebler, T. H., Schiessler, S.: Über den Nachweis von Insulin mit den metachromatisch reagierenden Pseudoisocyaninen. Histochemie **1**, 445 (1959).
Schmidt, H. A., Riecken, E. O.: Histochemical studies on Zollinger-Ellison-tumors. In: Non-insulin-producing tumors of the pancreas. Modern aspects on Zollinger-Ellison-syndrome und gastrin, p. 65 (Demling, L., Ottenjann, R., Eds.). Stuttgart: Thieme 1969.
— — Goebell, H., Dölle, W., Martini, G. A.: Histochemische und biochemische Untersuchungen an einem Pankreastumor eines Patienten mit Zollinger-Ellison-Syndrom. Klin. Wschr. **45**, 1180 (1967).
Schultrich, S.: Der Alternswandel des Inselapparates beim nichtdiabetischen Menschen. Z. mikrosk.-anat. Forsch. **73**, 506 (1965).
— Elektronenmikroskopische Beiträge zum Bau des menschlichen Inselapparates. Endokrinologie **49**, 105 (1966).
Seeliger, K.: Dissertation, Hamburg 1966. Zit. nach Glaubitt, D., Rausch-Stroomann, J.-G., Klippel, H.-G.: Untersuchungen des Stoffwechsels von ^{65}Zn bei alloxandiabetischen Ratten. In: Die Pathogenese des Diabetes mellitus. Die endokrine Regulation des Fettstoffwechsels. Symp. dtsch. Ges. Endokr. **12**, 99 (1967).
Seifert, G.: Zur Orthologie und Pathologie des qualitativen Inselzellbildes (nach Bensley-Terbrüggen). Virchows Arch. path. Anat. **325**, 379 (1954).
— Die pathologische Morphologie der Langerhans'schen Inseln, besonders beim Diabetes mellitus des Menschen. Verh. dtsch. Ges. Path. **42**, 50 (1958).
Solcia, E., Sampietro, R.: On the nature of the metachromatic cells of pancreatic islets. Z. Zellforsch. **65**, 131 (1965).
— — Cytologic observations on the pancreatic islets with reference to some endocrine-like cells of the gastrointestinal mucosa. Z. Zellforsch. **68**, 689 (1965).
Stampfl, B.: Das Zink in den Langerhans'schen Inseln, seine Verteilung und sein Verhalten beim experimentellen Diabetes. Verh. dtsch. Ges. Path. **36**, 321 (1952).
— Das Zink in den Langerhans'schen Inseln verschiedener Tierarten. Verh. dtsch. Ges. Path. **42**, 137 (1958).
Steiner, D. F.: Proinsulin and insulin biosynthesis. Acta diabet. lat. **6**, Suppl. 1, 453 (1969).
Susman, W.: The quantitative variations of the pancreatic islet tissue in a mixed series of cases. J. clin. Endocr. **2**, 97 (1942).
Thiery, J.-P., Bader, J.-P.: Ultrastructure des îlots de Langerhans du pancréas humain normal et pathologique. Ann. Endocr. (Paris) **27**, 625 (1966).
Timm, F.: Zur Histochemie der Schwermetalle. Das Sulfid-Silberverfahren. Dtsch. Z. ges. gerichtl. Med. **46**, 706 (1958).
Tonutti, E.: Der Inselapparat des Pankreas. In: Lehrb. spez. path. Anat. I/II, S. 1411. Berlin: de Gruyter u. Co. 1956.
Unger, R. H., Eisentraut, A., de Lochner, V. J., Baum, J., Simons, B. E., Jr., Madison, L. L.: Immunologic studies of A-cell function. In: The structure and metabolism of the pancreatic islets. Wenner-Gren Center internat. Symp. Ser. **3**, 477 (Brolin, S. E., Hellman, B., Knutson, H., Eds.). Oxford: Pergamon Press 1964.
Voigt, G. E.: Das Sulfidsilberbild des normalen Pankreas und beim Diabetes mellitus. Verh. dtsch. Ges. Path. **42**, 135 (1958).
— Untersuchungen mit der Sulfidsilbermethode an menschlichen und tierischen Bauspeicheldrüsen (unter besonderer Berücksichtigung des Diabetes mellitus und experimenteller Metallvergiftungen). Virchows Arch. path. Anat. **332**, 295 (1959).

WARREN, S., LE COMPTE, P. M., LEGG, M. A.: The pathology of diabetes mellitus, p. 19. Philadelphia: Lea u. Febiger 1966.

WATTENWYL, N. VON: Neuere Differenzierungsmethoden der Langerhans'schen Inseln. Ihre Bedeutung für die morphologische Diagnose des Diabetes mellitus. Path. et Mikrobiol. (Basel) **27**, 144 (1964).

WEGMANN, R., PETKOV, P.: Histoenzymologie du pancréas endocrine de l'homme. Ann. Histochim. **10**, 93 (1965).

— — Histoenzymologie du pancréas endocrine de l'homme. Histochemie **6**, 336 (1966).

WEITZEL, G., STRECKER, J., ROESTER, U., FRETZDORF, A. M.: Zink und Insulin im Pankreas von Knochenfischen. Hoppe-Seylers Z. physiol. Chem. **296**, 19 (1954).

— — — — BUDDECKE, E.: Zink und Insulin im Pankreas von Knochenfischen. Hoppe-Seylers Z. physiol. Chem. **295**, 84 (1953).

WILLIAMSON, J. R., LACY, P. E., GRISHAM, J. W.: Ultrastructural changes in islets of the rat produced by Tolbutamide. Diabetes **10**, 460 (1961).

WOLF, A., KABAT, E. A., NEWMAN, W.: Histochemical studies on tissue enzymes. III. A study of the distribution of acid phosphatase with special reference to the nervous system. Amer. J. Path. **19**, 423 (1943).

WOLFF, H., MASKE, H., STAMPFL, B., BAUMGARTEN, F.: Untersuchungen über den Dithizon-diabetes. Naunyn-Schmiedebergs Arch. exp. Path. Pharmak. **216**, 440 (1952).

— RINGLEB, D.: Histochemische Untersuchungen über das Inselzink. Z. ges. exp. Med. **124**, 236 (1954).

— — AMANN, R.: Histochemische Untersuchungen über das Inselzink (II. Histophoto-metrische Messungen). Z. ges. exp. Med. **126**, 390 (1955).

WRENSHALL, G. A.: Assays for insulin in the pancreas. In: Diabetes, p. 436 (WILLIAMS, R. H., Ed.). New York: P. B. Hoeber 1960.

— BOGOCH, A., RITCHIE, R. C.: Extractable insulin of pancreas. Correlation with patho-logical and clinical findings in diabetic and non-diabetic cases. Diabetes **1**, 87 (1952).

WÜNSCH, E.: Die Totalsynthese des Pankreashormons Glucagon. Z. Naturforsch. **22 b**, 1269 (1967).

YOKOH, S., IIZUKA, M., KANO, M.: Electron microscopy of human pancreatic islet. Arch. histol. jap. **17**, 429 (1959).

YOSHINAGA, T., SHINJI, Y., DONOMAE, T., KATAYAMA, T., NAKAJIMA, I.: Eine morphologische Untersuchung des Insuloms und der Inseln der von Gierkeschen Krankheit. Arch. histol. jap. **23**, 53 (1962).

ZAGURY, D., DE BRUX, J., ANCLA, M., LEGER, L.: Etude des îlots de Langerhans du pancréas humain au microscope électronique. Presse méd. **69**, 887 (1961).

ZOLLINGER, R. M., ELLIOT, D. W., ENDAHL, G. L., GRANT, G. N., GOSWITZ, J. T., TAFF, D. A.: Origin of the ulcerogenic hormone in endocrine induced ulcer. Ann. Surg. **156**, 570 (1962).

Inselzellen in der Gewebekultur

I. Hilwig und S. Schuster

Mit 4 Abbildungen

Vorbemerkungen

In der Pharmakologie werden die Wirkungen von Substanzen auf die Funktionen und Reaktionen des lebenden Organismus untersucht. Komplizierte Vorgänge sind oft leichter verständlich, wenn man mit einzelnen Organen, ja sogar mit isolierten Zellen arbeitet. Hierfür hat sich die Technik der Gewebezüchtung als besonders günstig erwiesen (Parker, 1961; Paul, 1960; Penso, 1963; White, 1963; Willmer, 1966).

Voraussetzung einer sinnvollen Analyse von pharmakologischen Wirkungen an Zellen sind genaue Kenntnisse über deren Verhalten in vitro. Wichtig erscheint vom pharmakologischen Standpunkt aus die Erhaltung der normalen Zellfunktion auch außerhalb des Organismus.

Bei den im folgenden Kapitel aufgeführten Ergebnissen der Züchtungsversuche von Pankreasgewebe verschiedener Tiere steht das Verhalten der Langerhans'schen Inseln mit ihren Hauptzelltypen, den A- und B-Zellen, im Mittelpunkt. Ein Teil der Veröffentlichungen befaßt sich nur mit morphologischen oder morphogenetischen Untersuchungen, andere mit der Insulinsekretion und -produktion in vitro sowie deren Beeinflussung. Zum besseren Verständnis sind zuvor die beiden Hauptzüchtungsmethoden für tierische Gewebe — ihre Möglichkeiten und Grenzen — zu erläutern.

A. Arbeitsmethoden

I. Allgemeine Verfahren

Nach der Art der Arbeitsmethoden unterscheidet man in der Gewebezüchtung zwei Richtungen:

a) die *Züchtung von organotypischen Kulturen* (Fell, 1953; Wolff, 1965; Thomas, 1965)[1].

Hierher gehören auch Versuche zur Wiederbildung von organotypischen Zellaggregaten nach Auflösung (enzymatisch) eines Organs oder eines Organismus in Einzelzellen (Moscona, 1965) sowie die Auftrennung einer Organanlage in Epithel- und Bindegewebe zur Untersuchung der gegenseitigen Beeinflussung von Wachstum und Differenzierung (Golosow u. Grobstein, 1962).

b) die Verwendung von Gewebeexplantaten oder Suspensionen aus Einzelzellen als Ausgangsmaterial für die *Züchtung permanenter Zellinien*[2].

Während die erste Methode es ermöglicht, den Zusammenhalt der Zellen innerhalb eines Gewebes bzw. den Zusammenhalt verschiedener Gewebe innerhalb eines

---

[1] Diese Methode hat nichts mit Untersuchungen an überlebenden Organen zu tun.
[2] S. Handbücher über allgemeine Methoden.

Organs unter Vermeidung eines flächenhaften Wachstums zu erhalten, führt die zweite Methode zu Zellstämmen, denen man in der Regel ihre Herkunft aus einem bestimmten Organ nicht mehr ansieht. Die zuletzt genannten Zellen sind autonom und können sich wie Bakterienkulturen unbeschränkt vermehren. Bei der ersten Methode handelt es sich dagegen um eine zeitlich begrenzte Entwicklung, wenn man mit normalem Gewebe arbeitet. Gewebe von Tumoren wiederum können unter Aufrechterhaltung ihrer typischen Struktur unbegrenzt wachsen.

II. Spezielle Verfahren

Mit Hilfe spezieller Verfahren werden *Langerhans'sche Inseln aus Pankreasgewebe herausgesammelt:*

Keen et al. (1965) z. B. unterbinden in vivo die Pankreasausführungsgänge. Es kommt zur Atrophie der exokrinen Zellen und einer Anhäufung von Fett. Unter einer Stereolupe ist es dann nicht schwer, die kompakten Inseln herauszusammeln. Der Nachteil dieser Methode liegt darin, daß zuerst in vivo pathologische Verhältnisse geschaffen werden und es deshalb nicht sicher ist, ob die Langerhans'schen Inseln noch „normal" reagieren.

Hellerström (1964) beschreibt ebenfalls das Heraussammeln von Inseln aus frisch entnommenem Mäusepankreas unter einer Stereolupe. Ein 24stündiges Hungern der Tiere vor der Gewebeentnahme steigert den Kontrast zwischen exokrinen und endokrinen Anteilen im Pankreas. In gleicher Weise lassen sich auch Inseln aus Rattenpankreas heraussammeln.

Lacy u. Kostianovsky (1967) bringen eine weitere Verbesserung der Trennung von exokrinem und endokrinem Pankreasgewebe: durch Injektion von Hanks Salzlösung in das Gangsystem werden die exokrinen Anteile zerstört. Erfolgt daraufhin eine Behandlung mit Kollagenase, so können die Langerhans'schen Inseln durch Sedimentation von den außerdem vorhandenen Einzelzellen und Zelltrümmern abgetrennt werden.

Moskalewski (1965) wiederum schließt mit Hilfe von Trypsin und Kollagenase Pankreasgewebe ausgewachsener Meerschweinchen auf und sammelt anschließend die Langerhans'schen Inseln unter dem Mikroskop aus.

Petersson (1966) löst noch zusätzlich ausgesammelte Langerhans'sche Inseln von Meerschweinchen in Einzelzellen auf, indem er in einem Tropfen Sucrose durch leichten Druck zwischen einem Objektträger und einem Cellophanstreifen die die Insel umgebende Kapsel aufreißt, so daß ihre Zellen sich in dem Flüssigkeitstropfen suspendieren.

B. Züchtung von organotypischen Kulturen

Die Mehrzahl der Untersuchungen erfolgte an Organkulturen, die es ermöglichen, die Verhältnisse in vivo für einen begrenzten Zeitraum auch in vitro aufrecht zu erhalten.

I. Arbeiten mit embryonalem Pankreasgewebe

1954 berichtete Chen über Arbeiten mit *Rattenpankreasgewebe*. Während einer 10tägigen Züchtungszeit erfolgten Wachstum und Differenzierung endokriner und exokriner Anteile. A- und B-Zellen ließen sich jedoch in den neugebildeten Langerhans'schen Inseln durch Anfärben nicht nachweisen.

Aus dem gleichen Jahr (1954) stammt die Arbeit von BLACK u. COMOLLI über die Entwicklung Langerhans'scher Inseln in Kulturen von embryonalem *Hühnchenpankreas*. Gewebeanlagen ohne Langerhans'sche Inseln bildeten in vitro Inselgewebe; waren schon Inseln vorhanden, so verlief die Differenzierung in vitro parallel zu der in vivo. Die Autoren beobachteten weiterhin nicht voll ausdifferenziertes endokrines Gewebe, das sich ihrer Ansicht nach sowohl zu endokrinen als auch zu exokrinen Zellen zu entwickeln vermag.

ZAGURY beschrieb in seiner 1959 erschienenen Arbeit die Züchtung von *Rattenpankreas* mit schon vorhandenen Langerhans'schen Inseln für 5 Tage. Beta-Granula konnte er im Elektronenmikroskop nur bei einer Kombination von Pankreasgewebe mit Nebennierengewebe 19tägiger Embryonen nachweisen. Er schließt daraus, daß die Funktion der endokrinen Zellen in vitro ohne Nebennierensubstanzen nicht erhalten bleibt.

DIETERLEN-LIÈVRE (1960, 1963, 1965) untersuchte in Kulturen von embryonalem *Hühnchenpankreas* das Verhalten der A-Zellen, deren Granula sie im Elektronenmikroskop beobachtete. Außerdem stellte sie die Glucagonabgabe der A-Zellen fest, indem sie in „Parabiosekulturen" aus Pankreasgewebe und embryonaler Leber den Glykogengehalt der Leberzellen bestimmte. Auf diese Weise entdeckte sie, daß beim Hühnchen im Pankreasschwanz vor allem A-Zellen und im Pankreaskopf vor allem B-Zellen liegen.

GOLOSOW u. GROBSTEIN (1962) zeigten in „Transfilterkulturen", daß sich die Epithelkomponente von Pankreasanlagen 11tägiger *Mäuseembryonen* in vitro nur in Kombination mit Mesenchym normal differenzierte[3]. Es kam zur Bildung von Zymogengranula. Besonders günstig erwies sich das Mesenchym der Speicheldrüse 13tägiger Mäuseembryonen (KALLMAN u. GROBSTEIN, 1964). Über eine Entwicklung von endokrinen Zellen berichten die Autoren nicht.

SCHWEISTHAL et al. (1963, 1965) beschrieben die Entwicklung von *Rattenpankreasanlagen* in vitro. Diese bildeten innerhalb von 10 Tagen genau wie in vivo Langerhans'sche Inseln mit granulierten B-Zellen und exokrine Zellen mit Zymogengranula.

WELLS u. BORGHESE (1963) kamen auf Grund ihrer Versuche mit embryonalem *Mäusepankreas* zum gleichen Ergebnis.

MURRELL (1966) züchtete embryonales *Rattenpankreasgewebe* in einer halbsynthetischen Nährlösung unter Zusatz von Hydrocortison (20 µg/ml). Nach 10tägigem Wachstum in vitro erhielt er epithelähnliche Zellen, deren Plasma sich mit Aldehydfuchsin positiv anfärbte. Exokrine Zellen waren in den Explantaten nicht mehr zu finden. Daraus schließt er auf eine selektiv endokrine Differenzierung während der Wachstumszeit in vitro.

Diese Annahme wurde durch die von MURRELL et al. (1966) mit Hilfe einer immunologischen Methode durchgeführten Insulinmessungen bestätigt. Während der 10tägigen Züchtungszeit stellten sie eine kontinuierliche Insulinsynthese und -abgabe fest. Der Insulingehalt des Ausgangsgewebes betrug nicht mehr als ein Fünfzigstel der während der Züchtung in Nährlösung und Gewebe gefundenen Menge.

Auch VECCHIO [1967 (1)] arbeitete mit 17 bis 18 Tage alten *Rattenembryonen*. In für 4 bis 7 Tage gezüchteten Pankreasstückchen beobachtete er eine deutliche Differenzierung von B-Zellen, sowie eine immunologisch meßbare Insulinzunahme im Nährmedium. Dieses sehr einfache Modell benutzten VECCHIO et al. [1966, 1967 (2)] zu Untersuchungen über die Beeinflussung der Insulinabgabe in vitro. Hiernach bewirkte ein Glucosezusatz (2,75, 5,5, 11 und 22 mM) zum Nährmedium

---

[3] Sowohl homologes als auch heterologes Mesenchym wurde verwendet (GROBSTEIN, 1962).

keine erhöhte Insulinsekretion. Tolbutamid (81 µg/ml) dagegen führte zu einer deutlichen Erhöhung der Insulinabgabe in Gegenwart von Glucose. In Abwesenheit von Glucose hatte Tolbutamid keinen Einfluß. Glucagon (3,2 µg/ml) verstärkte ebenfalls die Insulinabgabe an die Nährlösung bei Anwesenheit von Glucose.

Nach ergänzenden Untersuchungen von Lambert et al. (1967—1969) vermehrte Coffein die Insulinabgabe auch in Abwesenheit von Glucose. Zusätzliche Gaben von Glucagon oder Tolbutamid steigerten die Insulinsekretion weiter. Die Autoren schlossen hieraus, daß Glucagon und Tolbutamid das Adenylcyclasesystem der Zelle aktivieren.

Bestätigt wurde diese Annahme dadurch, daß sich bei Zugabe von Dibuturyl-3′,5′-cyclic-AMP in Verbindung mit Glucose, Pyruvat oder Tolbutamid der Insulin-output unmittelbar erhöhte.

D-2-desoxyglucose hemmte trotz einer kombinierten Zugabe von Glucose und Dibuturyl-3′,5′-cyclic-AMP bzw. von Glucose mit Coffein die Insulinabgabe. Bei Zugabe von Pyruvat und Tolbutamid dagegen stimulierte D-2-desoxyglucose die Insulinsekretion. Lambert et al. schließen daraus, daß die Insulinabgabe in Organkulturen von embryonalem Rattenpankreas von der Anhäufung von 3′,5′-cyclic-AMP abhängt sowie von der Gegenwart eines oder mehrerer Zwischenprodukte des Energiestoffwechsels, die aber ihrerseits nicht für die Glykolyse notwendig sind.

Glybenclamid (Daonil) verhält sich wie Tolbutamid (Wirkung 1 Teil Glybenclamid = 80 Teile Tolbutamid).

Orci et al. (1969) untersuchten im Elektronenmikroskop die Beeinflussung der Insulinabgabe durch Tolbutamid und Glybenclamid (Daonil) in Organkulturen von fetalem Rattenpankreas und stellten fest: Sulfonylharnstoffe verflüssigen in Granula gespeichertes Insulin und veranlassen seinen Transport aus der Zelle. In der anschließenden Regranulation kommt es zu einer intensiven Proteinsynthese und einer Erhöhung der Atmung. Das neu gebildete Protein wird vom rauhen endoplasmatischen Reticulum (Syntheseort) in die Golgi-Zone transportiert, wo die Bildung von Beta-Granula vor sich geht. Zwischen rauhem endoplasmatischen Reticulum und Golgi-Zone sahen sie viele „microvesicles", denen sie spezifische Funktionen bei der Insulinbiosynthese und der Insulinabgabe zuschreiben.

Wells u. Lazarow (1967) arbeiteten mit Pankreasgewebe von *Rattenfeten diabetischer Mütter*. Die Züchtungszeit betrug 4 Tage. Geprüft wurde der Einfluß unterschiedlicher Glucosekonzentrationen auf den Granulagehalt der B-Zellen. Dabei ergab sich, daß hohe Glucosekonzentrationen (3,5 bis 10 mg/ml) im Medium die Synthese und/oder die Speicherung von Insulin in den Pankreaskulturen hemmten. Die Insulinmessung erfolgte immunologisch.

Nach Arbeiten von Moscona (1965) weiß man, daß Zellsuspensionen aus embryonalem Gewebe organotypisch aufgebaute Zellaggregate bilden[4].

Hilwig u. Schuster (1970) arbeiteten in ähnlicher Weise mit Suspensionen *fetaler menschlicher Pankreaszellen*. Es entstanden ebenfalls pankreasähnlich aufgebaute Zellaggregate, die Insulin an die Nährlösung abgaben. A- und B-Zellen ließen sich durch Anfärben (Chromhämatoxilin-Phloxinfärbung nach Gomori, Aldehydfuchsinfärbung und Azanfärbung mit Voroxydation nach Gomori) nachweisen.

Abb. 1a zeigt einen Schnitt durch ein 6 Tage altes Zellaggregat, in Abb. 1b sieht man eine granulierte A-Zelle in einer Langerhans'schen Insel und in Abb. 1c granulierte B-Zellen.

---

[4] Es handelt sich um eine spezielle Art einer Schüttelkultur.

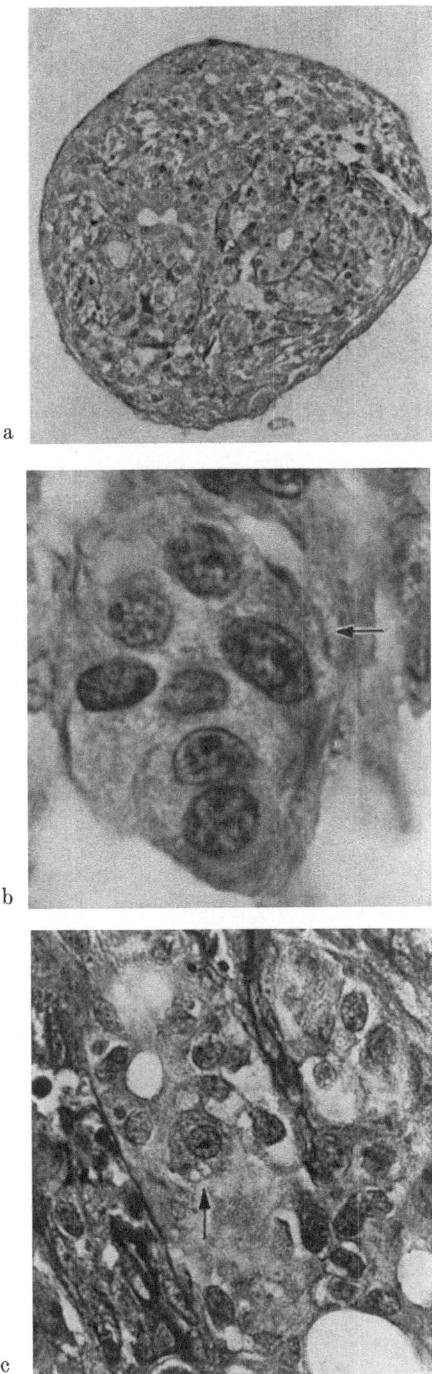

Abb. 1. a Schnitt durch ein 6 Tage altes Aggregat, entstanden aus einer Suspension fetaler menschlicher Pankreaszellen. Färbung: Azan mit Voroxydation nach GOMORI. b u. c Ausschnittvergrößerung aus einem 6 Tage alten Aggregat. b Deutlich granulierte A-Zelle ──────→, Färbung: Chromhämatoxilin-Phloxin nach GOMORI. c Deutlich granulierte B-Zelle ──────→ in einer Langerhans'schen Insel, Färbung: Aldehydfuchsin. Vergrößerung: a 160 ×, b 800 ×, c 400 ×

II. Arbeiten mit Pankreasgewebe
jugendlicher oder ausgewachsener Tiere

Die nachfolgenden Arbeiten sind wie die vorhergehenden chronologisch geordnet.

Van Strijthem züchtete 1959/60 aus dem *Pankreasgewebe neugeborener Mäuse* Organkulturen, die er mit Nebennierengewebe kombinierte. Teilweise setzte er der Nährlösung Corticosteroide zu. Die Struktur der sich besonders gut entwickelnden Gewebe blieb auf diese Weise besser erhalten. Der Zusatz von Hypophyse anstelle von Nebenniere beeinflußte die Entwicklung des Pankreasgewebes in vitro nicht.

Fautrez et al. (1960) verfolgten an Kulturen aus dem *Pankreas neugeborener Mäuse* den Einfluß von Nährmediumzusätzen auf die Anzahl der Mitosen. Letztere sank bei Zusatz von Hydrocortison bzw. in Parabiosekulturen mit Nebenniere. Ohne Hormonzugabe trat eine sehr schnelle Entdifferenzierung ein.

Nach Heusner u. Petrovic (1963) beeinflußte eine Gasphase aus 95% O_2 und 5% CO_2 das Wachstum von Organkulturen aus *Pankreasgewebe erwachsener Mäuse* besonders gut. Auf diese Weise gelang es, organotypisches Wachstum über 25 Tage zu erhalten.

Bei den bisher beschriebenen Züchtungsversuchen wurde das gesamte Pankreasgewebe verwendet.

Moskalewski (1965) dagegen züchtete für 27 Tage ausgesammelte *Langerhans'sche Inseln erwachsener Meerschweinchen* ohne dabei morphologische Veränderungen an den A- und B-Zellen zu beobachten. Bei Erhöhung der Glucosekonzentration in der Nährlösung kam es zur Degranulierung der B-Zellen, so wie es auch aus in vivo Versuchen bekannt ist.

Weiter führte er 1967 Untersuchungen mit Mannoheptulose (300 mg-%) in Gegenwart von Glucose (100 und 400 mg-%) durch und beobachtete eine vollkommene Degranulation der B-Zellen. Er diskutierte die Möglichkeit, daß Mannoheptulose nicht nur die Sekretion sondern auch die Bildung von Insulin beeinflußt.

Jönsson et al. (1966) arbeiteten gleichfalls mit ausgesammelten *Inseln*, und zwar aus Pankreasgewebe *erwachsener Ratten*. Schon nach 24 Std Wachstum in vitro traten granulierte B-Zellen auf. Die bis zu 30 Tage alten Kulturen gaben „Insulin" (IRI)[5] an das Nährmedium ab: im Durchschnitt 40 µE/ml, nach 15 Tagen sogar 160 µE/ml, nach 30 Tagen in vitro immer noch 70 µE/ml.

Der sinkende Insulingehalt der Nährlösung sowie das Auftreten von Degenerationserscheinungen in den Kulturen deutet darauf hin, daß eine Gasphase aus Luft/CO_2 sich weniger günstig auswirkt als ein Gemisch aus O_2/CO_2.

Jones schrieb 1967 über die Züchtung von *Ratten-, Meerschweinchen- und Mäusepankreas*. Gewebe von Ratten und Meerschweinchen (Alter der Tiere: 2 Tage) überlebten bei ihm nur 3 Tage; Gewebe älterer Tiere autolysierte sofort im Gegensatz zu Organkulturen aus Mäusepankreas. Die Zugabe von Trypsinhemmstoffen zur Nährlösung verhinderte die Autolyse.

C. Züchtung von Explantatkulturen
und „Einschichtkulturen" (monolayer cultures)

Eine geringere Anzahl von Arbeiten beschäftigt sich mit der Untersuchung von Explantatkulturen und „Einschichtkulturen" aus Pankreasgewebe.

Murray et al. berichteten 1935 über die Züchtung von *Inseladenomata* nach der Methode von Maximow im hängenden Tropfen. Aus den Explantaten wuchsen

---

[5] Immuno reactive insulin.

sowohl Fibroblasten als auch Epithelzellen aus. Die letzteren enthielten reichlich Beta-Granula, nachgewiesen mit Bensleys Fuchsin-Methylgrünmethode. Der Zustand der Kulturen war nach 5 Wochen Wachstum in vitro noch gut.

GAILLARD u. SCHABERG (1965) arbeiteten mit zwölf *Inseladenomata*. Sie konnten die Ergebnisse von MURRAY et al. bestätigen; außerdem wiesen sie eine Abgabe von Insulin an die Nährlösung nach (persönliche Mitteilung).

COALSON (1956) züchtete bis zu 58 Tage *embryonales Hühnchenpankreas* und *fetales Mäusepankreas* im hängenden Tropfen oder in Rollröhrchen. In Hühnchenpankreasexplantaten bemerkte er keine Entwicklung oder Differenzierung von exokrinem Gewebe, A- und B-Zellen konnte er dagegen nachweisen. In gefärbten Präparaten von Mäusepankreasexplantaten entdeckte er weder endokrine noch exokrine Zellen. Im Nährmedium dieser Kulturen allerdings maß er mit Randles Rattendiaphragmatechnik nach 17 Tagen Wachstum in vitro eine „insulin-like-activity" (ILA), die wesentlich höher lag als die gleichaltriger Kulturen aus Lebergewebe. Er wies also als erster ILA im Kulturmedium von Pankreasgewebe nach.

Mit Explantatkulturen aus *embryonalem Hühnchenpankreas* arbeitete auch DRUKKER (1961). Er berichtete über die Entwicklung von A-Zellen in Abhängigkeit vom Alter des Ausgangsgewebes und über die Abgabe von Glucagon. Die Produktion von Glucagon soll danach besonders durch Zusatz von Nebennierengewebe 19tägiger Hühnerembryonen angeregt werden.

TAKAKI et al. (1964) isolierten aus *Pankreasgewebe von Kaninchen* vier morphologisch unterschiedliche Zellinien. Aus Explantaten wuchsen spindelförmige Zellen. Aus trypsiniertem Gewebe entwickelten sich erstens eine „Einschichtkultur" epitheloider Zellen, zweitens eine Zellinie, die aus kurzen, spindelförmigen Zellen und aus Epithelzellen bestand, sowie drittens eine epithelial wachsende Linie.

Die epitheloiden Zellen produzierten ein Polysaccharid, das die Viscosität der Nährlösung erhöhte, die aber nach Zugabe von Hyaluronidase wieder abnahm. Den kurzen Literaturhinweisen zufolge blieben diese Zellinien 11 Monate am Leben.

ANDERSSON et al. (1967) verwendeten ausgesammelte *Langerhans'sche Inseln* (Methode von HELLERSTRÖM, 1964) von *erwachsenen Meerschweinchen*. Nach mechanischer Auflösung der Inseln in Einzelzellen (nach PETERSSON, 1966) züchteten sie diese als „Einschichtkulturen", aber auch in kleinen Kolonien, die z. T. von undulierenden Membranen umgeben waren. Die Zellen zeigten eine deutliche Granulation, ihr Cytoplasma färbte sich mit Aldehydfuchsin etwas schwächer an als das von B-Zellen in Gewebeschnitten. Die Lebenszeit dieser Zellinien betrug 3 Wochen.

Gleichfalls mit „Einschichtkulturen" arbeiteten HILWIG et al. (1968). Aus Zellsuspensionen von *Pankreasgewebe jugendlicher Ratten* und *Meerschweinchen* sowie *menschlicher Feten* gelang es, Linien großer fibroblastoider Zellen zu züchten. Diese färbten sich mit Aldehydfuchsin genauso wie B-Zellen der Langerhans'schen Inseln an und gaben mit Pseudoisocyanin eine positive Reaktion auf Insulin. Mit Hilfe einer immunologischen Methode war sowohl in der Nährlösung als auch in den Zellen nach Ausbildung eines Zellrasens „Insulin" (IRI) festzustellen. Die Lebensdauer von Zellinien aus Meerschweinchenpankreas betrug bis zu 20 Monaten, aus Rattenpankreas im Durchschnitt 3 bis 4 Monate und aus menschlichem fetalen Pankreas bis zu 7 Monaten.

Die Untersuchungen zur Bestimmung des „Insulingehaltes" wurden mit Pankreaszellen jugendlicher Ratten durchgeführt. Gleichlaufende Messungen im Nährmedium von Kulturen aus Meerschweinchenpankreas verliefen negativ. Embryonale menschliche Pankreaszellen wiederum gaben „Insulin" an die Nährlösung ab. Der „Insulingehalt" im Nährmedium von Rattenpankreasgewebe war in günstigen Fällen während 14tägiger Züchtung in vitro 100mal höher als in den Extrakten der Ausgangszellen.

Durch Bebrütung der Proben mit Trypsin unmittelbar vor der „Insulinmessung" stieg der „Insulingehalt" noch an. Dieses Ergebnis steht im Einklang mit der Annahme von Steiner u. Oyer (1967), daß Insulin als ein höher molekulares Proinsulin vorliegt, aus dem es durch Trypsin abgespalten werden kann.

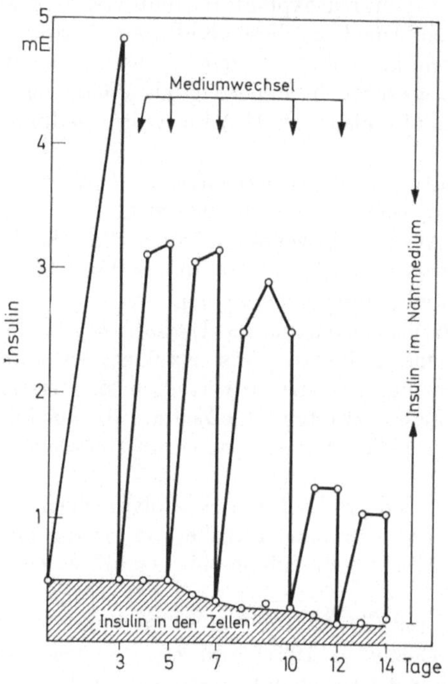

Abb. 2. „Insulingehalt" in der Nährlösung und in den Zellextrakten während 14tägigem Wachstum in vitro. Die Punkte der Kurven sind Mittelwerte aus Proben von je drei Kulturflaschen bei täglicher Entnahme. Die Insulinmenge ist berechnet auf eine Ansatzzellzahl von 2 Millionen

Abb. 2 zeigt den Insulingehalt in den Zellextrakten und den Nährlösungen. Die Punkte der Kurven entsprechen Mittelwerten aus Proben von je drei Kulturflaschen bei täglicher Entnahme. Die Insulinmenge ist berechnet auf eine Ausgangszellzahl von 2 Millionen.

Abb. 3 zeigt lebende und gefärbte Zellen aus „Einschichtkulturen" von Ratten- und Meerschweinchenpankreas.

Hilwig u. Vrbanec (1970) untersuchten den Einfluß von Coffein (10 mmol) und Glucose (2,5 bis 8,5 mg/ml) auf die Insulinsekretion von monolayer cultures aus Pankreasgewebe von Säugetieren. Sie stellten fest, daß Glucose und Coffein den Gehalt 4 und 7 Tage alter Zellen an immunologisch meßbarem „Insulin" (Ausgangsmaterial: Ratten- und Schweinepankreas) erhöhten. Morphologisch (Aldehydfuchsin, Pseudoisocyanin) waren bei coffeinbehandelten Zellen in der

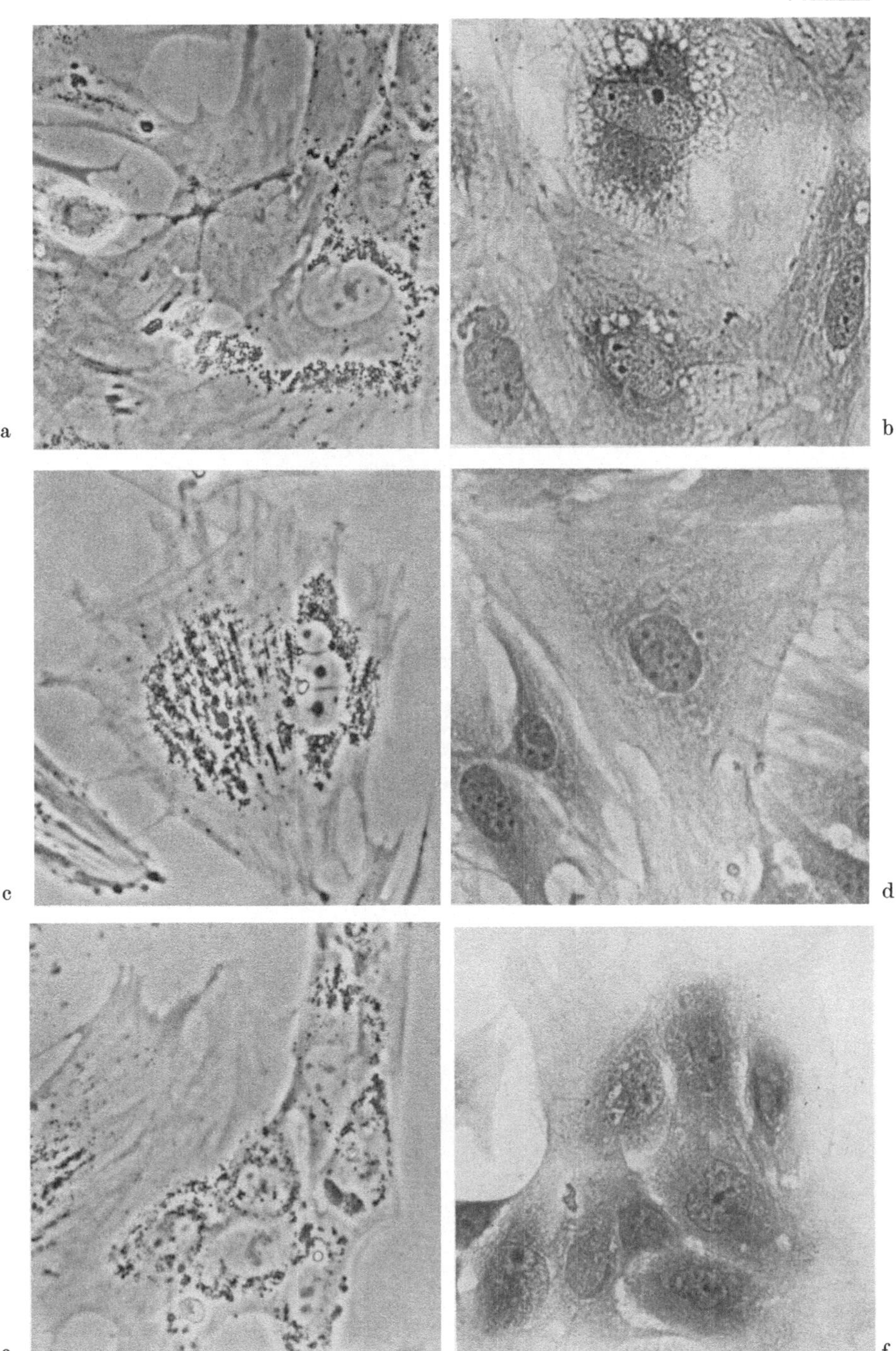

Abb. 3a—f. Einschichtkulturen aus Ratten- und Meerschweinchenpankreas. a Zellrasen mit deutlich granulierten Zellen (lebend, Ratte), Alter: 7 Tage; b Zellrasen wie unter a, aber mit Aldehydfuchsin angefärbt; c Einzelzelle mit deutlicher Granulation (lebend, Meerschweinchen), Alter: 7 Tage; d Einzelzelle wie unter c, aber mit Aldehydfuchsin angefärbt; e Teil einer Langerhans'schen Insel (lebend, Ratte), Alter: 7 Tage; f Zellinsel mit undulierender Membran, Alter: 7 Tage. Vergrößerung: a 400 ×, b 500 ×, c 600 ×, d 500 ×, e 500 ×, f 650 ×

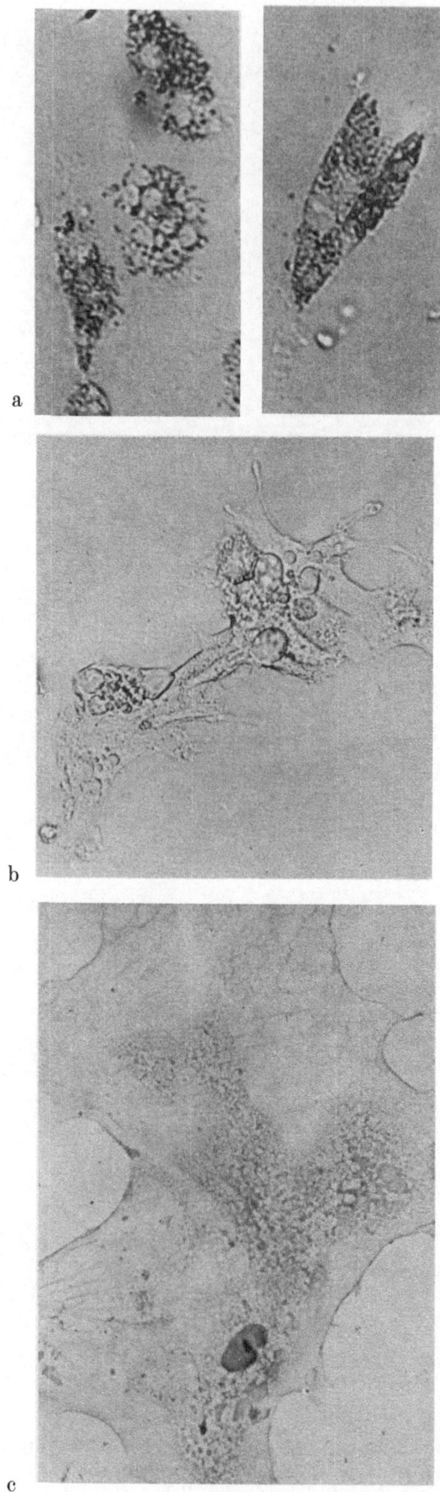

Abb. 4a—c. Zellen aus Kulturen von Langerhans'schen Inseln von Cottus scorpius. a Zelltyp
mit deutlicher Granulation (lebend), Alter: 3 Monate; b Zelltyp mit schwacher Granulation
(lebend), Alter: 3 Monate; c besonders große Zelle vom Typ b, Färbung: Aldehydfuchsin,
Alter: 3 Monate. Vergrößerung: a 650 ×, b 350 ×, c 500 ×

Intensität der Anfärbung und in der Granuladichte zeitabhängige Unterschiede zu beobachten, die an 4 Tage alten Zellen deutlicher als an 7 Tage alten zu erkennen waren. Coffein erhöhte die Verfettung der Zellen. Weiter nahm der Gehalt an sauren Mucopolysacchariden (Eisenbindungsreaktion) und an PAS-positivem Material zu. Die Erhöhung läuft mit dem Anstieg des „Insulingehaltes" im Nährmedium parallel.

HILWIG u. SCHUSTER (unveröffentlichte Versuche) züchteten außerdem aus *Langerhans'schen Inseln* von *Cottus scorpius*, die, wie bekannt, in der Hauptsache B-Zellen enthalten, zwei Zelltypen, deren Plasma sich schwach mit Aldehydfuchsin anfärbte.

Abb. 4 zeigt dazu lebende und gefärbte Zellen aus diesen Kulturen. Eine dieser Zellinien lebt bereits 8 Monate. Ihre Wachstumsintensität ist aber sehr niedrig.

„Insulinbestimmungen" im Nährmedium 14tägiger Kulturen ergaben Werte um 150 μE/ml.

Monolayer cultures aus Pankreata neugeborener Goldhamster nach Trypsinbehandlung des Ausgangsgewebes züchteten MACCHI u. BLAUSTEIN (1969). Sie erhielten „Einschichtkulturen" aus epitheloiden Zellen, mit aldehydfuchsinpositiven Granula. Bei Verwendung von Meerschweinchenantiinsulinserum (Fluorescein markiert) beobachteten sie im UV-Licht fluorescierende cytoplasmatische Granula. Die Zellen gaben an die Nährlösung ein Protein ab, das sich immunologisch wie „Insulin" verhielt. Am 5. Züchtungstag war die „Insulin"-Abgabe am stärksten. Die Lebenszeit der Zellen betrug 37 Tage. Auf Grund der Ergebnisse schließen die Untersucher auf das Vorhandensein funktionsfähiger B-Zellen.

Literatur

ANDERSSON, A., HELLERSTRÖM, C., PETERSSON, B.: Phase-contrast microscopy of fresh and cultured pancreatic islet cells of Guinea-pigs. Z. Zellforsch. **82**, 110—117 (1967).

BLACK, L., COMOLLI, R.: Sur la différenciation in vitro de l'ebauche du pancréas de l'embryon de poulet. Arch. Anat. micr. Morph. exp. **43**, 276—281 (1954).

CHEN, J. M.: The cultivation in fluid medium of organised liver, pancreas and other tissues of foetal rats. Exp. Cell Res. **7**, 518—529 (1954).

COALSON, R. E.: Functional and histological observations on islet tissue grown "in vitro". Anat. Rec. **124**, 484 (1956).

DIETERLEN-LIÈVRE, F.: Influence du pancréas embryonnaire sur la formation du glycogène hépatique chez le poulet étudiée par la méthode des parabioses in vitro. C.R. Acad. Sci. (Paris) **250**, 1349—1351 (1960).

— Démonstration de l'activité précoce des cellules A du pancréas chez l'embryon de poulet. C.R. Acad. Sci. (Paris) **256**, 1597—1599 (1963).

— Démonstration d'une sécrétion endocrine précoce du pancréas embryonnaire de poulet à l'aide de parabioses in vitro. C.R. Acad. Sci. (Paris) **159**, 118—121 (1965).

DRUKKER, J.: De embryologie van het endokriene apparaat in het pancreas van de kip. Amsterdam: N. V. Drukkerij Sigfried 1961.

FAUTREZ, J., VAKAET, L., VAN STRIJTHEM, N.: L'action antimitotique des stéroides corticosurrénaliens sur le pancréas en culture organo-typique. Rev. franç. Etud. clin. biol. **5**, 608—609 (1960).

FELL, H. B.: Recent advances in organ cultures. Sci. Progr. **41**, 212 (1953).

GAILLARD, P., SCHABERG, A.: Endocrine glands. Cells and Tissues in Culture **2**, 672—674 (1965).

GOLOSOW, N., GROBSTEIN, C.: Epitheliomesenchymal interaction in pancreatic morphogenesis. Develop. Biol. **4**, 242—255 (1962).

GROBSTEIN, C.: Interactive processes in cytodifferentiation. J. cell. comp. Physiol. Suppl. **60**, 35—48 (1962).

HELLERSTRÖM, C.: A method for the microdissection of intact pancreatic islets of mammals. Acta endocr. (Kbh.) **45**, 122—132 (1964).

HEUSNER, A., PETROVIC, A.: Culture organotypique prolongée de pancréas de souris adulte en milieu nutritif liquide continuellement oxygéné. C.R. Soc. Biol. (Paris) **607**, 2059—2062 (1963).

Hɪʟᴡɪɢ, I., Sᴄʜᴜsᴛᴇʀ, S.: Über das Wachstum der Pankreaszellen von Säugetieren als mono-
layer cultures. II. Bildung histotypischer Aggregate aus Suspensionen fetaler menschlicher
Pankreaszellen. Z. Zellforsch. 103, 281—290 (1970).
— — Hᴇᴘᴛɴᴇʀ, W., ᴠᴏɴ Wᴀsɪᴇʟᴇᴡsᴋɪ, E.: Über das Wachstum der Pankreaszellen von
Säugetieren als monolayer cultures. Z. Zellforsch. 90, 333—346 (1968).
— Vʀʙᴀɴᴇᴄ, S.: Über das Wachstum der Pankreaszellen von Säugetieren als monolayer
cultures. III. Beeinflussung der Insulinsekretion durch Coffein und Glucose. Z. Zellforsch.
103, 410—419 (1970).
Jöɴssᴏɴ, L.-E., Pᴏɴᴛéɴ, J., Tʜᴏʀᴇʟʟ, J.: Long-term production of insulin by adult rat
pancreas in vitro. Diabetologia 2, 234 (1966).
Jᴏɴᴇs, R. O.: Factors affecting the survival of organ cultures of the mammalian pancreas.
Exp. Cell Res. 47, 403—407 (1967).
Kᴀʟʟᴍᴀɴ, F., Gʀᴏʙsᴛᴇɪɴ, C.: Fine structure of differentiating mouse pancreatic exocrine
cells in transfilter culture. J. Cell Biol. 20, 399—413 (1964).
Kᴇᴇɴ, H., Sᴇʟʟs, R., Jᴀʀʀᴇᴛᴛ, R. J.: A method for the study of the metabolism of isolated
mammalian islets of Langerhans and some preliminary results. Diabetologia 1, 28—32
(1965).
Lᴀᴄʏ, P. E., Kᴏsᴛɪᴀɴᴏᴠsᴋʏ, M.: Method for the isolation of intact islets of Langerhans from
the rat pancreas. Diabetes 16, 35—39 (1967).
Lᴀᴍʙᴇʀᴛ, A. E., Jᴇᴀɴʀᴇɴᴀᴜᴅ, B., Rᴇɴᴏʟᴅ, A. E.: Enhancement by caffeine of glucagon-
induced and tolbutamide-induced insulin release from isolated foetal pancreatic tissue.
Lancet 1967 I, 819—820.
— Oʀᴄɪ, L., Kᴀɴᴀᴢᴀᴡᴀ, Y., Rᴇɴᴏʟᴅ, A. E.: Biosynthese and release of insulin in organ
cultures of fetal rat pancreas. Acta diabet. lat. 6 (suppl. 1), 505—537 (1969).
Mᴀᴄᴄʜɪ, I. A., Bʟᴀᴜsᴛᴇɪɴ, E. H.: Cytostructure and endocrine function of monolayer cultures
of neonatal hamster pancreas. Endocrinology 84, 203—216 (1969).
Mᴏsᴄᴏɴᴀ, A. A.: Recombination of dissociated cells and the development of cell aggregates.
Cells and Tissues in Culture 1, 489—529 (1965).
Mᴏsᴋᴀʟᴇᴡsᴋɪ, S.: The effect of D-mannoheptulose on islets of Langerhans cultured in vitro.
Experientia (Basel) 23, 379 (1967).
— Isolation and culture of the islets of Langerhans of the guinea pig. Gen. comp. Endocr. 5,
342—353 (1965).
Mᴜʀʀᴀʏ, M. R., Bʀᴀᴅʟᴇʏ, C. F.: Two island-cell adenomas of the human pancreas cultivated
in vitro. Amer. J. Cancer 25, 98—107 (1935).
Mᴜʀʀᴇʟʟ, L. R.: Mammalian pancreatic islet tissue in organ culture; I. Methods of culture
and in vitro histogenesis. Exp. Cell Res. 41, 350—364 (1966).
— Mᴏʀɢᴀɴ, C. R., Lᴀᴢᴀʀᴏᴡ, A.: Mammalian pancreatic islet tissue in organ culture. II.
Insulin contents of tissues and culture medium. Exp. Cell Res. 41, 365—375 (1966).
Oʀᴄɪ, L., Sᴛᴀᴜꜰꜰᴀᴄʜᴇʀ, W., Bᴇᴀᴠᴇɴ, D., Lᴀᴍʙᴇʀᴛ, A. E., Rᴇɴᴏʟᴅ, A. E., Rᴏᴜɪʟʟᴇʀ, C.:
Ultrastructural events associated with the action of tolbutamide and glybenclamide on
pancreatic B-cells in vivo and in vitro. Acta diabet. lat. 6, (suppl. 1), 271—373 (1969).
Pᴀʀᴋᴇʀ, R. C.: Methods of tissue culture, 3. Aufl. New York: Paul B. Hoeber, Inc. 1961.
Pᴀᴜʟ, J.: Cell and tissue culture, 4. Aufl. Edinburgh and London: E. & S. Livingstone Ltd.
1970.
Pᴇɴsᴏ, G., Bᴀʟᴅᴜᴄᴄɪ, D.: Tissue cultures in biological research, 1. Aufl. Amsterdam: Elsevier
Publ. Comp. 1963.
Pᴇᴛᴇʀssᴏɴ, B.: Isolation and characterization of different types of pancreatic islet cells in
guinea-pigs. Acta endocr. (Kbh.) 53, 480—488 (1966).
Sᴄʜᴡᴇɪsᴛʜᴀʟ, M. R., Céᴀs, M. P., Wᴇʟʟs, L. J.: Development of the pancreas of the rat
embryo in vitro: islet and acini. Anat. Rec. 147, 149—155 (1963).
— — — Development of islets and acini from the explanted primordium of the pancreas of
the rat embryo. Anat. Rec. 151, 93—106 (1965).
Sᴛᴇɪɴᴇʀ, D. F., Oʏᴇʀ, P. E.: The biosynthesis of insulin and a propable precursor of insulin
by a human islet cell adenoma. Proc. nat. Acad. Sci. (Wash.) 57, 473—480 (1967).
ᴠᴀɴ Sᴛʀɪᴊᴛʜᴇᴍ, N.: La culture organo-typique du pancréas du souriceau nouveau-né:
influence de stéroides surrénaliens. Soc. Roy. Zool. Belgique Ann. 90, 79—82 (1959/60).
Tᴀᴋᴀᴋɪ, R., Gᴏʟᴅsᴛᴇɪɴ, M. N., Jᴏᴜʀɴᴇʏ, L. J.: Growth and functional characteristics of
cell lines from pancreas of adult rabbits. Excerpta med. (Amst.), Sect. I, 18, T 91 (1964).
Tʜᴏᴍᴀs, J. A.: Les cultures organotypiques, 1. Aufl. Paris: Masson et Cie. 1965.
Vᴇᴄᴄʜɪᴏ, D.: (1) Culture d'explants pancréatiques foetaux de rat: Application à l'étude des
cellules insulino-productrices du pancréas. Thèse No. 1418, Université de Genève, 1967.
— (2) Lᴜʏᴄᴋx, A., Rᴇɴᴏʟᴅ, A. E.: Culture d'organe de pancréas foetal de rat: II. Effects du
glucose d'un sulfamidé hypoglycémiant et du glucagon sur la libération de l'insuline. Helv.
physiol. pharmacol. Acta 25, 134—146 (1967).

VECCHIO, D., LUYCKX, A., ZAHND, G. R., RENOLD, A. E.: Insulin release induced by glucagon in organ cultures of fetal rat pancreas. Metabolism **15**, 577—581 (1966).

WELLS, L. J.: BORGHESE, E.: Development of the pancreas of the mouse embryo in vitro: Acini and islets. Gen. comp. Endocr. **3**, 265—273 (1963).

— LAZAROW, A.: Organ cultures of pancreases of fetuses from diabetic rats; effects of high-glucose media upon the granulation of the beta cells and upon the insulin content of the media. Diabetes **16**, 846—851 (1967).

WHITE, P. R.: The cultivation of animal and plant cells, 2. Aufl. New York: Ronald Press Company 1963.

WILLMER, E. N.: Cells and tissues in culture (Vol. 1—3), 1. Aufl. London: Academic Press 1965/66.

WOLFF, E.: Développements récents des recherches sur la culture d'organes embryonnaires in vitro. C. R. Soc. Biol. (Paris) **159**, 75—88 (1965).

ZAGURY, D.: La culture de pancréas endocrine chez le rat et l'insulogenèse. C.R. Acad. Sci. (Paris) **249**, 2834—2835 (1959).

Pathomorphologie der Langerhans'schen Inseln bei Diabetes mellitus des Menschen

H. Kief und K. Engelbart

Mit 15 Abbildungen

A. Einleitung

I. Primärer Diabetes mellitus

Der *primäre* oder *genuine Diabetes mellitus* gilt als vererbbare, angeborene Stoffwechselkrankheit. Die genetische Störung, die ihm zugrunde liegt, ist wahrscheinlich multifaktoriell (Simpson, 1962; Knick, 1966; Müller, 1966). Der Defekt ist von der Geburt an vorhanden, die Krankheit manifestiert sich aber erst zu einem späteren Zeitpunkt, in der ganz überwiegenden Zahl der Fälle nach mehreren Jahrzehnten. Ob die metabolische Abnormität in diesem unterschiedlich langen Intervall bis zum Erkrankungsbeginn durch kompensatorische Mechanismen unterdrückt wird, ist nicht bekannt. Zusätzliche Faktoren wie Überernährung, Schwangerschaft, Infektionen und hormonale Einflüsse können das Auftreten des klinischen Diabetes begünstigen (Knick, 1966; Marble, 1967; Rosenkranz, 1967; Pfeiffer, 1968). Von diesen Momenten kommt der calorischen Überernährung eine entscheidende Bedeutung für die Manifestation des Erwachsenen- und Altersdiabetes zu. Diesen Gegebenheiten zufolge entwickelt sich der Diabetes aus einem prädiabetischen zum diabetischen Stadium.

Als *Prädiabetes* wird die Zeitperiode verstanden, die bei der Konzeption beginnt und im Moment der frühest erfaßbaren Störung der Kohlenhydrattoleranz aufhört, die also vor dem Ausbruch der Krankheit liegt (Conn u. Fajans, 1961; Conn, 1964; Fajans u. Conn, 1965). Der Prädiabetiker ist demzufolge ein von der Zuckerkrankheit bedrohter, potentieller Diabetiker (Pfeiffer u. Ziegler, 1965). Der Ausdruck Prädiabetes wird in der Regel retrospektiv gebraucht. Personen mit diabetischen Blutsverwandten, bei denen ein mehr oder minder großes Risiko für eine möglicherweise später erfolgende Diabetesmanifestation besteht, werden nicht generell als Prädiabetiker angesprochen. Angaben über die Wahrscheinlichkeit des Vorliegens einer genetischen diabetischen Belastung beim Menschen mit blutsverwandten Diabetikern finden sich bei Steinberg (1965). Eine prädiabetische Situation kann jedoch bei Nachkommen zweier diabetischer Elternteile, bei einem eineiigen Zwilling, dessen Paarling manifest erkrankt ist, und bei Frauen, die ein lebendes oder tot geborenes Kind mit einem Geburtsgewicht von 4,5 kg oder mehr und nachgewiesener Inselzellhyperplasie zur Welt gebracht haben, angenommen werden (Jackson u. Woolf, 1957; Fitzgerald et al., 1961; Jackson, 1962; Ditschuneit, 1965; Pfeiffer, 1968).

Von der prädiabetischen Grundsituation aus leiten Übergangsstufen, der *asymptomatische* (subklinische oder auch chemische) und der *latente*, zum *klinischen* oder *manifesten Diabetes mellitus* über. Bei jungen und älteren Individuen manifestiert sich dieser bekanntlich verschieden. Der typische *juvenile Diabetes* ist ein schweres, akut oder perakut einsetzendes Leiden. Der typische *Erwachsenendiabetes* ist in der Regel leicht und schreitet stufenweise voran. Nach der Nomenklatur der WHO (Knick, 1966) werden diese beiden Manifestationsformen nochmals in zwei Untergruppen aufgeteilt: der *juvenile Diabetes* in den *infantilen* oder *kindlichen* und den *jugendlichen*. Die Manifestation des ersteren wird zwischen 0 und 14, die des zweiten zwischen 15 und 24 Jahren beobachtet. Die Kinder der ersten Gruppe sind sehr schnell insulinbedürftig, bei den meisten Fällen von jugendlichem Diabetes steht ebenfalls eine Insulinabhängigkeit zu erwarten. Der *Erwachsenendiabetes* wird klinisch zwischen dem 25. und 64. Lebensjahr erkannt. Diese Fälle können, sie müssen aber nicht unbedingt insulinbedürftig werden. Die Feststellung des *Altersdiabetes* liegt nach dem 65. Lebensjahr. Die Diabeteseinstellung dieser Patienten ist häufig ohne Insulin möglich.

Bei unregelmäßig dominantem Erbgang (Schade, 1958) wird die Häufigkeit der diabetogenen Erbanlage mit etwa 10% angenommen (Mellinghoff, 1965). Die Diabetesmorbidität der Deutschen Demokratischen Republik wurde mit 1,5 bis 2% ermittelt (Schliack, 1965). Der Anteil des manifesten und des erst durch Belastungsproben diagnostizierbaren latenten Diabetes daran dürfte je etwa die Hälfte davon ausmachen. Aus nicht wenigen Gemeinschaftserhebungen ließ sich annehmen, daß auf je drei bekannte Fälle zwei nicht diagnostizierte Diabetiker entfallen (Gsell, 1968). In einem „World Survey" über Diabetes (Entmacher u. Marks, 1965), dem die Mitteilungen der Weltgesundheitsorganisation zugrunde liegen, wurde die globale Zahl aller Diabetiker auf 30 Millionen geschätzt. An der Gesamterkrankungszahl sind diabetische Kinder wiederum mit annähernd 1% beteiligt (Rosenkranz, 1967). Auf 500 Erwachsenendiabetiker wurden 5 diabetische Kinder (Thoenes u. Kupatz, 1957) und unter 10000 Menschen einer Bevölkerung 1 diabetisches Kind auf 50 latente und 50 manifeste oder auf 100 manifest erkrankte Diabetiker errechnet (Rosenkranz, 1967). In den USA fand sich 1963 ein bekannter Diabetes unter 25 Jahren auf je 900, ab 65 Jahren und mehr dagegen einer auf je 20 Personen. Eine altersmäßige Zusammenstellung bekannter Diabetesfälle auf 1000 Personen für 1963 enthält der „World Survey":

unter 25 Jahre   1,1‰,
25 bis 45 Jahre   5,1‰,
45 bis 64 Jahre   24,4‰,
65 Jahre und mehr 47,5‰.

In Westdeutschland sind etwa 3% der Bevölkerung manifest zuckerkrank. Nur die Hälfte bis zwei Drittel der Betroffenen wissen aber, daß sie an einem Diabetes leiden (Mehnert, 1970).

Nach epidemiologischen Studien gewinnen die Umweltfaktoren mit zunehmendem Alter immer mehr Bedeutung für die Diabetesmanifestation (Gsell, 1968). Danach begünstigen besonders das Übergewicht und die reichliche, bzw. hypercalorische Ernährung bei verminderter körperlicher Aktivität, ferner die Überalterung den vermehrten Ausbruch.

II. Sekundärer Diabetes mellitus

Der *sekundäre Diabetes* des Menschen umfaßt die relativ kleine Gruppe, welche nach totaler Pankreatektomie, nach massiver exogener Zufuhr bzw. krankhaft gesteigerter endogener Bildung blutzuckersteigernder Hormone, im Gefolge einer Parenchymschädigung des Pankreas durch krankhafte Eisenspeicherung oder bei gewissen Erkrankungen des exokrinen Pankreas diabetisch wird. Der chirurgische, hormonale und der chemische Diabetes lassen sich im Tierversuch nachahmen. Ihre grundsätzlichen Aspekte werden im Kapitel über den experimentellen Diabetes behandelt. Diesem Beitrag bleiben aus dem Bereich des sekundären Diabetes somit nur die gelegentlich vorkommende Eisenspeicherungskrankheit, die Hämochromatose, und die als Ursache eines sekundären Diabetes des Menschen infrage kommenden Erkrankungen des exokrinen Pankreasanteiles vorbehalten.

B. Pathomorphologie des Inselapparates bei genuinem Diabetes mellitus

I. Inselbefunde in der prädiabetischen Phase

Unsere Kenntnisse über den Zustand des Inselgewebes während der prädiabetischen Phase sind derzeit noch ganz unzureichend. Bislang wurde nur ein Befund von einem 14jährigen genetischen Prädiabetiker publiziert, dessen Eltern beide an Diabetes erkrankt waren (WARREN et al., 1966). Das Pankreas dieses Jungen enthielt große Inseln, es wies eine bedeutende Makropolynesie mit einigen in Mitose befindlichen Zellen auf. Eine eingehendere cytologische Beurteilung war infolge der erst 17 Std nach Todeseintritt erfolgten Pankreasentnahme und der ungeeigneten Konservierung desselben nicht möglich (GEPTS, 1967).

Dieser Inselbefund fügt sich dennoch in die gegenwärtigen Vorstellungen von der Diabetesentwicklung gut ein. Wenn die Inselhypertrophie durch weitere Beobachtungen bestätigt werden kann — worauf die Vermehrung des Inselgewebes von manchen Erwachsenendiabetikern am klinischen Beginn ihrer Krankheit hinzudeuten vermag —, so wäre sie das morphologische Äquivalent einer Überstimulierung in der prädiabetischen Phase.

II. Inselveränderungen bei juvenilem Diabetes

1. Inselbefunde in der Frühphase des juvenilen Diabetes

In der Frühphase des kindlichen und jugendlichen Diabetes wurden wiederholt intra- und periinsuläre lymphocytäre Infiltrate beobachtet (STANSFIELD u. WARREN, 1928; v. MEYENBURG, 1940; HARTROFT, 1956; LeCOMPTE, 1958, 1960; NAGLER u. TAYLOR, 1963; GEPTS, 1965, 1967; WARREN, LeCOMPTE u. LEGG, 1966; STEINER, 1968). VON MEYENBURG bezeichnete diesen Befund als *Insulitis*. Unter 22 Fällen von akutem Diabetes — 11 kindlichen (zwischen 11 Monaten und 13 Jahren), 10 jugendlichen (zwischen 15 und 22 Jahren) und einem 30jährigen Patienten —, welche weniger als 6 Monate nach den ersten Krankheitserscheinungen gestorben sind, fand ihn GEPTS (1965, 1967) 15mal, d. h. insgesamt recht häufig. Diese Infiltrate betrafen meistens nur eine kleine Zahl von Inseln. Sie bestanden aus Lymphocyten, Histiocyten und einzelnen polymorphkernigen Leukocyten (GEPTS, 1965; STEINER, 1968). Ebenso wie MacLEAN u. OGILVIE (1959) fand GEPTS (1965) bei diesen Fällen von akutem Diabetes große Inseln sowie eine mäßige Verminderung des gesamten Inselgewebes im Vergleich zu nichtdiabetischen Kontrollen der entsprechenden Altersgruppen. Die Inselgröße, das Verhältnis und Gewicht des Inselgewebes waren in den akuten Fällen, die bis 8 Wochen nach klinischem Beginn des Diabetes zu Tode kamen, größer als in den chronischen, zwischen 9 Monaten und 19 Jahren verstorbenen juvenilen Diabetikern. In beiden

Gruppen wiesen die Werte mit steigender Erkrankungsdauer eine abfallende Tendenz auf (MacLean u. Ogilvie, 1959). Darüber hinaus konnte Gepts (1965) besondere qualitative Veränderungen des Inselgewebes in diesem frühen Diabetesstadium nachweisen. Die meisten Inseln waren klein und unregelmäßig begrenzt. Sie ließen eine interstitielle Fibrose erkennen und enthielten kleine undifferenzierte Zellen und keine oder nur sehr wenige B-Zellen. Dieser Inseltyp I war bei allen 22 Fällen vorhanden. 17 der 22 Fälle wiesen daneben einen Typus II von Inseln mit wechselnder Größe, aber einer Tendenz zur Inselvergrößerung auf. Einige dieser Inseln ließen einen zentralen Hohlraum erkennen, der annehmen ließ, daß es sich hier um eine Inselneubildung handelt, die vom Gangsystem ihren Ausgang genommen hat. Die Inseln des Typ II enthielten in ansehnlichen Bereichen große Zellen mit großen runden Kernen und vermehrter cytoplasmatischer Ribonucleinsäure. Diese Zellen werden von Gepts (1965) als hypertrophische, stark hyperaktive B-Zellen aufgefaßt. Daneben fand sich in diesem Inseltyp II ein wechselnder Anteil von typischen A-Zellen. Als Typus III beschrieb Gepts Inseln mit normalem Aufbau, jedoch mit gering hypertrophischen, mehr oder weniger degranulierten B-Zellen. Dieser Inseltyp kam bei 3 der 22 Fälle vor. Der Inseltypus II wurde nur bei den akuten Diabetesfällen festgestellt, nicht hingegen bei chronischem juvenilen Diabetes, der schon länger als 1 Jahr bestanden hatte. Bei den akuten Diabetesfällen von Gepts (1965) lag die Anzahl der B-Zellen insgesamt meist unter 10% des Wertes gleichaltriger Nichtdiabetiker.

Diese Befunde zeigen, daß das Inselgewebe schon bei klinischem Beginn des juvenilen Diabetes stark geschädigt ist (Gepts, 1967). Sie sprechen gegen die Auffassung, beim juvenilen Diabetes könnte eine kongenitale Inselhypoplasie vorliegen. Vielmehr kann angenommen werden, daß unmittelbar vor und in der Frühphase der klinischen Krankheitserscheinungen eine vermehrte Stimulierung des B-Zellsystems besteht und diese wohl über eine Hyperaktivierung der B-Zellen zu deren Erschöpfung mit Untergang führt. Die im akuten Stadium beobachtete periinsuläre entzündlich-zellige Reaktion hat darüber hinaus an die Möglichkeit einer immunologischen Pathogenese des juvenilen Diabetes denken lassen.

Die Pathogenese der Insulitis ist noch nicht endgültig geklärt. Eine vermehrte Diabetesmorbidität im Gefolge einer Mumpsepidemie und wenige konkrete Beobachtungen von Diabetesmanifestation bis zu einigen Monaten nach durchgemachter epidemischer Parotitis ließen zunächst einen infektiös-entzündlichen Prozeß an den Langerhans'schen Inseln annehmen und in ihrem Befall mit Mumpsviren das verursachende Moment sehen (Gundersen, 1927; Cole, 1934; Kremer, 1947; Schwartsman et al., 1947; Brown, 1956; Melin u. Ursing, 1958; Hinden, 1962). Wenngleich sich bei Tieren ein Diabetes auf infektiöser Basis entwickeln kann, so ließ sich eine ausschließlich infektiöse Genese des juvenilen Diabetes des Menschen noch nicht sicherstellen. Bei Rindern wurde ein Diabetes mit Veränderungen am exo- und endokrinen Pankreas nach Maul- und Klauenseuche beschrieben (McCrae, 1963); experimentell konnte er durch eine Infektion mit Coxsackie-Virus B erzeugt werden (Pappenheimer et al., 1951). Die Antikörpertiter gegen Coxsackie B, insbesondere B_4, waren bei insulinabhängigen Diabetikern innerhalb der ersten 3 Monate seit Diabetesbeginn höher als 2 Jahre nach Erkrankungsbeginn oder bei Nichtdiabetikern (Gamble et al., 1969). Die Autoren fanden bei den Fällen von frischem Diabetes keine erhöhten Antikörpertiter gegen Mumpsvirus. Auch war es mit einer M-Variante von Encephalomyokarditisvirus möglich, Mäuse diabetisch zu machen (From et al., 1968; Craighead u. McLane, 1968). Dabei erkrankten einige, aber nicht alle infizierten Mäuse. Sie wiesen im akuten Stadium eine Hyperglykämie, relativ große Virusmengen im Pankreas sowie verstreute Inselzellnekrosen und eine Degranulation der meisten B-Zellen auf. Bei gleichzeitiger Cortisonbehandlung der Mäuse kam es im akuten Stadium zu ausgedehnten Inselnekrosen (Craighead, 1966). Lymphocytäre Infiltrate innerhalb und um die Inseln bestanden nicht. Das exokrine Pankreas, Hypophyse, Nebennieren und die Leber der hyperglykämischen Mäuse waren histologisch frei von Veränderungen. Die wochen- bis zu monatelang hyperglykämischen Mäuse hatten unregelmäßig begrenzte, verkleinerte Inseln mit degranulierten B-Zellen. Diese Befunde zeigen mögliche direkte Schädigungen der Langerhans'schen Inseln mit Reduktion der B-Zellzahl und Entwicklung eines Diabetes durch diese Virusinfektionen an.

VON MEYENBURG (1940) deutete die Insulitis als eine durch funktionelle Überlastung der Inselzellen bedingte flüchtige Reaktion mit Erschöpfung und Untergang autochthoner Zellen und konsekutiver Entwicklung von Resorptionsinfiltraten. In den letzten Jahren hat die experimentelle Pathologie dagegen Anhaltspunkte geliefert, die auf Immunreaktionen als auslösendes Prinzip für eine Insulitis hinweisen. Durch Immunisierung mit arteigenem und artfremdem Insulin über Monate gelang es bei Rindern eine Insulitis hervorzurufen (RENOLD et al., 1963; LE COMPTE et al., 1966). Von der Insulitis bis zur Inselfibrose mit nur geringer oder fehlender Lymphocyteninfiltration ergaben sich dabei alle Übergänge. Dieser Befund ließ sich auch an mit Rinderinsulin immunisierten Kaninchen nachweisen. Zwei von 5 Tieren zeigten nach 5 Monaten einen Diabetes mit mononucleären Zellen und einer Faservermehrung in den Inseln (TORESON et al., 1964). Auch bei Schafen war — wie beim Rind — eine Bildung zirkulierender Antikörper feststellbar, die sowohl arteigenes wie artfremdes Insulin banden. Auf Grund dieser Befunde wurde es als nicht ausgeschlossen erachtet, daß in der Entwicklung des juvenilen Diabetes des Menschen genetisch bedingte Autoimmunfaktoren mitspielen (RENOLD, 1967). Immunisierungsversuche über 6 Monate an Meerschweinchen mit Insulinextrakten verschiedener Reinheitsgrade haben dagegen Befunde erbracht, die anzeigen, daß während der Immunisierung gegen Fremdinsulin auftretende entzündliche Pankreasveränderungen Nebenwirkungen von Begleitstoffen im Rahmen des Immunisierungsprozesses und keine echten Reaktionen auf die Antikörper gegen das Insulinmolekül selbst darstellen. Als solche wurde die beobachtete Hyperplasie der Inseln angesehen, die von degenerativen Zellveränderungen und Capillarwandverdickungen mit verstärkter PAS-Reaktion der Basalmembran gefolgt war (FREYTAG et al., 1968). Mäusen, denen mehrfach Antiinsulinserum von Meerschweinchen injiziert worden war (FREYTAG, 1968), reagierten mit Inselhyperplasie als Folge einer zeitlich begrenzten, erheblich gesteigerten Teilungsaktivität der B-Zellen und Confluenz mehrerer Inseln zu Rieseninseln sowie mit einer Inselneubildung vom Gangsystem aus. Die Langzeitinjektion von Antiinsulinserum führte zur Degranulierung und Vakuolisierung der B-Zellen sowie zu einer Hyperplasie und Glykogeninfiltration der Inseln. Nach der 3. Versuchswoche wurde bei diesen Versuchstieren regelmäßig eine entzündliche Zellinfiltration im Sinne der Insulitis festgestellt (FREYTAG et al., 1969).

2. Inselveränderungen bei chronischem juvenilen Diabetes

Bei chronischem juvenilen Diabetes sind die Inseln verschieden groß, zumeist aber sind sie klein und bestehen nur aus kleinen undifferenzierten Zellen (GEPTS, 1967). Ihre Durchschnittsgröße wurde gegenüber derjenigen im akuten Stadium und bei Kontrollen signifikant verkleinert ermittelt (OGILVIE, 1964). Charakteristisch für den chronischen juvenilen Diabetes ist eine Verminderung der Größe und der Anzahl der Inseln (LAZARUS u. VOLK, 1962; WARREN et al., 1966). Dabei kann die Inselzahl so stark herabgesetzt sein, daß man die wenigen Inseln in Schnitten suchen muß. In den Inseln der meisten jugendlichen Diabetiker mit einem länger als 1 Jahr zurückliegenden Krankheitsbeginn fehlen die B-Zellen praktisch vollständig (GEPTS, 1967). Nur bei einigen jugendlichen Diabetikern sind noch wenige B-Zellen vorhanden. Die morphologische Manifestation des juvenilen Diabetes mellitus ist demnach mit einem zunehmenden Schwund der Insulin produzierenden B-Zellen verbunden. Das Ausmaß dieser Veränderungen ist von der Zeit zwischen klinischem Krankheitsbeginn und morphologischer Befunderhebung abhängig. Die Reaktion auf saure Phosphatase fällt an diesen Inseln negativ aus (GÖSSNER, 1958). Das endoplasmatische Reticulum der noch vorhandenen B-Zellen ist vorwiegend vesiculär. Die Inkretgranula sind spärlich und etwas größer als in normalen B-Zellen. Die Zellen enthalten viele Cytosome. Die capilläre Basalmembran ist verdickt (SCHULTRICH, 1966). — Diese morphologischen Inselbefunde erklären den Insulinmangel der juvenilen Diabetiker und ihre absolute Insulinbedürftigkeit.

III. Inselbefunde bei Erwachsenen- und Altersdiabetes

Wie die statistischen Angaben zeigen, gehört die weitaus überwiegende Zahl der Diabetiker diesen Altersgruppen an. Das Verhältnis von Erwachsenen- und

Altersdiabetikern zu den juvenilen beträgt etwa 100:1. Dennoch kann hier auf eine der Nomenklatur der WHO entsprechende, jeweils separate Abhandlung der Inselbefunde für diese beiden Manifestationszeiten deshalb verzichtet werden, weil qualitative morphologische Unterschiede nicht bestehen und die quantitativen, wenn überhaupt vorhanden, nur graduelle Abstufungen aufweisen.

Die Gesamtmenge des Inselgewebes wurde bei Erwachsenendiabetikern nur mäßig vermindert gefunden (MacLean u. Ogilvie, 1955; Gepts, 1957, 1967; Ogilvie, 1964). In einigen Fällen ließen sich auch hypertrophische Inseln fest-

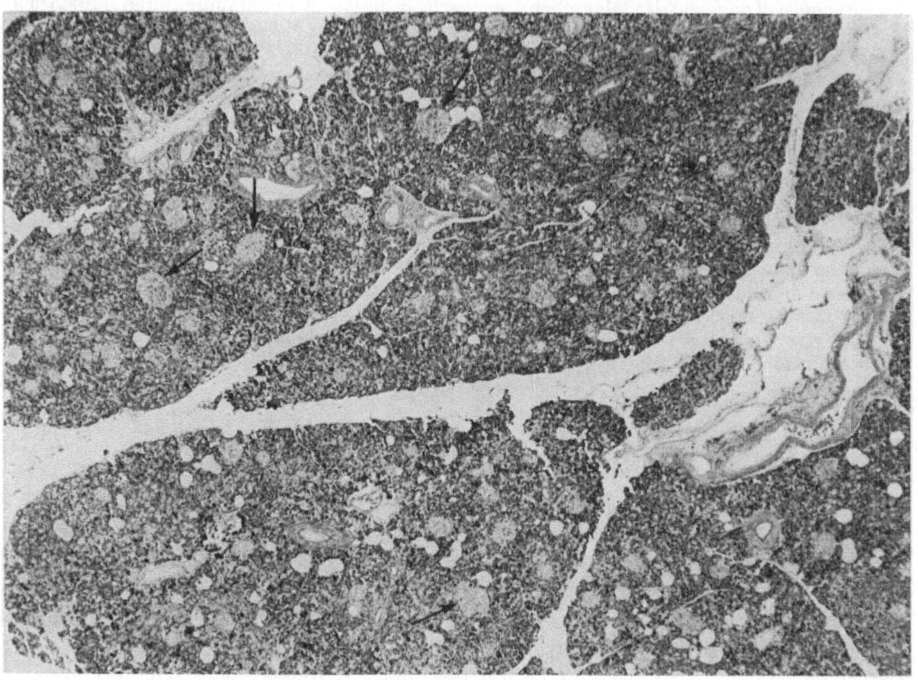

Abb. 1. 64jährige Frau, seit 6 Jahren Diabetes. Vermehrte Inselzahl, vereinzelt vergrößerte Inseln (Pfeile). v. G., Vergrößerung 17fach

stellen. So fanden sich unter 1376 untersuchten Pancreata 64 mit hypertrophischen Inseln. Dabei war jeweils nur eine mäßige Zahl von Inseln hypertrophiert (Warren et al., 1966). Wir selbst verfügen über einige Fälle von Altersdiabetes mit reichlichen und auch einigen hypertrophischen Inseln (Abb. 1). In solchen Fällen fanden wir zudem einen deutlichen Kerngrößenwechsel der Inselzellen (Abb. 2) und gelegentlich in einer Insel auch eine in Mitose befindliche Zelle (Abb. 3). Über vergrößerte Zellkerne und Mitosen von Inselzellen bei Altersdiabetikern wurde von anderer Seite ebenfalls berichtet (LeCompte et al., 1962). Bei Adipositas wurden höhere Anteile von Inselgewebe und größere Inseln als bei gleichaltrigen normalgewichtigen Kontrollpersonen festgestellt (Ogilvie, 1933, 1964). Die Anteile von Inselgewebe und die Inselgrößen lagen im Mittel bei den adipösen um 56 bzw. 65% höher als bei den Vergleichspersonen. Die Untersuchungen gingen von den Erfahrungen aus, daß 80% aller frisch entdeckten Altersdiabetiker übergewichtig

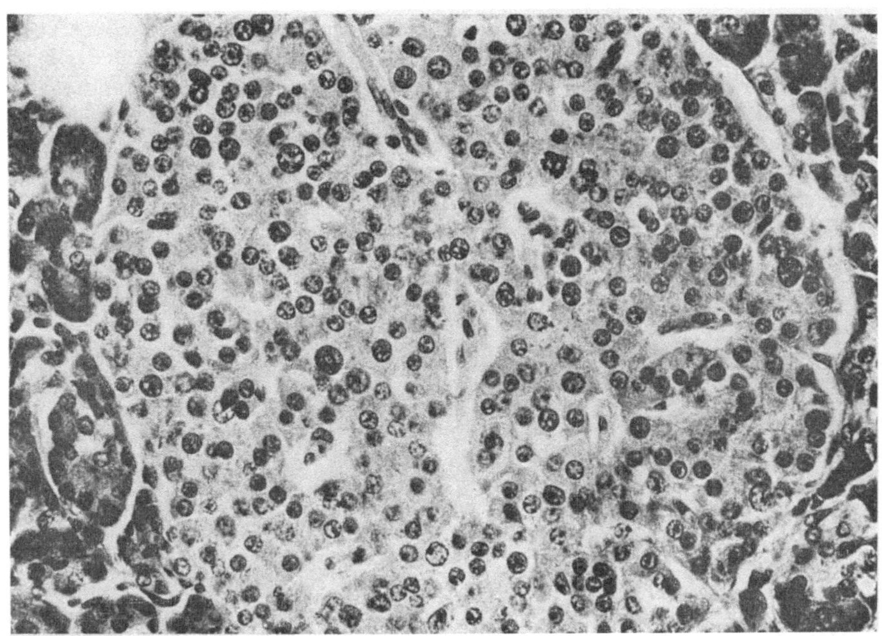

Abb. 2. Ausschnitt aus einer Insel der gleichen Pat. wie Abb. 1. Deutlicher Wechsel in der Zellkerngröße. HE, Vergrößerung 350fach

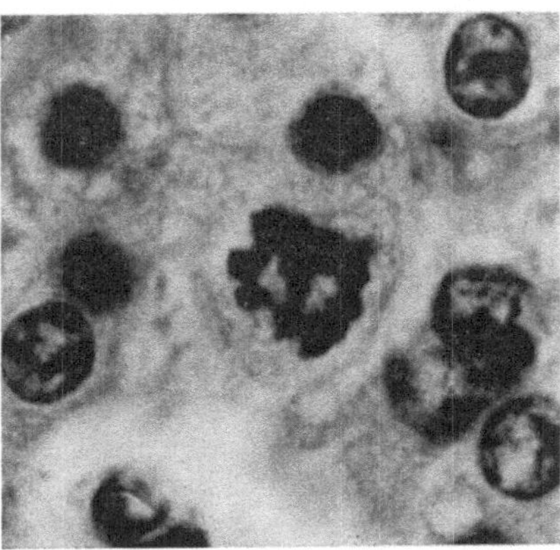

Abb. 3. Ausschnittvergrößerung aus der Insel von Abb. 2. B-Zelle in Mitose. HE, Vergrößerung 140fach

sind oder waren, die Fettsucht also häufig ein Vorläufer des Diabetes ist und der Diabetes mellitus bei Adipösen drei- bis viermal häufiger vorkommt als in der Durchschnittsbevölkerung (JOSLIN et al., 1936, 1959). Die Hyperplasie des Inselapparates kann hier als Ausdruck einer kompensatorischen Hyperfunktion der B-Zellen bzw. als Hyperinsulinismus bei Adipositas gewertet werden. Zeitlich nach dem Erkrankungsbeginn aufgegliederte oder gar weiter spezifizierte Untersuchungen über die Inselgewebsmasse von übergewichtigen und normalgewichtigen Erwachsenen- bzw. Altersdiabetikern liegen bisher nicht vor. Es wäre jedoch zu erwarten, daß mit solchen Untersuchungen — analog den Verhältnissen in der Frühphase des juvenilen Diabetes — auch für die erste Zeit der klinischen Manifestation des Altersdiabetes eine Inselgewebsmenge und Inselgrößen verifiziert werden könnten, die an der oberen Grenze der Norm liegen oder gar vermehrt sind, und daß in diesem Stadium zugleich ein Wechsel in der Größe der B-Zellkerne und vereinzelte B-Zellmitosen auftreten.

Bei Erwachsenendiabetikern wird gegenüber gleichaltrigen Nichtdiabetikern eine zunehmende Verminderung der Zahl der B-Zellen festgestellt. In klinisch

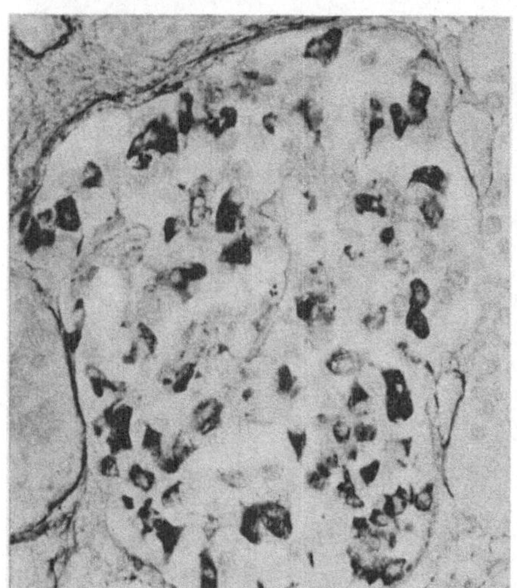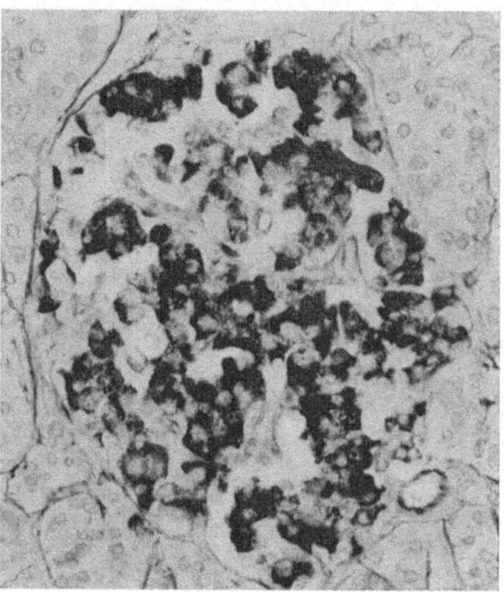

Abb. 4. Links: Insel einer 82 Jahre alten Diabetikerin mit B-Zellverminderung. Rechts: Insel einer 87jährigen Frau ohne Diabetes. Normale A- und B-Zellenrelation. Färbung der B-Granula mit Aldehydthionin. Vergrößerung 280fach

manifesten Fällen beträgt ihre Reduktion 40 bis 50% (Gepts, 1967). Ein Vergleich von Inseln, in denen die Granula der B-Zellen angefärbt worden sind, von einem Altersdiabetiker und einem gleichaltrigen Nichtdiabetiker gibt dies deutlich zu erkennen (Abb. 4). Die Angaben über die Reduktion der B-Zellen stimmen in der Größenordnung mit anderen überein (MacLean u. Ogilvie, 1955; Ogilvie, 1964). Die B-Zellen zeigen dabei nur mäßige Hypersekretionszeichen, die Inseln enthalten relativ mehr A-Zellen. Infolge verminderter B-Zellzahl ist es zu einer Verschiebung der A-B-Relation gekommen (Gomori, 1941, 1943; Terbrüggen, 1948; Ferner, 1952; Creutzfeldt, 1953, 1956; Hartroft, 1956; Creutzfeldt u. Theodossiou, 1957; Seifert, 1954, 1958; Gepts, 1958). Entsprechende Färbungen von A- und B-Zellen an aufeinanderfolgenden Schnittpräparaten veranschaulichen diese Verhältnisse (Abb. 5). Die Befunde kontrastieren zu den gleichen Untersuchungen bei Menschen der gleichen Altersgruppe ohne Diabetes. Hier zeigt sich die normale Relation von A- und B-Zellen. Quantitative Untersuchungen der D-Zellen in den Inseln von Diabetikern haben eine leichte Häufigkeitszunahme auf 15 bis 25% gegenüber 10 bis 15% bei Nichtdiabetikern ergeben. In den Inseln derselben Diabetiker wurden zwischen 10 und 30% A-Zellen gefunden (Fujita 1966, 1968).

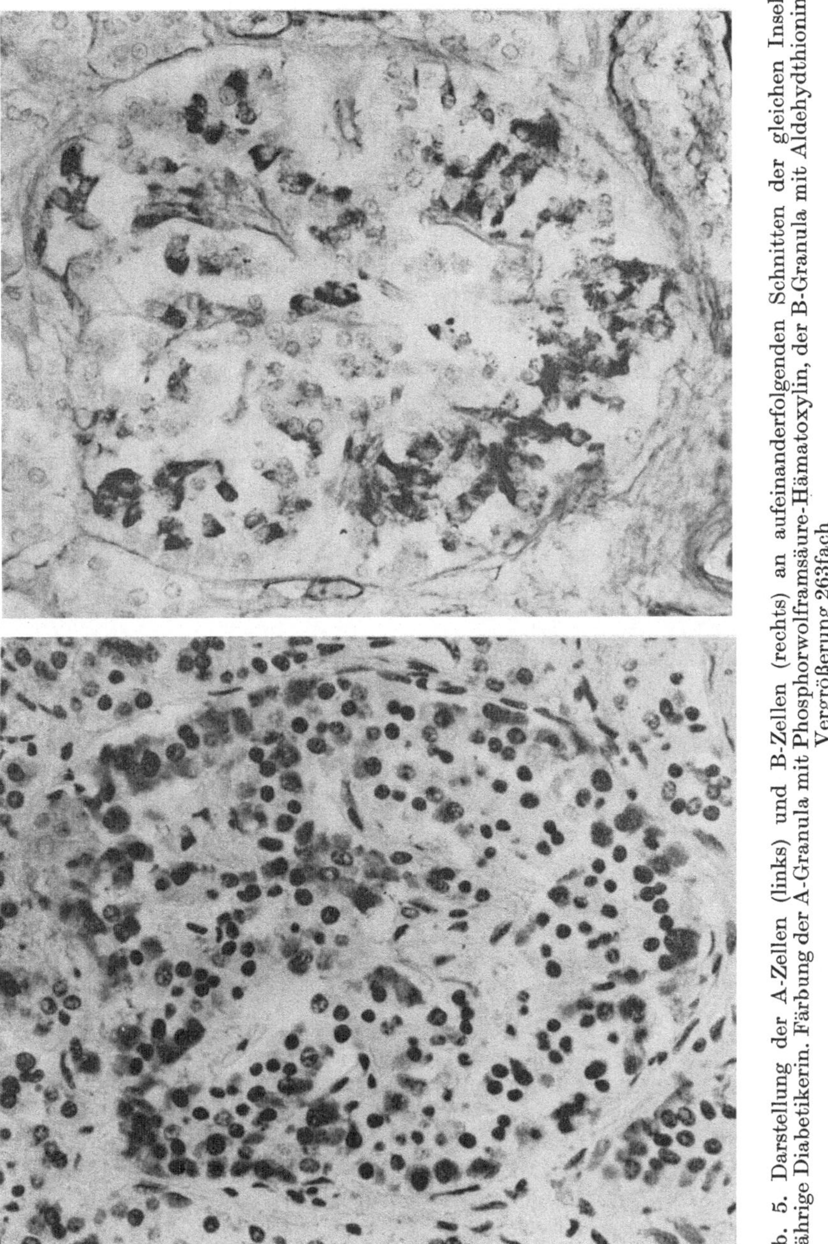

Abb. 5. Darstellung der A-Zellen (links) und B-Zellen (rechts) an aufeinanderfolgenden Schnitten der gleichen Insel. 87jährige Diabetikerin. Färbung der A-Granula mit Phosphorwolframsäure-Hämatoxylin, der B-Granula mit Aldehydthionin. Vergrößerung 263fach

Der Granulagehalt der B-Zellen der Diabetiker ist wechselnd. In manchen Fällen sind die Granula deutlich vermindert, bei anderen enthalten die B-Zellen reichlich Granula. Da die Stärke der Granulierung Ausdruck eines funktionellen Zustandes ist und die Funktion der B-Zellen bei manchen untersuchten Fällen durch orale Antidiabetika gesteigert wird, nehmen diesbezügliche unterschiedliche Bilder nicht wunder. Mit der Sulfid-Silbermethode wurde in Bereichen mit Amyloidabscheidung oder Fibrose keine Schwärzung, d. h. kein Zink gefunden (Abb. 6). In Diabetesfällen ohne diese Veränderungen ließ sich eine histochemisch nachweisbare Verminderung des Schwermetallgehaltes entsprechend der Reduktion des Granulagehaltes der B-Zellen feststellen (Voigt, 1958). Dieser Befund ist aber keineswegs konstant, zumal Zink sowohl in den A- wie den B-Granula vorhanden ist, und — wie schon erwähnt — eine Verminderung der B-Granula nicht immer ausgeprägt ist. Bei vergleichsweise im selben Gang durchgeführter Zinkdarstellung mit nicht zu langer Entwicklungszeit sind die A-Zellen meist etwas stärker geschwärzt als die B-Zellen. Dadurch wird die Verschiebung der Relation A- zu B-Zellen bei Diabetikern auch im Sulfid-Silberverfahren sichtbar (Abb. 6). Der B-Granulagehalt und die an Hand der Schwärzung mit der Sulfid-Silbermethcde

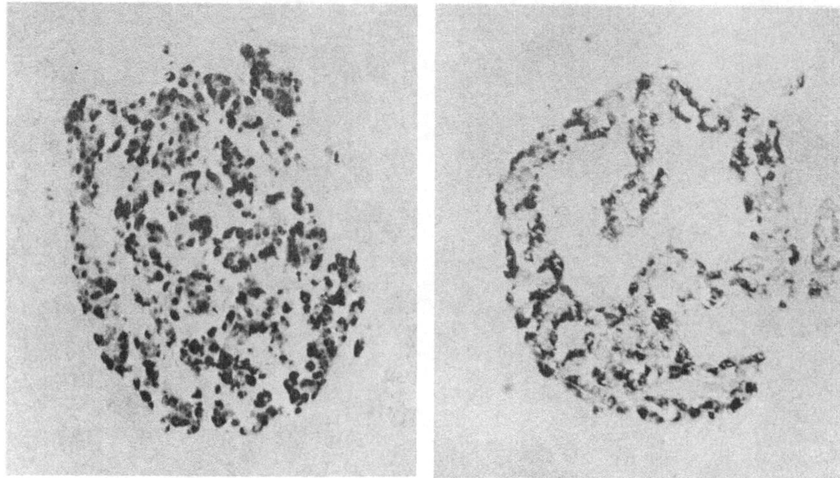

Abb. 6. Darstellung des Inselzinks. Links: 87jährige Frau, kein Diabetes; rechts: Altersdiabetes mit Inselamyloid, 79jähriger Mann. An den Stellen der Amyloidabscheidung keine Inselzellen und entsprechend kein Zink. Sulfid-Silberverfahren. Vergrößerung 175fach

erkennbare Zinkmenge sowie der Ausfall der Pseudoisocyaninreaktion auf Insulin gehen nach eigenen experimentellen Ergebnissen konform (Engelbart u. Kief, 1969, 1970). Elektronenmikroskopisch konnte dabei gezeigt werden, daß die Zinksulfid-Silberkörnchen in bzw. über den Inkretgranula der B-Zellen lokalisiert sind (Engelbart u. Kief, 1970). Mit der Reduktion der B-Zellzahl bei Altersdiabetikern wird auch der Ausfall der sauren Phosphatase in den B-Zellen geringer. Bei Altersdiabetikern ist sie nachweisbar, gegenüber der Norm aber deutlich abgeschwächt (Gössner, 1958; Gepts, 1964). Elektronenmikroskopisch wurden spärliche Inkretgranula in B-Zellen von Altersdiabetikern beobachtet (Schultrich, 1966), deren Durchmesser etwas größer war als bei Nichtdiabetikern. Der Golgi-Apparat ist stark dilatiert. Zeichen einer Zellaktivität werden nicht beobachtet, eher eine Erschöpfung und Zellschädigung. Beim langfristigen Diabetes erwiesen sich die Basalmembranen der Inseln an der Acinusgrenze und am pericapillären Raum verdickt (Schultrich, 1966).

Bei Erwachsenen- und Altersdiabetikern findet sich häufig eine pericapilläre Amyloidabscheidung, meist zunächst entlang der Capillaren an der Grenze zwischen endo- und exokrinem Gewebe, also im Inselrandgebiet in mehr oder minder schmalen Säumen und im fortgeschrittenen Stadium saumartig pericapillär sowie in scholligen Ablagerungen im Inselinneren. Dieser Befund ist in den Inseln in verschiedener Stärke und Ausprägung nachweisbar. Eine Korrelation zwischen Inselamyloidose und Dauer und Schweregrad des Diabetes war dabei nicht erkennbar. Nach Thioflavin-S-Färbung der Schnitte fluoresciert die Amyloidsubstanz hellgelb, sie hebt sich gegen das umgebende dunkle Gewebe deutlich ab (SCHWARTZ, 1965, 1966, 1969, 1970; SCHWARTZ et al., 1965). Mit dieser Methode ist die Inselamyloidose am zuverlässigsten nachweisbar (Abb. 7). Lediglich die elastischen

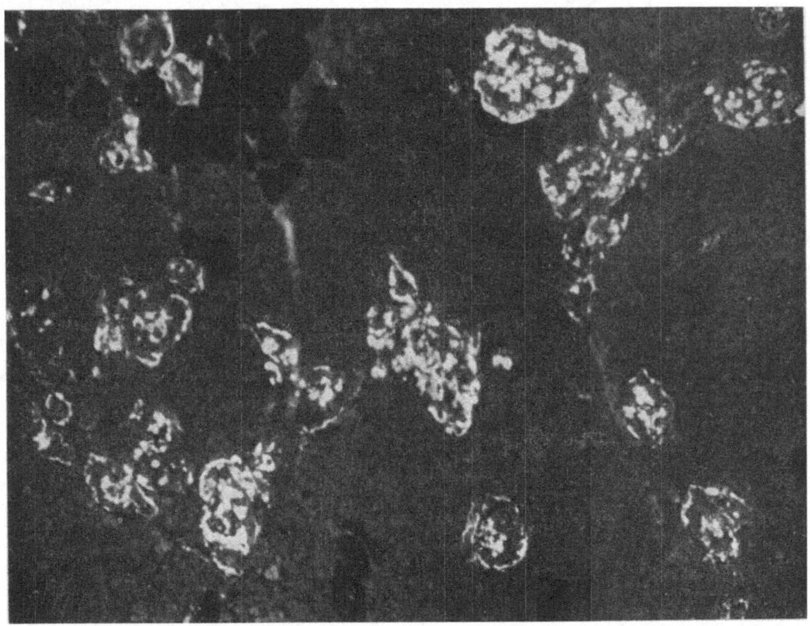

Abb. 7. Inselamyloidose, 77jährige Diabetikerin. Fluorescenzmikroskopische Aufnahme. Thioflavin-S. Vergrößerung 87fach

Fasern weisen ähnliche fluorescenzmikroskopische Eigenschaften auf. Kongorot färbt das Inselamyloid hellrot. Im polarisierten Licht ergibt sich nach dieser Färbung eine charakteristische grüne Polarisationsfarbe (DIVRY, 1923), die durch die gerichtete Anlagerung von Farbstoffteilchen an die Amyloidsubstanz bedingt ist (MISSMAHL u. HARTWIG, 1953; MISSMAHL, 1957, 1962, 1963, 1966). An aufeinanderfolgenden Schnitten derselben Insel mit Amyloid sind die fluorescierenden Bezirke mit den polarisierenden nahezu identisch (Abb. 8). Elektronenmikroskopisch wurde die fibrilläre Ultrastruktur des Amyloideiweißes (COHEN u. CALKINS, 1959; CAESAR, 1960) auch für das Inselamyloid nachgewiesen (LACY, 1964).

Hyaline Abscheidungen in Langerhans'schen Inseln von Diabetikern sind schon frühzeitig beschrieben worden. Wenig später wurden hyaline Veränderungen der Langerhans'schen Inseln auch bei Nichtdiabetikern gefunden. Untersuchungen der letzten Jahre haben gezeigt, daß der bisher als Inselhyalinose bezeichnete Befund eine örtliche Amyloidablagerung darstellt. Das ergab sich aus dem färberischen Verhalten gegenüber Methylviolett, der Doppel-

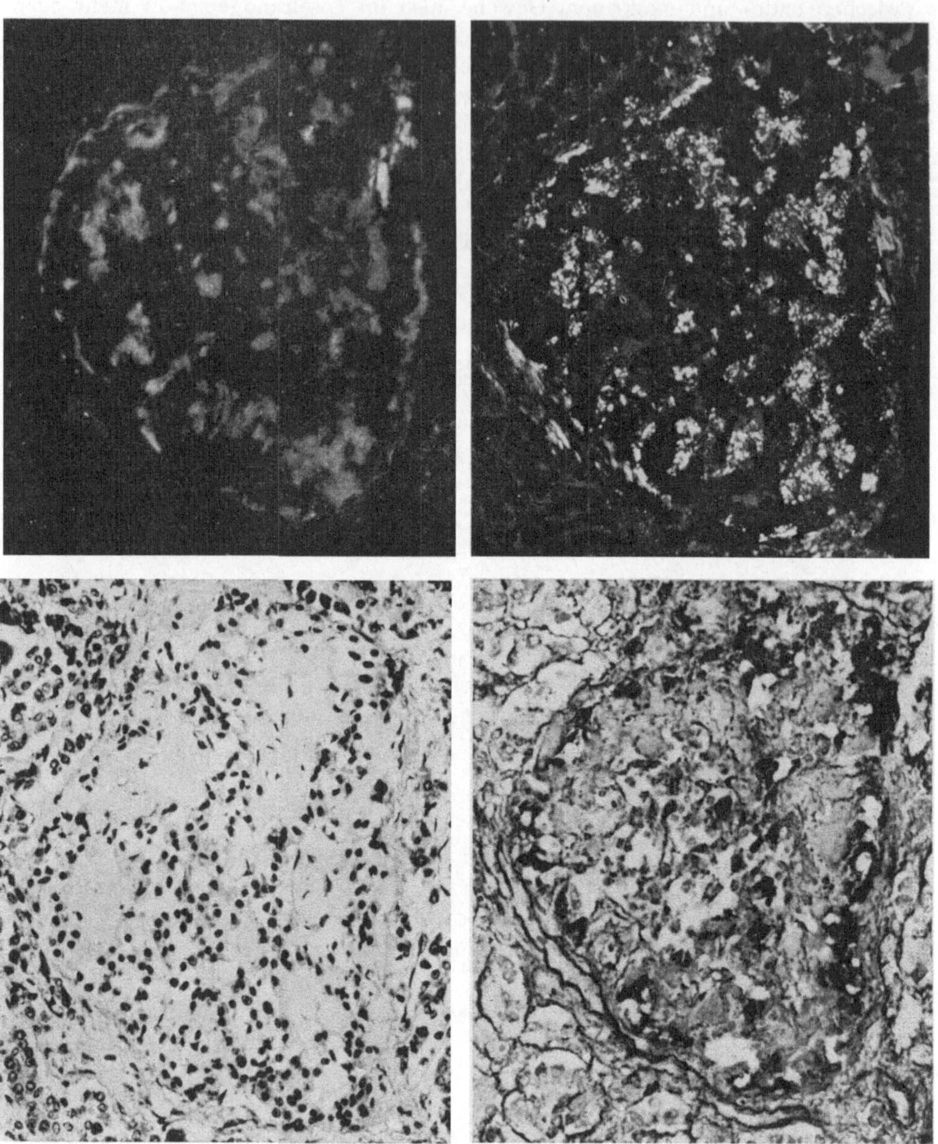

Abb. 8. Amyloid an aufeinanderfolgenden Schnitten der gleichen Insel verschieden dargestellt. Oben links: Thioflavin-S, fluorescenzmikroskopische Aufnahme; oben rechts: Polarisationsmikroskopische Aufnahme nach Kongorotfärbung; unten links: HE, unten rechts: B-Granulafärbung mit Aldehydthionin. 77jährige Diabetikerin. Vergrößerung 224fach

brechung nach Kongorot, aus dem Gehalt an sauren Mucopolysacchariden und letztlich aus der mit sekundärem Amyloid übereinstimmenden Ultrastruktur.

Bei Diabetikern wurde eine Inselhyalinose in 44,4% und bei Nichtdiabetikern in 4,3% (Gepts, 1958) bzw. nach dem 50. Lebensjahr bei 50% der Diabetiker und bei 10% der Nichtdiabetiker gefunden (Seifert, 1959). Andere Autoren fanden

Inselamyloidosen bei Diabetikern in 64% und in 10% der Nichtdiabetiker (AHRON-HEIM, 1943), in 71,1% der Diabetiker und 16,6% der Nichtdiabetiker (AREY, 1943). Bei Kongorotfärbung und nachfolgender Polarisation ergaben sich Inselamyloidosen in 50% der Diabetiker und 3,9% der Nichtdiabetiker (EHRLICH u. RATNER, 1961). Die bisherigen Untersuchungen haben also ein gehäuftes Vorkommen der Inselamyloidose bei Diabetikern gegenüber Nichtdiabetikern ergeben. Für Diabetiker schwanken die Literaturangaben zwischen 44,4 und 71,7% und für Nichtdiabetiker zwischen 3,9 und 16,6%. Wegen des prozentualen Vorkommens bei Diabetikern und Nichtdiabetikern haben einige Autoren gemeint, die positiven Nichtdiabetiker könnten nicht erkannte oder potentielle Diabetiker sein (WRIGHT, 1927; BELL, 1959; EHRLICH u. RATNER, 1961).

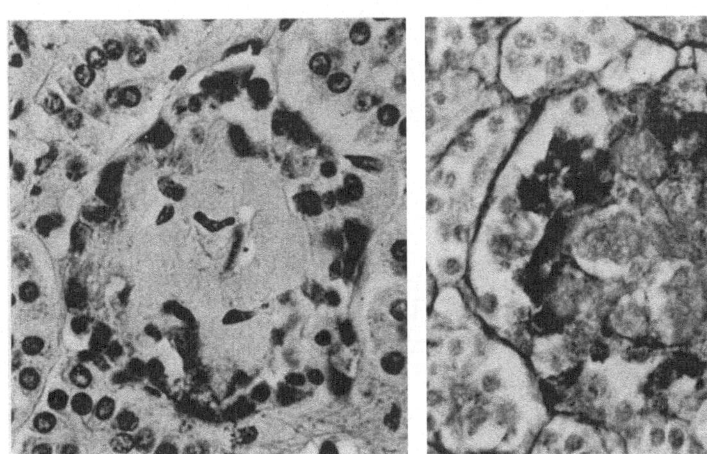

Abb. 9. Schmaler Saum erhaltener Inselzellen um eine zentrale Amyloidabscheidung. Links Darstellung der A-, rechts der B-Zellen. 79jähriger Mann mit Diabetes. A-Zellen am Inselrand, B-Zellen mehr gegen das Amyloid lokalisiert. Phosphorwolframsäure-Hämatoxylin, Aldehyd-thionin. Vergrößerung 448fach

In eigenen fluorescenzmikroskopischen Untersuchungen nach Thioflavin-S-Färbung fanden wir bei Diabetikern zwischen 45 und 80 Jahren in 82 bis 85% und bei Nichtdiabetikern zwischen 45 und 90 Jahren in 10 bis 11% Inselamyloid. Bei den amyloidpositiven Nichtdiabetikern trat die Inselamyloidose zeitlich später, d. h. erst nach dem 60. Lebensjahr auf. Auch war die Inselamyloidose der Diabetiker im allgemeinen stärker und gleichmäßiger als die der Nichtdiabetiker (JILKE, 1967; KIEF, 1968, 1970). Nur in einem Fall haben wir Inselamyloid bei einem 33jährigen Diabetiker beobachtet.

Von anderer Seite wurde bei Benutzung der gleichen Untersuchungsmethodik bei 63,5% der Diabetiker und bei 25,7% der Nichtdiabetiker eine Amyloidose der Langerhans'schen Inseln nachgewiesen (LUDWIG u. HEITNER, 1967). In dieser Untersuchung sind Diabetiker zwischen 7 und 85 Jahren erfaßt, mit 14 amyloidnegativen Diabetikern unter 40 Jahren. Hier ist also nicht allein der Erwachsenen- und Altersdiabetes berücksichtigt, ein Umstand, der den prozentualen Unterschied der Diabetiker gegenüber unseren Ergebnissen zu erklären vermag. Bei Nichtdiabetikern wurden in diesem Material gegenüber dem unseren früher Inselamyloidosen beobachtet, überwiegend waren sie aber auch hier um und nach dem 60. Lebensjahr feststellbar.

Die Pathogenese der Inselamyloidose ist noch nicht geklärt. Im Hinblick auf den Altersdiabetes ist die in hohem Prozentsatz festgestellte Coincidenz bemerkenswert. In der Pathogenese des Altersdiabetes muß der Inselamyloidose zunächst in der Weise eine Bedeutung beigemessen werden, als mit ihrer Progression die B-Zellen über eine numerische Atrophie noch weiter reduziert werden. Manche Inseln können letztlich völlig aus Amyloidmassen bestehen oder sie weisen nur noch am Rand einen Saum erhaltener Zellen auf (Abb. 8). Bei färberischer Darstellung von A- und B-Zellen an aufeinanderfolgenden Schnitten derselben Insel zeigt sich, daß dieser schmale erhalten gebliebene Zellsaum je etwa zur Hälfte aus A- und B-Zellen bestehen kann (Abb. 9). Darüber hinaus bedingt die Amyloidab-

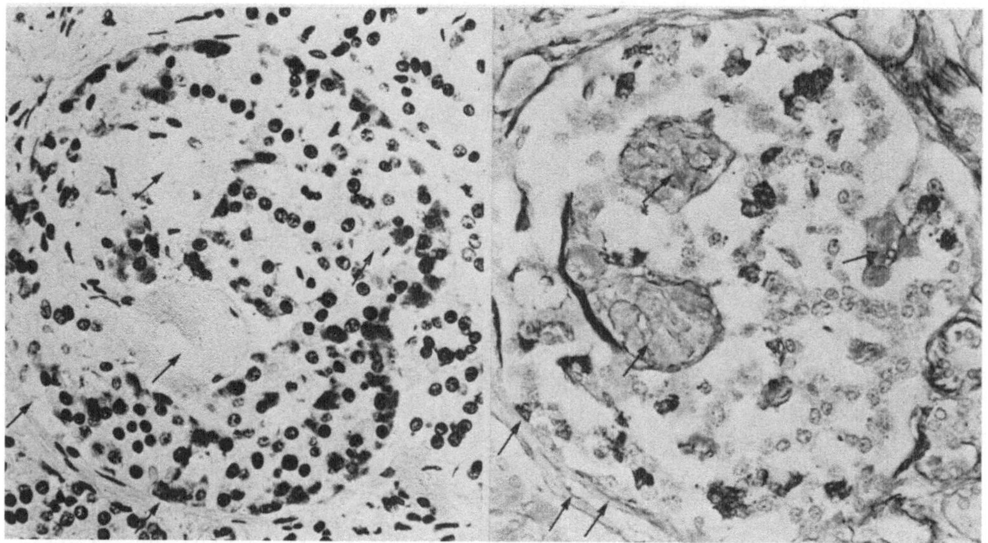

Abb. 10. Aufeinanderfolgende Schnitte der gleichen Insel. Periinsuläres und intrainsuläres Amyloid (Pfeile). Links A-, rechts B-Zelldarstellung. Starke Verminderung der B-Zellen, 79jähriger Diabetiker. Phosphorwolframsäure-Hämatoxylin, Aldehydthionin, Vergrößerung 263fach

lagerung — auch die geringe — eine Beeinträchtigung der räumlichen Beziehungen zwischen Inselzellen und Capillarwand im Sinne einer Verlängerung der Transitstrecke (Abb. 10). Die Inselzellen befinden sich damit in einer zunehmend schlechteren Ernährungssituation. Dieser Umstand und die festgestellte Verdickung der capillären Basalmembran könnten ein morphologisches Äquivalent der veränderten B-Zellenreagibilität der Altersdiabetiker auf das Blutzuckerniveau sein und zugleich die diabetische Stoffwechselstörung verstärken.

C. Pathomorphologie des Inselapparates bei sekundärem Diabetes

I. Erkrankungen des exokrinen Pankreas und Diabetes mellitus

Aus dem Bereich des sekundären Diabetes werden in diesem Beitrag die Eisenspeicherungskrankheit und Erkrankungen des exokrinen Pankreas erörtert, die einen Diabetes verursachen. Dabei ist die Frage, ob ein echter sekundärer Insulinmangeldiabetes vorliegt oder ein genetischer Diabetes durch die Pankreaserkrankung fixiert wurde, im Einzelfall oft nicht sicher zu entscheiden. Die häufigen transitorischen Hyperglykämien bei akuter hämorrhagischer Pankreatitis bzw. bei akuter Pankreasnekrose werden hier nicht behandelt. Diese vorübergehenden Entgleisungen des Kohlenhydratstoffwechsels in der akuten Phase sollen zudem ohne Einfluß auf eine spätere Diabetesmanifestation sein (BIBERGEIL, 1966).

Der sekundäre Diabetes im Gefolge entzündlicher Erkrankungen des exkretorischen Pankreas ist insgesamt selten. Lediglich nach akuter Pankreatitis liegen die prozentualen Angaben einer Diabetesmanifestation höher als nach der genetischen Belastung der Gesamtbevölkerung zu erwarten wäre. Bei anlagemäßig gesundem Inselorgan entsteht ein Diabetes infolge Zerstörung von Inselgewebe nur, wenn mehr als neun Zehntel des Pankreas nekrotisch geworden sind. Nur nach totaler oder subtotaler Pankreasnekrose, vielleicht auch wenn sich ein chronischer Entzündungsprozeß an eine ausgedehnte akute Pankreatitis anschließt und eine diffuse Fibrose des restierenden Pankreasanteiles veranlaßt oder im Gefolge der Zerstörung von exkretorischem Gewebe die regelrechte Blutversorgung von Inseln zudem eingeschränkt wurde, erscheint eine unmittelbare Diabetesauslösung im Einzelfall möglich (BIBERGEIL, 1966). Bei vorhandener hereditärer Anlage dürfte die akute hämorrhagische Pankreatitis gelegentlich auch manifestationsfördernd wirken.

Für die chronische Pankreatitis liegen die Verhältnisse noch undurchsichtiger. Der Diabetes soll dabei nicht häufiger vorkommen als der genetischen Belastung der Bevölkerung entspricht, und es soll sich in entsprechenden Fällen wahrscheinlich nur um die Manifestation des hereditär angelegten Defektes handeln (BARTELHEIMER, 1960; CREUTZFELDT, 1964). Die chronische Pankreatitis ist durch mehr oder minder ausgeprägte akute Attacken im Wechsel mit schleichenden Entzündungserscheinungen ausgezeichnet. Im Endstadium erweist sie sich als Fibrose, in ausgeprägten Fällen als interlobuläre und interacinäre Fibrose. Wegen ihres makroskopischen Bildes wird sie auch als Granularatrophie des Pankreas bezeichnet. Pankreasfibrosen, auch schwere Formen, kommen sowohl bei Diabetikern wie bei Nichtdiabetikern vor. Bei Diabetikern wurden sie in ca. 18%, bei nichtdiabetischen Vergleichspersonen dieser Untersuchungsreihe dagegen nicht gefunden (VARTIAINEN, 1944). Andere Autoren fanden bei 50% ihrer Diabetiker Fibrosen unterschiedlichen Grades (WARREN u. LeCOMPTE, 1952). Nichtdiabetiker zwischen 31 und 81 Jahren wiesen dagegen in 29% Pankreasfibrosen auf (WARREN et al., 1966). Zwischen den pathologisch-anatomischen und den klinischen Angaben besteht hier in der Weise eine Diskrepanz, als viele histologisch diagnostizierte Fälle keine klinischen Erscheinungen hervorgebracht hatten. Die diabetische Stoffwechselstörung mag wohl die Entstehung und Progredienz von Entzündungsprozessen auch im Pankreas selbst begünstigen, während umgekehrt dem chronischen Entzündungsprozeß wohl keine eindeutigen Rückwirkungen auf das Inselsystem zukommen. So wurden sogar in fibrosierten Pancreata Inselhyperplasien und Inselzelladenome festgestellt (FRIEDLÄNDER, 1961). Das Pankreas der meisten Altersdiabetiker zeigte wechselnde Grade von Fibrose und Atrophie mit Vakatwucherung des Fettgewebes. Sie wurden als Folge einer Arterio-Arteriolosklerose bei Diabetes angesehen (LAZARUS u. VOLK, 1961, 1962). Differenziertere morphologische Untersuchungen, d. h. mit modernen Methoden durchgeführte quantitative und qualitative Untersuchungen des Inselgewebes bei chronischer Pankreatitis bzw. bei Pankreassklerose liegen bisher nicht vor. Dieser Umstand resultiert z. T. daraus, daß qualitative Inseluntersuchungen nur an relativ kurz nach Todeseintritt entnommenen Pankreasstücken durchführbar sind. Anläßlich später vorgenommener Sektionen entnommene Pankreasteile sind in der Regel für A- und B-Zellfärbungen und deren quantitative Auswertung nicht mehr geeignet. In solchen Fällen läßt sich der Diabetes an Hand histologischer Untersuchungen des Inselsystems dann kaum noch zuverlässig als primärer oder sekundärer klassifizieren.

Die Lipomatose des Pankreas ist Teilerscheinung einer allgemeinen Adipositas. Im Endstadium sind dabei große Bereiche des exokrinen Drüsengewebes einem Schwund anheimgefallen und durch Fettgewebe ersetzt. Die Vakatwucherung des Fettgewebes breitet sich im Bereich des interstitiellen Bindegewebes aus. Sie kann

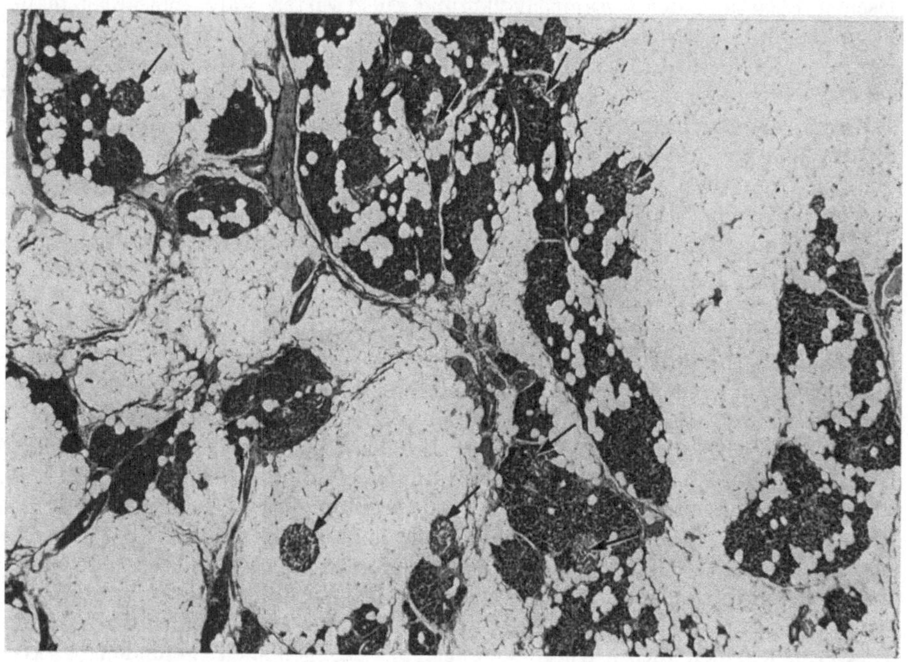

Abb. 11. Starke Lipomatose des Pankreas einer 72jährigen Frau, kein Diabetes. Unveränderte Inseln im Restparenchym und frei im Fettgewebe gelegen (Pfeile). HE, Vergrößerung 14fach

eine Vergrößerung des Organs, eine Pseudohypertrophia lipomatosa des Pankreas bedingen (Abb. 11). Die Langerhans'schen Inseln sind durch die Lipomatose für gewöhnlich nicht beeinträchtigt, auch dann nicht, wenn sie nicht mehr von exokrinem Gewebe sondern nur noch von Fettgewebe oder von Bindegewebszügen umschlossen sind (Abb. 12). Ob auch hier wie sonst bei Adipositas eine größere Inselgewebsmenge vorliegt (Ogilvie, 1933, 1964) ist nicht untersucht.

Nach klinischen Untersuchungen erkranken Diabetiker allgemein nicht seltener aber auch nicht häufiger an bösartigen Geschwülsten als Stoffwechselgesunde (Kleinert, 1967). Nach großen Sektionsstatistiken wurden dagegen bei Diabetikern signifikant weniger (9%, 7,1%) Carcinome als bei Nichtdiabetikern (19%, 20,2%) gefunden (Seifert u. Eichler, 1954; Werner, 1955). An der Carcinommorbidität ist das Pankreascarcinom mit etwa 2 bis 3% beteiligt.

Etwa ein Fünftel dieser Patienten mit Pankreascarcinom (Petrides, 1965) oder 17% davon (Bibergeil, 1966) haben einen Diabetes. Die erwähnten Sektionsstatistiken ergaben einmal eine relative Häufigkeit des Pankreascarcinoms bei Diabetikern (SEIFERT u. EICHLER, 1954), das andere Mal fehlte sie (WERNER, 1955). Dennoch überwiegen die Angaben, nach denen der Anteil des Pankreascarcinoms bei Diabetikern höher ist als bei Nichtdiabetikern (LAZARUS u. VOLK, 1962). Nach Ansicht der meisten Autoren entsteht der Diabetes in diesen Fällen gleichzeitig oder nach dem Auftreten der ersten Oberbauchbeschwerden (BIBERGEIL, 1966). Meistens wird der Diabetes als Folge, z. T. sogar als Frühsymptom des Pankreascarcinoms angesehen. Dennoch ist die Pathogenese der Kohlenhydratstoffwechselstörung

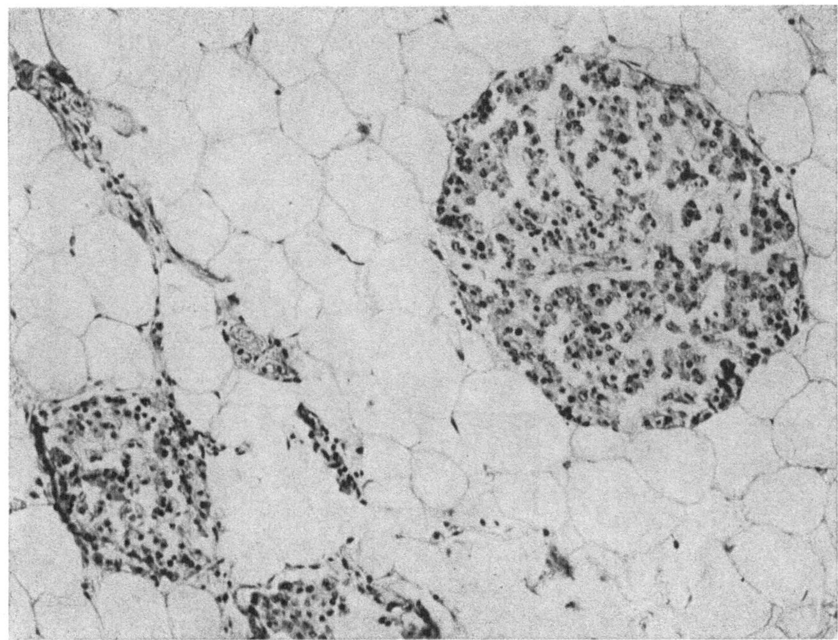

Abb. 12. Ausschnitt aus Abb. 11. Von Fettgewebe umgebene intakte Inseln, exokrines Gewebe um dieselben völlig geschwunden. HE, Vergrößerung 140fach

nicht für alle diese Fälle geklärt. Zum Zeitpunkt der Diabetesmanifestation hat der Tumor wohl nicht immer solche Ausmaße erreicht, daß sich der Diabetes allein als Folge einer tumorösen Inselgewebszerstörung erklären ließe. Deshalb sind Begleiterscheinungen des Tumorwachstums wie örtliche Entzündungen, Fibrosen und Thrombosen mit ihren Folgen als zusätzliche verursachende Momente herangezogen worden. Andererseits bleibt offen, wie häufig die Manifestation eines genetischen Diabetes durch eine partielle tumoröse Zerstörung und die genannten zusätzlichen Faktoren vorverlegt wird. Gezielte morphologische Untersuchungen des Inselsystems bei Pankreascarcinomen liegen bislang nicht vor.

II. Hämochromatose als Ursache des Diabetes mellitus

Als Hämochromatose wird die Eisenstoffwechselstörung mit Eisenthesaurismose bezeichnet, die mit einer Pigmentcirrhose der Leber, einer Melanodermie und z. T. mit einem Diabetes und Hypogenitalismus verbunden ist. Der Erkrankung liegt eine genetische Abnormität zugrunde, bei der aus einer normalen Diät die zwei- bis fünffache Eisenmenge vom Darm resorbiert und entsprechend vermehrt in Gestalt von Hämosiderin in den Organen abgelagert wird (Bothwell u. Finch, 1962; MacDonald, 1964). Die Eisenspeicherung ist ein langsam fortschreitender Prozeß. Die Erkrankung betrifft ganz überwiegend Männer. Ihre klinische Manifestation erfolgt im mittleren Lebensalter, dann, wenn sich 20 bis 40 g Eisen in den Organen angesammelt haben (Charlton et al., 1967). Am eindrucksvollsten

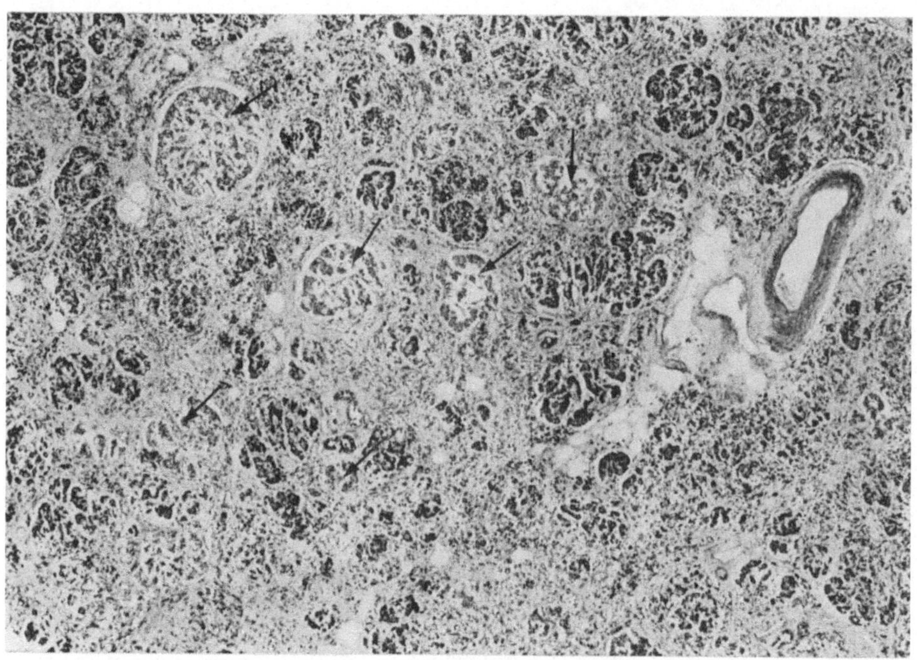

Abb. 13. Pankreas bei idiopathischer Hämochromatose. Fortgeschrittener Untergang von stark mit Eisenpigment beladenem exokrinem Drüsengewebe und nachfolgender Fibrosierung (Pankreascirrhose). Mehrere Inseln (Pfeile) im fibrosierten Gewebe. PAS, Vergrößerung 35fach

ist die Eisenablagerung in der Leber, und zwar in Leberzellen, Sternzellen, Gallengangsepithelien und Bindegewebszellen der Periportalfelder. Im Gefolge dieser Eisenpigmentstapelung kommt es zu einer schokoladenbraunen Verfärbung und zum cirrhotischen Umbau. Nach dem makro- und mikroskopischen Bild wird dieser Zustand als Pigmentcirrhose bezeichnet. Neben der Leber sind die exo- und endokrinen Drüsen und der Herzmuskel an der Pigmentablagerung beteiligt. Am Herzen kann es infolge starker Eisenspeicherung zum Untergang von Muskelfasern kommen. Ein analoger Vorgang wird am exokrinen Pankreas bei grobscholliger Hämosiderinspeicherung in den Drüsenepithelien beobachtet. Im Gefolge der starken Pigmentspeicherung gehen fortlaufend Epithelien der exokrinen Acini zugrunde, und es entwickelt sich eine intra- und interacinäre Fibrose bzw. eine Pigmentcirrhose. Die Langerhans'schen Inseln bleiben dabei erhalten, sie sind nicht in den Fibrosierungsprozeß einbezogen (Abb. 13). Die B-Zellen weisen eine

feinkörnige Eisenpigmentspeicherung auf (HARTROFT, 1956; CREUTZFELDT, 1959).
Die A-Zellen sind davon frei oder weitgehend frei (Abb. 14). Die B-Granula sind
der Menge des Eisenpigmentes entsprechend reduziert. Die Kerne der B-Zellen
lassen manchmal einen deutlichen Wechsel in der Größe erkennen. Gelegentlich
kommen auch Zellteilungsfiguren vor (WARREN u. ROOT, 1925). Daneben können
regressive Zellveränderungen beobachtet werden. In manchen Inseln zeigen Nester
von B-Zellen eine Vacuolisation ihres Cytoplasmas. Entsprechende Färbungen
erweisen in diesen Vacuolen eine Glykogenspeicherung der Zellen (Abb. 15). Mit

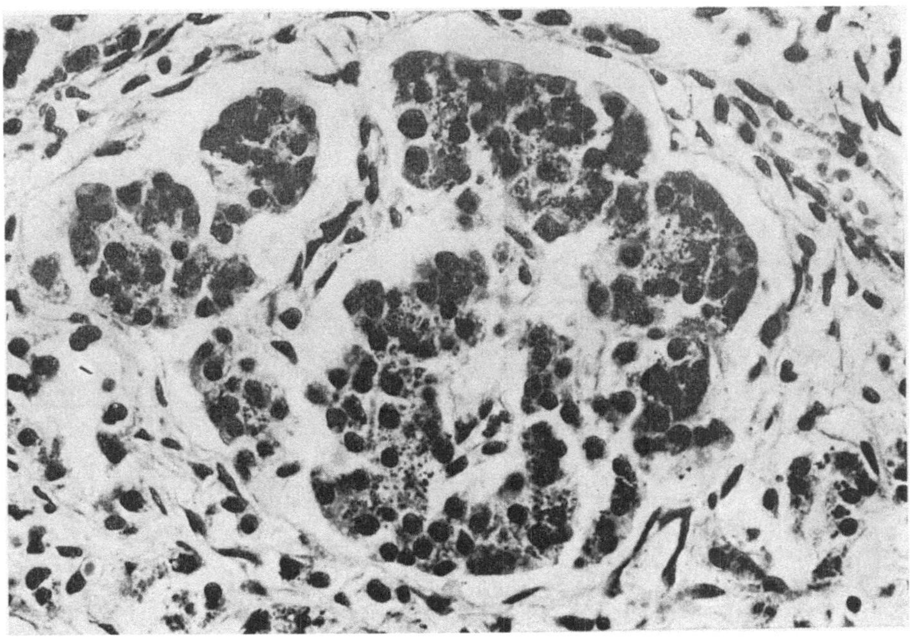

Abb. 14. Ausschnitt aus Abb. 13. Insel mit zahlreichen kleinen Eisenpigmentkörnchen in
B-Zellen. HE, Vergrößerung 448fach

der Zunahme der feinen Eisenpigmentkörnchen in den B-Zellen der Langerhans'-
schen Inseln kommt es zur Insuffizienz des insulinbildenden Systems und damit
zum sekundären Diabetes mellitus. Der Insulingehalt des Pankreas ist dabei vermindert, er liegt in einer Größenordnung, die bei Altersdiabetikern bestimmt wird
(WARREN et al., 1966). Die Melanodermie wird pathogenetisch durch die Eisenpigmentspeicherung in den Nebennierenrindenzellen veranlaßt. Infolge dieser
Eisenpigmentspeicherung bilden die Nebennierenrindenzellen weniger Rinden-
hormone. Auf den konsekutiv erniedrigten Blutspiegel reagiert der Hypophysenvorderlappen mit einer vermehrten Abgabe des tropen Hormons. Mit der über
längere Zeit anhaltend gesteigerten Vorderlappenaktivität verläuft die Stimulation
der Melaninbildung in den basalen Epithelien der Haut, besonders der belichteten
Stellen, synchron. Daneben läßt sich in den tieferen Hautschichten, besonders in
Epithelien der Hautanhangsdrüsen gelegentlich etwas Eisenpigment nachweisen.
Die Eisenpigmentspeicherung in den B-Zellen der Pankreasinseln und in den

Nebennierenrindenzellen bewirkt somit letztlich den Diabetes und die Bronzeverfärbung der Haut, d. h. das klinische Bild des Bronzediabetes. Daraus ergibt sich, daß nicht alle Fälle von Hämochromatose diabetisch sind oder das diabetische Stadium erreichen. Die Coincidenz von Diabetes mellitus und Hämochromatose wurde mit 30% angegeben (CREUTZFELDT, 1959; MACDONALD, 1964). Die Entwicklung einer inkretorischen Pankreasinsuffizienz ist innerhalb kurzer Zeit mög-

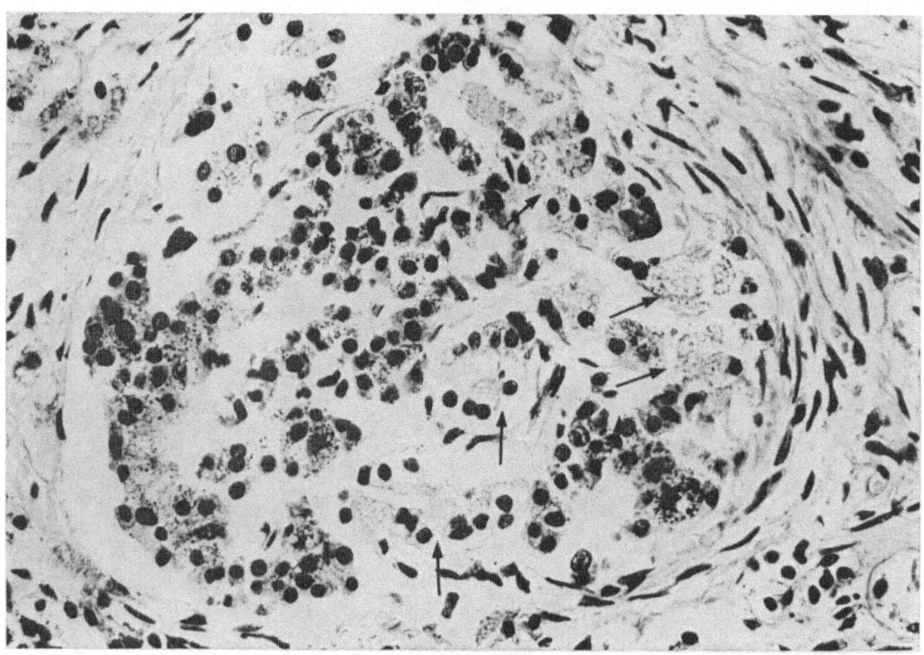

Abb. 15. Insel mit Eisenpigmentkörnchen in B-Zellen. Im rechten Inselanteil (Pfeile) B-Zellen mit Glykogenspeicherung (vakuolisierte B-Zellen). HE, Vergrößerung 350fach

lich. Andererseits ist sie bei Entleerung der Eisendepots durch geeignete Therapie zu einem gewissen Grad wohl auch wieder rückbildungsfähig (MARBLE u. STEINKE, 1959; WILDHIRT, 1962; SCHNACK u. WALDHÄUSL, 1966).

Literatur

AHRONHEIM, J. H.: Nature of the hyaline material in the pancreatic islands in diabetes mellitus. Amer. J. Path. **19**, 873 (1943).
AREY, J. B.: Nature of the hyaline changes in islands of Langerhans in diabetes mellitus. Arch. Path. **36**, 32 (1943).
BARTELHEIMER, H.: Die heutige Diagnostik der Krankheiten des exkretorischen Pankreas. In: Fortschritte der Gastroenterologie, S. 50 (WILDHIRT, E., Hrsg.). München: Urban u. Schwarzenberg 1960.
BELL, E. T.: Hyalinization of the islets of Langerhans in nondiabetic individuals. Amer. J. Path. **35**, 801 (1959).
BIBERGEIL, H.: Die Beziehungen zwischen exkretorischem und inkretorischem Pankreas. Z. ges. inn. Med. **21**, 673 (1966).
BOTHWELL, T. H., FINCH, C. A.: Iron metabolism. Boston: Little, Brown & Co. 1962.
BROWN, E. E.: Infectious origin of juvenile diabetes. Arch. Pediat. **73**, 191 (1956).
CAESAR, R.: Die Feinstruktur von Milz und Leber bei experimenteller Amyloidose. Z. Zellforsch. **52**, 653 (1960).

CHARLTON, R. W., ABRAHAMS, C., BOTHWELL, T. H.: Idiophathic hemochromatosis in young subjects. Arch. Path. **83**, 132 (1967).

COHEN, A. S., CALKINS, E.: Electron microscopic observation on a fibrous component in amyloid of diverse origin. Nature (Lond.) **183**, 1202 (1959).

COLE, L.: Diabetes mellitus in children. Lancet **1934 I**, 947.

CONN, J. W.: Expanding concepts of diabetes mellitus. Dysinsulinism and microangiopathy. Mod. Med. (Minneap.) **32**, 130 (1964).

— FAJANS, S. S.: The prediabetic state. A concept of dynamic resistance to a genetic diabetogenic influence. Amer. J. Med. **31**, 839 (1961).

CRAIGHEAD, J. E.: Pathogenicity of the M and E variants of the encephalomyocarditis (EMC) virus. Amer. J. Path. **48**, 375 (1966).

— McLANE, M. F.: Diabetes mellitus: Induction in mice by encephalomyocarditis virus. Science **162**, 913 (1968).

CREUTZFELDT, W.: Zur Deutung des Silberzellbildes und anderer Pankreasbefunde beim Diabetes mellitus und Inseladenom. Beitr. path. Anat. **113**, 133 (1953).

— Morphologische Veränderungen der Pankreasinseln und ihre Beziehungen zum Kohlehydratstoffwechsel. Wien. Z. inn. Med. **37**, 217 (1956).

— Klinische Beziehungen zum Diabetes mellitus der Leber. Acta hepato-splenol. (Stuttg.) **6**, 156 (1959).

— Klinik der chronischen Pankreatitis. In: Pathogenese, Diagnostik, Klinik und Therapie der Erkrankungen des exokrinen Pankreas, S. 229 (HEINKEL, K., SCHÖN, H., Hrsg.). Stuttgart: Schattauer 1964.

— THEODOSSIOU, A.: Die Relation der A- und B-Zellen in den Pankreasinseln bei Nichtdiabetikern und Diabetikern. Beitr. path. Anat. **117**, 235 (1957).

DITSCHUNEIT, H.: Der Prädiabetes. Dtsch. med. Wschr. **90**, 1925 (1965).

DIVRY, P.: Etude histochimique des plaques séniles. J. Neurol. Psychiat. **27**, 643 (1927).

EHRLICH, J. C., RATNER, I. M.: Amyloidosis of the islets of Langerhans. A restudy of islet hyaline in diabetic and nondiabetic individuals. Amer. J. Path. **38**, 49 (1961).

ENGELBART, K., KIEF, H.: Morphological findings in rat islets after administration of a new highly effective hypoglycemic sulfonylurea derivative. Acta diabet. lat. **6**, Suppl. 1, 375 (1969).

— — Über das funktionelle Verhalten von Zink und Insulin in den B-Zellen des Rattenpankreas. Virchows Arch. path. Anat., Abt. B. **4**, 294 (1970).

ENTMACHER, P. S., MARKS, H. H.: Diabetes in 1964. A world survey. Diabetes **14**, 212 (1965).

FAJANS, S. S., CONN, J. W.: Prediabetes, subclinical diabetes and latent clinical diabetes: Interpretation, diagnosis and treatment. In: Nature and treatment of diabetes, p. 641 (LEIBEL, B. S., WRENSHALL, G. A., Eds.). Amsterdam: Excerpta Medica 1965.

FERNER, H.: Das Inselsystem des Pankreas. Stuttgart: Thieme 1952.

FITZGERALD, M. G., MALINS, J. M., O'SULLIVAN, D. J.: Prevalence of diabetes in women thirteen years after bearing a big baby. Lancet **1961 I**, 1250.

FREYTAG, G.: Histologische und autoradiographische Untersuchungen am Inselsystem der Maus beim Insulinantikörperdiabetes. Beitr. path. Anat. **137**, 121 (1968).

— KLÖPPEL, G., HOWE, I.: Zur Pathogenese der experimentellen Insulitis. Verh. dtsch. Ges. Path. **53**, 423 (1969).

— SCHAARSCHMIDT, W., REICHEL, W.: Tierexperimentelle immunologische Pankreas- und Inselveränderungen nach Insulinextrakten verschiedener Reinheitsgrade. Verh. dtsch. Ges. Path. **52**, 303 (1968).

FRIEDLÄNDER, E. O.: Hyperinsulinism in pancreatic or biliary and gastrointestinal tract disease. J. Amer. med. Ass. **177**, 300 (1961).

FROM, G. L. A., CRAIGHEAD, J. E., McLANE, M. F., STEINKE, J.: Virus-induced diabetes in mice. Metabolism **17**, 1154 (1968).

FUJITA, T.: D-Zellen der Pankreasinseln beim Diabetes mellitus mit besonderer Berücksichtigung ihrer Argyrophilie. Z. Zellforsch. **69**, 363 (1966).

— D Cell, the third endocrine element of the pancreatic islet. Arch. histol. jap. **29**, 1 (1968).

GAMBLE, D. R., KINSLEY, M. L., FITZGERALD, M. G., BOLTON, R., TAYLOR, K. W.: Viral antibodies in diabetes mellitus. Brit. J. Med. **3**, 627 (1969).

GEPTS, W.: Die histopathologischen Veränderungen der Langerhans'schen Inseln und ihre Bedeutung in der Frage der Pathogenese des menschlichen Diabetes. Endokrinologie **36**, 185 (1958).

— The cytologic pathology of the islets of Langerhans in juvenile diabetes. In: The structure and metabolism of the pancreatic islets. Wenner-Gren Center Int. Symp. Ser. **3**, p. 513 (BROLIN, S. E., HELLMAN, B., KNUTSON, H., Eds.). Oxford: Pergamon Press 1964.

— Enzyme histochemistry and thin sections of the islets of Langerhans in human diabetes mellitus. Report at the 5th Meeting of the International Diabetes Federation, Toronto 1964. Excerpta med. Internat. Congr. Ser. **74**, 128 (1964).

GEPTS, W.: Pathologic anatomy of the pancreas in juvenile diabetes mellitus. Diabetes 14, 619 (1965).
— Morphologie des Inselapparates beim Diabetes des Menschen. Verh. dtsch. Ges. inn. Med. 72, 834 (1967).
GOMORI, G.: Observations with differential stains on human islets of Langerhans. Amer. J. Path. 17, 395 (1941).
— Pathology of the pancreatic islets. Arch. Path. 36, 217 (1943).
GSELL, O.: Epidemiologie des Diabetes. Dtsch. med. Wschr. 93, 2446 (1968).
GUNDERSON, E.: Is diabetes of infectious origin? J. Infect. Dis. 41, 197 (1927).
HARTROFT, W. S.: Islet pathology in diabetes. Diabetes 5, 98 (1956).
HINDEN, E.: Mumps followed by diabetes. Lancet 1962 I, 1381.
JACKSON, W. P. U.: That expression, „Prediabetes". Diabetes 11, 334 (1962).
— WOOLF, N.: Further studies in prediabetes. Lancet 1957 I, 614.
JILKE, H.-G.: Untersuchungen über die Häufigkeit und Bedeutung der Inselamyloidose bei Erwachsenendiabetikern und Nichtdiabetikern. Inaugural-Dissertation, Mainz 1967.
JOSLIN, E. P., DUBLIN, L. I., MARKS, H. H.: Studies in diabetes mellitus. IV. Etiology. Amer. J. med. Sci. 192, 9 (1936).
— ROOT, H. F., WHITE, P., MARBL, A.: The treatment of diabetes mellitus, 10th Ed., p. 64. Philadelphia: Lea and Febiger 1959.
KIEF, H.: Häufigkeit der Inselamyloidose bei Erwachsenendiabetikern und ihre mögliche Bedeutung. Zbl. allg. Path. path. Anat. 111, 345 (1968).
— Stoffwechselstörungen als lokalisierende Faktoren für Arterienverschlüsse. In: Lokalisierende Faktoren für Arterien- und Venenverschlüsse (GROSS, D., KIEF, H., ROTTER, W., Hrsg.). Stuttgart: Schattauer 1970.
KLEINERT, H.: Diabetes mellitus und maligne Geschwülste. Med. Klin. 62, 713 (1967).
KNICK, B.: Definitionen und Klassifikation des Diabetes mellitus. Schweiz. med. Wschr. 96, 1007 (1966).
KREMER, H. U.: Juvenile diabetes as a sequel to mumps. Amer. J. Med. 3, 257 (1947).
LACY, P. E.: Pancreatic beta cell. In: Aetiology of diabetes mellitus and its complications (CAMERON, M. P., O'CONNOR, M., Eds.). Ciba Foundation Colloquia on Endocrinology 15, 75 (1964).
LAZARUS, S. S., VOLK, B. W.: Pancreas in maturity-onset diabetes. Arch. Path. 71, 44 (1961).
— — The pancreas on human and experimental diabetes. New York: Grune and Stratton 1962.
LECOMPTE, P. M.: Insulitis in early juvenile diabetes. Arch. Path. 66, 456 (1958).
— Pathologic anatomy of the pancreas in diabetes mellitus. In: Diabetes, p. 309. (WILLIAMS, R. H., Ed.). New York: Hoeber 1960.
— MERRIAM, J. C., Jr.: Mitotic figures and enlarged nuclei in the islands of Langerhans in man. Diabetes 11, 35 (1962).
— STEINKE, J., SOELDNER, J. S., RENOLD, A. E.: Changes in the islets of Langerhans in cows injected with heterologous and homologous insulin. Diabetes 15, 586 (1966).
LUDWIG, G., HEITNER, H.: Zur Häufigkeit der Inselamyloidose des Pankreas beim Diabetes mellitus. Z. ges. inn. Med. 22, 814 (1967).
MACDONALD, R.: Hemochromatosis and hemosiderosis. Springfield, Ill.: Ch. C. Thomas Publ. 1964.
MACLEAN, N., OGILVIE, R. F.: Quantitative estimation of the pancreatic islet tissue in diabetic subjects. Diabetes 4, 367 (1955).
— — Observations on the pancreatic islet tissue of young subjects. Diabetes 8, 83 (1959).
MARBLE, A.: Angiopathy in diabetes: an insolved problem (the Banting memorial lecture 1967). Diabetes 16, 825 (1967).
— STEINKE, J.: Hämochromatose. Bericht über 42 Fälle mit Diabetes. Medizinische 1, 19 (1959).
MCCRAE, W. M.: Diabetes mellitus following mumps. Lancet 1963 I, 1300.
MEHNERT, H.: Früherkennung undProphylaxe des Diabetes mellitus. In: Präventive Medizin 4/5, 167. Frankfurt: Umschau Verlag 1970.
MELIN, A. K., URSING, B.: Diabetes mellitus som komplikation till parotitis epidemica. Nord. Med. 60, 1715 (1958).
MELLINGHOFF, G. H.: Morbidität und Ätiologie der Zuckerkrankheit. Ther. Ber. 1, 9, (1965).
MEYENBURG, H. VON: Über „Insulitis" bei Diabetes. Schweiz. med. Wschr. 70, 554 (1940).
MISSMAHL, H. P.: Polarisationsoptischer Beitrag zur Kongorotfärbung des Amyloid. Z. wiss. Mikr. 63, 3 (1957).
— Die Beeinflussung des polarisierten Lichtes durch die Amyloidsubstanz. Ann. Histochem. Suppl. 2, 225 (1962).
— Rectumbiopsie zum Nachweis der Amyloidose. Dtsch. med. Wschr. 88, 1783 (1963).

MISSMAHL, H. P.: Birefringence and dichroism of dyes and their significance in the detection of oriented structures. Introduction to quantitative cytochemistry (WIED, G. L., Ed.). New York: Acad. Press 1966.
— HARTWIG, M.: Polarisationsoptische Untersuchungen an der Amyloidsubstanz. Virchows Arch. path. Anat. **324**, 489 (1953).
MÜLLER, R.: Pathogenese und Ätiologie des Diabetes mellitus aus heutiger Sicht. Landarzt **42**, 691 (1966).
NAGLER, W., TAYLOR, H.: Diabetic coma with acute inflammation of islets of Langerhans. Amer. med. Ass. **184**, 723 (1963).
OGILVIE, R. F.: The islands of Langerhans in 19 cases of obesity. J. Path. Bact. **37**, 473 (1933).
— The endocrine pancreas in human and experimental diabetes. Ciba Foundation Colloquia on Endocrinology **15**, 49 (1964).
— The endocrine pancreas in human diabetes. In: The structure and metabolism of the pancreatic islets. Wenner-Gren Center Int. Symp., Ser. 3, p. 499 (BROLIN, S. E., HELLMAN, B., KNUTSON, H., Eds.). Oxford: Pergamon Press 1964.
PAPPENHEIMER, A. M., KUNZ, L. J., RICHARDSON, S.: Passage of coxsackie virus (connecticut-5 strain) in adult mice with production of pancreatic disease. J. exp. Med. **94**, 45 (1951).
PETRIDES, P.: Die Klinik des Diabetes. In: Pankreas-Diabetes. 3. Bad Mergentheimer Stoffwechseltagung, S. 85 (BOECKER, W., Hrsg.). Stuttgart: Thieme 1965.
PFEIFFER, E. F.: Die Pathogenese des Diabetes mellitus. Hippokrates (Stuttg.) **39**, 250 (1968).
— ZIEGLER, R.: Der Status praediabeticus. Triangel (De.) **7**, 8 (1965).
PLATT, H.: A study of the pathological changes produced in young mice by the virus of foot-and-mouth disease. J. Path. Bact. **72**, 299 (1956).
RENOLD, A. E.: Zur Pathogenese des Diabetes mellitus. Verh. dtsch. Ges. inn. Med. **72**, 839 (1967).
— SOELDNER, J. S., STEINKE, J.: Immunological studies with homologous and heterologous pancreatic insuline in the cow. Diabetes **15**, 122 (1963).
ROSENKRANZ, A.: Diabetes mellitus im Kindesalter. Stuttgart: Thieme 1967.
SCHADE, H.: Bemerkungen über unregelmäßige Dominanz am Beispiel des Diabetes mellitus. Medizinische **15**, 595 (1958).
SCHLIACK, V.: Über die Diabetesmorbidität. Dtsch. med. Wschr. **90**, 2321 (1965).
SCHNACK, H., WALDHÄUSL, W.: Endokrine Pankreasfunktion und Hämochromatose. Wien. klin. Wschr. **78**, 225 (1966).
SCHULTRICH, S.: Elektronenmikroskopische Beiträge zum Bau des menschlichen Inselapparates. Endokrinologie **49**, 105 (1966).
SCHWARTSMAN, J., CRUSIUS, M. E., BEIRUE, D. P.: Diabetes mellitus in infants under one year of age. Amer. J. Dis. Child. **74**, 587 (1947).
SCHWARTZ, PH.: Über Amyloidose des Gehirns, der Langerhans'schen Inseln und des Herzens alter Personen. Zbl. allg. Path. path. Anat. **108**, 169 (1965).
— Neue Beiträge zur Pathologie des Alterns. Verh. dtsch. Ges. Path. **50**, 368 (1966).
— Cardiovascular amyloidosis in the aged. Geriatrics **24**, 81 (1969).
— Neue Befunde über das Wesen des Alterns. Dtsch. Ärztebl. **67**, 483, 573 (1970).
— KURUCZ, J., KURUCZ, A.: Über Amyloidose in senilen und präsenilen Zuständen. Med. Welt **32**, 1809 (1965).
SEIFERT, G.: Zur Orthologie und Pathologie des qualitativen Inselzellbildes. Virchows Arch. path. Anat. **325**, 379 (1954).
— Die pathologische Morphologie der Langerhans'schen Inseln, besonders beim Diabetes mellitus des Menschen. Verh. dtsch. Ges. Path. **42**, 50 (1958).
— EICHLER, R.: Statistischer Beitrag zur Syntropie von Diabetes mellitus und Carcinom. Z. Krebsforsch. **60**, 200 (1954).
SIMPSON, N. E.: The genetics of diabetes: A study of 233 families of juvenile diabetics. Ann. hum. Genet. **26**, 1 (1962).
STANSFIELD, O. H., WARREN, S.: Inflammation involving the islets of Langerhans in diabetes. New Engl. J. Med. **198**, 686 (1928).
STEINBERG, A. G.: Genetics and diabetes. In: Nature and treatment of diabetes, p. 601. (LEIBEL, B. S., WRENSHALL, G. A., Eds.). Amsterdam: Excerpta Medica 1965.
STEINER, H.: Insulitis beim perakuten Diabetes des Kindes. Klin. Wschr. **46**, 417 (1968).
TERBRÜGGEN, A.: Untersuchungen über Inselapparat und Inseladenome, insbesondere über die Zelltypen bei Diabetes mellitus und Spontanhypoglykämie. Virchows Arch. path. Anat. **315**, 407 (1948).
THOENES, F., KUPATZ, H.: Diabetes mellitus im Kindesalter, eine Bilanz. Med. Klin. **52**, 405 (1957).
TORESON, W. E., FELDMAN, R., LEE, J. C., GRODSKY, G. M.: Pathology of diabetes mellitus produced in rabbits by means of immunization with beef insulin. Amer. J. clin. Path. **42**, 531 (1964).

Vartiainen, I.: Studien über den Diabetes mellitus in Finnland. Acta med. scand. 118, 538 (1944).

Voigt, G. E.: Das Sulfidsilberbild des normalen Pankreas und beim Diabetes mellitus. Verh. dtsch. Ges. Path. 42, 135 (1958).

Warren, S., le Compte, P.: The pathology of diabetes mellitus. Philadelphia: Lea and Febiger 1952.

— — Legg, M. A.: The pathology of diabetes mellitus. Philadelphia: Lea and Febiger 1966.

— Root, H. F.: The pathology of diabetes, with special reference to pancreatic regeneration. Amer. J. Path. 1, 415 (1925).

Werner, W.: Diabetes mellitus und Carcinom. Z. Krebsforsch. 60, 399 (1955).

Wildhirt, E.: Die Eisenspeicherkrankheit der Leber. Internist 3, 32 (1962).

Wood, E. M., Snieszko, S. F., Yasutake, W. T.: Infectious pancreatic necrosis in brook trout. Arch. Path. 60, 26 (1955).

Wright, A. W.: Hyaline degeneration of the islands of Langerhans in non-diabetics. Amer. J. Path. 3, 461 (1927).

Pankreatektomie*

P. P. Foà

Mit 5 Abbildungen

Ein Insulinmangel kann direkt durch totale Entfernung des Pankreas hervorgerufen werden. Technik und Erfolg der Pankreatektomie sind sehr unterschiedlich
und abhängig von 1. der Tierart, an der sie ausgeführt wurde, 2. der resezierten
Gesamtmasse des Organs, 3. von dem entfernten Teil des Pankreas und 4. von der
postoperativen Behandlung.

I. Die totale Pankreatektomie beim Hund

Das Pankreas des Hundes besteht aus einem linken Teil, der sich entlang der
großen Kurvatur des Magens und den großen Milzgefäßen vom medialen Rand der

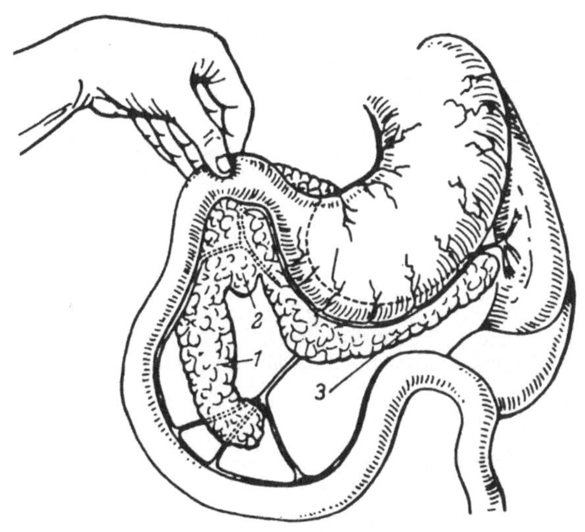

Abb. 1. Hundepankreas. *1* Processus uncinatus, *2* Kopf, *3* Schwanz

Milz zur Rückseite des Pilorus und zum Leberhilus hin ausdehnt und einem rechten
Teil oder Kopf, der sich von hier aus dem rechten Rand des absteigenden Teiles
des Duodenums anliegend erstreckt (Abb. 1). Der Kopf des Pankreas bildet, indem
er sich nach hinten und links ausdehnt, den Processus uncinatus. Dieser ist
zwischen die Blätter des ziemlich langen Mesoduodenums eingelagert und wird

---

* Übersetzt von J. Scholz.

häufig von den relativ großen Blutgefäßen, welche den letzten Teil des Duodenum und Teile des Jejunum versorgen, überkreuzt. Das Hundepankreas besitzt zwei Hauptausführungsgänge und zwei oder drei Nebenausführungsgänge. Der Ductus Wirsungi kommt aus dem Schwanzteil des Pankreas (Abb. 2) und mündet in die dorsolaterale Wand des Duodenum zusammen mit dem Ductus choledochus oder nahe bei dessen Mündung. Der Ductus Santorini kommt aus dem Kopf des Pankreas und mündet in die dorsomediale Wand des Duodenum 3 bis 5 cm unterhalb des Ductus Wirsungi. Die arterielle Versorgung des Pankreas geschieht von den Leberarterien her, die einige direkte Äste zu dem Organ abgeben und von der A. gastroduodenalis her, aus der die A. pancreatoduodenalis mit zahlreichen Ästen

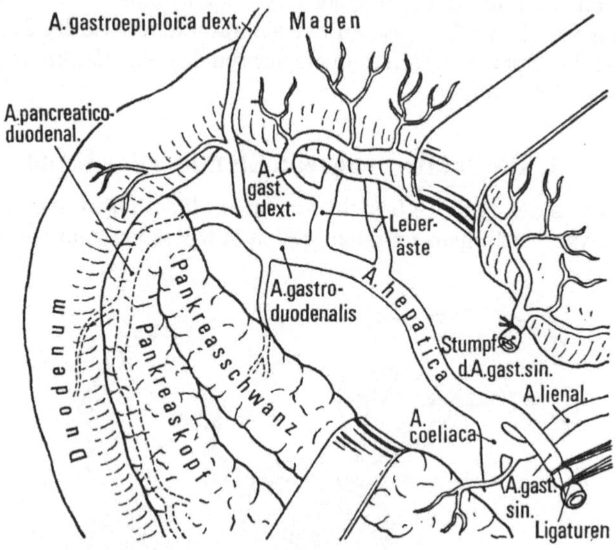

Abb. 2. Diagramme der arteriellen Versorgung des Pankreas [BROWN, E. M., Jr., DOHAN, F. C., FREEDMAN, L. R., DE MOOR, P., LUKENS, F. D. W.: The effects of prolonged infusion of the dog's pancreas with glucose. Endocrinology 50, 644 (1952)]

zum Duodenum und Pankreas entspringt. Zusätzlich wird das Pankreas von Ästen der A. lienalis und der A. pancreatica suprema versorgt. Das Blut verläßt das Pankreas über zahlreiche Venen, die sich mit entsprechenden, aus dem Duodenum kommenden Venen zur V. pancreatoduodenalis, einem Ast der Pfortader, vereinigen. Weitere aus dem Schwanzteil kommende Venen münden direkt in die Milzvene und die Coronarvene des Magens.

Die Entfernung des Pankreas wird im wesentlichen so vorgenommen, wie es MERING u. MINKOWSKY, die sie erstmals 1889 ausführten, beschrieben haben. Man bevorzugt junge Hunde, weil bei ihnen der Kopf des Organs nicht so eng dem Duodenum anliegt, wie dies bei älteren Tieren der Fall ist. Die Hunde sollen gesunde, muskelstarke Tiere mit einem Gewicht von nicht weniger als 10 bis 15 kg sein, mit gut zugänglichen Jugularis, Saphena und Antecubitalvenen zur leichten und harmlosen wiederholten Entnahme von Blutproben. Weibliche Tiere sind deshalb vorzuziehen, weil sie weniger dazu neigen, die Operationswunde mit Harn zu verschmutzen und weil bei ihnen die Katheterisierung, falls erwünscht, leichter vorzunehmen ist. Kurzhaarige Tiere sind aus Gründen der Sauberkeit geeigneter. Alle Tiere werden 2 Wochen unter Quarantäne genommen und während dieser Zeit gebadet, mit Insekticiden behandelt, einer fungiciden Badebehandlung unterzogen und gegen Staupe, Hepatitis und Tollwut geimpft. Das Futter besteht aus einer Mischung 50/50 eines käuflichen Hundefutters mit rohgehacktem Pferdefleisch ad libitum. Die Tiere werden in Stoffwechselkäfigen gehalten mit Futter- und Wassernäpfen, die über dem Boden so angebracht sind, daß sie von außen leicht zu erreichen sind. Zur gegebenen Zeit werden die Hunde, nachdem sie für etwa 18 Std nüchtern gesetzt waren, mit Pentobarbital-Na (35 mg/kg) i.v. narkotisiert. Das Anaestheticum sollte langsam injiziert werden (etwa 2 min) und die Injektion abgebrochen werden, sobald befriedigende Muskelerschlaffung eingetreten ist. Äther sollte man zur Narkose nicht verwenden. Äther verursacht postoperative Nausea und Erbrechen und stimuliert die Speichel-, Bronchial- und gastrointestinale Sekretion, insbesondere die Pankreassaftsekretion. Ferner wird zu dieser Narkose eine weitere Person gebraucht. Das Tier wird auf dem Operationstisch fest aufgebunden und das Operationsfeld vorbereitet. Der Schnitt wird in der Medianlinie, beginnend direkt unter dem Schwertfortsatz des Sternum und je nach der Größe des Tieres, 10 bis 15 cm in Richtung Symphyse geführt. Ein langer Schnitt erlaubt den leichten Zugang zur Bauchhöhle. Man kann auf Hilfe der Sperrhaken verzichten und Manipulationen am Darm verringern sich auf ein Mindestmaß. Dies reduziert den Operationsschock und erfordert fast keine zusätzlichen Nähte. Das Duodenum wird exponiert und vorsichtig — aber sicher, unter Verwendung eines Mulltuches, vom Assistenten festgehalten. Magen und Pylorus werden gegen das Zwerchfell verschoben und dadurch der Schwanz des Pankreas freigelegt. Dieser wird durch vorsichtiges, stumpfes Präparieren vom Mesenterium gelöst und alle Gefäße zwischen zwei Unterbindungen durchtrennt. Häufig treten aus der Spitze des Schwanzteiles einige, relativ große Gefäße tief in der Bauchhöhle aus. Sie müssen, um unnötige Blutungen zu verhindern, unterbunden werden. Die Ausschälung wird fortgesetzt, bis der Kopf des Pankreas erreicht ist. In dieser Gegend werden Äste der Gastroduodenal- und Pankreatoduodenalgefäße von Drüsengewebe umhüllt. Sie müssen vorsichtig mit Hilfe einer stumpfen Sonde ohne Verletzung freigelegt werden. Dann kann die Freilegung des Proc. uncinatus, am besten von seinem distalen Ende her, erfolgen. Große Mesenterialgefäße überkreuzen die Drüsen in dieser Gegend. Sie müssen von dem Drüsengewebe abpräpariert werden, um unnötige Schädigung der intestinalen Blutversorgung zu verhindern. Die Ausschälung wird nun gegen den Kopf des Pankreas weitergeführt, der die A. und V. pancreatoduodenalis überdeckt, von denen er unter einfacher oder doppelter Unterbindung aller sichtbaren Kollateralen abgetrennt werden muß. Manche Operateure bevorzugen, zur Ablösung des Pankreasgewebes von den Gefäßen, Mulltupfer. Diese Technik mag wohl Zeitersparnis bedingen, verursacht jedoch unnötige Blutungen, größeres Trauma für das Duodenum, Maceration von Pankreasgewebe mit der Möglichkeit des Ausfließens von Pankreassaft in die Bauchhöhle und verzögert die postoperative Erholung des Tieres. Welche Technik auch immer man benutzt, wichtig ist, daß die Pankreatoduodenalgefäße nicht verletzt werden, da ihre Unterbrechung eine tödlich verlaufende Nekrose des Duodenum bewirkt. Alle Ausführungsgänge müssen sorgfältig unterbunden werden, um nachfolgende Infektionen oder eine enzymatische Peritonitis zu verhindern. Wenn die Erzeugung eines Diabetes erfolgreich sein soll, müssen mehr als 95 % des Pankreas entfernt worden sein. Die sorgfältige Inspektion auf Pankreasreste vor dem Verschließen der Bauchhöhle ist unerläßlich. Das Peritoneum wird mit feinem Nahtmaterial in fortlaufender Naht, Muskulatur und Fascie durch Knopfnähte und die Haut mit fortlaufenden oder unterbrochenen

Nähten, Draht oder Klammern geschlossen. Ein Verband wird nicht angelegt. Unmittelbar nach der Operation erhalten die Tiere 100 bis 150 ml einer physiologischen Kochsalzlösung mit 5% Traubenzuckerzusatz subcutan und eine entsprechende Depotantibioticabehandlung. Sorgfältige Beachtung dieser Maßnahmen führt zu rascher Wundheilung ohne Infektion und verhindert postoperative Hernien oder Evisceration. In der Regel sind die Hunde am nächsten Morgen wach und laufen herum. Sie nehmen kleine Mengen von Futter und Wasser an und behalten sie (z. B. 20 bis 50 g gehacktes Pferdefleisch und 100 ml Milch oder Wasser). Der Harn enthält Glucose und Spuren von Aceton. Sollten die Tiere erbrechen, so ist die subcutane Flüssigkeitszufuhr zu wiederholen. 5 bis 10 E Insulin werden verabfolgt, das Tier in einen Stoffwechselkäfig gebracht. Nachdem der Appetit zur Norm zurückgekehrt ist, wird die tägliche Futterration in zwei gleichen Portionen um 9 und 16 Uhr angeboten. Die Insulindosierung wird auf eine Glucoseausscheidung von 1 bis 2 g/24 Std (oder weniger, falls gewünscht) eingestellt und in geteilten Dosen zum Zeitpunkt der jeweiligen Fütterung verabfolgt. Ungefähr 20 g Pankreatin oder 50 g rohes Rinderpankreas werden nun dem Futter beigegeben. Falls erwünscht, können pankreaslose Hunde auf die Dauer auch mit einmaliger Fütterung und einer Injektion täglich von NPH- oder Lente-Insulin gehalten werden. Eine bessere Einstellung wird erreicht, wenn man die tägliche Futterration in zwei Mahlzeiten aufteilt und jeweils mit der halben Tagesdosis eines kurz wirkenden Insulinpräparates gibt. Antibiotica werden nach Gebrauchsanweisung bis zu einer Zeitdauer von 9 bis 10 Tagen injiziert. Nach dieser Zeit werden, wenn die Operationswunde zufriedenstellend abheilt, auch die Fäden gezogen. Die Tiere werden einmal wöchentlich gewogen, bis Futter- und Insulinbedarf bestimmt sind und die Tiere ihr präoperatives Gewicht wiedererlangt haben, später in längeren Zwischenräumen. Ketonurie nach Insulinentzug oder eine Dextrose-Stickstoffbilanz von 2,8 bis 2,9 (SHAMOIAN et al., 1961) können als Kriterium für das erfolgreiche Gelingen der Operation gewertet werden, bis dies schließlich durch die Autopsie endgültig geklärt wird.

Eine wesentliche Erhöhung der Überlebenszeit total-pankreatektomierter Hunde ohne Insulinbehandlung kann erreicht werden, wenn die Resektion zweizeitig — erst Entfernung des P.-Kopfes, dann Verlagerung des P. uncinatus in eine subcutane Tasche mit Plastikhülle — ausgeführt wird, und außerdem die A. hepatica unterbunden wird unter Entfernung der Nekrose-gefährdeten Gallenblase. Durch die Ausschaltung der A. hepatica werden Leberstruktur und -Lipidgehalt nicht verändert, die Ketonkörper und Stickstoffausscheidung im Harn jedoch reduziert, ebenso der Anstieg der Ketonkörper und der Glucose im Plasma (RAPPAPORT et al., 1968).

II. Teilpankreatektomie beim Hund (Bell et al., 1942)

Die Feststellung, daß beim Hund der Proc. uncinatus des Pankreas keine Glucagon sezernierenden A-Zellen enthält (BENCOSME, 1955; BENCOSME u. FREI, 1956; BENCOSME u. LIEPA, 1955; BENCOSME et al., 1957), führte zur Erforschung der Wirkung einer selektiven Teilpankreatektomie (BENCOSME et al., 1957; PALOYAN u. HARPER jr., 1961). Durch entsprechende Modifikation der oben beschriebenen Technik für die totale Pankreatektomie können Schwanz, Korpus oder Proc. uncinatus für sich allein entfernt werden (PALOYAN u. HARPER jr., 1961). Die Entfernung des A-Zellen-haltigen Anteils des Organs (Korpus und Schwanz) verursacht deutliche Hyperlipämie, auch wenn Proc. uncinatus und Kopf des Pankreas herausgenommen und Organreste mit einem ausreichenden Gehalt an A-Zellen zurückgeblieben sind (Abb. 3). Beim Hund scheint die unter-

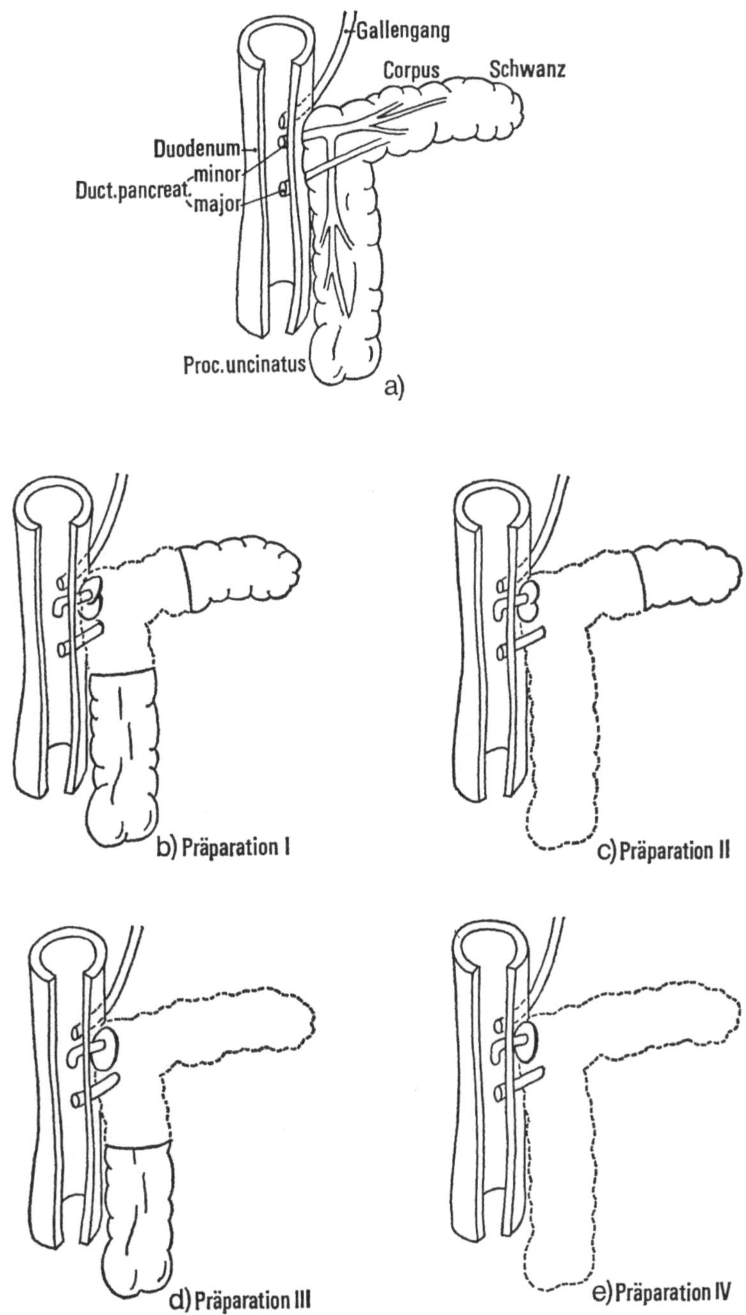

Abb. 3. Schematische Darstellung der Anatomie des Hundepankreas a) und vier Typen einer Teilpankreatektomie b) bis e), wobei jeweils der Kopfteil des Pankreas reseziert ist mit Ausnahme eines kleinen Lappens, der vom (kleineren) D. Wirsungi durchsetzt wird. Die vier in b) bis e) dargestellten Präparate unterscheiden sich darin, daß sie durch die Erhaltung bzw. Entfernung des Schwanzteiles und des Proc. uncinatus auf zwei gesonderte endokrine Organe reduziert wurden, welche beide B-Zellen, jedoch nur eines — der Schwanzteil — auch A-Zellen enthält (PALOYAN u. HARPER Jr., 1961)

schiedliche Teilpankreatektomie die Glucosetoleranz offenbar nicht zu beeinflussen (BENCOSME et al., 1957).

Es ist möglich, zwei Drittel des Pankreas beim Hund zu entfernen, wobei man nur den Processus uncinatus mit seinen Blutversorgungen intakt läßt. Der Proc. uncinatus kann dann unter die Haut des Tieres verlagert werden, wo er dann nur von einer Arterie und Vene (den unteren Pankreatoduodenalgefäßen) versorgt wird. Diese Operation wurde dazu verwendet, die Insulinsekretion und die Wirkung des zeitweiligen Ausfalles der Pankreashormone auf den Glucosestoffwechsel des Hundes (VRANIC u. WRENSHALL, 1964) zu studieren. Eine spezielle Technik sieht die Bildung eines langen Gefäßstiels vor, mit der Möglichkeit, die Gefäßversorgung zeitweise abzuklemmen, die Gefäße zur Gewinnung von Blutproben zu kanülieren bzw. mit Kathedern zu verbinden, ohne die Blutversorgung zu gefährden (RAPPAPORT et al., 1966). Die Isolation des unter die Bauchhaut verlagerten Processus uncinatus durch eine Plastikhülle ermöglicht die Gewinnung des externen Sekrets, verhindert die Vascularisierung von der Umgebung aus und ermöglicht nach Entfernung die komplikationslose Einheilung in das subcutane Gewebe (RAPPAPORT et al., 1966).

III. Die Pankreatektomie bei der Katze

Die Pankreatektomie bei der Katze wird in genau derselben Weise wie beim Hund ausgeführt.

IV. Die Pankreatektomie bei der Ratte

Die Pankreatektomie bei der Ratte ist wegen der diffusen Verteilung des Organs und der Tatsache, daß das Rattenpankreas zwei große und 8 bis 15 kleine Ausführungsgänge, die alle in den Gallengang und damit in das Duodenum einmünden, schwierig (BREMER, 1923; SCOW, 1957). Immerhin kann man durch das von SCOW beschriebene Vorgehen bis zu 99,5% des Pankreas entfernen. Im Hinblick auf die Operation kann das Pankreas der Ratte in drei Teile entsprechend dem Verlauf bzw. Fluß der exokrinen Sekretion aufgliedern (Abb. 4). Die erste Portion besteht aus dem Pankreasgewebe, welches im Lig. gastro-lienale und entlang der Milzgefäße und A- und V-gastroepiploicae liegt und aus dem ein großer Ausführungsgang in den D. choledochus etwa 1 cm vom Duodenum entfernt einmündet. Der zweite Anteil liegt im Mesoduodenum hinterhalb des Choledochus und wird von einem großen Ausführungsgang durchzogen, der weniger als 2 cm vom Duodenum entfernt in den Gallengang einmündet. Die dritte Portion besteht aus vielen einzelnen kleinen Drüsenläppchen, die dem Choledochus seiner ganzen Länge nach anliegen. Jedes Läppchen hat einen eigenen, in den Choledochus mündenden Ausführungsgang. Indem man sich die Tatsache zu Nutze macht, daß die Läppchen der ersteren beiden Anteile mit den Ausführungsgängen zusammenhängen, ist es möglich, jede Portion in einem Stück ohne Fragmentation zu entfernen. Die dritte Portion muß Läppchen für Läppchen mit Hilfe eines Präpariermikroskopes (10mal Vergrößerung) mit einer spitzen Pinzette herausgenommen werden. Eine schrittweise Beschreibung der etwa 30 min dauernden Operation wurde veröffentlicht (SCOW, 1957). Die Operation wird erleichtert, wenn man das Pankreas in einzelne Segmente auf der Grundlage ihrer Gangsysteme und anderer anatomischen Gegebenheiten aufteilt (Abb. 5) (RICHARDS et al., 1964). Es erscheint vorteilhaft, die totale Pankreatektomie bei der Ratte zweizeitig auszuführen (MIGLIORINI, 1970).

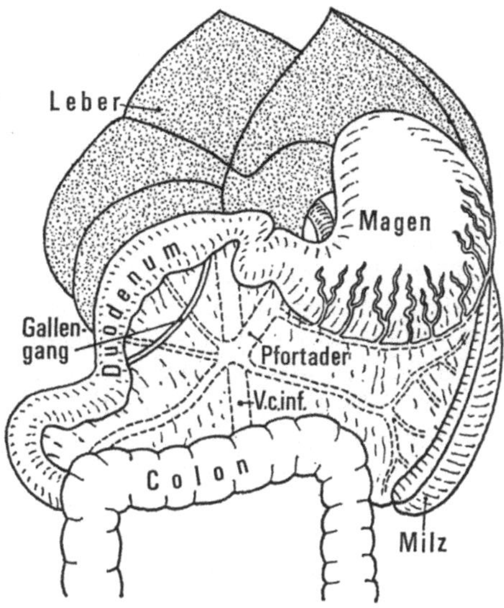

Abb. 4. Schematische Darstellung des Rattenpankreas

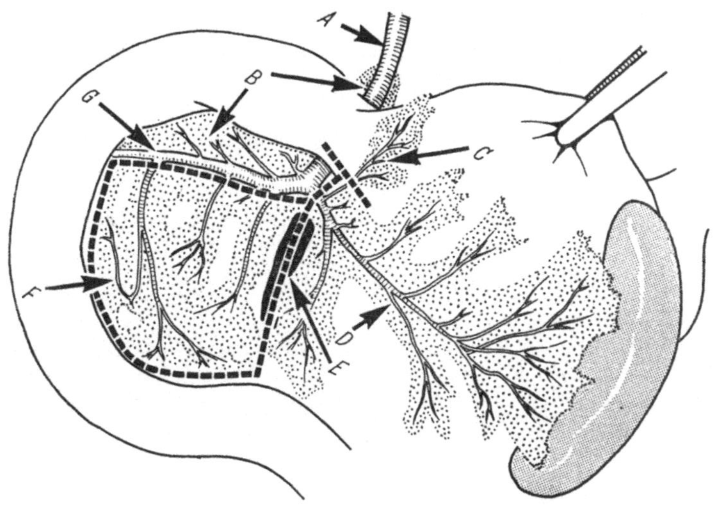

Abb. 5A—G. Ausführungsgangsystem und Segmente des Rattenpankreas. A Gallengang;
B parabiliäre Pankreasausführungsgänge und zugehörige Segment; C Ausführungsgang und
Segment im Bereich des Magens; D Ausführungsgang und Segment im Bereich der Milz;
E Pfortader; F Ausführungsgang und Segment im Bereich des Duodenum; G gemeinsamer
Ausführungsgang des Pankreas. Die unterbrochene Linie zeigt die entsprechenden Grenzlinien
für die Resektion (RICHARDS et al., 1964)

In der ersten Operation werden nach der klassischen Methode von SCOW etwa
65 bis 75% entfernt, nämlich vorwiegend die im Gallengangsbereich liegenden
schwer zu präparierenden Anteile. Einige Wochen später wird dann der nahe der

Milz gelegene Anteil durch einen kurzen Eingriff unter minimalem chirurgischen Trauma entfernt. Der Ausfall der exokrinen Drüse ist zu vernachlässigen (MIGLIORINI, 1970). Bei der Ratte führt die Unterbindung der Ausführungsgänge des Pankreas zu einer völligen Atrophie des Drüsengewebes innerhalb 6 bis 8 Wochen, wonach man dann die Langerhans'schen Inseln durch Mikropräparation entfernen kann (BUTTERFIELD u. KEEN, 1964).

Als Folge der Pankreatektomie tritt ein schwerer Diabetes, gekennzeichnet durch Hyperglykämie, Glykosurie, Ketonurie und fettige Infiltration der Leber und Nieren innerhalb 18 bis 24 Std auf (ABRAHAM et al., 1962; MIGLIORINI u. CHAIKOFF, 1962; Scow, 1957; Scow et al., 1957). Wenn man die Ratten zuvor für 3 Wochen mit einer fettfreien Diät ernährt, gestaltet sich die Operation wegen der Reduktion des Mesenterialfettes einfacher (RICHARDS u. FITZGERALD, 1962), während dagegen die Schwere des Diabetes zunimmt, wenn 3 Tage lang vor der Operation eine 60%ige Glucosediät verabreicht wird (ABRAHAM et al., 1962).

Teilpankreatektomie bei der Ratte unter Zurücklassen des dem Choledochus unmittelbar anliegenden Drüsenteils verringert zwar die Mortalität, ergibt aber entsprechend dem Ausmaß der verbliebenen Organreste unterschiedliche Resultate. In manchen Fällen entwickelt sich überhaupt kein Diabetes, in anderen erst nach mehreren Wochen oder Monaten. Durch Zufuhr von Wachstumshormon kann man eine Beschleunigung erzielen (LONG, 1937; LONG et al., 1940).

Bei aufmerksamer postoperativer Pflege und Behandlung mit Penicillin, Insulin und einer entsprechenden Fütterung mit Pankreasfermentzusatz sterben weniger als 5% der Ratten im diabetischen Koma. Die Wundheilung ist unkompliziert und die tägliche Zuckerausscheidung liegt unter 0,2 g. Behandelte Ratten zeigen keine Ketonurie, keine Verfettung der Leber und Nieren und leiden nur gelegentlich unter hypoglykämischen Zuständen, die dann durch Sondenfütterung von 2 ml einer 15%igen Glucoselösung behandelt werden. Wegen des hohen Insulinbedarfs gibt man pankreatektomierten Ratten niemals Futter ad libitum, sondern ernährt sie durch Zwangsfütterung mit einer der beiden folgenden Futtermischungen:

Futtermischung 1: Casein 20,0; 1-Cystin: 0,3; Dextrin: 66,7; Maisöl: 8,0; Salzgemisch[1]: 4,0; Vitaminpulver[2]: 1,0; Vitamin A (55000 USP-E/g): 0,3 g/kg Futtermischung; Vitamin C (11000 USP-E/g): 0,3 g/kg Futtermischung; Vitamin E: 50 mg/kg Futtermischung.

Futtermischung 2: Maisschrot: 100 g; mageres Rinderhackfleisch: 200 g; Casein: 100 g; Lebertran: 4 g; Salzgemisch[1]: 2 g; Wasser: 250 ccm. Dieses Futter enthält 11% Kohlenhydrate, 24% Eiweiß, etwa 2% Fette und etwa 25% gesamtverfügbare Kohlenhydrate.

V. Pankreatektomie beim Kaninchen

Das Pankreas des Kaninchens ist ebenfalls diffus und besteht aus einer dünnen Gewebslage innerhalb des Mesoduodenum mit einer größeren Ansammlung zwischen Pfortader und V. cava und einer anderen Ansammlung im Mesenterium der Milz. Die lange Zeit für unmöglich gehaltene Entfernung gelang GREELEY (1937) bei 2 kg schweren Kaninchen in Pentobarbital-Na-Narkose. Die Operation wird unter Benutzung einer Binocularlupe in drei Sitzungen mit 3 bis 4 Wochen Ab-

---

[1] $CaHPO_4 \cdot 2H_2O$ 58,0; K_2HPO_4 8,5 NaCl 18,5; $MgSO^4 \cdot 7H_2O$ 10,0; Fe-citrat 4,6; $ZnCl_2$ 0,012; KCl 0,012; $CoCl_2 \cdot H_2O$ 0,025; $CuCl_2$ 0,025; $AlCl_2$ 0,025; $MnSO_4 \cdot H_2O \cdot$ 0,275.

[2] Vitaminpulver: Thiamin: 40 mg; Riboflavin: 60 mg; Pyridoxin: 50 mg; Calciumpantothenat: 40 mg; Nicotinsäure: 400 mg; Cholin: 20 g; Inositol: 2 g; Biotin: 0,2 mg, Vitamin K: 20 mg; Stärke: 77,21 g.

stand durchgeführt. Dieses Vorgehen verringert die hohe Mortalität, die bei einzeitiger Operation mehr oder weniger unvermeidlich ist und führt zu einem Diabetes schon wenige Stunden nach der Entfernung des letzten Pankreasanteils. Bei der ersten Sitzung wird alles Pankreasgewebe, das sich in einer Tasche befindet, welche vom Colon transversum, Magen und Duodenum grob umrissen wird, entfernt. Man kann entweder die Milz unter Unterbindung und Durchtrennung der größeren Gefäße mit entfernen oder das Pankreas vorsichtig von den Gefäßen abzupfen. Bei der zweiten Operation wird alles Pankreasgewebe zwischen dem Magen, den unteren Pankreatoduodenalgefäßen und der Vena cava entfernt. Beim dritten Eingriff wird die Duodenalschleife durch das Durchtrennen einer mesenterialen Anheftung zwischen ihrem distalen Abschnitt und dem Colon descendens befreit. Die Schleife wird auf einem mit Kochsalzlösung befeuchteten Mulltuch ausgebreitet und alles restliche Pankreasgewebe entfernt. Pankreaslose Kaninchen entwickeln eine starke Hyperglykämie und Glykosurie, jedoch keine Ketose und überleben lange Zeit ohne Insulin.

VI. Pankreatektomie an Vögeln

Frühere Untersucher entfernten das Pankreas bei Hühnchen zusammen mit dem Duodenum und stellten die Darmpassage durch End- zu Endanastomose wieder her. Trotz dieses sehr ausgedehnten Eingriffes überlebten einige Tiere sogar 40 Tage lang, verstarben aber in dem Zustand äußerster Unterernährung. Es wurde kein dauernder Diabetes beobachtet (KOPPANYI et al., 1926). Durch MIKAMI u. ONO (1962) wurde die Pankreatektomie bei 4 bis 6 Monate alten Leghornhähnchen mit Erfolg ausgeführt. Nach diesen Autoren enthält das Pankreas dieser Tiere zwei Typen von Inseln: „Alpha-Inseln", bestehend aus A- und D-Zellen und „Beta-Inseln", bestehend aus B- und D-Zellen. Die „Beta-Inseln" sind über die ganze Drüse verstreut, während die „Alpha-Inseln" auf einen Teil des ventralen Lappens und auf die Milz-nahen Lappen beschränkt sind. Es ist deshalb möglich, den Glucagon-produzierenden Teil des Pankreas zu entfernen und den größten Teil des Insulin-produzierenden Anteiles intakt zu lassen. Die Folge dieser Operation ist eine starke Hypoglykämie, gefolgt von Krämpfen und dem Tod innerhalb von 12 bis 36 Std, vorausgesetzt, daß das Tier nicht mit Glucose oder Glucagon behandelt wurde.

Auch das Pankreas der Ente enthält reichlich A-Zellen. Seine Entfernung verursacht eine zweifache Insuffizienz, nämlich Glucagoninsuffizienz, die sich durch eine Nüchternhypoglykämie manifestiert, und eine Insulininsuffizienz, gekennzeichnet durch eine diabetische Glucosetoleranzkurve (FOA u. GALANSINO, 1962; MIAHLE, 1956, 1958). Bei dieser Tierart kann die komplette Pankreatektomie so ausgeführt werden, daß das Duodenum intakt bleibt, wenn man sorgfältig präpariert und besonders auf die Schonung der Pankreatoduodenalvene achtet (SPRAGUE u. IVY, 1936). Für akute Untersuchungen kann der gesamte Gastrointestinaltrakt von Oesophagus bis zum Rectum entfernt werden, indem man nur die Kloake und ihre Mündung in den Rectalstumpf intakt läßt, um die Harnausscheidung zu ermöglichen. Unter diesen Bedingungen können Gänse bis zu 24 Std, d. h. lange genug, um einen Diabetes zu entwickeln, überleben (MIRSKY u. GITELSON, 1958).

VII. Pankreatektomie beim Fisch

Für das Studium des experimentellen Diabetes werden verschiedene Arten von Teleostiern verwendet, da sie den einzigartigen Vorteil aufweisen, einen separaten Inselapparat zu haben, das sog. Brockmansche Organ, das ohne Störung für das

Verdauungssystem entfernt werden kann (DIAMARE, 1899). Kürzlich wurde Cottus scorpius L. erfolgreich pankreatektomiert (FALKMER, 1961). Dieser Fisch, der normalerweise in kalten, nordischen Gewässern vorkommt, kann in der Gefangenschaft am Leben erhalten werden und ist leicht zu handhaben. Intravenöse Injektionen lassen sich bei ihm leicht in den Ductus cuvieri, der unter der Haut unmittelbar neben dem Operculum verläuft, ausführen und er kann bewegungslos festgehalten werden, indem man einen Finger in den Rachen des Tieres steckt. Man hält ihn in Meerwasser und füttert ihn mit lebenden Garnelen (Leander sp.) oder mit gemahlenem Muschelfleisch durch Schlundsonde. Das Tier wird narkotisiert, indem man es für einige Minuten in ein kleines Aquarium mit Seewasser, das mit einem geeigneten Anästhesticum versetzt ist, bringt. Das Tier wird dann aus dem Wasser genommen, in eine mit Seewasser getränkte Kompresse eingehüllt, während seine Kiemen kontinuierlich mit Seewasser bespült werden. Unter nichtsterilen Bedingungen wird eine Incision in der Mittellinie gemacht und die beiden Inseln, eine in der Nähe der Milz und die andere, kleinere nahe dem Pylorus gelegen, werden durch stumpfes Abtrennen herausgenommen. Blutungen werden durch Benutzung hämostatischer Tupfer gestillt und die Wunde sorgfältig genäht. Die Pankreatektomie führt zur Hyperglykämie und einer verminderten Toleranz gegenüber Glucoseinjektion (0,5 g/kg i.m.).

VIII. Pankreatektomie bei Reptilien

Die Pankreatektomie führt bei Reptilien zu einer sofortigen milden Hypoglykämie, die 2 bis 3 Tage andauert und dann von einem langsamen Anstieg der Glucosewerte bis zu 300 mg/100 ml innerhalb von 30 bis 60 Tagen gefolgt wird. Hypophysektomie verhindert diesen Anstieg oder gleicht ihn aus (HOUSSAY u. PENHOS, 1960). Bei der Schlange kann das Pankreas durch einen Längsschnitt im Bereich der hinteren Hälfte des Tieres entfernt werden, indem man das Pankreas sorgfältig von der anliegenden Milz trennt, und zwar Schritt für Schritt unter sorgfältiger Vermeidung von Beschädigungen der Gallengänge und Blutgefäße. Die Integrität des Gallenganges ist eine notwendige Voraussetzung für eine lange Überlebenszeit. Blutproben können durch Schnitt in den Schwanz gewonnen werden oder dadurch, daß man einen Polyäthylenkatheter 24 Std vor dem Experiment in die untere Hohlvene einbindet (HOUSSAY u. PENHOS, 1960).

Die Pankreatektomie bei der Eidechse ist deshalb von besonderem Interesse, weil bei diesen Tieren wie bei manchen Vögeln die A-Zellen etwa 60% der Pankreasinseln ausmachen, da der normale Nüchternblutzucker hoch ist und die Entfernung des Pankreas eine Hypoglykämie verursacht. Eidechsen sind relativ insulinresistent, man benötigt in den meisten Fällen ungefähr 2000 E/kg intraperitoneal, um einen hypoglykämischen Schock zu erzeugen (MILLER u. WURSTER, 1956, 1959; TURNER, 1960).

Pankreaslose Schildkröten entwickeln eine deutliche Hyperglykämie, verlieren an Gewicht und überleben durchschnittlich 9 Tage. Hypophysektomie verringert die Wirkungen der Pankreatektomie und verlängert die Überlebenszeit (PENHOS u. LAVINTMAN, 1964).

IX. Pankreatektomie bei Amphibien

Das Pankreas des Frosches (PENHOS u. KRAHL, 1962) und des Salamanders enthält reichlich B-Zellen. Diese Tiere haben im Gegensatz zu Eidechsen niedrige Nüchternblutzuckerwerte. Die Pankreatektomie verursacht eine Hyperglykämie

(Turner, 1960). Totale Pankreatektomie für die Entfernung und Transplantation von dorsalen und ventralen Pankreasrudimenten wurden bei Salamanderlarven durchgeführt (Frethem, 1963).

Literatur

Abraham, S., Migliorini, R. H., Bortz, W., Chaikoff, I. L.: The relation of lipogenesis to reduced triphosphopyridine nucleotide generation and to certain enzyme activities in the liver of the "totally" depancreatized rat. Biochim. biophys. Acta (Amst.) 62, 27 (1962).

Bell, H. J., Best, C. H., Haist, R. E.: The effect of partial pancreatectomy on the concentration of insulin in the pancreatic remnant. J. Physiol. (Lond.) 101, 11 (1942).

Bencosme, S. A.: Difficulties in assessing relation of glucagon to alpha cells. Rév. canad. Biol. 14, 175 (1955).

— Frei, J.: Relation of glucagon to A-cells of the pancreas. Proc. Soc. exp. Biol. (N.Y.) 91, 589 (1956).

— Liepa, E.: Regional differences of the pancreatic islet. Endocrinology 57, 588 (1955).

— Mariz, S., Frei, J.: Changes in dogs devoid of A-cells. Endocrinology 61, 1 (1957).

Bremer, J. L.: Pancreatic ducts and pancreatic bladders. Amer. J. Anat. 31, 289 (1923).

Butterfield, W. J., Keen, H.: Diabetic research at Guy's Hospital, 1964 Proc. 5th Congr. Intern. Diabetes Feder., Toronto 1964, Excerpta med. (Amst.) (in press).

Diamare, V.: Studi comparativi sulle isole di Langerhans del pancreas. Int. Mschr. Anat. Physiol. 16, 155 (1899).

Falkmer, S.: Experimental diabetes research in fish. Acta endocr. (Kbh.) 37, Suppl. 59 (1961).

Foa, P. P., Galansino, G.: Glucagon: its chemistry, physiology and clinical significance. Springfield: C. C. Thomas 1962.

Frethem, A. A.: Relation of fasting blood glucose level to oral glucose tolerance curve. Proc. Mayo Clin. 38, 110 (1963).

Greeley, P. O.: Pancreatic diabetes in the rabbit. Proc. Soc. exp. Biol. (N.Y.) 37, 309 (1937).

Houssay, B. A., Penhos, J. C.: Pancreatic diabetes and hypophysectomy in snakes. Acta endocr. (Kbh.) 35, 313 (1960).

Koppanyi, T., Ivy, A. C., Tatum, A. L., Jung, F. T.: The absence of permanent diabetes following pancreatectomy in the domestic fowl. Amer. J. Physiol. 76, 212 (1926).

Long, C. N. H.: Influence of pituitary and adrenal glands upon pancreatic diabetes. Medicine (Baltimore) 16, 215 (1937).

— Katzin, B., Fry, E. G.: The adrenal cortex and carbohydrate metabolism. Endocrinology 26, 309 (1940).

Mering, I. von, Minkowski, O.: Diabetes mellitus nach Pankreasextirpation. Naunyn-Schmiedebergs Arch. exp. Path. Pharmak. 26, 371 (1889).

Miahle, P.: Evolution de la glycémie chez le canard pancréatectomizé totalement: influence de la nourriture. J. Physiol. (Paris) 48, 647 (1956).

— Glucagon, insuline et régulation endocrine de la glycémie chez le canard. Acta endocr. (Kbh.) 28, Suppl. 36 (1958).

Migliorini, R. H.: Two-stage procedure for total pancreatectomy in the rat. Diabetes 19, 694—697 (1970).

— Chaikoff, I. L.: Pancreatectomy in rats: onset of metabolic changes in liver, adipose, and diaphragm. Amer. J. Physiol. 203, 1019 (1962).

Mikami, S.-I., Ono, K.: Glucagon deficiency induced by extirpation of alpha islets of the fowl pancreas. Endocrinology 71, 464 (1962).

Miller, M. R., Wurster, D. H.: Studies on the blood glucose and pancreatic islets of lizards. Endocrinology 58, 114 (1956).

— — The morphology and physiology of the pancreatic islets in urodele amphibians and lizards. In: Comparativ endocrinology, p. 668 (Gorbman, A., Ed.). New York: John Wiley and Sons 1959.

Mirsky, I. A., Gitelson, S.: The diabetic response of geese to pancreatectomy. Endocrinology 63, 345 (1958).

Penhos, J. C., Krahl, M. E.: Insulin stimulus of leucine incorporation into frog liver protein. Amer. J. Physiol. 203, 687 (1962).

— Lavintman, N.: Total pancreatectomy in toads: effect of hypophysectomy and glucagon. Gen. comp. Endocr. 4, 262 (1964).

Paloyan, E., Harper, P. V., Jr.: Glucagon as a regulating factor of plasma lipids. Metabolism 10, 315 (1961).

Rappaport, A. M., Vranić, M., Campbell, J., Green, G. R., Cowan, J. S., Wrenshall, G. A.: Effects of hepatic artery ligation on survival and metabolism of depancreatized dogs. Amer. J. Physiol. 215, 898—907 (1968).

Rappaport, A. M., Vranić, M., Wrenshall, G. A.: A pedunculated subcutaneous autotransplant of an isolated pancreas remnant, for the temporary deprivation of internal pancreatic secretion in the dog. Surgery 59, 792—798 (1966).

Richards, C., Fitzgerald, P. J.: Segmental division of rat pancreas for surgical excision, duct or vascular ligation studies. Fed. Proc. 21, 266 (1962).

— — Carol, B., Rosenstock, L., Lipkin, L.: Segmental division of the rat pancreas for experimental procedures. Lab. Invest. 13, 1303 (1964).

Scow, R. O.: "Total" pancreatectomy in the rat: operation, effects and post-operative care. Endocrinology 60, 359 (1957).

— Wagner, E. M., Cardeza, A.: Effect of hypophysectomy on the insulin requirement and response to fasting of totally pancreatectomized rats. Endocrinology 61, 380 (1957).

Shamoian, C. A., Masoro, E. J., Canzanelli, A.: Hepatic lipogenesis of pancreatectomized dogs. Fed. Proc. 20, 272 (1961).

Sprague, R., Ivy, A. C.: Studies in avian carbohydrate metabolism. Amer. J. Physiol. 115, 389 (1936).

Turner, C. D.: General endocrinology, p. 54, 203. Philadelphia: W. B. Saunders 1960.

Vranic, M., Wrenshall, G. A.: A pediculated subcutaneous transplant of an isolated pancreatic remnant for the study of temporary deprivation of the dog of its internal pancreatic secretion. Proc. 5th. Congr. Intern. Diabetes Federation. Toronto 1964. Excerpta med. (Amst.) Int. Congr. Series.

Der experimentelle chemische Diabetes

H. Frerichs und W. Creutzfeldt

Mit 12 Abbildungen

Einleitung

In den letzten 20 Jahren ist die Literatur zum Thema des experimentellen chemischen Diabetes nahezu unübersehbar geworden. Es sei daher zunächst auf einige ältere und neuere zusammenfassende Darstellungen verwiesen: Duff (1945), Brückmann u. Wertheimer (1947), Lukens (1948), Renold (1948), Bailey (1949), Creutzfeldt (1949), Okamoto (1949), Meyer (1949/50), Okamoto (1951), Lazarow (1954), Creutzfeldt (1959), Falkmer (1961), Lazarus u. Volk (1962), Cooperstein et al. (1964) und Korec (1967). Dazu haben Foa u. Grillo vor kurzem in diesem Handbuch die biologischen und chemischen Verfahren zum Studium des Kohlenhydratstoffwechsels in einer Übersicht referiert (Foa u. Grillo, 1966).

In der Gruppe der verschiedenen, zum Diabetes mellitus führenden experimentellen Methoden — als Beispiel sei die Pankreatektomie, die forcierte Fütterung mit Glucose, die Langzeitbehandlung mit Glucagon oder Cortisol sowie die Injektion oder Infusion von Antiinsulinserum genannt — nimmt die Verwendung der einen sog. „chemischen" Diabetes erzeugenden Substanzen eine Sonderstellung ein. Obgleich allgemein zellschädigend, entfalten sie in geeigneter Dosierung ihre toxische Wirkung vorwiegend an den B-Zellen der Langerhans'schen Inseln des Pankreas. Als Folge der B-Zellschädigung kann sich dann mit den klassischen Leitsymptomen Hyperglykämie und Glucosurie ein permanenter Diabetes mellitus entwickeln. Diese Beta-Cytotoxine gehören zur Stoffklasse der Alloxane, der Carbazone und Carbamate, der Chinoline und der Ascorbate. Interessant ist vor allem jedoch das aus einem Streptomycesstamm gewonnene Streptozotocin, das neben antibakterieller und antitumoraler Wirkung ausgesprochen stark und fast selektiv beta-cytotoxisch wirkt. Die Applikation der Beta-Cytotoxine ist einfach, meistens genügt die einmalige Injektion. Ohne größeren instrumentellen und zeitlichen Aufwand kann ein Diabetes bei den bekannten Laboratoriumstieren induziert werden, wobei die Zahl der einen Dauerdiabetes entwickelnden Tiere je nach Substanz und Dosis unterschiedlich ist, aber im allgemeinen den praktischen Erfordernissen genügt.

Neben diesen unten eingehender zu besprechenden Substanzen haben einige andere ebenfalls einen diabetogenen, jedoch nicht beta-cytotoxischen Effekt. Ihre Wirkung ist entweder nur passager und an eine dauernde (Infusion) beziehungsweise intermittierende Verabreichung gebunden; oder die zur Glucosurie führende Dauerhyperglykämie ist bei der allgemeinen Organtoxicität der Substanzen vorwiegend Folge einer Leberzellschädigung und erst in zweiter Linie Folge von degenerativen Veränderungen an den B-Zellen.

So beruht die diabetogene Wirkung sowohl des Benzothiadiazinabkömmlings Diazoxide als auch die Wirkung der nur in Pflanzenzellen vorkommenden Heptose Mannoheptulose vorwiegend auf einer reversiblen, nicht zu bleibenden B-Zellveränderungen führenden Hemmung der Insulinsekretion. Dies konnte in vivo und in vitro für Diazoxide (Lit. s. Wolff, 1964; Frerichs et al., 1966) und Mannoheptulose (Lit. s. Coore et al., 1963; Froesch et al., 1966) nachgewiesen werden. Andererseits scheint eine Verminderung der Insulinwirkung an den Fett- und Muskelzellen Ursache der bei Ratten nach Injektion von N-monomethyl-Acetamid auftretenden Hyperglykämie zu sein (Peters et al., 1966; Sitt et al., 1966).

Völlig ungeklärt ist ferner der Wirkungsmechanismus des äußerst toxischen Fluoroacetat ($CH_2FCOONa$), das bei Ratten in einer Dosierung von 6 mg/kg i.p. (0,06 g/100 ml in 0,9 % NaCl) innerhalb weniger Stunden eine Hyperglykämie und Ketonämie hervorruft, die während der Überlebenszeit der Tiere (höchstens 10 bis 14 Tage) bestehen bleibt (Elliott u. Phillips, 1954; Engel et al., 1954). Lichtmikroskopisch können zwar in den Langerhans'schen Inseln degranulierte, pyknotische und auch nekrotische Zellen bei insgesamt normalem Gesamtinsulingehalt des Pankreas nachgewiesen werden, die Hyperglykämie ist wahrscheinlich aber weitgehend Ausdruck einer Störung des Glucosestoffwechsels in den Zellen aller Organe und nicht primär durch die Insulinsekretionshemmung bedingt. Nach Fluoroacetat steigt in allen Geweben die Citratkonzentration, so daß die Bildung von Fluorocitrat, eine Hemmung der Citrathydrolyase (Aconitathydratase) und letztlich eine Blockierung des Tricarbonsäurecyclus angenommen werden muß (Lit. s. Karam u. Grodsky, 1962).

A. Substanzen mit beta-cytotoxischer Wirkung

I. Alloxane

Alloxan. Wöhler und Liebig beschrieben 1838 Alloxan, ein 2,4,5,6-tetraoxo-hexahydro-Pyrimidin (Abb. 1), als Produkt der Oxydation von Harnsäure.

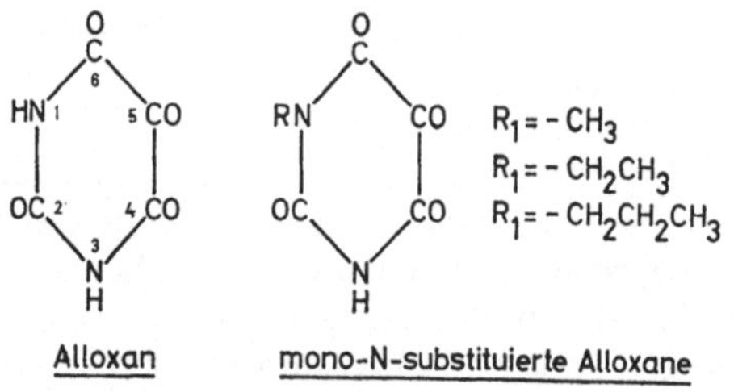

Alloxan   mono-N-substituierte Alloxane

$R_1 = -CH_3$

$R_1 = -CH_2CH_3$

$R_1 = -CH_2CH_2CH_3$

Abb. 1

Alloxan wird auch heute noch entweder nach dem Wöhlerschen Verfahren gewonnen (Harnsäure mit Salpetersäure oxydiert zu Alloxan) oder nach den von Hartmann u. Sheppard (1955) sowie Nightingale (1955) beschriebenen Synthesen hergestellt. Danach wird Alloxan aus Alloxantin oder Benzalbarbitursäure und Alloxantin aus Harnsäure synthetisiert. Alloxan liegt dann als ein weißes, je nach Hydratierung (Tetra-, Di-, Mono- oder Anhydrat) verschieden geformtes Kristall vor. Das Molekulargewicht des Anhydrates ist 142.1. Der Schmelzpunkt liegt zwischen 254 und 260 °C, die Angaben verschiedener Autoren differieren (Lit. s. Hartmann, 1955). Alloxan ist leicht wasser- und alkohollöslich und reagiert in wäßriger Lösung schwach sauer ($K_a = 2{,}32 \times 10^{-7}$). Oberhalb von pH 3,5 sind Alloxanlösungen sehr labil, und es entsteht, vor allem in ungepufferten neutralen Lösungen bei Raumtemperatur, sehr schnell Alloxansäure (Abb. 2), bis sich der pH-Wert der Lösung konstant auf etwa 3,1 einstellt. Weitere Aggregations- oder

Zerfallsprodukte sind Alloxantin, die ebenfalls sehr instabile Dialursäure, Purpursäure und schließlich rotfärbende murexidartige Salze.

Im Serum beträgt die Halbwertszeit des Alloxan in vitro (pH 7,4, 37 °C) nur 3 bis 4 min. Wird Alloxan injiziert, so scheint die Halbwertszeit sich weiter auf 1 bis 2 min zu verkürzen. Etwa 1 bis 2% der Initialdosis sind aber auch noch 10 bis 25 min nach Beginn einer Inkubation in Vollblut (allerdings nicht in Plasma) als freies Alloxan nachweisbar (BILIC u. FELBER, 1970). Eine größere Stabilität wird sowohl durch Senken der Temperatur als auch durch Verringerung des pH erreicht: Bei 20 °C und pH 7,4 ist die Halbwertszeit zwar erst auf 5 bis 10 min erhöht, bei 4 °C und pH 7,1 kann jedoch mit Zeiten um 180 min gerechnet werden (ARCHIBALD, 1945; SELIGSON u. SELIGSON, 1951; WATKINS et al., 1964).

Die ersten Mikromethoden zur Alloxanbestimmung in Serum oder in Organextrakten wurden von LEECH u. BAILEY (1945) und ARCHIBALD (1945) angegeben. Äußerst empfindliche Nachweise sind die ebenfalls schon 1945 entwickelte fluorimetrische Methode von KARRER et al. (Umwandlung von Alloxan mit o-Phenylendiamin in eine Iso-Alloxacinverbindung) und die im Prinzip ähnliche, von TIPSON u. CRETCHER (1950) angegebene Methode, bei der Alloxan mit D-1-ribitylamino-2-

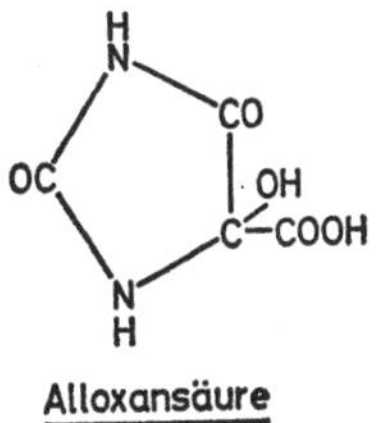

Abb. 2

amino-4,5-dimethylbenzol zu Riboflavin kondensiert wird. Obgleich sich mit diesen Methoden Minimalkonzentrationen um 10 bis 20 mg/100 ml erfassen lassen, ist Alloxan weder im Blut noch im Harn von gesunden Menschen oder Hunden nachgewiesen worden (ARCHIBALD, 1945; KARRER et al., 1945).

Erst vor kurzem wurde von BILIC u. FELBER (1969) eine äußerst empfindliche fluorimetrische Mikromethode angegeben, bei der 1,2-Phenylendiamin-HCl als Alloxanreagens verwendet wird. Mit dieser Methode sind in Rattenblut nach Injektion von Alloxan Konzentrationsbestimmungen bis mindestens 1 µg/ml ermöglicht worden.

N-substituierte Alloxane. Mono-N-substituierte Alloxane (Abb. 1) entsprechen in der Wirksamkeit dem Alloxan, sie sind einschließlich des N-propyl-Alloxan beta-cytotoxisch. N-butyl-Alloxan und Alloxane mit noch längeren Seitenketten wirken nicht mehr diabetogen. Verstärkt wird die allgemeine Toxizität, insbesondere der toxische Effekt an den Nieren. Mit der Einführung einer Ringgruppe wie bei dem N-phenyl-Alloxan wird Alloxan dagegen atoxisch. Weder di-methyl-Alloxan noch methyl-äthyl- oder methyl-propyl-Alloxan sind diabetogen. Die Substitution an beiden N-Gruppen potenziert vorwiegend die nierenschädigende Wirkung. Werden Substitutionen statt an den beiden N-Atomen am C-Atom in Stellung 5 vorgenommen, der reaktivsten Gruppe des Ringes ($-C_6H_5OH$, Phenoldialursäure; $= NOH$, Violursäure), oder wird diese Gruppe durch eine andere ersetzt (CH_2, Barbitursäure; $CHNH_2$, 5-amino-Barbitursäure), so sind diese Substanzen in einer den üblichen Alloxandosen vergleichbaren Dosierung weder diabetogen noch toxisch (Brückmann u. Wertheimer, 1947; Lit. s. Renold, 1948).

Dialursäure. Die beta-cytotoxische Wirkung von Dialursäure (Abb. 3) und auch von mono-N-methyl-Dialursäure ist wahrscheinlich auf eine rasche, im Blut erfolgende Umwandlung zum entsprechenden Alloxan zurückzuführen. Beide Substanzen werden in wäßriger Lösung schnell zu Alloxan und methyl-Alloxan dehydriert (Archibald, 1945; Saviano u. De Franciscis, 1946).

Alloxantin. Die nach Alloxantin (Abb. 3), di-methyl-Alloxantin und di-äthyl-Alloxantin entstehende, zu Hyperglykämie und Glucosurie führende B-Zellschädigung ist sicher ebenfalls durch die zugehörigen Alloxane bedingt, da im Blut Alloxantin zu Alloxan und Dialursäure zerfällt (Archibald, 1945; Lit. s. Renold, 1948).

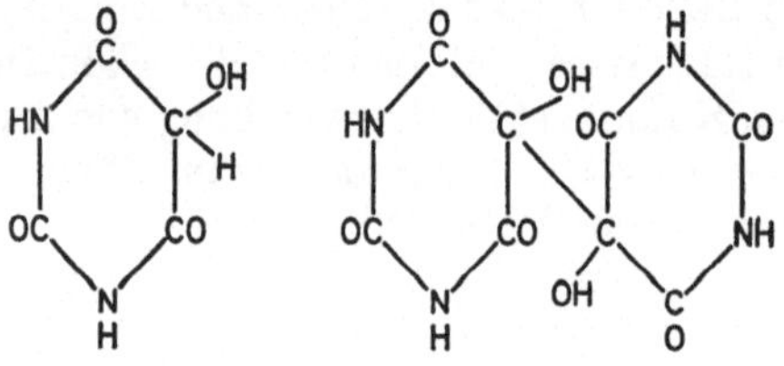

Dialursäure   Alloxantin

Abb. 3

II. Streptozotocin

Die Struktur des aus Streptomyces achromogenes gewonnenen Streptozotocin (N-methyl-N-nitroso-carbamyl-Glucosamin. Summenformel $C_8H_{15}N_3O_7$; MW 265,2; gelbliche nadelförmige Kristalle) konnte von Herr et al. (1967) aufgeklärt und

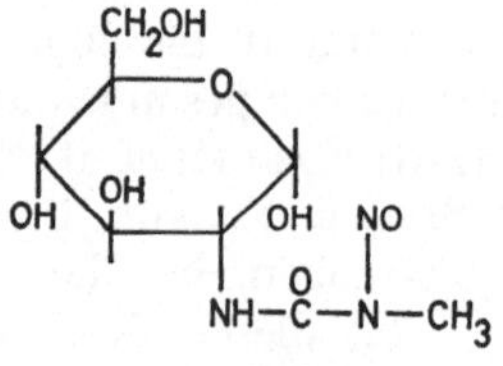

Streptozotocin

Abb. 4

durch die Vollsynthese gesichert werden (Abb. 4). Im Serum kann Streptozotocin spektrophotometrisch bestimmt werden. Da es sich dabei jedoch nur um den Nachweis der N-Nitrosogruppe am Harnstoff der Seitenkette handelt, ist die Methode nicht spezifisch (Forist, 1964). Die untere Nachweisgrenze liegt bei etwa 2 µg/ml. Nach diabetogenen Dosen werden Serumkonzentrationen zwischen 40 und 100 µg/ml erreicht.

Streptozotocin ist ein wegen der erheblichen Nebenwirkungen nicht therapeutisch zu verwendendes Breitbandantibioticum. Es besitzt antitumorale Eigenschaften, wie in Modellversuchen in vivo und in vitro gezeigt werden konnte (Rakieten et al., 1963) und es wirkt carcinogen. Bei 10 von 19 Ratten, denen

50 mg Streptozotocin/kg i.v. injiziert worden war, entwickelten sich außer dem Diabetes mellitus (s. u.) noduläre, histologisch Adenocarcinomen ähnelnde Tumoren in der Nierenrinde und im exokrinen Pankreas (ARISON u. FEUDALE, 1967). Ferner sind Hepatome, biliäre Carcinome und das Lebergewebe infiltrierende Sarkome bei Streptozotocin-behandelten chinesischen Hamstern beschrieben worden (SIBAY u. HAYES, 1969).

III. Metallkomplexbildner

Aus der großen Zahl der mit Metallen Komplexe bildenden Substanzen, zu denen interessanterweise auch Alloxan bzw. Alloxansäure gehört (RESNIK u. CECIL, 1956), haben in Hinsicht auf den chemischen Diabetes nur einige der vorwiegend

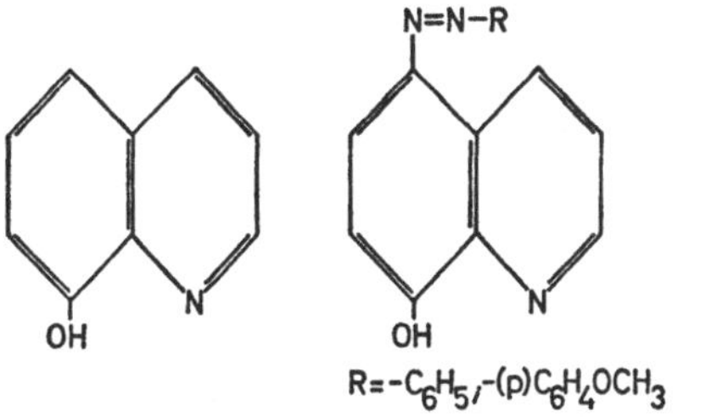

Oxin (8-hydroxy-Chinolin) phenylazo-hydroxy-Chinoline

Abb. 5

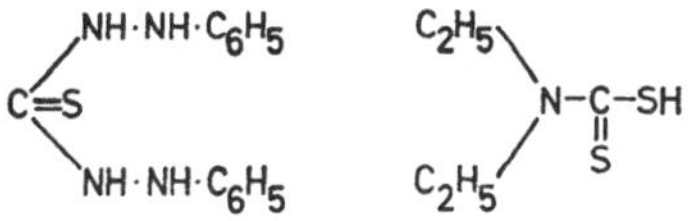

diphenyl-thio-Carbazon diäthyl-dithio-Carbamat

Abb. 6

Zinkkomplexe bildenden Chinoline, Carbazone und Carbamate eine biologische Bedeutung.

Oxin (8-hydroxy-Chinolin, Abb. 5) ist eine farblose oder schwach gelb gefärbte, kristalline Substanz (MW 145,1), die in Wasser fast unlöslich, in Alkohol, Aceton und vor allem wäßriger Salzsäure (0,1 bis 0,3 N HCl) dagegen gut löslich ist (OKAMOTO, 1949). Wie einige andere direkte Oxinderivate (KADOTA u. MIDORIKAWA, 1951) sind auch die von LAZARIS u. LAZARIS (1967) synthetisierten Phenylazoderivate des 8-hydroxy-Chinolin diabetogen (Abb. 5). Ihre Wirkung und damit wahrscheinlich auch der Wirkungsmechanismus (s. u.) entspricht dem des Oxin, sie bieten im Vergleich zu diesem aber keine besonderen praktischen Vorteile.

Dithizon (diphenyl-thio-Carbazon, Abb. 6) ist ein in Wasser und verdünnten Säuren unlösliches, in organischen Lösungsmitteln und in schwachen Basen (60,0 N NH_4OH, 70 °C) gut lösliches blau-schwarzes Pulver (MW 256,3). Frische Dithizonlösungen können, abhängig vom Reinheitsgrad der Substanz, stark allgemeintoxisch wirken und zum Tod des Versuchstieres schon während der Injektion führen (OKAMOTO, 1949). Die Reinigung kann über Aktivkohle oder durch Ausschütteln mit einem kleinen Volumen CCl_4 erfolgen.

Diäthyldithiocarbamat. Das gut wasserlösliche Natrium- und auch Kalium-diäthyl-dithio-Carbamat (MW 171,3 bzw. 187,4, Abb. 6) wirkt diabetogen, jedoch nur in sehr hohen Dosen (500 bis 1000 mg/kg i.v.) und vorwiegend bei Kaninchen. In diese Gruppe gehört ferner das Kalium-methyl- oder äthyl-Xanthat [$SC(OC_2H_5)$-SK, MW 160,3), das ebenfalls nur bei Kaninchen in Dosen von 200 bis 500 mg/kg i.v. zu B-Zellschädigungen führt (Kadota u. Midorikawa, 1951).

IV. Harnsäure

Auf Grund der dem Alloxan vergleichbaren Konfiguration der Harnsäure (MW 168,1, Abb. 7) in Stellung 1, 2 und 3 ist eine alloxanähnliche diabetogene Wirkung angenommen und von Griffiths (1948, 1950) in Versuchen an diätetisch

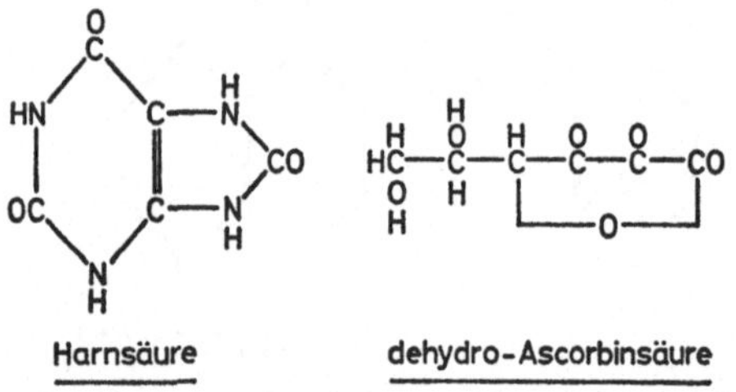

Harnsäure   dehydro-Ascorbinsäure

Abb. 7

in besonderer Weise vorbehandelten Kaninchen (s. u.) bestätigt worden. Die zu verwendenden Dosen sind jedoch äußerst hoch (1,0 bis 2,0 g/kg i.p.), und es kommt nur vorübergehend während 5 bis 10 Tagen zur Hyperglykämie, selten zu einer Glucosurie.

V. Dehydroascorbinsäure

Dehydroascorbinsäure und dehydro-Isoascorbinsäure (MW 174,1, Abb. 7) lassen sich mit sehr hoher Ausbeute leicht durch die Oxydation von Ascorbinsäure oder Isoascorbinsäure mit p-Benzochinon ($C_6H_4O_2$) herstellen (Patterson, 1950). Da Dehydroascorbinsäure in wäßriger Lösung (gute Löslichkeit bei 60 °C) schnell zu Ascorbinsäure reduziert wird — die Halbwertszeit im Blut beträgt etwa 2 min — sollten die fertigen Lösungen bei 4° aufbewahrt und so bald als möglich injiziert werden. In der nicht-hydratierten Form, die in wäßriger Lösung sofort aufgegeben wird [$C(OH)_2$ in Stellung 2 und 3], weist dehydro-Ascorbinsäure mit der triketo-Konfiguration (Abb. 7) eine dem Alloxan entsprechende Gruppierung von Carbonylgruppen auf. Bei gleichzeitiger Gabe wird der Alloxaneffekt auf die B-Zellen dementsprechend potenziert, Dehydroascorbinsäure hat jedoch auch allein eine sichere diabetogene Wirkung (Lit. s. Patterson, 1950; Hammarström, 1966; Messina et al., 1968).

B. Alloxan-Diabetes

Der am längsten und besten bekannte Vertreter der Beta-Cytotoxine ist das von Wöhler 1838 bei der Oxydation der Harnsäure gefundene Alloxan. Wiener beschrieb 1899 einen krampfauslösenden Effekt des Alloxans am Kaninchen.

Ähnliche Beobachtungen machten später LABES u. FREISBURGER (1930) sowie
JACOBS (1937). JACOBS Arbeit — er hatte die in den ersten 24 Std nach der
Alloxaninjektion auftretenden, für die Kaninchen stets tödlich endenden Hypoglykämien auf eine insulinähnliche Wirkung des Alloxan zurückgeführt — blieb
unbeachtet. Sie war anscheinend auch DUNN und seinen Mitarbeitern [DUNN et al.,
1943 (2)] nicht bekannt, als sie im Rahmen von Untersuchungen zur Genese des
Crushsyndroms die tubulusschädigende Wirkung von Harnsäurederivaten bei
Kaninchen prüften und letale Hypoglykämien, verbunden mit Ateminsuffizienz
und Hyperthermie, nach Alloxaninjektion beobachteten. Daraufhin begonnene
histologische Untersuchungen des Pankreas ließen schwere Zellnekrosen in den
Langerhans'schen Inseln erkennen [DUNN et al., 1943 (1)]. Nur wenig später gelang es dann erstmals BRUNSCHWIG et al. (1943) mit Alloxan bei Hunden eine
mehrwöchige Hyperglykämie und Glucosurie zu erzeugen. Fast gleichzeitig berichteten BAILEY u. BAILEY (1943), daß Kaninchen im Verlauf von etwa 24 Std
eine Dauerhyperglykämie entwickelten, wenn die nach Alloxan auftretende Blut-
glucosesenkung durch intravenöse Glucosegaben überwunden wurde.

Kurz darauf konnte ein Alloxandiabetes auch bei Ratten (GOLDNER u. GOMORI,
1943; DUNN u. McLETCHIE, 1943; BAILEY et al., 1944) und Rhesusaffen (BANERJEE,
1944) erzeugt werden.

I. Alloxanempfindlichkeit verschiedener Species

Eine interessante, bis heute nicht geklärte Erscheinung ist nicht nur die sehr
unterschiedliche Alloxanempfindlichkeit der einzelnen Tierarten, sondern auch die

Tabelle 1. *Dosierung von Alloxan (Alloxanmonohydrat) und Injektionsweg bei den verschiedenen Species*

Species	Diabetogene Dosis (mg/kg)	Injektionsweg
Fische (Teleostier)		
Cottus scorpius	200—300	intramuskulär (in Citratpuffer)
Ictalurus nebulosus	200—400	intraarteriell
Amphibien[a]	—800	intraperitoneal
Reptilien[a]	—600	intravenös
Vögel[a]		
Taube	75—200	intravenös
Säugetiere		
Maus	40— 80	intravenös
	150—200	subcutan (in Citratpuffer)
Ratte	25— 60	intravenös
	50—150	intraperitoneal
	100—200	subcutan (in Citratpuffer)
Hamster (Mesocricetus auratus)	40—100	intravenös (retrobulbärer Sinus oder intrakardial)
	100—200	intraperitoneal
Meerschweinchen[a]	400—500	intravenös
Kaninchen	25—300	intravenös
	200—500	intraperitoneal
Katze	100—150	intravenös
Schaf	45—100	intravenös
Ziege	45—100	intravenös
Schwein (Jungtiere)	200—250	intravenös (intrakardial)
Affe (Rhesusaffe)	100—300	intravenös
Mensch	50—100	intravenös (Schnellinfusion)

[a] Kein Dauerdiabetes.

innerhalb einer Art und sogar eines Zuchtstammes wechselnde Größe der experimentellen Dosis. Diese umfaßt — analog dem Begriff der therapeutischen Breite — den Dosierbereich zwischen einem eben beginnenden Alloxaneffekt (B-Zellschädigung, Hyperglykämie, Glucosurie) und einer für die Mehrzahl der Tiere tödlichen Dosis. Auf diese Definition beziehen sich die in der Tabelle 1 aufgeführten Angaben über die jeweilig diabetogene Dosis. Die angegebenen Richtwerte entsprechen Einzeldosen, die von der Mehrzahl der Untersucher zur Erzielung einer mehr oder weniger intensiven B-Zellschädigung mit daraus folgender Hyperglykämie und Glucosurie bei den verschiedenen Tierarten gegeben wurden. Unberücksichtigt sind subdiabetogene Dosen, die bei Ratten und Kaninchen erst nach dem Stadium des sog. latenten Diabetes mellitus (nur postprandiale Hyperglykämie, Aglucosurie) und nach zusätzlicher, indirekter Belastung der B-Zellen zum manifesten Diabetes führen (s. u., Dosierung von Alloxan).

1. Fische

Die Fische galten zunächst allgemein als alloxanresistent, bis dann in Versuchen mit den in Salz- oder Brackwasser (Opsanus tau, Cottus scorpius) als auch in Süßwasser (Ictalurus nebulosus) vorkommenden Knochenfischen B-Zellveränderungen und geringe, aber eindeutige Hyperglykämien gefunden wurden. Die Teleostier zeichnen sich durch ein als Brockmannsches Körperchen außerhalb des exokrinen Pankreas angelegtes Inselorgan aus. Falkmer (1961) hat eingehend über die Wirkung des Alloxan auf den Seeskorpion (Cottus scorpius) berichtet, bei dem die intramuskuläre Injektion von 200 bis 300 mg/kg Alloxan (gelöst in einem Phosphat-Citrapuffer; pH 4,0) wie bei anderen alloxanempfindlichen Tieren zur Inselzellschädigung führen kann. Diese variiert von einzelnen Pyknosen bis zur ausgedehnten Nekrose fast aller B-Zellen eines Brockmannschen Körperchens. Eine Regeneration der B-Zellen scheint nicht vorzukommen. Insgesamt ist die Alloxanempfindlichkeit von Cottus scorpius sehr gering, da nur relativ wenig Tiere B-Zellveränderungen aufweisen. Eine Hyperglykämie mit Glucosewerten über 62 mg/100 ml, dem oberen Grenzwert der normalen Glucosespiegel, entwickelt sich wiederum nur bei einem Teil der mit B-Zellschäden reagierenden Tiere. Sie ist meistens am 3. bis 6. Tag nach der Alloxaninjektion nachweisbar und steht in keiner Beziehung zum Ausmaß der B-Zellnekrosen. Ausgedehnter Untergang von B-Zellen und Normoglykämie kommen zusammen vor (Lit. s. Falkmer, 1961). Die Alloxanempfindlichkeit des „toadfish" (Opsanus tau) und des in Süßwasser lebenden „catfish" (Ictalurus nebulosus) entspricht der des Seeskorpion. Über den als Herzanlage vorhandenen, unter den Kiemenbögen liegenden conus arteriosus ist bei Ictalurus nebulosus die intraarterielle Injektion möglich (Murrell u. Nace, 1959). Nace u. Mitarb. fanden schon 3 Std nach 400 mg/kg Alloxan eine beginnende Degranulation einzelner B-Zellen, die sich innerhalb der nächsten 4 Tage verstärkte. Gleichzeitig traten außer einer vacuoligen Degeneration auch B-Zellnekrosen auf. Die vom 4. bis 14. Tag dauernde Hyperglykämie (100 bis 200 mg/100 ml; normalerweise 40 bis 80 mg/100 ml) war jedoch zum überwiegenden Teil durch reduzierende Substanzen (organische Säuren?) vorgetäuscht, die in der zunächst verwendeten Bestimmungsmethode (Folin-Wu) zusammen mit Glucose erfaßt wurden. Die Erhöhung der Blutglucosespiegel selbst war den B-Zellveränderungen, wie in den Untersuchungen von Falkmer an Cottus scorpius, nicht korreliert (Murrell u. Nace, 1959; Moule u. Nace, 1963).

In Untersuchungen an Mittelmeerhaien (Elasmobranchier), deren Inselorgan als einschichtige, selten mehrschichtige Epithelhülle kleine dem exokrinen Gangsystem zugehörige Gänge umgibt, fand Kern (1966) auch nach sehr hohen Alloxandosen (bis zu 1500 mg/kg

Alloxanmonohydrat i.m.) keine B-Zellveränderungen oder Reaktionen der Blutglucose. Die exokrinen Pankreaszellen waren dagegen stark geschädigt; abhängig von Dosis und Versuchsdauer waren vacuolige Degenerationen, Nekrosen einzelner Zellen oder Nekrosen ganzer Parenchymbezirke nachweisbar. Da das Blut der Haie einen sehr hohen Harnstoffgehalt hat (2 bis 2,5 g/100 ml), diskutiert KERN eine Schädigung des exokrinen Pankreas durch die aus einer Kondensation von Alloxan und Harnstoff entstehende Alluransäure (ARCHIBALD, 1945). Die Strukturformel der Alluransäure kann mit der Struktur von Glykolen verglichen werden, über deren toxische Wirkung (Äthylenglykol) auf das exokrine Pankreasgewebe von DOERR (1949; zit. nach KERN, 1966) berichtet worden ist.

2. Amphibien, Reptilien

Auch größte Alloxandosen — WRIGHT (1959) injizierte Ochsenfröschen bis zu 800 mg/kg intraperitoneal — haben, soweit dies bisher bei Amphibien (Frosch, Salamander) untersucht worden ist, keine Veränderungen der B-Zellen oder des Blutglucosespiegels zur Folge. Nur bei einigen Reptilien (Schlangen, Eidechsen, Alligatoren, Schildkröten) sollen hohe, über längere Zeit gegebene Alloxandosen B-Zellschäden und auch Hyperglykämien hervorrufen können (SEIDEN, 1945; MILLER u. WURSTER, 1958; WRIGHT, 1959; HOUSSAY u. PENHOS, 1960).

3. Vögel

Tauben reagieren auf einzelne oder auch wiederholte intravenöse Alloxaninjektionen nur mit einer passageren, als Leberzellschädigung gedeuteten Hyperglykämie. Die B-Zellen der Tiere scheinen nämlich, zumindest nach den üblichen histologischen Verfahren zur lichtmikroskopischen Darstellung der B-Zellgranula, unverändert zu bleiben. Nur toxische, die bei 110 mg/kg liegende LD_{50} überschreitende Dosen führen manchmal zur hydropischen Degeneration der B-Zellen oder zu partiellen Inselnekrosen. Bei Hühnern, Enten und Eulen kommt es selbst nach extrem hohen Dosen (bis zu 400 mg/kg i.v.) nicht zur Hyperglykämie oder zu B-Zellveränderungen (MIRSKY, 1945; SCOTT et al., 1945). Nach letalen Alloxandosen werden bei Vögeln oft Uratablagerungen auf den serösen Häuten und in den Tubuli der Nieren gefunden (SCOTT et al., 1945; Lit. s. LUKENS, 1948). Nach mehrfach aufeinander folgenden Injektionen kann sich bei Enten und Tauben eine zunehmende Alloxanresistenz entwickeln. Möglicherweise ist diese Resistenz Ausdruck einer sich dem Überangebot anpassenden gesteigerten Harnsäureausscheidung, da sich bei den Tieren dann keine Uratablagerungen finden.

4. Säugetiere

Der experimentell verwertbare Dosisbereich, d. h. der Bereich zwischen diabetogener und allgemein toxischer Dosis, ist bei Hunden und Kaninchen besonders groß. Nach Injektion einer Alloxanmenge bis zum zweifachen Schwellenwert kann man daher bei normalen, nicht speziell vorbehandelten Tieren mit einer genügend hohen Häufigkeit (30%) eines unkomplizierten Diabetes mellitus rechnen. Zwar steigt mit zunehmender Dosis die Quote diabetischer Tiere, der Verlauf der Erkrankung ist aber durch die gleichzeitigen unvermeidbaren Nieren- und Leberschäden verändert.

Bei der Ratte, der Maus und dem Hamster (Mesocricetus auratus, syrischer Goldhamster) liegen die Grenzen der nutzbaren Dosierungen weit enger. Ferner scheint die Alloxanempfindlichkeit unter den einzelnen Zuchtstämmen der Albinoratte (BEADE et al., 1956) und der Laboratoriumsmaus (MARTINEZ et al., 1954) sowie zwischen weiblichen und männlichen Hamstern (SUDAK u. BEASER, 1960) erheblich zu variieren. In ihrer ersten Arbeit über den Alloxandiabetes der Ratten erwähnten schon Goldner u. Gomori (1943) die Resistenz eines Stammes sog. Haubenratten, d. h. Albinoratten mit schwarzem oder wildfarbenem Kopf, Schultern und Vorderpfoten und einem dunkelgefärbten Rückenstreifen, gegen die sonst sicher diabetogene Alloxandosis von 200 mg/kg i.p. Mit noch höheren, subcutan injizierten Dosen ließen sich dann aber auch bei diesem Stamm typische B-Zellnekrosen und ein permanenter Diabetes erzeugen (Duff u. Starr, 1944). Die relative Alloxanresistenz der Tiere des Osborne-Mendel-Stammes sei als weiteres Beispiel genannt. Die Osborne-Mendel-Ratten reagieren nicht mit den charakteristischen, die Sofortschädigung der B-Zellen begleitenden Schwankungen des Blutglucosespiegels (ähnlich verhalten sich allerdings auch manche Inzuchtstämme der üblicherweise in Laboratorien verwendeten Wistar- und Sprague-Dawley-Ratten), und sie entwickeln nur sehr selten einen Diabetes stärkeren Grades (Bradshaw et al., 1958).

Auf Hund, Kaninchen, Ratte, Maus und Hamster folgen der Alloxanempfindlichkeit nach annähernd in absteigender Reihe geordnet Katze, Schaf und Ziege (Lit. s. Lukens, 1948; Saviano u. DeFranciscis, 1946; Perret u. Bacques, 1969), Rhesusaffe (Banerjee, 1944) und Schwein (Mount, 1957). Es ist möglich, daß die geringere Empfindlichkeit des Schweines nur vorgetäuscht wird, da Mount sehr junge Tiere im Alter von 2 bis 4 Wochen verwendete. Die im Vergleich zu ausgewachsenen Tieren verminderte Alloxanempfindlichkeit ist von der Ratte (Brückmann, 1947; Baranov u. Sokoloverova, 1965), vom Kaninchen (Shulz u. Duke, 1948; Lisewski u. Mohnike, 1959) und vom Hund (Creutzfeldt, 1949) bekannt.

Meerschweinchen gehören überraschenderweise zu den praktisch als alloxanresistent zu bezeichnenden Tieren, abgesehen von den in der Ordnung der Vertebraten unter den Säugetieren stehenden Arten. Maske u. Weinges (1957) haben sich in ausführlichen, die Ergebnisse vorhergehender Arbeiten bestätigenden und ergänzenden Untersuchungen mit der Alloxanresistenz der Meerschweinchen befaßt. Lichtmikroskopisch treten erst nach außergewöhnlich hohen Alloxandosen (400 bis 500 mg/kg i.v.) Kernpyknosen in den B-Zellen auf, niemals aber Cytoplasmaveränderungen oder regelrechte Inselnekrosen. In den Inseln bleiben einzelne B-Zellen immer unverändert. In den ersten Tagen nach der Alloxaninjektion können B-Zellmitosen nachgewiesen werden. Nach 3 bis 8 Tagen sind die Inseln wieder voll regeneriert, und die A/B-Zellrelation ist überwiegend zugunsten der B-Zellen verschoben (Johnson, 1950). Die allenfalls diabetogene Alloxandosis und die tödliche toxische Dosis grenzen derart nahe aneinander, daß eine Dauerhyperglykämie oder sogar eine Glucosurie selbst bei vorher 24 bis 48 Std gefasteten und darum empfindlicheren Tieren anscheinend nicht zu erreichen ist. Entweder gehen die Meerschweinchen an einer hämolytischen Anämie und Leber- sowie Tubulusschäden innerhalb von 5 Tagen zugrunde, oder sie überleben mit einer nur geringgradigen, sich innerhalb von 14 Tagen schnell normalisierenden Hyperglykämie. Die Veränderung des Glucosestoffwechsels soll insgesamt mehr einer hepatischen als einer insulären Störung ähneln (Collins-Williams et al., 1950; Johnson, 1950; Maske u. Weinges, 1957).

Die der Alloxanresistenz — interessanterweise sind Meerschweinchen auch verhältnismäßig Streptozotocin-unempfindlich (s. u.) — oder besser der geringeren Empfindlichkeit der B-Zellen des Meerschweinchens zugrunde liegende Ursache ist unklar. Da Alloxan einerseits mit Zink eine sehr stabile Komplexverbindung eingehen kann und andererseits sehr leicht mit Sulfhydrilgruppen reagiert, sind die Speicherform des Meerschweincheninsulin betreffende besondere intracelluläre Verhältnisse (histochemisch ist in den Langerhans'schen Inseln Zink nicht nachweisbar; MASKE u. WEINGES, 1957) oder Besonderheiten des Glutathionstoffwechsels (der SH-Glutathiongehalt des Meerschweinchenblutes beträgt 50 bis 60 mg/100 ml statt 30 bis 40 mg/100 ml bei Kaninchen; GRIFFITHS, 1950, 1951) diskutiert worden. Im Hinblick auf die heute im Vordergrund stehende Hypothese über den cellulären Angriffspunkt des Alloxan (s. u., LAZAROW, 1949; COOPERSTEIN et al., 1964) spricht vieles für die Sulfhydrilgruppen-Theorie.

5. Mensch

Bereits wenige Monate nach der Entdeckung der beta-cytotoxischen Eigenschaft wurde Alloxan in therapeutischer Absicht verwendet. BRUNSCHWIG et al. (1944) infundierten einem Patienten mit einem insulinproduzierenden B-Zellcarcinom innerhalb von 24 Tagen insgesamt 278 g Alloxan, die jeweilige Einzeldosis betrug 220 mg/kg. Der erhoffte Effekt blieb allerdings aus, die Schwere und Häufigkeit der hypoglykämischen Attacken wurden nicht beeinflußt. In dem später autoptisch gewonnenen Pankreas zeigten weder die Carcinomzellen noch die normalen B-Zellen die vom Tierversuch her bekannten Veränderungen. Auch vier weitere mit unheilbaren Carcinomen anderer Genese erkrankte Patienten, denen Alloxan in etwa gleicher Dosierung infundiert worden war, entwickelten keine Dauerhyperglykämie. Ohne irgendeine Wirkung blieb Alloxan auch in einem von FLINN et al. (1947) behandelten Inselzellcarcinom, so daß aus diesen und anderen Beobachtungen zunächst auf eine Alloxanresistenz der B-Zellen des Menschen geschlossen wurde. In weiteren Versuchen ist Alloxan dann aber trotz der schweren akuten Nebenerscheinungen (Nausea, Vomitus, Oberbauchschmerzen, Schüttelfrost) statt in einer langdauernden Infusion so schnell als möglich infundiert oder injiziert worden, um zumindest während einiger Minuten eine möglichst hohe Konzentration im Blut zu erreichen. CONN et al. (1947) injizierten einem Patienten mit rezidivierenden Hypoglykämien zunächst 2×50 mg/kg, dann 100 mg/kg Alloxan täglich während 7 Tagen und erzielten eine vorübergehende Symptomenfreiheit. Die Zellen des später resezierten B-Zelladenoms zeigten histologisch keinerlei Veränderungen, die B-Zellen der Inseln des angrenzenden Pankreasgewebes waren erheblich degeneriert und teilweise völlig nekrotisch (CONN u. HINERMAN, 1948). Mit Alloxandosen von 20 bis 100 mg/kg konnten BAILEY u. LE COMPTE (1947) bei einem 9 Monate alten Säugling während 8 Monaten vorher gehäuft aufgetretene Hypoglykämien verhindern. Über weitere, z. T. auch kurzzeitig erfolgreiche therapeutische Alloxangaben bei sonst unbeherrschbaren Hypoglykämien haben GILCHRIST u. LYNCH (1951), CLEEMPOEL et al. (1955), FISHER et al. (1955) sowie MCINTOSH et al. (1960) berichtet. ZIMMER (1964) injizierte bei einem metastasierenden (und zur Calcifikation neigenden) Inselzellcarcinom am 17. und 18. Tag nach der Teilpankreatektomie 50 bzw. 100 mg/kg Alloxan (5,0 g/100 ml in 0,9% NaCl). Nausea, rötlich verfärbter Harn, Leukurie und Zylindrurie sowie ein Anstieg des Reststickstoffs im Blut mit einem Maximum am 3. Tag nach der zweiten Injektion waren die unmittelbare Folge. Die Glucosetoleranz war am 2. Tag nach Alloxan stark pathologisch verändert. Ein Diabetes folgte nicht, jedoch blieb die Patientin in den darauf folgenden 2 Jahren weitgehend ohne hypoglykämische Symptome.

Heute ist Alloxan für die konservative Therapie des Hyperinsulinismus beim Menschen völlig bedeutungslos, da inzwischen inoperable B-Zelltumoren erfolgreich und auch längere Zeit weitgehend ohne Nebenwirkungen mit dem die Insulinsekretion hemmenden Benzothiadiazin Diazoxid behandelt werden können (Lit. s. FRERICHS et al., 1967).

II. Dosierung von Alloxan

Selbst in einer genetisch weitgehend einheitlichen Tiergruppe beeinflussen verschiedene versuchsbedingte Faktoren den Erfolg der Alloxaninjektion, d. h. die Erzeugung eines Diabetes mellitus gleichbleibenden Schweregrades ohne übermäßig starke, auf die allgemeine Toxicität des Alloxan zurückzuführende akute Schädigungen anderer Organe. Eine Rolle spielen einerseits das Alter der Tiere, der Fütterungsgrad sowie die Zusammensetzung des Futters in den Tagen vor dem Versuchsbeginn, andererseits ist das jeweilige Vorgehen bei der Alloxanisierung und die Überwachung des Einzeltieres nach der Alloxangabe von besonderer Bedeutung.

Die im physiologischen pH-Bereich sehr kurze und temperaturabhängige Halbwertszeit des Alloxan (s. o.) macht es erforderlich, Alloxanlösungen in bidestilliertem Wasser oder 0,9% NaCl kurz vor der Injektion anzusetzen und in Eis aufzubewahren. In einem Phosphat-Citratpuffer (0,05 M; pH 4,0; 20 °C) gelöstes Alloxan bleibt bei 4 °C bis zu 24 Std stabil. Eine solche Lösung kann langsam intravenös und mit gutem Erfolg auch subcutan injiziert werden (Klebanoff u. Greenbaum, 1954). Es ist üblich, Alloxanmonohydrat zu verwenden, die anderen Hydratationsformen bieten keine Vorteile. Gomori u. Goldner (1945) haben gezeigt, daß Alloxan nur während und unmittelbar nach der Injektion an den B-Zellen wirksam wird. Sie klemmten bei Hunden den gut zugänglichen, frei im Mesenterium liegenden Teil des Pankreas vom Beginn bis zu 6 min nach der Alloxaninjektion ab. Vergleichsbiopsien nach 10 bis 14 Tagen aus dem normal durchbluteten und dem abgeklemmten Bereich ließen lichtmikroskopisch selbst in den nur 1 min lang vom Blutkreislauf ausgeschalteten Inseln keinen Alloxaneffekt erkennen.

Aus den Ergebnissen ähnlicher Experimente an Kaninchen schlossen Bailey et al. (1950) ebenfalls auf eine in vivo nur wenige Sekunden dauernde beta-cytotoxische Wirkung des Alloxan. Vor kurzem sind diese beiden Untersuchungen jedoch nochmals von Bilic u. Felber (1970) wieder aufgegriffen und an Ratten überprüft worden. Dabei haben sich überraschende, z. Z. noch nicht völlig erklärbare Widersprüche ergeben. Eine sorgfältige, 10 min dauernde Unterbindung der A. mesenterica sup. und der A. pancreatico-duodenalis unmittelbar vor der intravenösen Injektion von 60 mg Alloxan/kg (20 mg/ml, Phosphat-Citratpuffer, pH 4,0) schützte die Ratten nicht vor B-Zellschäden und einem Dauerdiabetes. Alloxan bzw. eine wie Alloxan mit 1,2-Phenylendiamin reagierende und fluorescierende Substanz war noch 4 Std nach der Alloxaninjektion im Blut der Tiere nachweisbar.

Dennoch kann man annehmen, daß die Zahl der nach einer einzelnen Alloxangabe mit einem Dauerdiabetes überlebenden Tiere umso größer ist, je besser es gelingt, während möglichst langer Zeit einen hohen Alloxanspiegel im Blut und damit an den B-Zellen ohne Überschreiten der Letaldosis zu erreichen. Die Beziehung zwischen Injektionsdauer und Alloxandosis sowie der Anzahl der einen permanenten Diabetes entwickelnden Tiere haben Pincus et al. (1954) am Kaninchen untersucht. Wurde 150 mg/kg Alloxanmonohydrat (5,0 g/100 ml in 0,9% NaCl; pH 4,5) während 5 bis 20 min, im Mittel 10 min, gleichmäßig in eine Ohrvene injiziert, dann war die Erfolgsquote am höchsten. Zu einem Diabetes mit starker Hyperglykämie und Glucosurie kam es in 70% der Tiere, 15% starben 2 bis 7 Tage nach der Injektion, der Rest reagierte nur vorübergehend hyperglykämisch. Bei Verkürzung der Injektionszeit auf weniger als 60 sec hatten schon 75 bzw. 100 mg/kg Alloxan eine letale Wirkung. Durch die Verlängerung der Injektionszeit über 20 min hinaus wurde allein der diabetogene Alloxaneffekt herabgesetzt, die Zahl der tödlichen Vergiftungen blieb gleich. Mit der von Pincus u. Mitarb. verwendeten Dosierung konnten Creutzfeldt u. Böttcher (1956) jedoch nur bei einem Drittel der Kaninchen einen brauchbaren Diabetes erzielen. Die Erhöhung der Alloxandosis auf 200 mg/kg führte bereits bei mehr als 50% der Tiere zu einer letal endenden diabetischen Acidose. Die Ausbeute an alloxandiabetischen Tieren hängt offenbar sowohl vom Tierstamm als auch von der Alloxancharge und ihrem Alter (Zerfallsprodukte, s. o.) ab.

Zur intraperitonealen Injektion sind wegen der relativ langsamen Resorption hohe Alloxandosen erforderlich (Tabelle 1). Die Osmolarität der Lösung soll möglichst im isoosmolaren oder leicht hyperosmolaren Bereich liegen (5 bis 10 g/100 ml). Der intraperitoneale Injektionsweg eignet sich praktisch nur für die Ratte und den Hamster. Man kann erwarten, daß nach Dosen von 80 bis 120 mg/kg (Ratte) und 120 bis 160 mg/kg (Hamster) etwa ein Drittel der Tiere eine Dauerhyperglykämie und Glucosurie entwickelt. Ein weiteres Drittel geht innerhalb der ersten Wochen in einem acidotischen, diabetischen Koma zugrunde, die verbleibenden Tiere zeigen keine oder nur vorübergehend eine geringe Hyperglykämie. Wiederholte Injektionen können zwar bei einem Teil der Tiere dieser letztgenannten Gruppe noch eine genügend starke B-Zellschädigung hervorrufen, die meisten Tiere bleiben gegen subletale Dosen aber anscheinend auf Dauer resistent. Wird die Einzeldosis erhöht, so gehen die Tiere in wenigen Tagen als Folge der Nieren- und Leberschädigung ein.

Wesentlich sicherer, genauer und auch mit mehr Erfolg kann Alloxan intravenös injiziert werden. So haben beispielsweise Rerup u. Lundquist (1967) nur 4 von 800 Mäusen eines NMRI-Stammes, die 70 mg/kg (in bidestilliertem Wasser) intravenös erhalten hatten, verloren oder nicht verwenden können. Nach 24 bis 48 Std lagen bei den Mäusen die Blutglucosespiegel in einem Bereich um 300 bis 400 mg/100 ml. Alloxandosen zwischen 70 bis 140 mg/kg erhöhten nur die Mortalität, nicht die Intensität des Diabetes. Die Konzentration der Alloxanlösung soll bei der intravenösen Injektion etwa 6,0 g/100 ml betragen. Manche Untersucher haben an Kaninchen konzentriertere Lösungen verwendet (bis zu 15,0 g/100 ml), besondere Vorteile oder auch Nachteile (akute Hämolyse) wurden nicht vermerkt. Als Injektionsort eignen sich beim Hund am besten die percutan punktierbaren Venen der Hinterläufe, am Kaninchen die Ohrrandvenen, bei Ratten und Mäusen die freigelegten Femoralvenen bzw. die Schwanzvene. Bei Hamstern kann intrakardial, oder besser vom hinteren Lidwinkel aus in den retroorbitalen Capillarsinus intravenös injiziert werden. Zur subcutanen Injektion, die bei Ratten und Mäusen den anderen Injektionswegen hinsichtlich des erzielten Effektes überlegen sein soll, muß Alloxan in Phosphat-Citratpuffer (0,05 M; pH 4,0; 8,0 g/100 ml) gelöst und in Dosen von 150 bis 175 mg/kg injiziert werden (Blum u. Schmid, 1953; Klebanoff u. Greenbaum, 1954; Martinez et al., 1954).

Die einmalige Injektion einer sehr niedrigen Dosis Alloxan (25 bis 30 mg/kg i.v.) führt bei Kaninchen und Ratten zu einer mehrere Wochen bestehen bleibenden Änderung der Stoffwechsellage, die als Subdiabetes bezeichnet worden ist. Diese Tiere eignen sich als experimentelles Modell in Versuchsanordnungen, die dem in der klinischen Medizin bekannten Stadium des latenten Diabetes mellitus entsprechen sollen (Lit. s. Wellmann et al., 1967). Durch zusätzliche, den Kohlenhydratstoffwechsel beeinflussende Faktoren — tägliche Gabe kleiner Cortisondosen, Infektionen, forcierte Fütterung und Gewichtszunahme, Gravidität — kann sich aus dem latent diabetischen Stadium ein manifester Diabetes entwickeln (Lit. s. Wellmann et al., 1967; Lazarow et al., 1960; Ehrentheil et al., 1967). Sehr widersprechende Angaben werden über die Wirkung regelmäßig wiederholter subdiabetogener Alloxandosen gemacht. Bei Hunden und Ratten sind dazu im allgemeinen 20 bis 30 mg/kg, bei Kaninchen 20 bis 45 mg/kg verwendet worden. Wird nach jeder Alloxangabe mit der nächsten Injektion jeweils bis zum völligen Abklingen der nur wenige Tage dauernden Hyperglykämie gewartet, so bleibt bei unveränderter Dosis bald die hyperglykämische Reaktion aus; einzelne Tiere reagieren dann nicht einmal mehr auf sonst diabetogen wirkende Dosen. Folgen die Alloxaninjektionen jedoch täglich oder in 2tägigen Abständen schnell aufeinander, dann summiert sich im Verlauf mehrerer Wochen die Wirkung. Die Hälfte bis zu zwei Drittel der Tiere entwickelt einen unterschwelligen Diabetes (Subdiabetes, latenter Diabetes) ohne Glucosurie mit nur postprandialer Hyperglykämie und pathologischer Glucosetoleranz bei Belastung. Die restlichen Tiere werden jedoch manifest diabetisch. Trotz sehr geringer oder fehlender diabetogener Alloxanwirkung kann es interessanterweise sehr schnell zu einem toxischen Summationseffekt mit alloxantypischen subkapsulären Leberzellnekrosen und Glomerulum- sowie Tubulusschädigungen (Proteinurie, Erythrurie) kommen (Lit. s. Duff, 1945; Mellinghoff et al., 1950; Lazarow, 1952).

III. Änderungen der Empfindlichkeit auf Alloxan

Es überrascht nicht, daß eine Reihe verschiedener, in vitro mit Alloxan reagierender Substanzen bei gleichzeitiger Injektion die Alloxanwirkung auch in vivo beeinflußt. Da dies jedoch Ausdruck einer direkten Reaktion mit dem Alloxanmolekül selbst oder möglicherweise auch mit Blut- und Zellbestandteilen sein kann, die den Alloxaneffekt modifizieren und vermitteln, kann streng genommen nicht von einer Änderung der Alloxanempfindlichkeit der B-Zellen gesprochen werden. Zu diesen Substanzen gehören außer Eisen, Kobalt und Zink (Lazarow u. Patterson, 1951) die verschiedensten heterocyclischen Verbindungen (Banerjee, 1947) und Benzolabkömmlinge (Weinglas et al., 1945), die entweder mit Alloxan eine nichtdiabetogene Verbindung eingehen oder wie 1,3,7-methyl-Xanthin (Coffein) und 1-pyridyl-2'-azo-2-Naphtol (PAN) an der B-Zelle Alloxan-antagonistisch wirken. Coffein (5 mg i.p.) verhinderte in Versuchen, die Mayer (1966) an normalen und an hereditär adipös-hyperglykämischen Mäusen vornahm, sowohl die diabetogene (5 bzw. 7,5 mg i.p.) und die letale (10 mg i.p.) Wirkung des Alloxan bei den stoffwechselgesunden Tieren als auch den paradoxen, bisher unerklärlichen hypoglykämischen Effekt bei den adipösen Tieren — bei denen Alloxan während 14 Tagen vorübergehend die Glucosespiegel von 400 bis 500 auf 180 bis 350 mg/100 ml senkt. Der Chelatbildner PAN geht mit Zink in einen löslichen Komplex ein. Bei Mäusen wirkt PAN (1 bis 30 mg/kg i.p.) hypoglykämisch, schützt in höherer Dosierung (50 mg/kg i.p., 90 min vor Alloxan) vor der beta-cytotoxischen Alloxanwirkung und hat bei mehrtägiger Gabe (2 mg/kg i.p. 8 Tage) einen kurativen Effekt auf den Diabetesverlauf. Nicht völlig geschädigte Inseln sollen hypertrophieren (Cier et al., 1967). Völlig unbekannt ist auch der Mechanismus der Schutzfunktion von Acetoacetatkondensaten mit Glucose (Glucosecycloacetoacetat) und Glucosamin, die beide in Dosen von 200 bis 400 mg/kg i.p. die beta-cytotoxische Wirkung von 200 bis 300 mg/kg i.p. Alloxan aufheben und die im Harn von Diabetikern regelmäßig nachgewiesen werden können (Ganassini et al., 1963; Padron et al., 1967).

Größere Bedeutung — insbesondere auch hinsichtlich der Theorien über den Wirkungsmechanismus von Alloxan — hat der Befund, daß reduziertes Glutathion und Cystein eine Schutzwirkung entfalten, wenn sie in hoher Dosierung (bis zu 2500 mg/kg) Kaninchen vor oder mit 40 mg/kg Alloxan intravenös injiziert werden (Lazarow, 1946). Zu der Empfindlichkeitssteigerung der B-Zellen im Hungerzustand trägt daher möglicherweise der erniedrigte Blutglutathionspiegel bei. Hungernde Tiere sind außerordentlich alloxanempfindlich. Zwei- bis 3tägiges Fasten erhöht die Quote der auf Dauer diabetischen Tiere beträchtlich (KASS u. WAISBREN, 1945; MANHOFF u. DeLOACH, 1948). Eiweißreiches Futter, Methioninzusatz zum Futter und wiederholte Glucosegaben 12 bis 24 Std vor Versuchsbeginn (unter diesen Bedingungen ist das Glutathion im Blut erhöht) vermindern den Alloxaneffekt (HOUSSAY u. MARTINEZ, 1947; LAZAROW, 1949; RODRIGUEZ u. KREHL, 1952). Fettreiches und eiweißarmes Futter führt zur Steigerung vor allem der toxischen Alloxanwirkung mit erhöhter Mortalität. Dies soll allerdings nur für Fütterung mit tierischen Fetten (Speck, Talg) und pflanzlichen Fetten gelten, soweit sie vorwiegend ungesättigte Fettsäuren enthalten (Maisöl). Im wesentlichen kurzkettige oder gesättigte Fettsäuren enthaltende Tier- und Pflanzenfette (Butter, Kokosnußöl) sollen dagegen eine schützende Wirkung ausüben (HOUSSAY u. MARTINEZ, 1947; NIEMAN, 1955; BARBORIAK u. KREHL, 1958).

In welcher Weise die als Folge verschiedener Fütterungsbedingungen eintretenden Änderungen des Stoffwechsels die diabetogene Wirkung und die allgemeine Toxicität des Alloxan beeinflussen, ist im einzelnen nicht bekannt. Grundsätzlich soll die aktivierte B-Zelle [Fütterung, Glucoseinjektion: MASKE et al., 1953 (2); CARTER u. YOUNATHAN, 1962; KANEKO u. LOGOTHETOPOULOS, 1963; Adrenalinhyperglykämie: MASKE et al., 1953 (1); Cortisongabe: LAZARUS u. VOLK, 1964] weniger empfindlich sein gegenüber Alloxan als die inaktive (Hungerzustand). Seit den Untersuchungen über die Hemmung der Insulinsekretion durch Adrenalin und die Bedeutung der sog. Alpha- und Beta-Receptoren für die Sekretionsfunktion der B-Zellen (Lit. s. PORTE, 1967) scheint es jedoch zweifelhaft, diese Ansicht in solch allgemeiner Form zu vertreten. Dies umso mehr, als CARRASCO-FORMIGUERA (1967) bei Ratten die mit Adrenalin (300 µg/kg s.c.) erzielte Schutzwirkung gegen Alloxan durch die gleichzeitige Injektion von Dihydroergotaminsulfat (300 µg/kg i.v.) aufheben konnte.

Abgesehen von der direkten Schutzwirkung Sulfhydrilgruppen tragender Substanzen, die wie Glutathion eine direkte schnelle Inaktivierung des Alloxan bereits im Blut herbeiführen können, sind Änderungen intracellulärer Vorgänge diskutiert worden. Es muß jedoch für solche Hypothesen vorausgesetzt werden, daß Alloxan Zellmembranen zu durchdringen vermag und sich elektiv in den B-Zellen anreichert. Dafür gibt es bisher allerdings keinen genügend sicheren Hinweis. Da sowohl nach alimentärer als auch nach Adrenalin-Hyperglykämie histochemisch eine Verminderung des Zinkgehaltes der B-Zellen gefunden wurde und da andererseits kurzfristiges Hungern zur Vermehrung des Inselzinks führt, könnten nach der von MASKE u. Mitarb. [MASKE et al., 1953 (1, 2)] über die B-Zell-spezifische Wirkung des Chelatbildners Alloxan vertretenen Ansicht fütterungsbedingte Änderungen des Inselzinkgehaltes die Alloxanwirkung modifizieren. LAZARUS u. Mitarb. (LAZARUS et al., 1962; LAZARUS u. VOLK, 1964) beobachteten, daß die bei Kaninchen nach längerer Vorbehandlung mit Cortison eintretende Degranulation der B-Zellen mit einem Schutzeffekt gegen Alloxan einherging. Zusammen mit dem Verlust der Granula kam es zur Verminderung einer extramitochondrialen Adenosintriphosphat-Phosphatase. Dieses Enzym soll, nach diesen Autoren, in die Vorgänge bei der Insulinsekretion an wichtiger Stelle eingeschaltet sein. Da die Aktivität dieser ATPase sulfhydrilgruppenabhängig ist, wäre eine zu Insulinsekretionsstörungen führende Hemmung durch intracelluläres Alloxan verständlich. Die Verringerung der B-Zelltoxicität des Alloxan durch Cortison oder ähnliche NNR-Steroide muß jedoch über weitere umfassende hypothetische Voraussetzungen erklärt werden. Einmal soll es über die unter den Steroiden beschleunigte Substratumsetzung im Pentosephosphatcyclus zur Erhöhung des Potentials des reduzierten NADP und gleichzeitig zum Anstieg intracellulären Glutathions und

Sulfhydrilgruppen kommen, damit wäre eine bessere Ausgangslage zur Bindung und Entgiftung des Alloxan gegeben. Andererseits, so wird gefolgert, könnte die toxische Alloxanwirkung in den B-Zellen auch unmittelbar auf einer Bindung mit der extramitochondrial nachweisbaren ATPase beruhen. Die Steroide führen zu einem Verlust des Enzyms, so daß die Zelle des Angriffspunktes beraubt und damit resistent wäre (Lazarus et al., 1962; Lazarus u. Volk, 1964).

Widersprüchliche Ergebnisse liegen über die Beeinflussung der Alloxanempfindlichkeit der B-Zellen durch Vorbehandlung mit Sulfonylharnstoffen vor, die in genügend hoher Dosierung ebenfalls zur Degranulierung der B-Zellen führen. Anscheinend steigt zunächst mit beginnendem Granulaverlust die Resistenz der B-Zellen, um dann in eine gesteigerte Empfindlichkeit überzugehen (Lit. s. Creutzfeldt u. Söling, 1961).

IV. Verlauf des Alloxandiabetes

In den ersten 24 Std nach einer diabetogen wirkenden Alloxandosis treten charakteristische Schwankungen des Blutglucosespiegels auf, deren triphasischer Verlauf (Abb. 8) schon in den ersten Arbeiten über den Alloxandiabetes von Goldner u. Gomori (1943) an Kaninchen genau beobachtet und seither, von

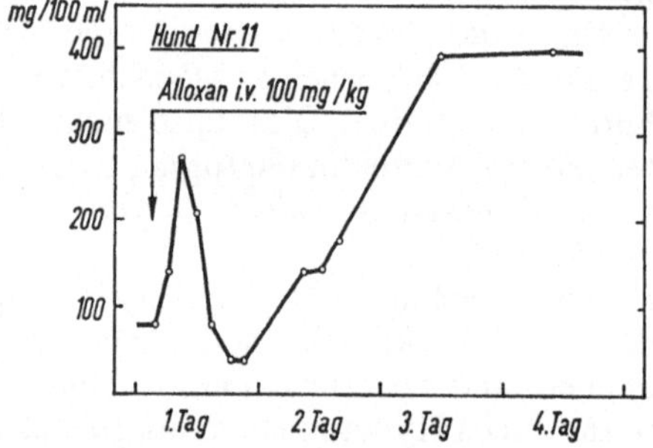

Abb. 8. Der triphasische Verlauf des Blutglucosespiegels nach 100 mg/kg Alloxan i.v. (Nach Creutzfeldt, 1949)

einzelnen Ausnahmen abgesehen (verschiedene Rattenstämme), bei allen einen Dauerdiabetes entwickelnden Species immer wieder beschrieben wurde (Lit. s. Lukens, 1948). Schon 30 min nach der Alloxaninjektion beginnt eine 6 bis 8 Std dauernde Hyperglykämie, deren Höchstwert im allgemeinen nach 2 bis 4 Std erreicht ist. Nur bei Hunden kann dieser hyperglykämischen Phase eine sich unmittelbar an die Injektion anschließende halbstündige, meistens nur gering ausgeprägte Hypoglykämie vorausgehen (Wrenshall et al., 1950). Die sich an die Hyperglykämie anschließende mehrstündige hypoglykämische Phase ist vor allem bei Hunden, Kaninchen, Hamstern und Mäusen sehr eindrucksvoll und kann, besonders bei Kaninchen, protrahiert über 12 bis 15 Std verlaufen. Da die Tiere während dieser Zeit die typische Symptomatik der akuten Hypoglykämie aufweisen, hatten ja Labes u. Freisburger (1930) dem Alloxan zentral krampfauslösende Eigenschaften, Jacobs (1937) sogar eine insulinähnliche Wirkung zugeschrieben. Es ist hinsichtlich einer möglichst hohen Ausbeute an alloxandiabetischen Tieren wichtig, mit wiederholten Glucosegaben das hypoglykämische Stadium zu überbrücken, bis sich in den folgenden 3 Tagen ständig zunehmend die zweite hyperglykämische Phase einstellt, der eigentliche Alloxandiabetes (Lit.

s. CREUTZFELDT, 1949; GAARENSTROOM u. SIDERIUS, 1954; SUDAK u. BEASER, 1960; RERUP u. LUNDQUIST, 1967).

Die unmittelbare Ursache der initialen Hyperglykämie nach Alloxan ist eine Glykogenolyse in der Leber. Während der ersten beiden Stunden fällt der Leberglykogengehalt um etwa 40 bis 50% (beispielsweise bei Mäusen in 45 min um 45% vom Ausgangswert, RERUP u. LUNDQUIST, 1967; bei Ratten in 120 min im Mittel um 35%, vgl. Tabelle 2). Nach 12 bis 24 Std entspricht der Glykogengehalt dem von fastenden Tieren, bei Ratten etwa 0,1 bis 0,3 mg/100 mg (vgl. Tabelle 2). Die Glykogenolyse wird durch eine vermehrte Adrenalinabgabe aus dem Nebennierenmark eingeleitet. Darüber hinaus spielen anscheinend sowohl direkte Alloxanwirkungen auf die Leberzellen als auch Einflüsse des Hypophysen-Nebennierenrindensystems (akute Stress-Situation) eine Rolle (KOSAKA, 1954). Nach Hepatektomie, nach Adrenalektomie oder nach Zerstörung des Nebennierenmarkes fehlt die passagere Hyperglykämie. Ferner fehlt sie bei gänzlich hypophysektomierten (leberglykogenarmen) Ratten und Mäusen (RERUP u. LUNDQUIST, 1967), nicht dagegen bei partiell hypophysektomierten Ratten. Wird bei Kaninchen, die normalerweise nach 100 mg/kg Alloxan i.v. mit dem typischen triphasischen Verlauf des Glucosespiegels reagieren, vorübergehend die Durchblutung der Leber 5 min über die Alloxaninjektion hinaus blockiert, so kommt es ebenfalls nicht oder nur sehr abgeschwächt zur ersten Hyperglykämie (Lit. s. DUFF, 1945; KOSAKA, 1954).

Die naheliegende Vermutung — von BAILEY u. BAILEY schon 1943 ausgesprochen — die Ursache der auf die initiale hyperglykämische folgenden hypoglykämischen Phase sei in einer Insulinfreisetzung aus den alloxangeschädigten B-Zellen zu suchen, konnte zunächst nur indirekt bestätigt werden. So entwickeln fast völlig pankreatektomierte Kaninchen und Hunde oder bereits alloxandiabetische Ratten wohl die erwartete Hyperglykämie, nicht jedoch die dann eigentlich folgende Hypoglykämie (GOLDNER u. GOMORI, 1944; BANERJEE, 1945; GOLDNER u. GOMORI, 1947). Bei Ratten, deren B-Zellen nach mehrfacher Fütterung mit Tolbutamid völlig degranuliert sind, verläuft die Alloxanisierung ebenfalls ohne Hypoglykämie (KLIMAS u. SEARLE, 1958). Während Ratten, deren Nebennierenmark zur Verhinderung der hyperglykämischen Anfangsphase entfernt wurde, dennoch nach dem gleichen Intervall wie intakte Kontrolltiere eine Senkung des Glucosespiegels aufweisen (GAARENSTROOM u. SIDERIUS, 1954).

Mit den inzwischen entwickelten Methoden der immunologischen Bestimmung des Seruminsulin sind jetzt auch die Insulinspiegel im Blut vor, während und nach der hypoglykämischen Phase gemessen worden. Bei Kaninchen fanden HOWELL u. TAYLOR (1967) zum Zeitpunkt der abfallenden Glucosespiegel, d. h. etwa 2 bis 4 Std nach dem Maximum der initialen Hyperglykämie und 6 Std nach Alloxan (160 mg/kg i.v.), einen vorübergehenden Anstieg des Plasmainsulin von 33 auf 58 µE/ml mit anschließendem Abfall bis auf 15 µE/ml (Mittelwerte) in 12 bis 24 Std. Diese verstärkte Insulinsekretion ist nicht Antwort auf die vorhergehende Hyperglykämie, sondern ein unkontrollierter glucoseunabhängiger Insulinverlust aus den alloxangeschädigten B-Zellen.

Wird Kaninchenpankreas innerhalb von 6 Std nach der Alloxaninjektion in vitro inkubiert, dann ist die Insulinabgabe erheblich beschleunigt und spricht nicht mehr auf Änderungen der Glucosekonzentration des Inkubationsmediums an (HOWELL u. TAYLOR, 1967). Werden Ratteninseln bereits 1 Std nach Alloxaninjektion isoliert, so entspricht die Sekretionsgeschwindigkeit der normalerweise auch bei niedrigen Glucosespiegeln immer vorhandenen Basalsekretion, reagiert aber auf sonst maximal stimulierende Glucosekonzentrationen nicht mehr (CREUTZFELDT et al., 1967). Diese Befunde an isolierten Ratteninseln stimmen mit Untersuchungen von MORGAN u. LAZAROW (1965) überein, die während der hyperglykämischen Phasen (0 bis 3 und 12 bis 48 Std) nach Alloxan trotz hoher Glucose-spiegel im Plasma der Ratten konstant niedrige Insulinwerte (10 bis 14 μE/ml) fanden. Wir haben das Seruminsulin in 2stündigen Abständen bis zur 12. Std nach Alloxan (also auch während der bei Kaninchen hypoglykämisch verlaufenden Periode) bei Wistar- und Sprague-Dawley-Ratten zweier Inzuchtstämme gemessen. Die Tiere beider Stämme reagierten nach der Alloxaninjektion ohne passagere Hypoglykämie sofort mit ansteigenden Glucosespiegeln. Das Seruminsulin blieb während 12 Std unverändert im Bereich der Ausgangswerte (Tabelle 2). In Über-einstimmung mit älteren Angaben über das Pankreasinsulin in den ersten Stunden und Tagen nach Alloxan im Hunde- und Rattenpankreas (Ridout et al., 1944; Wrenshall et al., 1949), in isolierten Ratteninseln (Dixit et al., 1962) und im Kaninchenpankreas (Howell u. Taylor, 1967), verringerte sich der extrahierbare Gesamtinsulingehalt in diesem Zeitraum kaum (Tabelle 2) und war erst nach

Tabelle 2. *Blutglucose, Seruminsulin, extrahierbares Pankreasinsulin und Leberglykogen bei nichtgefasteten Wistar-Ratten während der ersten 12 Std nach Alloxan (90 mg Alloxantetra-hydrat/kg i.v.). Mittelwerte aus Bestimmungen bei je drei Tieren. Die Angaben für Pankreas-insulin und Leberglykogen beziehen sich auf das Frischgewicht*

Zeit (Stunden)	0	2	4	6	8	10	12
Glucose (mg/100 ml)	112	197	182	269	283	229	307
Seruminsulin (μE/ml)	14	12	12	8	11	14	17
Pankreasinsulin (mE/mg)	3,00	3,17	3,46	2,95	2,68	3,12	3,01
Leberglykogen (mg/100 mg)	4,98	3,26	2,24	1,41			0,17
Glucose[a] (mg/100 ml)	113	232	295		273		286

[a] 3 Std nach Alloxan 200 mg Tolbutamid/kg i.v.

48 Std um mehr als 90% vom Kontrollwert abgefallen. Trotz normalem Insulin-gehalt reagierten die akut alloxangeschädigten B-Zellen aber nicht mehr auf den normalerweise die Insulinsekretion stimulierenden Sulfonylharnstoff Tolbutamid (200 mg/kg i.v.; vgl. Tabelle 2). Es kam somit weder zu einer passiven Freisetzung von Insulin, noch zu einer Insulinsekretion als Antwort auf den Glucose- oder Tolbutamidreiz. Verständlich werden diese von Morgan u. Lazarow und von uns selbst an Ratten erhobenen Befunde nur unter der hypothetischen Annahme, daß Alloxan die Permeabilität der B-Zellen ändert und die Zellwand für Insulin un-passierbar macht und daß zweitens das Insulin während des endgültigen B-Zell-unterganges innerhalb der Zelle zerstört wird (Morgan u. Lazarow, 1965). Hier scheint ein Unterschied zwischen Ratten und Kaninchen vorzuliegen. Denn die Befunde von Howell u. Taylor (1967) ergeben in Übereinstimmung mit der bei diesen Tieren eindrucksvollen hypoglykämischen Phase, daß Insulin die geschädig-ten B-Zellen verläßt.

Der 24 bis 48 Std nach Alloxan graduell zunehmenden Hyperglykämie folgt bald mit Glucosurie, Polyurie, Hyperphagie und Gewichtsabnahme die bekannte Symptomatik des Diabetes mellitus. Je nach dem Grad der B-Zellschädigung verläuft die weitere Entwicklung des Diabetes entweder progredient bis zum Tod im acidotischen Koma (dazu müssen bei der Ratte mehr als 95% der B-Zellen funktionsuntüchtig sein), oder es folgt ein auch ohne Insulintherapie konstanter Dauerdiabetes ohne Ketoacidose. Das ist meistens aber nur bei Ratten, Kaninchen und Hamstern der Fall. Bei anderen Tierarten, darunter vor allem beim Hund, muß häufig doch Insulin gegeben werden, wenn das Tier mehrere Monate lang mit einer permanenten Hyperglykämie und Glucosurie überleben soll. Die dritte Möglichkeit ist ein langsames Verschwinden der diabetischen Symptome. Zu solchen Spontanremissionen des Alloxandiabetes neigen vorwiegend Ratten (LAZAROW u. PALAY, 1946; WRENSHALL et al., 1949), aber auch Kaninchen (CREUTZFELDT u. BÖTTCHER, 1956) und Hamster (HOUSE, 1958). Als Ursache der Remission kommen Regeneration oder Neogenese von B-Zellen in Betracht, dies soll im folgenden Abschnitt (Histologie des Alloxandiabetes) diskutiert werden.

Die in den ersten Tagen nach der Alloxanisierung auftretende Frühketonämie und Azotämie ist vor allem für die kritische Beurteilung von im Anfangsstadium angestellten Untersuchungen bedeutungsvoll, die sich mit Fettstoffwechselveränderungen, Änderungen von Enzymaktivitäten in Leber oder anderen Organen und mit Störungen der Entgiftungsfunktion der Leber und der Niere befassen. Wahrscheinlich ist die nach der Injektion stark diabetogen wirkender Alloxandosen auftretende Ketonämie und Ketoacidurie der ersten Tage Folge einer gesteigerten Lipolyse im Stadium des akuten Insulinmangels bei noch vorhandenen Fettreserven. Sie kündigt sich beim Kaninchen durch eine lipämische Verfärbung des Blutes an und ist bei dieser Species schon nach 24 bis 48 Std ein sicherer Hinweis auf einen schweren acidotischen Diabetesverlauf mit letalem Ausgang (MEYER, 1949/50; CREUTZFELDT u. BÖTTCHER, 1956). Die Ketoacidose kann durch Fettfütterung verstärkt werden (STEINER et al., 1961; RUDAS u. WEISSEL, 1963; RUDAS, 1967). Die Leber zeigt bei dieser Verlaufsform des Alloxandiabetes schon nach wenigen Tagen eine schwere diffuse Leberzellverfettung. Der passagere toxische Alloxanschaden der Nieren äußert sich in einer oft bis zu 3 Wochen dauernden Azotämie, die zunächst dem Schweregrad des Diabetes etwa parallel verläuft. Das frühzeitige acidotische Koma mancher Tiere mag daher teilweise auch der Niereninsuffizienz statt allein der diabetischen Stoffwechsellage zuzuschreiben sein (Lit. s. LUKENS, 1948; LAZAROW u. PALAY, 1946).

V. Histologie des Alloxandiabetes

1. Inselorgan

Die licht- und elektronenoptisch faßbaren histomorphologischen Veränderungen der Inselzellstrukturen nach Alloxan stimmen bei den verschiedenen, mit einem echten Alloxandiabetes reagierenden Tierarten weitgehend überein. Werden Fuchsin oder Thionin zur Darstellung der B-Zell-spezifischen Granula verwendet (GOMORI, 1950; PAGET, 1959; Lit. s. CREUTZFELDT, 1959; LAZARUS u. VOLK, 1962), so läßt sich lichtoptisch bereits 5 bis 10 min nach einer diabetogenen Alloxandosis ein veränderter Granulationstyp der B-Zellen nachweisen, dem bald eine schollige Verdichtung und Verklumpung des Cytoplasma folgen. Die elektronenmikroskopische Untersuchung zeigt jedoch, daß diesen Veränderungen als erstes eine Auflockerung des Cytoplasma unmittelbar am endoplasmatischen Reticulum und vorwiegend im Bereich der capillarnahen Zellwand (elektronenhelle Bezirke) vorausgeht. Sehr schnell schließen sich dann Vacuolisierungen der Mitochondrien mit Dehnung und Zerbröckelung der Mitochondrienmembran, Dilatation der Strukturen des Ergastoplasma sowie Auflockerung und Bröckelung der Intercellulärmembran mit Dissoziation der B-Zellen an (Abb. 9). In diesen Frühstadien der Alloxanschädigung sind anscheinend die Insulin-enthaltenden Granula unterschiedlich stark und unabhängig von den anderen Strukturveränderungen betroffen. Auch in benachbarten B-Zellen kommt ein völlig normal erscheinender Granulationsgrad neben mäßigem bis deutlichem Granulaverlust vor (Williamson u. Lacy, 1959; Nordman u. Wolf, 1960; Wellmann et al., 1967). House u. Mitarb. fanden sogar bei Hamstern innerhalb der ersten 40 min nach Alloxan eine zunehmende Dichte der B-Zellgranulierung. Erst dann folgte bei dieser Species die vor allem in den Pankreasinseln des Hundes sowie des Kaninchens und der Ratte schon nach etwa 15 bis 30 min sichtbare Schrumpfung der B-Zellen (House et al., 1956). Auch lichtmikroskopisch läßt sich die Dissoziation der Inselzellen und das Auftreten optisch leerer Räume zwischen den Zellen und den Capillar-

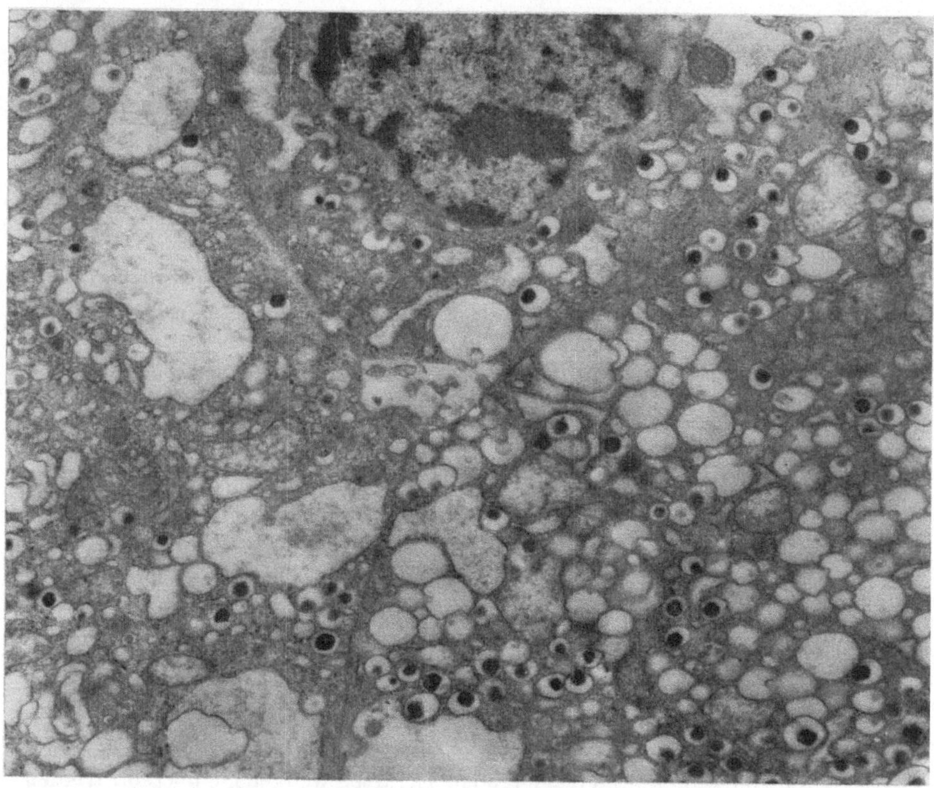

Abb. 9. Elektronenoptische Aufnahme von B-Zellen der Ratte eine Stunde nach i.v. Injektion von 60 mg/kg Alloxan. Dilatation und Vacuolisation des Ergastoplasma. Auflösung der Mitochondrienstruktur, zahlreiche intakte Beta-Granula. Glutaraldehydfixierung 15000 ×

sinus nachweisen. Zugleich werden im Cytoplasma der B-Zellen kleinste Vacuolen sichtbar. Die Zellkerne werden pyknotisch, das Chromatin erscheint verklumpt. Etwa 5 bis 10 Std nach der Alloxangabe zeigen die am stärksten geschädigten Zellen eine ausgeprägte Kernpyknose und Vacuolisierung. Sie erscheinen durch weite Spalten voneinander getrennt und oft haben sie eine kugelige Form mit verwaschen gezeichneter Zellmembran angenommen (Abb. 10). In den nächsten 12 Std erfolgt dann die endgültige Auflösung und schließlich die Resorption der geschädigten B-Zellen. Dieser Prozeß ist nach 48 Std abgeschlossen. Die Inseln sind jetzt insgesamt kleiner geworden. Sie bestehen, je nach der Intensität der Alloxanschädigung, jetzt nur noch aus A-Zellen (Abb. 11) oder aus A-Zellen und einem Rest meistens unregelmäßig verteilter und ungenügend granulierter B-Zellen. Leukocytäre Infiltration der Inseln, sonst die typische Folge nekrotischer Vorgänge, wurde nach Alloxan niemals beobachtet. Elektronenoptisch sind allerdings Makrophagen im Bereich capillarnahe zerfallender B-Zellen nachweisbar. Nach sehr hohen Alloxandosen stellen sich auch intracelluläre Veränderungen in den Acinuszellen und in den A-Zellen ein (Lit. s. CREUTZFELDT, 1959; WILLIAMSON u. LACY, 1959; NORDMANN u. WOLF, 1960; LAZARUS u. VOLK, 1962; WELLMANN et al., 1967).

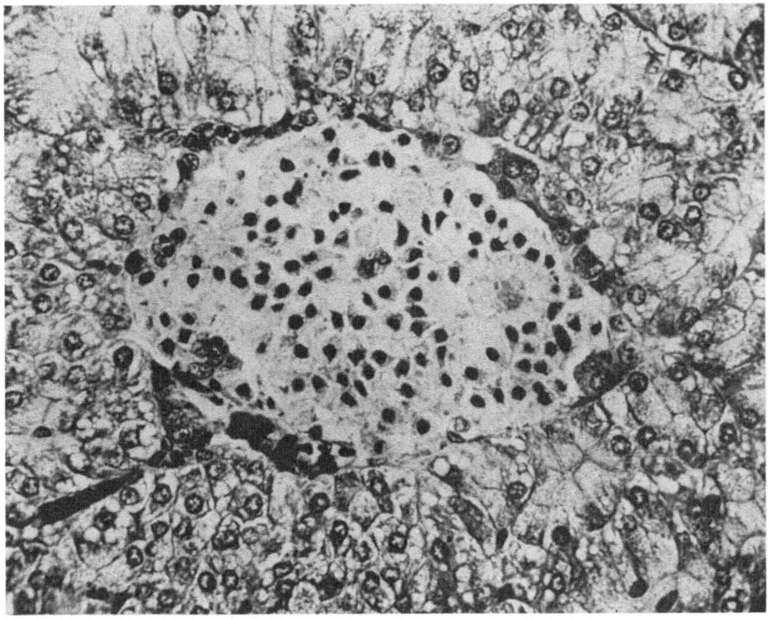

Abb. 10. Pankreasinseln eines Kaninchens 8 Std nach i.v. Injektion von 180 mg/kg Alloxan. Kernpyknosen aller B-Zellen. Azanfärbung nach GOMORI. (Aus CREUTZFELDT, 1959)

Geringere und insbesondere subdiabetogene Alloxandosen führen, als Einzeldosis gegeben, zu qualitativ gleichen, quantitativ jedoch weniger ausgedehnten und folgenreichen Inselzellveränderungen. Nach der Injektion von 12,5 bis 25 mg/kg Alloxan i.v. kommt es im Kaninchenpankreas zwar zu einem frühzeitigen Granulaverlust und zur Ausweitung der gangartigen Struktur des endoplasmatischen Reticulum sowie des Golgi-Apparates. Die den endgültigen Zelluntergang einleitenden Veränderungen des Cytoplasma treten, ungleich dem Bild nach hohen Alloxandosen, jedoch nicht auf. Ferner bilden sich wenige Tage nach der Alloxaninjektion vermehrt atypische, sonst aber den üblichen B-Zellgranula entsprechende und anscheinend auch Insulin enthaltende Vacuolen. Dies soll morphologischer Hinweis auf den Versuch der B-Zelle sein, den durch die geringe Alloxandosis nur partiell geschädigten Mechanismus der Insulinsekretion durch vermehrte Insulinproduktion zu überspielen (LAZARUS et al., 1966; WELLMANN et al., 1967). Werden sehr kleine, eben noch diabetogen wirkende Dosen mehrfach aufeinander folgend

*12

injiziert, so finden sich nebeneinander die verschiedenen Stadien der B-Zelldegeneration. Nekrotische, im Stadium der Resorption befindliche Zellen kommen dann neben Zellen mit Kernpyknosen, mit Cytoplasmavacuolisierung, mit Granulaverlust und auch mit völlig intakt scheinenden Zellen nebeneinander vor (Bailey et al., 1944; Duff, 1945).

Die bei Ratten erhobenen histologischen Befunde nach wiederholten kleinen Alloxandosen haben zur Theorie des Reifungscyclus der B-Zellen geführt. Danach soll Alloxan zunächst die kleinen, meist im Zentrum der großen Inseln gelegenen B-Zellen — die als alte Zellen gelten — angreifen, die jüngeren größeren Zellen bleiben erhalten und gewinnen nach einiger Zeit ihre Funktionstüchtigkeit wieder (Hughes, 1947).

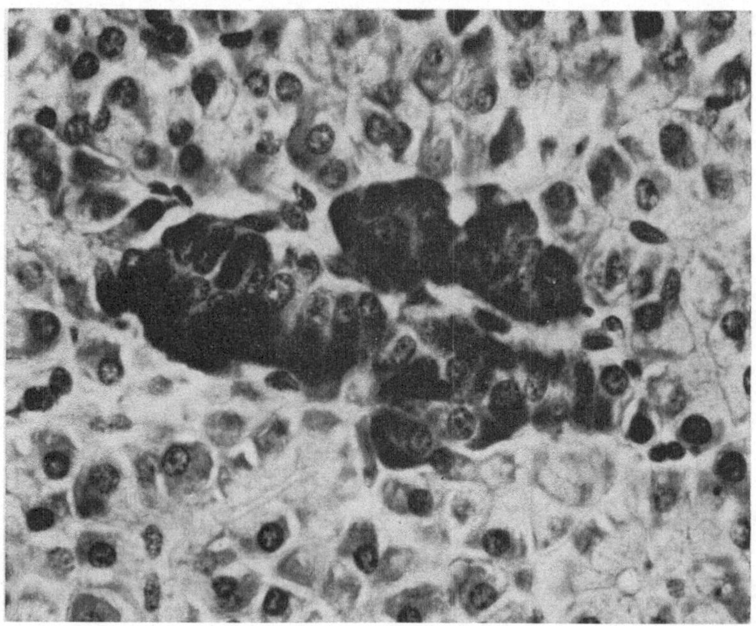

Abb. 11. Ausschließlich aus A-Zellen bestehende Pankreasinsel eines seit 4 Wochen alloxan diabetischen Kaninchens. Azanfärbung nach Gomori. (Aus Creutzfeld, 1959)

Die hieraus folgende Frage nach den Ursachen der vor allem bei Kaninchen, Ratten und Hamstern vorkommenden Spontanremission des Alloxandiabetes (s. o.) muß entweder mit einer Erholung relativ widerstandsfähiger Zellen oder — was wahrscheinlich ist — mit der Neubildung von B-Zellen beantwortet werden. Radioautographische Studien mit ^{3}H-Thymidin haben gezeigt, daß in den Inseln alloxandiabetischer Mäuse während der ersten 7 Tage wellenartig mitotische Teilungen von B-Zellen vorkommen. Ferner differenzieren sich Acinuszellen zu B-Zellen (Logothetopoulos u. Brosky, 1968). Nach Hughes (1956) besitzen bei der Ratte gerade die der Inselperipherie angrenzenden Acinuszellen die Fähigkeit, sich durch mitotische Teilung über morphologisch differenzierbare Zwischenstufen zu B-Zellen umzuwandeln. El-Washed u. Noor (1956) sahen bereits wenige Tage nach Alloxan intra- und interlobuläre Wucherungen der Ductuli des Ratten-pankreas, wobei vereinzelt von den Gangepithelien im Astwinkel der winzigen

Gänge kleinste, von den anderen nicht zu unterscheidende Inseln ausgingen. Eine ähnliche Proliferation der Gangepithelien (ductuli) mit anschließender Ausbildung kleinster Inseln haben BUNNAG u. Mitarb. in eingehenden Studien des Pankreas alloxandiabetischer Mäuse beschrieben (Lit. s. BUNNAG et al., 1967). Die Gangepithelien sollen danach wie in der Fetalphase sowohl exokrine Acinus- als auch endokrine Inselzellen bilden können. Ebenfalls im Pankreas alloxandiabetischer Ratten wurde eine acino-insuläre Umwandlung mit Bildung sog. A-Zellplasmodien beschrieben, aus denen dann unter bestimmten Stoffwechselbedingungen B-Zellen entstehen sollen (GROBÉTY, 1947; FALLER, 1954). Die Inseln alloxandiabetischer Hamster regenerieren entweder aus sich erholenden oder nicht geschädigten B-Zellen, durch Proliferation potentieller B-Zellen des Gangepithels oder durch Transformation aus Acinuszellen (HOUSE, 1958). Den letzteren Weg hält HOUSE für den üblichen. Er fand in seinen Versuchen weiterhin, daß die Besserung der Symptome des Diabetes jener der histologischen Veränderungen vorausgeht. Die Bereitschaft zu B-Zellneubildung nach Alloxanschädigung ist sicher unter den Species verschieden stark ausgeprägt. Beim alloxandiabetischen Hund, der nicht zur Besserung des Diabetes neigt, ist die Regenerationsfähigkeit der Inselzellen äußerst gering. Weder Gang- noch Schaltstückepithelien, die sonst Vorgänger der B- und A-Zellen sind, noch A-Zellen wandeln sich zu B-Zellen um (CREUTZFELDT, 1949, 1951).

Erzeugt man bei Ratten nach dem Vorgehen von SELYE (1962) einen calciphylaktischen Zustand durch Vorbehandlung mit Vitamin D_3 oder D_2, so führt eine anschließende Alloxaninjektion zu einer eindrucksvollen Verkalkung der Inseln (vorwiegend der B-Zellen) und der Nierentubuli (KODOUSKOVA et al., 1963; SEIFERT, 1965).

2. Andere Organe

Der zelltoxische Effekt des Alloxan zeigt sich zwar am deutlichsten an den B-Zellen, kann aber auch an allen anderen Organen nachgewiesen werden. Es sollten dabei jedoch die frühzeitig nach Alloxan auftretenden Zellschäden von den im späteren Verlauf des Diabetes sich einstellenden Veränderungen unterschieden werden. So ist die nach einigen Tagen in den Gangepithelzellen des Hundepankreas auftretende ballonartige Vacuolisation (sog. hydropische Degeneration) (GOLDNER u. GOMORI, 1943; CREUTZFELDT, 1949; TISCORNIA et al., 1968), die in noch überlebenden B-Zellen dann ebenfalls gefunden werden kann, durch eine als Hyperglykämiefolge zu erklärende Glykogeneinlagerung bedingt. Sie läßt sich bei jeder Dauerhyperglykämie des Hundes nachweisen. Insulintherapie verhindert diese Veränderungen (DUFF u. TORESON, 1951). Dagegen entstehen die in den ersten 3 Tagen nach der Alloxanisierung gefundenen versilberbaren „hellen Zellen" im Epithel der größeren Pankreasausführungsgänge wahrscheinlich direkt auf den Alloxanreiz. Sie verschwinden sehr bald und sind nach dem 3. Tag mit Beginn der Dauerhyperglykämie nicht mehr anzutreffen (CREUTZFELDT, 1949).

Ebenfalls unabhängig von der Dauer und dem Schweregrad des Alloxandiabetes sind die frühzeitigen Leber- und Nierenzellschäden. In der Leber kommt es sehr rasch zu vorwiegend fleckförmiger Verfettung und Nekrose einzelner Zellen sowie, meistens zwischen dem 1. und 3. Tag, in der Läppchenperipherie zu herdförmigen Zellnekrosen. Nach intraperitonealer Alloxaninjektion treten vor allem subcapsuläre Nekroseherde auf (Lit. s. LAZAROW u. PALAY, 1964; CREUTZFELDT, 1949; HOUSE, 1958). Interessanterweise führt die gleichzeitig mit Alloxan erfolgende Injektion von Cystein (zum Schutz der B-Zellen) zu einer um das Mehrfache verstärkten Leberzellschädigung (LAZAROW u. PALAY, 1946). HERBUT et al. (1946) beschrieben nach Alloxan sogar Leberveränderungen vom Typ der portalen

Cirrhose. Kaninchen, die mit sehr hohen Dosen (200 mg/kg) alloxanisiert worden waren, erhielten ein cholesterinreiches, mit reduziertem Eisen angereichertes Futter. Einige wenige Tiere, die insulinbehandelt 2 bis 3 Wochen überlebten, wiesen als Reaktion auf die läppchenperipheren Zellnekrosen Verbreiterung der periportalen Felder mit Capillar- und Gallengangssprossen sowie einzelnen Leberzellregeneraten auf. Vor allem aber fand sich eisenpositives Material sowohl innerhalb der alten Leberzellen als auch zwischen den neugebildeten Zellen und in den periportalen Feldern, insgesamt entsprach der Befund dem Bild wie bei der Hämochromatose.

In den Nieren werden vom Alloxan vorwiegend die Tubulusepithelien im Bereich der Rinden-Markgrenze angegriffen. In den ersten 3 bis 5 Tagen findet man eine Vacuolisierung, hydropische Degeneration, Nekrose und schließlich Desquamation der Tubuluszellen. Die Basalmembran der Tubuli ist häufig zerstört. Hier entwickeln sich im Interstitium dann knötchenartige Granulome, die sich jedoch leicht von den für eine interstitielle bakterielle Nephritis oder für eine bakterielle Pyelonephritis charakteristischen Granulomen unterscheiden lassen (Vargas et al., 1970). Schließlich kommt es innerhalb von 2 bis 3 Wochen zur Besserung oder völligen Rückbildung der Schäden (Lit. s. Duff, 1945; Lukens, 1948). Die regenerierenden Tubulusepithelien zeigen oft ein abnormes Färbeverhalten, der sonst typische Bürstensaum fehlt, und vielfach ragen Regenerathäufchen dieser Epithelien weit in das Lumen vor. Die partielle Obstruktion soll dann oft zur cystischen Dilatation der proximalen Tubulusabschnitte in der Nierenrinde mit Hypersegmentierung und teilweise auch cellulären Proliferation der Glomerula führen. Als Restzustand bleibt dann das Bild der sog. „cortical sponge" Niere (Vargas et al., 1970). Beim Hund finden sich als Residuen von Nekrosen noch Wochen nach der Alloxaninjektion Kalkablagerungen an der Nierentubuli (Creutzfeldt, 1949).

Weiterhin können hohe toxische Alloxandosen auch zu akuten Zellschäden in den Nebennieren, den Ovarien, den Testes und den Lungen führen (Hard u. Carr, 1944; Creutzfeldt, 1949; Kellner et al., 1965).

Die in den Arbeiten über den langfristigen Alloxandiabetes immer wieder beschriebenen vielfältigen Organveränderungen hier zu behandeln, würde, soweit es sich nicht um früh auftretende histomorphologisch interessante Erscheinungen handelt, zu weit führen. Es sind auch zumeist pathologische Zustände, die sich erst im Verlauf des Diabetes als Folge der Störungen des Kohlenhydratstoffwechsels einstellen. Erwähnt werden sollen in diesem Zusammenhang nur die Berichte über Läsionen an Retina- und Nierencapillaren, die den beim Diabetes des Menschen bekannten Bildern ähneln (Sak u. Beaser, 1962; Bloodworth, 1965; Engermann u. Bloodworth, 1965; Olsen et al., 1966), und die Berichte über Störungen der Fortpflanzung alloxandiabetischer Tiere (Lit. s. Lawrence u. Contopoulos, 1960; Lazarow, Nam Kim u. Wells, 1960).

Schließlich sei noch auf den überraschenden, aber sehr interessanten Bericht über die Entwicklung eines Spontandiabetes in den Folgegenerationen alloxandiabetischer Elterntiere hingewiesen (Görgen et al., 1968). In diesen Versuchen waren alloxandiabetische Ratten 4 Wochen nach dem Beginn der Glucosurie gepaart worden. Den erwachsenen Tieren der F_1- bis zur F_6-Generation wurde ebenfalls eine diabetogene Alloxandosis injiziert. In der F_3-Generation hatten 20 von 320 Tieren, deren Elterntiere beide diabetisch waren, eine vorübergehende Spontanglucosurie. In der F_4-Generation konnte dann bei 11 Tieren nach dem Abklingen der Spontanglucosurie eine verminderte Glucosetoleranz nachgewiesen werden. Die Seruminsulinkonzentration war jedoch erhöht, und im Pankreas von

4 aus 7 untersuchten Tieren wurde eine Hypertrophie der Langerhans'schen Inseln gefunden. Der Spontandiabetes entsprach also einem nicht-pankreatogenen Diabetes mit Insulinresistenz insulinempfindlicher Gewebe.

VI. Wirkungsmechanismus des Alloxan

Über die alloxanbedingten Veränderungen der verschiedenen zum Cytoplasma gehörenden Zellstrukturen, der Mitochondrien und der Zellkerne können heute auf Grund der mit dem Licht- und dem Elektronenmikroskop vorgenommenen Untersuchungen ins Einzelne gehende Angaben gemacht werden. Das eigentliche Problem, die Frage nach den Wirkungsmechanismen des Alloxan, bleibt — wie auch für die anderen beta-cytotoxisch wirkenden Substanzen — ungeklärt.

So sind nicht einmal sichere Aussagen über den primären Angriffspunkt des Alloxan möglich. Es ist nicht bekannt, ob eine Bindung an funktionswichtige Zellwandbestandteile oder eine Bindung und Inaktivierung intracellulärer cytoplasmatischer Receptoren (für beide Fälle ist eine Reaktion mit SH-Gruppen tragenden Enzymsystemen diskutiert worden) stattfindet (LAZARUS et al., 1962; LAZAROW, 1965).

Abgesehen von der Sulfhydrilgruppentheorie (s. u.) ist auch der Versuch mißlungen, aus den bekannten chemischen Eigenschaften des Alloxan und seinen Reaktionen in vitro auf mögliche biologische Wirkungsmechanismen zu schließen. Die Hypothese einer intracellulären Strecker-Reaktion mit Dekarboxylierung und Desaminierung von Alpha-Aminosäuren (STRECKER, 1862; LIEBEN u. EDEL, 1933) war schon wegen des außergewöhnlich trägen Verlaufes dieser Reaktionen unwahrscheinlich. Ferner wirken andere, die Strecker-Reaktion gebende Substanzen keineswegs diabetogen (BRÜCKMANN u. WERTHEIMER, 1947; RENOLD, 1948). Die Chelatbildung mit Metallen, eine weitere chemische Eigenschaft, wurde ebenfalls mit der B-Zelltoxizität des Alloxan in Verbindung gebracht (OKAMOTO, 1949; KADOTA, 1950; LANGE u. FOYE, 1956). Sie soll jedoch nach den Untersuchungen von RESNIK u. CECIL (1956) nicht durch Alloxan selbst, sondern durch die in Alloxanlösungen immer vorhandene Alloxansäure (s. o., Abb. 2) bedingt sein. MASKE u. Mitarb. versuchten, die Alloxanwirkung als eine Alloxan-Zinkreaktion in den B-Zellen mit folgendem Zelluntergang zu erklären (MASKE et al., 1952). Dies geschah unter Berücksichtigung der histologischen Befunde nach Injektion des ebenfalls einen Diabetes erzeugenden Diphenylthiocarbazon (s. o., Abb. 6). Dithizon, dessen Struktur von der des Alloxan völlig abweicht, bildet in den B-Zellen mit dem dort reichlich vorhandenen Zink ein Zinkdithizonat. Dieser Reaktion folgt dann Degeneration und Nekrose der Zellen (OKAMOTO, 1949, 1951; KADOTA, 1950; MASKE et al., 1952). Da neben den Inselzellen aber auch die Zellen verschiedener anderer Organe besonders zinkhaltig sind, ließe sich mit der Zinkbindungstheorie die B-Zellspezifität des Alloxan nur unter weiteren Voraussetzungen erklären, weil andere Zinkkomplexbildner nicht diabetogen wirken (KADOTA u. ABE, 1954). Am Inselorgan von Cottus scorpius (vgl. Abschnitt B, I, 1) führten sowohl Alloxan als auch Mono- und Dithiolgruppenhemmer (Jodacetat, Allylisothiocyanat bzw. $CoCl_2$, $CdCl_2$ und $NaAsO_2$) zu einem Verlust von Inselzink bei erhöhter Ausscheidung von Zink mit dem Urin. Bei diesen Fischen wirkten alle SH-Gruppenhemmstoffe diabetogen (Blutglucoseanstieg einige Tage nach der Injektion), zu B-Zellnekrosen führten aber nur die mit Dithiolgruppen reagierenden Substanzen, und die Konzentration von SH-Glutathion in den Inseln wurde nur von Alloxan, Allylisothiocyanat und $CoCl_2$ eindeutig vermindert (HAVU, 1969).

Arbeiten über die auffallende Sulfhydrilgruppenaffinität des Alloxan führten zu der Annahme, daß Alloxan sich mit SH-Gruppen tragenden Enzymen oder Zellbestandteilen (Membranen) verbinden und deren Funktion damit inaktivieren könne (Lazarow, 1954). Neuere elektronenmikroskopische Befunde, die als erste Alloxanwirkung eine Auflockerung der Elektronendichte in unmittelbarer Nähe des endoplasmatischen Reticulum erkennen ließen, scheinen die Ansicht einer Reaktion mit cytoplasmatischen Enzymsystemen zu stützen (Lit. s. Lazarus et al., 1966; Wellmann et al., 1967). Histochemische Untersuchungen an B-Zellen alloxanisierter Kaninchen und Ratten wiesen auf eine extramitochondriale ATPase als ein möglicherweise im Mittelpunkt des Geschehens bei der Alloxanvergiftung stehenden Enzym hin (Lazarus et al., 1962; Lazarus u. Volk, 1964) (s. o., Änderungen der Empfindlichkeit auf Alloxan).

In letzter Zeit wurden nun von Lazarow u. Mitarb. (s. Lazarow, 1965) Untersuchungsergebnisse mitgeteilt, die nicht mehr an eine intracelluläre, auf Enzyme oder Enzymsysteme gerichtete Alloxanwirkung denken lassen, sondern an einen primär in der äußeren Zellmembran gelegenen Angriffspunkt. Zunächst konnte in Studien mit ^{14}C-Alloxan gezeigt werden, daß trotz der vorwiegenden B-Zelltoxizität Alloxan sich nicht stärker im Inselgewebe als in anderen Organen anreicherte. Weitere Versuche am isolierten Inselorgan der Knochenfische (meistens Opsanus tau) gaben dann Hinweise auf eine Änderung der Zellmembranpermeabilität durch Alloxan. Die Verwendung von Inselgewebe dieser Species, die ja an sich wenig alloxanempfindlich ist, war für in-vitro-Versuche notwendig, weil neutrale Alloxanlösungen nur bei 4 °C über längere Zeit stabil sind (s. o.). In den Versuchen von Lazarow führte der Zusatz von Alloxan in Konzentrationen, die den im Blut nach einer Alloxaninjektion erreichbaren Konzentrationen entsprechen, zu einer Penetration von D-Mannitol oder Inulin in die Zelle. Die Verteilung beider Substanzen ist normalerweise auf den Extracellulärraum beschränkt. Ferner führte Alloxan zu einem erheblichen Ausstrom vom Cytoplasmaproteinen. Andere SH-Gruppen bindende Substanzen (p-hydroxy-Mercuribenzoat, Jodacetat) hatten in vitro allein keinen dem Alloxan vergleichbaren Membraneffekt. Zusammen mit Alloxan konnten sie jedoch dessen Wirkung erheblich potenzieren. Andererseits verhinderte die Vorinkubation des Inselgewebes mit reduziertem Glutathion oder Cystein Änderungen in der Zellwandpermeabilität (Lit. s. Cooperstein et al., 1964; Lazarow, 1965).

Hiervon abweichende Ergebnisse hatten Untersuchungen über die Änderung des Membranpotentials von Inselzellen des Mauspankreas. Durch Vorinkubation der isolierten Inseln mit L-Leucin oder Glutathion ließ sich die alloxaninduzierte Depolarisierung der Inselzellen nicht verhindern, Glucose (16,6 mMol/l) hemmte dagegen den depolarisierenden Alloxaneffekt (Dean u. Matthews, 1968).

Werden die zahlreichen, weit in das Detail gehenden Untersuchungen der Arbeitsgruppe um Lazarow und die Studien von Dean u. Matthews (1968) zusammengefaßt, so spricht vieles für die Zellwand der B-Zelle als erstem unmittelbaren Angriffspunkt des Alloxan. Unter der Voraussetzung, daß Sulfhydrilgruppen in der Zellwand von größter Bedeutung für die Steuerung der Durchlässigkeit und für die Funktion von in oder nahe der Zellwand liegenden Enzymkombinationen sind, die den Zellstoffwechsel durch Überträgersubstanzen beeinflussen, wäre der Membraneffekt des Alloxan in seiner Kombination mit diesen Gruppen zu suchen. Als Folge des veränderten Membranverhaltens sind je nach Dauer und Intensität der Schädigung Funktionsstörungen intracellulärer Enzyme und schließlich ein Zusammenbruch der Zellfunktion mit Degeneration und Nekrose denkbar. Ungeklärt bleibt trotzdem weiterhin noch die besondere Alloxanempfindlichkeit gerade der B-Zellen (Lazarow, 1965). Außerdem ist gegen die

Ansichten von LAZAROW u. Mitarb. einzuwenden, daß der Ausgangspunkt ihrer Hypothese (mangelnde Anreicherung von radioaktivem Alloxan in der B-Zelle) von anderen Untersuchern nicht bestätigt werden konnte. HAMMARSTRÖM u. Mitarb. (HAMMARSTRÖM u. ULLBERG, 1966; HAMMARSTRÖM et al., 1966) haben bei Mäusen nach der Injektion von ^{14}C-Alloxan autoradiographisch eine erheblich stärkere Aktivitätsanreicherung in den Pankreasinseln als in allen anderen Organen und insbesondere auch einen stark verlangsamten Abstrom des Alloxan oder eines Alloxanmetaboliten aus den Inseln gefunden. Interessanterweise fand diese Anreicherung bei Jungtieren, die ja weitgehend alloxanresistent sind (s. o.), nicht statt.

C. Streptozotocin-Diabetes

Streptozotocin ist mit antibakteriellen, antitumoralen und gleichzeitig auch cancerogenen Eigenschaften (RAKIETEN et al., 1963; ARISON u. FEUDALE, 1967; SIBAY u. HAYES, 1969) zwar ein allgemeines Zellgift, jedoch scheint zumindest bei Ratten die experimentelle diabetogene Dosis erheblich unter der allgemein toxischen Dosis zu liegen. Nach den Untersuchungen von GONET u. RENOLD (1966), ARISON et al., (1967) GERRITSEN u. DULIN (1967), JUNOD et al. (1967), BROSKY u. LOGOTHETOPOULOS (1969) sowie CREUTZFELDT et al. (1969) und eigenen, nicht veröffentlichten Untersuchungen kann Streptozotocin daher als ein sehr spezifisches B-Zellgift angesehen werden.

I. Dosierung. Empfindlichkeit verschiedener Species

Streptozotocin wirkt auch nach Inkubation in Serum oder Leberhomogenat (pH 6,7 bis 7,0, 37 °C) bei Ratten noch diabetogen (KUSHNER et al., 1969). Da es in wäßriger Lösung bei Zimmertemperatur jedoch leicht unter Gasentwicklung zerfallen soll, wird empfohlen (DULIN, pers. Mittlg.), Streptozotocin unmittelbar vor der Injektion in Phosphat-Citratpuffer (0,05 bis 0,1 M, pH 4,0, 4 °C) oder in Na-Citrat (0,1 M, pH 4,5, 4 °C) in Konzentrationen zwischen 10 bis 40 mg/ml zu lösen.

1. Ratte

Unter den verschiedenen Rattenstämmen variiert die Empfindlichkeit der B-Zellen auf Streptozotocin. Eine echte Resistenz scheint jedoch — soweit bisher bekannt — im Gegensatz zum Alloxan nicht vorzukommen. Der gesamte nutzbare Dosisbereich liegt bei Ratten zwischen 5 und 100 mg/kg i.v.; Dosen von 5 bis 15 mg/kg führen zu passageren Hyperglykämien, Dosen oberhalb von 100 mg/kg i.v. sind allgemeintoxisch. Neben Schwere (Hyperglykämie nach 24 Std, 7 oder 28 Tagen) und Dauer des Diabetes (Spontanremissionen) ist vor allem das nach 24 Std, 7 oder 28 Tagen noch aus dem Pankreas extrahierbare Insulin der Dosis korreliert (JUNOD et al., 1969). 25 bis 30 mg/kg i.v. steigern nach 24 Std die Blutglucose auf etwa 50% der nach Maximaldosen erreichbaren Höchstwerte und senken das Pankreasinsulin ebenfalls um etwa 50% (Normalwert 2,0 bis 2,5 mE/mg). Die eigentliche diabetogene Dosis liegt zwischen 25 und 75 mg/kg i.v., 50 bis 75 mg/kg genügen völlig, innerhalb von 2 bis 4 Tagen einen schweren, aber nicht acidotischen Diabetes mit Dauerhyperglykämie und Glucosurie zu erzeugen. Nur Dosiserhöhungen auf 75 bis 100 mg/kg führen zur Ketoacidose, steigern dann aber auch die Letalität der Ratten in den ersten Tagen. Die LD$_{50}$ liegt zwischen 110 und 180 mg/kg i.v. (RAKIETEN et al., 1963).

2. Hunde

Hunde sind, bezogen auf die Relation Dosis/Gewicht, streptozotocinempfindlicher als Ratten. Die LD_{50} beträgt etwa 50 mg/kg i.v. Der nutzbare Dosisbereich ist sehr eng: Eine Tagesdosis von $28 \times 2,5$ mg, 16×5 mg oder 3×10 mg/kg i.v. wirkt nicht diabetogen. Nur mit 3×15 mg/kg oder Einzeldosen von 30 bis 50 mg/kg i.v. lassen sich B-Zellnekrosen und, falls die Tiere überleben, ein Dauerdiabetes erzeugen (Rakieten et al., 1963).

3. Rhesusaffe

Bisher sind nur Untersuchungen an 12 Rhesusaffen von einer Arbeitsgruppe (Pitkin u. Reynolds, 1970) veröffentlicht worden. Danach ist auch bei dieser Tierart der Bereich der diabetogenen Dosis auf 45 bis 60 mg/kg i.v. (10 mg/ml Na-Citrat, pH 4,5) beschränkt. Drei Tiere zeigten nach 30 mg/kg weder eine Hyperglykämie noch eine Verschlechterung der Glucosetoleranz, 5 von 7 Tieren entwickelten nach 45 mg/kg eine mäßig ausgeprägte Hyperglykämie mit Störung der Glucosetoleranz, und nur bei 2 mit 60 mg/kg behandelten Tieren zeigte sich ein manifester Diabetes mellitus mit Ketoacidose.

4. Maus

Die diabetogene Streptozotocindosis beträgt bei gefasteten Mäusen (Stamm C 57 Bl oder NMRI) 100 bis 175 mg/kg i.v. (Schein u. Bates, 1968; Brosky u. Logothetopoulos, 1969; Rerup u. Tarding, 1969). Im Gegensatz zum Alloxan (vgl. Abschnitt B, III,), dessen beta-cytotoxischer Effekt bei hypoglykämischen Tieren herabgesetzt ist, wird die Wirkung von Streptozotocin auf die B-Zellen sowohl durch vorhergehende Glucosegabe (150 mg i.p.) als auch durch Insulin (Hypoglykämie nach 2 IE Insulin/Tier) erheblich verstärkt. Dagegen schützt die nach der Injektion von Antiinsulinserum entstehende Hyperglykämie (allerdings werden die B-Zellen dabei weitgehend degranuliert und sind möglicherweise deshalb unempfindlich) vor der diabetogenen Streptozotocinwirkung (Brosky u. Logothetopoulos, 1969). Genetisch fettsüchtige Mäuse (obob, Stamm Bar Harbor) sind fast völlig streptozotocinresistent. Auch nach 2- bis 3wöchiger calorienarmer Ernährung und 3tägigem Fasten sowie Injektion von 50 IE Insulin/Tier zeigten sich nach 100 mg Streptozotocin/kg i.v. keinerlei B-Zellnekrosen. Nur 2 von 12 Tieren überlebten 150 mg/kg. In den bei diesen Mäusen stark hypertrophierten Pankreasinseln waren dann kleinere umschriebene nekrotische Bezirke nachweisbar (Brosky u. Logothetopoulos, 1969). Die Mortalität ließ sich jedoch durch eine zweimalige Injektion von jeweils 75 mg Streptozotocin/kg senken. Damit wurde auch eine ausgeprägtere Schädigung der B-Zellen und bei insgesamt 7 von 12 Mäusen (obob) ein insulinbedürftiger ketoacidotischer Diabetes mit Glucosurie erreicht. Die Inseln dieser Tiere bestanden nach 2 Monaten vorwiegend aus A-Zellen und wenigen teilweise degranulierten B-Zellen.

5. Kaninchen

Die B-Zellen von Kaninchen scheinen gegen Dosen von 65 und 130 mg Streptozotocin/kg i.p. resistent zu sein. In den bisher bekannten Studien an Neu-Seeland-Albinokaninchen zeigte sich weder unmittelbar nach der Injektion noch bis zum 7. Tag ein Anstieg der Blutglucose. Ein übermäßig schneller Abbau von Streptozotocin ließ sich ausschließen, da die Serumkonzentration von Streptozotocin bis zu 45 min nach der Injektion mit Werten zwischen 42 bis 55 μg/ml (nach 60 mg/kg) bzw. 82 bis 118 μg/ml (nach 130 mg/kg) in dem auch bei Ratten und Meerschweinchen gefundenen Bereich lag (Kushner et al., 1969).

Von diesen Autoren wurde eine Streptozotocinresistenz nicht nur bei Kaninchen, sondern auch bei Meerschweinchen gefunden, die sich aber inzwischen unter bestimmten Voraussetzungen (hohe Dosen und extreme Hypoglykämie, s. u.) als empfindlich erwiesen haben. Da in der Studie von KUSHNER u. Mitarb. die Kaninchen wahrscheinlich jedoch weder gefastet waren noch erniedrigte Blutglucosewerte hatten (im Mittel 127 mg/100 ml), bleibt das Ergebnis zweifelhaft. Untersuchungen über eine Steigerung der Streptozotocinempfindlichkeit von Kaninchen durch längeres Fasten oder vorhergehende Insulininjektionen liegen noch nicht vor.

6. Meerschweinchen

Tatsächlich hatte sich die Erwartung, daß mit Streptozotocin erstmals auch bei Meerschweinchen eine genügend starke, einen Diabetes mellitus auslösende B-Zellschädigung erzielt werden könnte, zunächst nicht erfüllt. Bei gefütterten, aber auch bei 24 Std gefasteten Tieren zeigt sich nach Dosen bis zu 80 mg/kg i.v., außer einem geringfügigen Glucoseanstieg im Anschluß an die Injektion, bis zu 3 Wochen keine Hyperglykämie. Während der ersten Tage scheint ein Teil der B-Zellen (etwa 10%) degranuliert zu sein. Eine etwas stärkere Degranulierung (20 bis 40%) wird vorübergehend mit 120 mg/kg erreicht, diese Dosis überleben die Tiere jedoch nur 8 bis 14 Tage. 240 mg/kg Streptozotocin führen zwar nach 12 bis 18 Std zur Hyperglykämie mit Werten um 200 bis 300 mg/100 ml. B-Zellveränderungen werden lichtmikroskopisch aber erst nach 4 bis 6 Tagen sichtbar. Völlig normal erscheinende B-Zellen (insgesamt sind 10% der Zellen noch gut granuliert) kommen neben degranulierten Zellen mit vacuolig verändertem oder pyknotischem Zellkern vor. Die Meerschweinchen sind inappetent, magern ab und gehen innerhalb von 8 Tagen ein. Die Glucosespiegel liegen spätestens nach 48 Std in normalen Bereichen und zeigen auch bis zum Tod der Tiere keine ansteigende Tendenz. In den Leberzellen der am 4. und 5. Tag nach ein- oder zweimaliger Injektion von 240 mg/kg getöteten Meerschweinchen wird eine starke diffuse Verfettung gefunden, die Herzmuskelzellen sind ebenfalls fleckförmig verfettet, und auch die Nieren scheinen erheblich geschädigt; die Tubulusepithelien haben unterschiedliche Größe und sind teilweise unscharf voneinander abgegrenzt (PFAFF und BÄNDER, 1967, pers. Mittlg.; eigene Befunde).

Der Arbeitsgruppe um LOGOTHETOPOULOS ist es dann jedoch gelungen, auch bei Meerschweinchen selektiv B-Zellnekrosen und einen mehrmonatigen Diabetes mellitus mit Hyperphagie, Hyperglykämie und Glucosurie zu erzeugen (BROSKY u. LOGOTHETOPOULOS, 1969). Man ging dabei von der Beobachtung aus, daß die B-Zellen von Mäusen während einer insulininduzierten Hypoglykämie (s. o.) streptozotocinempfindlicher sind. Bei Meerschweinchen erwies sich dann folgendes Behandlungsschema als erfolgreich: Nach der Injektion von 20 bis 25 IE Insulin/ Tier s.c. wird den männlichen Meerschweinchen 150 mg Streptozotocin/kg (30 mg/ml 0,9% NaCl, pH 3,5) zu dem Zeitpunkt i.v. injiziert, an dem sich die Hypoglykämie durch Muskelkrämpfe und Muskelparesen bemerkbar macht. Anschließend wird zur Bekämpfung der Hypoglykämie sofort Glucose p.o. gegeben. Das histologische Bild des Pankreas und der Langerhans'schen Inseln streptozotocindiabetischer Meerschweinchen entspricht dann im wesentlichen den Veränderungen, die von der Ratte her bekannt sind (s. u.).

7. Mensch

Da Streptozotocin neben der spezifischen B-Zelltoxicität wirksame antitumorale Eigenschaften hat, lag es nahe, Patienten mit metastasierenden B-Zellcarcinomen und schweren, therapieresistenten Hypoglykämien trotz der Hepato- und

Nephrotoxicität mit Streptozotocin zu behandeln. Berichte über insgesamt zehn Therapieversuche, die alle über mehrere Monate hinaus — gemessen an der verzweifelten Situation der Patienten — erfolgreich waren, stammen von Arnould et al. (1969), von Murray-Lyon et al. (1969), die einen metastasierenden Insulin-, Glucagon- und Gastrin-produzierenden Pankreastumor behandelten, von Sadoff (1969), der zwei Patienten erfolgreich behandeln konnte, von Blackard et al. (1970), von Heinemann et al. (1970), von Stanley et al. (1970) von Taylor et al. (1970) sowie von Smith et al. (1971).

Die Dosierung war nicht einheitlich. In den meisten Fällen wurden zunächst täglich 1000 bis 3000 mg Streptozotocin (d. h. 15 bis 45 mg/kg) als Kurzinfusion intravenös oder auch arteriell über einen Katheter in der A. coeliaca gegeben. Die bis zur Beseitigung hypoglykämischer Symptome notwendige Gesamtdosis lag zwischen 10 und 20 g. Brechreiz und Erbrechen waren Nebenerscheinungen, die sich im wesentlichen während und sofort nach der Streptozotocininfusion bemerkbar machten. Innerhalb von 3 Tagen nach der ersten Infusion waren Leberzellschäden (erhöhte Transaminaseaktivität, Bilirubinerhöhung) und Störungen der Nierenfunktion (erhöhtes Plasmakreatinin, Aminoacidurie, tubuläre Anacidogenese, metabolische Acidose) nachweisbar, die sich jedoch während weniger Wochen (z. T. schon nach wenigen Tagen) zurückbildeten.

II. Verlauf

Der intravenösen Injektion von Streptozotocin folgt bei gefütterten Mäusen oder Ratten — entsprechend dem triphasischen Verlauf der Blutglucosespiegel nach Alloxan — zunächst eine 4- bis 6stündige Hyperglykämie (Abb. 12). Ihr Ausmaß wird von dem Glykogengehalt der Leber bestimmt und ist dosisabhängig. Bei Ratten wird nach 50 bis 70 mg/kg in 3 Std ein Maximum mit Glucosewerten von 200 bis 300 mg/100 ml erreicht (Junod et al., 1969). Bei gefasteten oder adrenalektomierten (leberglykogenarmen) Tieren fehlt die erste hypoglykämische Phase (Schein u. Bates, 1968). Das Leberglykogen fällt bis zur 6. Std nach der Injektion um 20 bis 30% und ist nach 12 Std auf die Hälfte des Ausgangswertes (50 bis 60%) verringert (Tabelle 3). Die ad libitum gefütterten Ratten fressen erstmals etwa 8 Std nach der Streptozotocininjektion. Während der initialen hyperglykämischen Phase bleiben die Seruminsulinspiegel im Bereich der Ausgangswerte (10 bis 20 µE/ml). Sie steigen dann an, sind 6 bis 8 Std nach Streptozotocin auf das Zwei- bis Fünffache erhöht (40 bis 100 µE/ml), fallen mit Beginn der zweiten hyperglykämischen Phase (vgl. Abb. 12) nach 10 bis 12 Std wieder ab und sind im weiteren Verlauf mit zunehmender B-Zellschädigung praktisch nicht mehr meßbar (Tabelle 3) (Junod et al., 1969). Die Hyperinsulinämie ist Ursache der auf die erste hyperglykämische Reaktion folgenden mehrstündigen hypoglykämischen Phase (Abb. 12, Tabelle 3), die dann in eine Dauerhyperglykämie übergeht. Das Insulin wird jedoch nicht aktiv als Antwort auf den vorhergehenden Reiz der Hyperglykämie sezerniert, sondern stammt wahrscheinlich aus besonders stark geschädigten B-Zellen. Durch Mannoheptulose (2 × 400 mg i.p.) — diese Heptulose hemmt die glucoseinduzierte Insulinsekretion — ließ sich bei Ratten die Hyperinsulinämie nicht beeinflussen. Die nicht sofort zerfallenden B-Zellen sind also glucoseunempfindlich und geben kein Insulin ab. Denn das nach der Injektion von 25 bis 75 mg Streptozotocin/kg aus dem Pankreas der Ratten extrahierbare Insulin ist (wie auch nach der Injektion von Alloxan, vgl. Tabelle 2) innerhalb der ersten 24 Std kaum vermindert (Tabelle 3) und fällt erst am 2. und 3. Tag bis auf Werte unter 10% des Ausgangswertes ab (Stauffacher et al., 1970).

Die Funktions- oder Sekretionsstarre der B-Zellen unmittelbar nach der Injektion von Streptozotocin, d. h. die ungenügende Insulinsekretion trotz hyperglykämischem Reiz, wird weiterhin durch folgende Befunde bestätigt: Erstens steigt zusammen mit dem Glucosespiegel auch die Konzentration der unveresterten Fettsäuren zunächst um das Zwei- bis Vierfache an und fällt nach 4 bis 6 Std, noch vor der eigentlichen hypoglykämischen Phase und zum Zeitpunkt der be-

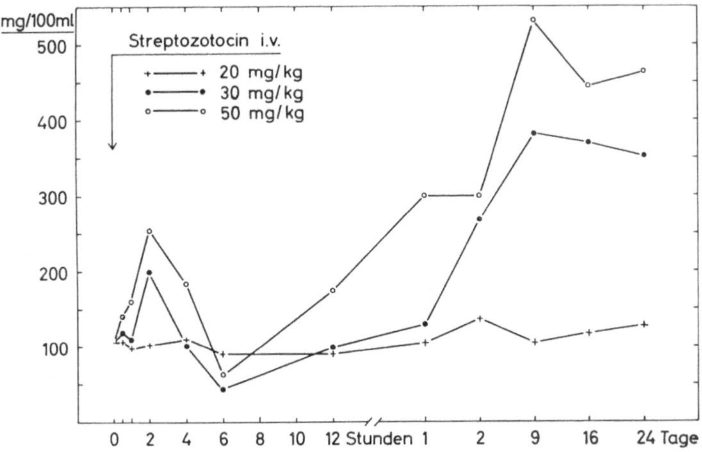

Abb. 12. Die Blutglucosespiegel nach i. v. Injektion von Streptozotocin (20, 30 bzw. 50 mg/kg, 3,5 % w/v in 0,1 M Natriumcitrat, pH 4,0). Injektion in kurzer Äthernarkose. Drei ungefastete Ratten eines Wistar-Inzuchtstammes

Tabelle 3. *Blutglucose, unveresterte Serumfettsäuren (UFS), Seruminsulin, extrahierbares Pankreasinsulin, und Leberglykogen bei nicht gefasteten Wistar-Ratten während der ersten 12 Std nach Streptozotocin (50 mg/kg i.v., 10 mg/ml 0.05 M Phosphat-Citratpuffer, pH 4,0). Mittelwerte aus Bestimmungen an je drei Tieren. Die Angaben für Pankreasinsulin und Leberglykogen beziehen sich auf das Frischgewicht*

Zeit (Stunden)	0	2	4	6	12
Glucose (mg/100 ml)	95	222	124	61	161
UFS (µval/l)	530	1480	610	670	1870
Insulin (µE/ml)	19	19	30	42	20
Pankreasinsulin (mE/mg)	2,26	2,58	—	1,67	1,62
Leberglykogen (mg/100 mg)	4,73	3,20	3,77	3,67	2,74

ginnenden Insulinausschüttung aus den geschädigten B-Zellen, auf den Ausgangswert (400 bis 600 µVal/l) ab. 12 Std nach Streptozotocin sind schon wieder Fettsäurewerte zwischen 1500 und 2000 µVal/l erreicht (Tabelle 3). Zweitens geben in vitro 60 oder 180 min nach Streptozotocin (70 mg/kg i.v.) isolierte Ratteninseln Insulin nur in Höhe der Basalsekretion normaler Inseln ab. Änderungen der Glucosekonzentration werden nicht mehr mit entsprechenden Änderungen der Insulinsekretion beantwortet (CREUTZFELDT et al., 1969).

Ein manifester Diabetes mellitus wird bei Ratten mit voll diabetogenen Streptozotocindosen (50 bis 75 mg/kg i.v.) schon innerhalb von 24 bis 48 Std erreicht. Ketoacidotische, insulinbedürftige Verlaufsformen des Diabetes stellen sich bei Mäusen und Ratten dann nach Injektion von 100 bis 150 mg/kg ein (Brosky u. Logothetopoulos, 1969; Junod et al., 1969). Mit subdiabetogenen Dosen (25 bis 30 mg/kg i.v.) lassen sich bei Ratten Glucosestoffwechselstörungen erzeugen, die dem subklinischen oder chemischen Diabetes mellitus des Menschen ähnlich sind. Das extrahierbare Pankreasinsulin muß dazu um etwa 50% von 2,0 bis 2,5 mE/mg auf Werte unter 1,0 mE/mg erniedrigt sein (s. o., Abschnitt C,I,1). Bei den subdiabetischen Tieren steigt die Blutglucose nach 3 g Glucose p.o. abnormal an und fällt verzögert zum Ausgangswert ab. Gleichzeitig ist der Anstieg des Seruminsulin, das normalerweise innerhalb von 15 bis 30 min das Maximum erreicht, stark verzögert. Auch die Nüchternglucosewerte können erhöht sein (Junod et al., 1969).

III. Histologie

Lichtmikroskopisch zeigen sich die ersten B-Zellschäden eine Stunde nach der Streptozotocin-Injektion. Es sind zunächst Kernpyknosen, bis dann in den folgenden Stunden, mit einem Maximum zwischen 6 und 8 Std, Nekrosen erst einzelner und dann der Mehrzahl aller B-Zellen auftreten. Die überlebenden Zellen sind nach 48 Std völlig degranuliert. An Mäusen konnten Brosky u. Logothe-topoulos (1969) autoradiographisch zeigen, daß während der ersten beiden Wochen in den partiell geschädigten Inseln eine hohe Mitoserate der B-Zellen vorliegt, die wellenartig verläuft (vgl. Abschnitt B, V, 1) und die sich erst nach etwa 2 Monaten normalisiert. In den erheblich stärker geschädigten Pankreasinseln von Ratten mit einem Streptozotocin-Dauerdiabetes (Überlebenszeit zwischen 4 und 10 Monaten nach 45, 65, 85 bzw. 100 mg/kg i.v.; 6 bis 8 Wochen alte Tiere eines Osborne-Mendel-Stammes) entsprach zwischen dem 4. und 10. Monat nach der Injektion sowohl die A/B-Zellrelation als auch das Verhältnis von B-Zellzahl (in % der Inselzellen) zu injizierter Dosis oder Plasmainsulinkonzentration unverändert den Werten, die in einer ähnlichen Studie (Junod et al., 1969) während der ersten 4 Wochen nach Streptozotocin gefunden worden waren (Steiner et al., 1970). Die überlebenden B-Zellen waren entweder hypertrophiert und degranuliert, oder sie waren (seltener) klein und gut granuliert. Interessanterweise hatte sich im Pankreas eines dieser Tiere ein Adenom der B-Zellen entwickelt. Sonst fehlten aber morphologische Hinweise auf eine B-Zellneubildung. Die Kerne der B-Zellen und auch der A_2-Zellen waren im Vergleich mit den Zellen normaler Inseln jedoch um 10 bis 15% — als Ausdruck gesteigerter Zellfunktion — vergrößert. Steiner u. Mitarb. glauben daher, daß bei Ratten mit einem Dauerdiabetes es nicht zur Regeneration von B-Zellen kommt, sondern in erster Linie zu einer funktionellen Anpassung der B-Zellen an den gesteigerten Insulinbedarf. Die Ursache und Bedeutung der Zellkernvergrößerung der A_2-Zellen (Funktionssteigerung der Glucagonocyten?) bleibt dabei offen.

Die Inseln streptozotocinbehandelter, nicht diabetischer Meerschweinchen (275 bis 375 mg/kg i.p.) enthielten 4 Wochen nach der Injektion vorwiegend A_2-Zellen mit normal großen Kernen, während die Kerne der A_1-Zellen und der restlichen B-Zellen eindeutig vergrößert waren (Petersson et al., 1970).

Das elektronenoptische Bild läßt schon 5 min nach der Injektion eine beginnende Erweiterung des granulierten endoplasmatischen Reticulum erkennen. In den am stärksten geschädigten B-Zellen folgt dann rasch die Auflockerung und Zerstörung der gesamten Cytoplasmastruktur und anschließend die totale Zellnekrose mit Ruptur der Zellwand. In den weniger geschädigten (resistenten, oder entsprechend unterschiedlichem Aktivitätszustand weniger empfindlichen?) B-Zellen sind Veränderungen der Beta-Granula gefunden worden, die auf eine kristalline Ausfällung des Insulin hinweisen (JUNOD et al., 1967; CREUTZFELDT et al., 1969). An den A-Zellen und an den Inselcapillaren konnte bisher weder licht- noch elektronenmikroskopisch eine Schädigung durch Streptozotocin (55 mg/kg) nachgewiesen werden. Auch an anderen Organen der Ratte (Tubuluszellen der Nieren, Leberzellen) scheint Streptozotocin im akuten Versuch nicht zu Veränderungen der Zellorganellen zu führen. Nur nach 100 mg/kg i.v. zeigten sich im elektronenoptischen Bild der exokrinen Pankreaszellen Verdickungen der Membranen des endoplasmatischen Reticulum und ein Verlust der Cristae mitochondriales (ARISON et al., 1967). In den Nieren von Meerschweinchen sind dagegen schwere Tubulusnekrosen gefunden worden (PETERSSON et al., 1970).

IV. Wirkungsmechanismus

Die Frage nach dem eigentlichen intracellulären Angriffspunkt von Streptozotocin muß, wie die Frage nach dem Wirkungsmechanismus von Alloxan (vgl. Abschnitt B,VI,), z. Z. noch unbeantwortet bleiben. Aus Untersuchungen über Hemmung oder Abschwächung der beta-cytotoxischen Streptozotocin-Wirkung haben sich jedoch mehrere Arbeitshypothesen ergeben, die im Prinzip von einer Beeinflussung der intracellulären Synthese (oder des Abbaus) von Nicotinamid-Adenin-Dinucleotiden (NAD, NADP) durch Streptozotocin ausgehen.

Aus der Reihe der Substanzen, die bisher auf eine Interferenz mit dem diabetogenen Streptozotocineffekt überprüft wurden, haben 2-deoxy-Glucose, Pyrazinamid und Nicotinamid eine abschwächende oder sogar hemmende Wirkung. Glucose, Mannoheptulose, Glucosamin, Adrenalin, Glutaminsäure, Asparaginsäure, Glycin, Cystein, Glutathion, Äthylalkohol, Diazoxid, Guanidoacetat, p-amino-Benzoat, Tolbutamid, 3,5-dimethyl-Pyrazol, 3-carboxy-5-methyl-Pyrazol, Nicotinsäure und NAD waren wirkungslos (DULIN u. WYSE, 1969).

2-deoxy-Glucose (2-DG) schützt nur, wenn Ratten 500 bzw. 2000 mg/kg mit Streptozotocin zusammen injiziert werden. Wahrscheinlich hemmt 2-DG die Aufnahme von Streptozotocin in die B-Zelle. Ein indirekter, über die durch 2-DG ausgelöste akute Ausschüttung von Katecholaminen vermittelter Effekt scheint ausgeschlossen, da auch mit hohen über längere Zeit verabreichten Adrenalindosen eine Schutzwirkung nicht erreicht werden konnte (DULIN u. WYSE, 1969). Ob aber — wie dies aus den bekannten Hemmfunktionen von 2-DG bzw. 2-DG-6-Phosphat auf die Glucosephosphorylierung erwartet werden könnte — Streptozotocin über eine Phosphorylierungsreaktion an der Glucosamingruppe in die B-Zelle gelangt, muß offen bleiben. Auch die Schutzfunktion von Pyrazinamid, das nur eine prophylaktische Wirkung hat (250 mg/kg 15 min vor Streptozotocin i.p.), bleibt ohne Erklärung.

Nicotinamid dagegen hemmt die beta-cytotoxische Wirkung von Streptozotocin völlig, wenn es Ratten zugleich mit oder 15 min vor Streptozotocin injiziert wird; und es hat eine hemmende oder abschwächende Wirkung auch noch bis zu 2 Std nach der Streptozotocininjektion. Die dazu erforderliche Mindestdosis ist 250 mg Nicotinamid/kg i.p. Diese Schutzwirkung bezieht sich nur auf den diabetogenen, nicht aber auf den antitumoralen Effekt. Sie wurde erstmals von SCHEIN et al. (1967) beschrieben und hat sich seither an Mäusen und Ratten immer wieder reproduzieren lassen (SCHEIN u. BATES, 1968; DULIN u. WYSE, 1969; STAUFFACHER et al., 1970).

Interessant ist in erster Linie die kurative Wirkung von Nicotinamid sowie die Feststellung, daß Nicotinsäure unwirksam bleibt. Da die ersten Schäden am

Ergastoplasma der B-Zellen bereits 5 min nach der Streptozotocin-Injektion nachgewiesen werden können (s. o.), und da wenige Minuten später dann auch Veränderungen im Cytoplasma eintreten, die als irreversibel gelten müssen, kann man nur annehmen, daß Streptozotocin nur auf Zellen in einem bestimmten (unbekannten) Funktionszustand cytotoxisch wirkt. Es wäre durchaus möglich, daß innerhalb von etwa 2 Std schrittweise auch die B-Zellpopulationen geschädigt werden, die von den einen in den anderen Zustand übergehen. Als ein solcher Funktionswechsel könnte beispielsweise der Übergang von maximaler Sekretions-leistung in Sekretionsruhe mit gleichzeitig maximaler Insulinbiosynthese angesehen werden. Nicotinamid würde dann, abhängig von der seit der Streptozotocin-injektion verstrichenen Zeit, mehr oder minder große Zellpopulationen schützen können.

Als Hypothesen zum Angriffspunkt des Streptozotocin bieten sich folgende Möglichkeiten: 1. eine Hemmung der NAD-Synthese. Falls in den B-Zellen das Nicotinat-Dinucleotid direkt aus Nicotinamid entstehen kann und nicht der übliche Weg über Nicotinsäure beschritten wird. 2. eine Steigerung des Bedarfs für NAD und NADP im Zellstoffwechsel. Auch hier bleibt dann die Unwirksamkeit von Nicotinsäure als offenes Problem. 3. eine Steigerung der Aktivität der NAD- und NADP-Nucleotidase. Eine hohe Nicotinamidkonzentration würde dann die Reaktion zugunsten der Cofaktoren verschieben können (Dulin u. Wyse, 1969; Stauffacher et al., 1970).

Schließlich sei noch darauf hingewiesen, daß Streptozotocin und Alloxan wahrscheinlich unterschiedliche Beta-cytotoxische Wirkungsmechanismen haben, denn die Wirkung von Alloxan kann durch gleichzeitige (allerdings nicht durch nachfolgende) Gabe von Nicotinsäure gehemmt werden (Venerjie, 1947; Lazarow et al. 1950).

D. Oxin- und Dithizon-Diabetes

Die hyperglykämische Wirkung eines Chinolinderivates (styrylquinoline Nr. 90) war schon 1943 von Dunn et al. erwähnt worden, systematische Untersuchungen über die diabetogene Wirkung von Metallkomplexbildnern wurden aber erst viel später von Okamoto (1949, 1951) und Kadota (1950) begonnen. Zusammen mit Okamoto, der eine die komplexbildende Eigenschaft des diphenylthio-Carbacid und des diphenyl-thio-Carbazon (Dithizon) ausnutzende histochemische Nachweis-methode für Zink angegeben hatte (Okamoto, 1942), ging Kadota von folgenden Überlegungen aus. Da Alloxan mit Zink u. a. Metallen Chelatverbindungen ein-geht und da ferner die B-Zellen besonders viel Zink enthalten, könnte sowohl die hohe B-Zellaffinität des Alloxan als auch die zelltoxische Wirkung an eine Reak-tion mit Zink gebunden sein. Diese Annahme würde eine Stütze erhalten, wenn andere Zinkkomplexe bildende Reagentien einen ähnlichen Effekt auf die B-Zellen haben wie Alloxan (Literatur s. Kadota, 1950). Von Okamoto (1950), Kadota u. Midorikawa (1951), Dell'Acqua u. Gambassi (1952), Campana u. Dotta (1953), Wolff et al. (1952), Abe (1954), Kadota u. Abe (1954) sowie Kadota u. Kawachi (1959) ist dann tatsächlich gezeigt worden, daß neben Oxin (8-hydroxy-Chinolin) und einigen anderen Chinolinderivaten (Lazaris u. Lazaris 1967) vor allem die völlig anders strukturierten Chelatbildner Dithizon und das Kalium- oder Natriumsalz des diäthyl-dithio-Carbamat diabetogen wirken (Abb. 3 u. 4).

I. Dosierung und Verlauf

Lediglich Kaninchen sind wirklich Oxin- und Dithizon-empfindlich, jedoch wechselt auch bei ihnen die Häufigkeit und die Dauer des Diabetes außerordentlich

(LAZARIS u. BOGUSLAVSKAYA, 1969). Nur ein Teil der Tiere reagiert mit einer mehrtägigen Hyperglykämie, und von diesen entwickeln nur wenige einen mehrwöchigen Diabetes. Die diabetogene Oxindosis beträgt 50 mg/kg i. v., Dithizon ist in Dosen zwischen 20 bis 200 mg/kg i.v. gegeben worden (Lösungsmittel und Löslichkeit s. o.). Der Injektion folgt zunächst die vom Alloxan bekannte triphasische Reaktion der Glucosespiegel mit einer ausgeprägten, oft protrahiert verlaufenden Hypoglykämie und anschließend der Übergang in den Dauerdiabetes (KADOTA, 1950; DE MOOR u. HOET, 1952; MASKE u. WEINGES, 1957).

Bei Hund, Katze, Ratte, Maus und Meerschweinchen wirkt Oxin kaum diabetogen, jedoch äußerst allgemeintoxisch. Nur etwa 10 bis 20% der Tiere überleben Oxindosen (30 bis 120 mg/kg i.v.), mit denen eine 7- bis 10tägige Hyperglykämie erzielt werden kann. Ein länger als 4 Wochen dauernder Diabetes mellitus ist sehr selten (OKAMOTO, 1950; KADOTA, 1950; CAMPANA u. DOTTA, 1953).

Dithizon (40 bis 120 mg/kg i.v.) führt zwar bei Hunden, Katzen und Tauben zu einer Stunden bis Tage dauernden Hyperglykämie, trotz wiederholter Injektionen jedoch nicht zum Diabetes (OKAMOTO, 1950; KADOTA, 1950; ROOT u. CHEN, 1952; LAZARIS u. ESCHENKO, 1966). Die Dithizonempfindlichkeit der Ratten ist ebenfalls gering. Von 40 Tieren, die eine sehr hohe Dosis (10 ml/kg einer Dithizongesättigten 0,2% NH$_4$OH, insgesamt etwa 100 mg/kg Dithizon i.v.) erhalten hatten, überlebten 5 Tiere mit einem mehr als 7 Tage dauernden Diabetes (OKAMOTO, 1950). CAMPANA u. DOTTA (1953) sowie PAJARES u. CANDELA (1958) fanden bis zu 25 mg/kg Dithizon i.v. unwirksam, 25 bis 80 mg/kg wirkten innerhalb 24 Std letal. Bei Mäusen soll Dithizon (20 bis 75 mg/kg i.v.) wie bei Kaninchen diabetogen wirken. Die Hyperglykämie und Glucosurie klingt aber ebenfalls nach einigen Wochen wieder ab (LAZARIS, 1966; LAZARIS u. ESCHENKO, 1966).

II. Histologie

Die histologisch sichtbaren Inselzellschäden nach Oxin und Dithizon entsprechen sowohl im zeitlichen Ablauf als auch in der Form den nach Alloxan auftretenden Veränderungen. Weit ausgeprägter als nach Alloxan ist jedoch der schnelle Verlust der B-Zellen an histochemisch nachweisbarem Zink (Literatur s. MASKE u. WEINGES, 1957; KAWANISHI, 1966). Ob das Zink wirklich als Zinkdithizonat aus der B-Zelle diffundiert oder ob es nicht nur in einer mit dem zur histochemischen Darstellung benutzten diphenylthio-Carbazid nicht mehr reagierenden Form vorliegt, ist bisher nicht entschieden. Ferner ist, bei aller Ähnlichkeit, eine Übereinstimmung der Vorgänge bei der B-Zellschädigung durch Alloxan oder Dithizon sehr in Frage gestellt worden (s. o., Wirkungsmechanismus des Alloxan; DE MOOR u. HOET, 1952; VOIGT, 1957).

Elektronenmikroskopische Untersuchungen über die Dithizonwirkung auf B-Zellen sind bisher nur am Kaninchen vorgenommen worden. Dabei zeigten sich bereits 5 min nach der Injektion (etwa 100 mg/kg i.v.) neben einer leichten Vermehrung der Beta-Granula ein schneller Verlust der Elektronendichte dieser Granula, erweiterte Kanälchen des endoplasmatischen Reticulums und anschwellende Mitochondrien. In 15 bis 30 min hatte sich das retikuläre Gangsystem mit fibrillärem oder amorphem Material gefüllt, die Granulamembranen waren weitgehend aufgelöst, und die dem perisinusoidalen Raum zugewandte Zellmembran erschien häufig zerbröckelt. Nach 2 Std zeigten sich erste vollständig destruierte B-Zellen und einzelne Makrophagen innerhalb der Inseln. Die Granula bzw. ihre Umhüllung erschienen als kleine leere Vacuolen. Diese Veränderungen nahmen dann während der folgenden Stunden mit sich ausbreitenden Zellnekrosen ständig zu (KAWANISHI, 1966). Ein Vergleich der nach Dithizon ablaufenden cytoplasmatischen Strukturveränderungen mit dem elektronenoptischen Bild der akuten Alloxan- und Streptozotocinvergiftung läßt wesentliche grundlegende Unterschiede nicht erkennen. Es ist daher auf Grund morphologischer Kriterien allein nicht zu entscheiden, ob die Wirkung der drei Substanzen auf die B-Zelle über die Reaktion mit einem gemeinsamen, intra- oder extracellulär liegenden Receptor vermittelt wird oder ob Alloxan, Streptozotocin und Dithizon in unterschiedlicher Weise in den Zellstoffwechsel eingreifen — und der B-Zelle dann letztlich nur eine, gleichförmige, strukturelle Reaktion auf die Schädigung bleibt.

E. Harnsäure- und Dehydroascorbinsäure-Diabetes

Harnsäure. Nach den Berichten von Griffith (1948, 1950) soll Harnsäure, in Dosen von 1,0 bis 2,0 g/kg i.v., bei Kaninchen einen dem leichten Alloxandiabetes ähnlichen passageren Diabetes mit entsprechenden B-Zellveränderungen auslösen können. Weder Collins-Williams u. Bailey (1949) noch Grunert u. Phillips (1951) haben diesen Befund am Kaninchen und an der Ratte bestätigen können. Allerdings müssen die Tiere zur Verringerung des Blutgluthationspiegels vor der Injektion 6 bis 7 Wochen Methionin-, Cystein- und Vitamin-C-freies Futter erhalten. Dies ist, außer von Griffith, in späteren Arbeiten nicht oder nicht konsequent genug beachtet worden.

Dehydroascorbinsäure. Die diabetogene Wirkung von Dehydroascorbinsäure (DHA) und Dehydro-Isoascorbinsäure (DHIA) wurde erstmals von Patterson (1950) beschrieben. DHA und DHIA wirken mit Alloxan synergistisch und haben ebenfalls eine hohe Affinität zu SH-Gruppen. In autoradiographischen Studien hat Hammarström (1966) zeigen können, daß ^{14}C-DHA nach der Injektion sehr schnell in verschiedenen Organen, insbesondere jedoch in den Langerhans'schen Inseln und dort wahrscheinlich in oder an den B-Zellen akkumuliert. Da DHA im Blut rasch (Halbwertszeit einige Minuten) zu Ascorbinsäure reduziert wird, beruht die viele Stunden in den Inseln verbleibende Radioaktivität wahrscheinlich auf Ascorbinsäure. Der Synergismus mit Alloxan bezieht sich außer auf den diabetogenen auch auf den nephrotoxischen Effekt.

Da DHA fast immer eine akute allergische exsudative Reaktion der Bronchialepithelien und ein Lungenödem hervorruft, muß nach einem besonderen Injektionsschema verfahren werden. Fastenden Ratten injiziert man zur Desensibilisierung eine kleine Dosis von 20 bis 40 mg/kg subcutan. Wird die DHA vertragen, so können bereits 12 Std nach der Erstinjektion und weiterhin in 12 Std-Intervallen während der folgenden Tage jeweils bis zu 200 mg/kg subcutan gegeben werden (Patterson, 1950; Messina et al., 1968). Eine Hyperglykämie und bei einem Teil der Ratten auch eine Glucosurie stellt sich nach 3 bis 6 Tagen ein. Das extrahierbare Pankreasinsulin vermindert sich bis zum 3. Tag auf etwa 25% und ist am 7. Tag praktisch verschwunden. Gleichzeitig fällt das Seruminsulin innerhalb von 2 bis 4 Wochen auf nicht meßbare Werte (Messina et al. 1968). Ein schwerer Dauerdiabetes mit Ketoacidose entwickelt sich in mehr als 90% der Tiere, wenn nach einer Anfangsdosis (40 mg/kg subcutan) und nach vier in 12stündigen Abständen folgenden größeren Dosen (200 mg/kg subcutan) im Anschluß an die letzte Injektion Alloxan (80 mg/kg subcutan, in Phosphat-Citratpuffer, pH 4,0) gegeben wird. Die Tiere müssen außerdem während der Injektionsserie fasten (Prahl u. Steenrod, 1965).

Histologisch finden sich nach DHA wie nach Alloxan Degranulation und Schrumpfung der B-Zellen, Zellkernpyknosen sowie Vacuolisierungen des Cytoplasma. Echte B-Zellnekrosen kommen nicht vor oder sind zumindest selten

(MacDonald u. Bhattacharya, 1956). Auch elektronenmikroskopisch haben Merlini u. Caramia (1965) Zellnekrosen nicht gesehen. Auffallendste Veränderungen waren Degranulation, Strukturveränderungen am endoplasmatischen Reticulum (Schwellung, Bröckelung) sowie an den Mitochondrien (Schwellung, teilweise Verlust der Cristae mitochondriales).

Literatur

Abe, T.: Chemistry of diabetogenic substances. Folia endocr. Japon. 29, 224 (1954).

Archibald, R. M.: Methods for the determination of alloxan together with observations of certain properties of alloxan. J. biol. Chem. 158, 347 (1945).

Arison, R. N., Ciaccio, E. I., Glitzer, M. S., Cassaro, J. A., Pruss, M. P.: Light and electron microscopy of lesions in rats rendered diabetic with streptozotocin. Diabetes 16, 51 (1967).

— Feudale, E. L.: Induction of renal tumour by streptozotocin in rats. Nature (Lond.) 214, 1254 (1967).

Arnould, Y., Ooms, H. A., Bastenie, P. A.: Treatment of insulinoma with streptozotocin. Lancet 1969 I, 1210.

Bailey, C. C.: Alloxan diabetes. Vitam. u. Horm. 7, 365 (1949).

— Bailey, O. T.: Production of diabetes mellitus in rabbits with alloxan. Preliminary report. J. Amer. med. Ass. 122, 1165 (1943).

— — Leech, R. S.: Alloxan diabetes; its physiological and pathological characteristics. Bull. New Engl. med. Cent. 7, 59 (1945).

— Collins-Williams, J., le Compte, P. M.: Effect of alloxan in rabbits with temporary occlusion of arteries to pancreas. Proc. Soc. exp. Biol. (N.Y.) 71, 580 (1950).

— le Compte, P.: Clinical implications of alloxan diabetes. Med. Clin. N. Amer. 31, 427 (1947).

— Leech, R. S.: Alloxan diabetes with diabetic complications. New Engl. J. Med. 230, 533 (1944).

Bailey, O. T., Bailey, C. C., Hagan, W. H.: Alloxan diabetes in rabbits: consideration of morphologic and physiologic changes. Amer. J. Med. Soc. 208, 450 (1944).

Banerjee, S.: Alloxan diabetes in monkeys. Lancet 1944 II, 648.

— On the hyperglycemic action of alloxan. J. biol. Chem. 158, 547 (1945).

— Effect of certain substances on prevention of diabetogenic action of alloxan. Science 106, 128 (1947).

Baranov, V. G., Sokoloverova, I. M.: Experimental model of latent diabetes mellitus in rats and factors promoting transition to overt diabetes. Fed. Proc. Transl. Suppl. 25, T 55 (1966).

Barboriak, J. J., Krehl, W. A.: Effect of dietary fats on glucose tolerance and alloxan diabetes. Amer. J. Physiol. 195, 639 (1958).

Beade, E. F., Bradshaw, Ph. J., Cullimore, O. S.: Effects of strain differences on alloxan diabetes in albino rats. Diabetes 5, 105 (1956).

Bilic, N., Felber, J.-P.: An improved fluorimetric method for measurement of alloxan in biological fluids. Anal. Biochem. 29, 91 (1969).

— — Diabetogenic action of alloxan following temporary interruption of arterial blood flow to pancreas in rats. Diabetes 19, 81 (1970).

Blackard, W. G., Garcia, A. R., Brown, C. L.: Effect of streptozotocin on qualitative aspects of plasma insulin in a patient with a malignant islet cell tumor. J. clin. Endocr. 31, 215 (1970).

Bloodworth, J. M. B.: Experimental diabetic glomerulosclerosis. II. The dog. Arch. Path. 79, 113 (1965).

Blum, F., Schmid, R.: Über den Einfluß der Konzentration auf den Ablauf des experimentellen Alloxandiabetes. Helv. physiol. pharmacol. Acta 12, 181 (1954).

Bradshaw, Ph. J., Cullimore, O. S., Beade, E. F.: Response to alloxan modified by partial pancreatectomy. Diabetes 7, 136 (1958).

Brosky, G., Logothetopoulos, J.: Streptozotocin diabetes in the mouse and guinea pig. Diabetes 18, 606 (1969).

Brückmann, G.: The diabetogenic activity of alloxan in old and young rats. Endocrinology 41, 201 (1947).

— Wertheimer, E.: Alloxan studies; action of alloxan homologues and related compounds. J. biol. Chem. 168, 241 (1947).

Brunschwig, A., Allen, J. G., Goldner, M. G., Gomori, G.: Alloxan. J. Amer. med. Ass. 122, 966 (1943).

BRUNSCHWIG, A., OWENS, F. M., THORNTON, TH. F.: Alloxan in the treatment of insulin producing islet cell carcinoma of the pancreas. J. Amer. med. Ass. **124**, 212 (1944).

BUNNAG, S. C., WARNER, N. E., BUNNAG, S.: Effect of alloxan on the mouse pancreas during and after recovery from diabetes. Diabetes **16**, 83 (1967).

CAMPANA, C., DOTTA, F.: Sull'azione diabetogena di alcuni reagenti organici dello zinco (difeniltiocarbazone, 8-idrossichinolina) nel ratto albino. Boll. Soc. ital. Biol. sper. **29**, 1737 (1953).

CARRASCO-FORMIGUERA, R.: Suppressive action of epinephrine on the diabetogenic effect of alloxan. Diabetes **16**, 130 (1967).

CARTER, W. J., YOUNATHAN, E. S.: Studies on protection against the diabetogenic effect of alloxan by glucose. Proc. Soc. exp. Biol. (N.Y.) **109**, 611 (1962).

CIER, A., ABECASSIS, J., MAITRE, P., DOUCHET, C.: Diabété expérimental et 1-pyridyl 2'-azo 2-Naphthol. C.R. Soc. Biol. (Paris) **161**, 1735 (1967).

CLEEMPOEL, H., CONARD, V., BASTENIE, P. A.: Carcinoma of islets of Langerhans; test for hyperinsulinism. Lancet **1955 II**, 801.

COLLINS-WILLIAMS, J., BAILEY, C. C.: Effect of uric acid in gluthathione-deficient rabbits. Proc. Soc. exp. Biol. (N.Y.) **71**, 583 (1949).

— RENOLD, A. E., MARBLE, A.: Attempts to produce diabetes in guinea pigs by alloxan and pancreatectomy. Endocrinology **46**, 1 (1950).

CONN, J. W., HINERMAN, D. L.: Effects of alloxan upon function and structure of normal and neoplastic pancreatic islet cells in man. Amer. J. Path. **24**, 429 (1948).

— — BUXTON, R. W.: Effects of alloxan upon human pancreas. J. Lab. clin. Med. **32**, 347 (1947).

COOPERSTEIN, S. J., WATKINS, D., LAZAROW, A.: The effect of alloxan on islet tissue permeability. In: The structure and metabolism of the pancreatic islets, p. 389. Oxford: Pergamon Press 1964.

COORE, H. G., RANDLE, P. J., SIMON, E., KRAICER, P. F., SHELESNYAK, M. C.: Block of insulin secretion from the pancreas by d-mannoheptulose. Nature (Lond.) **197**, 1264 (1963).

CREUTZFELDT, W.: Zur Histophysiologie des Inselapparates. Z. Zellforsch. **34**, 280 (1949).

— Experimentelle Untersuchungen über die Regenerationsfähigkeit des Inselapparates (Pankreasresektion am alloxandiabetischen Hund). Z. Zellforsch. **35**, 47 (1951).

— Die pathologische Morphologie der Langerhans'schen Inseln im Experiment, besonders beim experimentellen Diabetes. Verh. dtsch. Ges. Path. **42**, 85 (1959).

— BÖTTCHER, K.: Die Wirkung des D 860 auf den Alloxandiabetes des Kaninchens. Dtsch. med. Wschr. **81**, 896 (1956).

— FRERICHS, H., CREUTZFELDT, C.: The stimulation and inhibition of insulin secretion in vivo and in vitro. In: Diabetes, p. 110 (OSTMAN, J., MILNER, R. D. G., Eds.). Excerpta Med. Found., Amsterdam 1969.

— SÖLING, H.-D.: Oral treatment of diabetes. Berlin-Göttingen-Heidelberg: Springer 1961.

DEAN, P. M., MATTHEWS, E. K.: Alloxan on islet cell membrane potentials. Brit. J. Pharmacol. **34**, 677 (1968).

DELL'ACQUA, G., GAMBASSI, G.: Aspetti dell'intossicazione diabetogena da ditizone: riperenssioni sul fundus oculi e sul quadro ematologico periferico. Boll. Soc. ital. Biol. sper. **28**, 897 (1952).

DIXIT, P. K., LOWE, S., LAZAROW, A.: Effect of alloxan on the insulin content of microdissected mammalian pancreatic islets. Nature (Lond.) **195**, 388 (1962).

DUFF, G. L.: The pathology of the pancreas in experimental diabetes mellitus. Amer. J. med. Sci. **210**, 381 (1945).

— STARR, H.: Experimental alloxan diabetes in hooded rats. Proc. Soc. exp. Biol. (N.Y.) **57**, 280 (1944).

— TORESON, W. E.: Prevention and reversal despite hyperglycemia of glykogen infiltration (hydropic degeneration) in the pancreas in alloxan diabetes in the rabbit. Endocrinology **48**, 298 (1951).

DULIN, W. E., WYSE, B. M.: Studies on the ability of compounds to block the diabetogenic activity of streptozotocin. Diabetes **18**, 459 (1969).

DUNN, J. S., KIRKPATRICK, J., MCLETCHIE, N. G. B., TELFER, S. V.: (1) Necrosis of the islets of Langerhans produced experimentally. J. Path. Bact. **55**, 245 (1943).

— MCLETCHIE, N. G. B.: Experimental alloxan diabetes in the rat. Lancet **1943 II**, 384.

— SHEEHAN, H. L., MCLETCHIE, N. G. B.: (2) Necrosis of islets of Langerhans produced experimentally. Lancet **1943 I**, 484.

EHRENTHEIL, O. F., REYNA, L. J., ADAMS, C. J., GIOVANNIELLO, T. J., CHEN, E. T.: Studies in stress glycosuria. II. Glycosuria and blood sugar elevation in alloxanized subdiabetic white rats subjected to electric shock stress. Diabetes **16**, 319 (1967).

ELLIOTT, W. B., PHILLIPS, A. H.: Effect of fluoroacetate on glucose metabolism in vivo. Arch. Biochem. **49**, 389 (1954).

EL-WASHED, H. A., NOOR, A.: Regeneration im Pankreas der Ratte nach Alloxanschädigung. Z. Zellforsch. **44**, 185 (1956).

ENGEL, F. L., HEWSON, K., COLE, B. T.: Carbohydrate and ketone body metabolism in the sodium fluoroacetate poisoned rat. Amer. J. Physiol. **179**, 325 (1954).

ENGERMANN, R. L., BLOODWORTH, J. M. B.: Experimental diabetic retinopathy in dogs. Arch. Ophthal. **73**, 205 (1965).

FALLER, A.: Die cytotoxische Wirkung von Alloxan und Dialursäure auf die Zellen der Pankreasinseln und die dadurch bedingten Regenerationserscheinungen. Bull. schweiz. Akad. med. Wiss. **10**, 221 (1954).

FALKMER, S.: Experimental diabetes research in fish. Acta cendor. (Kbh.), Suppl. **59**, (1961).

FISHER, J., GIUS, J. A., JANES, R. G.: Islet-cell tumors of pancreas with hyperinsulinism; failure of surgical and alloxan treatment; report of a case. Arch. Path. **60**, 628 (1955).

FLINN, L. B., MINNICK, E., GAY, D. M.: Alloxan in treatment of a case of islet-cell carcinoma of pancreas with liver metastases. Ann. intern. Med. **26**, 936 (1947).

FOA, P. P., GRILLO, T. A. I.: The study of carbohydrate metabolism. Hdb. exp. Pharmakol. XVI/15. Berlin-Heidelberg-New York: Springer 1966.

FORIST, A. A.: Spectrophotometric determination of streptozotocin. Anal. Chem. **36**, 1338 (1964).

FRERICHS, H.: CREUTZFELDT, C., CREUTZFELDT, W.: Klinische Beobachtungen und experimentelle Befunde bei der Behandlung des Hyperinsulinismus mit Diazoxide. Verh. dtsch. Ges. inn. Med. **73**, 1086 (1967).

— GERBER, R., CREUTZFELDT, W.: Insulinsekretion in vitro: II. Hemmung der glucose-induzierten Insulinabgabe durch Diazoxide. Diabetologia **2**, 269 (1966).

FROESCH, E. R., JAKOB, A., ZAHND, G. R., SIMON, E.: Immunoreactive insulin, suppressible, and non suppressible insulinlike activities in rats after administration of glucose and induction of hyperglycaemia by mannoheptulose. Diabetologia **2**, 265 (1966).

GAARENSTROOM, J. H., SIDERIUS, P.: Changes in the blood sugar level during the first hours after alloxan injection. In: Experimental diabetes. Springfield (Ill.): C. C. Thomas Publ. Co. 1954.

GANASSINI, E., MORO, L., PROCOPIO, P.: Glucosio cicloacetacetato di etile e suoi derivati nel diabete da allossana. Boll. Soc. ital. Biol. sper. **39**, 1044 (1963).

GERRITSEN, G. C., DULIN, W. E.: Streptozotocin-induced diabetes in the rat. 6. Congr. Intern. Diabetes Fed. (Stockholm 1967). Intern. Congr. Series No. 140. Abstr. 256. Excerpta Med. Found., Amsterdam.

GILCHRIST, W. S. L., LYNCH, M. J. G.: Organic hyperinsulinism treated with alloxan. Lancet **1951 I**, 440.

GÖRGEN, H., KRAMER, M., SCHULZE, E.: Production of spontaneous diabetes in rats by the treatment of the parent generations with alloxan. Naunyn-Schmiedebergs Arch. Pharmak. exp. Path. **259**, 173 (1968).

GOLDNER, M. G.: Further studies on the mechanism of alloxan diabetes, pancreatectomy and alloxan. Proc. Soc. exp. Biol. (N.Y.) **65**, 18 (1947).

— GOMORI, G.: Studies on the mechanism of alloxan diabetes. Endocrinology **35**, 241 (1944).

GOMORI, G.: Acute nature of alloxan damage. Proc. Soc. exp. Biol. (N.Y.) **58**, 232 (1945).

— Aldehyde fuchsin: a new stain for elastic tissue. Amer. J. clin. Path. **20**, 665 (1950).

— GOLDNER, M. G.: Production of diabetes mellitus in rats with alloxan. Proc. Soc. exp. Biol. (N.Y.) **54**, 287 (1943).

GONET, A. E., RENOLD, A. E.: Studies on the diabetogenic activity of an antibiotic: streptozotocin. Diabetologia **2**, 151 (1966).

GRIFFITHS, M.: Uric acid diabetes. J. biol. Chem. **172**, 853 (1948).

— The mechanism of the diabetogenic action of uric acid. J. biol. Chem. **184**, 289 (1950).

— The effect of alloxan in methionine and cystine deficient guinea pigs. Endocrinology **48**, 117 (1951).

GROBÉTY, J.: Veränderungen des Zellbildes der Langerhans'schen Inseln unter dem Einfluß von Alloxan. Acta anat. (Basel) **3**, 194 (1947).

GRUNERT, R. R., PHILLIPS, P. H.: Uric acid diabetes in rat. Proc. Soc. exp. Biol. (N.Y.) **76**, 642 (1951).

HAMMARSTRÖM, L.: Autoradiographic studies on the distribution of C^{14}-labelled ascorbic acid and dehydroascorbic acid. Acta physiol. scand. **70**, Suppl. 289 (1966).

— HELLMAN, B., ULLBERG, S.: On the accumulation of alloxan in the pancreatic β-cells. Diabetologia **3**, 340 (1967).

— ULLBERG, S.: Specific uptake of labelled alloxan in the pancreatic islets. Nature (Lond.) **212**, 708 (1966).

HARD, W. L., CARR, C. J.: Experimental diabetes produced by alloxan. Proc. Soc. exp. Biol. (N.Y.) **55**, 214 (1944).

Hartmann,W.W., Sheppard, O. E.: Alloxan monohydrate. Org. Syntheses, Coll. 3, 37 (1955).
Havu, N.: Sulfhydryl inhibitors and pancreatic islet tissue. Acta endocr. (Kbh.) 62, Suppl. 139, 15 (1969).
Heinemann, G., Thun, K., Hinz, M., Katsilambros, A., Federlin, K.: Die Behandlung eines Falles von metastasierendem Inselzellcarcinom mit Streptozotocin. Verh. dtsch. Ges. inn. Med. 76, 409 (1970).
Herbut, P. A., Watkins, J. S., Perkins, E.: Alloxan in experimental hemochromatosis. Amer. J. clin. Path. 16, 506 (1946).
Herr, R. R., Jahnke, H. K., Argoudelis, A. D.: The structure of streptozotocin. J. Amer. chem. Soc. 89, 4808 (1967).
House, E. L.: A histological study of the pancreas, liver and kidney both during and after recovery from alloxan diabetes. Endocrinology 62, 189 (1958).
— Nace, P. F., Tassoni, J. P.: Alloxan diabetes in the hamster: organ changes during the first day. Endocrinology 59, 433 (1956).
Houssay, B. A., Martinez, C.: Experimental diabetes and diet. Science 105, 548 (1947).
— Penhos, J. C.: Pancreatic diabetes and hypophysectomy in the snake Xenodon merremii. Acta endocr. 35, 313 (1960).
Howell, S. L., Taylor, K. W.: The acute pancreatic effect of alloxan in the rabbit. J. Endocr. 37, 421 (1967).
Hughes, H.: Cyclical changes in the islets of Langerhans in the rat pancreas. J. Anat. (Lond.) 81, 82 (1947).
— An experimental study of regeneration in the islets of Langerhans with reference to the theory of balance. Acta anat. (Basel) 27, 1 (1956).
— Ware, L. L., Young, F. G.: Diabetogenic action of alloxan. Lancet 1944 I, 148.
Jacobs, H. R.: Hypoglycemic action of alloxan. Proc. Soc. exp. Biol. (N.Y.) 37, 407 (1937).
Johnson, D. D.: Alloxan administration in the guinea pig. Endocrinology 46, 135 (1950).
Junod, A., Lambert, A. E., Orci, L., Pictet, R., Gonet, A., Renold, A. E.: Studies of the diabetogenic action of streptozotocin. Proc. Soc. exp. Biol. (N.Y.) 126, 201 (1967).
— — Stauffacher, W., Renold, A. E.: Diabetogenic action of streptozotocin: relationship of dose to metabolic response. J. clin. Invest. 48, 2129 (1969).
Kadota, I.: Studies on experimental diabetes mellitus, as produced by organic reagents. J. Lab. clin. Med. 35, 568 (1950).
— Abe, T.: Chemical specificity of diabetogenic action of quinoline derivates. J. Lab. clin. Med. 43, 375 (1954).
— Kawachi, Y.: Diabetogenic action of analogues of 8-hydroxyquinoline. Proc. Soc. exp. Biol. (N.Y.) 101, 365 (1959).
— Midorikawa, O.: Diabetogenic action of organic reagents: destructive lesions of islets of Langerhans caused by sodium diethyldithiocarbamate and potassium ethylxanthate. J. Lab. clin. Med. 38, 671 (1951).
Kaneko, M., Logothetopoulos, J.: Sensitivity of beta cells to alloxan after inhibition by insulin or stimulation by glucose. Diabetes 12, 433 (1963).
Karam, J. H., Grodsky, G. M.: Insulin content of pancreas after sodium fluoroacetate-induced hyperglycemia. Proc. Soc. exp. Biol. (N.Y.) 109, 415 (1962).
Karrer, P., Koller, F., Stürzinger, H.: Nachweis kleiner Mengen Alloxans. Zur Frage seines Vorkommens im tierischen Organismus. Helv. chim. Acta 28, 1529 (1945).
Kass, E. H., Waisbren, B. A.: A method for consistent induction of chronic hyperglycemia with alloxan. Proc. Soc. exp. Biol. (N.Y.) 60, 302 (1945).
Kawanishi, H.: Electron microscopic studies on the secretory mechanism of pancreatic islet cells, with particular reference to beta cells. II. Secretion of beta granules in islets of Langerhans, particularly in association with intracellular reactive zinc under normal conditions, during prolonged starvation, and after administration of dithizone in rabbits. Endocr. jap. 13, 384 (1966).
Kellner, M., Kovach, A. G. B., Maklari, E., Gottsegen, G.: Studies on the pathogenesis of pulmonary alloxan oedema. Acta med. Acad. Sci. hung. 21, 187 (1965).
Kern, H. F.: Morphologie der Alloxanwirkung bei Haien mit besonderer Berücksichtigung der Schäden im Pankreas. Z. Zellforsch. 71, 469 (1966).
Klebanoff, S. J., Greenbaum, A. L.: The effect of pH on the diabetogenic action of alloxan. J. Endocr. 11, 314 (1954).
Klimas, J. E., Searle, G. W.: Tolbutamide and the onset of diabetes in rats. Diabetes 7, 388 (1958).
Kodouskova, V., Kodousek, R., Dusek, J.: Calcification of the islets of Langerhans and renal cortical tubular epithelium in alloxan treated calciphylactic rats. Experientia (Basel) 19, 314 (1963).
Korec, R.: Experimental diabetes mellitus in the rat. Publ. House of the Slovak Acad. of Sciences. Bratislava, 1967.

KOSAKA, K.: Studies on the mechanism of alloxan initial hyperglycemia. Tohoku J. exp. Med. **59**, 379 (1954).

KUSHNER, B., LAZAR, M., FURMAN, M., LIEBERMAN, T. W., LEOPOLD, I. H.: Resistance of rabbits and guinea pigs to the diabetogenic effect of streptozotocin. Diabetes **18**, 542 (1969).

LABES, R., FREISBURGER, H.: Das Alloxan als Oxydationsmittel für Thiolgruppen, als Kapillargift und als Krampfgift. Naunyn-Schmiedebergs Arch. exp. Path. Pharmak. **156**, 226 (1930).

LANGE, W. E., FOYE, W. O.: Metal chelates of alloxan. J. Amer. pharm. Ass., sci. Ed. **45**, 699 (1956).

LAWRENCE, A. M., CONTOPOULOS, A. N.: Reproductive performance in the alloxan diabetic female rat. Acta endocr. (Kbh.) **33**, 175 (1960).

LAZARIS, Y. A.: Die Pathogenese des Dithizon-Diabetes. Probl. Endokr. Gormonoter. **12**, 77 (1966) (russisch).

— BOGUSLAVSKAYA, D. M.: Spontanremission im Verlauf des Dithizon-Diabetes. Probl. Endokr. Gormonoter. **14**, 91 (1968) (russisch).

— ESCHENKO, V.: Die diabetogene Wirkung von Dithizon bei Tieren verschiedener Spezies. Probl. Endokr. Gormonoter. **12**, 65 (1966) (russisch).

— LAZARIS, A. Y.: Experimenteller Diabetes durch Oxychinolin-Derivate. Probl. Endokr. Gormonoter. **13**, 75 (1967) (russisch).

LAZAROW, A.: Protective effect of glutathione and cysteine against alloxan. Proc. Soc. exp. Biol. (N.Y.) **61**, 441 (1946).

— Factors controlling the development and progression of diabetes. Physiol. Rev. **29**, 48 (1949).

— Spontaneous recovery from alloxan diabetes in the rat. Diabetes **1**, 363 (1952).

— Alloxan diabetes and the mechanism of beta cell damage by chemical agents. In: Experimental diabetes. Springfield (Ill.): C. C. Thomas Publ. Co. 1954.

— Functional characterizations and metabolism of islet cells. In: On the nature and treatment of diabetes. p. 31. Excerpta Med. Found. (Amst.) (1965).

— KIM, J. NAM, WELLS, L. J.: Birth weight and fetal mortality in pregnant subdiabetic rats. Diabetes **9**, 114 (1960).

— LIAMBIES, J., TAUSCH, A. J.: Protection against diabetes with nicotinamide. J. Lab. clin. Med. **38**, 249 (1950).

— PALAY, S. L.: Production and course of alloxan diabetes in the rat. J. Lab. clin. Med. **31**, 1004 (1964).

— PATTERSON, J. W.: Protection against alloxan diabetes with cobalt, zinc and ferrous iron. Anat. Rec. **109**, 377 (1951).

LAZARUS, S. S., BARDEN, H., BRADSHAW, M.: Pancreatic beta-cells and alloxan toxicity. Arch. Path. **73**, 46 (1962).

— VOLK, B. W.: The pancreas in human and experimental diabetes. New York-London: Grune and Stratton, Inc. 1962.

— — Studies on a latent diabetic state in cortison-alloxan treated rabbits. Diabetes **13**, 54 (1964).

— — BARDEN, H.: Localization of acid phosphatase activity and secretion mechanism in rabbit pancreatic B cells. J. Histochem. Cytochem. **14**, 233 (1966).

LEECH, R. S., BAILEY, C. C.: Blood alloxan and blood glutathione in rabbits injected with alloxan. J. biol. Chem. **157**, 525 (1945).

LIEBEN, F., EDEL, E.: Notiz zur Reaktion der Gewebe mit Alloxan. Biochem. Z. **259**, 8 (1933)

LOGOTHETOPOULOS, J., BROSKY, G.: Mitotic activity of islet cells in alloxan and streptozotocin diabetic mice studied by radioautography. Diabetes **17**, 306 (1968).

LUKENS, F. D. W.: Alloxan diabetes. Physiol. Rev. **28**, 304 (1948).

MACDONALD, M. K., BHATTACHARYA, S. K.: Histological changes in rats rendered hyperglycaemic by injection of dehydroascorbic acid. Quart. J. exp. Physiol. **41**, 153 (1956).

MANHOFF, L. J., DE LOACH, A. W.: Production of alloxan diabetes in the dog. Proc. Soc. exp. Biol. (N.Y.) **68**, 120 (1948).

MARTINEZ, C., GRANDE, F., BITTNER, J. J.: Alloxan diabetes in different strains of mice. Proc. Soc. exp. Biol. (N.Y.) **87**, 236 (1954).

MASKE, H., STAMPFEL, B., GAHN, H.: (1) Untersuchungen zur Verhinderung der diabetogenen Alloxanwirkung durch vorher gegebenes Adrenalin. Z. klin. Med. **152**, 68 (1953).

— WEINGES, K.: Untersuchungen über das Verhalten der Meerschweinchen gegenüber verschiedenen diabetogenen Noxen. Alloxan und Dithizon. Naunyn-Schmiedebergs Arch. exp. Path. Pharmak. **230**, 406 (1957).

— WOLFF, H., STAMPFEL, B.: (2) Über die Verhinderung der diabetogenen Alloxanwirkung durch vorhergehende Glukosegaben. Klin. Wschr. **31**, 79 (1953).

— — — BAUMGARTEN, F.: Beobachtungen über den Zinkstoffwechsel beim Alloxandiabetes. Naunyn-Schmiedebergs Arch. exp. Path. Pharmak. **216**, 457 (1952).

Mayer, J.: Antagonism between alloxan and caffeine. Nature (Lond.) 210, 630 (1966).

McIntosh, H. W., Robertson, H. R., Walters, W., Randall, R. V.: Functioning islet-cell carcinoma of the pancreas with metastases and prolonged survival. Arch. Surg. 80, 1021 (1960).

Mellinghoff, K., Grabbe, W., Drescher, J.: Experimentelle Untersuchungen über den Alloxandiabetes mit kleinen Dosen. Z. ges. exp. Med. 115, 655 (1950).

Merlini, D.: Sul diabete da acido deidroascorbico. Rass. clin. sci. 37, 109 (1961).

— Caramia, F.: Effect of dehydroascorbic acid on the islets of Langerhans of the rat pancreas. J. Cell Biol. 26, 245 (1965).

Messina, A., Brucchieri, A., Gasso, G.: Diabete sperimentale da acido deidroascorbico. Boll. Soc. ital. Biol. sper. 44, 1138 (1968).

Meyer, F. W.: Entwicklungsphasen und Verlaufsformen des Alloxandiabetes. Z. Vitamin-, Hormon-Fermentforsch. 3, 436 (1949/50).

Miller, M. R.: Pancreatic islet histology and carbohydrate metabolism in amphibians and reptiles. Diabetes 9, 318 (1960).

— Wurster, D. H.: Further studies on the blood glucose and pancreatic islets of lizards. Endocrinology 63, 191 (1958).

Mirsky, I. A.: Alloxan administration to the duck. Proc. Soc. exp. Biol. (N.Y.) 59, 35 (1945).

Mohnike, G., Lisewski, G.: Über das Verhalten des Blutzuckerspiegels nach Alloxaninjektion bei Kaninchen. Endokrinologie 38, 306 (1959).

de Moor, P., Hoet, P. L.: La pathogenie du diabète alloxanique. III. Le diabète a l'oxine et la diabète au dithizone. Ann. Endocr. (Paris) 13, 853 (1952).

Morgan, C. R., Lazarow, A.: Immunoassay of pancreatic and plasma insulin following alloxan injection of rats. Diabetes 14, 669 (1965).

Moule, M. L., Nace, P. F.: Reducing substances in the blood of normal and alloxan-treated fish. Canad. J. Biochem. 41, 2397 (1963).

Mount, L. E.: Alloxan diabetes in the piglet. Nature (Lond.) 180, 344 (1957).

Murray-Lyon, I. M., Eddleston, A. L. W. F., Williams, R., Brown, M., Hogbin, B. M., Bennett, A., Edwards, J. C., Taylor, K. W.: Treatment of multiple-hormone-producing malignant islet-cell tumour with streptozotocin. Lancet 1969 II, 895.

Murrell, L. R., Nace, P. F.: Experimental diabetes in the catfish: normal and alloxan-diabetic blood glucose and pancreatic histology. Endocrinology 64, 542 (1959).

Niemann, C.: Influence of dietary fat on incidence of alloxan diabetes in growing rats. Amer. J. Physiol. 181, 183 (1955).

Nightingale, D.: Alloxantin dihydrate. Org. Syntheses Coll. 3, 42 (1955).

Nordmann, M., Wolf, E.: Elektronenoptische Untersuchungen des Pankreas unter normalen und abnormen Stoffwechsellagen. Virchows Arch. path. Anat. 333, 54 (1960).

Okamoto, K.: Biologische Untersuchungen der Metalle. IV. Histochemischer Nachweis einiger Metalle in den Geweben, besonders in den Nieren, und deren Veränderungen. Trans. Soc. Path. Japon. 32, 99 (1942).

— Experimental studies on the pathogenesis of diabetes mellitus. Acta Sch. med. Univ. Kioto 27, 43 (1949).

— Production of experimental diabetes mellitus and zinc reaction of islets of Langerhans. Hyogo J. Med. Sci. 1, 77 (1951).

Olsen, T. S., Orskov, H., Lundbaek, K.: Kidney lesions in rats with severe long-term alloxan diabetes. 2. Histochemical Studies. Comparison with human diabetic glomerular lesions. Acta path. microbiol. scand. 66, 1 (1966).

Padron, J. L., Sulman, M., Lewis, N. R.: Glucosamine acetoacetate condensate: a new anti-alloxan-diabetes factor. Nature (Lond.) 213, 1254 (1967).

Paget, G. E.: Aldehyde-thionin: a stain having similar properties to aldehyd-fuchsin. Stain Technol. 34, 223 (1959).

Pajares, J. M., Candela, J. L. R.: Ausencia de efecto diabetogeno de la ditizona. Rev. ibér. Endocr. 30, 625 (1958).

Patterson, J. W.: The diabetogenic effect of dehydroascorbic and dehydroisoascorbic acids. J. biol. Chem. 183, 81 (1950).

Perret, J. P., Bacques, C.: Modifications humorales et compartementales liées au diabète alloxanique chez les petits ruminants. Acta diabet. lat. 6, 562 (1969).

Peters, G., Guidoux, R., Grassi, L.: Die diabetogene Wirkung von N-monomethyl-acetamid. Naunyn-Schmiedebergs Arch. Pharmak. exp. Path. 255, 58 (1966).

Petersson, B., Hellerström, C., Gunnarsson, R.: Structure and Metabolism of the pancreatic islets in streptozotocin treated guinea pigs. Horm. Metab. Res. 2, 313 (1970).

Pictet, R., Orci, L., Rouiller, R.: Ultrastructure of islets of Langerhans after injury caused by a diabetogenic antibiotic: Streptozotocin. 6. Congr. Intern. Diabetes Fed. (Stockholm 1967). Intern. Congr. Series No. 140. Abstr. 241. Excerpta Med. Found., Amsterdam.

PINCUS, I. J., HURWITZ, J. J., SCOTT, M. E.: Effects of rate of injection of alloxan on development of diabetes in rabbits. Proc. Soc. exp. Biol. (N.Y.) 86, 553 (1954).

PITKIN, R. M., REYNOLDS, W. A.: Diabetogenic effects of streptozotocin in rhesus monkeys. Diabetes 19, 85 (1970).

PORTE, D.: A receptor mechanism for the inhibition of insulin-release by epinephrine in man. J. clin. Invest. 46, 86 (1967).

PRAHL, J. W., STEENROD, W. J.: Production of alloxan diabetes and ketoacidosis in the laboratory rat. Diabetes 14, 289 (1965).

RAKIETEN, N., RAKIETEN, M. L., NADKARNI, M. V.: Studies on the diabetogenic action of streptozotocin. Cancer Chemother. Rep. 29, 91 (1963).

RENOLD, A. E.: Der Alloxandiabetes. Dissertation, Zürich 1948.

RERUP, C., LUNDQUIST, I.: Blood glucose level in mice. 2. A quantitative study of alloxan diabetes. Acta endocr. (Kbh.) 54, 514 (1967).

— TARDING, F.: Streptozotocin- and alloxan-diabetes in mice. Europ. J. Pharmacol. 7, 89 (1969).

RESNIK, R. A., CECIL, H.: The copper complex of alloxanic acid. Arch. Biochem. 61, 179 (1956).

RIDOUT, J. H., HAM, A. W., WRENSHALL, G. A.: Correlation of insulin content and histological picture of pancreas at intervals after administration of alloxan. Science 100, 57 (1944).

RODRIGUEZ, R. R., KREHL, W. A.: Influence of diet on incidence of alloxan diabetes. Amer. J. Physiol. 169, 295 (1952).

ROOT, M. A., CHEN, K. K.: Experimental diabetes produced by 8-hydroxyquinoline. J. Pharmacol. exp. Ther. 104, 404 (1952).

RUDAS, B.: Das Verhalten der Serumlipide in verschiedenen Diabetesstadien der Ratte. Wien. klin. Wschr. 79, 377 (1967).

— WEISSEL, W.: Frühketonämie bei Alloxandiabetes, zugleich ein Beitrag zur Durabolinwirkung. Wien klin.. Wschr. 75, 846 (1963).

SADOFF, L.: Effects of streptozotocin in a patient with islet cell carcinoma. Diabetes 18, 675 (1969).

SAK, M. F., BEASER, S. B.: Alloxan diabetes in the golden hamster, mesocricetus auratus. I. Presence of sacculations in venules of the cheek pouch and their absence in retinal vessels. Lab. Invest. 11, 255 (1962).

SAVIANO, M., DE FRANCISCIS, P.: Il diabete da allossana nella capra. Boll. Soc. ital. Biol. sper. 22, 1239 (1946).

— — Diabete da acido dialurico nel cane. Boll. Soc. ital. Biol. sper. 22, 1245 (1946).

SCHEIN, P. S., BATES, R. W.: Plasma glucose levels in normal and adrenalectomized mice treated with streptozotocin and nicotinamide. Diabetes 17, 760 (1968).

— COONEY, D. A., VERNON, M. L.: The use of nicotinamide to modify the toxicity of streptozotocin diabetes without loss of antitumoral activity. Cancer Res. 27, 2324 (1967).

SCOTT, CH. C., HARRIS, P. N., CHEN, K. K.: Effect of alloxan in birds. Endocrinology 37, 201 (1945).

SEIDEN, G.: The response of the pancreatic islands of the frog (Rana pipiens). Anat. Rec. 91, 187 (1945).

SEIFERT, G.: Histochemische Untersuchungen zur Calciphylaxie der Langerhans'schen Inseln beim Alloxan-Diabetes. Virchows Arch. path. Anat. 339, 29 (1965).

SELIGSON, D., SELIGSON, H.: The conversion of alloxan to alloxanic acid in Plasma. J. biol. Chem. 190, 647 (1951).

SELYE, H.: Calciphylaxis. Chicago-London: University of Chicago Press 1962.

SHULTZ, C. S., DUKE, J. R.: The resistance of the young rabbit to the diabetogenic effect of alloxan. Bull. Johns Hopk. Hosp. 82, 20 (1948).

SIBAY, T. M., HAYES, J. A.: Potential carcinogenic effects of streptozotocin. Lancet 1969 II, 912.

SITT, R., SENFT, G., LOSERT, W., BARTELHEIMER, H. K.: Wirkungsverlust des Insulins als Ursache der N-Monomethyl-Acetamid-Hyperglykämie. Arch. Pharmak. exp. Path. 225, 383 (1966).

SMITH, C. K., STOLL, R. W., VANCE, J., RICKETTS, H., WILLIAMS, R. H.: Treatment of malignant insulinoma with streptozotocin. Diabetologia 7, 118 (1971)

STANLEY, N. N., MARKS, V., KREEL, L., McINTYRE, N.: Streptozotocin treatment of malignant islet cell tumour. Brit. med. J. 1970 III, 562.

STAUFFACHER, W., BURR, I., GUTZEIT, A., BEAVEN, D., VELEMINSKY, J., RENOLD, A. E.: Streptozotocin diabetes: Time course of irreversible B-cell damage; further observations on prevention by nicotinamide. Proc. Soc. exp. Biol. (N.Y.) 133, 194 (1970).

STEINER, D. F., RAUDA, V., WILLIAMS, R. H.: Severe ketoacidosis in the alloxan diabetic rat. Endocrinology 68, 809 (1961).

STEINER, H., OELZ, O., ZAHND, G., FROESCH, E. R.,: Studies on islet cell regeneration and intrainsular cellular interrelations in long lasting streptozotocin diabetes in rats. Diabetologia 6, 558 (1970).

Strecker, A.: Notiz über eine eigenthümliche Oxydation durch Alloxan. Ann. Chem. Pharm. **123**, 363 (1862).

Sudak, F. N., Beaser, S. B.: The maintenance of diabetic hamsters with insulin. Endocrinology **67**, 878 (1960).

Taylor, S. G., Schwartz, T. B., Zannini, J. J., Ryan, W. G.: Streptozotocin therapy for metastatic insulinoma. Arch. intern. Med. **126**, 654 (1970).

Tipson, R. S., Cretcher, L. H.: Quantitative fluorometric microdetermination of alloxan monohydrate as riboflavin. Anal. Chem. **22**, 822 (1950).

Tiscornia, O. M., Janowitz, H. D., Dreiling, D. A.: The effect of alloxan upon canine exocrine pancreatic secretion. Amer. J. Gastroent. **49**, 328 (1968).

Vargas, L., Friederici, H. H. R., Maibenco, H. C.: Cortical sponge kidneys induced in rats by alloxan. Diabetes 19,33 (1970).

Venerjie, S.: Effect of certain substances on the prevention of diabetogenic action of alloxan. Science **106**, 128 (1947).

Voigt, G. E.: Histochemische Untersuchungen über das Zink in den Langerhansschen Inseln beim Alloxandiabetes. Acta path. microbiol. scand. **41**, 81 (1957).

Watkins, D., Cooperstein, S. J., Lazarow, A.: In vitro studies on alloxan distribution between cells and extracellular fluid. Amer. J. Physiol. **207**, 431 (1964).

Weinglas, A. R., Frame, E. G., Williams, R. H.: Inhibition of diabetogenic action of alloxan. Proc. Soc. exp. Biol. (N.Y.) **58**, 216 (1945).

Wellmann, K. F., Volk, B. W., Lazarus, S. S.: Ultrastructural pancreatic beta-cell changes in rabbits after small and large doses of alloxan. Diabetes **16**, 242 (1967).

Wieland, H., Bergel, F.: Zum oxydativen Abbau der Aminosäuren. Ann. Chem. **439**, 196 (1924).

Wiener, H.: Zur Zersetzung und Bildung der Harnsäure im Thierkörper. Naunyn-Schmiedebergs Arch. exp. Path. Pharmak. **42**, 375 (1899).

Williamson, J. R., Lacy, P. E.: Electron microscopy of islet cells in alloxan treated rabbits. Arch. Path. **67**, 102 (1959).

Wöhler, F., Liebig, J.: Untersuchungen über die Natur der Harnsäure. Ann. Pharm. **26**, 241 (1838).

Wolff, F. W.: Clinical and physiological implications of diabetes induced by benzothiadiazines. Diabetes **13**, 203 (1964).

Wolff, H., Maske, H., Stampfl, B., Baumgarten, F.: Untersuchungen über den Dithizondiabetes. Naunyn-Schmiedebergs Arch. exp. Path. Pharmak. **216**, 440 (1952).

Wrenshall, G. A., Best, C. H.: Initial changes in the blood sugar of the fasted anesthetized dog after alloxan. Amer. J. Physiol. **160**, 228 (1950).

— — Collins-Williams, J., Hartroft, W. S.: Incidence, control and regression of diabetic symptoms in the alloxan-treated rat. Amer. J. Physiol. **156**, 100 (1949).

Wright, P. A.: Blood sugar studies in the bullfrog, rana catesbiana. Endocrinology **64**, 551 (1959).

Zimmer, F. E.: Islet cell carcinoma treated with alloxan. Ann. intern. Med. **61**, 543 (1964).

Spontandiabetes bei Tieren

R. Brunk

Einleitung

Seit der ersten Erwähnung der Zuckerharnruhr im 18. Jahrhundert, die den „Diseases of horses" (Gibson, 1751) zu entnehmen ist, hat der Diabetes der Tiere in zunehmendem Maße Beachtung erlangt.

In neuerer Zeit rückte der spontane Diabetes mellitus der Tiere, speziell der kleinen Laboratoriumsnager, in den Blickpunkt besonderen Interesses. Der Grund hierfür ist nicht nur in erster Linie die Möglichkeit vergleichend-pathologischer Feststellungen, sondern vielmehr auch das Bestreben durch experimentelles Arbeiten mit spontandiabetischen Versuchstieren Licht in funktionelle Zusammenhänge und Wirkungsmechanismen zu bringen. Das gilt sowohl für den Biochemiker und Immunologen, als auch für den auf dem Gebiete der Antidiabetika-Forschung tätigen Pharmakologen.

Während im alten tiermedizinischen Schrifttum polyurische Zustände, die in akute, heilbare und chronische, unheilbare Formen unterteilt wurden, Beschreibung fanden, gelang erst um die Mitte des 19. Jahrhunderts nach der Einführung chemischer Nachweismethoden für Harnzucker durch Trommer und durch Fehling eine verläßlichere Diagnose des Diabetes mellitus.

Wenngleich Blaine (1802) verwertbare Hinweise auf die Zuckerharnruhr bei Pferden gibt, stammt eine der ersten beachtenswerten Veröffentlichungen aus dem vorigen Jahrhundert über diese Erkrankung beim Tier von Leblanc (1851), der vom Diabetes mellitus beim Affen berichtet.

Man sollte sich jedoch darüber im klaren sein, daß ein Teil der älteren Mitteilungen hinsichtlich der Richtigkeit ihrer Diagnose heute zweifelhaft erscheinen muß.

Das spontane Auftreten der Erkrankung wurde bisher bei Pferd, Rind, Schaf, Ziege, Schwein, Hund, Fuchs, Katze, Affe, Halbaffe, Delphin, chin. Hamster, Maus (als Einzelgenmutante, in Inzuchtlinien und bei F_1-Hybriden), Stachelmaus, Sandratte und Ratte, also ausschließlich bei Säugetieren beschrieben. Die Aufzählung ist willkürlich und soll zunächst nichts über Erblichkeit, auslösende Faktoren usw. aussagen. Experimentell läßt sich Diabetes mellitus auch bei einigen Vogelarten, z. B. bei Enten und Gänsen (Kausch, 1896) und bei Fischen (z. B. Murell et al., 1959) erzeugen, wurde spontan vorkommend aber bislang nicht bekannt.

Der Spontandiabetes ist bei einigen Tierarten häufiger als allgemein angenommen wurde und wird. Konkrete Angaben hierzu werden, sofern das Schrifttum Zahlenmaterial enthielt, bei Besprechung der einzelnen Arten gemacht.

Wenngleich bei Tieren viele Faktoren mit denen bei den Formen des menschlichen Diabetes auftretenden übereinstimmen oder sich zumindest recht ähnlich sind, so gibt es doch kein ideales Modell eines animalen Typs der Erkrankung, der bei vergleichender Betrachtung direkt auf menschliche Verhältnisse übertragbar wäre. Dennoch seien nachfolgend einige Ähnlichkeiten, die Anknüpfungspunkte für experimentelles Arbeiten darstellen, skizziert.

Der Spontandiabetes einiger Haussäugetiere, speziell derjenige des Hundes (Kast, 1967) sowie der rezessiv erbliche Diabetes des chinesischen Hamsters, die klinisch durch einen absoluten Insulinmangel, histopathologisch durch Verminderung der Anzahl der B-Zellen im Inselorgan des Pankreas sowie durch Degranulation dieser Zellen, besonders im letztgenannten Falle durch schwere Veränderungen in Form hydropischer Degeneration gekennzeichnet sind, ist mit dem juvenilen, absoluten Insulinmangeldiabetes des Menschen vergleichbar. Gewisse Übereinstimmung mit dem juvenilen Typ der Erkrankung des Menschen finden sich auch bei der Sandratte (Miki et al., 1965). Ein anderer Typ, der speziell bei einigen Mäusestämmen als rezessiv vererbliche Einzelgenmutante auftritt, wobei es auch bereits gelang, verschiedene dieser Mutanten als Inzuchtlinien zu halten (z. B. Bar Harbor *db*), ist das sogenannte „Fettsuchthyperglykämiesyndrom der Maus", bei dem extrahierbarer Pankreasinsulingehalt und Insulinaktivität im Blut erhöht sind und sich histologisch eine Zunahme der B-Zellen auf ein mehrfaches der Norm sowie Degranulation finden (Bleisch et al., 1952; Wrenshall et al., 1955). Hier liegt eine Form des von Fettleibigkeit begleiteten Insulinresistenzdiabetes vor (Bleisch et al., 1952; Mayer, 1960; Christophe, 1965), der jedoch bei älteren Tieren infolge Erschöpfung der B-Zellen in einen Insulinmangeldiabetes übergehen kann. Besonders im ersten Teil der Charakteristik sind Parallelen zum relativen Insulinmangeldiabetes, dem sogenannten Altersdiabetes des Menschen deutlich. Ein wichtiger Punkt der Unterscheidung vom „Obese-hyperglycemic-syndrom" der Maus ist jedoch das Ansprechen des Menschen auf Sulfonylharnstoffe. Bei der fettleibig-hyperglykämischen Maus lassen sich während einer chronischen Behandlung die B-Zellen, z. B. durch Carbutamid (Christophe u. Mayer, 1959) nicht mehr stimulieren, da sie bereits maximal Insulin sezernieren. — Unter den Haustieren kommt der Diabetes mellitus der Katzen der Altersform des Menschen am nächsten (Kast, 1967).

Seit alters her ist eine enge Beziehung zwischen Fettsucht und der Zuckerkrankheit beim Menschen bekannt; man sagt auch heute noch, daß sie Wegbereiter des Diabetes sei. Es gibt hierzu beim Tier verschiedene Parallelen. Man denke nur an die gehäufte Coincidenz von Fettleibigkeit und dem Auftreten der Erkrankung, z. B. beim Hund.

Mayer (1955, 1960) unterscheidet zwei Formen der Fettsucht, die „metabolische" und die „regulatorische". Beide zeigen eine Tendenz zur diabetischen Stoffwechsellage. Die metabolische Fettsucht ist gekennzeichnet durch Hyperglykämie, verminderte Glucosetoleranz, erhöhte freie Fettsäuren im Plasma, erhöhte Seruminsulinaktivität und Hyperplasie der Pankreasinseln (Gepts et al., 1960). Gonet et al. (1965) fanden bei der Stachelmaus bemerkenswerterweise eine kongenitale extreme Hyperplasie, vor allem der B-Zellen der Langerhans'schen Inseln. Bei einem Teil der Tiere kommt es nach Ausbildung von Fettleibigkeit zum Auftreten der diabetischen Stoffwechselstörung, die mit Degranulation und nachfolgender Glykogenose der Beta-Zellen einhergeht. Beispiele eines spontan auftretenden Diabetes vergesellschaftet mit ihm oder im Gefolge dieses Fettsuchttyps sind die verschiedenen Obese-Mäuse sowie die eben zitierte Stachelmaus. Der regulatorische Typ wird unter den spontanerkrankenden Tieren durch die Sandratte repräsentiert. Hier kommt es bei speciesbedingter Anlage (Hackel et al., 1965) durch exogene Faktoren (Labordiät) zur Fettsucht und Diabetes. Wildlebende Sandratten zeigen bei naturgemäßer Ernährung die Erkrankung nicht. Wenn weiter oben ausgeführt wurde, daß sich bei der Sandratte gewisse Übereinstimmungen mit dem juvenilen Diabetes des Menschen erkennen lassen (Miki et al., 1965), so muß hier vermerkt werden, daß auf Grund der letztgenannten Fakten auch Analogien zum menschlichen Erwachsenendiabetes zu erkennen sind (Labhart, 1965). Auch bei ihm kommt es durch diätetische Maßnahmen gegebenenfalls zur Besserung, wie andererseits eine veränderte Ernährungsweise bestimmter Völker in Entwicklungsländern zum Anstieg der Erkrankungshäufigkeit bzw. überhaupt erst zum Auftreten des Diabetes führen kann. Aus all dem geht deutlich hervor, daß es, wie weiter oben bereits betont, kein ideales tierisches Modell für die diabetologische Forschung gibt; es lassen sich nur jeweils Teilfragen mit hinreichend sicheren Analogieschlüssen, die ihre Ergebnisse zulassen, bearbeiten.

Nachfolgend seien eine Reihe von Faktoren, die allein oder im Zusammenspiel beim Tier eine diabetische Stoffwechselstörung auslösen können, in Anlehnung an eine erweiterte Aufstellung von WILKINSON (1957), noch kurz aufgezählt. Die Aufzählung kann keinen Anspruch auf Vollständigkeit erheben, da das Krankheitsgeschehen und seine Entstehung zu komplexer Natur sind. Alle Fälle, bei denen sich keine bestimmte Ursache ermitteln läßt, bezeichnet WILKINSON (1957) als „idiopathischen" Diabetes. Beispielsweise auch solche Formen, bei denen eine hormonelle Gleichgewichtsstörung, mit auch unklarer Ätiologie, anderer endokriner Drüsen, insbesondere der Hypophyse und der Nebennieren, die einen diabetischen Zustand hervorrufen können, vorliegt.

Bei den einzelnen Punkten der Aufstellung werden einige andere Autoren, welche gleichlautende Feststellungen beschrieben haben, mit aufgeführt.

1. Verschiedene Formen der *Pankreatitis* (LIENAUX, 1897; HJÄRRE, 1928; KRIPPEL, 1937; MILKS u. STEPHENSON, 1937; ARCHIBALD u. WHITEFORD, 1953; COFFIN u. THORDAL-CHRISTENSEN, 1953; BAKER, 1955; THORDAL-CHRISTENSEN u. COFFIN, 1956; VEILLEUX, 1958; KAST, 1967).

2. *Pankreasatrophie* (BALLA, 1911; CHRUSTALEV, 1928; TÖRÖK, 1936; SCHLOTTHAUER u. MILLAR, 1951).

3. *Neurogene* Faktoren, *Traumen* und *Stress* (BOEHM, 1878; KRUMBHAAR, 1916; LEWIS u. TURCATTI, 1935; LUKENS, 1943; VINE, 1946; MALHERBE, 1947; POLLOCK u. BAUMAN, 1949; GARBERS, 1957; EHRENTHEIL, 1964; SIREK u. SIREK, 1964; BLOOM, 1966).

4. *Überfütterung* und *Fettsucht* (EBER, 1897; BAKER, 1931; LAWRENCE, 1951; COFFIN u. THORDAL-CHRISTENSEN, 1953; siehe auch Literaturzusammenstellung über Laboratoriumstiere am Schluß des Kapitels).

5. *Infektionen* (RUBARTH, 1935; MILKS u. STEPHENSON, 1937; CARNE et al., 1956; PEDINI, 1960; BARBONI, 1962; PAULUZZI, 1963; BLOOM, 1966).

6. *Erblichkeit* (ROBERTS, 1954; BLOOM, 1966; PRIEUR, 1967; siehe auch Literaturzusammenstellung über Laboratoriumstiere am Schluß des Kapitels).

7. *Neoplasien* und *amyloide Degeneration* der Langerhans'schen Inseln (EBER, 1897; FETTICK, 1899; HJÄRRE, 1928; RUBARTH, 1935).

Im Rahmen der Einzeldarstellungen dieses Kapitels ist es nur möglich, die wichtigsten Fakten mitzuteilen. Die Tiere werden in drei Gruppen gegliedert, jedoch nach Arten bzw. nach Mutationen, Inzuchtstämmen oder F_1-Hybriden im folgenden gesondert besprochen.

A. *Haustiere*, d. h. landwirtschaftliche Nutztiere; Pferd, Rind, Schaf, Ziege und Schwein sowie die Carnivoren Hund und Katze. Obgleich besonders der Hund in der Diabetesforschung als Versuchstier eine wesentliche Stellung einnimmt, soll er herkömmlicherweise mit unter die Haustiere eingereiht werden.

B. *Laboratoriumstiere*, d. h. chinesischer Hamster, Maus (Mutationen, Inzuchtlinien und F_1-Hybridmäuse), Stachelmaus, Sandratte und Ratte.

C. *Sonstige Tiere:* Affe, Halbaffe, Fuchs und Delphin.

Im Text wird nur auf einige der jeweils bedeutendsten Arbeiten hingewiesen. Sofern darüber Angaben aufzufinden waren, werden Aussagen über Häufigkeit des Auftretens der Erkrankung, Geschlechts- und Altersverteilung, Klinik und Pathologie sowie über Pathogenese und Heredität gemacht.

Besonderen Wert wurde jedoch auf eine möglichst umfangreiche Zusammenstellung des Schrifttums über Spontandiabetes bei Tieren und im Zusammenhang mit spontandiabetischen kleinen Laboratoriumsnagern publizierter Arbeiten gelegt, um damit dem Interessierten die Möglichkeit an die Hand zu geben, sich über Detailfragen selbst orientieren zu können. Veröffentlichungen über den experimentellen Diabetes beim Tier sowie allgemeine und vergleichende Arbeiten, wurden nur dann mit aufgenommen, sofern sie gleichzeitig Angaben, die das vorliegende Thema betreffen, enthalten.

Aus der Vielzahl der Publikationen, die über Untersuchungen an fettleibighyperglykämischen Mäusen vorliegen, wurde nur eine begrenzte Zahl ausgewählt, ansonsten wird auf Arbeiten, welche sehr umfangreiche Schrifttumsangaben enthalten, im Text besonders hingewiesen.

A. Haustiere

1. Pferd

Neben den ältesten Arbeiten über Zuckerharnruhr beim Pferd, die vorwiegend medizinhistorisches Interesse besitzen, da sie gleichzeitig die ersten Beschreibungen dieser Erkrankung beim Tier überhaupt sind, liegen Berichte über mindestens 18 gesicherte Fälle von Diabetes mellitus bei dieser Tierart vor. Während Diecker-hoff (1892) die Richtigkeit der Diagnose bei Perosino (1854), Delprato (1871), Nikerle (1857) und Rueff (1867) verneint, schließt sich Preller (1908) dieser Feststellung nur hinsichtlich der ersten drei Autoren an. Läßt man weiterhin die Fälle von Aellig (1926) und Beijers (1940), die beide zumindest nicht völlig zweifelsfrei sind, unberücksichtigt, so fällt die überwiegende Mehrzahl der anerkannten Mitteilungen in die Zeit zwischen 1867 und 1921. Lediglich vier Publikationen stammen aus jüngster Zeit. King et al. (1962) beschreiben einen eigenen Fall und führen einen weiteren, unveröffentlichten, an (Burns, 1959), Tasker et al. (1966) berichten außer ihrer eigenen Beobachtung vergleichend über eine Feststellung von Diabetes mellitus, die Ardans (1965) machte. Zwei weitere Fälle verdanken wir der Mitteilung durch Loeb et al. (1966). Jeffrey (1968) gibt eine ausführliche Beschreibung der Erkrankung bei einem siebenjährigen Shetlandpony, bei dem sie in Gefolge einer chronischen Pankreatitis auftrat. Ferrari (1926) teilte das Auftreten von Zuckerharnruhr bei einem Maultier mit.

Über die relative Häufigkeit der Erkrankung sind dem Schrifttum nur spärliche Hinweise zu entnehmen. Aellig (1926) führt die statistischen Berichte der ehemaligen deutschen Armee an, in denen für das Jahr 1911 unter einem Bestand von 113219 Pferden einmal, 1912 unter 114938 Pferden dreimal Diabetes mellitus verzeichnet wurde. Die Richtigkeit der Diagnose ist nicht nachzuprüfen, die Zahlen dürften daher eher niedriger als höher sein.

Die Geschlechtsverteilung läßt wegen zu geringer Anzahl der Fälle und wegen Fehlens einer Vergleichspopulation keine Signifikanzaussage zu. Die meisten Beschreibungen entfallen auf kastrierte männliche Tiere.

Die Altersspanne liegt zwischen 4 (Jorgensen, 1921) und 23 Jahren (Tasker et al., 1966), die Mehrzahl der erkrankten Pferde war um 10 bis 15 Jahre alt.

Viele Autoren, besonders diejenigen der älteren Arbeiten, beschränkten sich auf die Mitteilung klinischer Befunde. Mit Ausnahme von BANG (1915) und AELLIG (1926) wird, teilweise rapide Abmagerung berichtet. Kardinalsymptome sind: Polydipsie, Polyurie, Polyphagie; lediglich DIECKERHOFF (1892) beobachtete Inappetenz. Weiterhin Glucosurie (z. B. BANG, 1915, gibt während einer ständigen Kontrolle über 5 Wochen Werte von 1,2 bis 7,8% Harnzucker an), Ketonurie (TASKER et al., 1966), Hyperglykämie, Lipämie (JORGENSON, 1921; TASKER et al., 1966). KING et al. (1962) sowie TASKER et al. (1966) fanden verminderte Glucosetoleranz.

Das Auftreten einer bilateralen Cataracta diabetica sahen PRELLER (1908) beginnend am 41. sowie HEISS (1888) beginnend am 32. bzw. 30. Tage ihrer Beobachtungszeit; bei einem seiner beiden Fälle (HEISS, 1888) bildete sich außerdem eine tiefgreifende Cornealulceration.

Die von DIECKERHOFF (1892) beschriebene beidseitige Linsentrübung war durch eine dem Diabetes vorausgegangene periodische Augenentzündung verursacht worden. KRÜGER (1902) und RUEFF (1867) vermerken als Begleiterkrankung Furunkulose.

Die pathologisch-anatomischen Befunde sind nur hinsichtlich der Leber relativ einheitlich. Hier wurde makroskopisch zumeist eine Vergrößerung, Schwellung und lehmgelbe Verfärbung ermittelt. Das Pankreas war in den Fällen von DIECKERHOFF (1892), PRELLER (1908), BANG (1915) und BEIJERS (1940) makroskopisch unverändert, während KING et al. (1962) und TASKER et al. (1966) es deutlich vergrößert vorfanden. Es wog im ersten Fall 825 g, im letzteren 800 g (Normalgewicht ca. 350 g). Relativ häufig wurden auch mehr oder minder umfangreiche Nierenschwellungen angetroffen.

Brauchbare histologische Untersuchungen beim Diabetes mellitus des Pferdes sind sehr selten, da es sich, wie bereits betont, in der Mehrzahl um ältere Arbeiten handelt.

JORGENSEN (1921), bei dessen Fall es sich um Auftreten dieser Erkrankung bei einem vierjährigen Pferd, vier Wochen nach Ablauf einer atypischen Pferdeinfluenzainfektion handelt, fand „das Pankreas einem ausgedehnten, degenerativen Prozeß von kolloidalen Veränderungen unterworfen". PRELLER (1908) beschreibt Pankreasparenchymverminderung, Inselatrophie und Vermehrung des interstitiellen (interacinösen) Bindegewebes.

Über das Vorliegen einer diabetischen Stoffwechselstörung mit gleichzeitigem Auftreten von chromophoben Hypophysenadenomen und Nebennierenrindenhyperplasien verdanken wir zwei ausführliche Darstellungen KING et al. (1962) und TASKER et al. (1966), wobei letztere einen weiteren Fall von ARDANS (1965) mit aufführen. KING et al. (1962) beschreiben neben Verfettung und vacuoliger Degeneration der Leberzellen, Dilatation der Nierentubuli und Degeneration der Tubulusepithelien, am Pankreas folgende Veränderungen: Verminderung der Langerhans'schen Inseln, Atrophie und hydropische Degeneration der B-Zellen vergesellschaftet mit einem deutlichen Anstieg der Zahl der A-Zellen. Es lag eine A:B-Relation von 20:1 vor, während sie normalerweise etwa 1:1 beträgt. Nach KAST (1967) sind die Untersuchungsergebnisse beim Pferd zur Frage der normalen A:B-Relation deshalb so uneinheitlich, weil Schwierigkeiten in der Beurteilung der Inselzellen des Pferdes dadurch entstehen, daß viele perivasculär gelegene A-Zellen sehr unauffällig sind, und außerdem eine im Inselzentrum gelegene Zellgruppe bisher in ihrer Zugehörigkeit ungeklärt ist. In dem von KING et al. (1962) dargestellten Falle wog die Hypophyse 6 g (Normalgewicht ca. 2 g). Die Verfasser vermuten, daß der Hypophysentumor Wachstumshormon produzierte, da bei dem Pferd Insulinresistenz und ein erhebliches Prominieren der A-Zellen bestand. Zu einem ähnlichen Schluß kommen auch Tasker et al. (1966), die außer den bereits erwähnten Veränderungen an Hypophyse (6,5 g) und Nebennierenrinde, auch centrolobuläre Leberzellverfettung und vacuolige Degeneration der Inselzellen fanden. Die letztgenannten Autoren glauben, daß die nicht sehr gravierenden histologischen Veränderungen am Pankreas und die festgestellte Insulinresistenz eine einfache Inselinsuffizienz als Ursache des Diabetes ausschließen, sondern daß vielmehr in beiden von ihnen angegebenen Fällen durch Produktion von Wachstumshormon und möglicherweise von adrenocorticotropen Hormonen die Hypophysen-Neoplasmen von primärer Bedeutung für die Entstehung der diabetischen Stoffwechselstörung waren.

2. Rind

Bisher wurde in 16 Publikationen über insgesamt 33 Fälle von Spontandiabetes beim Rind berichtet. Nur zwei dieser Arbeiten stammen aus dem vorigen Jahrhundert (Darbas, 1890; Girotti, 1896).

Die Richtigkeit der Diagnose darf wohl in allen Fällen als verhältnismäßig sicher gelten, wenngleich Aellig (1926) bei einem Fall von Bru (1908) und demjenigen von Hillerbrand (1910) das Vorliegen von Diabetes mellitus für nicht erwiesen hält. In die oben angegebene Zahl ist auch eine Mitteilung von Sharma (1941) über die Erkrankung bei einer Büffelkuh miteinbezogen.

Ausführliche Bearbeitungen von Diabetesfällen des Rindes liegen uns vor von Christensen u. Schambye (1950), die einen Fall gründlich klinisch, biochemisch und pathologisch-anatomisch untersuchten, weiterhin von Pedini (1960), Barboni u. Manocchio (1962), welche bei vier Fällen aus einer Gruppe von zehn, im Anschluß an eine Maul- und Klauenseucheinfektion an Diabetes erkrankten Kühen, deren klinische und Laboratoriumsbefunde Pedini et al. (1963) umfassend beschreiben, histologische und biochemische Pankreasuntersuchungen mitteilten sowie von Pauluzzi (1963), der ebenfalls zwei Diabetesfälle, die nach Abklingen einer Maul- und Klauenseucheerkrankung auftraten, beobachtete, schließlich geben Kaneko u. Rhode (1964) sehr ausführliche biochemische und histologisch-histochemische Untersuchungen an einem diabetischen Jährlingsrind bekannt.

Über die relative Häufigkeit von Diabetes mellitus lassen sich keine Aussagen machen. Pauluzzi (1963) glaubt, daß das Diabetessyndrom beim Rinde nicht jenen Ausnahmecharakter hat, der ihm auch heute noch vielfach zugeschrieben wird, er vertritt die Auffassung, daß diese Stoffwechselstörung häufiger diagnostiziert würde, wenn man dem Glucosemetabolismus des Rindes gesteigerte Aufmerksamkeit schenken würde.

Unter den 33 beschriebenen Fällen handelt es sich 29mal um weibliche, 4mal um kastrierte männliche Tiere in einem Alter von 6 Monaten bis zu 15 Jahren. Nur zwei der Tiere waren unter einem Jahr, die Mehrzahl zwischen 5 und 10 Jahren alt. Pedini et al. (1963) halten den Diabetes mellitus des Rindes für eine Erkrankung älterer Tiere, jugendliche Fälle sind, wie auch obige Aufstellung zeigt, Ausnahmen. Eine Geschlechtsdisposition kann nicht abgeleitet werden, da in der Rinderhaltung die Zahl der weiblichen Tiere, diejenige der männlichen bei weitem überwiegt.

Das klinische Bild ist nach übereinstimmender Beobachtung der Mehrzahl der Autoren durch mehr oder minder rapide Abmagerung, Polydipsie, Polyurie, häufig auftretende Polyphagie, Hyperglykämie und Glucosurie gekennzeichnet. Weiterhin wurden nicht selten getrübtes Sensorium, Apathie und leichtes Ermüden beobachtet. Die höchsten Harnzuckerwerte fanden Girotti (1896) und Beijers (1940) mit 7%. Nach Angaben von Beijers (1940) und Pedini et al. (1963) lagen die höchsten Blutglucosewerte bei 250 bzw. 236 mg-%.

Fooy (1940) gibt ein Maximum von 490 mg-% an (Normalwert etwa 50 mg-% wahre Glucose). Die Höhe dieser Konzentration ist um so bemerkenswerter, da der Glucosestoffwechsel der Wiederkäuer wohl qualitativ ähnlich, aber quantitativ anders ist, als bei Nichtwiederkäuern (KANEKO u. RHODE, 1964). GÄRTNER (1967) macht darauf aufmerksam, daß beim Wiederkäuer der größte Teil der Energieversorgung durch die im Pansen produzierten Essig-, Propion- und Buttersäuren erfolgt.

An klinisch-chemischen Befunden werden weiterhin erwähnt: Ketonurie (PACCHIONI, 1934; CHRISTENSEN u. SCHAMBYE, 1950; PEDINI et al., 1963; KANEKO u. RHODE, 1964). Die drei letztgenannten Autorengruppen führen darüber hinaus Ketonämie und Acidosis auf, PEDINI et al. (1963) geben außerdem erhöhte Blutcholesterinwerte an. Auch PAULUZZI (1963) fand bei einem seiner Fälle Ketonurie.

Verminderte Glucosetoleranz teilen CHRISTENSEN u. SCHAMBYE (1950) mit. Bei dem von KANEKO u. RHODE (1964) untersuchtem Jährlingsrind wurde als Ausdruck des Unvermögens einer physiologischen Glucosenutzung die Umsetzungsrate von Blutglucose auf den fünften Teil des Wertes von gesunden Rindern vermindert gesehen. Nach Glucoseapplikation wurde kein Anstieg des Seruminsulins konstatiert.

Beim Rind wurden im Gegensatz zum Pferd selten (z. B. Leber von PAULUZZI, 1963) andere innere Organe auffallend pathologisch verändert gefunden. Beim Diabetes mellitus des Rindes stehen Beschreibungen von Pankreasveränderungen deutlich im Vordergrund, wobei makroskopisch das Organ bisweilen unverändert ist (PAULUZZI, 1963; KANEKO u. RHODE, 1964). Lediglich DARBAS (1890), BRU (1908) und PACCHIONI (1934) fanden die Pankreata frei von Veränderungen.

Pathologisch-anatomisch sind Pankreasatrophie und Induration (INGARDI, 1909; BIMBI, 1911) sowie Induration mit fast völligem Ersatz des Parenchyms durch fibröses Gewebe, in welches adenocarcinomatöse Bezirke eingesprengt waren (FOOY, 1940), beobachtet worden.

Die histologischen Pankreasveränderungen beim Rind sind von besonderem Interesse, da, wie bereits betont, sehr genaue, auch histochemische Untersuchungsergebnisse (BARBONI u. MANOCCHIO, 1962; KANEKO u. RHODE, 1964) vorliegen. Im einzelnen wurden beobachtet: Verminderung der Zahl oder Größe der Langerhans'schen Inseln (CHRISTENSEN u. SCHAMBYE, 1950; PAULUZZI, 1963), fast völliger Schwund der Inseln (BARBONI u. MANOCCHIO, 1962). Vacuoläre bzw. hydropische Degeneration der Inselzellen (CHRISTENSEN u. SCHAMBYE, 1950; PAULUZZI, 1963), hydropische Degeneration (BARBONI u. MANOCCHIO, 1962) oder vollständiges Fehlen (KANEKO u. RHODE, 1964) der B-Zellen. Die beiden letztgenannten Autoren fanden bei ihren histochemischen Untersuchungen Verhältnisse vor, die sie vermuten lassen, daß die Pankreasinseln fast völlig aus A-Zellen bestanden haben (nur eine äußerst geringe Menge Pankreasinsulin konnte noch extrahiert werden).

Besondere Beachtung verdienen weiterhin die von CHRISTENSEN u. SCHAMBYE (1950) erstmals beim Tier mit Spontandiabetes beschriebenen Lymphocyteninfiltrationen in der Umgebung der Inseln (die von einigen Autoren berichteten ähnlichen Befunde, welche BEIJERS, 1940, angegeben haben soll, werden in seiner Arbeit nicht mitgeteilt). BARBONI u. MANOCCHIO (1962) sahen bei dreien ihrer vier Fälle etwas interstitielle, herdförmige Lymphocytenansammlungen. PAULUZZI (1963) sowie KANEKO u. RHODE (1964) erwähnen herdförmige lymphocytäre Infiltrationen im interstitiellen Bindegewebe. Besonders bemerkenswert sind die Befunde von CHRISTENSEN u. SCHAMBYE (1950) und von BARBONI u. MANOCCHIO (1962) deshalb, weil sie analog denjenigen sind, die beim Menschen als „Insulitis" bezeichnet werden und dort eine spezifische Schädigung des jugendlichen Diabetikers darstellen. Den einzigen Fall von Insulitis bei spontandiabetischen Tieren, außer den genannten bei Rindern, teilt GEPTS (1967) bei einer Katze mit.

Hinsichtlich der These, daß zwischen dem Auftreten des Diabetes mellitus und einer vorangegangenen Infektionskrankheit ein kausaler Zusammenhang bestehen kann (beim Mensch z. B. Mumps), soll ausdrücklich betont werden, daß 12 der 33 vom Rind berichteten Fälle nach einer abgelaufenen Maul- und Klauenseucheinfektion auftraten (Barboni u. Manocchio, 1962; Pedini et al., 1963; Pauluzzi, 1963), ein weiterer Fall war vergesellschaftet mit Lungentuberkulose (Hillerbrand, 1910).

3. Schaf

Die einzige Publikation, die über eine diabetische Stoffwechselstörung bei Schafen existiert, stammt von Baker et al. (1931). Die Verfasser beschreiben diabetisches Koma bei Mastschafen.

Die Erkrankung, welche meist rasant verlief und in Herden, in denen Schafe nach einem Schnellverfahren gemästet wurden, hohe Verluste forderte, war zuvor von verschiedenen Untersuchern den unterschiedlichsten Ursachen zugeschrieben worden (Septikämie, Mineralmangel, Futterintoxikation usw.). Hutyra et al. (1954) stellen auch heute noch den von Baker et al. (1931) als „diabetic coma" bezeichneten Erkrankungszustand fälschlicherweise zur Trächtigkeitsleberdystrophie der Schafe.

Die klinischen Symptome sind nicht einheitlich, in allen Fällen kam es aber zu plötzlichem anfallsweisen Auftreten der Erscheinungen. Die Tiere sprangen hoch, zeigten in Seitenlage krampfartige Anfälle mit zurückgebogenem Kopf, zuckende, krampfartige Lippenbewegungen und Schäumen, oder standen mit weit vorgestrecktem Kopf und atmeten angestrengt und verlangsamt, taumelten, fielen in Seitenlage, um schließlich in einem komatösen Zustand zu verenden. Der Verlauf dauerte im allgemeinen 1 bis 3 Std.

Die Sektion von einigen Hundert Tieren, welche im Koma gestorben waren, erbrachte keine besonderen oder bezeichnenden Befunde. Daraufhin untersuchte Harn- und Blutproben von Schafen, die sich im Koma befanden, ergaben das Vorliegen von Glucosurie (3,8% Harnzucker), Ketonurie und Hyperglykämie (300 mg-%), drei Kardinalbefunde, die auch beim experimentellen (Alloxan) Diabetes des Schafes gesehen werden (Jarret, 1946).

Insulinbehandlung bewirkte starke Reduzierung der Blutzuckerwerte und Normalisierung der Harnbefunde. Ein Tier genaß völlig, andere kamen durch die Behandlung aus dem diabetischen (hyperglykämischen) in ein hypoglykämisches Koma. Schafe, die mit Insulin- und Glucosegaben behandelt wurden, starben. — Als einzige Maßnahme um Ausfälle zu verhindern, erwies sich Verminderung der Kohlenhydrate im Futter und Verlängerung der Mastperiode.

4. Ziege

Spontandiabetes bei der Ziege wurde nur einmal beschrieben (Pauluzzi, 1963). Es dürfte sich zugleich um den tatsächlich einzigen bei dieser Tierart diagnostizierten Fall handeln, da der Autor neben umfangreichen Literaturrecherchen auch eine Umfrage bei italienischen und ausländischen Kliniken hielt, die ein negatives Ergebnis hatte.

Eine 5jährige Ziege (Kreuzungsrasse) zeigte wenige Tage nach vorhergegangener leichter Maul- und Klauenseucheinfektion und 40 Tage nach einer normalen Geburt, Inappetenz, fehlende Dynamik, Abmagerung, sinkende Milchproduktion und leicht getrübtes Sensorium. Aus den anamnestischen Daten gingen keine deutliche Polydipsie, Polyurie und Polyphagie hervor. Einige Tage nach Auftreten der klinischen Erscheinungen traten, sich alle 5 bis 6 min wiederholende, jeweils wenige Sekunden dauernde Krämpfe an Kopf- und Halsmuskulatur auf (Opisthotonus). Später kamen tonisch-klonische Krämpfe der Gliedmaßen bei mittlerweile stark getrübtem Sensorium hinzu. Der Atem roch auffallend nach Aceton. Klinisch-chemische Untersuchungen ergaben nachstehende Befunde (Höchstwerte): Glucosurie (10,4 g-%), Acetonurie (1,8 g-%), Hyperglykämie (369 mg-%). Die erniedrigte Alkalireserve betrug 22,2 ccm CO_2 pro 100 ml Plasma.

9 Std nach Insulininjektion trat tiefe Bewußtlosigkeit bei angestrengter Atmung und fortgesetztem Opisthotonus ein. 11 Std p. i. starb das Tier. — Die Sektion ergab Vorliegen einer vergrößerten, stark verfetteten brüchigen Leber, das Pankreas und die übrigen Organe waren makroskopisch ohne besonderen Befund.

Histologisch zeigten die Leberzellen außer Verfettung vacuolige Degeneration und vermehrte Glykogenablagerung. Am Pankreas sah man Atrophie der Langerhans'schen Inseln, geringe Abnahme ihrer Zahl, Vermehrung kollagener und elastischer Fasern um die Inseln, Verdickung einiger Gefäßwände und hydropische Degeneration der Capillarendothelien.

PAULUZZI (1963) hat nur das Endstadium eines schnellen Verlaufs mit, das Krankheitsbild beherrschenden, wahrscheinlich durch die Acidose verursachten, nervösen Erscheinungen und komatöser Schlußphase verfolgen können. Auf Grund der Beobachtung, daß nach Insulininjektion innerhalb von 3 Std der Blutglucosespiegel von 145 auf 369 mg-% anstieg, glaubt der Verfasser einen echten Fall von Insulinunverträglichkeit vor sich zu haben.

5. Schwein

Ebenso wie bei der Ziege ist auch vom Schwein nur ein Fall von Spontandiabetes beschrieben worden. BIESTER (1925) beobachtete bei einem jungen männlichen Tier während einer Dauer von 6 Wochen Glucosurie mit einem Höchstwert von 6,6% Harnzucker. Belastung mit Dextrose ergab eine auf 10% verminderte Toleranz (sugar tolerance) des Wertes, der bei einem gesunden Vergleichstier ermittelt wurde.

Gegen Ende der Erkrankung zeigte das Schwein Anorexie, kam in einen komatösen Zustand, um nach kurzdauernder Besserung zu verenden.

Bei der makroskopischen und mikroskopischen Untersuchung wurden neben Leberkongestion und fettiger Degeneration sowie Enteritis, Atrophie und Degeneration der Langerhans'schen Inseln und entzündliche Infiltrate im Pankreas festgestellt. Als weiterer Befund lag verminderte Größe der Talg- und Schweißdrüsen und Hyperkeratose vor. Klinisch hatte ein Ekzem mit starkem Pruritus bestanden.

BIESTER (1925) glaubt, daß die diabetische Stoffwechselstörung als Folge einer Pankreatitis, hervorgerufen durch eine infektiöse Erkrankung, nämlich nekrotisierende Enteritis, anzusehen ist.

6. Hund

Unter den Haustieren ist der Hund diejenige Tierart, von der wir über die weitaus meisten Feststellungen und Beschreibungen von Spontandiabetes verfügen. Die größte Anzahl der Publikationen über das Auftreten einer diabetischen Stoffwechselstörung beim Hunde stammt aus diesem und dem vorigen Jahrzehnt. Aus der Fülle der besonders beachtenswerten Arbeiten seien hier nur einige genannt, die sich unter verschiedenen Gesichtspunkten mit dem Diabetes des Hundes beschäftigen; pathologisch-anatomisch und histopathologisch; ARCHIBALD u. WHITEFORD (1953); DIXON u. SANFORD (1962), GEPTS u. TOUSSAINT (1967); HJÄRRE (1928); PATZ et al. (1965) vor allem histologisch-elektronenoptisch; klinisch und pathologisch: Coffin u. Thordal-Christensen (1953), Freudiger u. Köhler (1955), Groen et al. (1964), Köhler et al. (1957), Schlotthauer u. Millar (1951), Thordal-Christensen u. Coffin (1956); vorwiegend oder nur klinisch: Apel (1959), Eber (1897), Eikmeier (1961), Finlayson et al. (1960), Niemand (1959), Parkin u. Graf (1938); eine bemerkenswerte, mit umfangreichen statistischen Angaben versehene Bearbeitung stammt von Krook et al. (1960).

Bei kritischer Sichtung und Auswertung der Literatur muß man den Eindruck gewinnen, daß die Erkrankung beim Hund in den letzten Jahren zugenommen hat. Zu der gleichen Feststellung gelangten auch zahlreiche Untersucher, vorzugsweise Kliniker, wie z. B. Eikmeier (1961), der darüber hinaus betont, daß sicher ein nicht unerheblicher Teil der Diabetesfälle unerkannt bleibt. Niemand (1959), der den gleichen Eindruck hat, glaubt für die steigende Erkrankungszahl gegenüber früheren Jahrzehnten sei, besonders in Großstädten, wahrscheinlich eine stärkere Belastung des vegetativ-endokrinen Systems u. a. verantwortlich zu machen. Er fand in Berlin eine Diabetesmorbidität von 3‰. Die Angaben der verschiedenen Autoren über die relative Häufigkeit schwanken zwischen 1:10000 (Fröhner, 1892) und 1:200 (Meier, 1961). Die übrigen Zahlen liegen dazwischen, einige seien aufgeführt: 1:800 bis 1:1000 (Bloom, 1954 u. 1966), 1:1000 (Dixon u. Sanford, 1961), 1:500 (Malherbe, 1947). Krook et al. (1960) sahen unter rund 11000 Sektionen 167 Diabetesfälle. Wilkinson (1960) gibt eine Aufgliederung, welche für die Jahre 1956, 1957, 1958 folgende Verhältniszahlen enthält 1:260, 1:170, 1:2000. Die als größte Häufigkeit von Meier (1961) gemachte Angabe dürfte repräsentativer sein, da ihr ein Patientengut von 30000 Hunden und Katzen zugrunde liegt.

Betrachtet man die Geschlechtsverteilung, so liegt, bis auf Eber (1897), nach übereinstimmenden Angaben aller Autoren der Anteil der weiblichen Hunde deutlich über demjenigen der männlichen. Das Mittel scheint bei 1:3 bis 1:4 (♂:♀) zu liegen. Auch hier schwanken die Einzelfeststellungen innerhalb weiter Grenzen. So geben unter anderen Dixon u. Sanford (1962), Patz et al. (1965), Ricketts et al. (1953) 1:3; Roberts (1954) 1:4; Niemand (1967), Teunissen u. Blok-Schuring (1966) etwa 1:6; Schlotthauer u. Millar (1951) 1:7; Eikmeier (1961) 1:10 und Sholl u. Sales (1958) sogar ein Verhältnis männlich:weiblich von 1:22 aus ihrem Krankengut an. Krook et al. (1960) errechneten im Vergleich mit einer Gesamtpopulation (2% der in Stockholm registrierten Hunde) einen für das weibliche Geschlecht signifikant höheren Anteil als für das männliche. Auf die Möglichkeit von Zusammenhängen zwischen gestörten hormonalen Regulationen, speziell der Sexualfunktion, und dem gehäuften Vorkommen von Diabetes bei Hündinnen wird weiter unten noch einzugehen sein.

Die Angaben für das Alter spontandiabetischer Hunde liegen zwischen 3 Monaten (Teunissen u. Blok-Schuring, 1966) und 17 Jahren (Sholl u. Sales, 1958). Die meisten Patienten waren über 7 Jahre alt (Roberts, 1954; Schlotthauer u. Millar, 1951; Sholl u. Sales, 1958). Bei einem Durchschnittsalter von 7 bis 10 Jahren (Dixon u. Sanford, 1961; Eikmeier, 1961; Krook et al., 1960; Niemand, 1959; Ricketts et al., 1953; Teunissen u. Blok-Schuring, 1966) liegt eine deutliche Spitze zwischen 8 und 9 Jahren (Wilkinson, 1960). Nach Teunissen u. Blok-Schuring (1966) läge in %-Zahlen ausgedrückt der Anteil im hohen Alter wesentlich höher, weil weniger Hunde in dieses Alter gelangen.

Die klinischen Kardinalsymptome der Erkrankung sind: Polydipsie, Polyurie (bei meist normalem oder leicht erhöhtem spez. Gewicht des Harns), Gewichtsverlust trotz Polyphagie (seltener wird Anorexia beobachtet) und oft allgemeine Schwäche. Darüber hinaus werden häufig Erbrechen, Exsiccose und Hautläsionen sowie ein- oder beidseitige Katarakt beschrieben. Die Feststellung der Katarakthäufigkeit ist besonders in älteren Arbeiten auffällig. EIKMEIER (1961) vertritt den Standpunkt, daß eine sichere Differentialdiagnose zwischen dem gewöhnlichen Altersstar und der diabetischen Katarakt bei älteren Hunden nicht möglich ist. Im übrigen fand er, daß ausgesprochene Linsentrübungen beim Diabetiker nicht häufiger zu sein scheinen, als beim Nichtdiabetiker der gleichen Altersgruppe. Die gleiche Auffassung vertritt McBRIDE (1941). Auf weitere Augenkomplikationen wird später eingegangen werden.

Hautläsionen (z. B. Ekzeme, Furunkulose, Dermatitis, lokalisierte Alopecie und Hyperkeratose) fand WILKINSON (1960) bei 20 von 56 spontandiabetischen Hunden. BLOOM u. HANDELSMAN (1937) erwähnten ein Ekzema madidans, ebenso FREUDIGER u. KÖHLER (1955). PRIEUR (1967) sah unter acht Diabetikern zweimal Alopecie und einmal Pruritus, TEUNISSEN u. BLOK-SCHURING (1966) unter 85 Fällen viermal Alopecie. EIKMEIER (1961) fand keine auffallende Häufigkeit und keinen Hinweis für eine besondere Neigung diabetischer Hunde zu Hautaffektionen.

Klinisch-chemisch stehen beim Diabetes des Hundes folgende Befunde im Vordergrund: Glucosurie mit Harnzuckerwerten von im Mittel 5 bis 7,5%, die höchsten Werte teilten EBER (1897) mit 9,4 g-%, HALTENHOFF (1884) 12 g-% und WILKINSON (1960) mit ebenfalls 12 g-% mit. Es sei darauf hingewiesen, daß, wie beim Menschen, die alleinige Bestimmung des Harnzuckers heute nicht mehr als ausreichend angesehen werden kann, zumal, wie wir wissen (PRIEUR, 1967) beim Hund latenter Diabetes und ein prädiabetisches Stadium (WILKINSON, 1962) vorkommen können. Die Blutglucosewerte liegen zwischen 122 mg-% (FREUDIGER u. KÖHLER, 1955) und 780 mg-% (RICKETTS et al., 1953). Sie betragen im Mittel etwa 350 mg-%, den bisher beobachteten Höchstwert bestimmte WILKINSON (1962) bei einem Hunde direkt vor dem Tod, er betrug 1 200 mg-%. Häufig werden auch Ketonurie und Albuminurie ermittelt. TEUNISSEN u. BLOK-SCHURING (1966) konnten diesen Befund bei 75% ihrer Diabetiker erheben. KEEN (1960) weist auf die beim Hund im Gegensatz zum Menschen bestehende verhältnismäßig große Widerstandskraft gegenüber schwerer Ketonurie hin. Weiterhin besteht häufig Lipämie und Hypercholesterinämie mit Höchstwerten für die letztere von 850 bis 900 mg-% (DIXON u. SANFORD, 1961; WILKINSON, 1962). Bei schwerer Ketoacidosis ist die Alkalireserve stark vermindert und der Tod tritt im Koma ein. Abschließend sei bei den Laborbefunden noch vermerkt, daß es bisweilen zu Leukocytose (APEL, 1959; FREUDIGER u. KÖHLER, 1955; NIEMAND, 1959) kommt. EIKMEIER (1961) fand ebenfalls wiederholt Leukocytose (30—50 000) mit starker Linksverschiebung sowie beschleunigte Blutkörperchensenkungsreaktion und Neigung zu Anämien. Die Glucosetoleranz ist meist deutlich vermindert, was aus den nachstehend zu besprechenden Veränderungen am Pankreas, speziell an den Langerhans'schen Inseln erhellt.

In der überwiegenden Mehrzahl der Fälle beim Hund liegt der diabetischen Stoffwechselstörung eine primäre oder sekundäre Erkrankung des Pankreas (pankreatogener Diabetes im weiteren Sinne) oder der Langerhans'schen Inseln (pankreatogener Diabetes im engeren Sinne, sog. insulärer Diabetes) zugrunde.

COFFIN u. THORDAL-CHRISTENSEN (1953) und THORDAL-CHRISTENSEN u. COFFIN (1956) geben in ihrer Einteilung der Pankreaserkrankungen an, daß unter den einzelnen Formen: 1. akute (hämorrhagische) nekrotisierende Pankreatitis, 2. subakute oder chronische Pankreatitis, 3. Pankreasfibrose (klinisch allein herabgesetzte Funktion des exokrinen Pankreas), 4. Kollaps oder Atrophie des acinösen Gewebes, nur die beiden ersten Diabetes mellitus im Gefolge haben können. Es muß betont werden, daß es häufig recht schwer fällt, das histologische Bild der einen oder anderen Gruppe sicher zuzuordnen.

Ich möchte mich der Einteilung von Kast (1967) anschließen, der neben den regressiven Veränderungen am Inselorgan, in Pankreasatrophie, akute Pankreasnekrose, chronische rezidivierende Pankreatitis und chronische seröse Pankreatitis gliedert, Entzündungen und regressive Veränderungen am exokrinen Pankreas also, die durch ihr Übergreifen auf die Langerhans'schen Inseln, auch einen Diabetes bedingen können.

Die häufigste dem insulären Diabetes des Hundes zugrunde liegende Veränderung am Inselorgan ist die hydropische Degeneration. Sie ist als Komplex durch folgende histopathologische Fakten charakterisiert: 1. Abnahme an Zahl und Größe der Inseln, Zellarmut der Inseln (Gepts u. Toussaint, 1967; Köhler et al., 1957). 2. Kann die Reduzierung der Inselzellen bis zum völligen Schwund führen, bzw. dahin, daß man bei längerer Krankheitsdauer nur selten Inseln oder keine B-Zellen mehr vorfindet. Dem Zugrundegehen der B-Zellen infolge Erschöpfung, geht Degranulierung voraus (Dixon u. Sanford, 1961; Gepts u. Toussaint, 1967; Krook et al., 1960; Ricketts et al., 1953; Walker, 1962). 3. Hydropische bzw. vacuolige Degeneration der B-Zellen oder des ganzen Inselapparates (Dixon u. Sanford, 1961; Gepts u. Toussaint, 1967; Hüseyin, 1951; Prieur, 1967; Ricketts et al., 1953; Schlotthauer u. Millar, 1951). Außerdem fanden Parkin u. Graf (1938) hydropische Degeneration der Epithelien der kleinen interlobulären Gänge. Die gleichen Verfasser berichten ebenso wie Walker (1962) darüber hinaus über gleichzeitig hyaline Degeneration der Insel- bzw. der B-Zellen. King et al. (1962) beobachteten bei einem Hunde mit Hypophysencarcinom und Diabetes, hydropische Degeneration der Inselzellen. Die Anzahl der Inseln war auf $17/50$ mm² gegenüber einem gesunden Vergleichstier mit $127/50$ mm² reduziert. Der Arbeit von Hjärre (1928) sind für die einzelnen Pankreasabschnitte folgende Normalwerte und Zahlen diabetischer Hunde zu entnehmen.

Tabelle 1. *Anzahl der Langerhans'schen Inseln pro 50 mm²*
(nach Hjärre, 1928)

	Gesunde Hunde	Diabetische Hunde
Milzteil	67—223	15—80
Mittelteil	82—222	15—78
Duodenalteil	37—172	9—39

Wichtig erscheinen noch einige Bermerkungen zur A:B-Relation. Freudiger u. Köhler (1955) konstatierten Vermehrung der A-Zellen, so daß sich das Verhältnis A:B (normal 1:4) auf 1:1,5 verengte (3:4,5). Niemand (1959) gibt eine Reduzierung der B-Zellen auf 30 bis 55% des Normalen an. Apel (1959) beobachtete bei 10 von 39 Hunden eine deutliche Verschiebung der A:B-Relation zugunsten der A-Zellen.

Wrenshall et al. (1954) fanden bei erwachsenen diabetischen Hunden kurze Zeit nach Auftreten der Erkrankung fortschreitenden Verlust von B-Zellen und extrahierbarem Pankreasinsulin, auch Ricketts et al. (1953) geben auf ein Minimum reduzierten extrahierbaren Pankreasinsulingehalt an. Dies steht in scharfem Gegensatz zu der Situation, die man bei der überwiegenden Mehrzahl der Fälle von Erwachsenendiabetes des Menschen antrifft. Hier sind Pankreasinsulin und B-Zellengranulierung vielfach reichlich vorhanden und zeigen nur geringe Neigung

zur Veränderung während des Diabetes. Während also der Spontandiabetes des
Hundes eine Erkrankung überwiegend älterer weiblicher Individuen ist, sind die
morphologischen und biochemischen Verhältnisse denjenigen beim juvenilen Diabetes des Menschen sehr ähnlich. Daher kann durch Sulfonylharnstoffderivate
keine Stimulierung der B-Zellen erfolgen (SCHLAAFF, 1965), es liegt also ein abso-
luter Insulinmangeldiabetes vor. Die oben beschriebene hydropische Degeneration
ließ sich neben Degranulierung und Glykogeninfiltration experimentell erzeugen
(BROWN et al., 1952).

Hyaline Degeneration wurde, wie bereits erwähnt, am Inselapparat des Hundes
von PARKIN u. GRAF (1938) und von WALKER (1962) beschrieben. Auch SCHLOTT-
HAUER u. MILLAR (1951) sahen in drei Fällen diese Form der Läsion an den Resten
der stark verminderten und verkleinerten Langerhans'schen Inseln. Fibrose und
Atrophie der Inseln vermerken HÜSEYIN (1951); MALHERBE (1947); PARKIN u.
GRAF (1938); POLLOCK u. BAUMAN (1949); SHOLL u. SALES (1958) sowie STREETT
u. HERRERO (1966).

Unter den Entzündungen des Pankreas interessieren vor allem hinsichtlich des
Diabetes mellitus, 1. die akute, nekrotisierende Pankreatitis, bei der COFFIN u.
THORDAL-CHRISTENSEN (1953) und THORDAL-CHRISTENSEN u. COFFIN (1956) Dia-
betes, einige Male vergesellschaftet mit Adipositas sahen, einen weiteren Fall gibt
BAKER (1955) an, und 2. die chronisch rezidivierende Pankreatitis. Hier beschrei-
ben die beiden erstgenannten Autoren, daß häufig eine akute nekrotisierende
Pankreatitis vorangegangen ist und dann die Erkrankung chronisch mit kurzen
Phasen der Besserung verläuft. Die Pankreasveränderungen sind schwerer Natur,
es kommt histologisch zum Bild der massiven Fibrose. Sie fanden diese Form unter
19 Diabetikern 7mal, sie soll typisch für fette Hunde sein. NIELSEN u. POCOCK
(1953) beobachteten trotz fast völligen Fehlens des Pankreas, klinisch keinen
Diabetes.

Als nächstes wäre die eigentliche Pankreasatrophie zu nennen. WILKINSON
(1962) vermerkt, daß Diabetes sehr selten eine Komplikation dieser Veränderung
ist. CHRUSTALEV (1928) sah Diabetes und Pankreasatrophie bei einem 8 Monate
alten Hund. Weitere Fälle berichten BALLA (1911); EIKMEIER (1961); SCHLOTT-
HAUER u. MILLAR (1951). Nach Ansicht von KAST (1967) läßt die Altersdisposition,
d. h. das Vorkommen der Pankreasatrophie bei sehr jungen Hunden, an ein
angeborenes Leiden denken (so auch McEVOY, 1954). — Diabetes bei chronisch-
seröser Pankreatitis, bei welcher meist die hypertrophische Form vorliegt (KAST,
1967) stellten ARCHIBALD u. WHITEFORD (1953), PATZ et al. (1965); PRIEUR (1967)
und RICKETTS et al. (1953) fest.

Neben den Veränderungen des Pankreas beherrschen die Befunde an Leber und
Nieren das pathologisch-anatomische und histopathologische Bild der inneren
Organe. Die überwiegende Mehrzahl der Untersucher fand die Leber, schon klinisch
feststellbar, mehr oder minder stark vergrößert.

Da beim Diabetes durch den Ausfall des physiologischen Kohlenhydratstoffwechsels für den Energiebedarf des Körpers der Fett- und Eiweißmetabolismus
stärker in Anspruch genommen wird, verarmt die Leber an Glykogen und verfettet
(SKILLEN, 1958). FINLAYSON et al. (1960) fanden, daß der Fettgehalt der Leber
(Trockengewicht) bei Diabetes gegenüber einem Normalwert von ca. 10% auf 58%
stieg (WILKINSON, 1960, ermittelte sogar 78%), bei Fettsucht liegen die Werte um
15%, bei der Pyometra bei 21%. Die Verfasser werten diese biochemischen Befunde
als einen Hinweis darauf, daß zwischen Fettsucht und dem Auftreten von Pyometra
und Diabetes beim Hund eine enge Beziehung besteht und daß die Obesitas den
beiden anderen Erkrankungen vorausgeht. Auf derartige Zusammenhänge wird
weiter unten noch kurz eingegangen werden.

Histologisch stellten sich die Leberzellen meist in den centrolobulären Bezirken degenerativ verfettet (Köhler u. a., 1957) und vakuolig degeneriert dar (Wrenshall et al., 1954), Parkin u. Graf (1938) sahen außerdem hyaline Degeneration der Leberzellen. Gepts u. Toussaint (1967) ermittelten unter 30 spontandiabetischen Hunden viermal Lebercirrhose, Dixon u. Sanford (1961) sahen zweimal diffuse Fibrose.

Als für den Diabetes typische Nierenveränderung beschreiben Jubb u. Kennedy (1963) die sog. Glykogennephrose, welche sich in einer vacuolären Degeneration der Nierenepitheln ausdrückt. Das Glykogen wird hauptsächlich in den Henleschen Schleifen und im distalen Tubuluskonvolut abgelagert. Neben degenerativen Veränderungen, die im wesentlichen die Tubulusepithelien betreffen, verdienen jedoch die Gefäß- und Glomerulumveränderungen (Bowmansche Kapsel) in den Nieren spontandiabetischer Hunde besonderes Interesse. Bloom (1954) fand bei ca. 50% der Fälle renale Arteriosklerose. Die Arteriolen, speziell die afferenten Glomerulumgefäße zeigen subintimale, homogene hyaline Verdickung mit bisweilen Verengung des Lumens. Beim Menschen sind ähnliche Veränderungen mit generalisierter Arteriosklerose vergesellschaftet, beim Hund hingegen sollen sie sich nach Ansicht von Bloom (1954) ausschließlich auf die Nieren beschränken. Weiterhin werden konzentrische Verdickungen der kleinen, mittleren und großen intrarenalen Gefäße oft gleichzeitig mit Arteriolenläsionen gesehen. Dixon u. Sanford (1961 u. 1962) fanden die afferenten Glomerulararteriolen verdickt, aber nicht hyalinisiert. Verdickung der Bowmanschen Kapsel und intercapilläre Glomerulosklerose beschreiben Ricketts et al. (1953); Wrenshall et al. (1954); Freudiger u. Köhler (1955); Köhler et al. (1957); Groen et al. (1964) sowie Streett u. Herrero (1966). Patz u. Maumenee (1962) sahen diffuse Glomerulosklerose wie sie auch beim Menschen angetroffen wird. Patz et al. (1965) beschreiben die Veränderungen an den Nieren spontandiabetischer Hunde als diffuse Glomerulosklerose und Verdickung der Basalmembran der peripheren Glomerulumcapillarschlingen sowie Verdickung der Basalmembran der Bowmanschen Kapsel.

Arteriosklerose der Aorta fand Wilkinson (1960) einmal, Ricketts et al. (1953) sahen bei spontandiabetischen Hunden unter acht Fällen viermal fibröse Verdickungen der Aortenintima, die möglicherweise altersbedingt waren, jedoch können sich Altersveränderungen mit diabetischen überlagern, wie Ricketts et al. (1959) experimentell an Hunden feststellten.

Auf Augenkomplikationen in Form von Kataraktbildung bei diabetischer Stoffwechselstörung wurde weiter oben bereits eingegangen. Hier soll auf die außerordentlich wichtigen Feststellungen von Retinopathien, die in jüngster Vergangenheit von Patz u. Maumenee (1962) und Patz et al. (1965) an spontandiabetischen Hunden, bei denen im Durchschnitt etwa ein Jahr das Vorliegen von Diabetes mellitus bekannt war, noch kurz hingewiesen werden. Die Untersucher fanden Retinamikroaneurysmen, die der menschlichen Retinopathie entsprechen. Einige der Aneurysmen zeigten diffus hyalinisierten Charakter, andere klassische endotheliale Proliferationen in der Aneurysmawand. Die darüber hinaus gesehenen Verdickungen der Ciliarkörperbasalmembranen gleichen ebenfalls den Verhältnissen beim Menschen. Neben den genannten Erscheinungen konnten diese Autoren sowie Gepts u. Toussaint (1967), welche ebenfalls typische Mikroaneurysmen im hinteren Teil der Retina feststellten, Degeneration von Zellen der Basalmembran der Retinacapillarwände, sog. „mural pericytes" beobachten. Diese Pericyten lagen nur noch als „Zellschatten" vor. Ebensolche Retinopathien wurden bei Hunden von Hausler et al. (1964) durch Wachstumshormon (Metasomatropin) sowie von Engerman u. Bloodworth (1965) durch Metasomatropin, bzw. durch Alloxan experimentell erzeugt.

Außer den besprochenen Organen finden sich gelegentlich auch die Nebennieren in Form von Rindenhyperplasien oder adenomatösen Bildungen (z. B. GEPTS u. TOUSSAINT, 1967) und die Schilddrüsen bei diabetischen Hunden verändert. PRIEUR (1967) machte darauf aufmerksam, daß auffallend häufig die Diagnose einer Schilddrüsenstörung mit dem Diabetes gekoppelt zu sein scheint. Bei dem als Hyperthyreoidismus bezeichneten Syndrom sollte die Möglichkeit des latenten Diabetes nicht außer acht gelassen werden.

Auf das Vorkommen einer der diabetischen Gangrän des Menschen vergleichbaren Komplikation weist DARRAS (1906) hin, der infolge Gangrän die Schwanzspitze eines diabetischen Hundes amputieren mußte. Auch HUTYRA et al. (1954) geben Nekrose der Schwanzspitze beim Hund mit Diabetes an.

Im folgenden soll noch kurz auf einige Punkte, die im Zusammenhang mit der Ätiologie der Erkrankung beim Hund bedeutsam sind, oder sein könnten, eingegangen werden. Zunächst ist es aufschlußreich, die Rasseverteilung zu betrachten, um hier eventuell Hinweise auf Erblichkeit des Diabetes beim Hund oder vererbbare Prädisposition zur Ausbildung einer diabetischen Stoffwechselstörung zu entnehmen. BLOOM (1966) erkennt keine Rassedisposition, betont aber, daß die kleinen Rassen, besonders Schoßhundrassen, besonders häufig erkranken. Die gleiche Feststellung treffen auch APEL (1959), EBER (1897) und WALDRAFF (1961). BLOOM (1966) führt unter den Faktoren, welche direkt oder indirekt auf die Entwicklung des Diabetes Einfluß nehmen, die Heredität auf. NIEMAND (1959 u. 1967) konnte auch keine gesicherte Rassedisposition feststellen, gibt aber an, daß in seinem Patientenmaterial von Diabetikern (55 Fälle) Foxterrier (11), Dachshunde und Schäferhunde (je 8) deutlich die relativ größten Anteile einnehmen. Auch WILKINSON (1957, 1962, 1964) hat sich wiederholt zur Frage der Rasseverteilung geäußert. Er gibt (1962) für London eine deutliche Rassehäufigkeit für Dachshunde an, wobei bemerkenswerterweise die Mehrzahl der Tiere aus einer Linie stammten. Später (1964) führt er den Dachshund mit 25% der Fälle ebenfalls an erster Stelle und leitet daraus eine Prädisposition dieser Rasse ab, er glaubt dies um so mehr tun zu können, als der Dachshund in England nicht zu den häufig vertretenen Rassen gehört. Ebenso sind Cockerspaniels mit 10% Anteil häufig erkrankt gewesen. WILKINSON (1964) betont, daß beide Rassen leicht adipös werden und stellt damit eine von vielen Autoren immer wieder betonte Beziehung zwischen dem Auftreten des Diabetes mellitus und Vorhandensein von Fettsucht, auf den Hund bezogen, speziell bei älteren Hündinnen, heraus. Auch SHOLL u. SALES (1958) registrierten annähernd 20% Cockerspaniels unter 69 Fällen von Diabetes. In einer ausgezeichneten statistischen Analyse kommen KROOK et al. (1960) zu dem Schluß, daß es Rassen gibt, die prädisponiert sind und solche, die eine deutliche Resistenz aufweisen (z. B. Boxer). Die akromegalen Rassen, in Sonderheit der Rottweiler, für den sie mit 19 Fällen einen hochsignifikanten Anteil innerhalb der Rasseverteilung ermittelten, sind prädisponiert. Weiterhin waren häufig erkrankt: Swedish hound, Dachsbracke und Cockerspaniel. Die Analyse der Rasseverteilung im Vergleich zu einer Gesamtpopulation (2% der in Stockholm registrierten Hunde) ergab gleichzeitig einen Zusammenhang zwischen dem Auftreten von Diabetes, Obesitas und Pyometra. Aus ihr geht interessanterweise hervor, daß Prädisposition oder Resistenz für oder gegen eine der drei Erkrankungen, gewöhnlich vergesellschaftet war mit Prädisposition oder Resistenz für oder gegen alle drei. Die Fettsucht tritt früher auf als die beiden anderen Syndrome, sie wird mit Recht als Wegbereiter des Diabetes angenommen. Da 60% der Diabetesfälle von KROOK et al. (1960) fettsüchtig waren, leiten die Verfasser eine erbliche Disposition ab. MAYER (1955) gibt rezessiv vererbliche Obesitas bei Schottischen Schäferhunden an. Sehr häufig wird, wie bereits betont, auf Zusammenhänge zwischen der Sexualfunktion und

Zuckerkrankheit hingewiesen. Eikmeier (1961) fand, daß viele, vorwiegend ältere Hündinnen, vor Feststellung des Diabetes unregelmäßige Läufigkeit, Sterilität, Endometritis und Neigung zu Scheinträchtigkeit zeigten. Apel (1959) betont bei Hündinnen nach der Läufigkeit wiederholt passageren Diabetes gesehen zu haben, der nach weiteren Läufigkeiten permanent blieb. Niemand (1959) gibt an, daß Diabetes einerseits relativ häufig im Anschluß an Trächtigkeit auftrat, einen solchen Fall beschreibt auch Malherbe (1947), anderseits war das Auftreten der diabetischen Stoffwechselstörung mit dem Ende einer Läufigkeit in Zusammenhang zu bringen, oder sie wurde erst nach mehreren Läufigkeiten permanent.

Teunissen u. Blok-Schuring (1966) stellten fest, daß Diabetes häufig die Neigung zu haben scheint, während der Gelbkörperphase aufzutreten. Im Sinne eines Zusammenhanges zwischen Sexualfunktion bei Hündinnen und dem Diabetes-Fettsuchtkomplex äußerten sich weiterhin Dixon u. Sanford (1961), Jubb u. Kennedy (1963), Prieur (1967), Roberts (1954) und Wilkinson (1960). Abschließend hierzu sei noch angemerkt, daß Wilkinson (1962) während des Oestrus bei der Hündin einen stark gesteigerten Insulinbedarf ermittelte; eine diabetische Hündin mußte während dieser Zeit statt mit 40, mit 5000 Einheiten Insulin täglich behandelt werden.

Besonders hervorgehoben werden sollen noch einige Mitteilungen, die auf Erblichkeit, bzw. vererbbare Prädisposition einer diabetischen Stoffwechselstörung hindeuten. Roberts (1954), der die Erkrankung direkt als erblich bezeichnet, berichtet über eine diabetische Hündin und ihre Tochter und betont die Parallelen zu hereditären Faktoren beim Menschen. Teunissen u. Blok-Schuring (1966) denken an familiäres Auftreten der Erkrankung, nachdem sie aus einer Gruppe von drei Whippets die 13jährige Mutter und zwei Wurfschwestern im Alter von 7 und 10 Jahren an Diabetes erkrankt sahen. Gepts u. Toussaint (1967) geben einen Hinweis auf eventuelle Erblichkeit des Leidens, da sie einen Fall erlebten, dessen Mutter und eine Wurfschwester ebenfalls diabetisch waren. Prieur (1967) berichtet von Diabetes bei einer Pudelhündin und ihrem Sohn.

Abschließend sei noch gesagt, daß unter anderem Stress-Faktoren (Pollock u. Bauman, 1949) und Hypophysenneubildungen Diabetes mellitus verursachen können. King (1962) beschreibt die Erkrankung vergesellschaftet mit einem acidophilen Hypophysencarcinom, Streett u. Herrero (1966) sahen sie neben einem chromophoben Hypophysenadenom. Groen et al. (1964) beobachteten bei einem Schäferhund, bei dem histopathologisch Überwiegen der eosinophilen Hypophysenzellen konstatiert wurde, während des Diabetes klinisch die Ausbildung akromegaler Kennzeichen in Form von Schädelveränderungen, d. h. Stumpfwerden des Kopfes, Diastemabildung zwischen den Zähnen und außerdem welpenartige Verbreiterung der Pfoten.

Über Diabetes mellitus nach vorausgegangener Steroidbehandlung berichteten Prieur (1967) und Walker (1962).

Sogenannter renaler Diabetes, dem Unvermögen der Nierentubuli zu genügender Glucoserückresorption zugrunde liegt, wurde beim Hund zweimal beschrieben (Janecsko, 1931; Videsott, 1936).

7. Katze

Entgegen der häufig verallgemeinernd getroffenen Feststellung, daß spontaner Diabetes mellitus bei Carnivoren häufig auftritt, muß betont werden, daß die Mehrzahl der damit gemeinten Fälle sich auf den Hund bezieht, bei der Katze die Erkrankung aber relativ selten beobachtet wird. Daher entspricht die von Holz-

WORTH u. COFFIN (1953) vertretene Meinung, daß der Diabetes bei Katzen häufiger als bei Hunden sei, sicherlich nicht den tatsächlichen Verhältnissen. JOSHUA (1955) fand die Krankheit bei älteren Katzen nicht gewöhnlich.

Recht selten sind gründliche Beschreibungen der diabetischen Stoffwechsel-störung bei dieser Tierart, die meisten Fälle werden nur kurz erwähnt. Es liegen einige ausführliche pathologisch-anatomische und histopathologische Bearbeitungen vor (z. B. GEPTS u. TOUSSAINT, 1967; HJÄRRE, 1928; HOLZWORTH u. COFFIN, 1953), genaue klinische Mitteilungen hingegen existieren kaum.

Die relative Häufigkeit wird von BLOOM (1954) mit 1:1500, von MEIER (1960) mit 1:800 angegeben. WILKINSON (1960) beobachtete an einem großen Patienten-material in 4 Jahren zwei Fälle, TEUNISSEN u. BLOK-SCHURING (1966) innerhalb von 9 Jahren fünf. Die Erkrankungshäufigkeit dürfte im Mittel bei 1:1000 liegen.

In der Mehrzahl der Fälle erkranken ältere kastrierte männliche Tiere (APEL, 1959; JUBB u. KENNEDY, 1963). Die überwiegende Zahl der Untersucher trifft die Feststellung, daß weibliche Tiere deutlich in der Minderheit vertreten sind (z. B. MEIER, 1960; WILKINSON, 1957), lediglich GEPTS u. TOUSSAINT (1967) sahen leich-tes Überwiegen weiblicher Katzen. KAST (1967) gibt ein Verhältnis $\male : \female$ von 5:1 an, ich fand bei der Auswertung des Schrifttums ein Geschlechtsverhältnis von etwa 4:1, wobei die Anzahl der kastrierten männlichen Tiere etwa das Doppelte derjenigen der nicht kastrierten beträgt. — Das Alter schwankt zwischen 1,5 (RUBARTH, 1935) und 17 Jahren (HOLZWORTH u. COFFIN, 1953). Die meisten der Tiere sind über 5 Jahre alt; bei einem Durchschnittsalter von knapp 7,5 Jahren.

Das Bild der klinischen Symptome wird von Polydipsie, Polyurie und Gewichts-verlust bei Polyphagie oder Inappetenz bestimmt. Bisweilen wird gestörtes Allge-meinbefinden erwähnt, LANDÉ (1944) sowie RUBARTH (1935) beobachteten außer-dem Erbrechen. DLUGACH (1953) sah Symptome einer Pankreatitis.

Ergebnisse klinisch-chemischer Untersuchungen, die das Vorliegen von Hyper-glykämie, Glucosurie und Ketonurie unter Beweis stellen, werden außerordentlich selten mitgeteilt. Die Angabe über Blutglucosewerte schwanken zwischen 302 mg-% (KEEP, 1954) und 608 mg-% (TEUNISSEN u. BLOK-SCHURING, 1966), den höchsten Blutzuckerwert gibt HJÄRRE (1928) mit 727 mg-%, den höchsten Harnzuckerwert McEVOY (1949) mit 6 g-% an. BLOOM (1937) und DLUGACH (1953) vermerken das Vor-liegen einer Ketonurie. Das Pankreas läßt makroskopisch selten besondere Befunde erkennen. BLOOM (1937) fand es lediglich von festerer Konsistenz als gewöhnlich, HJÄRRE (1928) beschreibt vereinzelt cystische bis doppelt erbsengroße mit Detritus gefüllte Hohlräume. Im Vordergrund der histopathologischen Befunde stehen meist B-Zellendegranulierung und hydropische Degeneration oder hyaline Entartung als regressive Veränderungen am Inselapparat im Vordergrund. Die Inseln werden entweder an Zahl und Größe vermindert angetroffen (BLOOM, 1937; KEEP, 1954; LANDÉ, 1944), bzw. sie fehlen fast völlig oder ganz (HJÄRRE, 1928; SCHLOTTHAUER u. MILLAR, 1951), oder aber sie sind zahlreich, oft sogar besonders groß (GEPTS u. TOUSSAINT, 1967; RUBARTH, 1935).

Die hyaline Degeneration, bei der es zur Ablagerung hyaliner Substanz zwischen dem Epithel der sinusoiden Capillaren und den Inselzellen, die in der Folgezeit zugrunde gehen, kommt, wird bei der Katze gehäuft angetroffen. BLOOM (1937) beschreibt neben diffuser Bindegewebsvermehrung, Rundzelleninfiltraten zwischen den kollagenen Fasern und stellenweise deutlicher Hyperplasie des acinären Ge-webes, nahezu völliges Verschwinden der Langerhans'schen Inseln und Ein-lagerung von hyalinem Material, welches er für Amyloid hält. Auch RUBARTH (1935) berichtet bei einem Fall über Amyloidablagerungen in den dadurch auf das 4- bis 5fache der Norm vergrößerten Inselzellen. Hier wiesen auch die Wände der kleinen Arterien im exokrinen Gewebe hyaline Ablagerungen auf. RUBARTH (1935) kann nicht angeben, ob eine lokale oder generalisierte Amyloidose vorlag, da die anderen Organe nicht alle untersucht wurden. Kast (1967) weist ausdrücklich daraufhin, daß die homogenen Massen hyaliner Ablagerungen oft Amyloidreaktion ergeben, sodaß es sich in den genannten Fällen um hyaline Depositionen gehandelt haben könnte. In jüngster Zeit wiesen jedoch Gepts u. Toussaint (1967) bei zwei Katzen im Inselapparat hyaline Substanzen nach, die färberisch als Amyloid identifiziert wurden. Hyaline Degeneration teilten weiterhin Holzworth u. Coffin (1953) in drei Fällen, Schlotthauer u. Millar (1951) in einem Fall mit. Jubb u. Kennedy (1963) betonen, daß es unbekannt sei, ob die Amyloidablagerung Ursache oder Folge des Diabetes sei. Die Frage scheint durch Meier (1960), der annimmt Amyloidose sei eine sekundäre Erscheinung, die konsequent chronisch-entzündlichen Veränderungen im Körper nachfolge und dann wiederum eine diabetische Komplikation nach sich ziehen kann, im Sinne der Ursache beantwortet zu sein.

Hydropische Degeneration und Degranulierung der B-Zellen wurde von Gepts u. Toussaint (1967), Holzworth u. Coffin (1953), Keep (1954) und Landé (1944), welcher auch vereinzelt Hyalinisierung sah, beschrieben.

Dohan u. Lukens (1947 u. 1948) haben durch intraperitoneale Injektion von Glucose bei Katzen Hyperglykämie, persistierenden Diabetes und hydropische Degeneration der B-Zellen erzeugt. Sie werfen die Frage auf, ob sich diese Degenerationsform beim spontanen Diabetes sekundär entwickelt oder nicht vielleicht sogar kausal an seiner Entstehung beteiligt ist.

Buse et al. (1957) riefen durch Steroidbehandlung Hyperglykämie, Glucosurie und hydropische Entartung der B-Zellen experimentell hervor. Beim Hund wurde nach vorangegangener Steroidbehandlung in der Praxis Diabetes beobachtet (Prieur, 1967; Walker, 1962). Hjärre (1928) fand Spontandiabetes einmal bei einer Katze mit Pankreasadenom und völligem Fehlen der Inseln.

Über die eventuelle Verschiebung der A-B-Relation beim Diabetes der Katze sind keine quantitativen Untersuchungen bekannt. Kast (1967) gibt das normale Verhältnis mit 1:5 an.

Einen außerordentlich interessanten Befund berichteten kürzlich Gepts u. Toussaint (1967). Die Untersucher fanden in einer Langerhans'schen Insel einer spontandiabetischen Katze ein dichtes entzündliches Infiltrat kleiner Lymphocyten, die B-Zellen dieser Inseln waren hydropisch. Ähnliche Befunde wurden bei spontanem Diabetes des Rindes erhoben (siehe dort), experimentell ließen sie sich bei Rindern, Schafen und Ziegen erzeugen, die Ergebnisse am Schwein sind nicht eindeutig.

Diese Feststellung ist vergleichend von Bedeutung, da etwa 60% juveniler menschlicher Diabetiker, in der Zeit von weniger als einem Jahr nach Auftreten der Erkrankung ebensolche entzündliche Lymphocyteninfiltrate in den Inseln aufweisen. Als ätiologische Erklärung kommt die Möglichkeit einer postinfektiösen Komplikation nach Viruskrankheiten (z. B. Mumps), oder eine Auto-Immunreaktion in Frage.

Die einzige Feststellung von Augenkomplikationen beim Spontandiabetes der Katze, die in Richtung einer Retinopathie gehen, verdanken wir ebenfalls Gepts u. Toussaint (1967), sie beschreiben Degeneration von Pericyten aus der Wand von Retinacapillaren und acelluläre Capillarwände nicht mehr funktionsfähiger Gefäße.

Als weitere Organbefunde werden von den meisten Untersuchern Veränderungen an Leber und Nieren, vereinzelt an den Nebennieren genannt. Die Leber ist meist vergrößert, gestaut und hochgradig verfettet. Die Befunde gleichen weitgehend denen des Hundes. Die Nieren zeigen bisweilen interstitielle Entzündung, häufig Tubulusdegeneration und Verfettung. BLOOM (1937), HJÄRRE (1928), SCHLOTTHAUER u. MILLAR (1951) geben Glykogeninfiltration im distalen Schenkel der Henleschen Schleifen an.

Diabetische Glomerulosklerose und renale Arteriosklerose wurden bei spontandiabetischen Katzen bisher nicht ermittelt.

Nach KAST (1967) kommt der Diabetes mellitus der Katze, an dem vorwiegend alte männliche Tiere erkranken und dem pathologisch-anatomisch in vielen Fällen gleichfalls hyaline Ablagerungen im Inselgewebe zugrunde liegen, der beim Menschen häufigsten Form, dem sog. Altersdiabetes am nächsten.

B. Laboratoriumstiere

Bei den bisher besprochenen Arten handelt es sich um Spontandiabetes, der im allgemeinen, besonders bei landwirtschaftlichen Nutztieren und bei Luxustieren, durchaus unerwünscht vorkommt und schwer einer zudem unwirtschaftlchen Therapie zugänglich ist. Gänzlich anders liegen die Verhältnisse bei den im folgenden abzuhandelnden Species, Inzuchststämmen, Mutationen und Hybriden kleiner spontandiabetischer Laboratoriumsnager, bei welchen die Stoffwechselstörung häufig als Zufallsbefund im Rahmen anderer Untersuchungen mit diesen Tieren auftrat und bemerkt wurde (z. B. chinesischer Hamster, Sandratte). Sie verdienen deshalb unser Interesse, weil bei ihnen verschiedene Formen der Erkrankung beobachtet werden, die einerseits dem juvenilen menschlichen absoluten Insulinmangeldiabetes sehr ähnlich sind (chinesischer Hamster, Sandratte), oder andererseits dem sehr oft von Fettleibigkeit begleiteten Altersdiabetes des Menschen (relative Insulinresistenz) weitgehend entsprechen (z. B. das sog. ,,fettleibig-hyperglykämische Syndrom'' der Maus), und sie damit zu wichtigen Studienobjekten der diabetologischen Forschung qualifizieren.

1. Chinesischer Hamster (Cricetulus griseus)

Ursprünglich wurden chinesische Hamster wegen ihrer niedrigen Chromosomenzahl (2n = 22) und der kurzen Generationsfolge (Trächtigkeitsdauer 20,5 Tage) zu cytogenetischen Studien gehalten und gezüchtet. Außerdem erwiesen sich ihre Backentaschen als sehr geeignet zur Aufnahme von Gewebstransplantaten. Um ein besseres Angehen der Transplantate zu erreichen und um die Variabilität der experimentellen Ergebnisse zu verringern, begann man die Tiere, entgegen ihrer physiologischen Verhaltensweise (s. unten), in Bruder-Schwesterpaarung zu züchten. 1953 wurden nach 3 bis 4 Inzuchtgenerationen klinische Veränderungen beobachtet, die später als, auf mutativ entstandenen Diabetes mellitus zurückgehend, identifiziert wurden. 1957 wurde nach Festlegung eines Zuchtschemas an der Children's Cancer Research Foundation in Boston unter Leitung von YERGANIAN mit der systematischen Erforschung dieses erblichen Diabetes chinesischer Hamster begonnen (LAWE, 1962; SIREK u. SIREK, 1964). Seither sind in diesem Zusammenhang eine Reihe wesentlicher Veröffentlichungen, besonders von MEIER und YERGANIAN gemacht worden.

An dieser Stelle seien einige Bemerkungen zur Zucht dieser Tiere eingefügt, um die Schwierigkeit systematischer Forschungen zu illustrieren. Chinesische Hamster sind ihrer Natur nach unsoziale, ungesellige und kampflustige Tiere. Eigenschaften, welche sich bei der Zucht sehr erschwerend auswirken; hinzukommt, daß Weibchen eher geschlechtsreif werden als Männchen, was normalerweise Inzucht unter den genannten Voraussetzungen ausschließt. EHRENTHEIL et al. (1964) haben den Einfluß von Stress-Situationen, die sich nach dem eben Gesagten auch bei der Züchtung mannigfach ergeben, auf die Entstehung von Glucosurie untersucht. Auf die Ergebnisse wird später eingegangen werden. Als weitere Erschwernisse kommen, besonders in diabetischen Inzuchtlinien hinzu, daß Weibchen häufig abortieren oder die Früchte resorbiert werden, die Jungen kurz nach der Geburt sterben oder Kannibalismus zum Opfer fallen [Meier u. Yerganian, 1959, 1961 (2)]. Butler (1967) berichtet vergleichend über die Zuchtverhältnisse der beiden anderen großen Kolonien, welche später als die in Boston entstanden, nämlich am Best-Institut in Toronto und bei Upjohn in Kalamazoo, daß in der Upjohn-Kolonie Diabetes zwar häufiger auftritt als in der Best-Kolonie, die Wurfzahlen aber kleiner sind und die Sterblichkeitsrate vor dem Absetzen höher ist. Bei Verpaarung zweier diabetischer Eltern starben 40% der Jungtiere, bei normalen Eltern jedoch nur ca. 14%.

Darüber hinaus wirkt äußerst erschwerend, daß die diabetischen Zuchttiere behandelt werden müssen, da sie sonst nach etwa 4 bis 5 Monaten sterben würden. Die normele Lebenszeit beträgt nach Lawe (1962) 30 bis 36 Monate, Sirek u. Sirek (1964) geben 30 bis 48 Monate an. Meier u. Yerganian [1961 (2)] teilen in ihrer ausführlichen Arbeit über die Erhaltung einer diabetischen Hamsterkolonie mit Hilfe einer hypoglykämischen Therapie mit, durch Behandlung mit NPH Insulin die Zahl der erfolgreichen Trächtigkeiten erhöht und die Verluste Neugeborener verringert zu haben. In der Boston-Kolonie werden auf diese Weise neben anderen, einige Inzuchtlinien, die eine Diabeteshäufigkeit von 65 bis 90% aufweisen, wobei es sich vorwiegend um schwer erkrankende Tiere handelt, gehalten [Meier u. Yerganian, 1961 (1)]. Die Erstbeschreibung klinischer, pathologisch-anatomischer und histopathologischer Befunde durch Meier u. Yerganian (1959) enthält eine Fülle wichtiger Daten, die durch spätere Arbeiten der genannten Autoren und anderer Untersucher noch ergänzt wurden.

Das Auftreten einer diabetischen Stoffwechselstörung zeigt sich zwischen dem 18. und 250. Lebenstag. Zunächst wurden beide Geschlechter mit gleicher Häufigkeit befallen gesehen, Yerganian (1965) teilte später jedoch mit, daß weibliche Tiere mehr zur Entwicklung der Erkrankung neigen; befallene Weibchen können unter gestörtem Oestruscyclus leiden, wobei die züchterische Weiterführung der diabetischen Anlage zusätzlich erschwert oder unmöglich gemacht wird.

Zuerst fielen ein typischer stechender Körpergeruch, feuchtes und am Bauch durch Harnverschmutzung gelb gefärbtes Fell auf. Die Tiere zeigten Gewichtszunahme (von Renold, 1964, nicht beobachtet), wurden träge und exsikkotisch. Gelegentlich wurde Erblindung beobachtet. Die Mortalität ist sehr hoch, Stress, z. B. Käfigwechsel oder geringgradige Temperaturänderung, kann den Tod herbeiführen. Im wesentlichen ist die physiologische Störung durch Polydipsie und Polyurie charakterisiert, wobei der Grad der Polyurie nicht der Schwere der Erkrankung proportional zu sein braucht. Die Wasser- und Futteraufnahme steigt auf das 2- bis 3fache des Normalen, Wurfgeschwister zeigen ähnliche Blutspiegel von Glucose und Ketonkörpern und reagieren in gleicher Weise auf eine Therapie [Meier u. Yerganian, 1961 (1)].

Die innerhalb von 24 Std abgesetzte Harnmenge beträgt im Mittel 50 bis 70 ml, sie kann aber auch bis zu 120 ml erhöht sein, was etwa dem Vierfachen des Körpergewichts entspricht (Yerganian, 1964).

Meier u. Yerganian (1959) fanden bei Laboratoriumsuntersuchungen diabetischer Hamster nachstehend wiedergegebene Werte. Blutzuckergehalt: 200 bis 600 mg-%, nach einer späteren Mitteilung [Meier u. Yerganian, 1961 (2)] bis 800 mg-%. Normalwert 103 bis 116 mg-% (110 $\pm$ 6 mg-%); der Harnzucker wurde bei einem Tier mit 828 mg-% ermittelt. Gerritsen u. Dulin (1967) fanden bei 24 Std zuvor unbehandelten, diabetischen Tieren Harnglucoseausscheidung von

51 bis 1600 mg-%/24 Std. Das spezifische Gewicht des Harnes ist auf Werte von 1029 erhöht, normal: 1018. Einige schwere Fälle wiesen Anzeichen von Urämie mit Blutreststickstoffwerten von 118 mg-% und höher auf (normal 45 ± 3 mg-%); außerdem wurde Ketonurie festgestellt. RENOLD (1964), der besonders die ausgeprägte Hyperglykämie und Ketose beim Spontandiabetes des chinesischen Hamsters betont, berichtet folgende Befunde im Vergleich zu nicht diabetischen Kontrollen. Harnmenge (ml/24 Std): 25—67/1,0—5,7; Harnzucker (g/24 Std) 1,9—3,1/0; Blutglucose (mg/100 ml): 348—692/58—118; Blutketonkörper (mg/100 ml): 4,6—19,1/0,9—2,9. LAWE (1962) führt außer allen bisher genannten Befunden auch Proteinurie unterschiedlichen Grades auf. Lipämie wurde bislang nicht gesehen.

Im Vordergrund der Organveränderungen stehen beim hereditären Spontandiabetes des chinesischen Hamsters die Pankreasalterationen.

MEIER u. YERGANIAN (1959) sahen die makroskopischen Veränderungen im wesentlichen auf Harnsystem und Leber beschränkt. Sie beschreiben bei einigen Tieren Hydronephrose, die sie später [1961 (1)] bei einer Linie als erblich bestätigten sowie mäßige Vergrößerung und gelbliche Verfärbung der Leber; darüber hinaus vermerken sie, partielle Alopecie gefunden zu haben. Histologisch sind die Pankreasbefunde an den Langerhans'schen Inseln am auffallendsten. Die meisten Inseln zeigten abnormale Zellzusammensetzung unterschiedlichen Grades. Viele Zellen waren balloniert, das Plasma ungefärbt. Die B-Zellen waren an Zahl verringert und wiesen neben hydropischer (vacuolärer) Degeneration, Degranulation auf. Im Plasma einiger dieser Zellen war PAS-positives Material nachweisbar. In schweren Fällen waren die B-Zellen durch Fett (Vakat-Fett) ersetzt. Die A-Zellen waren häufig in der Inselperipherie akkumuliert. LUSE et al. (1967) ermittelten an Hand elektronenoptischer Untersuchungen, daß die B-Zellen in früheren Stadien der Erkrankung reichlich vorhanden sind, sich aber ungranuliert zeigen oder verschiedene Stadien von Glykogeneinlagerungen aufweisen, während zu einem späteren Zeitpunkt der Erkrankung die Inseln reduziert sind und fast nur noch aus A-Zellen bestehen, die B-Zellen sind allmählich verschwunden. SIMS u. LANDAU (1967) konnten bei diabetischen Hamstern keine Hypertrophie der Langerhans'schen Inseln konstatieren, sie stellten neben relativ niedrigem Plasmainsulingehalt einen deutlich reduzierten Pankreasinsulingehalt fest. Auch DULIN et al. (1966) ermittelten einen stark erniedrigten Pankreasinsulingehalt, der zwischen 0,003 bis 0,120 U/100 mg Gewebe (Mittelwert 0,035) gegenüber 0,151 bis 0,470 U/100 mg (Mittel 0,308) bei normalen Tieren lag. Nach Untersuchungen von GERRITSEN u. DULIN (1967) ist schwerer Diabetes beim chinesischen Hamster begleitet von einem gegenüber mildem Diabetes und normalen Kontrollen signifikant niedrigem Plasma- und Pankreasinsulingehalt. Nach Auffassung der Untersucher weisen die Daten darauf hin, daß schwer diabetische Hamster eine verminderte Fähigkeit des Pankreas zur Insulinsekretion auf eine Glucosestimulation besitzen. Die Befunde, daß der Plasmainsulinspiegel bei mildem Diabetes normal ist, diese Tiere aber Glucosurie, Hyperglykämie und abnormale Glucosetoleranz zeigen, deuten an, daß leichter Diabetes beim chinesischen Hamster mit einer Störung der Insulinwirkung und/oder gesteigerter Leberglucoseausschüttung einhergehen kann. An dieser Stelle seien einige Ergebnisse über den Nüchtern-Leberglucosegehalt diabetischer Hamster von GERRITSEN et al. (1966) und GERRITSEN u. DULIN (1967) erwähnt, die einen im Mittel um fast das Zehnfache gesteigerten Leberglucosegehalt diabetischer gegenüber nicht diabetischen Tiere ausweisen, nämlich $3,1 \pm 1,0\%$ im Vergleich zu $0,4 \pm 0,7\%$ des Leberfrischgewichts.

MALAISSE et al. (1967) untersuchten die Insulinsekretion von Pankreasgewebe gesunder, intermittierend glucosurischer und diabetischer Hamster in vitro. Die

Sekretion stand in einem direkten Verhältnis zum Insulingehalt des Pankreas und zum Verhältnis von Insulin zu Glucose im Plasma, sie war am niedrigsten bei Diabetikern, am höchsten bei solchen Hamstern mit intermittierender Glucosurie. Die Autoren folgern daraus, daß möglicherweise in einem prediabetischen Stadium die Insulinproduktion, noch stimulierbar, steigt, später jedoch fällt (Erschöpfungsphase), um so Hyperglykämie, Glucosurie und damit Diabetes manifest werden zu lassen. Bevor die Pankreasbefunde beim spontanen Diabetes des chinesischen Hamsters, der nach den dargestellten Ergebnissen und wie Yerganian (1964) hervorhebt, ein pankreatogener, genauer gesagt insulärer Diabetes, mit B-Zellenalterationen und Glykogeninfiltration ist und dem juvenilen menschlichen Diabetes sehr ähnelt, mit einem äußerst interessanten Untersuchungsergebnis aus jüngster Zeit zu beschließen sind, sei der Vollständigkeit halber noch die Beschreibung eines Pankreasadenocarcinoms und eines Pankreasadenoms durch Poel u. Yerganian (1961) erwähnt. Die Neoplasmen wurden bei zwei 3jährigen weiblichen Tieren aus diabetesanfälligen Linien beobachtet und stellen Erstbeschreibungen für diese Species dar.

Carpenter et al. (1967) untersuchten drei Gruppen von chinesischen Hamstern: 1. diabetische Tiere, welche bereits 18 Monate Symptome aufwiesen, 2. deren nicht diabetische Geschwister und 3. nicht verwandte, nicht diabetische Tiere gleichen Alters und Geschlechts. Sie erarbeiteten folgende Ergebnisse: der spontane Diabetes war durch Hyperglykämie, Glucosurie, Abnahme des Inselvolumens und der B-Zellmasse, B-Zellendegranulation und Glykogeninfiltration in den Langerhans'schen Inseln charakterisiert. Bei den nicht diabetischen Geschwistern wurden gleiche Pankreasveränderungen, jedoch weniger ausgeprägt, gesehen. Dies stellt die erste mitgeteilte Beobachtung einer Abnahme von B-Zellmasse und B-Zelldegranulation vor dem Auftreten klinischer Erscheinungen von Spontandiabetes bei Mensch und Tier dar. Die Untersucher vermuten, daß die beobachteten B-Zellalterationen ein primär ätiologischer Mechanismus bei der Entstehung von spontanem Diabetes mellitus des chinesischen Hamsters sind.

Auf die Pankreasuntersuchungen an Nachkommen diabetischer Elterntiere, welche Meier u. Yerganian [1961 (1)] beschrieben haben, wird weiter unten einzugehen sein. Als nächste prominierende Veränderungen sind die Nierenbefunde zu nennen. Wie bereits festgestellt (Meier u. Yerganian, 1959), sind makroskopische Befunde, außer der schon erwähnten, in einer Linie auftretenden Hydronephrose [Meier u. Yerganian, 1961 (1)] nicht deutlich. Lawe (1962) fand keine Hydronephrose, sondern konstatierte lediglich geringgradige Nierenbeckenerweiterung und leicht vergrößerte und brüchige Nieren. Meier u. Yerganian (1959) beschreiben Dilatation der terminalen Tubuli, die häufig Eiweiß enthalten, die Tubulusepithelien waren nicht selten geschwollen. Viele proximale Tubulusabschnitte waren kollabiert, fast alle Glomerula zeigten neben Zellarmut intercapilläre Sklerose. Einige Glomerularknäuel waren epithellos, andere wiesen Epithelschwellung auf, die Bowmansche Kapsel wurde leicht verdickt und teilweise mit den Glomerula verklebt gesehen. Außerdem beschreiben die Verfasser neben einer Anhäufung von PAS-positivem Material innerhalb des Glomerularknäuels auch Glykogen- oder möglicherweise Lipoproteinablagerungen in den proximalen Tubulusabschnitten, gelegentlich auch in den Sammelstücken. Lawe (1962) betont, weder Sklerose der Basalmembran noch Intimafibrose oder hyaline Degeneration ermittelt zu haben. Er fand dreimal ein generalisiertes Nierenödem und bei zwei Tieren mit schwerer Ketose Fettinfiltration der Vasa recta. Venendilatationen der arciformen Gefäße wurden von ihm bei jugendlichen diabetischen Tieren in stärkerem Maße gesehen, als sie bei alten Hamstern vorkamen. In Analogie zu den oben aufgeführten Befunden fand Lawe (1962) leichte bis mäßige Verdickungen der

Bowmanschen Kapsel und Adhäsion zwischen ihr und den Glomerula. Die Epithel-
und Endothelkerne der Glomerula waren an Zahl vermindert, besonders hervorgehoben wird die Schwellung der intercapillären Zellen. Weiterhin gibt er leichte
Verdickung der Capillarbasalmembranen, Tubulusdilatation mit gelegentlicher
Zellproliferation, Tubuluskollaps einiger schwer affizierter Nieren und in einigen
Fällen Glykogenvacuolisation an. Knotig-hyaline Veränderungen (plastic change),
wie sie beim Menschen auftreten, wurden nicht beobachtet. Die Glomerularveränderungen, welche bei normalen, alten Tieren gefunden wurden (30. bis 40. Woche),
traten bei schwer diabetischen Hamstern schon mit 8 bis 16 Wochen Lebensalter
auf. Nach Mitteilung von LAWE (1962) ist die Altersglomerularsklerose mit etwa
einem Jahr deutlich, während sich bei einigen diabetischen Tieren schwere Veränderungen mit 4 bis 5 Monaten fanden. Auch SHIRAI et al. (1966 u. 1967) beschreiben mit zunehmendem Alter bei nicht diabetischen chinesischen Hamstern
auftretende Veränderungen an den Glomerula (z. B. Zunahme des endoplasmatischen Reticulums, Vacuolisation der mesangialen Zellen, Veränderungen der
Basalmembran etc.). Beim Diabetiker, besonders beim frühen Diabetes, laufen die
Glomerularveränderungen in verschiedenen Stadien ab, die wesentlich deutlichere
Alterationen darstellen. Die Veränderungen ähneln denen beim alternden Tier
qualitativ, jedoch nicht quantitativ. Es war bei den Untersuchungen zu erkennen.
daß gerade Wurfgeschwister von Diabetikern gleiche Veränderungen aufwiesen,
Daher sei herausgestellt, daß der Grad der Gefäßzellalterationen und die Ver-
klebung sowie cystische Dilatation der Capillarschlingen charakteristisch ist für
die Glomerulopathie des diabetischen chinesischen Hamsters. SHIRAI et al. (1967)
glauben, daß eine Analogie zwischen den Glomerulumcapillarbefunden und der
Dilatation der Retinacapillaren vergesellschaftet mit Degeneration der Mauer-
Zellen beim Menschen besteht. MEIER (1961) gibt an, daß man den schwersten
Grad glomerulärer Veränderungen schon im Alter von 1 Monat sehen kann,
wobei viele Tiere als Folge einer Urämie starben. Er resumiert, daß die renale
Schädigung primär ist und nicht eine Folge der B-Zellendegeneration darstellt.

An Leberveränderungen beschrieben MEIER u. YERGANIAN (1959) neben Zell-
vacuolisation, besonders in den zentrolobulären Abschnitten, einen Anstieg des
Glykogengehalts. Auf die quantitativen Leberglykogenanalysen bei diabetischen
und nichtdiabetischen Tieren, über die GERRITSEN u. DULIN (1967) berichteten,
wurde weiter oben bereits eingegangen.

Verschiedene Untersucher wandten ihre Aufmerksamkeit der Untersuchung
der Augen spontandiabetischer Hamster zu, besonders in dem Bestreben evtl.
Retinopathien, die den menschlichen Verhältnissen vergleichbar sind, zu ent-
decken. MEIER u. YERGANIAN (1959) berichteten nur über das gelegentliche Auftreten von Erblindung und Conjunctivitis. In einer experimentellen Studie erzeugten HAUSLER u. a. (1963) durch kombinierte Applikation von Wachstumshormon und Cortison Diabetes und Retinopathie. Sie fanden bei chinesischen
Hamstern, welche zwischen 4 und 6 Monaten diabetisch waren, arterioläre und
capilläre Mikroaneurysmen; Hämorrhagien wurden nicht beobachtet. Die genannten Autoren fanden, daß das zirkulatorische System der Retina bei diesen Tieren
ähnlich demjenigen des Menschen ist. Sie konnten jedoch interessanterweise feststellen, daß im Gegensatz zu den Befunden beim Menschen, Aneurysmen an
Arterien dreimal häufiger als an Capillaren zu beobachten waren. Nach Angabe
von SIREK u. SIREK (1967) ermittelten HAUSLER, SIBAY und STACHOWSKA bei
Routineuntersuchungen der Hamsterkolonie des Best-Institutes in Toronto bei
nur etwa 3% spontandiabetischer Tiere Zeichen von Arterien- und Capillar-
aneurysmen, während HAUSLER et al. (1963) bei ca. 30% der eben erwähnten
experimentell-diabetischen Individuen Retinopathien fanden.

Im folgenden seien noch kurz einige weitere pathologische Veränderungen bei spontandiabetischen chinesischen Hamstern vermerkt. Yerganian (1964) erwähnt, arteriosklerotische Alterationen großer Arterien bei schwer erkrankten Hamstern gefunden zu haben. Cohen et al. (1961) bemerkten in einer Linie erblich diabetischer Hamster schwere periodontale Erkrankung, die durch Taschenbildung, Entzündung und Alveolarknochenresorption gekennzeichnet war und der beim menschlichen Diabetiker bekannten Periodontitis sehr ähnelte. In jüngster Zeit beschrieben Schöffling et al. (1967) nach Studien an Hodenbiopsiematerial spontandiabetischer Hamster Gewebsveränderungen, welche in Abhängigkeit von der Schwere der diabetischen Stoffwechselstörung verschiedene Grade einer Hemmung der Spermiogenese zeigten. Es wurden Verminderung und Verdickung des germinativen Epithels, Erweiterung der Lumina der Tubuli seminiferi und Alterationen der Leydigschen Zwischenzellen konstatiert. Das histologische Gesamtbild ähnelt demjenigen, welches beim menschlichen Diabetiker beobachtet wird.

Chauncey (1964) teilt Veränderungen der Enzyme des oralen Gewebes spontandiabetischer Hamster in Form von Verminderung der sauren Phosphataseaktivität der basalen Epithelanteile und Abfall der unspezifischen Esteraseaktivität in allen Zonen des intercapillären Gewebes mit.

Nach Untersuchungen von Gerritsen et al. (1966) sowie Gerritsen u. Dulin (1967) ist die Glucosetoleranz diabetischer Hamster signifikant vermindert, die Nüchternwerte freier Fettsäuren (FFA) im Plasma deutlich erhöht; Mittelwert 2,800 μE/l gegenüber 1,800 nichtdiabetischer Tiere. Besonders schwerer Diabetes ist von einer signifikanten Erhöhung des FFA-Spiegels und des Ketonspiegels begleitet. Die Entwicklung einer Ketose steht in keiner Abhängigkeit zum Alter des klinisch festgestellten Diabetes. Nach Aussage von Campbell u. Green (1966) ist es nicht bekannt, ob der hohe FFA-Spiegel des Plasma beim Hamster in ursächlicher Beziehung zum Diabetes steht, die Stellung der FFA im Rahmen des Kohlenhydratstoffwechsels läßt dies aber möglich erscheinen.

In dem Bestreben reinerbig-diabetische Hamsterlinien zu züchten, war man bemüht, Anhaltspunkte zu finden, die es erlauben, potentiell diabetische Tiere bereits vor dem klinischen Auftreten von Erkrankungserscheinungen zu erkennen. Im Rahmen dieser Untersuchungen spielten besonders die α_2-Proteine und die Frühbefunde an den Pankreasinseln eine Rolle. Green et al. (1960) stellten bei Inzuchtlinien mit erblichem Diabetes deutlich erhöhte Serum-α_2-Proteinwerte fest. Die Erhöhung erfolgt vor dem Auftreten der Hyperglykämie, Gefäß- und anderer pathologischer Veränderungen. Es wird von den Untersuchern gefolgert, daß die Eiweißerhöhung genbedingt ist und wahrscheinlich chemisch abnormales Eiweiß betrifft. Green u. Yerganian (1963) fanden bei ausführlichen Untersuchungen, daß ein hoher Grad der Verbindung zwischen einem diabetischen Stadium und dem Serum-α_2-Proteinspiegel bestehe. Da die meisten nichtdiabetischen Tiere, die erhöhte Werte gezeigt hatten, nach einer Zeit von 9 Monaten diabetisch wurden, glauben die Autoren an eine genetische Fixierung der Anlage zur Erhöhung dieser Eiweißwerte und an die Möglichkeit der Vorhersage eines Diabetes. Nach eingehenden Studien an Tieren der Upjohn-Kolonie stellten Gerritsen u. Dulin (1965, 1966) fest, daß an Hand der Veränderungen von α_2-Proteinen keine Voraussage gemacht werden kann. Nach ihren Erfahrungen korrelieren die α_2-Proteine weder qualitativ noch quantitativ mit einem prediabetischen Stadium.

Meier u. Yerganian [1961 (1)] berichten über Untersuchungsergebnisse, welche die Pankreasinselbefunde in den ersten Lebensstunden und -tagen chinesischer Hamster diabetischer, sog. prediabetischer und normaler Eltern betreffen. Die Nachkommen zweier diabetischer Eltern zeigten in der überwiegenden Mehrzahl mehr und/oder größere Langerhans'sche Inseln. Die hyperplastischen Inseln schienen fast völlig aus B-Zellen zu bestehen. Bei 2 Std alten Jungtieren diabetischer Eltern war die durch Teilungsfiguren gekennzeichnete Proliferation deutlicher als in den anderen Gruppen (gleichalter Tiere), ebenso zeigten erstere mit einem Tag Alter gegenüber den Kontrollen eine Verdoppelung des Inseldurchmessers (100 µ gegenüber 50 µ) und eine Vervierfachung ihrer Anzahl. Die A-B-Relation war 1:7 gegenüber 1:5 bei normalen Tieren. Die B-Zellen waren feingranuliert. Unterschiede zwischen Nachkommen prediabetischer und normaler Eltern bestanden kaum. Die beschriebenen Differenzen sind vom 5. bis 7. Lebenstag deutlich geringer, um zwischen dem 10. bis 14. Tage zu verschwinden. In diesem Alter zeigen auch die Jungtiere diabetischer Eltern keine Auffälligkeiten an den Pankreasinseln mehr, es besteht jetzt die physiologische A-B-Relation von 1:4 wie bei normalen erwachsenen Tieren. Beim Menschen werden ebenfalls an Kindern diabetischer Mütter Inselhyperplasien gesehen [MEIER u. YERGANIAN, 1961 (1)]. Bei Betrachtung der ätiologischen Faktoren sei zunächst auf die bereits erwähnte Arbeit von EHRENTHEIL et al. (1964) kurz eingegangen. Die Untersucher stellten fest, daß sich bei dem natürlicherweise unverträglichen Wesen chinesischer Hamster durch wiederholtes Zusammensetzen verschiedener Hamster für jeweils kurze Zeit, ein Stress darstellen läßt, der eine Glucosurie im Gefolge hat, die noch einige Wochen nach dem Ende des Experiments anhielt. Sie werten diese Tatsache als einen Hinweis auf Beziehungen zwischen emotionellem Stress und der Entwicklung von Diabetes mellitus.

Wie bereits mehrfach betont, ist die diabetische Stoffwechselstörung beim chinesischen Hamster erblich.

YERGANIAN hat sich um die Erforschung der genetischen Hintergründe bemüht und ausführliche Arbeiten 1961 (2) (MEIER u. YERGANIAN), 1964, 1965 und 1967 publiziert. Er gibt darin Darstellungen genetischer Aspekte und möglicher Erbmechanismen. Besonders sei auf die Publikation aus dem Jahr 1965 verwiesen, welche auch ein ausführliches Schrifttumsverzeichnis enthält. Als Arbeitshypothese wird zunächst angenommen, daß die Erkrankung durch zwei recessive Gene, wovon eines die Affektionen des Kohlenhydratstoffwechsels, das andere die Polyurie verursacht, bedingt wird. Hinzu treten noch eine unbekannte Anzahl modifizierender Gene, welche den Zeitpunkt des Auftretens des Syndroms bestimmen. Die Forschungen, insonderheit diejenigen, welche den Kohlenhydratstoffwechsel und Vergleiche zum Menschen hieran betreffen, werden zukünftig erschwert sein, da die chinesischen Hamster der bestehenden Kolonien stark ingezüchtet sind und es nicht leicht sein dürfte, völlig „normale" Tiere zu identifizieren (GUNDERSEN et al., 1967).

BUTLER (1967) nimmt einen recessiven Erbgang mit einem Minimum von vier Genen an, er stellt fest, daß es sich bei der polygenetischen Veranlagung um verschiedene physiologische Symptome und nicht um ein „ruhendes" diabetisches Gen handelt. Im Sinne eines durch eine Anzahl von Genen bedingten Erbmechanismus, wie er für den chinesischen Hamster dargestellt wurde, äußert sich auch JÖRGENSON (1967) im Falle des Menschen, er nimmt an, daß der Diabetes mellitus dort vermutlich multifaktoriell-polygen vererbt wird.

Nach allem Gesagten wird deutlich, daß der Diabetologe im chinesischen Hamster, der viele Parallelen, besonders zum juvenilen Typ der Erkrankung beim Menschen aufweist, ein wertvolles Studienobjekt zur Verfügung hat. Für den Pharmakologen und Toxikologen stellen spontandiabetische Hamster ein brauchbares, wenn auch schwer zu haltendes, Modell für screening und Studium potentiell hypoglykämischer Substanzen dar.

2. Maus (Mus musculus)

Es ließ sich in dieser Darstellung nicht vermeiden, sowohl bei den Überschriften, als auch im Text, teilweise zusätzlich, die bisher gebräuchlichen Bezeichnungen zu verwenden, um dem Leser die Orientierung zu erleichtern. Nachdrücklich sei jedoch darauf hingewiesen, zukünftig die in Tabelle 2 zusammengestellten und empfohlenen Termini zu gebrauchen, damit so eine Einheitlichkeit der Benennung erreicht werden kann.

Bei den nachfolgend zu besprechenden Tieren besteht zwischen Fettsucht, speziell dem von Mayer (1955) als „metabolische" Fettsucht bezeichneten Typ, und der Tendenz zum Auftreten einer diabetischen Stoffwechselstörung eine deutliche Korrelation.

Tabelle 2. *Typen von erblichem Diabetes bei der Maus (Mus musculus)*[a]

I. Einzelgenmutationen

Gen-Symbol[b]	Gen-Name	Existierende Stämme[c]	Früher gebräuchliche, nicht empfohlene Synonyme
A^y	yellow oder lethal yellow	zahlreiche	yellow obese, obese yellow
A^{vy}	viable yellow	C57BL/6J-A^{vy}	—
A^{iy}	intermediate yellow	C57BL/6J-A^{iy}	—
ob	obese	C57BL/6J-*ob*	AO, obese hyperglycemic, North American obese hyperglycemic etc.
ad	adipose	—	adipose-Edinburgh
db	diabetes	C57BL/KsJ-*db*	—

II. Inzuchtstämme und F_1-Hybriden

Empfohlener Name[c]	Synonym[c]	Früher gebräuchliche, nicht empfohlene Synonyme
NZO	New Zealand obese (Obes-Neuseeland)	—
KK	KK-Maus	Japanese obese
C3Hf × IF$_1$	C3fI F$_1$	Wellesley mouse

[a] Nach einer auf dem Symposion „Spontandiabetes bei Laboratoriumstieren" (Upjohn Company, Kalamazoo, Oktober 1966) erarbeiteten Zusammenstellung.

[b] Mouse News Letter, International Committee on Lab. Anim. and the Lab. Anim. Centre, MRC Laboratories, Carshalton Surrey, England.

[c] Staats, J.: Standardized nomenclature for inbred strains of mice. Third Listing. Cancer Res. **24**, 147 (1964).

a) Fettleibig-Gelb

Die gelbe Maus stellt eine, heute in mehreren Inzuchtlinien gehaltene Mutation dar, von der bereits zu Beginn dieses Jahrhunderts Cuénot (1905) eine gute Beschreibung gab. Bei dieser Maus ist die Anlage zu Fettleibigkeit und damit die Neigung zu einer diabetischen Stoffwechsellage, vergesellschaftet mit Gelbfärbung des Fells. Nach Danforth (1927) ist das Gen, welches die gelbe Farbe des Haarkleides determiniert, identisch mit demjenigen, das für die Anlage zu Fettsucht verantwortlich ist. Die normalfarbigen Wurfgeschwister stellen bei den verschiedensten Untersuchungen brauchbare Kontrollen gegenüber den fettleibig-gelben Mäusen dar (Silberberg u. Silberberg, 1957). Beide haben denselben genetischen Hintergrund, nur haben die gelben Tiere nach Fenton u. Chase (1951) ein A^y-Gen, das den anderen fehlt. Auf genetische Einzelheiten wird weiter unten noch kurz einzugehen sein.

Bei Fütterung mit einer fettreichen Diät bekommen die Tiere ein erhebliches Übergewicht (MEIER, 1961), während dies bei Ernährung mit normalem Laborfutter nach Untersuchungen von FENTON u. CHASE (1951) nicht der Fall war. WEITZE (1940) stellte fest, daß bei normalen (nicht-gelben) Mäusen die Gewichtszunahme ihren Gipfelpunkt bei ca. 40 Tagen, bei gelben jedoch erst um 70 Tage hat. CARPENTER u. MAYER (1958), welche die Fettsucht der gelben Maus u. a. wegen ihrer Insulinresistenz, die auch WEITZE (1940) beschrieb, zum metabolischen Typ rechnen, geben an, daß männliche Individuen schwerer werden als weibliche, allerdings ist die Gewichtsdifferenz gegenüber den Kontrollen, die mehr als 100% betragen kann, nur bei sehr fettreicher Fütterung signifikant. Auch HELLERSTRÖM u. HELLMAN (1963) geben in ihrer sehr ausführlichen Arbeit signifikant höhere Mittelgewichte an. SILBERBERG u. SILBERBERG (1957) beschreiben Futterverbrauch und -nutzung als gesteigert. WOLF (1963) berichtet, daß der Anstieg des Körpergewichts zwischen 4. bis 5. Woche und 28. bis 31. Woche bei gelben Mäusen größer war als bei nicht-gelben, unter den ersteren war er bei männlichen Tieren größer als bei weiblichen, was sich mit den bereits genannten Feststellungen von CARPENTER u. MAYER (1958) deckt.

Ein interessantes Merkmal gelber Mäuse im Vergleich zu ihren normalen Wurfgeschwistern ist auch die Gesamtkörperlänge (Kopf-Schwanzmaß), die nach Angaben von CARPENTER u. MAYER (1958) mit 16 Wochen Lebensalter bei beiden Geschlechtern ca. 5% höher liegt.

Bei der gelben Maus ist der Fett- und Glucosestoffwechsel gestört. Während der Nüchtern-Blutglucosespiegel als vollständig normal gefunden wurde, ebenso wie dies beim Leberglykogengehalt der Fall war (WEITZE, 1940; CARPENTER u. MAYER, 1958), zeigten bei gefütterten Tieren die Mehrzahl der Männchen deutliche Hyperglykämie, die Weibchen bis auf eine Ausnahme nicht. Bei diesen gelben Weibchen war der Blutcholesterinspiegel (mg/100 ml) signifikant erhöht, er betrug 190 $\pm$ 37 gegenüber 141 $\pm$ 27 bei normalen Tieren.

Die Gesamtlipide waren bei gelben Individuen in beiden Geschlechtern nach 18stündigem Fasten und nach Fütterung signifikant erhöht. Nach den Untersuchungen von CARPENTER u. MAYER (1958) läßt sich also bei gelben Männchen Hyperglykämie, bei gelben Weibchen Hypercholesterinämie konstatieren. Auch HELLERSTRÖM u. HELLMAN (1963) sahen beeinträchtigten Glucosemetabolismus.

Gefütterte gelbe Mäuse hatten nach ihren Feststellungen ein, gegenüber ihren normalen Geschwistern, um mehr als das Doppelte erhöhten Blutzuckerspiegel (226 $\pm$ 30 mg-% gegenüber 107 $\pm$ 6 mg-%) mit einem Höchstwert von 520 mg-% bei einem Tier mit gleichzeitiger Glucosurie; positive Harnzuckerwerte wurden darüber hinaus nicht selten ermittelt. RUD (1960) fand einen signifikanten Anstieg der Hexokinaseaktivität im Fettgewebe erwachsener gelber Mäuse.

Nach Mitteilung von HELLERSTRÖM u. HELLMAN (1963) sind die Pankreasinseln gelber Mäuse durch ausgeprägte Capillardilatation, Degranulation und Zunahme der Kerngröße der B-Zellen charakterisiert. Die Hyperplasie des B-Zellensystems bewirkt einen Anstieg des Inselvolumens um ca. 100% (Gesamtvolumen/mm^3: 1,41 $\pm$ 0,11 gegenüber 0,73 $\pm$ 0,06 Normalwert). Die Untersucher sehen in der B-Zellenhyperplasie eine Reaktion auf den gesteigerten Insulinbedarf. SILBERBERG u. SILBERBERG (1957) beschreiben nach ihren Untersuchungen an gelben und nicht-gelben Tieren der Linie YBR/Wi, als wesentliche Veränderungen am Pankreas Hyperplasie und Hypertrophie der Langerhans'schen Inseln. Der normale durchschnittliche Inseldurchmesser bei Mäusen verschiedener Stämme liegt bei 75 bis 100 μ. Demgegenüber fanden sie häufig 250 bis 300 μ große Inseln, Vereinigungen mehrerer Inseln hatten einen Durchmesser von mehr als 600 μ. Vergrößerte Pankreasinseln wurden erst bei Tieren von 9 Monaten und älter angetroffen.

Unabhängig von der Fütterung (normale Diät, fettreich oder kohlenhydratreich) war die Häufigkeit des Vorkommens vergrößerter Langerhans'scher Inseln bei männlichen gelben Individuen am größten. Der Unterschied zu normalfarbigen Tieren war statistisch signifikant.

An weiteren wichtigen Organveränderungen bei gelben Mäusen wurden Vergrößerung von Leber und Nieren (Weitze, 1940), Leberverfettung und vereinzelt Lebertumoren (Fenton u. Chase, 1951) und erhöhter Fettanteil am Leberfrischgewicht (Wolf, 1963) berichtet.

Abschließend seien noch einige Bemerkungen zu den Erbmechanismen bei der fettleibig-gelben Maus gemacht. In Inzuchtlinien mit dem Gen A^y, welches die Gelbfärbung des Haarkleides bestimmt, ist dies dominant über die anderen Allele; Homocygotie (A^yA^y) ist letal. Daher sind die gelben Mäuse heterocygot und ergeben gelbe und nicht-gelbe Nachkommen (Fenton u. Chase, 1951). Homocygote Individuen sterben bereits in utero ab (Ibsen u. Steigleder, 1917; Little, 1919). Aus vergleichenden Untersuchungen von Wolf [1965 (1)] ergab sich, daß bei der „viable yellow" Maus (A^{vy}) bei gleichem Genotyp verschiedene Phenotypen auftraten, die in Farbe und Körperzusammensetzung (Fett-Wasseranteil) differieren, wohingegen das Längenwachstum (des Schwanzes), auf das weiter oben, als gegenüber normalfarbigen Tieren erhöht bereits hingewiesen wurde (Carpenter u. Mayer, 1958), bei allen Phenotypen gleich war.

b) Fettleibig-Bar Harbor

Ingalls et al. (1950) entdeckten 1949 im V-Stamm des Jackson-Laboratoriums, Bar Harbor, Maine, eine neue Mutation, die wesentlich ausgeprägtere Fettleibigkeit aufwies, als dies von der gelben Maus bekannt war. Die fetten Individuen zeigten eine rapide Gewichtszunahme, die maximal bis zum Vierfachen des Normalgewichts führte; 10 Monate alte Tiere wogen im Mittel um 90 g gegenüber etwa 30 g bei normalen Mäusen.

Das, diese in beiden Geschlechtern gleiche Eigenschaft bedingende, recessive Gen wurde mit dem Symbol *ob* (obese) bezeichnet.

Bereits an dieser Stelle seien die Schwierigkeiten, welche sich bei der Zucht dieser Mäuse ergeben, erwähnt. Bei Homocygotie besteht Sterilität. Ingalls et al. (1950) erzielten unter 212 Nachkommen genotypisch heterocygoter Eltern nur eine Ausbeute von 43 adipösen Tieren.

Nach Lane u. Dickie (1954) paaren sich nur ca. 20% fettsüchtige Männchen spontan, man ist jedoch in der Lage, durch Hungernlassen und Abmagerung die männlichen Mäuse fertil und paarungsbereit zu machen. Außerdem ist eine Vermehrung durch Eitransplantation (Mayer, 1955) oder künstliche Insemination möglich (Mayer, 1960). Die Fortpflanzungsstörung wird auf eine ungenügende Gonadotropinproduktion, wie sie auch beim menschlichen Diabetiker bestehen kann, zurückgeführt (Lane, 1959). Im Hinblick auf die reduzierte Fertilität der ob-Maus werden diese Tiere generell durch Zucht mit heterocygoten Individuen erzeugt (Hellman, 1967). Nachdem man gesehen hatte, daß Hormontherapie bei homocygoten Weibchen eine Konzeption bewirken kann, schloß man daraus, daß die Sterilität, wie oben bereits erwähnt, auf eine ungenügende Sekretion von Hypophysen-Gonadotropinen zurückgeht. Ebenso muß daraus eine Affektion der endokrinen Aktivität der Hoden resultieren. Man fand, daß die Leydigschen Zwischenzellen atrophieren und ihr Volumen auf weniger als 50% reduziert war (Hellman et al., 1963; Hellman, 1967).

Außer der im Roscoe B. Jackson Memorial Laboratory, Bar Harbor, USA, befindlichen, besteht seit 1959 eine weitere große Kolonie unter Leitung von HELLMAN in Uppsala, Schweden. Das recessiv erbliche, sog. fettleibig-hyperglykämische Syndrom der Maus (obese-hyperglycemic syndrom, kurz OH-Syndrom), welches im wesentlichen durch primäre Fettleibigkeit und sekundären Insulinresistenzdiabetes gekennzeichnet ist, haben in erster Linie MAYER, HELLMAN und CHRISTOPHE mit ihren Mitarbeitern erforscht. Es sei aus der großen Zahl der Publikationen dieser Autoren nur auf drei Arbeiten besonders hingewiesen, welche jeweils auch ausführliche Literaturzusammenstellungen enthalten: MAYER (1960), HELLMAN (1965), CHRISTOPHE (1965).

Das fettleibig-hyperglykämische Syndrom ist klinisch charakterisiert durch mäßige Hyperphagie, Fettsucht, Inaktivität, starke Reduzierung der Kälteresistenz und eine erhebliche Insulinunempfindlichkeit. Die mittlere Lebensdauer der ad libitum ernährten ob-Maus ist gegenüber normalen Tieren (27 Monate) auf ca. 15 Monate vermindert.

MAYER et al. [1951 (1)] stellten in Fütterungsversuchen mit Tieren, welche die freie Auswahl zwischen Eiweiß-, Fett- und Kohlenhydratdiät hatten, fest, daß ob-Mäuse erstens signifikant mehr fressen als normale Geschwister (durchschnittliche Differenz von 5 cal/Tag) und daß sie zweitens wesentlich mehr Fett, aber weniger Proteine und Kohlenhydrate aufnehmen. Nach MAYER et al. [1951 (2)] besteht ein deutlicher Zusammenhang zwischen Fettsucht und der pathologischen Kohlenhydratregulation bei diesen hereditär diabetischen Tieren, welche von den Verfassern für brauchbare Objekte zu Studien für die Aufhellung des Insulinresistenzdiabetes (menschlicher Reifediabetes) gehalten werden. CHRISTOPHE (1965) vertritt die These, daß die Fettleibigkeit der ob-Maus ursprünglich ist, während Hyperphagie, Trägheit und fortschreitende Schädigung des Kohlenhydratstoffwechsels als Nebenerscheinungen auftreten.

Bei den ob-Mäusen kommt es zwischen dem 2. und 4. Lebensmonat (CHRISTOPHE, 1965) zu einer beträchtlichen Gewichtszunahme; HELLMAN (1967) gibt eine bereits zwischen der 4. und 6. Woche stattfindende rapide Entwicklung des subcutanen Depotfetts an. MAYER u. ZIGHERA (1954) teilen, allerdings für ältere Individuen, Gewichte von 50 bis 115 g, gegenüber 25 bis 30 g bei mageren Tieren mit. Das OH-Syndrom wird von MAYER (1955) als Beispiel für den Typ der „metabolischen" Fettsucht herausgestellt. Er hebt besonders, die im Gegensatz zu Tieren mit Goldthioglucose- und hypotalamischer Fettsucht drastisch reduzierte Kälteresistenz und die abnorme Empfindlichkeit gegenüber der hyperglykämischen Wirkung des Wachstumshormons hervor. In früheren Arbeiten [MAYER et al., 1953 (1); MAYER u. ZIGHERA, 1954] wurde das Syndrom als gegenüber Diät und Wachstumshormon sensitive Form der Hyperglykämie, durch eine extreme Resistenz gegenüber hohen Dosen von Insulin, sowie durch Übersekretion von hyperglykämischem Hormon der A-Zellen, die wiederum von Wachstumshormon beeinflußt werden, charakterisiert, beschrieben. BLEISCH et al. (1952) ermittelten an, zwischen dem 3. und 5. Monat getöteten, ob-Mäusen 50% Zunahme des Abdominal- und 25% Zunahme des Thoracalumfanges als Ausdruck einer „zentripetalen" Obesitas. Verglichen mit den nichtfetten Tieren nimmt bei der ob-Maus das Nebenhodenfett auf das Doppelte, das subcutane Fett auf das 6- bis 10fache zu. Das Nebenhodenfett ist jedoch bei 10monatigen Tieren wieder auf normale Werte abgefallen, was bei diesem sehr insulin-sensitiven Fett beim OH-Syndrom hinsichtlich der zirkulierenden „insulin like activity" (ILA) wichtig erscheint (HELLMAN et al., 1962).

An weiteren klinischen Beobachtungen wurden von MAYER et al [1951 (2)] bei fetten Mäusen häufig Ulcerationen, ähnlich den Decubitus-Ulcera beim diabetischen Menschen, mitgeteilt. Bleisch et al. (1952) beschrieben unelastische, atrophische Haut, gelichtetes Haarkleid, teilweise lokale Alopecie und nicht heilende Ulcera.

Klinisch-chemisch stehen Hyperglykämie bei gleichzeitigem Hyperinsulinismus (Mayer, 1960) und Hypercholesterinämie (Mayer, 1955; Gepts et al., 1960) im Vordergrund. Nach Feststellungen von Hellman (1967) entwickelt sich die Hyperglykämie erst zwischen der 12. und 18. Lebenswoche, also deutlich später als die Adipositas.

Mayer et al. [1951 (2)] geben für gefütterte ob-Mäuse Blutglucosewerte von allgemein über 200 mg-% an, während sie bei mageren Tieren in der Größenordnung von 110 mg-% liegen. Nach Christophe (1965) wurden bei gefütterten fettleibigen Mäusen zwischen dem 4. und 6. Monat 234 ± 118 mg-% Blutglucose, bei älteren Tieren (6 bis 8 Monate) durchschnittlich 350 mg-% mit einem Maximum von 450 mg-%, und endlich bei über 14 Monaten alten Mäusen ein Extremwert von 511 mg-% bestimmt.

Gegen Fasten zeigen sich ob-Mäuse sehr empfindlich. Es konnte bereits nach 4 Std ein Abfall der Blutglucose um ca. 50% konstatiert werden. Verabreichung von 1 mg/kg Adrenalin ergab einen deutlichen Anstieg des Blutzuckers auf ca. 500 mg-% [Mayer et al., 1951 (2, 3)]. Für 3,5 Monate alte Tiere geben Mayer u. Zighera (1954) 160 ± 20 mg-%, für 9monatige ob-Mäuse 298 ± 41 mg-% an.

Hellman (1967) arbeitete ein einfaches Glucosetoleranz-Screening aus, wonach bei wachsenden Tieren festgelegt werden kann, welche Individuen später ein OH-Syndrom entwickeln werden. Die Feststellung, daß intraperitoneale Glucoseinjektion eine höhere Frequenz von Glucosurie in einem „pre-obese" Stadium bei solchen Säuglingsmäusen, welche homocygot für das obes-hyperglykämische Gen sind, herbeiführt, läßt überdies daran denken, daß eine Beeinträchtigung des Glucosemetabolismus eine primäre Schädigung beim OH-Syndrom der Maus darstellt.

Harnzuckerwerte werden von Mayer et al. [1951 (2)] in der Größenordnung von 3 g-% angegeben.

Der Leberglykogengehalt ist bei der ob-Maus im Vergleich zu normalen, mageren Tieren deutlich vermindert [Mayer et al., 1951 (2); Bleisch et al., 1952). Nach Ergebnissen der Untersuchungen von Shull u. Mayer (1956) ist der Glykogengehalt/g Leber bei ob- und nicht-ob-Mäusen etwa gleich, der Gesamtgehalt bei fetten Tieren wegen der größeren Lebermasse mehr als doppelt so hoch. Der Glykogengehalt in repräsentativen Skeletmuskeln ist bei ob-Mäusen signifikant höher. Die Glykogenumsetzung der Leber, gemessen mit C^{14}-markierter Glucose, ist etwa 6mal so hoch, was das Gesamtglykogen und 3mal so hoch, was die Werte von mg Glykogen/g Leber bei ob-Mäusen im Vergleich zu normalen Kontrollen betrifft.

Während nicht-fettleibige Mäuse normale Sensibilität aufweisen, zeigen sich fette Tiere äußerst insulinresistent. Hohe (20 IU/kg) und massive (400 IU/kg) Dosen von Insulin lösten weder Krämpfe noch Todesfälle aus [Mayer et al., 1961 (2)]. Am Rande sei vermerkt, daß Chase et al. (1948), also vor Auftreten der ob-Mutation, bei einer KL-Linie extrem hohe, recessiv erbliche Insulintoleranz beschrieben haben.

Der extrahierbare Pankreasinsulingehalt ist bei gleichzeitig angestiegenem Blutglucosewert deutlich erhöht. Diese Verhältnisse weisen große Ähnlichkeit mit dem Reifediabetes des Menschen auf (Wrenshall et al., 1955).

Im Gegensatz zum Menschen ist jedoch eine Langzeit-Carbutamidtherapie wirkungslos (Gepts et al., 1960). Die bereits ein Maximum an Insulin sezernierenden B-Zellen sind nicht mehr stimulierbar. Bei älteren ob-Mäusen beobachtet man später eine Erschöpfung der B-Zellen und dem Insulinresistenzdiabetes folgt ein

Insulinmangeldiabetes, der schließlich zum Tode führt. Dieser Mechanismus dürfte wesentlich für den frühen Tod von Tieren dieser diabetesanfälligen Mutante mit verantwortlich sein (CHRISTOPHE, 1965). Bei ihren Studien über den Pyruvat- und Acetatmetabolismus beim OH-Syndrom der Maus kamen GUGGENHEIM u. MAYER (1952) zu dem Schluß, daß eine partielle Blockade der Acetatnutzung und ein sich ergebender Lipogeneseanstieg als Ausdruck eines primären erblichen Schadens angesehen werden könne. Insulin, mit und ohne Glucose verabreicht, steigert die Lipogenese bei ob-Mäusen und normalen Wurfgeschwistern. Wachstumshormon und Glucagon vermindern den Acetateinbau bei fettsüchtigen, erhöhen ihn aber bei nicht-fetten Tieren. Glucagon bewirkt bei normalen Mäusen eine Steigerung der Einbaurate, die derjenigen bei unbehandelten fettleibigen Individuen gleichkommt.Fütterung einer fettreichen Kost senkt die Lipogenese bei fettleibigen Mäusen in stärkerem Ausmaß als bei mageren (SILIDES u. MAYER, 1956). HELLMAN et al. (1962) untersuchten den Einfluß von Glucose auf den in vitro-Verbrauch von C^{14}-1-Acetat in Nebenhodenfettgewebe von normalen und fettsüchtig-hyperglykämischen Mäusen. In Gegenwart von Glucose war die Rate der Acetatoxydation geringer. Während der Einbau von Acetat in das Neutralfett erhöht war, ließ sich keine gesteigerte Umlagerung in Fettsäuren nachweisen. Bei ob-Mäusen hatte die Glucose auf den Übertritt von Acetat in Neutralfett einen geringeren Einfluß als bei normalen Tieren. Die Glucosekonzentration im Versuchsmedium entsprach etwa derjenigen im Plasma fettleibig-hyperglykämischer Mäuse.

Bei Untersuchungen über die relative Zahl von Mastzellen und Fettzellen im Nebenhodenfettgewebe stellte sich heraus, daß bei mageren Mäusen etwa drei Mastzellen auf 100 Fettzellen entfallen, während bei ob-Mäusen 50 Mastzellen gezählt wurden. Die Feststellung betont die Wichtigkeit bei Angaben von Stoffwechseldaten über die Lipogenese aus vergleichenden Untersuchungen magerer und fettleibiger Individuen, die Zahl der Fettzellen anzugeben und sich nicht in Gewebsgewichten auszudrücken (HELLMAN et al., 1963).

Die Glucose-6-Phosphataseaktivität in den Langerhans'schen Inseln von ob-Mäusen wurde von HELLMAN u. HELLERSTRÖM (1962) als erhöht gemessen. Diese Tatsache ist insofern bedeutsam, als bekanntlich der G-6-P eine Funktion im Insulinausschüttungsmechanismus aus den B-Zellen zufällt. Die Untersucher sahen einen Anstieg des Enzyms in Verbindung mit einer bedeutend vermehrten Funktion der B-Zellen. Nach Studien von HELLMAN (1967) war bei einem Vergleich zwischen fettleibig-hyperglykämischen Mäusen und ihren mageren Wurfgeschwistern die Beta-Glucuronidaseaktivität allein in den Nebennieren signifikant erhöht.

Unter den histologischen Befunden stehen naturgemäß die Veränderungen am Inselapparat des Pankreas im Vordergrund. Die eigentlich gravierenden und für das Syndrom typischen Läsionen wurden erst in späteren Arbeiten beschrieben, während MAYER et al. [1951 (2)] generell vergrößerte Langerhans'sche Inseln, sowohl bei ob- als auch bei nicht-ob-Mäusen angaben.

BLEISCH et al. (1952) fanden gegenüber Kontrollen (swiss mice) hochsignifikante, gegenüber Geschwistern nicht signifikante Zunahme der Inseln an Zahl und Größe. Es zeigten sich im Pankreas aller ob-Mäuse Inseln, deren Durchmesser über 250 µ, bei 6 von 11 erwachsenen Tieren sogar über 400 µ lag. Bei den Kontrollen wurden weniger als 150 µ gemessen. Bei den ob-Mäusen fanden sich gelegentlich Mitosen, einige Tiere wiesen deutliche trabeculäre Zeichnung der Inseln auf, welche den einzigen Unterschied zu den nicht-fetten Geschwistern, Eltern und Kontrollen darstellten. Hyalinisation, Fibrose, hydropische Degeneration oder eine Verschiebung der A-B-Relation wurden nicht ermittelt. WRENSHALL et al. (1955) beschrieben Degranulation, sie sahen nicht mehr als höchstens 10% der Granulamenge gesunder Wurfgeschwister, außerdem Hyperplasie der B-Zellen, deren Anteil 93% gegenüber 70% bei normalen Tieren betrug. Hellman et al. (1961) stellten an Hand ausführlicher vergleichender Untersuchungen über Inselvolumen und -durchmesser bei ob-Mäusen ein etwa zehnmal höheres Gesamtvolumen der Langerhans'schen Inseln als bei normalen Wurfgeschwistern fest. Die Ergebnisse vergleichender Untersuchungen von ob- und nicht-ob-Mäusen bezüglich der Inselzahlen und ihrer Größe sind nicht einheitlich. Dies wird auch durch eine Arbeit von Gepts et al. (1960) unterstrichen, die für fettleibig-hyperglykämische Tiere sechsmal mehr Inselgewebe als für normale Geschwister angeben. Die Zahl der Inseln ist aber geringer als bei nicht-ob-Tieren; letzterer Unterschied ist nicht signifikant. Es liegt also eine deutliche Inselhypertrophie, mit anderen Worten, mehr eine Zunahme an Größe als an Zahl vor. Die Anzahl der B-Zellen nimmt in stärkerem Maße zu (ca. das Sechsfache des Normalen), als dies bei den A-Zellen der Fall ist (ca. dreifache Anzahl). Die B-Zellen sind degranuliert und hypertrophiert, außerdem zeigen sie zahlreiche Mitosen. Auch die A-Zellen finden sich leicht degranuliert, aber verglichen mit den nicht-fettsüchtigen Kontrollen ist der Unterschied weit weniger deutlich als bei den B-Zellen. Die Langerhans'-schen Inseln der ob-Mäuse wiesen deutliche Hyperämie auf. Unterschiede zwischen männlichen und weiblichen Tieren wurden nicht gefunden.

Beschreibungen von Veränderungen anderer Organe sind relativ selten. Es seien nachstehend nur einige Berichte erwähnt. Bleisch et al. (1952) beschreiben die Leber von ob-Mäusen als gelbbraun, mikroskopisch beobachteten sie fettige Degeneration der leicht vergrößerten Parenchymzellen. An den Nieren konnten sie keine Veränderungen konstatieren. Meier (1964) gibt an, daß keine Glomerularveränderungen auftreten, gleichgültig ob die Hyperglykämie bereits über Monate hinweg bestanden hat. Er leitet allgemein daraus ab, daß möglicherweise die renalen Veränderungen, welche beim Diabetes mellitus angetroffen werden, nicht mit dieser Erkrankung in kausalem Zusammenhang stehen, sondern primäre Läsionen darstellen.

Im Gegensatz dazu beschreibt Hellman (1965) bei der ob-Maus eine diabetische Glomerulosklerose mit teilweise knotigen, teilweise diffusen hyalinen Alterationen in den Glomerula. Er sah eine Anhäufung von homogenem, eosinophilem Material in den Capillarwänden.

In der Gesamtschau ist das besprochene Syndrom der Maus *(ob)* gekennzeichnet durch Fettsucht, Hyperglykämie bei Hyperinsulinismus, Hypercholesterinämie, Zunahme, besonders des Volumens, der Langerhans'schen Inseln, Anstieg des extrahierbaren Pankreasinsulingehaltes, Degranulation der B-Zellen, sowie durch verminderte endokrine Aktivität der männlichen Keimdrüsen. Der hereditäre Insulinresistenzdiabetes dieser Mutation steht in Analogie zum Reife- oder Altersdiabetes des Menschen und qualifiziert sie damit zu einem wertvollen Versuchstier in der Diabetesforschung.

c) Diabetisch-Bar Harbor

In jüngster Vergangenheit wurde von Hummel et al. (1966) eine im Roscoe B. Jackson Memorial Laboratory gefundene neue Mutation (Gen-Symbol *db*; s. Tabelle 2) beschrieben, die eine diabetische Stoffwechselstörung zeigt, welche weitgehende Ähnlichkeit mit dem Diabetes mellitus des Menschen hat. Die Erkrankung wird durch ein Einzelgen bedingt und ist recessiv erblich. Die diabetische Mutation ähnelt der vorstehend besprochenen *ob*-Mutante, jedoch unterscheidet sie sich von ihr durch früheres Auftreten des Syndroms und schwereren Verlauf, sowie durch kürzere Lebenszeit der Tiere.

Heterocygote Individuen können weder morphologisch noch physiologisch von normalen Tieren unterschieden werden, während Homocygote fett und hyperglykämisch werden und darüber hinaus unfruchtbar sind. Die Zucht gestaltet sich daher naturgemäß schwierig, wenngleich die Ovarien homocygoter Weibchen nach Transplantation normal funktionsfähig sind.

Das erste Unterscheidungsmerkmal homocygoter Individuen von anderen Tieren, welches allerdings nicht mit dem Gesamtkörpergewicht korreliert, sind Fettdepositionen in der Axillar- und Inguinalgegend im Alter von 3 bis 4 Wochen. In den nächsten Wochen steigt das Körpergewicht dieser Mäuse bis etwa zu einem Alter von 10 Wochen rapid an. Die Gewichtsspanne ist in allen Altersklassen erheblich. Die db-Mäuse entwickeln im Gegensatz zur ob-Mutation wesentlich geringere Körpergewichte, die im Mittel um 55 g (Maximum bei einem Weibchen 62 g) liegen.

Bei ausgeprägtem Diabetes kommt es vor dem Tode zu einem deutlichen Gewichtsverlust. Im allgemeinen wird eine erhebliche Verschlechterung des Zustandes dieser Tiere zwischen 3 und 6 Monaten gesehen, zwei Weibchen überlebten 9 bzw. 12 Monate (ob-Mäuse ca. 15 Monate). Bei klinisch manifestem Diabetes, d. h. wenn eine Blutzuckerkonzentration von 250 bis 300 mg-% vorliegt, weisen homocygote db-Mäuse die klassischen Symptome: Polyurie, Polydipsie, Polyphagie und Glucosurie auf.

Ein Teil der Tiere, ca. 28%, läßt bereits im Alter von 3 bis 4 Wochen Blutzuckerspiegel von über 200 mg-% erkennen, wohingegen andere, meist Weibchen, diesen Wert erst mit etwa 8 Wochen erreichen. Untersuchungen normaler Mäuse ergaben Konzentrationen von 130 bis 160 mg-% (COLEMAN u. HUMMEL, 1967). Bei männlichen Tieren kommt es früher zu ausgeprägter Hyperglykämie mit Werten um 500 mg-% Blutzucker (HUMMEL et al., 1966); 400 mg-% konnten bei Männchen bereits vor der 5. Lebenswoche konstatiert werden (COLEMAN u. HUMMEL, 1967). Die höchste von HUMMEL et al. (1966) mitgeteilte durchschnittliche Konzentration betrug 563,2 mg-% (494 bis 682) gegenüber 158,5 mg-% (135 bis 188) bei Heterocygoten und Kontrollen.

Es wurde Harnausscheidung bis zu Mengen von 1 ml/Std gemessen, wobei häufig beobachtet werden konnte, daß die Ausscheidung die Aufnahme von Flüssigkeit überwog. Obwohl bei einem Blutzuckerspiegel von 350 mg-% die Harnzuckerkonzentration meist 2 g-% übersteigt, bleibt das spezifische Gewicht normal.

Homocygote db-Mäuse sind äußerst empfindlich gegen Stress. Beispielsweise kann es durch kurzen Aufenthalt in Stoffwechselkäfigen zu einer Verschlimmerung der metabolischen Störung, Abgeschlagenheit und Ketonurie, sowie zum Abfall der Körpertemperatur kommen. Bei Sektionen konnte festgestellt werden, daß im Endstadium der Erkrankung häufig Blutungen im Magen, Darm und anderen inneren Organen auftreten. Organe von Tieren, welche zwischen 3 und 5 Monaten getötet worden waren, wiesen außer an den Langerhans'schen Inseln, keine auffallenden histologischen Befunde auf. Die Pankreasinseln sind sichtlich verändert. Sie zeigen sich nicht überall deutlich vom acinären Gewebe abgesetzt, die B-Zellen sind degranuliert, die Pankreasgänge erweitert. Cystenähnlich erweiterte Gänge sind mit cuboidem Epithel, in welchem sich Übergänge zu Insel- und Acinuszellen zu finden scheinen, ausgekleidet, woraus eine Neubildung von Pankreasgewebe abgeleitet werden kann. Diese Beobachtung könnte für einen kompensatorischen Mechanismus sprechen, da weniger schwer erkrankte Individuen weder derartig ausgeprägte B-Zelldegranulation, noch ähnliche Neubildungen zeigen. Bei 3 bis 4 Wochen alten homocygot-diabetischen Tieren wurde, verglichen mit Kontrollen, jedoch bereits eine Abnahme der B-Zellgranula festgestellt (HUMMEL et al., 1966).

Nach Coleman u. Hummel (1967) scheint sich bei der db-Maus die diabetische Stoffwechselstörung in zwei Stadien zu entwickeln. Im früheren Stadium findet sich ein deutlicher Anstieg des Plasmainsulinspiegels, der Lipogenese-, Glucogenese- und der Glucoseoxidationsrate. Darüber hinaus tritt eine Verminderung der B-Zellengranula der Langerhans'schen Inseln, vergesellschaftet mit den bereits beschriebenen anderen Veränderungen, vermutlich als kompensatorische Anpassung an den gesteigerten Insulinbedarf, auf. Das spätere Stadium ist charakterisiert durch einen nahezu normalen Spiegel zirkulierenden Insulins, deutlichen Abfall der Glucosenutzung bei gleichbleibend hoher Gluconeogeneserate. Die Befunde scheinen eher eine Störung der peripheren Insulinnutzung, als der Synthese und Freisetzung dieses Pankreashormons darzustellen.

d) Adipös-Schottland

Abschließend sei die vierte fettleibige Maus, bei der Einzelgenmutation vorliegt und die zu einer diabetischen Stoffwechselstörung neigt, noch kurz erwähnt. Sie wurde 1959 von Falconer u. Isaacson (Institute of Animal Genetics, Edinburgh, Schottland) beschrieben.

Die Adipositas, welche etwa bei einem Viertel der Tiere auftritt, wird durch ein einzelnes recessives Gen (Symbol *ad*) bestimmt.

Homocygote ad-Mäuse sind äußerlich von homocygoten ob-Mäusen nicht zu unterscheiden, es handelt sich jedoch nicht um allelomorphe Gene.

Die homocygoten ad-Mäuse beginnen mit etwa 4 Wochen fettleibig zu werden und lassen sich nach ca. 6 Wochen von ihren normalen Geschwistern unterscheiden, Falconer u. Isaacson (1959) geben an, bei 4 Monate alten Weibchen das doppelte Gewicht normaler Tiere ermittelt zu haben (100 g im Vergleich zu 50 g). Wie bei allen anderen bisher besprochenen fettleibigen Mutanten gestaltet sich die Zucht schwierig.

Adipöse homocygote Individuen werden diabetisch. Es wurden zwischen der 7. und 10. Lebenswoche, im Gegensatz zu heterocygoten Tieren, Harnzuckerwerte von etwa 8% gefunden (Latyszewski, 1961).

e) Fettleibig-Neuseeland (NZO)

Die von Bielschowsky u. Bielschowsky (1953) unter dem Namen „New Zealand obese" (NZO) beschriebene Maus, stellt das Ergebnis einer selektiven Inzucht dar. Diese Inzuchttiere sind charakterisiert durch das Auftreten recessiv hereditärer Adipositas, die in wahrscheinlich plurigenetischer Anlage, in Verbindung mit sich bei älteren Tieren entwickelndem Diabetes vererbt wird. Das Syndrom unterscheidet sich trotz vieler Ähnlichkeit in mancherlei Hinsicht, so z. B. durch weniger ausgeprägte Fettsucht, einen milderen Grad von Hyperglykämie und einen wesentlich höheren Pankreasinsulingehalt vom fettleibig-hyperglykämischen Syndrom der ob-Maus. Ein weiterer sehr wesentlicher Unterschied liegt in der Fertilität und damit leichten Züchtbarkeit der NZO-Mäuse.

Während zu Beginn des Arbeitens mit diesen Tieren einige Individuen sich nicht fortpflanzten, die ersten Würfe meist nicht überlebten und die Anzahl der Jungen pro Wurf gering war (Bielschowsky u. Bielschowsky, 1953), wurden nach einigen weiteren Inzuchtgenerationen bessere Ergebnisse erzielt. So geben Bielschowsky u. Bielschowsky (1956) einen Rückgang der Mortalität der Erstlingswürfe auf 10,4% und Wurfgrößen zwischen 4,9 und 5,5 Tieren an. Da im 9. Lebensmonat nur 5 von 10 Weibchen in den Oestrus kamen, legten sie den damaligen relativen Mangel an Fertilität des NZO-Stammes den weiblichen Tieren zur Last. Aus Mitteilungen von CROFFORD u. DAVIS (1965) geht hervor, daß heute die Fruchtbarkeit als ausgesprochen gut angesehen werden kann, was einen großen Vorzug dieses diabetesanfälligen Inzuchtstammes für seine Verwendung in der diabetologischen Forschung darstellt. Sechs bis 8 Wochen alte Tiere vermehren sich leicht, die Wurfgrößen betragen 4 bis 10 Jungtiere. Nach Angabe der genannten Autoren bliebt die Lebenserwartung der NZO-Mäuse unter 24 Monaten, weibliche Tiere überleben die Männchen im allgemeinen um 3 bis 6 Monate. Ebenso wie die Verhältnisse hinsichtlich der Fertilität, so haben sich auch die Körpergewichtsdaten nach einer Reihe von Generationen verändert. BIELSCHOWSKY u. BIELSCHOWSKY (1953) gaben für erwachsene Männchen Gewichte bis 89 g, für Weibchen bis 72 g an. Nach einer späteren Mitteilung (BIELSCHOWSKY u. BIELSCHOWSKY, 1956) betrug das durchschnittliche Körpergewicht für beide Geschlechter 50 bis 60 g im Falle erwachsener Individuen.

Die größten Fettablagerungen finden sich im Abdomen und im retroperitonealen Gewebe, was einen weiteren Unterschied zur ob-Maus, mit vorwiegend subcutaner Fettdeposition, darstellt. CROFFORD u. DAVIS (1965) geben das Gewicht erwachsener NZO-Mäuse mit 60 bis 80 g an. Es steigt nach ihren Feststellungen erst nach der 12. Lebenswoche erheblich, um nach etwa 1 Jahr sein Maximum zu erreichen. Sie fanden durch Untersuchungen der Körperzusammensetzung, daß sich bei NZO-Mäusen bereits im Alter von 4 Wochen eine signifikante Fettsucht (chemische Obesitas) entwickelt hat, zu einer Zeit also, da in bezug auf Körpergewicht und Aktivität noch kein Unterschied zu Kontrolltieren besteht. Die bei anderen fettleibigen Mäusen auffallende Inaktivität tritt, mit Ausnahme sehr adipöser Tiere, nicht auf. Es werden jedoch selbst hochgradig fettleibige Männchen bei Kämpfen untereinander sehr aktiv (BIELSCHOWSKY u. BIELSCHOWSKY, 1956). Eine gewisse Trägheit erwachsener Tiere ist nicht Ursache, sondern Folge der Fettleibigkeit (CROFFORD u. DAVIS, 1965).

An klinischen Beobachtungen sei noch auf die, gegenüber Kontrollen in allen Altersgruppen erhöhte Wasseraufnahme der NZO-Mäuse hingewiesen. Die von 3 Monate alten Männchen täglich aufgenommene Menge betrug 4,5 ml im Vergleich zu 2,0 ml bei Kontrolltieren (BIELSCHOWSKY u. BIELSCHOWSKY, 1956).

Der Kohlenhydratstoffwechsel weist ausgeprägte Abnormalitäten auf. Während der Entwicklung der Fettleibigkeit zeigt sich der Trend zu steigenden Blutglucosewerten; eine Korrelation zwischen dem Grad der Obesitas erwachsener Tiere und der Schwere der Hyperglykämie besteht jedoch nicht. Besonders deutlich ist der Anstieg vom 4. Lebensmonat an, im 2. Jahr sind Werte über 200 mg-% Blutglucose hingegen eine Seltenheit. Von BIELSCHOWSKY u. BIELSCHOWSKY (1953) wurden bei NZO-Mäusen 3 Std nach Futterentzug Blutglucosespiegel zwischen 80 und 290 mg-%, d. h. gelegentlich auch normale Werte (80 bis 125 mg-%) beobachtet.

Es sei besonders auf eine bisweilen auftretende paradoxe Reaktion hingewiesen. Während normalerweise auch bei fettleibig-hyperglykämischen Mäusen nach Fasten der Blutglucosegehalt abfällt, steigt er bei der NZO-Maus an. BIELSCHOWSKY u. BIELSCHOWSKY (1956) sahen wiederholt nach 5stündigem Hungernlassen der Tiere einen Anstieg des Blutzuckerspiegels, der nach 20 Std während dem Futterentzug nicht immer auf normale Höhe abgesunken war.

CROFFORD u. DAVIS (1965) geben von Tieren, welche über Nacht freien Zugang zu Wasser und Futter hatten, morgens ermittelte Werte an, die um etwa 20% höher liegen als bei Kontrollen. NZO-Männchen weisen signifikant höhere Blutzuckerkonzentrationen auf als Weibchen (112 bis 204 gegenüber 95 bis 200 mg-%). Während der Gravidität befinden sich die Werte im Normalbereich (BIELSCHOWSKY

u. Bielschowsky, 1956). Die genannten Untersucher fanden bei Blutzuckerwerten über 200 mg-% keine, oder nur geringe Mengen reduzierender Substanzen im Harn.

Wie die anderen fettleibig-hyperglykämischen Mäuse, zeigt auch die NZO-Maus eine, allerdings leicht abweichende, deutliche Resistenz gegen Insulin. Subcutane Injektionen von 2 bis 8 E Insulin/kg Körpergewicht, die bei Kontrolltieren tödlich wirkten, wurden von NZO-Mäusen vertragen. Zunächst ließ sich bei ihnen ein Absinken des Blutzuckerspiegels erkennen, der dann jedoch schnell in einen Anstieg umschlug, was für eine Gegenregulation spricht (Bielschowsky u. Bielschowsky, 1953). Die selben Untersucher teilen 1956 mit, daß kleine Mengen von glucagonfreiem Insulin bei gefütterten fetten Individuen die Blutzuckerkonzentration erhöhen. Sie vertreten die Auffassung, daß bei NZO-Mäusen ein Stadium von Hyperinsulinismus besteht, in dem sich der Insulinwirkung ein hypophysärer Faktor entgegenstellt. Crofford u. Davis (1965) fanden diese Inzuchtmäuse gegen krampfauslösende Insulindosen 4- bis 5mal resistenter als Kontrolltiere. Ebenso wie ob-Mäuse sind auch die NZO-Mäuse sehr sensibel gegen Gaben von Adrenalin (Bielschowsky u. Bielschowsky, 1953). Desgleichen ist bei den letztgenannten Tieren der Pankreasinsulingehalt und die „insulin like activity" (ILA) deutlich erhöht. Bei 2 bis 4 Monate alten Individuen, also zu einem Zeitpunkt wo noch keine ausgeprägte Inselhypertrophie besteht, liegen die Werte zwar unter denjenigen erwachsener Tiere, aber höher als bei Kontrollen. Wie bereits erwähnt, ist bei NZO-Mäusen der Pankreasinsulingehalt wesentlich höher, als bei ob-Mäusen (570 bis 1280 m-u, gegenüber 170 bis 540 m-u). Die „ILA" liegt unter den bei ob-Mäusen ermittelten Werten (Sneyd, 1964).

Stauffacher et al. (1967) fanden bei Untersuchungen von Pankreasextrakten und Serum von NZO-, ob- und Goldthioglucose-Mäusen auf ihren Gehalt an „ILA" und immunoreaktivem Insulin (IRI), daß das Verhältnis beider zueinander, sowohl im Pankreasextrakt als auch im Serum bei allen drei Mäusen konstant war. Sie betonen daher, es sei anzunehmen, daß strukturelle Verschiedenheiten der Insulinmoleküle einzelner Mäusestämme für Unterschiede in der Aktivität des Hormons zwischen normalen und fettsüchtigen Mäusen verantwortlich zu machen seien. Dieselben Untersucher konstatierten bei der NZO-, verglichen mit der ob-Maus eine ähnliche, aber nicht unbedingt gewebsgebundene und schwächere Insulinresistenz der Muskulatur.

Die Feststellung, der Stoffwechsel der NZO-Inzuchtmaus unterscheide sich in mancherlei Hinsicht von demjenigen der ob-Mutante, wird auch durch Untersuchungsergebnisse von Subrahmanyam (1960) unterstrichen. Er teilt beispielsweise mit, daß die Acetatoxydationsrate bei NZO nicht von normalen Kontrolltieren differiert, was im Gegensatz zu den bereits an anderer Stelle zitierten Ergebnissen von Guggenheim u. Mayer (1952), die ob-Maus betreffend, steht, welche dort eine verminderte Acetatoxydation als Ausdruck abnormaler Lipogenese fanden.

Die Glucosetoleranz ist bei etwa zwei Drittel der Tiere, unabhängig von Alter und Gewicht, vermindert (Crofford u. Davis, 1965). Abschließend sei zu diesem, den Metabolismus behandelnden Komplex noch erwähnt, daß nach Mitteilung von Bielschowsky u. Bielschowsky (1956) die Applikation von Stilboestrol in den Stoffwechsel korrigierend einzugreifen vermag. Der erhöhte Blutzuckerspiegel wird gesenkt, Fettdepots werden abgebaut bzw. bei jungen Tieren wird ihre Bildung verhindert.

Nach Berichten von Bielschowsky u. Bielschowsky (1953, 1956) stehen bei der diabetischen Stoffwechselstörung der NZO-Maus, neben leicht verfetteter Leber und mäßiger Vergrößerung der Nebennieren, die Pankreasveränderungen im Vordergrund des pathologischen Bildes. Die Langerhans'schen Inseln sind deutlich an Zahl und Größe vermehrt (CROFFORD u. DAVIS, 1965, trafen die gleiche Feststellung). Bisweilen wurden bei besonders fetten Individuen riesige Pankreasinseln beobachtet, welche fast ausschließlich aus B-Zellen bestanden, deren Anteil etwa 90% betrug; die A-Zellen waren also deutlich in der Minderheit. Die Intensität der B-Zellengranulation zeigte sich ausgesprochen unterschiedlich. Manche Zellen enthielten im Gegensatz zu den anderen reichlich Granula. Durch starke Blutfüllung der Gefäße bekamen die Inseln häufig eine trabeculäre Struktur.

Der enorm hohe Anteil der B-Zellen am Inselgewebe bei der NZO-Maus stellt einen ausgeprägten Unterschied zu den von BLEISCH et al. (1952) von der ob-Maus beschriebenen Verhältnissen, wo keine Verschiebung der A-B-Relation in den vergrößerten Langerhans'schen Inseln besteht, dar.

f) Diabetisch-Japan (KK)

An der Nagoya Universität, Japan, wurde 1957 von KONDO et al. ein Inzuchtstamm, genannt KK, herausgezüchtet, der eine dem menschlichen Reifediabetes ähnliche Stoffwechsellage entwickelt. Das Syndrom ist bei der KK-Maus klinisch im wesentlichen durch das, nach dem 5. Lebensmonat deutlich werdende, Auftreten mäßiger Fettsucht (das Körpergewicht 5 Monate alter Tiere schwankt zwischen 30 und 35 g), Trägheit, Polyphagie, Polyurie, Hyperglykämie, Glucosurie und verminderte Glucosetoleranz charakterisiert (NAKAMURA, 1962, 1965).

Gute Fertilität, geringerer Grad von Adipositas, mit zunehmendem Alter steigende Hyperglykämie usw. stellen Unterschiede zur ob-Maus dar, woraus hervorgeht, daß es sich nicht um den gleichen genetischen Charakter handelt (NAKAMURA, 1962). Es muß nach den von NAKAMURA u. YAMADA (1963) angestellten Kreuzungsversuchen zwischen KK- und C57BL/6-Mäusen und ihren Untersuchungen an F_1- und F_2-Hybriden vermutet werden, daß auch hier, wie bei der NZO-Maus, wahrscheinlich eine polygenetische Anlage zugrunde liegt.

Die durchschnittlichen Blutglucosekonzentrationen gefütterter Tiere wurden zwischen 150 und 380 mg-% angegeben (NAKAMURA, 1962). Aus späteren Mitteilungen geht hervor, daß bezüglich des Grades der Hyperglykämie Geschlechtsunterschiede bestehen. Bei Männchen wurden Konzentrationen von 120 bis 380 mg-% ermittelt, etwa die Hälfte wies einen Spiegel von über 200 mg-% Blutglucose auf, wobei die betreffenden Individuen mit zunehmendem Alter zum Ansteigen der Werte neigten. Mit einer Ausnahme lagen die Blutzuckerwerte bei Weibchen unter 200 mg-% (NAKAMURA u. YAMADA, 1967).

Die Mehrzahl der Tiere wies Glucosurie auf, sofern der Blutzuckergehalt 240 mg-% überstieg. Einige über 7 Monate alte Tiere litten an persistierender Glucosurie (NAKAMURA, 1962).

Nach 12stündigem Fasten wurde bei allen KK-Mäusen, die älter als 5 Monate waren, stark verminderte Glucosetoleranz festgestellt. Unter den jungen Tieren (3 Monate) zeigten alle Männchen und 70% der Weibchen eine „diabetische" Blutzuckerkurve nach Glucosebelastung (NAKAMURA, 1962). Generell erreichen die Blutzuckerkurven bei Männchen ein höheres Niveau als bei Weibchen (NAKAMURA u. YAMADA, 1967). Der extrahierbare Pankreasinsulingehalt ist bei KK-Mäusen signifikant, d. h. um etwa das Vierfache der Norm erhöht. In den Langerhans'schen Inseln des Pankreas wurde ein Defizit, bisweilen sogar völliges Fehlen, des histochemisch nachweisbaren Zinkgehalts gesehen. Im Gegensatz hierzu zeigte der histochemisch bestimmbare Insulingehalt der Inseln keine abschätzbaren Veränderungen (NAKAMURA, 1962; NAKAMURA u. YAMADA, 1967). Dieselben Autoren stellten (1965, 1967) bei ihren Enzymuntersuchungen fest, daß gegenüber Kontrollen die Reaktion auf alkalische Phosphatase in den peripheren Inselzellen und in

Capillarendothelien intensiver, die Reaktion auf saure Phosphatasen in Inselzellen älterer Tiere, welche eine persistierende Glucosurie aufwiesen, jedoch weniger intensiv war. Die Glucose-6-Phosphataseaktivität der letztgenannten Zellen zeigte eine signifikante Erhöhung.

Auch bei der KK-Maus stehen im Vordergrund der histologischen Befunde Veränderungen am Inselorgan des Pankreas. Es wurden im wesentlichen Inselhypertrophie, Degeneration der B-Zellen und sinusoide Dilatation der intrainsulären Capillaren beschrieben. Das Ausmaß der Alterationen korreliert mit der Höhe des Blutglucosespiegels. Bei Tieren mit Blutzuckerwerten über 200 mg-% ist die Zunahme der Langerhans'schen Inseln an Größe und Zahl am deutlichsten. Extreme Hypertrophie und Hyperplasie aufweisende Inseln zeigen häufig verschiedene Grade der eben genannten Capillardilatation. Die B-Zellen hypertrophieren ebenfalls, nicht jedoch ihr Kern. Die B-Zellgranula ist vermindert und von kräftiger Färbung. Der durchschnittliche Anteil der A-Zellen am Inselgewebe ist sehr gering, ihre Granula färbt sich signifikant schwächer an, als bei Kontrolltieren (Nakamura, 1962, 1965). Der Untersucher glaubt, daß die mikroskopischen Befunde eher für eine Hyper- als für eine Hyposekretion sprechen. Neben Hypertrophie und Degranulation der B-Zellen beobachteten Nakamura u. Yamada (1967) besonderen Reichtum an Ribosomen und endoplasmatischem Reticulum.

Darüber hinaus wurden bei KK-Mäusen Veränderungen an verschiedenen Organen durch Nakamura (1962) und Nakamura u. Yamada (1967) mitgeteilt. Neben Fettablagerungen kommt es in der Leber zum Abfall des Glykogengehalts. Tiere mit einem Blutzuckerspiegel über 240 mg-% weisen besonders deutliche Abnahme des Glykogengehalts der Leberparenchymzellen auf. An den Nieren konnte leichte Fibrose der Glomerula konstatiert werden. Die morphologischen Veränderungen, der an Größe verminderten Nebennieren, sind nach Alter und Geschlecht unterschiedlich und beschränken sich meist auf die Rinde, welche bei Männchen dünner ist als normalerweise. Bei Weibchen, speziell bei jungen, sind die Zona fasciculata und die Z. glomerulosa schmal, während die Z. reticularis deutlich verbreitert ist und die meisten ihrer Zellen Vacuolisation aufweisen. Bei alten Männchen und bei Weibchen, die mehrmals geboren haben, fällt stets eine hochgradige braune Degeneration der Rindenzellen auf. Die Wachstumshormon sezernierenden Alpha-Zellen der Adenohypophyse zeigen bei KK-Mäusen sowohl Hypertrophie und Hyperplasie, als auch besonderen Reichtum an sekretorischer Granula. Schließlich sei noch die von Nakamura (1962) beobachtete Reduzierung der Retinadicke und eine bei zwei 7 Monate alten Tieren aufgetretene Linsentrübung erwähnt.

Der scheinbare Widerspruch zwischen dem diabetischen Status und der hohen Insulinaktivität des Pankreas kann nur als Ausdruck der Hypothese begriffen werden, daß diese Stoffwechsellage bei der KK-Maus nicht durch eine primäre funktionelle Insuffizienz der B-Zellen, sondern durch andere endogene, diabetogene Faktoren hervorgerufen wird. Unter dieser Voraussetzung ist der Reichtum an Pankreasinsulinaktivität, der auf eine Hypersekretion der B-Zellen zurückgehen dürfte, als Folge der diabetischen Stoffwechselstörung anzusehen (Nakamura u. Yamada, 1967).

g) Wellesley-Maus ($C_3Hf \times I\,F_1$)

Während systematischer Untersuchungen über die Geschwulstentwicklung bei Inzuchtmäusen fand Jones (1964), daß durch Kreuzung zweier fettsucht- und diabetesfreier Inzuchtstämme, C3Hf und I, F_1-Hybriden entstehen, die ausgeprägte hyperplastische Veränderungen der Langerhans'schen Pankreasinseln und zu einem hohen Prozentsatz Glucosurie entwickelten.

Die Tiere wurden nach dem Ort ihrer Entstehung (Wellesley, Mass., USA) als „Wellesley-Hybridmäuse" bezeichnet. Sie neigen trotz erheblicher Insulinreserven zu Adipositas und einer milden diabetischen Stoffwechselstörung.

Nach einem Alter von 3 bis 4 Monaten zeigen die Hybriden eine rapide Körpergewichtszunahme, beide Geschlechter erreichen mit etwa 12 Monaten ein Gewicht zwischen 45 und 50 g (JONES, 1964). Der Einfluß der Ernährung auf den Diabetes der Wellesley-Maus wird weiter unten noch kurz erwähnt.

Mäßige Hyperglykämie (150 bis 200 mg-%) und Glucosurie, welche charakteristischerweise intermittierend sind, d. h. es treten normoglykämische und harnzuckerfreie Zeiträume auf, werden bei etwa 4 bis 5 Monate alten Tieren beobachtet (LIKE et al., 1965). Bei fettreicher Diät kann der Blutglucosegehalt über 300 mg-% ansteigen (GLEASON et al., 1967). Nach Mitteilung von LIKE et al. (1965) zeigten 53% der Männchen und nur 5% der Weibchen Glucosurie, die nach einem Alter von 9 bis 12 Monaten weniger häufig auftrat.

Während der extrahierbare Pankreasinsulingehalt 4 bis 5 Monate alter männlicher Wellesley-Mäuse etwa demjenigen $1^{1}/_{2}$jähriger normaler Elterntiere entsprach, war er bei 12 bis 16 Monate alten F₁-Männchen auf das 3- bis 7fache normaler Werte gestiegen. Es wird also ein progressiver Anstieg des mittleren extrahierbaren Pankreasinsulingehalts mit zunehmendem Lebensalter und der Dauer des Diabetes deutlich (LIKE et al., 1965).

Die Art der Ernährung hat, wie nachfolgend kurz angeführt werden soll, einen bedeutsamen Einfluß auf die Entwicklung der diabetischen Stoffwechsellage. CAHILL et al. (1967) fanden bei vergleichenden Untersuchungen an ad libitum und mit einer begrenzten Futtermenge ernährten Tieren, daß durch eine Futterbeschränkung das Auftreten von Diabetes verhindert werden kann.

Die ad libitum gefütterten Hybridmäuse entwickelten ein diabetisches Syndrom, welches biochemisch durch Erhöhung des Serumspiegels von immunoreaktivem Insulin (IRI), sowie durch Anstieg der Leberglykogengehaltes, der Leberglucokinase- und der Glucose-6-Phosphataseaktivität gekennzeichnet war. Nach längerer Verabreichung einer hochcalorischen Diät (11% Fettgehalt) zeigte sich, verglichen mit solchen Wellesley-Mäusen, die mit einem fettärmeren Futter (4%) ernährt worden waren, daß calorienreiche Ernährung neben Hyperglykämie einen deutlichen Anstieg des Gehalts an immunoreaktivem Insulin im Serum nach sich zieht (GLEASON et al., 1967). Auch LIKE u. JONES (1967) betonen in diesem Zusammenhang die Bedeutung der Ernährungsverhältnisse.

JONES (1964) beschrieb bei Wellesley-Mäusen überaus stark vergrößerte Langerhans'sche Inseln, die als knotenförmige Gebilde in das acinäre Pankreasgewebe eingebettet sind. Durch Zusammenlagerung entstehen gelegentlich umfangreiche Inselhaufen. Die Anordnung der Zellen ist jedoch ähnlich derjenigen in anderen Inseln. Ein großer Teil der B-Zellen wies verschiedene Stadien von Degranulation auf. Die größten unter den hyperplastisch-hypertropischen Pankreasinseln wurden wegen häufig gesehener Blutungen und Einschmelzung zunächst im Sinne adenomatöser Neubildungen gedeutet (JONES, 1964), später hingegen als Tumoren im engsten Sinne des Wortes benannt (LIKE et al., 1965).

Bei allen Tieren mit Glucosurie war Inselhyperplasie feststellbar, umgekehrt fand sie sich nur bei 30 bis 50% glucosuriefreier Individuen. Bilder einer massiven Hyperplasie wurden bei Männchen häufiger als bei Weibchen gesehen. Elektronenoptische Untersuchungen an männlichen Wellesley-Mäusen ergaben, daß die Pankreasinseln fast ausschließlich aus B-Zellen bestehen. Die sekretorische Granula dieser Zellen ist auffallend vermindert, während freie Ribosomen und endoplasmatisches Reticulum reichlicher als bei Kontrollen vorgefunden wurden; der Golgi-Apparat war vom Normalen abweichend. Die Untersuchungen ergaben, daß es sich um insulinsezernierende B-Zellen handelt, was durch die Tatsache, daß der extrahierbare Pankreasinsulingehalt erhöht ist, unterstrichen wird. Gelegentlich gefundene A-Zellen waren von denjenigen normaler Mäuse nicht zu unterscheiden (Like et al., 1965). Auch in jüngster Vergangenheit wurde beschrieben, daß die stark vergrößerten Langenhans'schen Inseln fast nur aus aktiven, insulinsezernierenden B-Zellen bestehen (Like u. Jones, 1967).

Die Tatsache, daß Fettsucht und Glucosurie einer extremen Hyperplasie der Langerhans'schen Inseln vorangehen, läßt vermuten, daß diese sekundär, als Antwort auf die veränderte Stoffwechsellage auftritt. Man kann annehmen, daß der frühe Schaden eine Blockierung der Glucosenutzung in peripheren insulinsensitiven Geweben ist, dem kompensatorische Zunahme der Inselgröße und Insulinsynthese folgen.

Die Wellesley-Maus unterscheidet sich durch diese ausgeprägte Pankreasinselvergrößerung, mit fortschreitendem Alter der erkrankten Tiere abnehmende Glucosurie und durch Abschwächung der Symptome von anderen diabetischen Tieren und vom menschlichen Diabetiker (Like et al., 1965).

Die Tatsache, daß selbst Mäuse mit derartig hohen Insulinreserven diabetisch werden, ist nach Ansicht von Renold (1967) ein geeignetes Beispiel dafür, daß es biologische Konstellationen gibt, bei denen selbst reichlich angebotenes endogenes Insulin nicht wirksam wird.

3. Stachelmaus (Acomys cahirinus)

Die Stachelmaus (Acomys cahirinus), richtiger gesagt die Kairo-Stachelmaus, ist im südöstlichen Mittelmeerraum, Ostafrika bis Südrhodesien und in westlichen Teilen des indischen Subkontinents beheimatet. Ihr Lebensraum sind karge, trockene, steinige Steppen- und Wüstengebiete. Eine von zahlreichen beschriebenen Formen der Kairo-Stachelmaus, nämlich Acomys cahirinus dimidiatus, wird seit 1958 im Zoologischen Institut der Universität Freiburg i. Br. in einer Kolonie gehalten, deren Ausgangstiere aus Israel stammen. Zunächst stellte diese Stachelmaus wegen ihres merkwürdigen Gebär- und Geburtshilfeverhaltens (Dieterlen, 1961, 1962) ein interessantes Studienobjekt der Verhaltensphysiologen dar. An Tieren der Genfer Kolonie (Institut für Klinische Biochemie), deren Mutterkolonie seit 1959 bei der Sandoz AG., Basel, gehalten wird und die ebenfalls mit einem aus Israel kommenden Zuchtstamm derselben Form aufgebaut wurde, entdeckten Gonet et al. [1965 (1)] erstmals spontanes Auftreten von Diabetes mellitus.

Die Zucht der als omnivor geltenden Stachelmaus ist wegen des bereits erwähnten besonderen Geburtsverhaltens, Erstgebärende werden durch ältere Weibchen beim Werfen unterstützt, der langen Tragezeit von rund 38 Tagen und der geringen Anzahl von Jungtieren pro Wurf (durchschnittlich 2,5) problematisch und wenig ergiebig. In der Subfamilie Murinae ist Acomys die einzige Gattung, welche ihre Jungen als Nestflüchter zur Welt bringt, woraus die lange Trächtigkeitsdauer erhellt (Dieterlen, 1961, 1962).

Bei Zucht und Haltung unter Laborbedingungen wird ein großer Teil der Tiere fettleibig und hyperglykämisch [Gonet et al., 1965 (1)].

Werden Stachelmäuse mit Laboratoriumsdiät ad libitum gefüttert, so neigt etwa die Hälfte unter ihnen zur Ausbildung einer, nach 6 Monaten deutlichen, Adipositas mit vorwiegend subcutaner Fettdeposition. Von diesen Individuen entwickelt ungefähr ein Viertel einen diabetischen Status, der jedoch auch gelegentlich bei nichtfetten Tieren konstatiert werden konnte. Etwa vom 2. Lebensmonat an werden Unterschiede zwischen fetten und mageren Stachelmäusen feststellbar. Insgesamt gesehen bildet sich bei etwa 15% aller Tiere, welche 8 Monate und älter werden, eine diabetische Stoffwechsellage aus [GONET et al., 1965 (1, 2)].

HEFTI u. FLÜCKIGER (1967) sahen bei ihren von 1959 bis 1965 als Wüstentiere gehaltenen Stachelmäusen, die ein Körnergemisch und Rattenpreßfutter in Raufen, jedoch kein Trinkwasser erhielten, keinerlei Anzeichen von Obesitas. Danach stellten sie Versuchsreihen mit ausgewachsenen Tieren an, denen entweder dasselbe Futter wie erwähnt, oder jeweils eine Körnerkomponente, auf den Käfigboden gestreut, und zusätzlich Wasser angeboten wurde. Das Ergebnis, nämlich in allen Gruppen, wenn auch leicht unterschiedlich verminderte Körpergewichte, zeigt, daß allein die Darreichung frei greifbaren Gemischs eine Gewichtszunahme nach sich zieht. Bei einem großen Kollektiv ebenfalls erwachsener Stachelmäuse wurden nach 2 Monaten deutlich feststellbare Unterschiede in der Entwicklung durch Gabe freizugänglichen Mischfutters und durch Tränkung erreicht. Daraus geht hervor, daß sich auf diesem Wege die Entstehung von Fettleibigkeit und Diabetes herbeiführen läßt. Die Untersucher betonen, damit nachgewiesen zu haben, daß bei der zuerst von GONET et al. [1965 (1)] beschriebenen Stoffwechselstörung der Umweltfaktor Nahrung eine zumindest auslösende Rolle spielen kann. Überdies wurde gezeigt, daß auch in der Baseler Stachelmauskolonie ohne vorangehende oder begleitende Obesitas die Neigung zu Diabetes mellitus besteht.

Die Diabetiker entwickeln, sogar bei Vorliegen von Ketonurie und Gewichtsverlust, nur mäßige Hyperglykämie mit Blutzuckerwerten um 300 mg-%. Bei einem über Nacht nüchternen Tier wurden 165 mg-% bestimmt [GONET et al., 1965 (2)]. Der Diabetes der Stachelmaus ist charakterisiert durch Glucosurie (Harnzuckerwerte bis 16%) und Ketonurie. Weniger häufig als Glucosurie auftretende Ketonurie und Gewichtsverlust führen zum Tode der Tiere [GONET et al., 1965 (1, 2)]. Nach Ernährung mit freizugänglichem Futter und Trinkwasser wurden erst vom 6. Monat an Ketonkörper mit dem Harn ausgeschieden, wenngleich die ersten Diabetiker bereits mit 2 Monaten gesehen wurden. Eine Dissoziation der Gewichtsverteilung stoffwechselgesunder und diabetischer Tiere wurde erst im 6. Monat deutlich (HEFTI u. FLÜCKIGER, 1967).

Bei der Stachelmaus stellten GONET et al. [1965 (1)] eine starke Erhöhung des Pankreasinsulingehalts (bis 100 i.E./g Feuchtgewicht) fest. Die Insulinaktivität der Pankreasextrakte ist durch Hinzufügen von Anti-Insulinserum vollständig hemmbar. Das Auftreten einer diabetischen Stoffwechselstörung trotz Vorhandenseins, gleich noch zu besprechender, massiver Hyperplasie insulinproduzierender Zellen, spricht für Insulinresistenz der Stachelmäuse [GONET et al., 1965 (2)].

Bei dem Genfer Stamm fand sich eine bemerkenswerterweise generell kongenitale Hyperplasie der Langerhans'schen Inseln, vor allem der B-Zellen (gelegentlich setzten sich die Inseln ausschließlich aus B-Zellen zusammen). Bei erwachsenen Stachelmäusen besteht das Pankreas bis zu 15%, bei Neugeborenen bis 25% aus Inseln. Diese ausgeprägte Hyperplasie ist, neben der Tatsache angeboren zu sein, durchaus ungewöhnlich, wenn man bedenkt, daß bei den meisten Säugetieren der Anteil der Langerhans'schen Inseln am Pankreas etwa 1% beträgt. Ob bei allen Stachelmäusen diese Verhältnisse vorliegen, ist nicht bekannt.

Der Diabetes geht mit Degranulation und nachfolgender Glykogenose der B-Zellen einher. Der Grad der Degranulierung ist unterschiedlich, am ausgeprägtesten bei Individuen mit Glucosurie und Ketonurie. Hier zeigen sich die B-Zellen vakuolig degeneriert. RENOLD (1967) gibt neben völliger Degranulierung extreme hydropische Degeneration an. A-Zellen sind in geringer Anzahl vorhanden. Es gibt jedoch neben Inseln, welche nur aus B-Zellen bestehen, gelegentlich auch solche, die sich ausschließlich aus A-Zellen zusammensetzen [GONET et al., 1965 (2)].

Die genannten Untersucher erwähnen auch Hinweise auf Verdickung der Basalmembranen von Capillaren des endokrinen Pankreas.

Pictet u. Gonet (1966) fanden bei elektronenmikroskopischen Untersuchungen, daß bei der Stachelmaus gemischte exokrine und endokrine Zellen vorkommen. Diese gemischten mehrkernigen Zellen zeigen deutlich den Übergang von acinären zu endokrinen Formen. Hierbei kann es sich um eine pathologische, den Diabetes begleitende Umwandlung handeln, oder um einen normalen Vorgang, der bei der Stachelmaus durch ein diabetisches Syndrom, welches die Entstehung von B-Zellen stimuliert, verstärkt wird.

Nach weiteren elektronenoptischen Untersuchungen betonen Pictet et al. (1967), daß die Hyperplasie der Langerhans'schen Inseln, die wie weiter oben angeführt, unabhängig von einer diabetischen Stoffwechselentgleisung kongenital vorliegt, mit einem beachtenswerten cellulären Polymorphismus einhergeht. Es scheint sich hierbei um verschiedene funktionelle Zustände von Zellen zu handeln, unter denen A-, B- und möglicherweise D-Zellen als identifiziert gelten dürfen. Die bereits erwähnte Beobachtung von gemischten oder Intermediärzellen (exokrin-endokrin sowie auch endokrin A-B) ist ein besonders interessanter Aspekt dieses cellulären Polymorphismus. Neben den Pankreasbefunden (z. B. Degranulation und hydropische Degeneration) wurden bei der diabetischen Stachelmaus Veränderungen an Leber, Nieren und Herzmuskel beschrieben [Gonet et al., 1965 (1, 2)]. Leber und Nieren zeigen Fettinfiltration und übermäßige Ablagerung von Glykogen, welches sich bei der Niere in den Henleschen Schleifen findet und so schwere Glykogennephrose darstellt. Es liegen auch Hinweise auf eine Verdickung der Basalmembranen der Glomerulacapillaren vor. Darüber hinaus sind Glykogenmyokardose und örtliche Nekroseherde im Herzmuskel mitgeteilt worden.

Auch heute noch gilt die Feststellung von Gonet et al. [1965 (2)], daß die Art der Verknüpfung zwischen Hyperplasie der Langerhans'schen Inseln, Fettsucht und diabetischer Stoffwechselentgleisung sowie deren Vererbungsmodus unklar sind. Durch die Untersuchung von Zusammenhängen der für Stachelmäuse bezeichnenden Anomalien, besteht die Möglichkeit, gegebenenfalls wichtige Hinweise zum Verständnis der häufigen Coincidenz von Fettsucht, Diabetes und Hyperinsulinämie beim Menschen zu erhalten.

In jüngster Vergangenheit wurde bei einer weiteren Stachelmausform, Acomys cahirinus cahirinus das Vorkommen einer spontan diabetischen Stoffwechselstörung von Strasser u. Brunk (1971) erstmals beschrieben. Diese weist im Gesamtbild Unterschiede zu dem für Acomys cahirinus dimidiatus beschriebenen Syndrom auf. Bereits 1969 wurde von Brunk u. Strasser bei Acomys cahirinus cahirinus über eine paradoxe Reaktion in der Blutglucoseregulation nach Futterentzug berichtet, die bei Acomys cahirinus dimidiatus nicht vorliegt. Auch die in dieser Arbeit mitgeteilten Blutzuckernormalwerte weisen deutliche Unterschiede zwischen beiden Stachelmausformen auf (Mittelwerte gefasteter Tiere bei Acomys cahirinus cahirinus 124 ± 30 mg-% und bei Acomys cahirinus dimidiatus 96 ±21 mg-%). Die diabetische Stoffwechselstörung bei Acomys cahirinus cahirinus ist durch mäßige Hyperglykämie mit Nüchternblutzuckerwerten über 190 mg-%, verminderte Glucosetoleranz sowie Ketonurie und Glucosurie charakterisiert. Sie tritt bei etwa 6% der untersuchten Tiere auf und ist nicht an gleichzeitiges Vorliegen von Fettsucht gebunden.

4. Sandratte (Psammomys obesus)

Die Sandratte (Psammomys obesus) ist in den Wüstengebieten Palästinas und Nordafrikas beheimatet, wo salzliebende halophytische Vegetation gedeiht. Ihre, in großen Mengen aufgenommene Nahrung bilden wasser- und elektrolytreiche, succulente Pflanzen, deren Salzgehalt allgemein denjenigen des Meerwassers übersteigt (SCHMIDT-NIELSEN, 1964). Aus dieser Ernährungsweise resultiert eine interessante Nierenphysiologie der Tiere, welche zur Ausscheidung außerordentlich hochkonzentrierten Harns führt. In der Gefangenschaft vermögen Sandratten bei hauptsächlich vegetarischer Kost ebenfalls ohne Trinkwasser auszukommen.

SCHMIDT-NIELSEN et al. (1964) entdeckten beim Aufbau einer Sandrattenkolonie zum Studium des hohen Nierenkonzentrationsvermögens, daß bei Fütterung mit Standarddiät unter Laborbedingungen die Tiere einen, durch erhöhten Blutglucosegehalt, exzessive Ausscheidung von Glucose und Ketonkörpern im Harn, Kataraktbildung und Degeneration der B-Zellen der Langerhans'schen Inseln charakterisierten Diabetes mellitus entwickelten. Zur Erhärtung ihrer Ergebnisse und der Hypothese, daß der beobachtete Diabetes ernährungsbedingt sei, führten sie Fütterungsversuche an wachsenden Sandratten in zwei Gruppen durch. Eine Gruppe erhielt Standarddiät ad libitum, ergänzt durch Vegetabilien, eine zweite wurde ausschließlich mit verschiedenen frischen Pflanzen, wovon beliebige Mengen aufgenommen werden konnten, ernährt. Die Ergebnisse bestätigten die vorangegangenen Beobachtungen. Die erste Gruppe entwickelte Fettsucht (Körpergewicht 251,1 ± 11,0 g) und Anzeichen von Diabetes, die Tiere der zweiten Gruppe jedoch nicht. Ihr Gewicht lag mit 148,0 ± 8,6 g auf gleichem Niveau wie dasjenige gefangener Sandratten (141,4 ± 10,7 g). Diese Mitteilungen wurden außerdem durch Ergebnisse entsprechender Untersuchungen von HAINES et al. (1965) ergänzt und bestätigt. Die Untersucher geben für 6 Monate alte Sandratten eines Labordiätkollektivs Durchschnittsgewichte von 256 g, einer Frischfuttergruppe 134 g, also eine hochsignifikante Differenz von 122 g Körpergewicht an. Der Unterschied ist nicht temporär, da nach weiteren 3 Monaten die Tiere der zweiten Gruppe 108 g weniger als die 6monatigen mit Labordiät gefütterten Individuen wogen. Die Fettsucht der Sandratte ist nach der von MAYER (1955) gegebenen Einteilung dem regulatorischen Typ zuzuordnen.

Die Calorienaufnahme ist bei Tieren, die Standarddiät erhalten, signifikant höher als bei Fütterung mit frischen Vegetabilien (HACKEL et al., 1966). Bezüglich des Kohlenhydratgehalts bestehen zwischen Labordiät und dem Grünfutter, welches verabreicht wurde, keine Unterschiede, erstere weist jedoch einen erheblich höheren Fett- und Proteinanteil auf, was eine kausale Beteiligung vermehrter Aufnahme von Kohlenhydraten bei der Entstehung des Diabetes durch Labordiät ausschließt (MIKI et al., 1966).

Aus den Befunden physiologisch-chemischer und histologischer Untersuchungen an Frischfängen leiteten SCHMIDT-NIELSEN et al. (1964) und HAINES et al. 1965) ab, daß bei wildlebenden Sandratten Diabetes mellitus nicht auftritt. Eine diabetische Disposition wird also durch Verpflanzung in andere Umweltbedingungen klinisch manifestiert (RENOLD, 1967).

Die Zucht der F_1-Generation aus an Gefangenschaftsverhältnisse adaptierten Tieren, ist relativ einfach, während in späteren Generationen eher Schwierigkeiten auftreten. Die Würfe sind durchschnittlich 3 bis 4 (5) Jungtiere stark (STRASSER, 1967). DIETERLEN (1961) erwähnt für die Sandratte eine Trächtigkeitsdauer von 36 Tagen.

Die nachfolgend wiederzugebenden Untersuchungsergebnisse stellen in der Mehrzahl der Fälle vergleichende Befunde von Tieren, die Laborfutter (Standarddiät, Labordiät; kurz Lf) und solchen, die Grünfutter (frische Vegetabilien, Frischfutter; kurz Gf) erhielten, dar. Eine häufige Erwähnung der einzelnen Fütterungsarten wird also nicht vermeidbar sein, um bei ständiger Gegenüberstellung der Befunde, Unterschiede oder Übereinstimmungen bei den verschiedenen erwähnten Tiergruppen deutlich werden zu lassen, da insbesondere die Abhängigkeit vom Umweltfaktor Ernährung bei der potentiell diabetischen Sandratte von größtem Interesse ist. Keine besondere Angabe bedeutet Fütterung mit Standarddiät. Eines der bedeutsamsten Fakten ist die Hyperglykämie, deren Erscheinung von der anderer Tiere teilweise differiert. Schmidt-Nielsen et al. (1964) teilen für Frischfänge Plasmaglucosekonzentrationen von 97,8 ± 7,35 mg-%, für Tiere die Laborfutter erhielten, im Alter von 6 bis 7 Monaten maximal 565 mg-%, für vegetarisch ernährte Individuen normale, d. h. im Bereich der Werte von Wildfängen liegende Spiegel, mit. Nach Angaben von Haines et al. (1965) hatte bereits nach 5 bis 7 Monaten die Mehrzahl der Tiere schwere Hyperglykämie.

In einem solchen Zustand werden Konzentrationen von 600—900 mg-% Glucose gemessen (Miki et al., 1965). Zwei bis 4 Tage nach dem Fang in Kairo bei Wildtieren bestimmte Plasmaglucosegehalte lagen zwischen 61 und 153 mg-% (Haines et al., 1965), Erwachsene mit gemischtem Frischfutter ernährte Sandratten, die 18 Std vor der Entnahme fasteten, haben einen mittleren Blutglucosegehalt von 88,6 ± 10,3 mg-% (Brunk u. Strasser, 1967).

Nach einwöchiger Fütterung mit Labordiät stieg die Blutglucosekonzentration von einem Vergleichswert um 70 mg-% auf 215, nach 2 Wochen auf 380 mg-%. Von Beginn mit Lf ernährte Sandratten hatten innerhalb von 3 Wochen Hyperglykämie (über 400 mg-%) und Ketose entwickelt. Vom 12. Tage an war der Blutzuckerspiegel deutlich erhöht, während das Körpergewicht abfiel. Mit 20 Tagen wurden die Tiere apathisch; der bei Tötung festgestellte Höchstwert betrug 600 mg-%. Erfolgte der Wechsel auf Lf nach einer längeren Grünfutterperiode, so stiegen die Werte innerhalb von 4 Tagen auf 200 mg-% (Miki et al., 1966). Miki et al. (1967) beschrieben eine, verglichen mit den früheren Mitteilungen, mildere Form des Diabetes bei Sandratten. Nur ein Drittel der Jungtiere entwickelten Hyperglykämie unterschiedlichen Grades. Hyperinsulinämie war ausgeprägter als bei früheren Beobachtungen, und blieb auch dann noch bestehen, wenn durch Fasten der Blutglucosespiegel absank. An Stelle Ausbildung einer schweren diabetischen Stoffwechselstörung wurde verschiedentlich Rückkehr zu normalen Werten konstatiert. Nach Ansicht der Autoren spielt hier eine deutlich niedrigere Calorienaufnahme, nämlich 28,9 ± 1,8/100 g Körpergewicht der hyperglykämischen Gruppe im Vergleich zu derartigen Tieren früherer Untersuchungen (38,0 ± 4,0) eine Rolle.

Bei Frischfängen wurde ein Harnzuckergehalt von 15,1 ± 1,9 mg-% bestimmt. Im Alter von 2 Monaten begann bei Jungtieren nach Lf-Gabe, bei gleichzeitig auftretender Katarakt, deutliche Erhöhung des Harnzuckers. Nach Grünfütterung blieben die Konzentrationen physiologisch. Diabetiker mit Ketoacidosis sterben im Koma (Schmidt-Nielsen et al., 1964). Haines et al. (1965) teilen eine Höchstkonzentration bei Glucosurie, welche bei allen Tieren im 4. Lebensmonat bestand, von 20,7 g-% mit. Die Tatsache, daß Glucose im Harn gefunden wurde, noch bevor der Blutzuckerspiegel erhöht war, läßt vermuten, daß vorübergehende Perioden von Hyperglykämie auftraten, aber unerkannt verliefen. Bei in Kairo innerhalb von 4 Tagen nach dem Fang untersuchten Wildlingen überstieg der Blutzuckergehalt nie 56 mg-%, er war gewöhnlich wesentlich niedriger.

Nach Hackel et al. (1966) zeigten mehrere Sandratten keine Glucosurie, obwohl ihr Plasma-Insulinspiegel erhöht und die Glucosetoleranz vermindert war.

Aus sehr umfangreichen Untersuchungen von Miki et al. (1966) geht hervor, daß durch Fütterung mit Labordiät ein diabetisches Syndrom vom akuten ketotischen Typ hervorgerufen werden kann. Als Antwort auf die hochcalorische Ernährung kommt es zu Hyperglykämie, die B-Zellenstimulierung und Insulinfreisetzung bewirkt. Bei fortgesetztem Bestehen der Hyperglykämie resultiert daraus schließlich eine Erschöpfung der B-Zellen. Dieser Diabetestyp der Sandratte weist Merkmale des schweren juvenilen Diabetes des Menschen auf. Bei der Sandratte induziert sehr calorienreiche Nahrung zunächst einen Anstieg, später Abfall des Serum-Insulinspiegels. Nach plötzlichem Wechsel auf Lf nach längerer vorhergehender Grünfütterung kommt es innerhalb von 4 Tagen zu einer abrupten Veränderung verschiedener Werte. IRI (425 µE/ml) und ILA (1250 µE/ml) sind deutlich erhöht, gegenüber Normalwerten von 175 (IRI) bzw. weniger als 800 (ILA). Bei einem repräsentativen Tier, das im terminalen Stadium getötet worden war, zeigte sich mit Werten von 17 µE/ml (IRI) und weniger als 200 µE/ml (ILA) ein erheblicher Abfall. Der extrahierbare Pankreasinsulingehalt war auf 0,04 E/g Pankreas, gegenüber 2,0 bis 2,7 bei Kontrollen reduziert. Im Gegensatz zu dem Abfall des Pankreasinsulingehalts bei hyperglykämischen Tieren, war bei vegetarisch ernährten Sandratten eine signifikante Erhöhung festzustellen (MIKI et al., 1967). LIKE u. MIKI (1967) teilen mit, daß manchmal ein Anstieg des Serum-IRI-Spiegels auch ohne Vorliegen von Hyperglykämie gesehen wurde.

Während die meisten Sandratten bei Umstellung auf Lf mit Erhöhung des Plasma-Insulinspiegels reagierten, kam es aber auch bei einigen Individuen zu schlagartigem Abfall, dem der Tod nach kurzer Zeit folgte (HACKEL et al., 1966). Die Autoren sind der Auffassung, daß die unter den genannten Voraussetzungen eintretende Erhöhung des Plasma-Insulinspiegels neben einem Anstieg der Blutglucosekonzentration dafür sprechen, daß der primäre Schaden eher ein Unvermögen der peripheren Insulinnutzung, als mangelnde Bildung des Hormons sein dürfte. MIKI (1966) teilt mit, daß unter den 1965 importierten Tieren, die geringere Futteraufnahme beobachten ließen, nur 2 von 24 milden Diabetes entwickelten, während dies bei 90% der 1964 engeführten, früher besprochenen Sandratten (MIKI et al., 1965) der Fall war.

Im Laboratorium geborene Individuen hingegen wiesen mit größerer Häufigkeit Hyperglykämie auf (10 von 42). Interessanterweise konnte durch kurzes Fasten eine Remission der Blutglugosekonzentration auf normales Niveau erreicht werden, während die beträchtliche Hyperinsulinämie, die mit der Hyperglykämie gemeinsam auftrat, auch dann noch teilweise bestehen blieb. In Ergänzung zu dem weiter oben bereits Gesagten seien hier die vier Stationen, aus denen nach Ansicht von MIKI (1966) der pathogenetische Mechanismus besteht, aufgeführt: 1. Aufnahme hochcalorischer Nahrung führt zu einer Stimulierung der B-Zellen, 2. starke Insulinproduktion mit 3. unvollständiger metabolischer Wirksamkeit des Insulins und 4. Erschöpfung der B-Zellen.

Beim diabetischen Syndrom der Sandratte tritt Hyperlipämie auf. Der Gesamtlipidgehalt im Serum war auf 12,6 g/100 ml, entgegen normalerweise weniger als 0,6 g/100 ml, erhöht (MIKI et al., 1965).

Labordiäternährte Tiere zeigen uneinheitliche Reaktionen gegenüber Glucosebelastung. Nicht in allen Fällen wird eine verminderte Toleranz konstatiert. Die Untersuchungen lassen individuelle Unterschiede zwischen den einzelnen Tieren deutlich erkennen. Wenn auch Lf eine starke Beeinflussung des Kohlenhydratmechanismus nach sich ziehen kann, so wurde an Hand von Beobachtungen mit Frischfutter ernährte Tiere festgestellt, daß auch Stress-Situationen bei der Sandratte, welche generell eine diabetische Disposition zu besitzen scheint, in der Lage sind, Stoffwechselentgleisungen zu induzieren [HACKEL et al., 1965 (1)]. Als Ausdruck der erwähnten uneinheitlichen Beantwortung von Glucosebelastung ist auch die Tatsache zu werten, daß es neben Individuen mit schlagartiger Reaktion auch solche gibt, die zunächst Verminderung der Glucosetoleranz und Erhöhung des Plasmainsulinspiegels aufweisen, dann Besserung der Krankheitserscheinungen erkennen lassen, um schließlich nach Wiederauftreten einer abnormalen Glucosetoleranz und erneuten schweren diabetischen Symptomen zu sterben (Hackel et al., 1966).

Brodoff et al. (1967) teilen durch die Feststellung, daß es bei mit Vegetabilien ernährten, potentiell diabetischen Sandratten durch kurzzeitigen Futterentzug möglich ist, eine Verminderung der Glucosetoleranz zu erreichen, einen außerordentlich wichtigen Tatbestand mit. Entweder sind also diese, über Nacht nicht gefütterten Tiere insulinresistent, oder sie zeigen eine ungenügende sekretorische Beantwortung der Glucosezufuhr. Die Untersucher glauben, daß dieser „Hungerdiabetes" ein gutes experimentelles Modell zur Aufklärung der Entwicklung des Diabetes bei hochcalorisch ernährten Sandratten darstellen kann.

Im Gegensatz zu Albinoratten ist bei Sandratten der Glucoseeinbau in Glykogen vermindert (de Fronzo et al., 1967).

Der gestörte Metabolismus bei der diabetischen Sandratte zieht besonders an den Langerhans'schen Inseln des Pankreas, teilweise gravierende, Veränderungen nach sich. An den Pankreata von Frischfängen und mit Grünfutter ernährten Tieren fanden Schmidt-Nielsen et al. (1964) keine pathologischen Veränderungen, während mit Labordiät gefütterte Sandratten Degranulation der B-Zellen aufwiesen. Gleichlautende Ergebnisse gaben auch Haines et al. (1965) bekannt. Hackel et al [1965 (1)] untersuchten drei Kollektive von Sandratten auf pathologische Alterationen: 1. im Labor geborene Jungtiere, 2. erwachsene Tiere, die teilweise importiert, zum anderen Teil im Labor aufgezogen waren und 3. eine Gruppe Frischfänge. Während bei den letztgenannten Sandratten, welche direkt nach dem Fang untersucht wurden, ebenso wie bei den mit einer Frischpflanzenkost ernährten Tieren aus den anderen Gruppen keinerlei für Diabetes charakteristische Befunde erhoben wurden, erbrachte die Beurteilung der Organe mit „diabetogener" Standarddiät gefütterter Tiere, die nachfolgend kurz skizzierten Ergebnisse. Bei fast allen Sandratten lag Degranulation der B-Zellen, in schweren Fällen vakuolige Degeneration vor. Einige Tiere erwiesen sich jedoch als resistenter gegen die diabetogene Ernährung und hatten keine Anzeichen von diabetischen Alterationen entwickelt, oder ließen einen Rückgang der initialen Glucosurie erkennen. Bei allen diesen Individuen konnten relativ normale B-Zellenbefunde konstatiert werden. Miki et al. (1966) beschrieben bei hyperglykämischen Sandratten signifikante Degranulation, Glykogeninfiltration, Zunahme des endoplasmatischen Reticulums und freier Ribosomen. Als Ergänzung hierzu dürfen licht- und elektronenmikroskopische Untersuchungen von Like u. Miki (1967) gelten. Sie teilten ebenfalls bei Labordiättieren B-Zellendegranulation und vermehrte Proteinsynthese mit. Diabetes zog Glykogeninfiltration, vergesellschaftet mit Verdrängung von Zellorganellen und gelegentlicher Degeneration und Verflüssigung des Cytoplasmas nach sich.

Neben Veränderungen am Inselorgan des Pankreas ist beim Diabetes mellitus der Sandratte Kataraktbildung ein relativ häufiger Befund. Schmidt-Nielsen et al. (1964) beobachteten bei Labordiätfütterung bereits im Alter von 2 Monaten beginnende und nach 6 bis 7 Monaten deutliche Kataraktbildung. Haines et al. (1965) stellten schon vor Ende des 2. Lebensmonats Entstehung von Katarakten fest; bei 5 Monate alten Sandratten lagen ihnen ausgeprägte Befunde vor. Nach Angabe von Hackel et al. [1965 (1)] ließen sich nach Fütterung mit „diabetogener" Standarddiät unterschiedliche Verhältnisse bezüglich der Augenbeteiligung am Krankheitsgeschehen ermitteln. Sandratten, die vom Absetzen an Lf bekamen, zeigten mit größerer Häufigkeit Katarakte, als solche Individuen, welche erst als Erwachsene dieses Futter erhielten.

Abschließend sei noch erwähnt, daß besonders bei Tieren mit den höchsten Konzentrationen von Blut- und Harnzucker, Glykogennephrose auftritt [SCHMIDT-NIELSEN et al., 1964; HACKEL et al., 1965 (1)].

Die Sandratte stellt sicherlich eines der interessantesten und wertvollsten Versuchtiere im Rahmen der Diabetesforschung dar. Sie bietet sich zum Studium der Zusammenhänge zwischen Ernährungsfaktoren, Fettsucht, früher metabolischer Disregulation und pathologischer Veränderungen an, zumal Ähnlichkeiten bezüglich des klinischen und pathologischen Bildes mit dem menschlichen Diabetes bestehen (SCHMIDT-NIELSEN et al., 1964).

Wie beim Reifediabetes des Menschen läßt sich auch bei diesem Tier eine gewisse Insulinresistenz feststellen. So kann man in vitro demonstrieren, daß Fettgewebe von Sandratten eine relative Unempfindlichkeit gegenüber steigenden Dosen von Schweineinsulin zeigt. Prophylaktische Behandlung mit Acetohexamid hat einen schützenden Effekt gegen die diabetogene Wirkung hochcalorischer Ernährung (HACKEL et al., 1967). Es ist wohl zu erwarten, daß die Sandratte mit ihrem nahrungsinduzierbaren, frühzeitig auftretenden Diabetes ein in Zukunft besonders brauchbares Hilfsmittel zur Aufklärung möglicher Mechanismen beim diabetischen Syndrom sein wird.

5. Ratte (Rattus norvegicus)

Vor der Entdeckung spontandiabetischer Versuchstiere spielte die Ratte, welche in allen ihren weißen Laboratoriumsformen von der Wanderratte abstammt, in der experimentellen Diabetologie eine größere Rolle als dies heute der Fall ist.

Der experimentelle Diabetes wird in einem anderen Kapitel dieses Bandes abgehandelt. Hier sei nur kurz erwähnt, daß man bei Ratten (wie auch bei manchen anderen Tieren) durch chemische Zerstörung der B-Zellen der Langerhans'-schen Pankreasinseln mit Hilfe von Alloxan etc., durch Steroidapplikation, oder auf dem Weg über hypothalamische Läsionen verschiedener Art eine diabetische Stoffwechselentgleisung hervorrufen kann. Im letztgenannten Falle läßt sich auf dem Wege über Hyperphagie eine regulatorische Fettsucht und damit die Tendenz zur Entwicklung von Diabetes künstlich induzieren.

ZUCKER u. ZUCKER (1962) beschrieben einen recessiv erblichen Typ von Fettsucht bei der Ratte, der durch Einzelgenmutation bedingt ist. Das betreffende Gen erhielt das Symbol *fa*. Tiere mit der Anlage (fafa) entwickelten bereits im Alter von 5 Wochen Anzeichen von Fettsucht, verbunden mit deutlicher Gewichtszunahme. Diese Ratten wurden als „Fatties" bezeichnet.

Die fettleibigen Individuen wiegen mit 40 Wochen durchschnittlich 800 g (Männchen) bzw. 620 g (Weibchen), die entsprechenden Körpergewichte normaler Wurfgeschwister sind 480 und 295 g. Aus der Verpaarung heterozygoter Elterntiere entstehen zu etwa 25% homozygote „Fatties".

Die wichtigsten Befunde, welche bei diesen fettleibigen Ratten erhoben wurden, sind massive Hyperlipämie und Hypercholesterinämie, die nicht alimentär bedingt sind, weil die Tiere mit einer verhältnismäßig fettarmen Standarddiät (4% Fettgehalt) ernährt wurden und da die Hyperlipämie auch nach 18stündigem Fasten bestehen blieb. Das Serum hat stets ein auffallend milchiges Aussehen. Hyperglykämie konnte nicht festgestellt werden, die Blutglucosewerte liegen innerhalb physiologischer Streubereiche. Erwachsene gefütterte Tiere haben Werte um 121 ± 12 mg-%, der Nüchterngehalt liegt bei 97 ± 9 mg-% Blutzucker.

Auf Grund der die Normalwerte auf etwa das zehnfache übersteigenden Hyperlipämie und der vervierfachten Cholesterinkonzentration bei fehlender Hyperglykämie, kann nicht von Diebetes mellitus im eigentlichen Sinne, sondern allenfalls von einem „diabetes-ähnlichen" Syndrom gesprochen werden.

Der bei normaler Laborfütterung mit 6 bis 12 Monaten bestehende Plasma-Cholesterinspiegel (372 mg-%), liegt etwa auf dem gleichen Niveau wie bei alloxandiabetischen Ratten, die mit einem Überangebot von Fett ernährt wurden und einen Serumcholesterinspiegel von 334 ± 37 mg-% aufwiesen (Rudas, 1966).

Das Pankreas wurde bei einigen „Fatties" leicht vergrößert gefunden, die Lebern sind häufig mäßig verfettet. Die Nieren zeigten, ähnlich wie bei experimentell-diabetischen Ratten, oft Hydronephrose und auch das Vorkommen von Steinen.

Entweder waren die männlichen Geschlechtsorgane in Größe und Erscheinung normal, oder aber stark atrophiert. Beim experimentellen, durch Pankreatektomie hervorgerufenen Diabetes der Ratte, beschreiben Foglia et al. (1963) bei 95% der Tiere gestörte Sexualfunktion, die besonders bei männlichen Individuen vorkommt und in progressiver Atrophie der Geschlechtorgane mit nachfolgender Sterilität ihren Ausdruck findet.

C. Sonstige Tiere

1. Affe

Spontaner Diabetes mellitus beim Affen wurde außerordentlich selten mitgeteilt, während die experimentelle Erzeugung einer diabetischen Stoffwechselstörung, die an anderer Stelle dieses Bandes besprochen wird, häufiger beschrieben wurde. An dieser Stelle sei nur kurz angedeutet, daß sich beim Affen verschiedene Typen von Diabetes, die entweder mehr dem juvenilen oder dem Altersdiabetes des Menschen ähneln, auf verschiedene Weise experimentell hervorrufen lassen. So wurden beispielsweise bei pankreaslosen Individuen bisweilen schwere Fälle mit Ketoacidose (Collip et al., 1937; Mirsky et al., 1941 u. 1942) beobachtet. Auf der anderen Seite läßt sich durch hypothalamische Läsionen die Selbstregulierung von Appetit und Nahrungsaufnahme in der Weise stören, daß Hyperphagie hervorgerufen wird, in deren Gefolge eine regulatorische Obesitas mit Neigung zu diabetischer Stoffwechselentgleisung auftreten kann. Hamilton u. Brobeck (1963) fanden bei fast der Hälfte ihrer hypothalamisch-hyperphagen Affen Diabetes mellitus.

Die erste Erwähnung von spontanem Diabetes beim Affen, die zugleich eine der ersten Mitteilungen über das Auftreten dieser Erkrankung beim Tier überhaupt darstellt, stammt aus dem vorigen Jahrhundert (Leblanc, 1851). Der Verfasser stellte auf Grund der Symptome Polydipsie, Polyurie, schwerer Glucosurie und Abmagerung die Diagnose Diabetes mellitus. Später teilt Kelly (1947) die Beobachtung einiger spontaner Fälle mit. Hill (1957) vermerkt zwei Todesfälle durch Diabetes bei Meerkatzen (Cercopithecus mona, C. mitis stuhlmanni). Die Diagnose basiert klinisch auf dem Vorliegen von Glucosurie, pathologisch-anatomisch wurden vergrößerte Pankreasläppchen mit fibrösen und hämorrhagischen Herden gesehen. Darüber hinaus bestand eine, beim menschlichen Diabetiker nicht selten vorkommende, Balanitis.

Eine ausführliche Darstellung des klinischen Verlaufs von Spontandiabetes bei einem weiblichen Pavian (Comopithecus hamadryas) der Suchumi-Kolonie (Sowjetunion) gibt Sokoloverova (1956). Das in der Kolonie geborene Tier hatte mit ca. 4 Jahren ein normales Junges geboren, 10 Monate danach fielen Heißhunger und vermehrter Durst auf. Die Leber war leicht zu palpieren, vergrößert und hart. In der Nabelgegend zeigten sich stark gefüllte Venen (Medusenhaupt). Bei dem Affen lagen die für Diabetes klassischen Symptome: Polyphagie, Polydipsie, Polyurie, Hyperglykämie und Glucosurie vor.

Das spezifische Gewicht des Harns war leicht erhöht, der Harnzuckergehalt schwankte zwischen 5 und 7%, die Blutglucosekonzentration lag zwischen 218 und 435 mg-%. Harnzuckeruntersuchungen auf Aceton und Albumin erbrachten negative Ergebnisse. Weiterhin sei erwähnt, daß der Blutcholesterinspiegel stark erhöht war (700 mg-% gegenüber einem Normalwert von 67 bis 172 mg-%). Die Alkalireserve war, ebenso wie die Glucosetoleranz, deutlich vermindert. Der Affe wurde mit Hilfe von Insulinbehandlung und Einstellung auf eine entsprechende Diät am Leben erhalten.

2. Halbaffe

In jüngster Vergangenheit wurde, nach meiner Kenntnis erstmalig, spontanes Auftreten von Diabetes mellitus bei Halbaffen beschrieben (RABB et al., 1966). Es handelt sich um 2 (von insgesamt 11) auf den Philippinen gefangene und im Zoologischen Garten von Chicago gehaltene Tupaias (Urogale everetti). Früher wurden die Tupaias zu den Insektenfressern gerechnet, heute stellt man sie in der Systematik an die Basis der Halbaffen.

Sie ernähren sich sowohl von pflanzlicher Kost als auch von kleinen Insekten und Spinnen. Trotz naturgemäßer Ernährung starben im Chicagoer Zoo einige Tiere, von den restlichen zeigten ein Männchen und ein Weibchen nach einjähriger Gefangenschaftshaltung eine bilaterale Katarakt. Bei genauer Kontrolle wurde bei den erblindeten Tupaias, im Gegensatz zu den anderen, Polyphagie, Polydipsie, Polyurie, Glucosurie, Acetonurie und Hyperglykämie, also für Diabetes mellitus typische Symptome, festgestellt. Ebenfalls konstatierter Haarausfall kann nicht als bezeichnend gelten, da er auch bei anderen, nichtdiabetischen Individuen gesehen wurde.

Die Blutglucosebestimmung des 18 Std nüchternen Männchens ergab einen Wert von 340 mg-% bei mäßiger Glucosurie. Das weibliche Tier wies nur Spuren von Harnzucker und einen Blutzuckerspiegel von 285 mg-% auf.

Das Männchen starb, bevor eine wirksame Insulin- und Diäteinstellung erfolgen konnte, während das Weibchen bei Behandlung noch 2,5 Monate überlebte.

Das männliche Tier wies eine persistierende Glucosurie (2 bis 3%) und Acetonurie, neben Gewichtsverlust auf. Eine im terminalen Stadium entnommene Blutprobe ergab 1730 mg-% Glucose. Der unmittelbar vor dem Tode bestimmte Blutzuckerspiegel des Weibchens betrug 695 mg-%.

Nachstehend sind die wichtigsten histopathologischen Befunde für beide Tiere getrennt aufgeführt.

Männchen: Vakuolige Degeneration nahezu aller Zellen der Langerhans'schen Inseln. Die Inseln bestanden aus D-Zellen, gelegentlich auch aus A- und D-Zellen, während B-Zellen völlig fehlten. Die Leber zeigte diffuse Verfettung und Vakuolisation der Parenchymzellkerne, die Nebennierenrinde war frei von Lipiden. Darüber hinaus fanden sich Myokardnekrosen und Nierenstauung.

Weibchen: Atrophische Pankreasfibrose mit fast völligem Ersatz der Inseln durch fibröses Gewebe, vakuolige Degeneration der Leberzellen, Nierenkongestion, Veränderungen am Epithel der Bowmanschen Kapsel, Vakuolisation der Tubulusepithelien und Füllung der Tubuli mit hyalinen Cylindern.

Rabb et al. (1966) vermuten, daß die veränderte Gesamtsituation, d. h. die Gefangenschaftshaltung mit funktionellem (alimentärem) und möglicherweise psychischem Stress, zur Manifestation der Erkrankung, für welche die Tupaias gegebenenfalls eine Disposition aufweisen, beigetragen hat.

3. Fuchs

Die außerordentlich seltene Mitteilung des Auftretens von spontanem Diabetes mellitus bei einem Wildtier, wenn man von der nachstehenden Besprechung der Erkrankung beim Delphin absieht, wohl die einzige, verdanken wir Fox (1923). Er beschreibt einen Fall beim Polarfuchs (Canis lagopus). Die Diagnose basiert auf der Feststellung von Glucosurie und Lipämie, welche bei einer post mortem-Routineuntersuchung ermittelt wurden. Bedauerlicherweise ist das deutlich vergrößerte, weiche und fettähnliche Pankreas, des in gutem Allgemeinzustand befindlichen Tieres nicht histologisch untersucht worden. Da eine Gingivitis bestand, hätte diese möglicherweise Ursache einer infektiösen Pankreatitis sein können, die bekanntlich Diabetes zur Folge haben kann. Die feingeweblich untersuchten Organe (Milz, Leber, Nieren, Nebennieren) ergaben keine besonderen Befunde.

4. Delphin

Den ersten Fall von Spontandiabetes bei diesem Meeressäuger teilt Schweisheimer (1966) nach einer Beschreibung von Kenney, dem Leiter der Forschungsabteilung am Sea World Oceanarium, San Diego, Calif., mit.

Ein weiblicher, etwa 6 Jahre alter Delphin ließ eine Reihe von nicht gleichzeitig auftretenden Symptomen erkennen. Es wurden im einzelnen Abmagerung, Inappetenz, Dehydrierung, Dermatitis, Magen- und Darmstörung, Lungenentzündung, Kataraktbildung in einem Auge sowie allgemein verminderte Widerstandskraft beobachtet.

Hyperglykämie mit einem Blutglucosespiegel von 230 mg-%, gegenüber normalerweise 80 bis 90 mg-% beim Delphin, verminderte Glucosetoleranz und auf die Hälfte des Physiologischen verringerter Seruminsulingehalt, führten zu der Diagnose pankreatogener Diabetes mellitus. Die Behandlung mit Depotinsulin und später mit Tolbutamidtabletten, die sich leichter applizieren ließen, war erfolgreich und bewirkte neben Gewichtszunahme völlige Freiheit von Symptomen eines Diabetes.

Literatur

Allgemeine Arbeiten

Allen, F. M.: Studies concerning glycosuria and diabetes. Harvard: University Press 1913.

Alterauge, W.: Zur Abhängigkeit der beschleunigt verlaufenden Infektionskrankheiten von äußeren und inneren Faktoren. Tierärztl. Umsch. 15, 214—217 (1960).

Banting, F. G., Best, C. H.: The internal secretion of the pancreas. J. Lab. clin. Med. 7, 251—266 (1922).

Benedict, S.: The detection and estimation of glucose in urine. J. Amer. med. Ass. 57, 1193 (1911).

Bessman, S. P., Bachur, N., Layne, E. C., Fitzgerald, J.: Mechanism of diabetes mellitus. Fed. Proc. 17, 190 (1958).

Böhm, R.: Einige quantitative Merkmale der Langerhans'schen Inseln der Haustiere im bezug zu ihrem Geschlecht. Sborn. Vysoké Školy zeměldělské, Brno, Rǎda 8, 363—366 (1960); zit. nach Landw. Zbl. IV, 6 (1962).

— Quantitative Untersuchungen der Langerhans'schen Inseln bei den Schlachttieren. Sborn. Vysoké Školy zeměldělske, Brno, Rǎda, Bd. 8, 29, 193—203 (1960); zit nach Landw. Zbl. IV, 6 (1962).

BOHL, E.: Zur Pathologie des Diabetes mellitus. Arch. Vet. Wiss. 8, 569—598 (1906); zit nach ELLENBERGER-SCHÜTZ, Iber. Vet. Med. 26, 121 (1906).

BOHRN, A.: Über die Beziehungen der Schilddrüse zum Blutzuckergehalt. Wien, Diss. 1936. Wien. tierärztl. Mschr. 24, 538 (1937).

CAMERINI-DAVALOS, R. A., CAULFIELD, J. B., REES, S. B., LOZANO-CASTANEDA, O., NALDJIAN, S., MARBLE, A.: Preliminary observations on subjects with prediabetes. Diabetes 12, 508—518 (1963).

CAMPORI, A. S.: Zum Studium des normalen Blutzuckers bei Haustieren. Rev. méd. Vét. 17, 47—75 (1935); aus: Jber. Veterinärmedizin 60, 5 (1937).

CANNON, W. S., SHOHL, A. T., WRIGHT, W. S.: Emotional glycosuria. Amer. J. Physiol. 29, 280—287 (1911).

CHRISTOPHE, J.: Les obésités expérimentales. Rev. Prat. (Paris) 28, 3551—3559 (1964).

— Contribution à la biochemie des obésites expérimentales, p. 220. Bruxelles: Editions Arscia S.A. 1961.

CREUTZFELD, W.: Zur Theorie des Diabetes mellitus. Med. Klin. 58, 41—46 (1963).

DUNCAN, L. J. P.: The intravenous glucose tolerance test. Amer. J. exp. Physiol. 41, 85—96 (1956).

GEPTS, W.: Contribution à l'étude morphologique des îlots de Langerhans au cours du diabète. Acta Medica, Bruxelles 1957.

— Pathologic anatomy of the pancreas in juvenile diabetes mellitus. Diabetes 14, 619—633 (1965).

GOMORI, E.: Pathology of the pancreatic islets. Arch. Path. 36, 217—232 (1943).

HARTROFFT, W. S., WRENSHALL, G. A.: Correlation of beta-cell granulation with extrable insulin of the pancreas. Diabetes 4, 1—7 (1955).

HOOGSTRAAL, H.: A brief of the contemorary land mammals of Egypt (including Sinai). J. Egypt. publ. Hlth Ass. 38, 17—21 (1963).

HOUSSAY, B. A.: Diabetes as a disturbance of endocrine regulation. Amer. J. med. Sci. 193 581—606 (1937).

IVIC, M.: Neue selektive Farbmethode der A- und B-Zellen der Langerhans'schen Inseln. Anat. Anzeig. 107, 347—350 (1959).

JÖRGENSEN, G.: Vergleichende Pharmakogenetik des Menschen und der Säugetiere. I. Med. Welt 18 (N.F.), 32—36 (1967).

— Vergleichende Pharmakogenetik des Menschen und der Säugetiere. II. Med. Welt 18 (N.F.), 84—91 (1967).

KALTER, H., WARKANY, J.: Experimental congenital malformations in mammals by metabolic procedure. Phys. Rev. 39, 69—115 (1959).

KANEKO, J. J.: Carbohydrate metabolism. In: Clinical biochemistry of domestic animals CORNELIUS, C. E., KANEKO, J. J., Eds. New York, N.Y.: Academic Press 1963.

KLEIN, R. F., TROYER, W. G., BACK, K. W., HOOD, TH. C., BOGDONOFF, M. D.: Experimental stress and fat mobilization in lean and obese subjects. Metabolism 14, 17 (1965).

KROGH, A.: Das Pankreashormon Insulin und dessen Anwendung in der Diabetestherapie. Mskr. Dyrlaeg. 35, 169—171 (1923).

KRÜGER, B.: Zuckerharnruhr. Z. Veterinärkd. 19, 488 (1902).

LAZARUS, S. S., VOLK, B.: The pancreas in human and experimental diabetes, p. 261—262. New York: Grune and Stratton 1962.

LEVINE, R.: Über den Wirkungsmechanismus des Insulins. Diabetes 10, 421—431 (1961).

MANOCCHIO, F.: Metachromasia e basofilia delle cellule insulare alfa nel pancreas di mamiferi dopo metilazione e demtilazione. Arch. vet. ital. 15, 3—7 (1964).

MARBLE, A.: Diabetes and cancer. New Engl. J. Med. 211, 339 (1934).

MAYER, J.: Some advances in the study of the physiologic basis of obesity. Metabolism 6, 435 (1957).

— Zur Physiologie der Adipositas und ihren Beziehungen zur Ernährung. Int. Z. Vitamin-Forsch. 29, 87—114 (1958).

— Genetic factors in obesity. Ann. N.Y. Acad. Sci. 131, 412 (1965).

METTAN, CRAIG, J. T.: Diabetes mellitus. J. comp. Path. 29, 1—25 (1916).

NEEL, J. V.: Diabetes mellitus: A "thrifty" genotype rendered detrimental by "progress". Amer. J. hum. Genet. 14, 353—362 (1962).

NEWELL, F. W.: Conference on mikrocirculation and diabetic retinopathy. Diabetes 12, 179—181 (1963).

PREUSS, F.: Glukagonzellen der Bauchspeicheldrüse bei Mensch und Tier. Mh. Vet.-Med. 8, 300—304 (1953).

SAATCIOGLU, S., ATASOY, H.: Experimentell-therapeutische Untersuchungen über den Elektroschock beim Diabetes mellitus. Wien. tierärztl. Mschr. 40, 725—728 (1953).

SHULL, K. H., MAYER, J.: Experimental hyperglycemic states not primarily due to a lack of insulin. Vitam. and Horm. 14, 187 (1956).

Szepeshelyi, A.: Die Schwankungen des Zuckergehalts im Blut und Urin nach Einfuhr von Traubenzucker. Arch. Tierheilh. **67**, 405—409 (1934).

Steiner, H.: Quantitative und qualitative Zellveränderungen im Hypophysenvorderlappen bei Diabetes mellitus. Virchows Arch. path. Anat. **339**, 171—186 (1965).

Stockard, C. R.: The genetic and endocrine basis for difference in form and behavior. Philadelphia: The Wistar Institute of Anatomy and Biology 1941.

Stolze, F., Swaton, R.: Die innere und äußere Sekretion des Pankreas unter Berücksichtigung der Amylaseaktivität und der Folge bei Fehlsteuerungen. Mh. Vet.-Med. **16**, 306—311 (1961).

Tibitanzl, J.: Über den Einfluß der Körpertemperatursteigerung auf den Blutzuckergehalt unter der Einwirkung gewisser temperatursteigender Mittel. Jhber. Vet. Med. **62**, 292 (1938).

Vallance-Owen, J., Lilley, M. B.: Insulin antagonism in the plasma of obese diabetics and prediabetics. Lancet **1961 I**, 806—807.

Wrenshall, G. A., Bogoch, A., Ritchi, R. C.: Extractable insulin of pancreas: Correlation with pathological and clinical findings in diabetic and nondiabetic cases. Diabetes **1**, 87—107 (1952).

Übersichten

Aellig, A.: Diabetes mellitus. Schweiz. Arch. Tierheilk. **68**, 415—433, 498—515 (1926).

Alm, A., Hellman, B.: Distribution of the two types of α-cells in the pancreatic islets of some mammalian species. Acta endocr. (Kbh.) **46**, 307—316 (1964).

Bru, P.: Die pankreatische Zuckerharnruhr bei Tieren. Rev. vét. Toulouse **78**, 536 (1926).

Coffin, D. L.: Manuel of veterinary clinical pathology, 3rd. Ed. London: Bailliere, Tindall and Cox 1953.

Cohrs, P., Jaffé, R., Meessen, H. (Hrsg.): Pathologie der Laboratoriumstiere. Berlin-Göttingen-Heidelberg: Springer 1958.

Foa, P. P.: The study of carbohydrat metabolism hereditary diabetes/dietary diabetes. In: Handbuch der exp. Pharmakologie, Vol. XVI/15, p. 1—5. Berlin-Heidelberg-New York: Springer 1966.

Friedberger, F., Fröhner, E.: Lehrbuch der speziellen Pathologie und Therapie der Haustiere. Stuttgart: Enke 1904.

Gärtner, K.: Der spontane Diabetes bei Haustieren. Handbuch des Diabetes mellitus, Bd. I, S. 771—796. München: J. F. Lehmanns 1969.

Hill, W. C. O.: Report of the society's prosector for the year 1955 and 1956. Proc. zool. Soc. Lond. **129**, 431—446 (1957).

Hutyra, F. v., Marek, J., Manninger, R., Mócsy, J.: Spezielle Pathologie und Therapie der Haustiere. II. Bd.: Organkrankheiten, 10. Aufl., S. 269, 669—672. Jena: Gustav Fischer Verlag 1954.

Jubb, K. V. F., Kennedy, P. C.: Pathology of domestic animals. The pancreas/The islet of Langerhans, **2**, VIII, 2/2, p. 233—238. New York and London: Academic Press 1963.

Kast, A.: Pathologisch-anatomische Grundlagen des spontanen Diabetes mellitus bei den Haustieren. Berl. Münch. tierärztl. Wschr. **13**, 252—255 (1962).

— Bauchspeicheldrüse einschließlich Inselorgan. In: Joest, E.: Handbuch der speziellen path. Anatomie der Haustiere, 3. Aufl. (Dobberstein, J., Pallaske, G., Stünzi, H., Hrsg.), Bd. VI, Digestionsapparat, II. Teil, S. 299—328. Berlin und Hamburg: Verlag Paul Parey 1967.

Keen, H.: Spontaneous diabetes in man and animals. Vet. Rec. **72**, 555—557 (1960).

Labhart, A.: Endogene und exogene Faktoren des Diabetes: Heredität, Adipositas, Zivilisation. Helv. med. Acta **32**, 349—361 (1965).

Lindquist, C. A.: Zuckerharnruhr bei Haustieren. T. Vet. Med. **12**, 27—38 (1893).

Mayer, J.: The obese hyperglycemic syndrome of mice as an example of metabolic obesity. Amer. J. clin. Nutr. **8**, 712—718 (1960).

— Mechanism of regulation of food intake and multiple etiology of obesity. J. Proc. of the third Intern. Nutritional Congr. Voeding **16**, 62—88 (1955).

Meier, H.: Comparative aspects of spontaneous diabetes mellitus in animals. Amer. J. Med. **31**, 868—873 (1961).

— Diabetes mellitus in animals; a review. Diabetes **9**, 485—489 (1960).

Nieberle, K., Cohrs, P.: Lehrbuch der Speziellen Pathologischen Anatomie der Haustiere, 3. Aufl., S. 413. Jena: Gustav Fischer Verlag 1952.

Orci, L., Junod, A., Pictet, R., Renold, A. E., Rouiller, C.: Granulolysis in cells of endocrine pancreas in spontaneous and experimental diabetes in animals. J. Coll. Biol. **38**, 462—466 (1968).

Renold, A. E.: Zur Pathogenesis des Diabetes mellitus. 12. Symp. d. Dtsch. Ges. f. Endokrinologie. Berlin-Heidelberg-New York: 1967.

RENOLD, A. E., BURR, I.: The pathogenesis of diabetes mellitus. Possible usefulness of spontaneous hyperglycemic syndroms in animals. Calif. Med. 112, 23—34 (1970).
— GONET, A. E., STAUFFACHER, W.: Diabetes and/or obesity in laboratory animals. Nach einem auf der „Round Table Conference on Laboratory Animals" in London, März 1966, gehaltenen Vortrag (unveröff.).
— — — JEANRENAUD, B.: Laboratory animals with spontaneous diabetes and/or obesity: suggested suitability for the study of spontaneous atherosclerosis. Intern. Symposium on Recent Advances in Atherisclerosis, Athena. Progr. biochem. Pharmacol. 4, 363—369 (1968).
— YOUNG, D. A. B.: Possible chemical defects in diabetes mellitus in man and hereditary diabetes mellitus in animals. Proceedings of the second Intern. Congress of Endocrinology, London 83, 883—887 (1964).
STAATS, J.: Standardized nomenclature for inbred strains of mice. Third listing. Cancer Res. 2., 24, 147—168 (1964).
STAUFFACHER, W., ORCI, L., AMHERDT, M., LAMBERT, A. E., RENOLD, A. E., ROUILLER, CH.: Le diabète spontané chez l'animal. Considérations sur la pathogénesè du syndrome aigu et sur la morphologie des lésions du syndrome chronique. Path. et Biol. 18, 539—549 (1970).
VÖLKER, R.: Blutzuckeruntersuchungen an gesunden und kranken Tieren. Arch. wiss. prakt. Tierheilk. 59, 16—47, 467—506 (1929).
WALDRAFF, H. P.: Der Diabetes mellitus in der tierärztlichen Literatur. Vet. Diss., Gießen 1961.
WARREN, SH., LE COMPTE, PH., LEGG, M.: Spontaneous diabetes in animals. Pathology of diabetes mellitus. Neuaufl. erscheint in Kürze. Philadelphia: Lea & Febinger.
WILKINSON, J. S.: Spontaneous diabetes in domestic animals. Vet. Rev. Annot. 3, 69—96 (1957); 4, 93—117 (1958).
WITTMER, W.: Zuckerausscheidungen im Harn kranker Haustiere. Dtsch. tierärztl. Wschr. 27, 434—436 (1919).
WRENSHALL, G. A., HARTROFT, W. S., BEST, C. H.: Insulin extractable from the pancreas and islet cell histology. Comparative studies in spontaneous diabetes in dogs and human subjects. Diabetes 3, 444—452 (1954).

Haustiere

Pferd

AELLIG, A.: Diabetes mellitus. Schweiz. Arch. Tierheilk. 68, 415—433, 498—515 (1926).
ARDANS, A.: A pituitary tumor in a horse. Personal communications (1954); zit. nach TASKER, J. B., 1966.
BANG, O.: Ein Fall von Zuckerkrankheit beim Pferd. Mskr. Dyrlaeg. 25, 446—453 (1915).
BEIJERS, J. A.: Vermehrung unserer Kenntnisse innerer Erkrankungen der großen Haustiere. T. Diergeneesk. 67, 53—70 (1940).
BJÖRKMANN, N., HELLERSTRÖM, C., HELLMAN, B., ROTHMANN, M.: Ultrastructure and enzyme histochemistry of the pancreatic islets in the horse. Z. Zellforsch. 59, 535—554 (1963).
BLAINE, D.: Veterinary Art. 1st. Ed. London: Longman, T. N., Rees, O., Paternoster Row 1802.
BURNS, J.: Diabetes mellitus in a horse. Seminar Report for Clinical Conference 202, March 1959. N.Y. State Veterinary College Ithaca. Unpublished report filed in the Flower Library; zit. nach KING, J. M., 1962.
DELPRATO, P.: Vorlesung in der Akademie zu Turin 1871; zit. nach VIRCHOW-HIRSCH: Jahresbericht 1, 554 (1872), Berlin.
DIECKERHOFF, W.: Diabetes mellitus bei Pferden. Berl. tierärztl. Wschr. 39, 457—462 (1892).
FERRARI, R.: Zuckerharnruhr bei einem Maultier. Mod. Zooiatro 10, 137—138 (1926).
GIBSON: Diseases of horses. 1st. Ed. London: Millar 1751.
HEISS: Diabetes mellitus beim Pferde. Wschr. Tierheilk. u. Viehzucht 32, 305—309 (1888).
JEFFREY, J. R.: Diabetes mellitus secondary to chronic pancreatitis in a pony. J. Amer. vet. med. Ass. 153, 1168—1175 (1968).
DE JONG, X.: Zuckerharnruhr beim Pferd. Veterinarien, London 1896; zit. nach WALDRAFF 1961.
JORGENSON, G. E.: Veterinary diagnosis and treatment. 302, (1925).
— Interesting case of pancreatic glycosuria. J. Amer. vet. med. Ass. 58, 718—719 (1921).
KING, J. M., KAVANAUGH, J. F., BENTINICK-SMITH, J.: Diabetes mellitus with pituitary neoplasms in a horse and a dog. Cornell Vet. 52, 133—145 (1962).
KRÜGER, B.: Zuckerharnruhr. Z. Veterinärk. 19, 488 (1902).
LINDQUIST, C. A.: Zuckerharnruhr bei Haustieren. T. Vet. Med. 12, 27—38 (1893).

Loeb, W. F., Capen, C. C., Johnson, L. E.: Adenomas of the pars intermedia associated with hyperglycemia and glycosuria in two horses. Cornell Vet. 4, 623—639 (1966).

Nikerle, B.: Bericht über die innere Klinik des Wiener Thierarznei-Institutes. Vjschr. wiss. Veterinärk. Wien 10, Nr. 1, 35 (1857).

Nunn, J. A.: (1) Vet. J. 32, 405 (1891); zit. nach Wilkinson ,1958.

— (2) Vet. J. 35, 170 (1892); zit. nach Wilkinson, 1958.

Perosino, F.: Diabetes beim Pferd. Giorn. Vet. (1854); zit. nach Dieckerhoff, 1892.

Preller, A.: Über Diabetes mellitus beim Pferd. Diss., Bern 1908, S. 1—56.

Rueff, G. A.: Repetitorium für Tierheilkunde 28, 252—257 (1867); zit. nach Preller, A., Diss., Bern 1908.

Russanow, K.: Zuckerharnruhr beim Pferd; zit. nach Ellenberger-Schütz: Jber. Vet. Med. 32, 119 (1912).

Schmidt, J.: Über Diabetes mellitus beim Pferd. Berl. tierärztl. Wschr. 26, 99 (1910); Referat über Diss. Preller, A., 1908.

Tasker, J. B., Whitman, Ch. E., Martin, B. R.: Diabetes mellitus in the horse. J. Amer. vet. med. Ass. 149, 393—399 (1966).

Taylor, B. W.: Zuckerharnruhr beim Pferde; zit. nach Berl. tierärztl. Wschr. 39, 457—462 (1892).

Veterinärbericht: Chronische, konstitutionelle Krankheiten unter den Pferden der preussischen Armee, der beiden sächsischen und des württembergischen Armeekorps im Jahre 1911. Preuss. sächs. u. württ. statist. Veterinärbericht, S. 87 (1911).

Veterinär-Sanitätsbericht: Statistischer Veterinärsanitätsbericht über Preuß. Armee (einschl. des württ. Armeekorps) für 1907.

Walley, T.: Diabetes mellitus in a horse. J. comp. Path. 5, 70 (1892).

Rind

Barboni, E., Manocchio, I.: Pankreasveränderungen bei Rindern mit Diabetes mellitus nach Maul- und Klauenseuche. Arch. vet. ital. 13, Nr. 6, 477—489 (1962).

Beijers, J. A.: Vermehrung unserer Kenntnisse innerer Erkrankungen der großen Haustiere. T. Diergeneesk. 67, 53—70 (1940).

Bimbi, P.: Ein Fall von Diabetes beim Rind. Mod. Zooiat. Torino 22, 149 (1911). Abst. in Rev. gen. Med. vet. 18, 517 (1911).

Bru, P.: Diabetes bei Haustieren. Rev. vét. Toulouse 60, 619 (1908).

Campell, L. A., Kronfeld, D. S.: Estimation of low concentrations of plasma glucose using glucose oxidase. Amer. J. vet. Res. 22, 587—589 (1961).

Christensen, N. O., Schambye, P.: Über Diabetes mellitus beim Rinde. Nord. Vet.-Med. 2, 863—900 (1950).

Darbas, M.: Ein Fall von Zuckerharnruhr beim Ochsen. Rev. vét. Toulouse 15, 357 (1890).

Deyoe, C. W., Shrode, M. C., Kunkel, H. O.: Physiological responses to insulin induced stress in osteostrophic dwarf, dwarf carrier and normal beef cattle. J. Anim. Sci. 18, 1128 (1959).

Fooy, J. P.: Ein Fall von Diabetes mellitus beim Stier. Ned. Indische Bladen Diergeneesk. 52, 195—202 (1940).

Girotti, A.: Nuova Ercolani 1, 69 (1896); zit. nach Aellig, 1926.

Hillerbrand, W.: Ein Fall von Diabetes mellitus beim Rind. Berl. tierärztl. Wschr. 26, 389 bis 390 (1910).

Ingardi, F.: Diabetes mellitus beim Rinde. Clin. vet. (Milano) 32, 801 (1909); zit. nach Aellig, 1926.

Jaspers, D. E.: Acute and prolonged insulin hypoglycemia in cows. Amer. J. Vet. Res. 14, 184 (1953).

Kaneko, J. J., Rhode, E. A.: Diabetes mellitus in a cow. J. Amer. vet. med. Ass. 144, 367 bis 373 (1964).

Pacchioni, G.: Über den Diabetes mellitus der Rinder. Klinischer Beitrag u. diagnostische Untersuchung. Nuova Vet. 12, 15—20 (1934).

Pauluzzi, L.: Diabetes nach Maul- und Klauenseuche bei zwei Rindern und einer Ziege. Clin. vet. (Milano) 86, 113—129 (1963).

Pedini, B., Diabetes mellitus beim Rind. Vet. ital. 11, 739—789 (1960).

— Avellini, G., Morettini, B., Comodo, N.: Diabetes mellitus nach Maul- und Klauenseuche beim Rind. Atti Soc. ital. Sci. vet. 16, 443—451 (1963).

Pellegrini, S., Pellegrini, N.: Der Verhalten der A- und B-Zellen der Pankreasinseln während der Trächtigkeit beim Rind. Atti Soc. ital. Sci. vet. 14, 349—353 (1960).

Renold, A. E., Steinke, J., Soeldner, J. S.: Immunologic studies with homologous and heterologous pancreatic insulin in the cow. Ciba Colloquium on the Aetiology of Diabetes mellitus and its Complications. London: Churchill 1964, and Ciba Foundation Colloquia on Endocrinology 15, Diabetes mellitus, 122 (1963).

Rossow, N.: Ergebnisse mit der enzymatischen Blutzuckerbestimmung bei klinisch gesunden Rindern. Mh. Vet.-Med. 17, 348—351 (1962).

Sampson, J.: The significance of hypoglycemia. J. Amer. vet. med. Ass. 112, 350 (1948).

Sharma, G. H.: Diabetes mellitus in a Buffalo cow. Indian vet. J. 17, 370—372 (1941).

Straubus, J. R., Brown, R. E., Davis, C. C., Nelson, W. O.: Effect of phloridzin, insulin and butyrate on the concentration of glucose and ketones in the blood and urine of tasted steers. J. Diary Sci. 43, 1796—1808 (1960).

Schaf

Baker, L. H., Reid, J. J., Owen, M.: Diabetic coma of feed-lot sheep. J. Amer. vet. med. Ass. 79, 97—99 (1931).

Jarret, I. G.: Alloxan diabetes in sheep. Aust. J. exp. Biol. med. Sci. 24, 95—102 (1946).

Jaspers, D. E.: Prolonged insulinhypoglycemia in sheep. Amer. J. vet. Res. 14, 209 (1953).

Ziege

Pauluzzi, L.: Diabetes mellitus nach Maul- und Klauenseuche bei zwei Rindern und einer Ziege. Clin. vet. (Milano) 86, 113—129 (1963).

Schwein

Biester, H. E.: Diabetes in a pig showing pancreatic lesions. J. Amer. vet. med. Ass. 67, 99—109 (1925).

Hund

Almy, F.: Diabetes mellitus beim Hunde. Rev. Vet. 2, 127 (1901).

Anderson, N. V., Johnson, K. H.: Pancreatic carcinoma in the dog. J. Amer. vet. med. Ass. 150, 286—295 (1967).

Apel, S.: Klinische Erfahrungen beim Diabetes mellitus des Fleischfressers. Berl. Münch. tierärztl. Wschr. 72, 295—298 (1959).

Archibald, J., Whiteford, R. D.: Canine atrophic pancreatitis. J. Amer. vet. med. Ass. 122, 119—125 (1953).

Bachmann, W.: Die Krankheiten von Hund und Katze, S. 267—269. München und Basel: Reinhard Verlag 1956.

Baker, E.: Diabetes mellitus in a dog. N. Amer. Vet. 36, 41 (1955).

Balla, E.: Diabetes mellitus beim Hund. Allatorv. Lab. 34, 135 (1911); zit. nach Kast, 1967.

Barron, C. N.: Ectopic pancreas in the dog. A report of three cases. Acta anat. (Basel) 36, 344—352 (1959).

Bloodworth, J. M. B., Engerman, R. L., Powers, K. L., Madison, B. S.: Experimental diabetic microangiopathy. I. Basement membrane statistics in the dog. Diabetes 18, 455—458 (1969).

Bloom, F.: Differential diagnosis and treatment of polyuria in dogs. N. Amer. Vet. 23, 727 bis 732 (1942).

— Renal vascular lesions in diabetes mellitus. In: Pathology of the dog and cat. Evanston (Ill.): American Veterinary Publications 60—61 Inc. 1954.

— Glomerular hyalinization in diabetes mellitus. In: Pathology of the dog and cat. Evanston (Ill.): American Veterinary Publications 70—71 Inc. 1954.

— Hypoinsulinism. In: Hoskins, H. P.: Canine medicine, 2 ed. Rev. Amer. Vet. Publ. Inc. 399—404 (1966).

— Handelsman, M. B.: Diabetes mellitus in dogs. N. Amer. Vet. 18, 39—50 (1937).

Bohrn, A.: Über die Beziehungen der Schilddrüse zum Blutzuckergehalt. Wien. Diss. (1936). Wien. tierärztl. Mschr. 24, 538 (1937).

Brack, M., Bartels, P.: Zur Klinik und Pathologie der chronischen Pankreaserkrankungen des Hundes. Kleintier-Prax. 13, 9—16 (1968).

Brown, E. M., Dohan, F. C., Freedman, L. R., de Moor, P., Lukens, F. D. W.: The effects of prolonged infusion of the dog's pancreas with glucose. Endocrinology 50, 644—656 (1952).

Brunk, R.: Der spontane Diabetes mellitus beim Hund. Berl. Münch. tierärztl. Wschr. 80, 433—436 (1967).

Brunner, F.: Erfahrungen mit dem Blutzuckersenker Buformin in der Hundepraxis. Wien. tierärztl. Mschr. 56, 381—383 (1969).

Caedac, Maignon: Ein Fall von Diabetes beim Hund. Rev. vét. Toulouse 32, 558 (1907); zit. nach Wilkinson, J. S., 1958.

Campbell, E. A.: The treatment and control of diabetes in the dog. Aust. vet. J. 34, 222—224 (1958).

Campbell, J., Best, C. H.: Production of diabetes in dogs by anterior-pituitary extracts. Lancet 253, 1444—1445 (1938).

Carne, P., Hoe, C. M., Wilkinson, J. S., Harvey, D. G.: Two cases of spontaneous diabetes mellitus in the dog. Brit. vet. J. 112, 531—535 (1956).
Cello, R. M., Kennedy, P. C.: Hyperinsulinism in dog due to pancreas islet cell carcinoma. Cornell Vet. 47, 538—557 (1957).
Chandler, E. A.: Diabetes in dogs. Vet. Rec. 85, 477 (1969).
Christensen, N. F.: Diabetes in a dog. Vet. Rec. 57, 1269 (1939).
Christoph, H. J.: Abriß der Klinik der Hundekrankheiten, 2. Aufl., S. 362—365. Jena: Gustav Fischer Verlag 1962.
Chrustalev, S.: Zur Kasuistik des Pankreasdiabetes mellitus beim Hund. Ucen. Zap. kasan. gosudarstv. vet. inst. 38, 152—159 (1928).
Coffin, D. L., Munson, T. O.: Endocrine diseases of the dog associated with hair loss. Sertoli-cell tumor of testis hypothyroidism, canine Cushing's syndrome. J. Amer. vet. med. Ass. 123, 402 (1953).
— Thordal-Christensen, A.: The clinical and some pathological aspects of pancreatic disease in dogs. Vet. Med. 48, 193—198 (1953).
Cushing, E. R.: Diabetes in a dog. J. Amer. vet. med. Ass. 84, 655—657 (1934),
Darras, G. C. A.: Zwei Fälle von Diabetes mellitus beim Hund. Bull. Soc. centr. med. vet. 687, (1906); zit nach Dtsch. tierärztl. Wschr. 15, 272 (1907).
Darraspen, E., Florio, R., Meymandi, M. H.: Des variations glycémiques dans les néphrites chez le chien. Rev. Path. comp. 39, 748—751 (1939).
Dixon, J., Sanford, J.: Pathological features of spontaneous canine diabetes mellitus. J. comp. Path. 72, 153—164 (1962).
— — Canine diabetes mellitus—A report of fourteen cases. J. small Anim. Pract. 2, 9—17 (1961).
Doeglas, A., Tennissen, G. H. B.: Pankreasatrophie beim Hund. T. Diergeneesk. 81, 233 bis 241 (1956).
Drury, D. R., Palmer, J. J.: Die Wirksamkeit von Insulin bei diabetisch hyperglykämischen Tieren. Proc. Soc. exp. Biol. (N.Y.) 30, 394—397 (1938) .
Eardley, F. J., McGhee, J. H.: A case of diabetes mellitus in a dog. Vet. Rec. 49, 715—716 (1937).
Eber, W.: Zwölf Fälle von Diabetes mellitus beim Hund. Mh. prakt. Tierheilk. 9, 97—116 (1897).
Eichhorn, H.: Beobachtungen über Zuckerharnruhr bei Hunden. Sächs. Ber. 184 (1892); zit. nach Ellenberger-Schütz, Iber. Vet. Med. 12, 115 (1892).
Eikmeier, H.: Diabetes beim Hund. Zbl. Vet.-Med. 8, 793—801 (1961).
Eisenberger, M. Ch.: Diabetes mellitus beim Hunde: Augenläsionen in unregelmäßigen Perioden. Rev. gén. Méd. vét. 12, 507—510 (1908).
Engerman, R. L., Bloodworth, J. M. B.: Experimental diabetic retinopathy in dogs. Arch. Ophthal. 73, 205—210 (1965).
Evans, H. M., Meyer, K., Simpson, M. E., Reichert, F. L.: Disturbance of carbohydrate metabolism in normal dogs injected with hypophyseal growth hormone. Proc. Soc. exp. Biol. (N.Y.) 29, 857—858 (1932).
Feller, D. D., Chaikoff, I. L., Strisower, H., Searle, G. L.: Glucose utilization in the diabetic dog, studies with C^{18}-glucose. J. biol. Chem. 188, 865—880 (1951).
Fettick, O.: Drei Fälle von Diabetes mellitus beim Hunde. Veterinarius 9, (1899); zit. nach Ellenberger-Schütz: Jber. Vet. Med. 19, 132 (1899).
Finlayson, J. S., Krook, L., Larsson, S.: The effect of obesity, pyometra and diabetes mellitus on the fat and cholesterol contens of liver and spleen in the dog. Acta physiol. scand. 49, 29—34 (1960).
Franzenburg, S.: Zuckerkrankheit bei einem Hunde. Mitteilungen für Tierärzte, S. 121—122 (1895); zit. nach Dtsch. tierärztl. Wschr. 3, 132 (1895).
Freudiger, U., Köhler, H.: Klinische und pathologisch-histologische Untersuchungen bei einem Fall von Diabetes mellitus des Hundes. Schweiz. Arch. Tierheilk. 97, Heft 4, 188 bis 197 (1955).
Fröhner, E.: Über Zuckerharnruhr beim Hunde. Mh. prakt. Tierheilk. 3, 149—163 (1892).
Gärtner, K., Kirschner, A., Mandl, J.: Untersuchungen zur Disposition der Hündin für Diabetes mellitus. I. Einfluß des Sexualcyclus auf die Glukosetoleranz und den Glukose-space. Zbl. Vet.-Med. A. 15, 517—526 (1968).
— Melani, F.: Untersuchungen zur Disposition der Hündin für Diabetes mellitus. II. Verhalten des Seruminsulins nach Glukosebelastung bei gesunden und latent diabetischen Hündinnen. Zbl. Vet.—Med. A. 15, 527—531 (1968).
Garbers, H.: Zur Frage des Wirkungsmechanismus der oralen Diabetes-Therapie mit BZ 55 und D 860 an Hand einer Falles von Diabetes mellitus beim Hund. Dtsch. tierärztl. Wschr. 64, 104—105 (1957).
Geness, S. G., Komissarenko, W. P.: Über die physiologischen Schwankungen des Blutzuckerspiegels bei Kaninchen und Hunden. Biochem. Z. 285, 420—428 (1936).

GEPTS, W.: Les modifications histologiques pancréatiques, retiniennes et rénales constatées chez des animaux (chiens et chats) spontanément diabétiques. O. J. (unveröffentl.).
— TOUSSAINT, D.: Spontaneous diabetes in dogs and cats. Diabetologia 3, Heft 2., 249—265 (1967).
GEYER, S., BIBRACK, BR., HÄNICHEN, T.: Zur Klinik und Pathologie von Pankreaserkrankungen beim Hund. Kleintier-Prax. 13, 17—24 (1968).
GRIMM, G.: Bericht über einen Fall von Altersdiabetes beim Hund. Kleintier-Prax. 15, 19—26 (1970).
GROEN, J. J., FRENKEL, H. S., OFFERHAUS, L.: Observations on a case of spontaneous diabetes mellitus in a dog. Diabetes 13, 492—499 (1964).
GUTZEIT, K.: Zuckerharnruhr beim Hund. Schlesw. Mitteil. f. Tierärzte (1895); zit. nach WILKINSON, J. S.: Vet. Rev. Annot. 3, 69—96 (1957).
GYLSTORFF, J.: Hypophysenveränderungen bei der Pyometra des Hundes. Dtsch. tierärztl. Wschr. 66, 70—74 (1959).
HALTENHOFF, G.: Diabetischer Cataract bei einem Hunde. Z. vergl. Augenheilk. 3, 65—67 (1884).
HANSEN, H. J.: Insulom beim Hund. Nord. Vet.-Med. 1, 363—376 (1949).
HAUSLER, H. R., SIBAY, T. M., CAMPBELL, J.: Retinopathy in a dog following diabetes induced by growth-hormone. Diabetes 13, 122—126 (1964).
HEINBECKER, P.: WHITE, H. L., ROLF, D.: Experimental obesity in the dog. Amer. J. Physiol. 141, 549 (1944).
HJÄRRE, A.: Sektionsbefund beim Diabetes mellitus des Hundes und der Katze. Arch. wiss. prakt. Tierheilk. 57, 1—76 (1928).
HOLMES, W. H.: Diabetes in dogs. Vet. Rec. 85, 421 (1969).
HOWICK-SMITH, C.: Treatment of a diabetic dog. Lancet 272, 1044 (1957).
HÜSEYIN, K. U.: Diabetes mellitus bei einem Hunde und Forschungen über dieses Problem. Türk vet. Hekim. dern. Derg. 57/58, 123—129 (1951); zit. nach Dtsch. tierärztl. Wschr. 59, 74 (1952).
JANECSKO, A.: Über den Blutzuckergehalt bei gesunden und bei kranken Haustieren. Iber. Vet. Med. 51, 102 (1931).
JEDDICKE, K.: Die orale Therapie des Diabetes mellitus beim Hund mit Glycodiazin. Dtsch. tierärztl. Wschr. 75, 482—483 (1968).
JELINEK, F.: Über den Einfluß eiweißreicher und eiweißarmer Ernährung auf die Verdauungsglykämie. Diss., Wien 1935; Wien. tierärztl. Mschr. 23, 653 (1936).
KEEN, H.: Spontaneous diabetes in man and animals. Vet. Rec. 72, 555—557 (1960).
KÉPINOV, L.: Role de l'hypophyse dans l'action hyperglycemiante du sang de chien diabetique. C.R. Soc. Biol. (Paris) 116, 145—147 (1934).
KING, J. M., KAVANAUGH, J. F., BENTINICK-SMITH, J.: Diabetes mellitus with pituitary neoplasma in a horse and a dog. Cornell Vet. 52, 133—145 (1962).
KÖHLER, H., MANOCCHIO, J., WOJNKE, L.: Klinische und pathologisch-histologische Untersuchungen bei Diabetes mellitus des Hundes. Arch. exp. Vet.-Med. 11, 329—341 (1957).
— STAVROU, D.: Ein Beitrag zur Pankreasatrophie beim Hund. Dtsch. tierärztl. Wschr. 74, 150—153 (1967).
KRIPPEL, F.: Ein Fall von Zuckerharnruhr beim Hund. Wien. tierärztl. Mschr. 24, 609—614 (1937).
KROOK, L., LARSON, ST., JAMES, R., RONNEY, R.: The interrelationship of diabetes mellitus obesity and pyometra in the dog. Amer. J. vet. Res. 21, 120—124 (1960).
KRUMBHAAR, E. B.: Diabetes mellitus beim Hunde. Vet. Rec. 1, 139 (1918).
LANFRANCHI, A.: Diabetes mellitus beim Hunde. Clin. vet. soz. prat. settim. S. 710 (1907); zit. nach ELLENBERGER-SCHÜTZ: Iber. Vet. Med. 27, 113 (1907).
LAUE, W.: Schwerer Fall von Zuckerharnruhr und Heilung. Dtsch. tierärztl. Wschr. 40, 469—470 (1932).
LEHMANN, R. H.: Zur Diagnostik des Diabetes mellitus beim Hund. Mh. Vet.-Med. 20, 752 bis 757 (1965).
LEWIS, D. G.: A preliminary communications on the oral treatment of two cases of hyperglycaemia in the dog presurned to be due to diabetes mellitus. J. small Anim. Pract. 1, 201 bis 203 (1961).
LEWIS, J.-T., TURCATTI, E.-S.: Le diabète pancréatique chez le chien privé du système nerveux sympathique. C.R. Soc. Biol. (Paris) 120, 274—276 (1935).
LIEBERMANN, H.: Der Blutzucker bei gynäkologischen Hundepatienten. Diss., Leipzig 1957.
LIENAUX, M.: Un cas de diabète pancréatique observé chez le chien. Ann. Méd. vét. 46, 190—194 (1897).
LINDAU, H.: Über einige Fälle von Diabetes mellitus beim Hund. Tierärztl. Rundschau 40, 126—129 (1934).
LIVINGSTON, D. V. M.: Normal urine values of racing-greyhounds. J. Amer. vet. med. Ass. 142, No. 4., 371—372 (1963).

Lowrie, M. I.: Diabetes in an aged dog. Canad. J. comp. Med. 18, 414 (1954).

Luick, J. R., Black, A. C., Parker, H. R., Simensen, M. G.: Glucose metabolism in the lactating beagle-dog. Amer. J. Physiol. 202, 329—333 (1962).

Luy, P.: Chemisch-physiologische Befunde bei einem Fall von Zuckerharnruhr des Hundes. Dtsch. tierärztl. Wschr. 37, 278—279 (1929).

Malherbe, W. D.: Diabetes mellitus in a dachshund bitch. J. S. Afr. vet. med. Ass. 18, 28—31 (1947).

Mayr, W.: Insulinbehandlung und Diätbeeinflussung des Diabetes mellitus bei Hunden. Dtsch. tierärztl. Wschr. 40, 566—568 (1932).

McBride, N. L., Jr.: Diabetes in an aged Boston Terrier. N. Amer. Vet. 22, 367—368 (1941).

McEvoy, J. P.: Atrophie of the pancreas, a case report. N. Amer. Vet. 35, 529 (1954).

Milks, H. J.: Some cases of diabetes in dogs. J. Amer. vet. med. Ass. 81, 620—626 (1932).

— Stephenson, H. C.: Diabetes in dogs. Cornell Vet. 27, 169—177 (1937).

Millar, R.: A case of diabetes mellitus in the bitch. Aust. vet. J. 28, 163 (1952).

Miller, F. H.: Diabetes mellitus bei Hunden. Amer. vet. Rec. 20, 630—636 (1897).

Möller-Sörensen: Ein Fall von Pankreatitis chronica indurativa mit Diabetes mellitus beim Hunde. K. Vet. Höjsk. Aarsskr. 1917, 179—190.

Nielsen, S. W., Pocock, E. F.: Chronic relapsing pancreatitis in a dog. Cornell Vet. 43, 567 bis 572 (1953).

Niemand, H. G.: Diabetes mellitus beim Hunde und seine Therapie. Kleintier-Prax. 4, 2—5 (1959).

— Zur Polydipsie des Hundes. (Abstr.) Dtsch. tierärztl. Wschr. 72, 332 (1965).

— Praktikum der Hundeklinik, 1. Aufl., S. 318—320. Berlin u. Hamburg: Paul Parey 1962.

Paltrinieri, S.: Diabetes mellitus des Hundes. Eigene Untersuchungen über den Zuckergehalt des Blutes und die Insulintherapie. Bologna Nuova vet. crinaria 8, 113—117, 147—151 (1930).

Parkin, B. S., Graf, H.: A clinical report on diabetes mellitus in dogs. J. S. Afr. vet. med. Ass. 9, 191—196 (1938).

Patz, A., Berkow, J. W., Maumenee, A. E., Cox, J.: Studies on diabetic retinopathy. II. Retinopathy and nephropathy in spontaneous canine diabetes. Diabetes 14, 700—708 (1965).

— Maumenee, A. E.: Studies on diabetic retinopathy. I. Retinopathy in a dog with spontaneous diabetes mellitus. Amer. J. Ophthal. 54, 532—541 (1962).

Penberthy, J.: Diabetes mellitus in the dogs. J. comp. Path. 6, 184 (1894).

Petersen, W. W.: Diabetes mellitus beim Hunde. Versuche mit einem Pankreashormon-Präparat. Mskr. Dylaeg. 36, 289—309 (1924/25).

Pollock, S.: Bauman, E. O.: Diabetes mellitus in a dog. J. Amer. vet. med. Ass. 115, 34—35 (1949).

Prieur, D.: Diabetes mellitus beim Hund. Kleintier-Prax. 12, 61—68 (1967).

Resnick, S.: Control of spontaneous diabetes mellitus in two dogs. J. Amer. vet. med. Ass. 142, 1122—1125 (1963).

Richardson, K. C., Young, F. G.: Histology of diabetes induced in dogs by injection of anterior pituitary extracts. Lancet 1938, I 1098.

Ricketts, H. T., Petersen, E., Steiner, P. E., Tupikowa, N.: Spontaneous diabetes mellitus in the dog, an account of eight cases. Diabetes 2, 288—294 (1953).

— Test, C. E., Petersen, E. S., Lints, H., Tupikova, N., Steiner, P. E.: Degenerative lesions in dogs with experimental diabetes. Diabetes 8, 298—306 (1959).

Roberts, I. M.: The diagnosis and treatment of diabetes mellitus in the dog. J. Amer. vet. med. Ass. 124, 443—446 (1954).

Rouse, B. T., Wilson, M. R.: A case of hypoglycaemia in a dog associated with neoplasia of the pancreas. Vet. Rec. 79, 454—456 (1966).

Russo, R.: Diabetes mellitus in dogs. Vet. Med. 41, 230—232 (1946).

Schindelka, H.: Zuckerharnruhr und Fettleber bei einem Hunde. Öst. Vjschr. wiss. Vetkd. 4, 162—166 (1892).

— Zur Casuistik des Diabetes beim Hunde. Mschr. prakt. Tierheilk. 4, 132—137 (1893).

Schlaaff, S.: Die Therapie des Diabetes mellitus beim Hund. Mh. Vet.-Med. 17/18, 756—757 (1965).

Schlotthauer, C., Millar, J.: Diabetes mellitus in dogs and cats. J. Amer. vet. med. Ass. 118, 31—35 (1951).

Schwarz, L.: Über den Einfluß der Fettfütterung auf den Blutzuckerwert. Wien, Diss. 1937; Wien. tierärztl. Mschr. 25, 549—550 (1938).

Sendrail, H., Cuillé, A.: Zwei Fälle von Diabetes mellitus beim Hund. Rev. Méd. (Paris) 58, 229 (1906).

— Lafon, C.: Zwei Fälle von Diabetes beim Hund. Rev. Méd. vét. 1, 4 (1906); zit. nach Berl. tierärztl. Wschr. 22, 590—591 (1906).

Seneviratne, P.: Diabetes mellitus in a bitch. Ceylon vet. J. 2, 61—62 (1954).

Sholl, L. B., Sales: Observations in 69 cases of canine diabetes. Med. vet. Pract. 39, 1, 131—132 (1958).

Skillen, R. S.: Biochemische Betrachtungen des Diabetes beim Hund. N. Amer. Vet. I, 39, 3 (1958).

Skowronski, C.: Ein Fall von Diabetes mellitus beim Hund. Przegl. weter 4, (1929); zit. nach Ellenberger-Schütz: Iber. vet. med. 49/I, 664 (1929).

Slye, M., Wells, H. G.: Tumors of islets tissue with hyperinsulinism in a dog. Arch. Path. 19, 537—542 (1935).

Smith, E. M.: Blood cells counts and hemoglobin value in normal and diabetic dogs. Amer. J. clin. Path. 16, 457—461 (1946).

Sparapani, L.: Ein Fall von Diabetes mellitus beim Hund. Il nuovo Ercolani S. 486 (1911); zit. nach Ellenberger-Schütz: Iber. vet. med. 31, 107 (1911).

Steinmetzer, K., Göldner, S.: Die Nierenschwelle für Zucker beim Hund. Wien. tierärztl. Mschr. 22, 299—302 (1935).

Stenström, O.: Ein Fall von Pankreasdiabetes beim Hund. Svensk. vet. T. 141 (1919).

Street, C. S., Herrero, B. A.: Diabetes mellitus, cirrhosis, duodenal ulcer and neoplasma in a dog. J. Amer. vet. med. Ass. 148, 1382—1386 (1966).

Szalay, J.: Über den Einfluß verschieden temperierten, rektal infundierten Wassers auf den Blutzuckernüchternwert beim Hund. Wien. tierärztl. Mschr. 34, 297 (1947).

Teunissen, G., Blok-Schuring, P.: Diabetes mellitus bei Hund und Katze. Schweiz. Arch. Tierheilk. 108, 409—427 (1966).

Teunissen, G. H. B., Rijubeck, A., Schopman, W., Hackeng, W. H. L.: Der Insulingehalt im Blut bei Diabetes mellitus und einigen anderen Erkrankungen des Hundes. Kleintier-Prax. 15, 29—31 (1970).

Thordal-Christensen, A., Coffin, D. L.: Pancreatic diseases in the dog. Nord. Vet.-Med. 8, 89—114 (1956).

Triau, A.: Diabète sucré du chien traité par l'insuline-retard. Rec. Méd. vét. 124, 456—468 (1948).

Török, J.: Zwei Fälle von Pankreas-Insuffizienz. Allatorvosi Lapok 59, 123—128 (1936).

Veilleux, R.: Affections inflammatoires et dégénératives du pancréas chez le chien. Rec. Méd. vét. 134, 587—610 (1958).

Videsott, R.: Nierendiabetes in der Tiermedizin. Clin. Vet. 59, 16—37 (1936).

Vine, L. L.: Diabetes mellitus in an English setter. Vet. Med. 41, 295 (1946).

Völker, R.: Die Behandlung des Diabetes mellitus des Hundes mit Synthalin. Berl. tierärztl. Wschr. 43, 677—681 (1927).

— Blutzuckeruntersuchungen an gesunden und kranken Tieren (Habilitationsschrift). Arch. wiss. prakt. Tierheilk. 59, 16—47 (1929).

— Krzywanek, F. W.: Klinische und physiologische Beobachtungen über einen Fall von Zuckerharnruhr. Berl. tierärztl. Wschr. 553—555 (1926).

Volk, B. V., Lazarus, S. S.: Ultramicroscopic evolution of B-cells ballooning degeneration in diabetic dogs. Lab. Invest. 127, 697—711 (1963).

— — Ultrastructure of pancreatic B-cells in severely diabetic dogs. Diabetes 13, 60—70 (1964).

Waddington, F. G.: Insulin treatment of diabetes mellitus in a dog. Vet. Rec. 859 (1937).

Walker, D.: Diabetes mellitus following steroid therapy in a dog. Vet. Rec. 74, 1543—1545 (1962).

Wilkinson, J. S.: Disease of the pancreas in the dog. In: Jones, B. V.: Advances in small animal practice 4, p. 31—40. Pergamon Press 1962.

— Spontaneous diabetes mellitus. Vet. Rec. 72, 548—555 (1960).

— Clinico Pathologic Conference: Islet cell carcinoma in dog. Case report. J. Amer. vet. med. Ass. 144, 404—412 (1964).

— Scientific presentations and seminar synopsis. Amer. Anim. Hosp. Ass., Elkard, Ind. (1964); zit. nach Prieur, 1967.

Wrenshall, G. A., Hartroft, W. S., Best, Ch. H.: Insulin extractable from the pancreas and islet cell histology. Comparative studies in spontaneous diabetes in dogs and human subjects. Diabetes 3, 444—452 (1954).

Zanzucchi, A.: Klinischer Beitrag zur Kenntnis des spontanen Diabetes des Hundes. Clin. vet. 58, 269—280 (1935).

Katze

Apel, S.: Klinische Erfahrungen beim Diabetes mellitus des Fleischfressers. Berl. Münch. tierärztl. Wschr. 72, 295—298 (1959).

Bachmann, W.: Die Krankheiten von Hund und Katze, S. 267—269. München u. Basel: Reinhard Verlag 1956.

262   R. BRUNK: Spontandiabetes bei Tieren

BLOOM, F.: Diabetes mellitus in a cat. New Engl. J. Med. 217, 395—398 (1937).
— Renal vascular lesions in diabetes mellitus. In: Pathology of the dog and cat, p. 60—61. Evanston (Ill.): American Veterinary Publications Inc. 1954.
— Glomerular hyalinization in diabetes mellitus. In: Pathology of the dog and cat, p. 70—71. Evanston (Ill.): American Veterinary Publications Inc. 1954.
BOEHM, R., HOFFMANN: Der Fesslungsdiabetes der Katze. Arch. exp. Path. Pharmak. 8, 295 (1878).
BUSE, J., GUNDERSEN, K., LUKENS, F. D. W.: Steroid diabetes in the cat. Diabetes 6, 428 to 432 (1957).
CHRISTOPH, H. J.: Klinik der Katzenkrankheiten, 1. Aufl., S. 215. Jena: Fischer 1963.
DLUGACH, J.: Diabetes mellitus in a cat. J. Amer. vet. med. Ass. 123, 118—119 (1953).
DOHAN, F. C., LUKENS, F. D. W.: Lesions of the pancreatic islets produced in cats by administration of glucose. Science 105, 183 (1947).
— — Experimental diabetes produced by the administration of glucose. Endocrinology 42, 244—262 (1948).
GEPTS, W.: Les modifications histologiques pancréatiques retiniennes et rénales constatees chez des animaux (chiens et chats) spontanement diabetiques. o. J. (unveröffentl.).
— TOUSSAINT, D.: Spontaneous diabetes in dogs and cats. Diabetologia 3, 249—265 (1967).
HJÄRRE, A.: Sektionsbefund beim Diabetes mellitus des Hundes und der Katze. Arch. wiss. prakt. Tierheilk. 57, 1—76 (1928).
— Über das Vorkommen der Amyloiddegeneration bei Tieren. Acta path. microbiol. scand. Suppl. 16, 132—162 (1933).
HOLZWORTH, J., COFFIN, D. L.: Pancreatic insufficiency and diabetes mellitus in a cat. Cornell Vet. 43, 502—512 (1953).
HOOGLAND, H. J. M.: Ein Fall von Pankreas-Distomatose bei der Katze. T. Diergeneesk. 58, 457—467 (1931).
KEEP, J. M.: Diabetes mellitus in a Persien cat. Aust. vet. J. 30, 347—349 (1954).
LANDÉ, K. E.: Diabetes mellitus in a cat. Amer. J. clin. Path. 14, 590—591 (1944).
LUKENS, F. D. W.: Pituitary diabetes in the cat: recovery following insulin or dietary treatment. Endocrinology 30, 175 (1942).
— Pituitary diabetes in the cat: Recovery following phlorizin treatment. Endocrinology 32, 475—487 (1943).
McEVOY, J. P.: Diabetes in the cat. N. Amer. Vet. 30, 449—451 (1949).
RUBARTH, S.: The Degeneration of amyloid in the Langerhans' cell islands as the cause of diabetes mellitus in cat. Scand. vet.-tskr. 25, 750—761 (1935).
SCHLOTTHAUER, C., MILLAR, J.: Diabetes mellitus in dogs and cats. J. Amer. vet. med. Ass. 118, 31—35 (1951).
TEUNISSEN, G., BLOK-SCHURING, P.: Diabetes mellitus bei Hund und Katze. Schweiz. Arch. Tierheilk. 108, 409—427 (1966).
WILKINSON, J. S.: Spontaneous diabetes mellitus. Vet. Rec. 72, 548—555 (1960).
WILLIAMSON, J. R., LACY, P.: Electron microscopy of glycogen infiltration in islet of cat. Effects of repeated injections of glucose. Arch. Path. 72, 637—647 (1961).

Laboratoriumstiere

Chinesischer Hamster

BOQUIST, L., FALKMER, S.: Morphologic changes in the pancreatic islets of Chinese hamster in spontaneous diabetes and some experimental conditions. Z. Versuchstierk. 12, 96—99 (1970).
BUTLER, L.: The inheritance of diabetes in the Chinese hamster. Diabetologia 3, 124—129 (1967).
CAMPBELL, J., GREEN, G. R.: Free fatty acid metabolism in Chinese hamsters. Canad. J. Physiol. Pharmacol. 44, 47—57 (1966).
— RASTOGI, K. S., HAUSLER, H. R.: Hyperinsulinemia with diabetes induced by cortisone and influence of growth hormone in the Chinese hamster. Endocrinology 79, 749—756 (1966).
CARPENTER, A. M., GERRITSEN, G. C., DULIN, W. E., LAZAROW, A.: Islet and beta cell volumes in diabetic and non-diabetic siblings of Chinese hamsters. Diabetologia 3, 92—96 (1967).
CHAUNCEY, H. H., KRONMAN, J. H., YERGANIAN, G.: Enzyme histochemistry of oral tissues in the normal and diabetic Chinese hamster. Proceedings of the 2nd International Congress of Histo- and Cytochemistry, p. 184—185. Frankfurt 1964.
COHEN, M. M., SHKLAR, G., YERGANIAN, G.: Periodontal pathology in a strain of Chinese hamster cricetulus griseus, with hereditary diabetes mellitus. Amer. J. Med. 31, 864—867 (1961).

Cohen, M. M., Shklar, G., Yerganian, G.: Periodontal and pulpa pathology in a strain of Chinese hamsters with heriditary diabetes mellitus. Oral. Surg. 16, 104—112 (1963).
— — — Periodontal disease in the Chinese hamster with hereditary diabetes mellitus. Abstr. Program of 26th Annual Meeting of the American Diabetes Association, p. 28, 1966.
Dulin, W. E., Lund, G. H., Gerritsen, G. C.: Studies on diabetes in the Chinese hamster. (1) Pancreatic and plasma insulin. (2) Glucose metabolism by diaphragm and fat. Abstract. Program of 26th Annual Meeting of the American Diabetes Association, p. 20, 1966.
Ehrentheil, O., Reyna, L. G., Yerganian, G., Chen, E. F.: Studies in stress glycosuria. I. Prolonged glycosuria in Chinese hamster after repeated stress. Diabetes 13, 83—86 (1964).
Federlin, K., Schöffling, K., Schmitt, W., Pfeiffer, E. F.: Hodenveränderungen des diabetischen Chinesischen Hamsters. Z. Versuchstierk. 12, 99—100 (1970).
Gerritsen, G. C.: Characterization of diabetes in the Chinese hamster. Diabetologia 3, 74—84 (1967).
— Dulin, W. E.: Studies on the diabetic Chinese hamster. Diabetes 14, 448—449 (1965).
— — Serum proteins of Chinese hamsters and response of diabetics to tolbutamide and insulin. Diabetes 15, 331—335 (1966).
— Schmidt, F. L., Hoch, M. S., Blanks, M. C., Dulin, W. E.: Studies on diabetes in the Chinese hamster: Measurement of various physiological parameters. Abstract. Program of 26th Annual Meeting of the American Diabetes Association, p. 31, 1966.
Green, M. N., Yerganian, G.: Prediction of spontaneous hereditary diabetes mellitus in Chinese hamsters by means of elevated a-2 serum levels. Nature (Lond.) 197, 396 (1963).
— — Serum proteins in the spontaneously diabetic Chinese hamster. Excerpta med. (Amst.) 74, 53 (1964).
— — Gagnon, H. J.: Prediction of spontaneous hereditary diabetes mellitus in Chinese hamsters by means of elevated alpha-2 serum levels. Nature (Lond.) 197, 396 (1963).
— — Meier, H.: Elevated a-2 serum proteins as a possible genetic marker in spontaneous hereditary diabetes mellitus of the Chinese hamster. Experientia (Basel) 16, 503—504 (1960).
Gundersen, K., Yerganian, G., Lin, B. J., Ganow, H., Bell, F., Orisberg, T.: Diabetes in the Chinese hamster. Some clinical and metabolic aspects. Diabetologia 3, 85—91 (1967).
Guttman, P. H., Kohn, H. L.: Progressive intercapillary glomerulo-sclerosis in the mouse, rat and Chinese hamster associated with aging and X-ray exposure. Amer. J. Path. 37, 293—307 (1960).
Hausler, H. R., Sibay, T. M., Stachowska, B.: Observation of retinopathy in metahypophyseal diabetic Chinese hamster. Invest. Ophthal. 2, 378—383 (1963).
Lawe, J. E.: Renal changes in hamster with hereditary diabetes mellitus. Arch. Path. 73, 88—96 (1962).
Lazarow, A.: Volume quantitation of islets components in diabetic Chinese hamster. Paper presented at Brook Lodge Conference on "Spontaneous Diabetes in Laboratory Animals" Sponsored by Upjohn Company, Kalamazoo, Michigan, Okt. 17./18. 10. 1966.
Loge, O.: Der chinesische Streifenhamster als Modell in der Diabetesforschung. Z. Versuchstierk. 12, 93—96 (1970).
Luse, S. A., Caramia, F., Gerritsen, G. C., Dulin, W.: Spontaneous diabetes mellitus in the Chinese hamster: An electron study of the islets of Langerhans. Diabetologia 3, 97—108 (1967).
Malaisse, W., Malaisse-Lagae, F., Gerritsen, G. C., Dulin, W. E., Wright, P. H.: Insulin secretion in vitro by the pancreas of the Chinese hamster. Diabetologia 3, 109—114 (1967).
Meier, H.: Hereditary diabetes mellitus in the Chinese hamster: Certain aspects of prediabetic state in the hamster and reference to the obese-hyperglycemic mouse. Small blood vessel involvment in diabetes mellitus, p. 303—308 (Siperstein, M. D., Colwell, A. R., Meyer, K., Eds.). Washington, D.C.: American Institute of Biological Science 1964.
— Yerganian, G. A.: Spontaneous hereditary diabetes mellitus in Chinese hamster (cricetulus griseus). I. Pathological findings. Proc. Soc. exp. Biol. (N.Y.) 100, 810—815 (1959).
— — (1) Spontaneous hereditary diabetes mellitus in the Chinese hamster (cricetulus griseus). Findings in the offspring of diabetic parents. Diabetes 10, 12—18 (1961).
— — (2) Spontaneous hereditary diabetes mellitus in the Chinese hamster (cricetulus griseus). III. Maintenance of a diabetic hamster colony with the aid of hypoglycemic therapy. Diabetes 10, 19—21 (1961).
Poel, W. E., Yerganian, G. A.: Adenocarcinoma of the pancreas in diabetes prone Chinese hamster. Amer. J. Med. 31, 861—863 (1961).
Renold, A. E.: Discussion on diabetes in the Chinese hamster. Ciba Found. Coll. Endocr. 15, 42—44 (1964).

Schöffling, K., Federlin, K., Schmitt,W., Pfeiffer, E. F.: Histometric investigation of the testicular tissue of rats with alloxan diabetes and Chinese hamsters with spontaneous diabetes. Acta endocr. (Kbh.) 54, 335—346 (1967).

Schwentker, V.: The chinese (striped) hamster. In: Handbook on the care and management of laboratory animals, chap. 31, p. 336—343 (Worden, A. N., Lane-Petter, W., Eds.). London: Universities Federation for animal Welfare 1957.

Shirai, T., Welsh, G. W., Sims, E. A.: The mechanism of glomerular capillary dilatation and glomerulosclerosis in the diabetic Chinese hamster, p. 44. Abstract. Program of 26th Annual Meeting of the American Diabetes Association 1966.

— — — Ethan, A. H.: Diabetes mellitus in the Chinese hamster. II. The evolution of glomerulopathy in the Chinese hamster with hereditary diabetes mellitus. Diabetologia 3, 266—286 (1967).

Shklar, G.: A histo-pathological study of periodontal disease in the Chinese hamster with hereditary diabetes. J. Periodont. 33, 14—21 (1962).

Sims, E. A., Landau, B. R.: Diabetes mellitus in the Chinese hamster. Metabolic and morphologic studies. Diabetologia 3, 115—123 (1967).

Sirek, A., Sirek, O. V.: Chinese hamster and diabetes mellitus. Acta diabet. lat. 1, 244—250 (1964).

— — The colony of Chinese hamsters of the C. H. Best Institute — A Review of experimental work. Diabetologia 3, 65—73 (1967).

Weihe, W. H.: Der chinesische Hamster als Versuchstier. Z. Versuchstierk. 12, 84—86 (1970).

— Glukosebelastungsteste bei nichtdiabetischen und diabetischen Chinesischen Hamstern. Z. Versuchstierk. 12, 100—106 (1970).

Yerganian, G.: Cytogenetic possibilities with the Chinese hamster (cricetulus griseus). (Abstract) Genetics 37, 638 (1952).

— The striped back or Chinese hamster (cricetulus griseus). J. nat. Cancer Inst. 20, 705—727 (1958).

— Chromosomes of the Chinese hamster (cricetulus griseus). I. The normal complement and identification of the sex chromosomes. Cytologia (Tokyo) 24, 66 (1959).

— Spontaneous diabetes mellitus in the Chinese hamster (cricetulus griseus). IV. Genetic aspects. Ciba Found. Coll. Endocr. 15, 25—48 (1964).

— Spontaneous diabetes mellitus in the Chinese hamster (cricetulus griseus). In: Current trends and projected views, Chap. 44, p. 612—626. On the nature and treatment of diabetes (Liebel, B. S., Wrenshall, G. A., Eds.). Excerpta med. Found. (Amst.) 1965.

— The Chinese hamster (cricetulus griseus). In: The UFAW handbook on the care and management of laboratory animals, 3. Aufl. Kapitel 21, p. 340—352. Edinburgh u. London: E. & S. Livingstone Ltd. 1967.

— Farber, S., Gagnon, H.: Spontaneous diabetes mellitus in the Chinese hamster: 4. Probable inheritance patterns and the onset of symptome diabetes, unpublished data; zit. nach Lawe, J. E.: Renal changes in hamster with hereditary diabetes mellitus. Arch. Path. 73, 88—96 (1962).

— Mackay, B., Gagnon, H. J.: The first ten generations of brother sister matings of the Chinese hamster. (Abstract) Genetics 40, 403 (1955).

— Meier, H.: Spontaneous hereditary diabetes mellitus in the Chinese hamster (cricetulus griseus). A preliminary report on clinico-pathological findings genetic aspects, breeding and response to hypoglycemic drugs. Fed. Proc. 18 (1), 514 (1959).

Maus

Fettleibig-Gelb

Carpenter, K. J., Mayer, J.: Physiologic observations on yellow obesity in the mouse. Amer. J. Physiol. 193, 499—504 (1958).

Cuénot, L.: Les races pures et leurs combinations chez les souris. Arch. de Zool. exp. gen. 3, 123 (1905).

Danforth, C. H.: Hereditary adiposity in mice. J. Hered. 18, 153 (1927).

Dickie, M. M., Wolley, G. W.: The age factor in weight of yellow mice. J. Hered. 37, 365 (1946).

Fenton, P. F., Chase, H. B.: Effect of diet on obesity of yellow mice in inbred lines. Proc. Soc. exp. Biol. (N.Y.) 77, 420—422 (1951).

Hellerström, C., Hellman, B.: The islets of Langerhans in yellow obese mice. Metabolism 12, 6, 527—536 (1963).

Hellman, B. L., Thelander, L., Täljedal, I. B.: Postnatal growth of the epididymal adipose tissue in yellow obese mice. Acta Anat. (Basel) 55, 286—294 (1963).

Ibsen, H. L., Steigleder, E.: Evidence for the death in utero of the homozygous yellow mouse. Amer. Nat. 51, 740 (1917).

Kasten, F. H.: Comparative histological studies of endocrine glands of yellow (A^{y}a) and non-agouti (aa) mice in relation to the problem of hereditary obesity. Science 115, 647 (1952)
Kirkham, W. B.: Embryology of the yellow mouse. Anat. Rec. 11, 480 (1917).
Little, C. C.: A note of the fate of individuals homozygous for certain colours factors in mice. Amer. Nat. 53, 185 (1919).
Morgan, W. C.: The relation of the lethal yellow (A^y) gene to pulmonary tumor formation and obesity in an inbred strain of mice. J. Natl. Inst. 11, 263—268 (1950).
Rud, C.: The hexokinase activity in adipose tissue. An investigation of mice and men. Copenhagen: Hamburgers Bogtrykkeri 1960.
Rytand, D. A.: Hereditary obesity of yellow-mice; a method for the study obesity. Proc. Soc. exp. Biol. (N.Y.) 54, 340 (1943).
Silberberg, R., Silberberg, M.: Lesions in „yellow“ mice fed stock, high-fat or high-carbohydrate diets. Yale J. Biol. Med. 29, 525—539 (1957).
Weitze, M.: Hereditary adiposity in mice and the cause of this anomaly. Copenhagen: Store Nordiske Videnskabsboghandel 1940.
Wolff, G. L.: Growth of inbred yellow (A^{y}a) and non-yellow (aa) mice in parabiosis. Genetics 48, 1041—1058 (1963).
— (1) Body composition and coat color correlation in different phenotypes of viable yellow mice. Science 147, 1145—1147 (1965).
— (2) Hereditary obesity and hormone deficiencies in yellow dwarf mice. Amer. J. Physiol. 209, 632—636 (1965).
Zomzely, C., Mayer, J.: Fat metabolism in experimental obesities .IX. Lipogenesis and cholesterogenesis in yellow obese-mice. Amer. J. Physiol. 196, 611 (1959).

Fettleibig-Bar Harbor (ob)]

Bates, M. W.: Effect of hormonal and dietary treatments on lipogenesis from acetate in hereditary obese hyperglycemic mice. Experienta (Basel) 12, 66—67 (1956).
Björkman, N., Hellerström, C., Hellman, B.: The ultrastructure of the islets of Langerhans in normal and obese-hyperglycemic mice. Z. Zellforsch. 58, 803—819 (1963).
Bleisch, V. R., Mayer, J., Dickie, M. M.: Familial diabetes mellitus in mice, associated with insulin resistance, obesity and hyperplasia of the islands of Langerhans. Amer. J. Path. 28, 369—385 (1952).
Chase, H. B.: High insulin tolerance in an inbred strain of mice. Science 107, 297—299 (1948).
Christophe, J.: Le syndrom récessif obésité-hyperglycémie de la souris. Ses relations possibles avec le diabète gras humain. Bull. Acad. roy. Méd. Belg. 5, 309—390 (1965).
— Jeanrenaud, B., Mayer, J., Renold, A. E.: (1) Metabolism in vitro of adipose tissue in obese-hyperglycemic and goldthioglucose-treated mice. I. Metabolism of glucose. J. biol. Chem. 236, 642—647 (1961).
— — — — (2) Metabolism in vitro of adipose tissue in obese-hyperglycemic and goldthioglucose-treated mice. II. Metabolism of pyruvate and acetate. J. biol. Chem. 236, 648—652 (1961).
— Mayer, J.: (1) Effects of chronic treatment with carbutamide on distribution and biosynthesis of fatty acids and cholesterol in obese-hyperglycemic mice. Amer. J. Physiol. 196, 603—610 (1959).
— — (2) Effects of acute and chronic treatment with carbutamide (BZ-55) on obese-hyperglycemic mice and their lean littermates. Endocrinology 64, 664—670 (1959).
Clarke, D. W., Wrenshall, G. A., Mayer, J.: Effects of pituitary growth hormone on the insulin and hyperglycemic-glycogenolytic factor extractable from the pancreas of obese-hyperglycemic mice. Nature (Lond.) 177, 1235 (1956).
Danforth, C. H.: Hereditary adiposity in mice. J. Hered. 18, 153 (1927).
From, G. L. A., Graighead, J. E., McLane, M. F., Steinke, J.: Virus-induces diabetes in mice. Metab. Clin. Exp. 17, 1154—1158 (1968).
Gepts, W., Christophe, J., Mayer, J.: Pancreatic islets in mice with the obese-hyperglycemic syndrome. Lack of effect of carbutamide. Diabetes 9, 63—69 (1960).
Goldberg, R. C., Mayer, J.: Normal iodine uptake and anoxia resistance accompanying apparent hyperglycemic syndrome. Proc. Soc. exp. Biol. (N.Y.) 81, 323 (1952).
Guggenheim, K., Mayer, J.: Studies of pyruvate and acetate metabolism in the hereditary obesity-diabetes syndrome of mice. J. biol. Chem. 198, 295—265 (1952).
Hellerström, C., Hellman, B.: Quantitative studies in isolated pancreatic islets of mammals. I. Peptidase activity in normal and obese-hyperglycemic mice. Acta endocr. (Kbh.) 42, 615—624 (1963).
— — Larsson, S.: Some aspects of the structure and histochemistry of the adrenals in obese-hyperglycemic mice. Acta. path. microbiol. scand. 54, 365 (1962).

Hellmann, B.: The occurrence of argyrophil cells in the islets of Langerhans of American obese-hyperglycemic mice. Acta endocr. (Kbh.) 36, 596—602 (1961).
— (1) Studies in obese-hyperglycemic mice. Ann. N.Y. Acad. Sci. 131, 541—558 (1965).
— (2) Flurometric assays of glutamic-pyruvic transaminase activity in microdissected pancreatic islets from obese-hyperglycemic mice. Acta physiol. scand. 65, 357—363 (1965).
— Some metabolic aspects of the obese-hyperglycemic syndrome in mice. Diabetologia 3, 222—229 (1967).
— Hellerström, C., Brolin, S.: The distribution pattern of the pancreatic islet volume in normal and hyperglycemic mice. Acta endocr. (Kbh.) 36, 609—616 (1961).
— Jacobsson, L., Täljedal, I. B.: Endocrine activity of the testis in obese-hyperglycemic mice. Acta endocr. (Kbh.) 44, 20—26 (1963).
— Larsson, S.: Histochemical studies on glucose-6-phosphatase, adenosine triphosphatase and amylo phosphorylase in the pancreatic islets of normal and obese-hyperglycemic mice. Acta endocr. (Kbh.) 39, 474—482 (1962).
— — Petersson, B.: Morphological characteristics of the epididymal adipose in mice with obesity induced by goldthioglucose. Med. exp. (Basel) 6, 402—406 (1962).
— — Westman, S.: Aspects of the glucose and amino acid metabolism in the liver and the diaphragm of normal and obese-hyperglycemic mice. Acta physiol. scand. 53, 330—338 (1961).
— — — Acetate metabolism in isolated epididymal adipose tissue from obese-hyperglycemic mice of different ages. Acta physiol. scand. 56, 189—198 (1962).
— — — Influence of glucose on the in vitro acetate metabolism in the epididymal adipose tissue of obese-hyperglycemic mice. Med. exp. (Basel) 7, 39—44 (1962).
— — — Mast cell content and fatty acid metabolism in the epididymal fat pad of obese mice. Acta physiol. scand. 58, 255—262 (1963).
— Petersson, B.: The activity of the islet B cells as indicated by the nuclear and nucleolar size in the American obese-hyperglycemic mice. Acta path. microbiol. scand. 50, 291—296 (1960).
— Täljedal, I. B., Westman, S.: Morphological characteristics of the epididymal adipose tissue in normal and obese-hyperglycemic mice. Acta morph. neerl.-scand. 5, 182—189 (1962).
Herberg, L., Major, E., Hennigs, U., Grünklee, G., Freytag, G., Gries, F.: Differences in the development of obese-hyperglycemic syndrome in obob and NZO mice. Diabetologia (im Druck).
Ingalls, A. M., Dickie, M. M., Snell, G. D.: Obese, a new mutation in the house mouse. J. Hered. 41, 317—318 (1950).
Katsuki, S., Hirata, Y., Horino, M., Ito, M., Ishimoto, M., Makino, N., Hososako, A.: Obesity and hyperglycemia induced in mice by goldthioglucose. Diabetes 11, 209 (1962).
Lane, P. W.: The pituitary-gonad response of genetically obese mice in parabiosis with thin and obese siblings. Endocrinology 65, 863—868 (1959).
— Dickie, M. M.: Fertile, obese male mice. Relative sterility in obese males corrected by dietary restriction. J. Hered. 45, 56—58 (1954).
— — The effect of restricted food intake on the life span of genetically obese mice. J. Nutr. 64, 549 (1958).
Larsson, S.: Histochemical observations on the pancreatic islets in normal and obese-hyperglycemic mice. Z. Zellforsch. 55, 235 (1961).
— Histochemical studies on glucose-6-phosphatase adenosine triphosphatase and amylo-phosphorylase in the pancreatic islets of normal and obese-hyperglycemic mice. Acta endocr. (Kbh.) 39, 474 (1962).
Leboeuf, B., Lochaya, S., Leboeuf, N., Wood, F. C., Mayer, J., Cahill, G. F.: Glucose metabolism and mobilization of fatty acids by adipose tissue from obese mice. Amer. J. Physiol. 201, 19—22 (1961).
Lochaya, S., Hamilton, J. C., Mayer, J.: Lipase and glycerocinase activities in the adipose tissue of obese-hyperglycemic mice. Nature (Lond.) 197, 182—183 (1963).
Marshall, N. B., Andrus, S. B., Mayer, J.: Organ weights in three forms of experimental obesity in the mouse. Amer. J. Physiol. 189, 343—346 (1957).
— Barrnett, R. J., Mayer, J.: Hypothalamic lesions in goldthioglucose injected mice. Proc. Soc. exp. Biol. (N.Y.) 90, 240 (1955).
— Engel, F. L.: The influence of epinephrine and fasting on adipose tissue content and release of free fatty acids in obese-hyperglycemic and lean mice. J. Lipid Res. 1, 339—342 (1960).
Mayer, J.: Genetic, traumatic and environmental factors in the etiology of obesity. Physiol. Rev. 33, 472 (1953).
— Decreased activity and energy balance in the hereditary obesity-diabetes syndrom of mice. Science 117, 504 (1953).

Mayer, J.: Mechanism of regulation of food intake and mulltiple Etioogy of obesity. J. Proceedings of the third Intern. Nutritional Congr. Voeding 16, 62—88 (1955).
— The obese hyperglycemic syndrom of mice as an example of metabolic obesity. Amer. J. clin. Nutr. 8, 712—718 (1960).
— Bates, W. M., Dickie, M. M.: (2) Hereditary diabetes in genetically obese mice. Science 113, 746—747 (1951).
— Dickie, M. M., Bates, M. W., Vitale, J. J.: (1) Free selection of nutrients by hereditarily obese mice. Science 113, 745—746 (1951).
— French, R. G., Zighera, C. F., Barrnett, R. J.: Hypothalamic obesity in the mouse: production description and metabolic characteristics. Amer. J. Physiol. 182, 75 (1955).
— Russell, R. E., Bates, M. W., Dickie, M. M.: Basal oxygen consumtion of hereditarily obese and diabetic mice. Endocrinology 50, 318 (1952).
— — — — Dietary, endocrine and metabolism studies of the hereditary obese hyperglycemic, syndrome and suggested etiology of its development. Metabolism 2, 9 (1953).
— Vitale, J. J., Bates, M. W.: (3) Mechanism of the regulation of food intake. Nature (Lond.) 167, 562—563 (1951).
— Zighera, C. Y.: The multiple etiology of obesity: production of two types of obesity in littermate mice. Science 119, 96—97 (1954).
Meier, H.: Hereditary diabetes in the Chinese hamster: Certain aspects of prediabetic state in the hamster and reference to the obese-hyperglycemic mouse. Small blood vessel involvement in diabetes mellitus, p. 303—308 (Siperstein, M. D., Colwell, A. R., Meyer, K., Eds.). Washington, D. C.: American Inst. of Biological Science 1964.
Parson, W., Camp, J. L., Crispell, K. R.: Dietary dilution studies in mice with goldthio-glucose-induced obesity and in mice with the hereditary obesity-diabetes syndrome. Metabolism 3, 351 (1954).
Peterson, B.: Long-term effects of restricted caloric intake on pancreatic islet tissue in obese-hyperglycemic mice. Metabolism 11, 342 (1962).
— Hellman, B.: The pancreatic islet tissue in mice with obesity induced by goldthioglucose. Acta path. microbiol. scand. 55, 401 (1962).
Seidman, J., Horland, A. A., Tebor, G. W.: Hepatic glucolytic and glyconeogenic enzymes of the obese-hyperglycemic mouse. Biochem. biophys. Acta (Amst.) 146, 600—603 (1967).
Shull, K. H.: Hexokinase, glucose-6-phosphatase and phosphorylase levels in hereditary obese-hyperglycemcic mice. Arch. Biochem. 62, 210 (1956).
Seidman, J., Mayer, J.: (1) Analysis of blood sugar response of obese hyperglycemic mice and normal mice to hormones: insulin, glucagon and epinephrine. Endocrinology 58, 220—225 (1956).
— — (2) The turnover of liver glycogen in observe-hyperglycemic mice. J. biol. Chem. 218, 885—896 (1956).
Silides, D. J., Mayer, J.: Effect of hormonal and dietary treatments on lipogenesis from acetate in hereditarily obese hyperglycemic mice. Experientia (Basel) 12, 66—67 (1956).
Stauffacher, W., Lambert, A. E., Renold, A. E.: Measurement of insulin activities in pancreas and serum of mice with spontaneous ("obese" and "New Zealand obese") and induced (goldthioglucose) obesity and hyperglycemia, with considerations on the — Pathogenesis — of the spontaneous syndrome. Diabetologia 3, 230—237 (1967).
Täljedal, I. B., Hellman, B.: Morphological characteristics of the epididymal adipose tissue in different types of hereditary obese mice. Path. et Microbiol. (Basel) 26, 149—157 (1963).
Weitze, M.: Hereditary adiposity in mice and the cause of the anomaly, p. 96, Thesis. Copenhagen: Stote Nordiske Videnkabsboghandel 1940.
Westman, S.: Development of the obese-hyperglycemic syndrom in mice. Diabetologia 4, 141—149 (1968).
— Larsson, S., Hellman, B.: Acetate metabolism of the epididymal adipose tissue in the presence of hydrocortisone. In vitro studies with normal and obese-hyperglycemic-mice. Acta Soc. Med. upsalien 67, 199—204 (1962)
Wrenshall, G. A., Andrus, S. B., Mayer, J.: High levels of pancreatic insulin coexistent with hyperglycemia and degranulation of beta cells in mice with the hereditary obese-hyperglycemic syndrome. Endocrinology 56, 335—340 (1955).

Diabetisch-Bar Harbor (db)

Coleman, D. L., Hummel, K.: Studies with the mutation, diabetes in the mouse. Diabetologia 3, 238—248 (1967).
Hummel, K. P., Dickie, M. M., Coleman, D. L.: Diabetes, a new mutation in the mouse. Science 153, 1127—1128 (1966).

Marks, R. G.: New mice have hereditary diabetes similar to human type: Jackson, Lab. Drug. Tade News 75, Sept. 12, (1966).

Adipös, Schottland

Falconer, D. S., Isaacson, J. H.: Adipose, a new inherited obesity of the mouse. J. Hered. 50 290—292 (1959).
Latyszewski: Research news: Adipose, mouse News Letter No. 24 (1961).

Fettleibig, Neuseeland (NZO)

Bielschowsky, M., Bielschowsky, F.: A new strain of mice hereditary obesity. Univ. of Otago School 31, 29—31 (1953).
— — The New Zealand strain of obese mice. Aust. J. exp. Biol. 34, 181—198 (1956)
Crofford, O. B., Davis, K. Jr.: Growth characteristics, glucose tolerance and insulin sensitivity of New Zealand obese mice. Metabolism 14, 271—280 (1965).
Herberg, L., Major, E., Hennigs, U., Grünklee, G., Freytag, G., Gries, F.: Differences in the obob and NZO mice. Diabetologia (im Druck).
Mayer, J.: The obese hyperglycemic syndrome of mice as an example of metabolic obesity. Amer. J. clin. Nutr. 8, 712—718 (1960).
Sneyd, J. G. T.: Pancreatic and serum insulin in the New Zealand strain of obese mice. J. Endocr. 28, 163—172 (1964).
Stauffacher, W., Crofford, O. B., Jeanrenaud, B., Renold, A. E.: Comparative studies of muscle and adipose tissue metabolism in lean and obese mice. New York Acad. Sic. 131, 528—540 (1965).
— Lambert, A. E., Renold, A. E.: Measurement of insulin activities in pancreas and serum of mice with spontaneous ("obese and New Zealand obese") and induced (gold-thioglucose) obesity and hyperglycemia with considerations on the pathogenesis of the spontaneous syndrome. Diabetologia 3, 230—237 (1967).
Störmer, B., Staib, W.: Einfluß von Hunger, Cortisol und Insulin auf die Aktivitäten der Pyruvat-Carboxylase, Phosphopyruvat-Carboxylase (PEP-Carboxykinase) und Pyruvat-Kinase in der Leber von NZO-Mäusen in verschiedenen Diabetesstadien. Abstracts, Hoppe-Seylers Z. physiol. Chem. 351, 286 (1970).
Subrahmanyam, K.: Metabolism in the New Zealand strain of obese mice. Biochem. J. 76, 548—556 (1960).
Westman, S.: In vitro metabolism of epididymal adipose tissue from New Zealand obese-hyperglycemic mice. 1. Utilization of $^{14}C_1$ -acetate and release of free fatty acids. Metabolism 144, 1027—1033 (1965).
— In vitro metabolism of epididymal tissue from New Zealand obese-hyperglycemic mice. 2. Utilization of ^{14}-C_1-palmitate (in Vorbereitung).

Diabetisch, Japan (KK)

Kondo, K., Nozawa, K., Tomida, T., Ezaki, K.: Inbred strains resulting from Japanese mice. Bull. exp. Animals 6, 107—112 (1957).
Nakamura, M.: A diabetic strain of the mouse. Proc. Jap. Acad. 38, 348—352 (1962).
— Cytological and histological studies on the pancreatic islets of a diabetic strain of the mouse. Z. Zellforsch. 65, 340—349 (1965).
— Estimation of adenohypophyseal growth hormone content in the diabetic "KK" mouse strain acrylamide gel electrophoresis. Proc. Jap. acad. 42, 512—516 (1966).
— Yamada, K.: A further study of the diabetic (KK) strain of the mouse F_1 and F_2 offspring of the cross between KK and C57Bl/6 mice. Proc. Jap. Acad. 39, 489—493 (1963).
— — Enzymorphological studies on the pancreatic islets of a diabetic (KK) strain of the mouse Z. Zellforsch. 66, 396—404 (1965).
— — Studies on a diabetic (KK) strain of the mouse. Diabetologia 3, 212—221 (1967).
Tsuchida, I.: Studies of the mechanism of hyperglycemia and obesity in KK strain of the mice. J. Jap. Diabetic Soc. 9, 67—84 (1966).
Yamada, K., Nakamura, M., Yamashita, K.: Light and electron microscopic studies on the adenohypophysis of a diabetic (KK) strain of the mouse (im Druck).

Wellesley-Maus (C3Hf × IF₁)

Cahill, G. F., Jones, E. E., Lauris, V., Steinke, J., Soeldner, J. S.: Studies on experimental diabetes in the Wellesley hybrid mouse. II: Serum insulin levels and response of peripheral tissues. Diabetologia 3, 171—174 (1967).

GLEASON, R. E., LAURIS, V., SOELDNER, J. S.: Studies in experimental diabetes in the Wellesley hybrid mouse. III: Dietary effects and similar changes in a commercial Swiss-Hauschka strain. Diabetologia 3, 175—178 (1967).

JONES, E. E.: Spontaneous hyperplasia of the pancreatic islets associated with glucosuria in hybrid mice, p. 189—191. Oxford: Pergamon Press (1964).

LIKE, A. A., JONES, E. E.: Studies on experimental diabetes in the Wellesley hybrid mice. IV. Morphologic changes in islet tissue. Diabetologia 3, 179—187 (1967).

— STEINKE, J., JONES, E. E.: Pancreatic studies in mice with spontaneous diabetes. Fed. Proc. 23, 461 (1964).

— — — CAHILL, G. F.: Pancreatic studies in mice with spontaneous diabetes mellitus. Amer. J. Path. 46, 621—644 (1965).

Stachelmaus

BRUNK, R., STRASSER, H.: Unterschiede im weißen Blutbild und in der Blutglukosekonzentration gefütterter und gefasteter Stachelmäuse (Acomys cahirinus, DESMAREST, 1819). Berl. Münch. tierärztl. Wschr. 82, 93—96 (1969).

DIETERLEN, F.: Beiträge zur Biologie der Stachelmaus, Acomys cahirinus dimidiatus CRETZSCHMAR. Z. Säugetierkd. 26, 1—13 (1961).

— Geburt und Geburtshilfe bei der Stachelmaus, Acomys cahirinus. Z. Tierpsychologie 19, 191—222 (1962).

— Zur Kenntnis der Kreta-Stachelmaus Acomys (cahirinus) minous bate. Z. Säugetierkd. 28, 47—57 (1963).

GONET, A. E.: Polynésie et macronésie spontanées des îlots de Langerhans souvent associées à l'obésité chez Acomys cahirinus. Diabetologia 1, 144 (1965).

— MOUGIN, J., RENOLD, A. E.: (1) Hyperplasia and hypertrophy of the islets of Langerhans, obesity and diabetes mellitus in the mouse Acomys dimidiatus. Acta endocr. (Kbh.) Suppl. 100, 135 (1965).

— STAUFFACHER, W., PICTET, R., RENOLD, A. E.: (2) Obesity and diabetes mellitus with striking congenital hyperplasia of the islets of Langerhans in spiny mice (Acomys cahirinus). Diabetologia 1, 162—171 (1965).

HEFTI, F., FLÜCKIGER, E.: Obesitas und Diabetes mellitus bei Acomys cahirinus. Rev. suisse Zool. 74, 562—566 (1967).

JUNOD, A., ORCI, L., RENOLD, A. E.: Lésions morphologiques et physiologiques dans le syndrome complexe des souris à Piquants (Acomys cahirinus). J. Ann. Diabet. 31—39 (1968).

PICTET, R., GONET, A. E.: Cellules mixtes (exocrines et endocrines) dans le pancréas de la souris à piquants, Acomys cahirinus. C.R. Acad. Sci. (Paris) 262, 1123—1125 (1966).

— — ORCI, L., ROUILLER, C., RENOLD, A. E.: Ultrastructural studies of the hyperplastic islets of Langerhans of spiny mice (acomys cahirinus) before and during the development of hyperglycemia. Diabetologia 3, 188—211 (1967).

RENOLD, A. E., GONET, A. E., STAUFFACHER, W., JEANRENAUD, B.: Laboratory animals with spontaneous diabetes and/or obesity: suggested suitability for the study of spontaneous atherosclerosis. Proceedings of the Intern. Symposion on Recent Advances in Artheriosclerosis. Progr. biochem. Pharmacol. 4, 363—369 (1968).

STRASSER, H.: Defining the spontaneously diabetic laboratory rodents. Proceedings of the IV International ICLA Symposium "Defining the Laboratory Animal in the Search for Health" vom 8. bis 11. April 1969. in Washington, D.C., USA (im Druck).

— BRUNK, R.: Spontandiabetes bei einer weiteren Stachelmausform (Acomys c. cahirinus Desmarest, 1819). Z. Versuchstierk. 13, 81—86 (1971).

Sandratte

BRODOFF, B. N., PENHOS, J. C., LEVINE, R.: "Starvation" diabetes in the sand rat, p. 27. Abstract, Program of 26th Annual American Diabetes Association Meeting 1966.

— — — Starvation diabetes in the sand rat. Paper presented at Brook Lodge Conference on Spontaneous diabetes in Laboratory animals. Sponsored by Upjohn Company, Kalamazoo, Michigan, Oct. 17—18 (1966) (Abstract).

— — — WHITE, R.: The effects of feeding and various hormones on the glucose tolerance of the sand rat (Psammomys obesus). Diabetologia 3, 167—170 (1967).

BRUNK, R., STRASSER, H.: Hämatologische Standartwerte bei der Sandratte (Psammomys obesus). Kleint. Prax. 13, 65—74 (1967).

DE FRONZO, R., MIKI, E., STEINKE, J.: Diabetic syndrom in sand rats. III. Observations on adipose tissue and liver in the non-diabetic stage. Diabetologia 3, 140—142 (1967).

Hackel, D. B., Frohman, L. A., Mikat, E., Lebovitz, H. E., Schmidt-Nielsen, K., Kinney, T. D.: (2) Review of current studies on effect of diet on the glucose tolerance of the sand rat (Psammomys obesus). Ann. N.Y. Acad. Sci. 131, 459—463 (1965).
— — — — — — Effect of diet on the glucose tolerance and plasma insulin levels of the sand rat (Psammomys obesus). Diabetes 15, 105—114 (1966).
— Lebovitz, H. E., Frohman, L. A., Mikat, E., Schmidt-Nielsen, K.: Effect of dietary caloric restriction on the glucose tolerance and plasma inulin of the sand rat (in Vorbereitung).
— Mikat, E., Lebovitz, H. E., Schmidt-Nielsen, K., Horton, E. S., Kinney, T. D.: The sand (Psammomys obesus) as an experimental animal in studies of diabetes mellitus. Diabetologia 3, 130—134 (1967).
— Schmidt-Nielsen, K., Haines, H. B., Mikat, E.: (1) Diabetes mellitus in the sand rat (Psammomys obesus) — Pathologic studies. Lab. Invest. 14, 200—207 (1965).
Haines, E. S., Hackel, D. B., Schmidt-Nielsen, K.: Experimental diabetes mellitus induced by diet in the sand rat. Amer. J. Physiol. 208, 297—300 (1965).
Horten, E. S., Frohman, L. A., Lebovitz, H. E., Hackel, D. B., Mikat, E.: Effect of insulin on glucose metabolism by sand rat (Psammomys obesus) adipose tissue in vitro. (In Vorbereitung.)
Like, A. A., Miki, E.: Diabetic syndrom in sand rats. IV. Morphologic changes in islet tissue. Diabetologia 3, 143—166 (1967).
Mikat, E., Hackel, D. B., Lebovitz, H. E., Schmidt-Nielsen, K.: Kinney, T. D.: The effect of acethexamide treatment of sind rats on a diabetogenic diet. (In Vorbereitung.)
Miki, E.: Variability in predisposition to diabetes in sand rats (Psammomys obesus). Abstract) Diabetologia 2, 211 (1966).
— Like, A. A., Soeldner, J. S., Steinke, J.: Acute ketotic-type diabetic syndrom induced by diet in Egyptian sand rats. Diabetes 14, 441 (1965).
— — — — Diabetic syndrome in sand rats. II. Variability and association with diet. Diabetologia 3, 135—139 (1967).
— — — — Cahill, G. F.: Acute ketotic-type diabetes syndrome in sand rats (Psammomys obesus) with special reference to the pancreas. Metabolism 15, 749—760 (1966).
Quay, W. B.: The pancreatic islets of dessert rodents. Amer. midl. Nat. 64, 342—348 (1960).
Schmidt-Nielsen, K.: Desert animals. — Other rodents, p. 179—186. Oxford: Clarendon Press 1964.
— Haines, H. B., Hackel, D. B.: Diabetes mellitus in the sand rat induced by standard laboratory diets. Science 143, 689—690 (1964).
Strasser, H.: A breeding program for spontaneously diabetic experimental animals: (Psammomys obesus (sand rat) and Acomys cahirinus (spiny mouse). Lab. Anim. Care 18, 328—338 (1968).

Ratte

Carpenter, A. M., Lazarow, A.: Effects of hyperglycemia and hypoglycemia on beta-cell degranulation and glycogen infiltration in normal, subdiabetic and alloxan diabetic rats. (Im Druck.)
Faller, A.: Elektronenmikroskopische Untersuchungen über azinoinsuläre Übergänge im Pankreas der Ratte. Erg. Heft Anat. Anz. 119 (1966).
Foglia, V. G., Borghelli, R. F., Chieri, R. A., Fernandez-Collazo, E. L., Spindler, I., Wesely, O.: Sexual disturbance in the diabetic rat. Diabetes 12, 231—237 (1963).
Guttman, P. H., Kohn, H. L.: Progressive intercapillary glomerulosclerosis in the mouse, rat, and Chinese hamster associated with aging and X-ray exposure. Amer. J. Path. 37, 293 to 307 (1960).
Hales, C. N., Randle, P. J.: Plasma glucose, non-esterified fatty acid and insulin concentrations in hypothalamic-hyperphagic rats. Biochem. J. 90, 620—624 (1964).
Hultquist, G.: An investigation on pregnancy in diabetic animals. Acta path. microbiol. scand. 25, 131—140 (1948).
Ingle, D. J., Nezamis, J. E., Morley, E. H.: Work output and blood glucose values in severely diabetic rats with and without insulin. Amer. J. Phys. 165, 469—472 (1951).
— Sheppard, J., Evans, J. S., Kuizenga, M. H.: A comparison of adrenal steroid diabetes and pancreatic diabetes in the rat. Endocrinology 37, 341—356 (1953).
Kalter, H.: Experimental production of congenital malformations in mammals by metabolic procedure. Physiol. Rev. I, 69—115 (1959).
Landau, B. R., Hastings, A. B., Nesbett, F. B.: Origin of glucose and glykogen carbons formed from C14-labeled pyruvate by livers of normal and diabetic rats. J. biol. Chem. 214, 525—535 (1955).
Lazarow, A.: Spontaneous recovery from alloxan diabetes in the rat. Diabetes 1, 363 (1952).

MORGAN, C. R., LAZAROW, A.: Immunoassay of insulin: two antibody system. Plasma insulin levels of normal, subdiabetic and diabetic rats. Diabetes 12, 115—126 (1963).

MUSSACCHIO, I. T. L., PALERMO, N., RODRIGUEZ, R. R.: Vascular changes in the retina of diabetic rats. Acta physiol. lat.-amer. 11, 79—83 (1961).

PARK, C. R., BROWN, D. H., CORNBLATH, M., DAUGHADAY, W. H., KRAHL, E.: The effect of growth hormone on glucose uptake by the isoled rat diaphragm. J. biol. Chem. 197, 151 to 166 (1952).

PFEIFFER, E. F., DITSCHUNEIT, R., ZIEGLER, R.: Über die Bestimmung von Insulin im Blute und am epididymalen Fettanhang der Ratte mit Hilfe markierter Glucose. Klin. Wschr. 39, 415 (1961).

RAFAELSEN, O., LAURIS, V., RENOLD, A. E.: Localized intraperitoneal action of insulin on rat diaphragm and epididymal adipose tissue in vivo. Diabetes 14, 19 (1965).

RENOLD, A. E., MARTIN, D. B., DAGENAIS, Y. M., STEINKE, J., NICHERSON, R. J., SHEPS, M. C.: Measurement of small quantities of insulin-like activity using rat adipose tissue. I. A proposed procedure. J. clin. Invest. 39, 1487—1498 (1960).

RUDAS. B.: Physiology: Serum cholesterol levels in alloxan diabetic rats after loading with various alimentary fats. Nature (Lond.) 211, 320—321 (1966).

SCHROEDER, H. A.: Chromium deficiency in rats: A syndrom simulating diabetes mellitus with retarded growth. J. Nutr. 88, 439—445 (1966).

SHEPS, M. C., NICKERSON, R. J., DAGENAIS, Y. M., STEINKE, J., MARTIN, D. B., RENOLD, A. E.: Measurement of small quantities of insulin like activity using rat adipose tissue. J. clin. Invest. 39, 1499—1510 (1960).

WRENSHALL, G. A., COLLINS-WILLIAMS, J., HARTROFT, W. S.: Incidence, control and regression of diabetic symptomes in the alloxan-treated rat. Amer. Physiol. 156, 100—113 (1949).

WRIGHT, D. L., CARPENTER, A. M.: Beta-cell volumes in normal and subdiabetic rats. Anat. Rec. 139, 287 (1961).

ZUCKER, T., ZUCKER, L. M.: Hereditary obesity in the rat associated with high serum fat and cholesterol. Soc. exp. Biol. Med. 110, 165—171 (1962).

Sonstige Tiere

COLLIP, J. B., SELYE, H., NEUFELD, A.: Experimental pancreatic diabetes in the monkey. Amer. J. Physiol. 119, 289—290 (1937).

FOX, H.: Disease in captive wild mammals and birds, p. 39—40, 412—414. Philadelphia: Lippincot 1923.

HAMILTON, C. L., BROBECK, I. R.: Diabetes mellitus in hyperphagic monkeys. Endocrinology 73, 512—515 (1963).

HILL, W. C. O.: Report of the society's prosector for the years 1955 and 1956. Proc. zool. Soc. (Lond.) 129, 431—446 (1957).

KAUSCH, W.: Über Diabetes mellitus der Vögel (Enten und Gänse) nach Pankreasextirpation. Arch. exp. Path. Pharmak. 37, 274 (1896).

— Der Zuckerverbrauch im Diabetes mellitus des Vogels nach Pankreasextirpation. Arch. exp. Path. Pharmak. 38, 219—244 (1897).

KELLY, A. L.: Report of the hospital and research laboratory. Zoonooz. 20, 5—6 (1947).

KOPPANYI, TH.: Studies in avian diabetes and glycosuria. Amer. J. Physiol. 78, 666—674 (1926).

LEBLANC, U.: Du diabete chez les animaux, p. 225—235. La clinique veterinaire de Lyon 1851.

MIHAIL, N., MOLNAR, B.: Folgeerscheinungen nach Epiphysektomie bei der Taube. Naturwissenschaften 52, 14 (1965).

MIRSKY, A., NELSON, N., ELGART, S.: Diabetic acidosis and coma in the monkey. Science 93, 576 (1941).

— — GRAYMAN, I., ELGART, S.: Pancreatic diabetes in the monkey. Endocrinology 31, 264—270 (1942).

MURELL, L. R.: Experimental diabetes in the catfish: Normal and alloxan diabetic blood glucose and pancreatic histology. Endocrinology 64, 542—550 (1959).

NELSON, W. O., OVERHOLZER, M. D.: The effect of oestrogenic hormone of experimental pancreatic diabetes in the monkey. Endocrinology 2, 473—480 (1936).

RABB, G. B., GETTY, R. E., WILLIAMSON, W. M., LOMBARD, L. S.: Spontaneous diabetes mellitus in tree shrews, urogale everetti. Diabetes **15**, 327—330 (1966).

RUCH, T. C.: Diseases of the endocrine, reproductive and urinary system: Pankreas. In: Diseases of laboratory primates, Chapt. 11, p.448—451. Philadelphia: W. B. Saunders Co. 1959.

SCHWEISHEIMER, W.: Diabetes bei Delphin. Diabetiker **16**, 48 (1966).

SOKOLOVEROVA, I. M.: Spontaneous diabetes mellitus in a monkey. In: Theoretical and practical problems of medicine and biology in experiments on monkeys, p. 171—183. New York: Pergamon Press 1960. Russische Originalausgabe, Moskau: Medgiz 1956.

Struktur, Eigenschaften und Synthese des Insulins[1]

H. KLOSTERMEYER und H. ZAHN

Mit 3 Abbildungen

A. Nomenklatur

Die Bezeichnung „Insulin" wurde 1909 von DE MEYER für das blutzuckersenkende Prinzip der Langerhans'schen Inselzellen geprägt, ohne daß zu diesem Zeitpunkt eine Aussage über die Beschaffenheit des Wirkstoffes möglich war. Er erwies sich später als Protein. Auf Grund ihrer vielen funktionellen Gruppen vermögen Insulinmoleküle auf vielerlei Art mit anderen Substanzen zu reagieren, die Reaktionsprodukte mit nicht kovalent gebundenen Partnern werden meist auch schlichtweg „Insulin" genannt, insbesondere die gut kristallisierenden Zinkkomplexe des Insulins.

Die Tatsache, daß das Protein Insulin selbst auch nicht molekulareinheitlich, sondern in seiner Aminosäurezusammensetzung und deren Reihenfolge variieren kann, mag zu weiterer Begriffsverwirrung Anlaß geben. Vielfach wird in der Literatur, zumal der älteren, gar nicht mitgeteilt, mit welcher Molekülart gearbeitet wurde. Wegen der guten Zugänglichkeit wird jedoch bevorzugt mit Rinderinsulin, seltener mit Schweine- oder Mischinsulinen gearbeitet, und zwar meist mit den handelsüblichen Zinkkomplexen. Bezeichnungen wie „Altinsulin", „Verzögerungsinsulin", „Depotinsulin" usw. beziehen sich auf die pharmakologische Zubereitung, sie sagen nichts über die chemische Struktur des dafür verwendeten Insulins aus.

Weil Rinderinsulin als erstes in seiner Struktur geklärt wurde, dient seine Formel heute als Grundlage für eine genauere Nomenklatur in dem Sinne, daß Abweichungen gegenüber der Formel des Rinderinsulins kenntlich gemacht werden. So unterscheidet sich z. B. Ala^{A1}-Insulin dadurch von der Norm, daß es in der Position A1 einen Alaninrest an Stelle des beim Rinderinsulin dort vorhandenen Glycinrestes enthält. Verkürzungen der Peptidketten werden durch die Vorsilbe *des* gekennzeichnet, *des*-Gly^{A1}-Insulin fehlt also der Glycinrest in der Position A1. Verlängerungen der Peptidketten werden am Carboxylende durch Fortlaufen der Nummerierung gekennzeichnet, am Aminoende durch negative Nummerierung. So ist beim Ala^{A-1}-Insulin die Aminogruppe des Glycylrestes A1 mit einem Alaninrest substituiert, beim Arg^{B31}-Insulin die B-Kette C-terminal um einen Argininrest verlängert.

Für die Benennung der einzelnen Kristallformen und Komplexe des Insulins gibt es keine allgemeinen Regeln. Insulin ist nur ein Spezialfall des bis heute ungelösten Nomenklaturproblemes für Proteine.

---

[1] Neuere zusammenfassende Darstellungen zur Chemie des Insulins oder einzelner Teilgebiete gaben auch GRODSKY u. FORSHAM (1966), KLOSTERMEYER u. HUMBEL (1966), TRAKATELLIS u. SCHWARTZ (1968), LÜBKE u. KLOSTERMEYER (1970) sowie HUMBEL et al. (1970). Die vorliegende Arbeit berücksichtigt die Literatur bis 31. 12. 1970.

B. Struktur des Insulins

I. Strukturformel

Die bisher bekannten Insuline sind reine Proteine (Wintersteiner et al., 1928); sie werden also durch Hydrolyse in ein Gemisch von Alpha-Aminocarbonsäuren überführt. Die Aminosäurezusammensetzung ist artspezifisch (Sanger, 1949; Brown et al., 1955).

Einzelne Species produzieren mehrere verschiedene Insuline (Nagasawa u. Nishizaki, 1959; Yamamoto et al., 1960; Jorgensen, 1960; Taylor u. Smith, 1964; Smith, 1966), sogar im selben Pankreas (Smith, 1966). Alle Insuline enthalten drei Cystin- und 45 oder 46 weitere Aminosäurereste. In keinem der bisher bekannten Insuline kommen Cystein oder Tryptophan vor, bei den Insulinen höherer Säuger auch keine Asparaginsäurereste. Methionin wurde bisher nur in Fischinsulinen gefunden.

Freudenberg u. Wegmann entwickelten 1935 eine Vorstellung, derzufolge Insulin aus wenigstens zwei parallelen Peptidketten bestehen sollte, die von Disulfidbrücken (Cystin) wie Leitersprossen zusammengehalten werden sollen. Als N-terminale Aminosäure war zu diesem Zeitpunkt aber nur Phenylalanin nachweisbar (Jensen u. Evans, 1935); später wurde auch Glycin gefunden (Sanger, 1945).

Insulin muß demnach durch oxidative oder reduktive Spaltung der Disulfidbindungen in einzelne Peptidketten zu zerlegen sein:

$$
\begin{array}{ccc}
\ldots\mathrm{NH-CH-CO}\ldots & \ldots\mathrm{NH-CH-CO}\ldots & \ldots\mathrm{NH-CH-CO}\ldots \\
| & | & | \\
\mathrm{CH_2} & \mathrm{CH_2} & \mathrm{CH_2} \\
| & | & | \\
\mathrm{SO_3H} & \mathrm{S} & \mathrm{SH} \\
| & | & | \\
\mathrm{SO_3H} \xleftarrow{\text{Oxidation}} & \mathrm{S} & \xrightarrow{\text{Reduktion}} \mathrm{SH} \\
| & | & | \\
\mathrm{CH_2} & \mathrm{CH_2} & \mathrm{CH_2} \\
| & | & | \\
\ldots\mathrm{NH-CH-CO}\ldots & \ldots\mathrm{NH-CH-CO}\ldots & \ldots\mathrm{NH-CH-CO}\ldots
\end{array}
$$

Ein geeignetes Oxidationsmittel ist die Perameisensäure (Sanger, 1947); sie überführt die drei Cystinreste des Insulins in sechs chemisch sehr beständige, stark saure Cysteinsulfonsäurereste. Durch Fällung bei unterschiedlichem pH läßt sich oxidiertes Insulin in zwei in sich homogene Fraktionen zerlegen [Sanger, 1949 (1)]; nach ihrem unterschiedlichen Charakter werden die beiden Fraktionen A (acidic) und B (basic) genannt. Die Peptidkette der A-Fraktion enthält N-terminales Glycin und vier Cysteinsäurereste, die der B-Fraktion Phenylalanin und zwei Cysteinsäurereste. Die sog. „oxidierten Insulinketten" gehören wegen ihrer leichten Zugänglichkeit, der großen Beständigkeit, der relativ geringen Größe und der bekannten Struktur zu den beliebtesten Modellsubstanzen für proteinchemische Studien. Zur Trennung der beiden Komponenten eignen sich auch Gegenstromverteilung (vgl. Craig et al., 1961), Zonenelektrophorese (vgl. Craig et al., 1961) und Ionenaustauschchromatographie (Fittkau, 1963).

Dank der fundamentalen Arbeiten von Sanger wurde vom Rinderinsulin als erstem Protein überhaupt die gesamte Primärstruktur, d. h. die Reihenfolge der Aminosäurereste in der Peptidkette und die Verknüpfung der Ketten durch Disulfidbrücken bestimmt. Da im Zuge dieser Arbeiten die dafür benötigten Methoden erst erarbeitet werden mußten, erfolgte die Strukturklärung mit besonderer Sorgfalt, insbesondere auch bezüglich der Lage der Disulfidbindungen. Spätere Strukturuntersuchungen an Insulinen knüpfen meist nur an Sangers Befunde an (vgl. hierzu die Diskussion bei HUMBEL et al., 1970).

Die Glycinkette (A-Kette) des Rinderinsulins enthält 21 Aminosäurereste [SANGER, 1949 (2); SANGER u. THOMPSON, 1953 (1, 2)], die Phenylalaninkette (B-Kette) 30 Bausteine [SANGER, 1949 (3); SANGER u. TUPPY, 1951 (1, 2)]. Basische Aminosäuren wurden nur in der B-Kette gefunden, primäre Amidgruppen in beiden Ketten (SANGER et al., 1955). Das Vorkommen von vier Halbcystinen in der A-Kette und nur zwei Halbcystinen in der B-Kette sowie die experimentell ermittelten Molgewichte des Insulins (12000 Dalton) sprachen lange Zeit für die Annahme, daß das Molekül aus zwei A- und zwei B-Ketten aufgebaut sei. Tatsächlich besteht es aber nur aus zwei Peptidketten: die A- und B-Kette sind durch

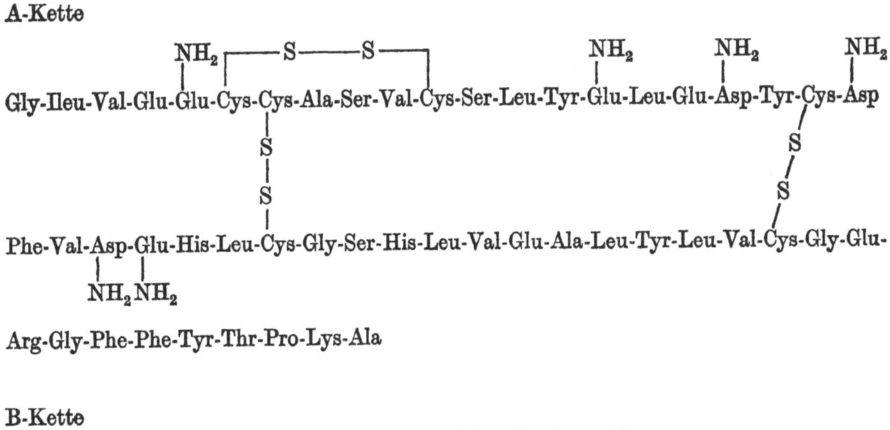

A-Kette

Gly-Ileu-Val-Glu-Glu-Cys-Cys-Ala-Ser-Val-Cys-Ser-Leu-Tyr-Glu-Leu-Glu-Asp-Tyr-Cys-Asp

Phe-Val-Asp-Glu-His-Leu-Cys-Gly-Ser-His-Leu-Val-Glu-Ala-Leu-Tyr-Leu-Val-Cys-Gly-Glu-

Arg-Gly-Phe-Phe-Tyr-Thr-Pro-Lys-Ala

B-Kette

Abb. 1. Strukturformel des Rinderinsulins

zwei interchenare Disulfidbrücken parallel zueinander verknüpft, der dritte Cystinrest bildet einen intrachenaren Ring in der A-Kette aus (RYLE et al., 1955).

Inzwischen ist eine größere Zahl von Insulinen in der Primärstruktur ganz oder teilweise geklärt worden (vgl. dazu Tabelle 1 u. 2). Allen Insulinen ist die gleiche, durch Disulfidbrücken bedingte bicyclische Struktur gemeinsam; vermutlich sind die drei Cystinreste für die Ausbildung bzw. Stabilisierung der funktionell notwendigen Raumstruktur des Proteins essentiell. Darüber hinaus scheint eine ganze Reihe von Aminosäureresten invariabel zu sein, doch ist diese Feststellung nur mit einer gewissen Vorsicht zu treffen, da für Aussagen bisher zu wenig Insuline untersucht sind. Auf Grund der Ergebnisse synthetisch-präparativer Arbeiten (s. u.) ist nämlich eine noch größere Zahl von Aminosäureresten variierbar, ohne daß dadurch die biologische Wirksamkeit des Moleküles schwerwiegend geändert würde.

Aus den bisher vorliegenden Ergebnissen der Strukturforschung läßt sich nicht auf die molekularbiologische Wirkungsweise des Insulins schließen, sie ist offensichtlich weder an Moleküle gleicher Aminosäurenzahl, gleicher Aminosäurenfolge oder gleichen Ladungszustandes (isoelektrischen Punktes), vielleicht auch nicht an irgendwelche funktionellen Gruppen (aktive Zentren) im Insulin gebunden. Vergleicht man die bisher bekannten Insulinprimärstrukturen mit der bekannten (s. u.) Tertiärstruktur des Schweineinsulins, so erscheint der Schluß

Tabelle 1. *Aminosäuresequenzen von Insulin-A-Ketten*

	Ref.	1	2	3	4	5	6	7	8	9	10	11
Rind	[1, 2]	Gly	Ile	Val	Glu	Gln	Cys	Cys	Ala	Ser	Val	Cys
Mensch[a]	[3]	Gly	Ile	Val	Glu	Gln	Cys	Cys	Thr	Ser	Ile	Cys
Seiwal	[4]	Gly	Ile	Val	Glu	Gln	Cys	Cys	Ala	Ser	Thr	Cys
Pferd	[5]	Gly	Ile	Val	Glu	Gln	Cys	Cys	Thr	Gly	Ile	Cys
Schaf, Ziege	[6, 7]	Gly	Ile	Val	Glu	Gln	Cys	Cys	Ala	Gly	Val	Cys
Elefant	[7]	Gly	Ile	Val	Glu	Gln	Cys	Cys	Thr	Gly	Val	Cys
Ratte, Maus	[7, 8]	Gly	Ile	Val	Asp	Gln	Cys	Cys	Thr	Ser	Ile	Cys
Meerschweinchen	[7]	Gly	Ile	Val	Asp	Gln	Cys	Cys	Thr	Gly	Thr	Cys
Bisamratte	[10]	Gly	Ile	Val	Asp	Gln	Cys	Cys	Thr	Asn	Thr	Cys
Huhn, Truthahn	[7, 11]	Gly	Ile	Val	Glu	Gln	Cys	Cys	His	Asn	Thr	Cys
Kabeljau[b]	[12, 13]	Gly	Ile	Val	Asp	Gln	Cys	Cys	His	Arg	Pro	Cys
Bonito (II)	[15]	Gly	Ile	(His	Asp	Gln	Cys	(Cys	His	Lys	Pro)	Cys
Thunfisch (II)	[16]	Gly	Ile	Val	Glu	Gln	Cys	Cys	His	Lys	Pro	Cys
Meerteufel	[17]	Gly	Ile	Val	Glu	Gln	Cys	Cys	His	Arg	Pro	Cys
Krötenfisch (I)	[7]	Gly	Ile	Val	Glu	Gln	Cys	Cys	His	Arg	Pro	Cys
Krötenfisch (II)	[7]	Gly	Ile	Val	Glu	Gln	Cys	Cys	His	Arg	Pro	Cys

	Ref.	12	13	14	15	16	17	18	19	20	21	22
Rind	[1, 2]	Ser	Leu	Tyr	Gln	Leu	Glu	Asn	Tyr	Cys	Asn	
Mensch[a]	[3]	Ser	Leu	Tyr	Gln	Leu	Glu	Asn	Tyr	Cys	Asn	
Seiwal	[4]	Ser	Leu	Tyr	Gln	Leu	Glu	Asn	Tyr	Cys	Asn	
Pferd	[5]	Ser	Leu	Tyr	Gln	Leu	Glu	Asn	Tyr	Cys	Asn	
Schaf, Ziege	[6, 7]	Ser	Leu	Tyr	Gln	Leu	Glu	Asn	Tyr	Cys	Asn	
Elefant	[7]	Ser	Leu	Tyr	Gln	Leu	Glu	Asn	Tyr	Cys	Asn	
Ratte, Maus	[7, 8]	Ser	Leu	Tyr	Gln	Leu	Glu	Asn	Tyr	Cys	Asn	
Meerschweinchen	[7]	Thr	Arg	His	Gln	Leu	Glu	Ser	Tyr	Cys	Asn	
Bisamratte	[10]	Ser	Arg	Asn	(Gln	Leu	Met)	Ser	Tyr	Cys	Asn	Asp
Huhn, Truthahn	[7, 11]	Ser	Leu	Tyr	Gln	Leu	Glu	Asn	Tyr	Cys	Asn	
Kabeljau[b]	[12, 13]	Asp	Ile	Phe	Asp	Leu	Gln	Asn	Tyr	Cys	Asn	
Bonito (II)	[15]	Asp	Ile)	Phe	Gln	Leu	Glu	Asn	Tyr	Cys	Asn	
Thunfisch (II)	[16]	Asn	Ile	Phe	Asp	Leu	Gln	Asn	Tyr	Cys	Asn	
Meerteufel	[17]	Asn	Ile	Phe	Asp	Leu	Gln	Asn	Tyr	Cys	Asn	
Krötenfisch (I)	[7]	Asp	Ile	Phe	Asp	Leu	Gln	Ser	Tyr	Cys	Asn	
Krötenfisch (II)	[7]	Asp	Lys	Phe	Asp	Leu	Gln	Ser	Tyr	Cys	Asn	

[a] Mensch [3], Schwein [6], Kaninchen [7], Hund [7], Spermwal [4, 5] und vermutlich auch Finwal [18] sind identisch.
[b] Eine leicht abweichende Sequenz gibt Dixon (1964) an. Referenzen s. Tabelle 2.

Tabelle 2. *Aminosäuresequenzen von Insulin-B-Ketten*

	Ref.	− 1	1	2	3	4	5	6	7	8	9	10	11	12	13	14	15
Rind[a]	[2]		Phe	Val	Asn	Gln	His	Leu	Cys	Gly	Ser	His	Leu	Val	Glu	Ala	Leu
Mensch, Elefant	[3, 7]		Phe	Val	Asn	Gln	His	Leu	Cys	Gly	Ser	His	Leu	Val	Glu	Ala	Leu
Kaninchen	[7]		Phe	Val	Asn	Gln	His	Leu	Cys	Gly	Ser	His	Leu	Val	Glu	Ala	Leu
Ratte, Maus (I)	[7, 8, 9]		Phe	Val	Lys	Gln	His	Leu	Cys	Gly	Pro	His	Leu	Val	Glu	Ala	Leu
Ratte, Maus (II)	[7, 8]		Phe	Val	Lys	Gln	His	Leu	Cys	Gly	Ser	His	Leu	Val	Glu	Ala	Leu
Meerschweinchen	[7]		Phe	Val	Ser	Arg	His	Leu	Cys	Gly	Ser	Asn	Leu	Val	Glu	Thr	Leu
Bisamratte	[10]		Tyr	Val	Ser	Gln	Arg	Leu	Cys	Gly	Ser	Gln	Leu	Val	Asp	Thr	Leu
Huhn, Truthahn	[7]		Ala	Ala	Asn	Gln	His	Leu	Cys	Gly	Ser	His	Leu	Val	Glu	Ala	Leu
Kabeljau	[12, 13]	Met	Ala	Pro	Pro	Gln	His	Leu	Cys	Gly	Ser	His	Leu	Val	Asp	Ala	Leu
Bonito (II)	[14]		Ala	Ala	Asn	(Pro	His	Leu)	Cys	(Gly	Ser	His	Leu	Val	Glu	Ala	Leu)
Thunfisch (II)	[16]	Val	Ala	Pro	Pro	Gln	His	Leu	Cys	Gly	Ser	His	Leu	Val	Asp	Ala	Leu
Meerteufel	[17]	Val	Ala	Pro	Ala	Gln	His	Leu	Cys	Gly	Ser	His	Leu	Val	Asp	Ala	Leu
Krötenfisch (I)	[7]	Met	Ala	Pro	Pro	Gln	His	Leu	Cys	Gly	Ser	His	Leu	Val	Asp	Ala	Leu
Krötenfisch (II)	[7]	Met	Ala	Pro	Pro	Gln	His	Leu	Cys	Gly	Ser	His	Leu	Val	Asp	Ala	Leu

	Ref.	16	17	18	19	20	21	22	23	24	25	26	27	28	29	30
Rind[a]	[2]	Tyr	Leu	Val	Cys	Gly	Glu	Arg	Gly	Phe	Phe	Tyr	Thr	Pro	Lys	Ala
Mensch, Elefant	[3, 7]	Tyr	Leu	Val	Cys	Gly	Glu	Arg	Gly	Phe	Phe	Tyr	Thr	Pro	Lys	Thr
Kaninchen	[7]	Tyr	Leu	Val	Cys	Gly	Glu	Arg	Gly	Phe	Phe	Tyr	Thr	Pro	Lys	Ser
Ratte, Maus (I)	[7, 8, 9]	Tyr	Leu	Val	Cys	Gly	Glu	Arg	Gly	Phe	Phe	Tyr	Thr	Pro	Lys	Ser
Ratte, Maus (II)	[7, 8]	Tyr	Leu	Val	Cys	Gly	Glu	Arg	Gly	Phe	Phe	Tyr	Thr	Pro	Met	Ser
Meerschweinchen	[7]	Tyr	Ser	Val	Cys	(Gln	Asp	Asp)	Gly	Phe	Phe	Tyr	Ile	Pro	Lys	Asp
Bisamratte	[10]	Tyr	Ser	Val	Cys	Arg	His	(			Tyr	Arg	Pro	Asp	Asn)	
Huhn, Truthahn	[7]	Tyr	Leu	Val	Cys	Gly	Glu	Arg	Gly	Phe	Phe	Tyr	Ser	Pro	Lys	Ala
Kabeljau	[12, 13]	Tyr	Leu	Val	Cys	Gly	Asp	Arg	Gly	Phe	Phe	Tyr	Asn	Pro	Lys	
Bonito (II)	[14]	Tyr	Leu	(Val	Cys	Gly	Glu)	Arg	Gly	Phe	Phe	Tyr	Gln	Pro	Lys	
Thunfisch (II)	[16]	Tyr	Leu	Val	Cys	Gly	Asp	Arg	Gly	Phe	Phe	Tyr	Asn	Pro	Lys	
Meerteufel	[17]	Tyr	Leu	Val	Cys	Gly	Asp	Arg	Gly	Phe	Phe	Tyr	Asn	Pro	Lys	
Krötenfisch (I)	[7]	Tyr	Leu	Val	Cys	Gly	Asp	Arg	Gly	Phe	Phe	Tyr	Asn	Pro	Lys	
Krötenfisch (II)	[7]	Tyr	Leu	Val	Cys	Gly	Asp	Arg	Gly	Phe	Phe	Tyr	Asn	Ser		

[a] Rind, Schwein [6], Pferd [5], Hund [7], Schaf [6], Ziege [7], Spermwal [4, 5], Seiwal [4] und vermutlich auch Finwal [18] sind identisch.
Referenzen: 1. SANGER u. THOMPSON [1953 (1, 2)]. 2. SANGER et al., 1955. 3. NICOL u. SMITH, 1960. 4. ISHIHARA et al., 1958. 5. HARRIS et al., 1956. 6. BROWN et al., 1955. 7. SMITH, 1966. 8. HUMBEL et al., 1970. 9. CLARK u. STEINER, 1969. 10. SMITH (unveröffentl.). 11. JENTSCH (unveröffentl.). 12. GRANT u. REID, 1968. 13. REID et al., 1968. 14. KOTAKI, 1962. 15. KOTAKI, 1963. 16. NEUMANN u. HUMBEL, 1969. 17. NEUMANN et al., 1969. 18. HAMA et al., 1964.

zulässig, daß die Seitenketten der variierbaren Aminosäurereste an der Oberfläche des Moleküls liegen, die invarianten Gruppen sich dagegen im Inneren des Insulinmoleküles befinden und zur Stabilisierung der Raumstruktur beitragen.

II. Raumstruktur

1. Raumstruktur im Kristallverband

Durch die kovalenten Bindungen, zumal durch die drei Disulfidbrücken, und Wechselwirkungen zwischen einzelnen Partien des Moleküls werden die beiden Peptidketten des Hormones zur Ausbildung einer definierten Raumstruktur gezwungen. Die biologische Wirksamkeit des Insulins ist mit Sicherheit an einen bestimmten räumlichen Aufbau gebunden. Seine Erforschung erwies sich leider als ungewöhnlich schwierig. Zwischen der ersten Röntgenaufnahme eines Insulinkristalles (Crowfoot, 1935) und der tatsächlichen Bestimmung der Struktur liegen fast 35 Jahre intensiver, technisch äußerst aufwendiger Arbeit.

Da man bei der Kristallröntgenographie nur so zögernd vorankam, hat es nicht an Versuchen gefehlt, auch mit chemischen und physikochemischen Methoden sowie spekulativ Einblick in die Insulinraumstruktur zu erhalten. Die Versuche liefen alle darauf hinaus, die Reaktivität einzelner funktioneller Gruppen des Insulins bzw. die Veränderung der Reaktivitäten in Relation zum umgebenden Medium zu bestimmen. Die Schlußfolgerungen aus diesen Untersuchungen werden von Hodgkin-Crowfoots Strukturanalyse aber nur zu einem Teil bestätigt.

Die Röntgenstrukturanalyse (Adams et al., 1969) wurde an rhomboedrischen Kristallen des 2-Zinkschweineinsulins (s. u.) vorgenommen, die Auflösung erfolgte bis in den Bereich von 2,8 Å. Die Kristalle dieses Typs haben eine hexagonale Einheitszelle aus sechs Insulinmolekülen, die um zwei Zinkionen angeordnet sind; jeweils zwei Insulinmoleküle bilden eine asymmetrische Einheit (Harding et al., 1966).

Das Hexamere des Insulins ist ein kompaktes, abgeflacht-kugelförmiges Gebilde, bindende Zentren sind die beiden Zinkionen. Jedes Zinkion ist komplex an drei Imidazolreste von B^{10}-Histidinen gebunden. Die drei anderen Positionen der koordinativ sechszähligen Zinkionen werden vermutlich von Wasser eingenommen. Die Symmetrie um die Zinkionen ist allerdings stark verzerrt, vermutlich, weil die B^{16}-Tyrosin- und die B^5-Histidinreste über Wasserstoffbrücken in die Koordinationssphäre des Zinks eingreifen.

Auch die sechs Glutaminsäurereste der Position B^{13} stehen dicht an der dreizähligen Achse des Hexameren, sie bewirken Bindungen über Wasserstoffbrücken; bei anderen Kristallformen werden hier zusätzliche Metallatome gebunden. Verknüpfend für die Bausteine der Hexameren wirken auch die B^1-Phenylalaninreste.

Das Dimere ist ein längliches, cylinderartiges Gebilde von etwa 20 Å Durchmesser und 40 Å Länge. Die beiden Insulinmoleküle sind in ihm nahezu gleich, aber nicht identisch geformt. Bindende Elemente sind Wechselwirkungen zwischen hydrophoben Partien der beiden B-Ketten und Wasserstoffbrücken zwischen den beiden antiparallel aneinanderliegenden Partien B23—B28. Die Tyrosinreste B26 und die Phenylalaninreste B24 bilden einen aromatischen Käfig aus. Auch der Valinrest B12 ist in die hydrophobe Bindungsseite der Insulinmoleküle eingeordnet. Daß die C-terminale Partie der B-Kette für die Aggregation der Monomeren zum Dimeren verantwortlich sei, war schon 1968 von Morris et al. aus spektroskopischen Messungen geschlossen worden.

In den einzelnen Insulinmolekülen (Abb. 2) ist die A-Kette recht kompakt zusammengestaucht, die längere B-Kette mehr oder weniger darum gewunden.

Daraus ergibt es sich, daß die A-Kette vielfach gefaltet ist, kurze gestreckt helikale Bereiche finden sich bei A2—A6 und A13—A19. Die intrachenare Schleife A6—A11 liegt mit ihren Seitenketten (A8, A9, A10) direkt an der Oberfläche des Moleküles, dies ist bekanntlich der Bereich, in dem die Speciesdifferenzen bei den Insulinen höherer Säuger liegen (vgl. Tabelle 1). Die Disulfidbindung A6—A11 ist ganz im Molekül versteckt. Die Tyrosinreste A14 und A19 bilden Wasserstoffbrücken zu den Positionen A5 und A1.

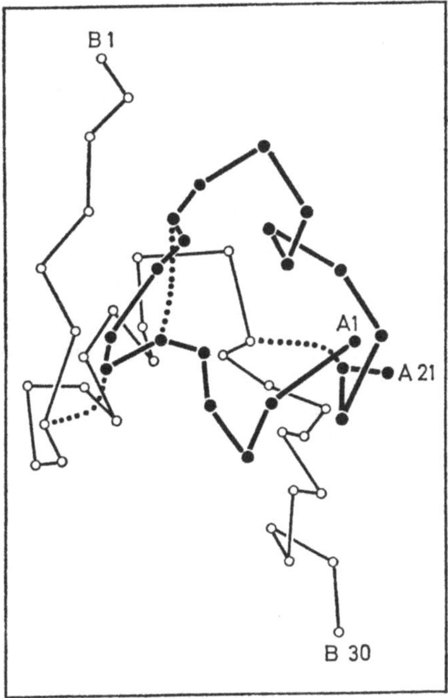

Abb. 2. Projektion der Peptidketten eines Insulinmoleküls in Kristallen von 2-Zinkschweine-insulin (in Anlehnung an ADAMS et al., 1969). Zwei — annähernd gleich arrangierte — Insu-linmoleküle formen eine asymmetrische Einheit, jeweils drei dieser Dimeren bilden die Ein-heitszellen der Kristalle. Die punktierten Linien skizzieren die Positionen der Disulfidbrücken

Die B-Kette enthält im Mittelbereich drei helikale Windungen, an den Enden befinden sich die Cysteinreste B7—A7 und B19—A20. Die Partien B1—B6 und B21—B30 sind lose um die A-Kette gelegt. Der Glutaminsäurerest A4 und der Lysinrest B29 bilden wohl eine Salzbrücke, ebenso wie der Argininrest B22 und die Carboxylgruppe von A21. Von den drei Disulfidbindungen des Moleküls liegt die bei A7—B7 der Oberfläche am nächsten.

Röntgenographische Studien an Insulinkristallen anderen Typs, besonders an metallfreien Insulinen (Low u. SHOEMAKER, 1959; Low u. BERGER, 1961; SHOE-MAKER et al., 1961; EINSTEIN et al., 1963; Low u. CHEN, 1965; HARDING et al., 1966; BAKER u. DODSON, 1970) gestatten bisher noch keine direkten Aussagen über die Struktur der Insulinmoleküle.

2. Raumstruktur in Lösungen

Es gibt gute Gründe für die Annahme, daß die Struktur des gelösten Insulinmoleküls mit der des kristallgebundenen Teilchens weitgehend übereinstimmt. Größere Unterschiede könnten durch die relativ lose Bindung (und damit in Lösung sicherlich mögliche Beweglichkeit) der B-Kettenenden hervorgerufen werden.

Daß dem Molekül in einigen Bereichen wirklich eine gewisse Flexibilität zukommt, konnte schon früh aus Deuteriumaustauschreaktionen abgeleitet werden (Hvidt u. Linderstrøm-Lang, 1955). Der Tritiumaustausch an gelöstem Insulin und Insulinkristallen unterscheidet sich nur im Bereich von pH 7 deutlich, und zwar in dem Sinne, daß gelöstes Protein schneller seine Wasserstoffatome gegen Tritium austauscht als kristallines, dabei handelt es sich nicht um ein Diffusionsphänomen (Praissman u. Rupley, 1964, 1968).

Die Tatsache, daß gelöstes Insulin intramolekular mit 1,5-Difluor-2,4-dinitrobenzol zwischen dem Lysinrest B29 und dem Glycinrest A1 (Zahn u. Meienhofer, 1958) und mit Phenylen-1,3-diisothiocyanat zwischen den Aminogruppen bei A1 und B1 (Brandenburg et al., 1970; Brandenburg, 1970) vernetzt werden kann, beweist, daß zumindest die Enden der B-Kette sehr flexibel sind, denn an Insulin in der kristallinen Form wären diese Reaktionen sterisch nicht möglich.

Andererseits zeigt der Kern des Moleküles auch in Lösung Reaktivitäten, die sich mit der im Kristall gefundenen Raumstruktur erklären lassen. So scheint die zwischen A^{21}-Asn und B^{22}-Arg vermutete Ionenbeziehung [Lewin, 1969 (1)] auch in Lösung erhalten zu bleiben. Entfernt man nämlich den Asparaginrest enzymatisch, so läßt sich spektroskopisch der Zusammenbruch der Insulinraumstruktur nachweisen (Slobin u. Carpenter, 1966). Mit diesem Vorgang ist die Inaktivierung des Hormones verbunden, seine Wirkung ist also an die native Raumstruktur gebunden.

Wertvolle Hinweise liefert auch die Reaktivität der Tyrosinreste. Bei den oxidierten, also getrennten Peptidketten des Insulins werden alle vier Tyrosinreste gleich schnell jodiert (Semeijus de Vries van Doesburgh u. Havinga, 1964), im intakten, gelösten Insulin aber in sehr unterschiedlichem Maße. de Zoeten et al. [1961 (1, 2)] fanden in wäßriger Lösung folgende Reaktivitäten: $A^{19} : A^{14} : B^{26} : B^{16}$ $= 1,6 : 1,0 : 0,2 : 0,2$; in 8 M Harnstofflösung $1,5 : 1,1 : 0,6 : 0,8$. Beim Übergang in einige organische Lösungsmittel wird die B-Kette stärker jodiert (Massaglia et al., 1969). Diese Befunde stehen in guter Übereinstimmung mit den Bindungsverhältnissen der Tyrosinreste, wie sie vom kristallinen Insulin bekannt sind; in wäßrigen Medien werden die wasserstoffbrückengebundenen Tyrosinreste, zumal das am besten zugängliche A^{19}-Tyrosin, in hydrophoben Medien die hydrophob gebundenen Reste der B-Kette frei. Zum gleichen Ergebnis führte die Untersuchung der Nitrierungsraten an den Tyrosinresten mittels Tetranitromethan [Morris et al., 1970; Gattner, 1970 (2)].

Da die einzelnen Disulfidbindungen in der Hodgkinschen Insulinstruktur sehr unterschiedlich abgeschirmt sind, sollte sich ihre Reaktivität auch unterscheiden. Dies ist tatsächlich der Fall, allerdings ist der Nachweis schwierig, weil sich beim Aufbrechen einer Disulfidbindung die Verhältnisse am ganzen Molekül so ändern, daß auch vorher schwerer zugängliche Bindungen reaktiv werden. Es ist aber schon länger bekannt, daß die vollständige Reduktion (s. u.) bzw. oxidative Sulfitolyse (s. u.) von Insulin nur in Gegenwart von raumstrukturbrechenden (denaturierenden) Reagentien gelingt. Feinere Untersuchungen zeigten, daß die im festen Zustand am besten abgeschirmte Bindung A6—A11 auch in Lösung am schlechtesten reagiert (Markus, 1964; Zahn u. Drechsel, 1968), während die nahe der Oberfläche des Moleküles liegende Bindung A7—B7 rasch reduziert wird [ZAHN u. GATTNER, 1968; GATTNER, 1970 (1)].

3. Veränderung der Raumstruktur (Denaturierung)

Die Tatsache, daß viele chemische Reaktionen am Insulin erst nach Zusatz mehr oder weniger inerter Chemikalien möglich sind, läßt darauf schließen, daß diese Chemikalien (Denaturierungsmittel) die kompakte Raumstruktur des Insulins ganz oder teilweise zerstören. Dabei sind verschiedene Angriffsweisen möglich.

Veränderungen des pH in der Umgebung der Moleküle sollten zu Ladungsveränderungen am und im Protein und damit zur Veränderung der Coulombschen Wechselwirkungen führen. Dieser Effekt wird auch experimentell beobachtet. Bei pH 2 ist die Dissoziation der sauren Gruppen an der Insulinoberfläche so weit zurückgedrängt, daß die Moleküle sich zu fibrillärem Insulin (s. u.) aggregieren. Die Tatsache, daß dieses chemisch unverändert, aber biologisch unwirksam ist, deutet auf eine Veränderung der Raumstruktur der Einzelmoleküle. Möglicherweise nimmt bei diesem Vorgang der hydrophobe Anteil der Moleküloberfläche zu, denn die Molekularassoziation zu Fibrillen ist auf nichtpolare Kräfte zurückzuführen (WAUGH, 1957; OOSAWA u. KASAI, 1962), sie erfolgt auch bei acetyliertem und verestertem Insulin (KOLTUN et al., 1954) und ist nicht von Disulfidaustausch begleitet (STAUFF et al., 1961).

Beim Übergang in stark alkalische Medien ist die Situation insofern anders, als hierbei zwar vier basische Gruppen zu entladen sind, mindestens zwei davon (B^1-α-Phenylalanin- und B^{23}-ε-Lysinamin) aber extern liegen und keine Rolle für die Strukturstabilisierung spielen. Die wichtige B^{22}-ω-Argininfunktion wird erst bei einem pH-Wert oberhalb von etwa 11,4 merklich entladen, ab pH 10 werden aber bereits die Disulfidbrücken des Insulins rasch zerstört. Die alkalische Desaktivierung des Insulins ist also weniger eine (reversible) Denaturierung als vielmehr ein irreversibler Zerstörungsvorgang (FOENSS-BECH u. NIELSON, 1961; BEYCHOK, 1965).

Wasserstoffbrücken-spaltende Chemikalien wie Harnstoff, einige Salze, insbesondere Guanidiniumsalze, Alkohole usw. sollten primär die Entfaltung der Insulin-A-Kette bewirken, auf die hydrophobe Assoziation der Dimeren im Bereich der B-Kette aber nur indirekt einwirken.

Umgekehrt werden schächer polare organische Lösungsmittel, Detergentien usw. bevorzugt zwischen die Grenzflächen der hydrophoben B-Kettenpartien eindringen; tatsächlich zerfällt Insulin in nichtwäßrigen Lösungsmitteln (CRESPI et al., 1956) und Eisessig- bzw. Pyridin-Wassergemischen und Dioxan-Wassergemischen rasch in monomere Einheiten (YPHANTIS u. WAUGH, 1957; FREDERICQ, 1957). Da weniger polare organische Lösungsmittel andererseits die Ausbildung von Wasserstoffbrückenbindungen fördern, kann Insulin aus wäßrigen Lösungen durch Zusatz geeigneter Lösungsmittel auch gefällt werden. Diese Vorgänge müssen aber nicht mit einer Denaturierung verbunden sein.

Einen gewissen Aufschluß über die Art der Denaturierung gibt die Veränderung der Reaktivität einzelner Gruppierungen in Abhängigkeit vom Lösungsmittel. Wenn etwa der Deuteriumaustausch am Insulin in 8 M Harnstofflösung stärker ist als in rein wäßriger Lösung, so ist dies sicher auf das Lösen von Wasserstoffbrückenbindungen zurückzuführen (HVIDT u. LINDERSTRØM-LANG, 1955), der Vorgang ist aber analytisch kaum auf eine bestimmte Position im Molekül zu lokalisieren. Grundsätzlich günstiger ist die Situation bei Substitutionsreaktionen an bestimmten Positionen, z. B. an den gut verteilten Tyrosinresten. Durch Verfolgen solch einer Reaktion konnte diese Reihenfolge für das Denaturierungsvermögen an Insulin aufgestellt werden: Äthylenglykol > Propylenglykol > Methanol = Äthanol > Dioxan > 8M Harnstoff (Massaglia et al., 1969). Wegen des unterschiedlichen Angriffsortes der Denaturierungsmittel kann der Verlauf von Reaktionen am Insulin schon durch die Wahl des Lösungsmittels mehr oder weniger stark beeinflußt werden.

Metallionen scheinen auf die Raumstruktur des Insulins keinen großen Einfluß zu haben. So kann aus 2-Zink-Insulinkristallen das Metall ohne Zerstörung der Kristallstruktur entfernt und nachträglich durch Blei ersetzt werden (Adams et al., 1967), andere Metallionen werden nur oberflächlich gebunden (Adams et al., 1969). Die von Schellman (1958) beobachtete Spektralveränderung des Insulins beim Entfernen der Zinkionen oberhalb pH 10 deutet sicherlich eine Veränderung, möglicherweise aber eine Zerstörung des Insulins an.

Gegen mechanische Denaturierung ist das Hormon auf Grund seiner relativ geringen Größe und der kugelförmigen Gestalt recht gut geschützt, so wird es im Gegensatz zu anderen globulären Proteinen in monomolekularen Grenzflächenfilmen nicht denaturiert (Fredericq, 1952). In neutraler Lösung erfolgt auch keine eigentliche Hitzedenaturierung.

Dank neuer spektroskopischer Methoden [unter anderem Messung des Zirkulardichroismus (CD) und der optischen Rotationsdispersion (ORD)] können heute auf relativ einfache Weise Änderungen der Raumstruktur des Insulins in Lösungen verfolgt werden (Schellman, 1958; Glazer u. Smith, 1960, 1961; Cowgill, 1964; Beychok, 1965; Morris et al., 1968; Menendez u. Herskovits, 1970).

C. Eigenschaften des Insulins

I. Reinheit

Bei der Beurteilung der Eigenschaften des Insulins ist dessen Reinheit zu beachten. Handelsinsuline sind stets inhomogen, wie sich oft schon durch einfache Papierchromatographie zeigen läßt (Rückert u. Schöne, 1969). Mit feineren Analysenmethoden können auch in mehrfach umkristallisierten Insulinen Begleitproteine nachgewiesen werden [Craig et al., 1960; Mirsky et al., 1966; Dillon u. Romans, 1966, 1967; Babich et al., 1967; Lewin, 1969 (2); Wynston u. Har, 1970; Percival et al., 1970; Azerad et al., 1970]. Die Natur der Verunreinigungen ist teilweise geklärt. Ständige Begleiter des Insulins sind Abbauprodukte des Hormones, die sich bei der sauren Extraktion des Pankreas bilden (Chrambach u. Carpenter, 1960). Dabei handelt es sich in erster Linie um Desamidoinsuline, insbesondere um Asp^{A21}-Insulin (Harfenist u. Craig, 1952), es ist blutzuckersenkend wie Insulin. Unangenehmer wegen der ganz und gar andersartigen biologischen Aktivität ist die Beimengung von Glucagon (Staub et al., 1955; Pellegrini et al., 1964).

Der Charakter einiger an sich lange bekannter, dem Insulin immunologisch nahestehender Verunreinigungen (Nagasawa et al., 1957; Deckert, 1964) ist durch Steiners Arbeiten zur Insulinbiosynthese deutbar geworden. Aus kristallinen Handelsinsulinen können nämlich in wechselnder Menge Proinsulin und Zwischenstufen des Umwandlungsprozesses in Insulin isoliert werden (Steiner et al., 1968; Schmidt u. Arens, 1969; Zühlke u. Behlke, 1968; Rubenstein et al., 1969; Schlichtkrull et al., 1969; Hinz et al., 1970). Sodann soll Insulin auch kovalent verknüpfte Dimere enthalten (Schlichtkrull, 1969). Wird Insulin in harnstoffhaltigen Lösungen verarbeitet, so können carbamylierte Derivate nachgewiesen werden (COLE, 1961).

Insulin enthält in Abhängigkeit von den Präparationsbedingungen stets wechselnde Mengen niedermolekularer Substanzen, insbesondere Wasser und Salze.

Die einfachste Methode zur Reinigung von Insulin ist die wiederholte Kristallisation, gute Handelsinsuline sollen nach zehnfacher Umkristallisation im elektrischen Feld einheitlich sein [LEWIN, 1969 (2); vgl. aber AZERAD et al., 1970]. Zur quantitativen Abtrennung des Glucagons eignet sich die Elektrophorese (ZIEGLER u. LIPPMANN, 1968). Allgemeiner brauchbar sind die Papierchromatographie (TAYLOR et al., 1961; DAVOREN, 1962), die Ionenaustauschchromatographie (SMITH, 1964; MENDIOLA u. COLE, 1960), diese auch in Kombination mit der Gelfiltration (FITTKAU, 1963), die Gelfiltration (DAVOREN, 1962; EPSTEIN u. AN-

Tabelle 3. *Beschreibung von Verfahrensweisen zur Reinigung bestimmter Insuline*

Insulintyp	Autor
Mensch	MIRSKY et al. (1963); SMITH (1964); JACKSON et al. (1969); SHAPCOTT u. O'BRIEN (1970)
Rind	MENDIOLA u. COLE (1960); EPSTEIN u. ANFINSEN (1963); RANDALL (1964); SMITH (1964)
Kaninchen, Schwein	SMITH (1964); MENDIOLA u. COLE (1964)
Hund, Ratte	SMITH (1964); TAYLOR u. SMITH (1964)
Katze	DAVOREN (1962)
Fisch	HUMBEL u. CRESTFIELD (1965)
Partiell abgebaute Insuline	YOUNG u. CARPENTER (1961); SLOBIN u. CARPENTER [1963 (1, 2)]; BROMER u. CHANCE (1967); BRANDENBURG (1969)
Resynthetisiertes Insulin	DU et al. (1961); KATSOYANNIS et al. (1967); ZAHN et al. (1969)

FINSEN, 1963; HUMBEL, 1963; MIRSKY, 1963; STEINER et al., 1968), die Gegenstromverteilung (HARFENIST u. CRAIG, 1952) und die Elektrophorese in Kombination mit der Chromatographie (TAYLOR u. SMITH, 1964; HINZ et al., 1970). Sehr kleine Insulinmengen können mit Antikörpern isoliert werden (TAYLOR et al., 1965).

Zur Entfernung des Zinks wird das Lösen des Insulins in 0,25 N Salzsäure und Fällung mit Aceton (CARPENTER u. BAUM, 1962), die Dialyse gegen verdünnte Salzsäure (LASKOWSKI et al., 1960) oder die Gelfiltration (BRUNFELDT, 1965) in 50%iger Essigsäure (HUMBEL et al., 1970) empfohlen. Der Zusatz von Komplexbildnern (z. B. Glycin) ist zweckmäßig.

Feuchte Insulinkristalle enthalten je nach Kristalltyp bis zu 51% Wasser (HARDING et al., 1966), an der Luft verlieren alle Kristalle Wasser bis hinab auf einen Gehalt von etwa 10%. Ein Teil des Wassers wird auch bei drastischer Trocknung nicht abgegeben (ELLENBOGEN, 1955).

Zur Reinigung von Insulin im Labormaßstab sei auf die in Tabelle 3 zusammengestellten Arbeiten verwiesen.

II. Kristallisation

Dank seiner kompakten Molekülform ist Insulin ein relativ leicht zu kristallisierendes Protein, zumal bei pH 5,5 bis 5,6 aus gepufferten Lösungen (ABEL et al.,

1927; Harington u. Scott, 1929). Für die Kristallisation in diesem pH-Bereich sind zweiwertige Metallionen erforderlich. Natürliche Insulinbegleiter sind Zn^{++}-Ionen, sie können aber auch von Ni^{++}, Co^{++}, Cd^{++} (Scott, 1934) sowie Cu^{++}, Mn^{++} und Fe^{++} (Schlichtkrull, 1956; Brill u. Venable, 1968) vertreten werden. Das Zink kann zur Hälfte auch von Magnesium oder Calcium ersetzt werden (Marcker, 1959), nach Extraktion mit Äthylendiamintetraessigsäure (Adams et al., 1967) kann an Stelle des Zinks Blei in die Kristalle geschleust werden. Chromkomplexe des Insulins sind durch eine besondere Dialysetechnik zugänglich (Rollison u. Rosenbloom, 1969).

Der Metallgehalt der Insulinkristalle ist den Atomgewichten proportional: 0,41% Ni, 0,44% Co, 0,52% Zn, 0,77% Cd (Scott u. Fisher, 1935; Fisher u. Scott, 1938), es liegen also echte Verbindungen vor.

Cohn et al. (1941) beobachteten die pH-Abhängigkeit der Metallaufnahme: bei pH 5,1 entstehen Kristalle mit 0,33% Zink, bei pH 6,5 mit 0,65% Zink; allerdings spielt die Pufferzusammensetzung dabei auch eine Rolle (Harding et al., 1966). Größere Zinkmengen werden bei steigendem pH bzw. aus alkoholischen Lösungen aufgenommen, maximal etwa 50% (Hallas-Møller et al., 1951, 1952; Marcker, 1959; Jensen et al., 1960). Dieser Metallanteil wird aber wohl oberflächlich gebunden (Adams et al., 1969), lediglich zwei Metallionen je sechs Insulinmoleküle sind nicht dialysierbar (Cunningham et al., 1955).

Alle hier genannten Kristalle sind vom rhomboedrischen Typ, für ihre Ausbildung sind nicht nur Metallionen, sondern auch Anionen wie Acetat, Citrat, Phosphat, Carbonat und Chlorid erforderlich (Hallas-Møller, 1945). Den fertigen Kristallen kann das Metall jedoch ohne Zerstörung der Kristallstruktur entzogen werden (Netter, 1939; Adams et al., 1967).

Während Scott u. Fisher (1940) bei Insulinen aus sechs verschiedenen Species keine Unterschiede im Aussehen der Kristalle fanden, berichten andere Autoren (Schlichtkrull, 1956; Nagasawa et al., 1958) Gegenteiliges. Schlichtkrull hat in einer Reihe von Arbeiten (1956, 1957) die Kristallisationsbedingungen des Insulins sehr ausführlich untersucht, detaillierte Angaben finden sich auch bei Harding et al. (1966).

Gemeinsam ist allen hier erwähnten Kristallen eine Einheitszelle aus drei mal zwei Insulinmolekülen mit zwei (z. B. 2 Zn-Insulin) bzw. vier (z. B. 4 Zn-Insulin) Metallionen im Inneren des Hexameren.

Unter besonderen Bedingungen kann bei pH 6,5 auch monoklin kristallisiertes Zinkinsulin erhalten werden (Schlichtkrull, 1958). Es ist ebenfalls aus Hexameren mit zwei Zinkionen aufgebaut, enthält aber ungewöhnlich viel Wasser (44%) (Harding et al., 1966), und kann beim Schrumpfen zwei völlig verschiedene Kristalltypen ausbilden (Low u. Chen, 1969).

Metallfreies Insulin kristallisiert bei pH 7 im kubischen System, es bildet dabei sehr kleine Rhombendodekaeder (Abel et al., 1927; Schlichtkrull, 1958; Harding et al., 1966). In diesen Kristallen bilden jeweils zwölf Insulinmoleküle ein Aggregat vom Molgewicht 72000. Metallfrei kann Insulin auch bei pH 2 bis 2,5 aus Lösungen geringer Ionenstärke kristallisiert werden (Ellenbogen, 1949; Low u. Richards, 1954; Sundby, 1962). Diese Kristalle haben einen sehr hohen Wassergehalt, sie sind orthorhombisch und enthalten zwei Inselmoleküle in der asymmetrischen Einheitszelle (Low u. Berger, 1961). Von den zahlreichen sauren Salzen des Insulins sind einige näher untersucht worden, so das Chlorid (Low u. Chen, 1965), zwei Citrate (Low u. Berger, 1961) und zwei Sulfate (Low u. Shoemaker, 1959; Einstein u. Low, 1962). Das saure Sulfat enthält sechs Moleküle Schwefelsäure je Molekül Insulin (Oncley et al., 1952).

III. Assoziation in Lösungen

Aus der Strukturformel des Rinderinsulins läßt sich ein Molgewicht von 5734 errechnen, unter Berücksichtigung der Hydratation sollte man in Lösungen Molgewichte von 6000 finden. Tatsächlich aggregiert die „Sanger-Einheit" aber in Abhängigkeit von pH, Temperatur, Konzentration, Ionenstärke und Art der Fremdionen zu Teilchen unterschiedlicher Größenordnung.

Der Wert von 6000 Dalton wird bei chemischen Molgewichtsbestimmungen (HARFENIST u. CRAIG, 1952; SLUYTERMAN, 1954) und in sehr sauren Lösungen geringer Konzentration gefunden [FREDERICQ u. NEURATH, 1950; JEFFREY u.

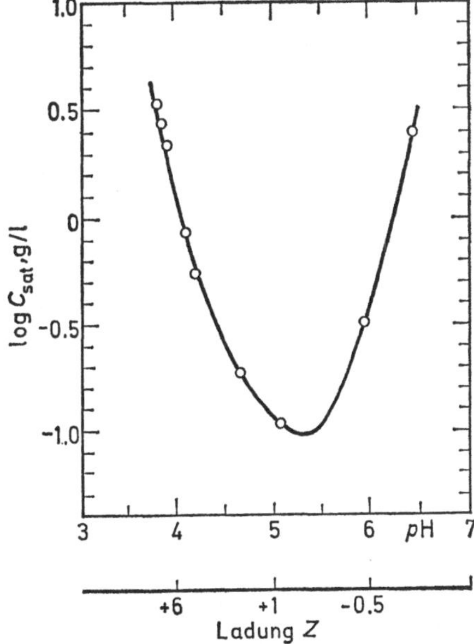

Abb. 3. Löslichkeit des Insulins in 0,1 N NaCl, Z bezieht sich auf das Dimere. (Nach FREDERICQ u. NEURATH, 1950)

COATES, 1963, 1965, 1966 (1, 2)]. Bei pH 2 und einer Konzentration von 25 mg/ml sind bereits 80% der Insulinmoleküle dimerisiert (RUPLEY et al., 1967), auch bei Zink-freiem Insulin (MARCKER, 1960). Bei steigendem pH fällt die Löslichkeit stark ab, zumal in Gegenwart von Zinkionen, die oberhalb von pH 4 aufgenommen werden. Das Löslichkeitsminimum liegt bei pH 5,3, als schwerlöslich ist das Hormon im Bereich von pH 4 bis 7 anzusprechen (Abb. 3).

In diesem Bereich fällt Insulin als amorphes Aggregat aus, in Gegenwart geeigneter Ionen bilden sich bei pH 5,6 bis 6,0 aus dem Niederschlag Kristalle [TANFORD u. EPSTEIN, 1954 (2)]. Bei steigendem pH kann zunehmend Metall aufgenommen werden, dadurch wird die Löslichkeit im Vergleich zu metallfreiem Insulin bis in den Bereich von pH 8 erniedrigt (HALLAS-MØLLER et al., 1952). Für das gelöste Zinkinsulin wurden oberhalb pH 7 Teilchengewichte von 36000 bis 48000 Dalton gefunden (SJÖGREN u. SVEDBERG, 1931; GUTFREUND, 1948), in Phosphatpuffer bei pH 7,7 liegt jedoch das Dimere vor (BOYLE u. HEXNER, 1961).

Beim Übergang nach pH 10 zerfällt sowohl Zinkinsulin (Fredericq, 1953) wie metallfreies Insulin (Marcker, 1960) in Monomere.

Desaggregierend wirken auch Detergentien (vgl. Reithel, 1964), Guanidiniumchlorid (Kupke u. Linderstrøm-Lang, 1954), Harnstoff (Kupke, 1961), einige Salze (Fredericq u. Neurath, 1950; Marcker u. Grace, 1961) und organische Lösungsmittel (Yphantis u. Waugh, 1957; Fredericq, 1957; Harrap u. Woods, 1957).

IV. Fibrillenbildung

Werden Insulinlösungen bei pH 2 auf 80 bis 100 °C erhitzt, so bilden sich thixotrope Gele, deren Micellen aus fibrillärem Insulin bestehen (Waugh, 1941). Die Fibrillen haben Längen bis zu 20000 Å bei einem Durchmesser von etwa 80 Å. Sie sind anscheinend aus vier Filamenten von 25 bis 30 Å Durchmesser mit einer Periode von 1200 Å zusammengedreht (Waugh, 1944; Farrant u. Mercer, 1952; Kung u. Tsao, 1964).

Bei pH 1 lagern sich die Fibrillen zu Sphäriten zusammen (Waugh, 1946), die bei anhaltendem Erhitzen präcipitieren (Blatherwick et al., 1927; du Vigneaud et al., 1933). Die (basischen) Fischinsuline sind nicht präcipitierbar (Honma u. Hiraoka, 1958), wohl acetylierte und veresterte Insuline (Koltun et al., 1954). Die Molekularassoziation wird auf nichtpolare Kräfte zurückgeführt (Waugh, 1957; Oosawa u. Kasai 1962).

Durch Lösen bei 0 °C und pH 11 bis 11,5 (du Vigneaud et al., 1928; Waugh, 1948) oder in kalter 20%iger Salzsäure (du Vigneaud, 1931), in Phenollösungen (Lens, 1947) oder auch in Harnstofflösungen (Bischoff u. Bakhtiar, 1956) kann aus den biologisch inaktiven Fibrillen kristallisierbares, vollwertiges Insulin zurückgewonnen werden. Die Fibrillenbildung wurde daher auch zur Insulinreinigung herangezogen (Pettinga, 1958).

V. Wechselwirkungen mit Makromolekülen

In ähnlicher Weise, wie Insulinmoleküle mit ihresgleichen auf die verschiedenste Art Aggregate bilden, ist dies auch mit anderen Partnern möglich. Praktische Verwertung hat diese Eigenschaft insbesondere in der Pharmakologie zur Herstellung von Verzögerungsinsulinen gefunden.

Mit Protamin und Zink bildet Insulin sogar wohldefinierte Komplexe (Lindner, 1942). Beispielsweise kristallisieren 12 Insulinmoleküle mit einem Molekül Salmin (Simkin et al., 1970). Lysozym kann mit 18 Molekülen Insulin zur Kristallisation gebracht werden (Simkin et al., 1970). Auch Ribonuclease und basische Polypeptide kristallisieren mit Insulin (Fullerton u. Low, 1970).

Undefiniert aggregiert Insulin nicht nur mit Proteinen, abgewandelten Proteinen und synthetischen basischen Polyaminosäuren, sondern auch mit Tannin (Mejbaum-Katzenellenbogen, 1966), Heparin, Alginsäure [Bianchini, 1957 (1, 2)], mit Polysacchariden (Filterpapier!) und Polysilikaten (Glas!). Die Adsorption an Gefäßen und Gerätschaften kann durch Zumischen von Albumin oder Gelatine zurückgedrängt werden (Berson et al., 1956; Ferrebee et al., 1951; Hill, 1959).

VI. Physikalische Konstanten, Spektren

Das minimale *Molekulargewicht* ist aus den Strukturformeln zu errechnen, es beträgt beispielsweise für Rinderinsulin 5734 Dalton. Einen echten *Schmelzpunkt* hat Insulin nicht, ab 215 °C wird die Zersetzung des Hormones sichtbar, bei etwa

233 °C vollständig. Die *Verbrennungswärmen* wurden von TSUZUKI et al. (1958) studiert.

Die *Dichte* des kristallinen Insulins hängt von der Kristallform und dem Trocknungszustand ab, feuchtes metallfreies Insulinsulfat wiegt minimal 1,195 g/cm³, lufttrockenes maximal 1,320 g/cm³ (LOW u. RICHARDS, 1954), für monoklinisches Zinkinsulin sind die Werte 1,19 g/cm³ bzw. 1,29 g/cm³, für feuchtes kubisches Insulin wurde 1,19 g/cm³, für rhomboedrisches 2 Zn-Insulin 1,24 g/cm³ und für 4 Zn-Insulin 1,245 g/cm³ gemessen (HARDING et al., 1966). Das *spezifische Partialvolumen* wurde zu 0,724 errechnet (EDSALL, 1953), die Meßwerte liegen zwischen 0,707 (FREDERICQ u. NEURATH, 1950) und 0,735 (PEDERSEN, 1950). *Diffusionskoeffizient* und *Sedimentationskoeffizient* hängen naturgemäß wegen der Molekularassoziation von der jeweiligen Zusammensetzung der Lösungen ab, es sei z. B. auf die Arbeiten von FREDERICQ (1953), FREDERICQ u. NEURATH (1950), CREETH (1953) und YPHANTIS u. WAUGH (1957) verwiesen. Die *Löslichkeit* des Insulins wurde in Abhängigkeit von einigen Einflußgrößen von FREDERICQ u. NEURATH (1950) näher untersucht, vgl. auch Abb. 3.

Aus den *Titrationskurven* des Insulins [TANFORD u. EPSTEIN, 1954 (1, 2); FREDERICQ, 1954; BRILL u. VENABLE, 1967] konnten die internen *pK-Werte* der dissoziierbaren Gruppen im Insulin bestimmt werden, und zwar: α-COOH = 3,6 ± 0,3, γ-COOH = 4,7 ± 0,1, Imidazole = 6,0 ÷ 6,6, α-NH$_2$ = 7,2 ÷ 7,8, ε-NH$_2$ = 9,6 ÷ 10,0, Phenol-OH = 9,6 ÷ 9,9, Guanidin = 11,9 ± 0,2. Bei den schwächer basischen Gruppen ergeben sich Differenzen für Zink-haltiges und Zink-freies Insulin. Nach spektrophotometrischen Untersuchungen haben drei phenolische Hydroxylgruppen im Insulin pK-Werte von 10,4, die vierte Gruppe (Tyrosin B^{26} ?) hat einen anomalen pK-Wert von 11,4 (INADA, 1961). Der *isoelektrische Punkt* des Insulins liegt bei pH 5,4, der *isoionische Punkt* bei pH 5,6 (LI, 1954).

Die *Polarographie* des Insulins in Abhängigkeit von verschiedenen Faktoren wurde u. a. von KUTOVA u. BREZINA (1966) untersucht, die Kathodenstrahlpolarographie von LEE et al. (1970). Das *Elektrofocussieren* beschreiben LEWIN [1969 (2)] sowie PERCIVAL et al (1970), die *Elektrophorese* auf Celluloseacetat untersuchten CARPENTER u. HAYES (1963), auf Papier FREEDLENDER et al. (1964), in Stärkegel BARRETT et al. (1962), GANDIANO u. POLIZZI-SCIARRONE (1963) sowie WYNSTON u. HAR (1970). Das zur *Disc-Elektrophorese* von Insulin (DE VITO u. SANTOMÉ, 1966; HINZ et al., 1970) benutzte Gel darf nicht mit Persulfat polymerisiert sein (FANTES u. FURMINGER, 1967).

Die *optische Aktivität* von Insulinlösungen wurde von SCHELLMAN (1958) in Abhängigkeit von verschiedenen Parametern untersucht. Für α_D wurde beispielsweise gefunden: − 30 °C (c = 2,5 in 0,1 N HCl), − 49 °C (c = 2,5 in 1 N NH$_4$OH), − 80 °C (c = 2,5 in 0,1 N NaOH), − 89 °C (9 M Harnstoff, pH 5,5); vgl. hierzu auch URNES u. DOTY (1961).

Der *molare Extinktionskoeffizient* des Insulins wurde bei 277,5 nm zu 5,96 · 10³ (HERSKOVITS, 1965) bzw. 5,33 · 10³ (HARRISON u. GARRATT, 1969) bestimmt. Von den Spektren des Insulins ist das *Ultraviolettspektrum* besonders gut untersucht, da es Rückschlüsse auf die Bindungsverhältnisse, insbesondere der Tyrosinreste, im Molekül erlaubt. Von Arbeiten, die verschiedene Einflüsse auf das UV-Spektrum berücksichtigen, seien genannt: NISHIZAKI [1959 (1), Speciesunterschiede), GLAZER u. SMITH (1960, Denaturierung), LEACH u. SCHERAGA (1960, Lichtstreuung, pH), FREDERICQ (1955, Oxydation), GARRAT u. WALSON (1967, Zeitabhängigkeit im alkalischen). Das *UV-Fluorescenzspektrum* des Insulins wurde von TEALE (1960) untersucht, das *Infrarotspektrum* von BEER et al. (1959) sowie von NISHIZAKI [1959 (2)]. Im *Fluorescenz-Polarisationsspektrum* (WEBER, 1960) und bei der *Fluorescenz* im alkalischen Medium (CORNOG u. ADAMS, 1963) gleicht Insulin dem

Tyrosin, ebenso bei der *Luminescenz* (Phosphorescenz) (VLADIMIROV, 1961; LONG-WORTH, 1961).

Der *Cirkulardichroismus* von Insulin wurde in verschiedenen Bereichen und unter variierten Bedingungen studiert (BEYCHOK, 1965; MERCOLA, et al. 1967; MORRIS et al., 1968), ebenso wurden die verschiedenen *Resonanzspektren* des Hormones beschrieben (BAK et al., 1967; BAK et al., 1968; KOWALSKY, 1962; BRADBURY u. KING, 1969; BRILL u. VENABLE, 1964; BORG, 1965).

VII. Beständigkeit

Kristallines Insulin ist eine recht beständige Substanz, sie wird zweckmäßigerweise zwischen 0 °C und + 2 °C aufbewahrt. Höhere Temperaturen, aber auch die von − 10 °C erwiesen sich als schädlich (HAVLOVA et al., 1969; STEPHENSON u. ROMANS, 1960).

In steriler Lösung bei pH 4 und 2 °C bleibt das Hormon jahrelang aktiv, bei pH 7,6 wurden dagegen schon nach 22 Tagen Schäden beobachtet (MORENKOVA, andererseits war innerhalb von 48 Std bei einer Lösung von pH 8,2 bis 9,1 aber noch kein merklicher Aktivitätsverlust festgestellt worden (VÖLLM, 1960).

In stärker alkalischer Lösung wird Insulin in jedem Falle rasch zerstört, neben der Hydrolyse von Amidbindungen spielen dabei Abbaureaktionen am Cystin die Hauptrolle (JENSEN u. EVANS, 1932; DU VIGNEAUD et al. 1941; FREDERICQ, 1954; FOENSS-BECH u. NIELSON, 1961; CAVALLINI et al., 1970).

Verdünnte Säuren spalten das Hormon in mehrere Komponenten (SUNDBY, 1962), bevorzugt ist die Hydrolyse an Asparagin- und Glutaminresten (SCHULTZ et al., 1962; GRANNIS, 1960). Unter sehr milden Bedingungen beschränkt sich der Abbau auf die seitenständigen primären Amidgruppen des Asparagins und Glutamins [BERSON u. YALOW, 1966; CHRAMBACH u. CARPENTER, 1960; CARPENTER u. CHRAMBACH, 1962; SLOBIN u. CARPENTER, 1963 (2); SMITH, 1964]. Die Amidgruppe des Asparaginrestes bei A^{21} ist so säurelabil, daß Handelsinsuline auf Grund der sauren Extraktion aus dem Pankreas stets mit dem Abbauprodukt Asp^{A21}-Insulin kontaminiert sind (s. o.). Die Hydrolyse des Insulins kann auch an sauren und basischen Ionenaustauschen ablaufen (DAVIES u. HARRIS, 1958; KUZHETSOVA u. SAMSONOV, 1969). In wasserfreien Medien erfolgt unter dem Einfluß starker Säuren eine N → O-Peptidylverschiebung an Serin- und Threoninresten (VAJDA, 1959; LENARD u. HESS, 1964; LEVY u. CARPENTER, 1970).

Energiereiche Strahlen zerstören das Hormon recht schnell, deshalb können seine Lösungen beispielsweise nicht mit ^{60}Co-γ-Strahlen sterilisiert werden [NAGASAWA et al., 1957 (1)]. Bei der Bestrahlung werden bevorzugt die aromatischen Aminosäuren und das Cystin zerstört (DRAKÉ et al., 1957; DESAI u. KORGAONKAR, 1964; WHITE et al., 1967). Wichtig ist in diesem Zusammenhang auch die Selbstzerstörung radiomarkierter Insulinpräparationen (YALOW u. BERSON, 1960; SAMOLS u. WILLIAMS, 1961; KERP et al., 1967). Röntgenstrahlen und Deuteronen wirken ähnlich wie Gamma-Strahlen (YALOW, 1959).

Ultraviolettes Licht zerstört bevorzugt die Cystingruppen und die Tyrosinreste (KAPLAN et al., 1950; SIEBERT et al., 1965; DUNLOP u. NICHOLLS, 1965; FIORE et al., 1965; SWANEPOEL et al., 1969). Die Photooxidation in Gegenwart von Methylenblau führt dagegen recht selektiv zum Abbau der Histidinreste (WEITZEL et al., 1965; WEIL et al., 1965). Durch Ultraschall wird Insulin in unübersichtlicher Weise zerstört (EL'PINER u. STEKOL'NIKOV, 1963).

Dank seiner vielen funktionellen Gruppen wird Insulin, zumal in Lösungen, von vielen Chemikalien attackiert. Besonders hingewiesen sei auf die Empfindlich-

keit des Hormones gegen reduzierende Substanzen wie Schwefelwasserstoff und
Mercaptane. Angriffe auf die Disulfidbindungen des Insulins vermindern seine
Aktivität im allgemeinen am schnellsten.

D. Synthese von Insulinen

I. Prinzipien

Für die Synthese von Insulinen kommen zwei grundsätzliche Möglichkeiten
in Betracht: Erstens die chemische Totalsynthese, mit deren Hilfe jedes beliebige
natürlich vorkommende oder veränderte Insulin zugänglich sein sollte; und
zweitens die Veränderung nativer Insuline. Auf dem zweiten Wege ist zwar nur
eine begrenzte Reihe von Insulinen zugänglich, doch ist dieser Weg durchweg
wirtschaftlicher als die Totalsynthese der betreffenden Insulinderivative. In
vielen Fällen ist auch eine Partialsynthese durch Vereinigung synthetischer
Insulinfragmente mit Teilstücken nativer Insuline zweckmäßig.

Eine ausführliche Diskussion zum derzeitigen Stand der Insulinsynthese
findet sich bei LÜBKE u. KLOSTERMEYER (1970).

II. Abwandlung nativer Insuline

1. Substitutionsreaktionen

FREUDENBERG hat ab 1927 in einer Reihe von Arbeiten versucht, durch
Substitutionsreaktionen neue Insuline herzustellen. Seine Zielstellungen wurden
später von FRAENKEL-CONRAT u. FRAENKEL-CONRAT (1950) wieder aufgegriffen.
Vermutlich haben diese frühen und viele nachfolgenden Arbeiten nicht zu mole-
kulareinheitlichen Insulinderivativen geführt, was ihren Wert für biochemische
Studien sehr mindert. Erst in allerjüngster Zeit zeichnen sich Wege zur analyti-
schen Kontrolle und zur Steuerung von Substitutionsvorgängen am Insulin ab,
darüber hinaus ist die Trenntechnik zur Aufarbeitung von Reaktionsansätzen
inzwischen so verbessert worden, daß jetzt endlich reine Insulinderivate zugänglich werden. Aus der Fülle der Literatur, zumal auch der Patentliteratur, seien die
wichtigsten Reaktionstypen herausgegriffen.

Von den Substitutionsreaktionen am Insulin ist eine unerwünscht: die Carba-
mylierung beim Arbeiten in konzentrierten Harnstofflösungen. Die Veränderung
des Insulins ist elektrophoretisch nachweisbar, sie erfolgt bevorzugt an den
Aminogruppen A^1 und B^1 (BISCHOFF u. BAKHTIAR, 1956, 1970; COLE, 1961). Bei
der Phenylcarbamylierung ist die A^1-Aminogruppe (ANDERSON, 1956) besonders
reaktionsfreudig.

Die Reaktivität der drei Aminogruppen ist auch gegenüber anderen Reagentien
deutlich abgestuft, Einflußgrößen sind dabei die Art des Reagenses, das Lösungsmittel, die Konzentration und der pH-Wert, weniger Beachtung fanden bisher die
Temperatur, die Ionenstärke und der Einfluß von Fremdstoffen. Für die Reaktion
mit Fluorescein- und Phenyl-isothiocyanat (Edman-Reagens) wurde eine Reaktivität in der Reihenfolge $Phe^{B1} > Gly^{A1} > Lys^{B29}$ gefunden (TIETZE et al., 1962;
BRANDENBURG u. OOMS, 1968; AFRICA u. CARPENTER, 1970); auf Grund der
Ladungsunterschiede lassen sich unumgesetztes Insulin, Mono-, Di- und Tri-
Substitutionsprodukt präparativ trennen (BROMER et al., 1967). Das Trisub-
stitutionsprodukt tritt aber erst bei Einwirkung größerer Reagensmengen auf,
ähnlich wie bei der Acetoacetylierung des Insulins mit Diketen, wo auch nur A^1-
und B^1-Monosubstitutionsprodukt neben dem A^1, B^1-Disubstitutionsprodukt und

Insulin beobachtet und isoliert wurden (Lindsay u. Shall, 1969), jedoch kein Derivat mit Substitution an der Epsilon-Aminogruppe (B[29]).

Diese zeigt auch wenig Reaktivität mit 1,3-Phenylendithioisocyanat (bifunktionelles Edman-Reagens), welches bevorzugt die Aminogruppen A[1] und B[1] intramolekular überbrückt (Brandenburg et al., 1970; Brandenburg, 1970).

Acylierungen der Aminogruppen können im Reaktionsverlauf deutlich beeinflußt werden. So wird bei der Acetylierung des Insulins mit Acetanhydrid in wäßriger Lösung eine Substitution der Aminogruppen in der Reihenfolge Phe[B1] > Gly[A1] > Lys[B29] beobachtet (Cuatrecasas, 1969; Gattner, 1969), während beim Umsatz mit Essigsäure-p-nitrophenylester in organischem Medium die Reaktivität Lys[B29] > Phe[B1] > Gly[A1] ist (Brandenburg, 1970). Überschüssig angewandt, führten Acylaminosäure-p-nitrophenylester zu Trisubstitutionsprodukten (Levy u. Carpenter, 1966, 1967). A[1]-B[1]-Disubstitutionsprodukte wurden mit Acylaminosäure- bzw. Acylpeptid-phenylhydraziden erhalten (Milne u. Carpenter, 1968). Aus diesen Substanzen wurden Insuline gewonnen, die um die entsprechende Zahl von Aminosäuren verlängert waren. Die Acylierung von Insulin mit tert.-Butyloxycarbonylazid (Levy u. Carpenter, 1967) kann so gelenkt werden, daß ausschließlich die Aminogruppen bei A[1] und B[29] mit dem — acidolytisch leicht wieder entfernbaren — tert.-Butyloxycarbonylrest blockiert werden (Geiger et al., 1970). Nachfolgend kann mit anderen Reagentien spezifisch an B[1] substituiert werden. Borras u. Offord (1970) gingen umgekehrt vor: sie blockierten B[1] zunächst selektiv mit Edman-Reagens, um dann A[1] und B[29] zu trifluoracetylieren, also mit einer alkalilabilen Schutzgruppe abzudecken.

Bei der Reaktion von Insulin mit dem Cysteinderivat N-Formyl-thiazolidinon-carbonsäure-(N-hydroxysuccinimidester) sollen sich die drei Monosubstitutionsprodukte nebeneinander bilden, die Aminogruppen also reaktiv gleichwertig sein (wäßriges Milieu!) (Lindsay u. Shall, 1970). Dies entspricht in etwa den Arylierungen in wäßrig-methanolischen Lösungen. Sowohl beim Umsatz mit Fluor-2,4-dinitrobenzol (Sanger, 1945; Nagasawa u. Nishizaki, 1958; Weigmann, 1963) als auch mit Dansylchlorid (Steiner u. McAlister, 1957; Gray u. Hartley, 1963) werden alle Aminogruppen attackiert, daneben auch noch einige andere funktionelle Gruppen, Gleiches wird bei der Reaktion mit dem bifunktionellen Reagens 1,5-Difluor-2,4-dinitrobenzol beobachtet (Zahn u. Meienhofer, 1958). Die Reaktion mit 2,4-Dinitrophenylsulfonat soll dagegen selektiv zur Arylierung der Epsilon-Aminogruppe des Lysinrestes führen (Li, 1956; Little u. Counts, 1969), während 1,2-Naphthochinon-4-sulfonsäure nur die Aminogruppen bei A[1] und B[1] substituiert (Matsushima et al., 1967), den Lysinrest jedoch auch nach Denaturierung des Proteins. Monochlortrifluor-p-benzochinon substituiert bei intaktem Insulin nur die Aminogruppe des B[1]-Phenylalaninrestes [Nakaya et al., 1967 (1)].

Eine gewisse Selektivität hat auch die Reaktion mit O-Methylisoharnstoff, die zur Umwandlung der Amino- in Guanidofunktionen führt (Geshwind u. Li, 1957; Evans u. Saroff, 1957). Die stark basischen neuen Insulinderivate zeigen ein gutes Kristallisationsverhalten, die Reihenfolge der Umwandlung ist Lys[B29] > Gly[A1] > Phe[B1]. Bei der Reaktion mit Acrylnitril werden alle Aminogruppen rasch cyanäthyliert, daneben auch unvollständig die Imidazolringe (Bosshard et al., 1969). In ähnlichem Sinne reagieren Diazoverbindungen, die Reihenfolge der Substitution ist Gly[A1] vor Phe[B1] vor Lys[B29], parallel werden Histidin und Tyrosin kernsubstituiert (Suzuki et al., 1969; Takenaka et al., 1969). Bei Verwendung von Nicotin- und Isonicotinsäureazid glauben andere Autoren (Camain-Giabicani u. Giono, 1964) auch eine Substitution der Guanidogruppe des Argininrestes

B[22] erzielt zu haben. Eine spezifische, wenn auch nicht vollständige Substitution der Guanidofunktion wurde mit Glyoxal erreicht [NAKAYA et al., 1967 (2)].

Neben den Substitutionen der Aminogruppen haben Kernsubstitutionen an den vier Tyrosinresten des Insulins besondere praktische Bedeutung. Ihrer chemischen Natur nach werden viele Reaktionen, die elektrophil am Benzolkern verlaufen, in ähnlicher Weise auch die Imidazolringe der beiden Histidinreste des Insulins attackieren. In einem Falle, beim Umsatz mit Cyanurfluorid, wird selbst das Arginin in Mitleidenschaft gezogen (AOYAMA, 1965; KURIHARA et al., 1963). Wegen der geringen Reaktivität des Reagenses verläuft dagegen die Nitrierung der Tyrosinreste mit Tetranitromethan in wäßrigen Lösungen recht selektiv. Reaktionsprodukte sind insbesondere ein bei A[14] mononitriertes und ein bei A[14], A[19] dinitriertes Insulinderivat, die Auftrennung gelingt durch Ionenaustauschchromatographie [MORRIS et al., 1969; GATTNER, 1970 (2)].

Die Jodierung des Insulins erfolgt in den o-Positionen zur Hydroxylgruppe der vier Tyrosinreste und zusätzlich an den Imidazolringen des Histidins. Dadurch ist eine unübersehbare Zahl von Jodinsulinen zu erwarten. Eine echte Trennung war bisher nicht möglich, lediglich Fraktionierungen. Erschwerend ist, daß die Jodierung auch zu einer oxydativen Fragmentierung des Insulins führt (GORIN u. GODWIN, 1966), die Aufarbeitung der Präparationen erfolgt daher zweckmäßig auch durch Fraktionierung nach dem Molgewicht (BANERJEE u. GIBBSON, 1962; HOYE, 1966; BLATT u. HUDSON, 1968). Weitere Komplikationen gibt es bei der Synthese von radiomarkierten Jodinsulinen (^{131}J und ^{125}J) durch die Selbstzerstörung der Präparate (YALOW u. BERSON, 1960; SAMOLS u. WILLIAMS, 1961), sie kann durch Verdünnen mit Fremdeiweiß, z. B. Albumin, etwas vermindert werden [IZZO et al., 1964 (1); BLATT u. HUDSON, 1968].

Für die experimentelle Durchführung der Jodierung wurde eine Reihe von Möglichkeiten erarbeitet, im einfachsten Falle benutzt man eine Jod-Jodidlösung oder eine Jodidlösung in Verbindung mit einem Oxidationsmittel (z. B. Chloramin T). Ein gutes Halogenierungsmittel ist auch Jodchlorid, besonders günstig soll jedoch die elektrolytische Jodierung an der Anode in einer Jodidlösung sein. Arbeitsvorschriften für verschiedene Techniken finden sich u. a. bei BANERJEE u. EKINS, 1961; BANERJEE u. GIBBSON, 1962; BRUNFELDT u. DECKERT, 1964; BANERJEE, 1965; PELLEGRINI et al., 1965; GLOVER et al., 1967; MASSAGLIA et al., 1969 und bei KLUGE et al., 1969.

Eine ganze Reihe von Autoren hat sich mit der Frage beschäftigt, wo und wie die Jodierung verläuft, es sei dazu auf folgende Arbeiten verwiesen: GRUEN et al., 1959; SPRINGELL, 1961; DE ZOETEN u. STRIK, 1961; SPRINGELL, 1962 (1, 2); IZZO et al., 1964 (2); PELLEGRINI et al., 1965; BRUNFELDT, 1965; COVELLI u. WOLFF, 1967; MASSAGLIA et al., 1969; WOLFF u. COVELLI, 1969; CSORBA u. GATTNER, 1970; HARRISON u. GARRATT, 1970. BRUNFELDT (1967) kam in einer kritischen Studie zu dem Ergebnis, daß Jodinsuline für die Zwecke, für die sie heute in größerem Umfang benutzt werden, eigentlich wenig geeignet sind.

Die Carboxylgruppen des Insulins können leicht durch Veresterung substituiert werden, am einfachsten als Methylester. Es ist nicht ausgeschlossen, daß Insulin auch bei der alkoholisch-sauren Extraktion aus dem Pankreas in sehr geringem Ausmaß verestert wird, was Anlaß zu Folgereaktionen geben könnte (s. u.). Vollständig Carboxyl-verestertes Insulin ist eine basische, schwerlösliche und biologisch unwirksame Verbindung (SOCOLOFF, 1955; NICOL, 1959; LEVY u. CARPENTER, 1970). Eine selektive Aktivierung der Carboxylgruppen gelang bisher nicht (OZAWA, 1970).

Die vorsichtige Acylierung der Hydroxylgruppen des Insulins führt dagegen zu Präparaten, die bei etwa gleicher blutzuckersenkender Wirksamkeit wie das

Hormon sich immunologisch anders verhalten. Insulinsulfat wurde daher zur Behandlung insulinresistenter Diabetiker benutzt (Moloney et al., 1964). Es handelte sich um Präparate, die durch Einwirkung von konzentrierter Schwefelsäure auf Insulin bei tiefer Temperatur erhalten wurden (Reitz et al., 1946; Katrukha u. Silaev, 1962), sie sind an den Hydroxylen der Serin- und Threoninreste acyliert (Glendening et al., 1947). Benutzt man statt Schwefelsäure den Pyridin-Komplex des Schwefeltrioxids, so wird auch eine Veresterung an den Hydroxylen der Tyrosinreste und Substitution an Aminogruppen und Histidinseitenketten beobachtet. In jedem Falle fällt die Aktivität der Insulinsulfate mit steigendem Sulfatgehalt (Sluyterman u. Kwestroo-van-den-Bosch, 1960; Thomas, 1969) ab.

Analog zur Sulfatierung kann Insulin mit Phosphoroxychlorid in Pyridin auch phosphatiert werden (Roubal et al., 1967).

Die Radiomarkierung des Insulins wird gewöhnlich durch direkte Substitutionen vorgenommen, insbesondere durch die Jodierung mit ^{125}J bzw. ^{131}J. Analog ist eine Bromierung mit ^{82}Br möglich (Rosa et al., 1963). ^{35}S wird durch Sulfatierung (Thomas, 1969) oder biochemisch durch Verfüttern von ^{35}S-Cystein an Versuchstiere in das Hormon gebracht (Voelker et al., 1962). Tritium kann, insbesondere in die aromatischen Aminosäurereste, durch Wilzbach-Markierung eingebaut werden (Hallmann et al., 1960), selbstverständlich auch durch Biomarkierung (Taylor u. Parry, 1963). Kristallines ^{3}H-Phe^{B1}-Insulin wurde durch Partialsynthese erhalten (Borras u. Offord, 1970). ^{14}C-Insuline werden am einfachsten durch Acylierung von Insulin, z. B. mit Acetanhydrid (Cuatrecasas, 1969) hergestellt, gewöhnlich jedoch über die Biosynthese unter Verwendung von ^{14}C-Aminosäuren. ^{14}C-Gly^{A1}-Insuline konnte totalsynthetisch aufgebaut werden (Wang et al., 1966).

Eine besondere Form der Substitution ist die Reaktion von Insulin mit Makromolekülen. Cuatrecasas (1969) konnte Insulin sowohl über die Aminogruppe bei B^1 wie über die bei B^{29} kovalent an einen makromolekularen Träger (Sepharose) binden, wobei die biologische Aktivität erhalten blieb. Inwieweit dies auch bei den intra- und intermolekularen Vernetzungsreaktionen von Insulinmolekülen mit sich selbst der Fall ist, muß noch nachgeprüft werden. In Pankreasextrakten wurden kovalent gebundene Dimere des Insulins gefunden (Schlichtkrull et al., 1969), die möglicherweise durch Esteraminolyse geringer Mengen Äthylester (die bei der Extraktion entstehen können) gebildet werden. Vernetzungsreaktionen wurden neuerdings aber auch bei Acylierungs- und Arylierungsreaktionen (Zahn u. Brandenburg, 1970), bei der Nitrierung (Boesel u. Carpenter, 1969) und bei der Jodierung (Csorba u. Gattner, 1970) von Insulin nachgewiesen. Die dabei entstehenden Substanzen dürften die immunologischen Eigenschaften der Präparationen überproportional beeinflussen.

2. Abbaureaktionen

a) Enzymatischer Abbau

Dank der strukturellen Eigenheiten sind Insulin und mehr noch seine getrennten Peptidketten beliebte Substrate für die Charakterisierung von Proteasen, was sich in einer Fülle von Publikationen niederschlägt. Die Möglichkeiten, das Hormon enzymatisch zu Derivaten definierter Struktur abzubauen, sind bisher trotzdem aber noch sehr begrenzt.

Von den Exopeptidasen ist Carboxypeptidase A brauchbar zur Darstellung von des-Ala^{B30}-insulin und von des-Asn^{A21}-des-Ala^{B30}-insulin [Slobin u. Carpenter, 1963 (1), 1966]. Mit Aminopeptidasen kann Insulin anscheinend zum des-Pentapeptid^{A1-5}-des-hexapeptid^{B1-6}-insulin abgebaut werden, doch lassen sich kaum reine Zwischenstufen fassen (SMITH et al., 1958; SPECTOR u. MECHANIC, 1963). Zinkinsulin wird nicht verdaut, es muß also vor der Einwirkung der Enzyme vom Metall befreit werden.

Die Endopeptidase Trypsin spaltet Insulin C-terminal an den basischen Aminosäureresten Arg^{B22} und Lys^{B29}. Da die Spaltung am Argininrest sehr viel schneller verläuft als am Lysinrest (WANG u. CARPENTER, 1967, 1969), führt sie präparativ eindeutig zum des-Oktapeptid^{B23-30}-insulin (YOUNG u. CARPENTER, 1961; CARPENTER u. BAUM, 1962; BROMER u. CHANCE, 1967), als Nebenprodukt kann das Heptapeptid der Sequenz B$^{23-29}$ (Gly–Phe–Phe–Tyr–Thr–Pro–Lys) isoliert werden (PLANTA et al., 1964). Die Pilzprotease Clostripain spaltet Insulin anscheinend wie Trypsin (LABOUSSE u. GROS, 1960), könnte jedoch die Isolierung des Oktapeptides B$^{23-30}$ gestatten.

Endopeptidasen, die Insulin auch zwischen den Disulfidbrücken fragmentieren, sind für Sequenzanalysen von Bedeutung, und zwar Chymotrypsin (GINSBURG u. SCHACHMAN, 1960), Subtilisin (HANGAARD u. HANGAARD, 1955; MEEDOM, 1955; JENTSCH, 1969) und Thermolysin (JENTSCH, 1969).

Recht spezifisch scheint Insulin auch von einer in Fettgeweben vorkommenden proteolytischen Aktivität gespalten zu werden (RUDMAN et al., 1965, 1968).

Oxydativ wird Zn-Insulin durch Tyrosinase bevorzugt an einem Tyrosintest angegriffen, die anderen drei Tyrosinreste reagieren etwa viermal langsamer. Bei zinkfreiem Insulin sind alle vier Tyrosinreste gleichwertig (CORY u. FRIEDEN, 1967).

Die enzymatische Reduktion ist möglicherweise der erste Schritt bei der biologischen Inaktivierung von Insulin, dabei werden die drei Disulfidbindungen des Hormons zu Thiolen reduziert, das Molekül wird also in die beiden Peptidketten zerlegt. Da dies auch mit niedermolekularen Thiolen möglich ist, hat die enzymatische Reduktion präparativ keine Bedeutung. Insulin-reduzierende Enzyme werden u. a. in Leber (TOMIZAWA u. HALSEY, 1959; TOMIZAWA u. VARANDANI, 1965; SPOLTER u. VOGEL, 1968), Pankreas (KOTOULAS et al., 1965), und Niere (VARANDANI u. NAFZ, 1969), aber auch in Hefe (BLACK et al., 1960) gefunden. Der Wirkungsmechanismus dieser Enzyme scheint auf einem Thiol-Disulfidaustausch zu beruhen (JERVELL, 1967; TASAKE u. CAMPBELL, 1968; VARANDANI u. PLUMLEY, 1968).

b) Chemischer Abbau

Durch vorsichtige Säurebehandlung kann Insulin recht spezifisch unter Desamidierung in Asp^{A21}-Insulin überführt werden [SLOBIN u. CARPENTER, 1963 (2)], zur Abtrennung vom unumgesetzten Material eignen sich Verteilungsmethoden (HARFENIST u. CRAIG, 1952; CARPENTER u. CHRAMBACH, 1962) und Ionenaustauschchromatographie (COLE, 1960; THOMPSON u. O'DONNEL, 1960).

Der Edman-Abbau mit Phenylisothiocyanat gestattet die selektive Entfernung der N-terminalen Aminosäurereste, er verläuft beim Insulin aber unter gleichzeitiger irreversibler Substitution an der Epsilon-Aminogruppe des Lysinrestes B29 (BRANDENBURG u. OOMS, 1968). Nach Monosubstitution (s. o.) kann jedoch ein selektiver Abbau des Phenylalaninrestes B1 erreicht werden (BRANDENBURG, 1969). Des-Gly^{A1}-des-Phe^{B1}-Insulin wird durch Abbau des mit m-Phenylenbis-isothiocyanat bei A^1-B^1-vernetzten Insulins (s. o.) erhalten, durch Wiederholung des Abbaues ist des-Gly^{A1}-des-Ile^{A2}-des-Phe^{B1}-des-Val^{B2}-Insulin zugänglich (BRANDENBURG et al., 1970).

Die selektive Abspaltung carboxyl-terminaler Aminosäurereste gelingt mit Acetanhydrid/Ammoniumthiocyanat (STARK, 1968). Da in diesem Medium aber auch eine Substitution der basischen Gruppen erfolgt, müßten diese vorher reversibel mit Schutzgruppen blockiert werden, wenn die Reaktion präparativ genutzt werden soll.

Abbaureaktionen, die Insulin intrachenar spalten, etwa die mit Natriumhydrazid an der Thr-Pro-Bindung (Kauffmann u. Sobel, 1966) oder mit Bromwasser an den Tyrosinresten (Thompson, 1960), führen zu gleichzeitiger Zerstörung der Disulfidbrücken und sind daher präparativ bedeutungslos.

Dem umgekehrten Vorgehen, der Sprengung der Disulfidgruppen unter Erhalt der Peptidketten, kommt dagegen erhebliche Bedeutung für Analytik, Strukturklärung und Synthese von Insulin zu. Geeignete Derivate werden durch Oxydation (Überführung der drei Cystine in sechs Cysteinsäurereste), Reduktion (hierbei resultieren zwei Cysteinreste je Cystinrest) und oxydative Sulfitolyse (Bildung von zwei Cystein-S-sulfonatresten je Molekül Cystin) erhalten. Während die Oxydation zu Sulfonsäureketten ein praktisch irreversibler Vorgang ist und daher besonders für analytische Zwecke benutzt wird, sind die Thiol- und S-Sulfonatketten wegen ihrer S-Reaktivität Ausgangsprodukte für weitere Umsetzungen.

Die durch Perameisensäureoxydation (s. o.) aus Insulin zu erhaltenen Sulfonsäurederivate der Einzelketten unterscheiden sich besonders deutlich in ihren Ladungen. Bei pH-Werten um 2 (also bei undissoziierten Carboxylgruppen, aber dissoziierten Sulfonsäuregruppen und protonisierten basischen Gruppen) besitzt das Tetrasulfonat der A-Kette des Rinderinsulins eine Nettoladung von − 3, das Bis-Sulfonat der B-Kette eine Nettoladung von + 3. Die Ketten sind auf Grund dieser Ladungsunterschiede elektrophoretisch (z. B. in 20%iger Ameisensäure; Harris et al., 1956) leicht zu unterscheiden und präoperativ zu trennen (Grassmann et al., 1956). Ionenaustauscher bieten ebenfalls einfache Trennmöglichkeiten (Mycek et al., 1959; Fittkau, 1963; Griffin et al., 1966). Leach u. Scheraga (1958) haben die Eigenschaften der Einzelketten näher untersucht.

Bei vollständiger Reduktion wird Insulin in Tetrathiol-A-Kette und Bis-Thiol-B-Kette gespalten. Als Reduktionsmittel fungieren im biologischen Geschehen Cystein und seine Derivate, insbesondere reduziertes Glutathion (Lens u. Neuteling, 1950; Narahara et al., 1956; Hird, 1962). In vitro führt man die Reaktion zweckmäßiger in Harnstofflösungen mit überschüssiger Thioglykolsäure (Miller u. Andersson, 1942; Lindley, 1955; Du u. Tsou, 1963), Mercaptoäthanol (Thompson u. O'Donnel, 1961; Crestfield et al., 1963; Zahn u. Gattner, 1968), Dithiothreitol (Blackard, 1967; Zahn u. Gattner, 1968) oder elektrochemisch [Markus, 1964; Cecil u. Weitzmann, 1964; Weitzmann, 1965; Gattner, 1970 (1)] durch. Für besondere Zwecke kann die Reduktion auch unter Ausschluß von Feuchtigkeit in flüssigem Ammoniak mit metallischem Natrium durchgeführt werden (Tsou et al., 1961).

Die drei Disulfidbindungen sind im Insulin in physikochemisch ungleichwertige Umgebungen eingebettet, was eine unterschiedliche Reaktivität zur Folge hat. Dank der abgestuften Redoxpotentiale können daher bei unvollständiger Reduktion einzelne Disulfidbindungen sowohl elektrochemisch [Gattner, 1970 (1)] wie mit Thiolen (Zahn u. Gattner, 1968) bevorzugt gespalten werden. Während nach früherer Meinung (Wintersteiner, 1933) die Reduktion einer Disulfidbindung Insulin bereits völlig inaktiviert, werden neuere Befunde [Gattner, 1970 (1)] so gedeutet, daß eine bestimmte Disulfidbindung, vermutlich die von A7 nach B7, für die Hormonwirkung bedeutungslos ist. Den separaten Thiolketten dürfte jedoch keine blutzuckersenkende Wirkung zukommen (Dixon u. Wardlaw, 1960; Pruitt et al., 1966).

Die Sulfhydrylketten sind auf Grund ihrer Schwerlöslichkeit und der Reaktivität der Thiole relativ schlecht zu handhaben. Zur Abtrennung niedermolekularer Begleitstoffe dient die Ausfällung mit Aceton (Miller u. Andersson, 1942; Du et al., 1961) oder 1 N Essigsäure bei pH 3,8 (JIANG et al., 1963; DU et al., 1965), das Ausschütteln mit Essigester (KATSOYANNIS u. TOMETSKO, 1966) oder die Gelfiltration (PRUITT et al., 1966; VARANDANI, 1966).

Gefriergetrocknete Thiolketten sind bei − 15 °C i. V. einige Wochen unverändert haltbar. Die Charakterisierung geschieht entweder durch direkte SH-Gruppenanalyse (DU u. TSOU, 1963) oder nach Überführung in stabile Derivate. Dafür geeignete Reaktionen sind bei der Analytik die S-Carboxymethylierung (CRESTFIELD et al., 1963; HUMBEL u. CRESTFIELD, 1965; THOMPSON u. O'DONNEL, 1966), die S-Amidomethylierung (WILSON et al., 1966) und die S-Aminomethylierung (RAFTERY u. COLE, 1966; BALDESTEN, 1966; HUMBEL et al., 1968); im präparativen Bereich die Benzylierung (TSOU et al., 1961) und die Überführung in S-Sulfonate (s. u.), aus denen jeweils die Thiolketten durch Reduktion regeneriert werden können (TSOU et al., 1961; DIXON u. WARDLAW, 1960; THOMPSON u. O'DONNEL, 1961; DU et al., 1961; JIANG et al., 1963; DU et al., 1965; PRUITT et al., 1966; SHIMONISHI et al., 1969; GATTNER, 1969). Auch die durch Autoxidation von Thiolketten entstehenden Gemische polymerer Disulfidketten lassen sich wie Insulin reduktiv wieder in die Thiolketten überführen. Polymere Disulfidketten mit mehr oder weniger statistisch verteilten Cystinbrücken bilden sich auch bei der partiellen Reduktion [ZAHN u. GATTNER, 1968; GATTNER, 1970 (1)], und bei der partiellen Sulfitolyse (ZAHN u. DRECHSEL, 1968) von Insulin sowie bei der Einwirkung von Insulin-Thiolketten auf intaktes Insulin (ZAHN et al., 1968). Die cyclischen monomeren und dimeren Disulfide der Insulinketten sind nur durch besondere Kunstgriffe zu erhalten (WEINERT et al., 1969; RÖSCHLAU u. ZAHN, 1969; ZAHN u. RÖSCHLAU, 1968).

Die S-Sulfonate der Insulinketten können aus dem nativen Molekül, aus Disulfidderivaten der Ketten und aus den Thiolketten hergestellt werden. In jedem Falle muß das Ausgangsmaterial mit Sulfitionen unter gleichzeitiger Einwirkung eines milden Oxydationsmittels umgesetzt werden:

$$\text{R-S-SR}' + 2\,SO_3^{\ominus\ominus} \rightarrow \text{RS-SO}_3^{\ominus} + \text{R'S-SO}_3^{\ominus} + 2e^{\ominus}\,.$$

Als Oxydationsmittel haben sich Luft, $Cu^{\oplus\oplus}$ (SWAN, 1957), Dijodäthan (WEYGAND u. EICHNER, 1963) und Natriumtetrathionat (BAILEY u. COLE, 1959) besonders bewährt. Die sog. „oxydative Sulfitolyse" verläuft allerdings nur in denaturierenden Medien rasch und vollständig, sie ist stark pH-abhängig. Unter besonderen Reaktionsbedingungen können partiell sulfitolysierte Insuline nachgewiesen und abgefangen werden (CECIL u. LOENING, 1957, 1960; ROSA et al., 1967; MASSAGLIA et al., 1968; ZAHN u. DRECHSEL, 1968).

Der Wert der S-Sulfonate liegt darin, daß sie im pH-Bereich von etwa 3 bis 9 relativ stabile Substanzen, als Disulfidverbindungen aber leicht wieder in reaktive Thiole zu überführen sind (s. o.). Da die S-Sulfonate sich zudem elektrochemisch wie Sulfonate verhalten, eignen sie sich vorzüglich zur Trennung der Insulinketten. Bewährt haben sich dafür Ionenaustauschchromatographie (BAILEY, 1957; BAILEY u. COLE, 1959; DU et al., 1961; KATSOYANNIS et al., 1967; SHIMONISHI u. ZAHN, 1968), Gelfiltration (LEACH et al., 1963; VARANDANI, 1966, 1967), Elektrophorese (DIXON u. WARDLAW, 1960; DU et al., 1961; MASSAGLIA et al., 1967; KATSOYANNIS et al., 1967) und Gegenstromverteilung (MARGLIN u. MERRIFIELD, 1967). Das Bis-S-Sulfonat der B-Kette kann auch bei pH 6.4 isoelektrisch gefällt werden (LEACH et al., 1963; DU et al., 1961). Die S-Sulfonate sind derzeit praktisch die einzigen Derivate, die sich zur Reinigung synthetischer Insulinketten von peptidischem Begleitmaterial eignen (SHIMONISHI et al., 1969; NIU et al., 1966; KATSOYANNIS et al., 1966).

Neben den Cystinbrücken sollen auch die Histidinreste des Insulins recht selektiv abzubauen sein, und zwar durch Photooxydation in Gegenwart von Methylenblau (Weil et al., 1965). Tatsächlich wird neben dem Histidin auch ein Teil des Tyrosins zerstört (Weitzel et al., 1965).

3. Kombination von Abbau- und Substitutionsreaktionen

Durch Reaktionsfolgen von Abbau und Substitution wird aus nativem Insulin eine ganze Skala von Derivaten zugänglich. Je nach Synthesenziel liegt der Abbauschritt vor der Substitutionsreaktion oder umgekehrt. So konnte ein Derivat des Gly^{B1}-Insulins dadurch erhalten werden, daß zunächst durch Edman-Abbau sowohl der Glycinrest bei A1 wie der Phenylalaninrest bei B1 entfernt wurden und dann Glycin mittels eines aktivierten Esters wieder an A2 und B2 kondensiert wurde (Brandenburg u. Ooms, 1968).

Zur ausschließlichen Veränderung der A1-Position geht man am besten so vor, daß man die Ketten des Insulins zunächst durch oxydative Sulfitolyse trennt und dann direkt bei A1 Substituenten einführt oder auch erst Gly^{A1} entfernt, wenn an eine Veränderung der A1-Position selbst gedacht ist (Weinert et al., 1969; Shimonishi, 1970). Die veränderte A-Kette kann dann mit der B-Kette zu einem Hybridinsulin (s. u.) vereinigt werden. Auf diesem Wege wurden Des-Gly^{A1}Insulin, Des-Gly^{A1}-A2-acetylinsulin (= A1-Des-Aminoinsulin) und kristallines Arg^{A-1}-Insulin hergestellt (Brandenburg et al., 1970).

Eine gezielte Veränderung am Aminoende der B-Kette konnte Geiger (1970) dadurch erreichen, daß er die Aminogruppen bei A^1 und B^{29} selektiv und reversibel mit einer Schutzgruppe blockierte und dann den Phenylalaninrest bei B^1 durch Edman-Abbau entfernte. Borras u. Offord (1970) substituierten dagegen zunächst B^1 selektiv mit dem Edman-Reagens, anschließend die Aminogruppe bei A^1 und B^{29} mit dem labilen Trifluoracetylrest, um dann Phe^{B1} abzubauen und in seine Position H^3-markiertes Phenylalanin einzuführen. Nach alkalischer Abspaltung der Schutzgruppen wurde kristallines H^3-Phe^{B1}-Insulin erhalten.

4. Resynthese aus getrennten Peptidketten, Hybridinsuline

Obwohl die Biosynthese des Insulins über einen längeren einkettigen Vorläufer, das sog. Proinsulin, verläuft (vgl. Humbel, R. E., dieses Handbuch, S. 313), kann Insulin auch aus den beiden getrennten Peptidketten regeneriert werden. Dazu wird eine Lösung der Thiolketten mit Oxydationsmitteln behandelt (Umkehr der reduktiven Spaltung), oder aber eine Kette wird als Thiol mit dem S-Sulfonat der Gegenkette umgesetzt (Umkehr der sulfitolytischen Spaltung). Naturgemäß ist bei diesen statistisch verlaufenden Reaktionen Insulin nur eines unter zahllosen Reaktionsprodukten (vgl. dazu Lübke u. Klostermeyer, 1970).

Die Aktivitätsausbeuten bei den sog. Resynthesen konnten von zunächst 1 bis 2% (Dixon u. Wardlaw, 1960) durch Wahl besonderer Reaktionsbedingungen deutlich gesteigert werden (Du et al., 1961; Wilson et al., 1962; Du et al., 1965; Zahn et al., 1966; Katsoyannis u. Tometsko, 1966; Katsoyannis et al., 1967; Zahn et al., 1968). Die Methode von Du et al. (1965) zeichnet sich dabei durch besonders gute Reproduzierbarkeit und relativ einfache Handhabung aus, sie liefert durchweg ein Proteingemisch mit ca. 10 Gew.-% Insulinanteil. Bei diesem Verfahren wird ein Gemisch der S-Sulfonate der A- und B-Ketten mit überschüssiger Thioglycolsäure reduziert, die Thiolketten werden dann mit Aceton ausgefällt. Anschließend wird in einem pH 10.6-Puffer gelöst und mit Luft oxydiert. Optimale Ergebnisse werden bei einem Verhältnis von A- zu B-Kette wie 1.5:1 gefunden. Höhere Überschüsse an A-Kette steigern die Ausbeute (bezogen auf unterschüssig eingesetzte B-Kette), sind aber nur bei wertvolleren B-Ketten sinnvoll.

Zusätze von Hilfsstoffen wie Metallionen (PRUITT et al., 1966; NAGY u. STRAUB, 1966) oder auch der C-Kette des Proinsulins (GEIGER et a., 1969) haben keinen nennenswerten Einfluß auf die Insulinausbeute. Ebenso sind enzymatische und biochemische Methoden wenig nützlich (KATZEN et al., 1963; KOTOULAS u. RECANT, 1966; VARANDANI, 1967; SCHNEIDER et al., 1967).

Die Isolierung reinen Insulins aus Resyntheseansätzen ist bisher nur wenigen Autoren gelungen. DU et al. (1961) reicherten die in Rohprodukten enthaltene Insulinaktivität durch Extraktion und Rückextraktion bei pH 8 bis 9 mit Butanol/Wasser an und kamen dann über eine isoelektrische Fällung bei pH 5.3 und Kristallisation mit 40% Aktivitätsausbeute zu Insulin. Höhere Ausbeuten erzielten KATSOYANNIS et al. (1967) durch Pikratfällung der Gesamtproteine und nachfolgende Fraktionierung an CM-Cellulose und Sephadexgel, erneute Fällung und Kristallisation. Einen ähnlichen, aber weniger aufwendigen Weg gaben ZAHN et al. (1969) an.

Die Möglichkeit, neue Insuline, sog. Hybridinsuline, unter Resynthesebedingungen aus Peptidketten verschiedenartigen Ursprunges zu gewinnen, wurde zuerst bei der Vereinigung von A-Ketten des Rinderinsulins und B-Ketten des Kabeljauinsulins bzw. umgekehrt genutzt (WILSON et al., 1962). Durch Kombination synthetisch aufgebauter oder abgewandelter Peptidketten nativen Ursprungs mit unveränderten Gegenketten aus nativem Insulin wurde später eine große Zahl „halbsynthetischer" neuer Insulin hergestellt (s. u.).

III. Vollsynthesen

1. Prinzipielle Möglichkeiten

Derzeit bieten sich drei grundverschiedene Möglichkeiten zum Aufbau vollsynthetischer Insuline an (vgl. LÜBKE u. KLOSTERMEYER, 1970):

1. Getrennte Synthese der beiden Peptidketten des Insulins mit nachfolgender unspezifischer Kombination der Ketten nach Art der Resynthesen (s. o.). Hierbei ist Insulin nur als eines von vielen möglichen Reaktionsprodukten zu erwarten.

2. Schrittweise Knüpfung aller Bindungen, auch der drei Disulfidbrücken, mit eindeutigen Reaktionsfolgen. Dieser strukturbeweisenden Totalsynthese stehen erhebliche präparative Schwierigkeiten entgegen, sie konnte bisher nur unvollständig realisiert werden.

3. Synthese von Proinsulin oder in der C-Kette abgewandelter Proinsuline und nachfolgende enzymatische oder präparativ-chemische Überführung in Insulin. Dieser Weg ist wissenschaftlich reizvoll, aber unverhältnismäßig aufwendig.

Biologisch aktives synthetisches Insulin wurde bisher nur auf dem Wege 1 erhalten, erstmals von MEIENHOFER et al. (1963), wenig später auch von DIXON (1964) in Zusammenarbeit mit KATSOYANNIS et al. (1964). Reines totalsynthetisches Insulin wurde erstmals von KUNG et al. (1965, 1966) beschrieben.

2. Synthesen über einzelne Insulinketten

Für den Aufbau einer Peptidkette stehen zwei Prinzipien zur Verfügung. Entweder kann die Kette Schritt für Schritt durch Ankondensieren jeweils eines Aminosäurerestes nach Art der Biosynthese von Proteinen oder durch Kondensation von Kettenfragmenten aufgebaut werden. Beide Möglichkeiten wurden beim Insulin verwirklicht (vgl. LÜBKE u. KLOSTERMEYER, 1970), wenn auch mit unterschiedlichem Erfolg. Während aus Kettenpräparaten, die über Fragmentkondensationen erhalten wurden, kristallines, vollaktives Insulin zugänglich wurde (Wang et al., 1965; Niu et al., 1965; Kung et al., 1965, 1966; Zahn et al., 1966; Katsoyannis et al., 1967; Zahn et al., 1969), waren bisher alle stufenweise (mit der sog. Merrifield-Technik) aufgebauten Insulinketten mit nicht entfernbaren Begleitstoffen verunreinigt. Trotzdem erwiesen sich solche Ketten in der Hand von Weitzel et al. (1970 und vorhergehende Arbeiten) als wertvolle Hilfsmittel zur Untersuchung von Struktur-Funktionsbeziehungen am Insulin, zumal die schrittweise Synthesetechnik relativ einfach ist.

Die Synthese von Insulinketten ist bisher aber keinesfalls so weit vervollkommnet, daß sie routinemäßig oder technisch möglich wäre. Spezielle präparative Schwierigkeiten, etwa beim Thiolschutz für die Cysteinreste, haben auch dazu geführt, daß nahezu alle bisher synthetisierten Insulinketten in ihrer insulinbildenden Potenz schwächer sind als Ketten natürlichen Ursprungs bei der Resynthese (vgl. dazu Lübke u. Klostermeyer, 1970).

Verfahren zur partiellen Reinigung synthetischer Insulinketten sind sowohl für teilgeschützte Präparate (Zahn et al., 1965) wie für die daraus gewonnenen S-Sulfonate (Niu et al., 1966; Katsoyannis et al., 1966; Shimonishi u. Zahn, 1966; Shimonishi et al., 1969) entwickelt worden. Synthetische Insulinpräparate selbst werden wie Resynthese- und Hybridinsuline gereinigt (s. o.).

3. Gezielte Synthesen der Disulfidbrücken

Bei den Arbeiten zur schrittweisen und gezielten Knüpfung mehrerer Disulfidbindungen steht die Insulin-, ja die präparative Chemie schlechthin noch ganz am Anfang. Zwar wurden, gerade im Hinblick auf das Insulin, inzwischen Modellvorstellungen für solche Synthesen entwickelt (vgl. Lübke u. Klostermeyer, 1970), sogar einfache Insulinmodelle synthetisiert (Hiskey et al., 1968, 1969), doch steht eine echte Insulinsynthese dieser Art noch aus. Ein Sonderfall ist die gezielte Synthese einer Thioätherbrücke an Stelle einer Disulfidgruppe in einem sog. Carbainsulin (Jošt et al., 1968).

Eine korrekte, nicht statistische Knüpfung der Insulin-Disulfidbindungen wird auch bei der Oxydation reduzierten Proinsulins erreicht (Steiner u. Clark, 1968). Da die C-Kette allein keinen Einfluß auf die Insulinausbeute bei der Resynthese aus den getrennten Ketten hat (Geiger et al., 1969), ist nun die Synthese des Proinsulins bzw. in der C-Kette abgewandelter Proinsuline aktuell. Erste Ergebnisse in dieser Richtung sind die Synthesen der C-Kette durch Geiger et al. (1969) und Yanaihara et al. (1970).

Literatur

Abel, J. J., Geiling, E. M. K., Roniller, C. A., Bell, F. K., Wintersteiner, O.: Crystalline insulin. J. Pharmacol. exp. Ther. 31, 65 (1927).

Adams, M. J., Blundell, T. L., Dodson, E. J., Dodson, G. G., Vijayan, M., Baker, E. N., Harding, M. M., Hodgkin, D. C., Rimmer, B., Sheat, S.: Structure of rhombohedral 2 zinc insulin crystals. Nature (Lond.) 224, 491 (1969).

— Dodson, G. G., Dodson, E. J., Hodgkin, D. C.: A report on recent calculations on rhombohedral insulin crystals containing lead. Conform. Biopolym., Pep. Int.-Symp., Madras 1, 9 (1967).

Africa, B. B., Carpenter, F. H.: Preparation and characterization of diphenylthiocarbamoyl-insulin and des-Gly^{A1}-des-Phe^{B1}-insulin (bovine). Biochemistry 9, 1962 (1970).

Anderson, W.: Phenylcarbamoyl derivatives of insulin. C.R. Lab. Carlsberg, Sér. Chim. 30, 104 (1956).

Aoyama, M., Kurihara, K., Shibata, K.: Hydrogen bonding of tyrosine residues in the insulin molecule. Biochim. biophys. Acta (Amst.) 107, 257 (1965).

Azerad, E., Lewin, J., Lubetzki, J., Duprey, J., Hillion, M., Friedler, D.: Evidence of the heterogeneity of crystalline insulin by electrophoresis in polyacrylamide gel. Diabetes 15, 275 (1967).

Babich, P. A., Safonov, V. I., Plekham, M. I.: Purified insulin preparations investigated by the method of disc-electrophoresis in poly acrylamide gel. Dokl. Akad. Nauk SSSR 174, 1443 (1967).

Bailey, J. L.: The preparation of proteins and peptides containing S-sulphonate groups. Biochem. J. 67, 21P (1957).

— Cole, R. D.: Studies on the reaction of sulfite with proteins. J. biol. Chem. 234, 1733 (1959).

Bak, B., Dambmann, C., Nicolaisen, F., Pedersen, E. J., Bhacca, N. S.: Proton magnetic resonance spectra at 220 MHz of amino acids, porcine and bovine insulin and the A and B chains of bovine insulin. J. molec. Spectr. 26, 78 (1968).

— Pedersen, E. J., Sundby, F.: Proton magnetic resonance spectra of porcine and bovine insulin and of the A and B chain of bovine insulin. J. biol. Chem. 242, 2637 (1967).

Baker, E. N., Dodson, G.: X-ray diffraction data on some crystalline varieties of insulin. J. molec. Biol. 54, 605 (1970).

Baldesten, A.: Separation of the aminoethylated A and B chains of insulin. Acta chem. scand. 20, 270 (1966).

Banerjee, R. N.: Insulin labeled with radioactive iodine; preparation, purification, and hormonal properties. J. Endocr. 33, 109 (1965).

— Ekins, R. P.: A simple microdiffusion technique for the radioiodination of proteins. Nature (Lond.) 192, 746 (1961).

— Gibbson, K.: Preparation and purification of high specific activity insulin-I^{131}. J. Endocr. 25, 145 (1962).

Barrett, R. J., Friesen, H., Astwood, E. B.: Characterization of pituitary and peptide hormones by electrophoresis in starch gel. J. biol. Chem. 237, 432 (1962).

Beer, M., Sutherland, G. B. B. M., Tanner, K. N., Wood, D. L.: Infrared spectra and structure of proteins. Proc. roy. Soc. A 249, 147 (1959).

Berson, S. A., Yalow, R. S.: Deamidation of insulin during storage in frozen state. Diabetes 15, 875 (1966).

— — Baumann, A., Rothschild, M. A., Newerly, K.: Insulin-I^{131} metabolism in human subjects: Demonstration of insulin binding globulin in the circulation of insulin treated subjects. J. clin. Invest. 35, 170 (1956).

Beychok, S.: Side chain optical activity in cystine-containing proteins: Circular dichroism studies. Proc. nat. Acad. Sci. (Wash.) 53, 999 (1965).

Bianchini, P.: Formation of an insulin-heparin complex (mucoinsulin). Biochim. appl. (Parma) 4, 67 (1957).

— Alginate of insulin. A second mucoinsulin. Boll. Soc. ital. Biol. sper. 33, 794 (1957).

Bischoff, F., Bakhtiar, A. K.: Reaction products of insulin in urea solution. J. Amer. chem. Soc. 78, 1343 (1956).

— — Free-electrophoretic behavior of urea-insulin reaction products. Clin. Chem. 16, 291 (1970).

Black, S., Harte, E. M., Hudson, B., Wartofsky, L.: A specific enzymic reduction of L(-) methionine sulfoxide and a related non-specific reduction of disulfides. J. biol. Chem. 235, 2910 (1960).

Blackard, W. G.: Radioimmunoassay of the A-chain of insulin. Diabetes 16, 681 (1967).

Blatherwick, N. R., Bischoff, F., Maxwell, L. C., Berger, J., Sahyun, M.: Studies on insulin. J. biol. Chem. 72, 57 (1927).

Blatt, W. F., Hudson, B. G.: Removal of low-molecular weight contaminants from iodine-131-labeled insulin by selective ultrafiltration. Analyt. Biochem. 26, 329 (1968).

Boesel, R. W., Carpenter, F. H.: Crosslinking during the nitration of bovine insulin with tetranitromethane. Biochem. biophys. Res. Commun. 38, 678 (1969).

Borg, D. C.: Transient free radical forms of hormones: EPR spectra from iodothyronines, indoles, estrogens, and insulin. Proc. nat. Acad. Sci. (Wash.) 53, 829 (1965).

Borràs, F., Offord, R. E.: Protected intermediate for the preparation of semisynthetic insulins. Nature (Lond.) 227, 716 (1970).

Bosshard, H. R., Jørgensen, K. H., Humbel, R. E.: Preparation and properties of cyanoethylated insulin. Europ. J. Biochem. 9, 353 (1969).

Boyle, R. D., Hexner, P. E.: Molecular-weight determinations. Science 134, 339 (1961).

Bradbury, J. H., King, N. L. R.: Nuclear magnetic resonance spectroscopy of denatured proteins. Aust. J. Chem. 22, 1083 (1969).

Brandenburg, D.: Des-Phe^{B1}-Insulin, ein kristallines Analogon des Rinderinsulins.Hoppe-Seylers Z. physiol. Chem. 350, 741 (1969).

— Preparation and properties of an insulin derivative with intramolecularly linked N-terminals. Europ. J. Biochem. (1970) (im Druck).

Brandenburg, D., Gattner, H. G., Weinert, M., Zahn, H., Wollmer, A.: Structure-function studies with derivatives and analogs of insulin and its chains. (1970) (im Druck).
— Ooms, H. A.: Des-glycine^{A1}-des- phenylalanine-B^1-insulin and related insulin derivatives. In: Protein and polypeptide hormones. Excerpta med. Foundation Int., Congress Ser. 161, 482 (1968).
Brill, A. S., Venable, J. H., Jr.: Electron paramagnetic resonance (E.P.R.) in a single crystal of cupric insulin. Nature (Lond.) 203, 752 (1964).
— — Effects of site symmetry and sequential metal binding upon protein titration (zinc insulin). J. Amer. chem. Soc. 89, 3622 (1967).
— — The binding of transition metal ion in insulin crystals. J. molec. Biol. 36, 343 (1968).
Bromer, W. W., Chance, R. E.: Preparation and characterization of desoctapeptide insulin. Biochim. biophys. Acta (Amst.) 133, 219 (1967).
— Sheehan, S. K., Berns, A. W., Arquilla, E. R.: Preparation and properties of fluorescein-thiocarbamyl insulins. Biochemistry 6, 2378 (1967).
Brown, H., Sanger, F., Kitai, R.: The structure of pig and sheep insulins. Biochem. J. 60, 556 (1955).
Brunfeldt, K.: Fractionation of iodinated insulin preparations by gradient-electrophoresis. Science Tools 12, 5, 17 (1965).
— Iodine-labelling in the study of the biochemistry of insulin. Acta medica scand. Suppl. 476, 53 (1967).
— Deckert, T.: The antigenic properties of pig insulin. Acta endocr. (Kbh.) 47, 353 (1964).
Camain-Giabicani, R., Giono, P.: Hormone activity of an insulin modified by pyridine-monocarboxylic azides. C.R. Soc. Biol. (Paris) 158, 790 (1964).
Carpenter, F. H., Baum, W. H.: Rates of production of alanine and heptapeptide and loss of biological activity during digestion of insulin with trypsin. J. biol. Chem. 237, 409 (1962).
— Chrambach, A.: Amide content of insulin fractions isolated by partition column chromatography and countercurrent distribution. J. biol. Chem. 237, 404 (1962).
— Hayes, S. L.: Electrophoresis on cellulose acetate of insulin and insulin derivatives, correlation with behaviour on countercurrent distribution and partition column chromatography. Biochemistry 2, 1272 (1963).
Cavallini, D., Federici, G., Barboni, E., Marcucci, M.: Formation of persulfide groups in alkaline treated insulin. FEBS Letters 10, 125 (1970).
Cecil, R., Loening, U. E.: Reaction of the disulfide groups of insulin with sodium sulfite. Biochem. J. 66, 18P (1957); 76, 146 (1960).
— Weitzman, P. D. J.: The electroreduction of the disulfide bonds of insulin and other proteins. Biochem. J. 93, 1 (1964).
Chrambach, A., Carpenter, F. H.: Partition column chromatography of insulin: Production and separation of transformation products. J. biol. Chem. 235, 3478 (1960).
Clark, J. L., Steiner, D. F.: Insulin biosynthesis in the rat: Demonstration of two pro-insulins. Proc. nat. Acad. Sci. (Wash.) 62, 278 (1969).
Cohn, J., Livinggood, J. J., Blanchard, M. H.: Crystallization of radioactive zinc insulin containing two or more zinc atoms. J. Amer. chem. Soc. 63, 17 (1941).
Cole, R. D.: Chromatography of insulin in urea-containing buffer. J. biol. Chem. 235, 2294 (1960).
— Transformation of insulin in concentrated solutions of urea. J. biol. Chem. 236, 2670 (1961).
Cornog, J. L., Jr., Adams, W. R.: The fluorescence of tyrosine in alkaline solution. Biochim. biophys. Acta (Amst.) 66, 356 (1963).
Cory, J. G., Frieden, E.: Faster oxidation of tyrosine-26 of oxidized B-chain of insulin by tyrosinase. Biochemistry 6, 116 (1967).
Covelli, I., Wolff, J.: The histidyl residues of insulin. I. Reactivity toward iodine. J. biol. Chem. 242, 881 (1967).
Cowgill, R. W.: Fluorescence and the structure of proteins. III. Effects of denaturation on fluorescence of insulin and ribonuclease. Arch. Biochem. 104, 84 (1964).
Craig. L. C., King, T. P., Konigsberg, W. H.: Homogeneity studies with insulin and related substances. Ann. N.Y. Acad. Sci. 88, 571 (1960).
— Konigsberg, W. H., King, T. P.: Peptide chains (A and B) from beef insulin. Biochem. Preparations 8, 70 (1961).
Creeth, J. M.: Sedimentation and diffusion studies on insulin: the maximum molecular weight. Biochem. J. 53, 41 (1953).
Crespi, H. L., Uphaus, R. A., Katz, J. J.: The ultracentrifugal behaviour of some proteins in nonaquous solvents. J. phys. Chem. 60, 1190 (1956).
Crestfield, A. M., Moore, S., Stein, W. H.: The preparation and enzymatic hydrolysis of reduced and S-carboxy-methylated proteins. J. biol. Chem. 238, 622 (1963).
Crowfoot, D.: X-ray single crystal photographs of insulin. Nature (Lond.) 135, 591 (1935).

CSORBA, T. R., GATTNER, H.-G.: Cross-linking of insulin induced by iodination. Horm. Metab. Res. **2**, 305 (1970).
CUATRECASAS, P.: Interaction of insulin with the cell membrane: The primary action of insulin. Proc. nat. Acad. Sci. (Wash.) **63**, 450 (1969).
CUNNINGHAM, L. W., FISCHER, R. L., VESTLING, C. S.: A study of the binding of zinc and cobalt by insulin. J. Amer. chem. Soc. **77**, 5703 (1955).
DAVIES, J. W., HARRIS, G.: Hydrolytic cleavage of insulin on ionexchange resins. Arch. Biochem. **74**, 229 (1958).
DAVOREN, P. R.: The isolation of insulin from a single cat pancreas. Biochim. biophys. Acta (Amst.) **63**, 150 (1962).
DECKERT, T.: Insulin antibodies. Diss. Kopenhagen: Verlag Munksgaard 1964.
DESAI, A. M., KORGAONKAR, K. S.: Effects of cobalt-60 γ-rays on protamin sulfat, lysozyme and insulin. Radiat. Res. **21**, 61 (1964).
DILLON, W. W., ROMANS, R. G.: Heterogeneity of insulin. I. Isolation of a chromatographically purified, high potency insulin and some of its properties. Canad. J. Biochem. **44**, 1171 (1966).
— — Heterogeneity of insulin. II. Chromatography of insulin on carboxymethyl cellulose in urea containing buffer. Canad. J. Biochem. **45**, 221 (1967).
DIXON, G. H.: Recombination of insulin A and B chains, hybrid insulins and synthetic insulin. Excerpta Med. (Amst.). Intern. Congr. Ser. **83**, 1207 (1964).
— WARDLAW, A. C.: Regeneration of insulin activity from the separated and inactive A and B chains. Nature (Lond.) **188**, 721 (1960).
DRAKÉ, M. P., GIFFEL, J. W., JOHNSON, D. A., KOENIG, V. L.: Effect of γ-radiation on the amino acid content of insulin. J. Amer. chem. Soc. **79**, 1395 (1957).
DU, Y.-C., JIANG, R.-Q., TSOU, C.-L.: Conditions for successfull resynthesis of insulin from its glycyl and phenylalanyl chains. Sci. Sinica **14**, 229 (1965).
— TSOU, C.-L.: The determination of protein sulfhydryl groups in presence of excess thioglycolic acid. Acta biochim. biophys. Sinica **3**, 89 (1963).
— ZHANG, Y.-S., LU, Z.-X., TSOU, C.-L.: Resynthesis of insulin from its glycyl and phenylalanyl chains. Sci. Sinica **10**, 84 (1961).
DUNLOP, J. I., NICHOLLS, C. H.: Electron spinresonance studies of ultraviolet irradiated keratin and related proteins. Photochem. Photobiol. **4**, 881 (1965).
EDSALL, J. T.: The size, shape and hydration of protein molecules. In: The proteins, vol. I, p. 568 (NEURATH, H., BAILEY, K., Eds.). New York: Acad. Press 1953.
EINSTEIN, J. R., LOW, B. W.: Insulin, some shrinkage stages of sulfate and citrate crystals. Acta Cryst. **15**, 32 (1962).
— McGAVIN, A. S., LOW, B. W.: Insulin, a probable gross molecular structure. Proc. nat. Acad. Sci. (Wash.) **49**, 74 (1963).
ELLENBOGEN, E.: The determination of the physical-chemical properties of insulin. Diss. Philadelphia, Pa.: Harvard-Universität 1949.
— The effect of liquid ammonia on insulin. J. Amer. chem. Soc. **77**, 6634 (1955).
EL'PINER, I. E., STEKOL'NIKOV, L. I.: Structure and hormonal activity of insulin treated with ultrasonic waves. Biokhimiya **28**, 501 (1963).
EPSTEIN, C. J., ANFINSEN, C. B.: The use of gel filtration in the isolation and purification of beef insulin. Biochemistry **2**, 461 (1963).
EVANS, R. L., SAROFF, H. A.: A physiologically active guanidinated derivative of insulin. J. biol. Chem. **228**, 295 (1957).
FANTES, K., FURMINGER, I. G. S.: Proteins, persulfate, and disc electrophoresis. Nature (Lond.) **215**, 750 (1967).
FARRANT, J. F., MERCER, E. H.: Electron microscopical observations of fibrous insulin. Biochim. biophys. Acta (Amst.) **8**, 355 (1952).
FERREBEE, J. W., JOHNSON, B. B., MITHOEFER, J. C., GARDELLA, J. W.: Insulin and adrenocorticotropin labeled with radioactive iodine. Endocrinology **48**, 277 (1951).
FIORE, C., DOSE, K., RISI, S., SIEBERT, W.: Die biologische und chemische Wirkung von UV auf Insulin. Biophysik **2**, 360 (1965).
FISHER, A. M., SCOTT, D. A.: Ash content of nickel-insulin crystals. Trans. roy. Soc. Can. Sect. V. **32**, 55 (1938).
FITTKAU, S.: Präparative Trennung der Peptidketten des Insulins an DEAE-Sephadex. Naturwissenschaften **50**, 522 (1963).
FOENSS-BECH, P., NIELSON, M. D.: Studies on alkali-treated insulin. Rep. Steno Hosp. (Kbh.) **10**, 137 (1961).
FRAENKEL-CONRAT, J., FRAENKEL-CONRAT, H.: The essential groups of insulin. Biochim. biophys. Acta (Amst.) **5**, 89 (1950).
FREDERICQ, E.: L'état d'aggrégation de l'insuline en chouches monomoléculaires superficielles. Biochim. biophys. Acta (Amst.) **9**, 601 (1952).

Fredericq, E.: Reversible dissociation of insulin. Nature (Lond.) 171, 570 (1953).
— La courbe de titration de l'insuline et de ses fractions. J. Polymer Sci. 12, 287 (1954).
— Modifications of the UV absorption spectrum of insulin. Arch. int. physiol. biochim. 63, 261 (1955).
— Molecular weight of insulin in dioxane-water solutions. J. Amer. chem. Soc. 79, 599 (1957).
— Neurath, H.: The interaction of insulin with thiocyanate and other anions. The minimum molecular weight of insulin. J. Amer. chem. Soc. 72, 2684 (1950).
Freedlender, A. E., Rees, S. B., Soeldner, J. S.: Some physical-chemical variables affecting insulin migration in vitro. I. Electrophoresis. Proc. Soc. exp. Biol. (N.Y.) 115, 21 (1964).
Freudenberg, K., Wegmann, T.: Beitrag zur Chemie des Insulins XIII. Hoppe-Seylers Z. physiol. Chem. 233, 159 (1935).
Fullerton, W. W., Low, B. W.: Insulin crystallization in the presence of basic proteins and peptides. Biochim. biophys. Acta (Amst.) 214, 141 (1970).
Gandiano, A., Polizzi-Sciarrone, M.: Electrophoresis on starch gel of insulin and its analytical applications. Chim. Ind. (Milan.) 45, 211 (1963).
Garratt, C. J., Walson, P.: Ultraviolet absorption and tyrosine ionization in insulin. Biochem. J. 105, 51C (1967).
Gattner, H.-G.: (1969) (unveröffentl.).
— (1) Partiell reduziertes Insulin mit hypoglykämischer Wirksamkeit. Hoppe-Seylers Z. physiol. Chem. (1970) (im Druck).
— (2) Hoppe-Seylers Z. physiol. Chem. (1970) (in Vorbereitung).
Geiger, R.: (1970) (unveröffentl.).
— Jäger, G., Koenig, W., Volk, A.: Synthese eines Triakontapeptides mit der Sequenz 31-63 des Schweine-Proinsulins. Z. Naturforsch. 24 b, 999 (1969).
— Wissmann, H., Weidenmüller, H.-L., Schröder, H.-G.: Rekombination der A- und B-Ketten von Schweineinsulin in Anwesenheit von synthetischem C-Peptid des Schweine-Proinsulins. Z. Naturforsch. 24 b, 1489 (1969).
Geshwind, J. J., Li, C. H.: Guanidination of biologically active proteins. Biochim. biophys. Acta (Amst.) 25, 171 (1957).
Ginsburg, A., Schachman, H. K.: Action of chymotrypsin on insulin. J. biol. Chem. 235, 108 (1960).
Glazer, A. N., Smith, E. L.: Effect of denaturation on the UV spectra of proteins. J. biol. Chem. 235, PC43 (1960).
— — Ultraviolet difference spectra of proteins and polypeptides. J. biol. Chem. 236, 2942 (1961).
Glendening, M. B., Greenberg, D. M., Fraenkel-Conrat, H.: Biologically active insulin sulfate. J. biol. Chem. 167, 125 (1947).
Glover, J. S., Salter, D. N., Shepherd, B.P.: A study of some factors that influence the iodination of ox insulin. Biochem. J. 103, 120 (1967).
Grannis, G. F.: Hydrolysis of insulin and human serum albumin in dilute hydrochloric acid. Arch. Biochem. 91, 255 (1960).
Grant, P. T., Reid, K. B. M.: Isolation and a partial amino acid sequence of insulin from the islet tissue of cod (Gadus callarias). Biochem. J. 106, 531 (1968).
Grassmann, W., Strobel, R., Hanning, K., Deffner-Plöckl, M.: Zur Konstitution des Insulins. Hoppe-Seylers Z. physiol. Chem. 305, 21 (1956).
Gray, W. R., Hartley, B. S.: Fluorescent end-group reagent for proteins and peptides. Biochem. J. 89, 59P (1963).
Griffin, T. B., Wagner, F. W., Prescott, J. M.: Anion exchange chromatography of oxidized insulin peptides. J. Chromatog. 23, 280 (1966).
Grodsky, G. M., Forsham, P. H.: Insulin and the pancreas. Ann. Rev. Physiol. 28, 347 (1966).
Gruen, L., Laskowski, M., Jr., Scheraga, H. A.: Preparation and characterization of a fully iodinated insulin derivative. J. biol. Chem. 234, 2050 (1959).
Gutfreund, H.: The molecular weight of insulin and its dependence upon pH, concentration and temperature. Biochem. J. 42, 544 (1948).
Hallas-Møller, K.: Chemical and biological insulin-studies. Diss., Kopenhagen 1945.
— Petersen, K., Schlichtkrull, J.: Ugeskr. Laeg. 52, 1761 (1951).
— — — Cristalline and amorphous insulin-zinc compounds with prolonged action. Science 116, 394 (1952).
Hama, H., Chitani, K., Sakaki, S., Narita, K.: The amino acid sequence in fin-whale insulin. J. Biochem. 56, 285 (1964).
Harding, M. M., Crowfoot Hodgkin, D., Kennedy, A. F., O'Connor, A., Weitzmann, P. D. J.: The crystal structure of insulin. II. An investigation of rhombohedral zincinsulin crystals and a report of other crystalline forms. J. molec. Biol. 16, 212 (1966).

HARFENIST, E. J., CRAIG, L. C.: (1) Countercurrent distribution studies with insulin. J. Amer. chem. Soc. **74**, 3083 (1952).
— — (2) The molecular weight of insulin. J. Amer. chem. Soc. **74**, 3087 (1952).
HARINGTON, C. R., SCOTT, D. A.: Observations on insulin. Biochem. J. **23**, 384 (1929).
HARRAP, B. S., WOODS, E. F.: Light scattering and viscosity of proteins in anhydrous formic acid. J. Polymer. Sci. **49**, 353 (1961).
HARRIS, J. I., SANGER, F., NAUGHTON, M.: Species differences in insulin. Arch. Biochem. **65**, 427 (1956).
HARRISON, D. M., GARRATT, C. J.: The accurate measurement of insulin molarity. Biochem. J. **113**, 733 (1969).
— — The quantitative determination of tyrosine, 3-iodotyrosine and 3,5-diiodotyrosine in iodinated insulin preparations. FEBS Letters **11**, 14 (1970).
HAUGAARD, E. S., HAUGAARD, N.: Degradation of crystalline insulin by subtilisin (proteinase from B. subtilis). C.R. Lab. Carlsberg, Sér. Chim. **29**, 350 (1955).
HAVLOVA, M., NOBILIS, M., PATOCKA, L.: Stability of superdep insulin. Čs. Farm. **18**, 390 (1969).
HERSKOVITS, T. T.: Conformation of proteins and polypeptides. I. Extension of the solvent perturbation technique of difference spectroscopy to the study of proteins and polypeptides in organic solvents. J. biol. Chem. **240**, 628 (1965).
HILL, J. B.: The adsorption of I^{131}-insulin to glass. Endocrinology **65**, 515 (1959).
HINZ, M., KATSILAMBROS, N., PFEIFFER, E. F., GRONER, E.: Determination of insulin and proinsulin after separation by continuous flow elution from polyacrylamide electrophoresis. Horm. Metabol. Res. **2**, 123 (1970).
HIRD, F. J. R.: Reduction of serum albumin, insulin, and some simple disulfides by glutathione. Biochem. J. **85**, 320 (1962).
HISKEY, R. G., SMITH, R. L., THOMAS, A. M., SPARROW, J. T., JONES, W. C., Jr.: Synthesis of a tris- cystine peptide. Peptides 1968, p. 209. Amsterdam: North-Holland Publ. 1968.
— THOMAS, A. M., SMITH, R. L., JONES, W. C., Jr.: A synthetic route to tris- cystine peptides. J. Amer. chem. Soc. **91**, 7525 (1969).
VON HOLT, C., VOELKER, J., VON HOLT, L., BENEDIKT, I., HALLMANN, I., LÜTH, H., SCHÜMANN, E., WILKENS, H.: Markierung von Insulin mit Tritium. Biochim. biophys. Acta (Amst.) **38**, 88 (1960).
HONMA, T., HIRAOKA, T.: Some behaviour of fish insulin in acid solution. Yakugaku Zasshi **78**, 1076 (1958) (J. pharmac. Soc. Japan).
HOYE, A.: Purification of insulin labeled with ^{131}I. Nature (Lond.) **211**, 746 (1966).
HUMBEL, R. E.: Isolation of insulin from the fish, Lophius piscatorius, by gel filtration. Biochem. biophys. Res. Commun. **12**, 333 (1963).
— BOSSHARD, H. R., ZAHN, H.: Chemistry of insulin (1970) (im Druck).
— CRESTFIELD, A. M.: Isolation and partial structural analysis of insulin from the separate islet tissue of Lophius piscatorius. Biochemistry **4**, 1044 (1965).
— DERRON, R., NEUMANN, P.: Chromatographic separation of aminoethylated insulin A and B chains. Biochemistry **7**, 621 (1968).
HVID, A., LINDERSTRØM-LANG, K.: Deuterium exchange of short peptides. Sangers A-chain and insulin. C.R. Lab. Carlsberg, Sér. Chim. **29**, 385 (1955).
INADA, Y.: States of tyrosine residues in the molecules of insulin, lysozyme, and catalase. J. Biochem. (Tokyo) **49**, 217 (1961).
ISHIHARA, Y., SAITO, T., ITO, Y., FUJINO, M.: Structure of sperm- and sei-whale insulins and their breakdown by whale pepsin. Nature (Lond.) **181**, 1468 (1958).
IZZO, J. L., BALE, W. F., IZZO, M. J., RONCONE, A.: (1) High specific activity labeling of insulin with ^{131}I. J. biol. Chem. **239**, 3743 (1964).
— RONCONE, A., IZZO, M. J., BALE, W. F.: (2) Relation between degree of iodination of insulin and its biological, electrophoretic and immuno-chemical properties. J. biol. Chem. **239**, 3749 (1964).
JACKSON, R. L., SHUEY, E. W., GRINNAN, E. L., ELLIS, R. M.: Preparation and partial characterization of crystalline human insulin. Diabetes **18**, 206 (1969).
JEFFREY, P. D., COATES, J. H.: Apparent molecular weight of insulin in dilute acid solution. Nature (Lond.) **197**, 1104 (1963).
— — The sedimentation coefficient of insulin in acid solution. Biochim. biophys. Acta (Amst.) **109**, 551 (1965).
— — An equilibrium ultracentrifuge study of the self-association of bovine insulin. Biochemistry **5**, 489 (1966).
— — An equilibrium ultra-centrifuge study of the effect of ionic strength on the self-association of bovine insulin. Biochemistry **5**, 3820 (1966).
JENSEN, E., JENSEN, A. T., MARCKER, K.: Compounds formed by air-dried insulin crystals on uptake of metal salts from ethanolic solutions. Acta chem. scand. **14**, 1919 (1960).

Jensen, H., Evans, E. A.: Die Einwirkung von Säure und Alkali auf Insulin. Z. physiol. Chem. 209, 134 (1932).
— Evans, E. A., Jr.: The nature of the free amino groups in insulin and the isolation of phenylalanine and proline from crystalline insulin. J. biol. Chem. 108, 1 (1935).
Jentsch, J.: Vergleich von Thermolysin mit α-Protease aus Crotalus atrox-Gift und Subtilisin. Z. Naturforsch. 24 b, 1290 (1969).
Jervell, J.: Inhibition of rat liver glutathione reductase by the reduced B-chain of insulin. Scand. J. clin. Lab. Invest. 20, 244 (1967).
Jiang, R. Q., Du, Y. C., Tsou, C. L.: Further increase in the activity regenerated in the resynthesis of insulin from its glycyl and phenylalanyl chains. Sci. Sinica 12, 452 (1963).
Jorgensen, C.: Electrophoretic properties of two insulins isolated from flounder (Pleuronectus Flesus). Paper 621. Acta endocr. (Kbh.) Suppl. 51 (1960).
Jošt, K., Rudinger, J., Klostermeyer, H., Zahn, H.: Synthese und hypoglycämische Wirkung eines insulinanalogen Cystathionin-Peptides: ein Argument gegen die Beteiligung der intrachenaren Disulfidgruppe bei der Insulinwirkung. Z. Naturforsch. 23 b, 1059 (1968).
Kaplan, E. H., Campbell, E. D., McLaren, A. D.: The inactivation of insulin by ultraviolet light. Biochim. biophys. Acta (Amst.) 4, 493 (1950).
Katrukha, G. S., Silaev, A. B.: Use of the partial substitution method in the determination of the number of free hydroxy groups in biological specimens. Biokhimija 27, 608 (1962).
Katsoyannis, P. G., Fukuda, K., Tometsko, A., Suzuki, K., Tilak, M.: Synthesis of the B-chain of insulin and its combination with natural or synthetic A-chain to generate insulin-activity. J. Amer. chem. Soc. 86, 930 (1964).
— Tometsko, A.: Insulin synthesis by recombination of A and B chains: a highly efficient method. Proc. nat. Acad. Sci. (Wash.) 55, 1554 (1966).
— — Zalut, C., Fukuda, K.: The synthesis of the A chain of sheep insulin and its combination with synthetic or natural B chain to produce Insulin. J. Amer. chem. Soc. 88, 5625 (1966).
— — — Johnson, S., Trakatellis, A. C.: Studies on the synthesis of insulin from natural and synthetic A and B chains. I. Splitting of insulin and isolation of the S-sulfonated derivatives of the A- and B-chains. Biochemistry 6, 2635 (1967).
— Trakatellis, A. C., Johnson, S., Zalut, C., Schwartz, G.: Studies on the synthesis of insulin from natural and synthetic A and B chain. II. Isolation of insulin from recombination mixtures of natural A and B chains. Biochemistry 6, 2642 (1967).
— — Zalut, C., Johnson, S., Tometsko, A., Schwartz, G., Ginos, J.: Studies on the synthesis of insulin from natural and synthetic A and B chains. III. Synthetic insulins. Biochemistry 6, 2656 (1967).
Katzen, H. M., Tietze, F., Stetten, D. W., Jr.: Further studies on the properties of hepatic glutathione-insulin transdehydrogenase. J. biol. Chem. 238, 1006 (1963).
Kauffmann, T., Sobel, J.: Selektive Spaltung von Glycyl-glycyl-prolin und Insulin mit Natriumhydrazid. Justus Liebigs Ann. Chem. 698, 235 (1966).
Kerp, L., Steinhilber, S., Kieling, F., Sihler, K., Hoffmann, G.: Separation of ^{131}I-labeled insulin fractions resulting from radiation demage and study of their proteins. Nucl.-Med. (Stuttg.) 6, 159 (1967).
Klostermeyer, H., Humbel, R. E.: The chemistry and biochemistry of insulin. Angew. Chem. 78, 871 (1966); Intern. Ed. Engl. 5, 807 (1966).
Kluge, H. O., Koehler, H., Rotzsch, W., Lohmann, D., Schäfer, A., Benun, H.: Anodische Oxydation von Radiojodid zum Markieren von Insulin. Z. ges. inn. Med. 24, 57 (1969).
Koltun, W. L., Waugh, D. F., Bear, R. S.: Fibres of insulin and of chemicaly modified derivatives: x-ray study. J. Amer. chem. Soc. 76, 413 (1954).
Kotaki, A.: Studies on insulin. III. On the structure of the alanyl chain of bonito insulin. J. Biochem. (Tokyo) 51, 301 (1962).
— Insulin V. The structure of the glycyl chain of bonito insulin II. J. Biochem. (Tokyo) 53, 61 (1963).
Kotoulas, O. B., Morrison, G. R., Recant, L.: Glutathione-insulin transhydrogenase activity in pancreatic islets. Biochim. biophys. Acta (Amst.) 97, 350 (1965).
— Recant, L.: Regeneration of insulin from its inactive reduction products in the presence of pancreatic islets. Proc. Soc. exp. Biol. (N.Y.) 122, 1228 (1966).
Kowalsky, A.: Nuclear magnetic resonance studies of proteins. J. biol. Chem. 237, 1807 (1962).
Kung, T.-H., Tsao, T.-C.: The ultrastructure of insulin fibrils. Sci. Sinica 13, 471 (1964).
Kung, Y.-T., Du, Y.-C., Huang, W.-T., Chen, C.-C., Ke, L.-T., Hu, S.-C., Jiang, R.-Q., Chu, S.-Q., Niu, C.-I, Hsu, J.-Z., Chang, W.-C., Chen, L.-L., Li, H.-S., Wang, Y., Loh, T.-P., Chi, A.-H., Li, C.-H., Shi, P.-T., Yieh, Y.-H., Tang, K.-L., Hsing, C.-Y.: Total synthesis of crystalline insulin. Sci. Sinica 14, 1710 (1965); 15, 544 (1966); Kexue Tongbao 17, 241 (1966).

Kupke, D. W.: Osmometry on insulin and ribonuclease in dissociating media. C.R. Lab. Carlsberg **32**, 107 (1961).
— Linderstrøm-Lang, K.: On the size of the monomer of insulin. Biochim. biophys. Acta (Amst.) **13**, 153 (1954).
Kurihara, K., Horinishi, H., Shibata, K.: Bound tyrosine residues of insulin and lysozyme as identified with cyanuric fluoride. Biochim. biophys. Acta (Amst.) **74**, 678 (1963).
Kuzhetsova, N. P., Samsonov, G. V.: Low-temperature hydrolysis of proteins on sulfonic cation exchangers. Biokhimiya **34**, 51 (1969).
Labouesse, B., Gros, P.: Clostripain, protease of clostridium histolyticum. II. Specificity. Bull. Soc. chim. biol. **42**, 559 (1960).
Laskowski, M., Jr., Leach, S. J., Scheraga, H. A.: Tyrosyl hydrogen bonds in insulin. J. Amer. chem. Soc. **82**, 571 (1960).
Leach, S. J., Scheraga, H. A.: Preparation, sedimentation and deuterium exchange studies of the oxidized A and B chains of insulin. C.R. Lab. Carlsberg, Sér. Chim. **30**, 271 (1958).
— — Effect of light scattering on ultraviolet difference spectra. J. Amer. chem. Soc. **82**, 4790 (1960).
— Swan, J. M., Holt, L. A.: Separation and characterization of the products of oxidative sulfitolysis of insulin. Biochim. biophys. Acta (Amst.) **78**, 196 (1963).
Lee, W., Jones, T. P., Mooney, B.: Cathode-ray polarography of insulin. Biochem. J. **119**, 607 (1970).
Lenard, J., Hess, G. P.: Specific cleavage of peptide chains based on the hydrogen fluoride induced nitrogen to oxygen acyl shift. J. biol. Chem. **239**, 3275 (1964).
Lens, J.: The inactivation of insulin solutions. J. biol. Chem. **169**, 313 (1947).
— Neutelings, J.: The reduction of insulin. Biochim. biophys. Acta (Amst.) **4**, 501 (1950).
Levy, D., Carpenter, F. H.: A procedure for the addition of amino acid residues to the amino groups of insulin. Trimethionyl-insulin. J. Amer. chem. Soc. **88**, 3676 (1966).
— — The synthesis of triamino-acyl-insulins and the use of the t-butyloxycarbonyl group for the reversible blocking of the amino groups of insulin. Biochemistry **6**, 3559 (1967).
— — Insulin methyl ester. Specific cleavage of a peptide chain resulting from a nitrogen to oxygen acyl shift at a threonine residue. Biochemistry **9**, 3215 (1970).
Lewin, S.: (1) Insulin conformations. Biochem. J. **114**, 83P (1969).
— (2) Electrofocusing and protein detection and isolation. Postgrad. med. J. **45**, 729 (1969).
Li, C. H.: Protein hormones. In: The proteins, vol. II, p. 636 (Neurath, H., Bailey, K., Eds.). New York: Acad. Press 1954.
— Preparation and properties of ε-dinitro-phenyl-amino-insulin. Nature (Lond.) **178**, 1402 (1956).
Lindley, H.: The reduction of the disulfide bonds of insulin. J. Amer. chem. Soc. **77**, 4927 (1955).
Lindner, F.: Über ein genuines Depot-Insulin-Präparat (Nativ-Insulin). Med. u. Chem. **4**, 248 (1942).
Lindsay, D. G., Shall, S.: Acetoacetylation of insulin. Biochem. J. **115**, 587 (1969).
— — Monosubstituted 2,2-dimethyl-3-formyl-L-thiazolidine-4-carbonyl-insulins. Europ. J. Biochem. **15**, 547 (1970).
Little, J. R., Counts, R. B.: Affinity and heterogeneity of antibodies induced by ε-2,4-dinitrophenyl insulin. Biochemistry **8**, 2729 (1969).
Longworth, J. W.: The tyrosine phosphorescence of proteins. Biochem. J. **81**, 23P (1961).
Low, B. W., Berger, J. E.: Insulin, preliminary x-ray studies of citrate crystals. Acta Cryst. **14**, 82 (1961).
— Chen, C. C. H.: Insulin; preliminary x-ray studies of chloride crystals and a crystalline derivative. Acta Cryst. **19**, 686 (1965).
— — Monoclinic insulin crystals. J. molec. Biol. **43**, 227 (1969).
— Richards, F. M.: Measurements of the density, composition and related unit cell dimensions of some protein crystals. J. Amer. chem. Soc. **76**, 2511 (1954).
— Shoemaker, C. B.: Insulin. Preliminary x-ray studies of two types of sulfate crystals. Acta Cryst. **12**, 893 (1959).
Lübke, K., Klostermeyer, H.: Synthese des Insulins. Anfänge und Fortschritte. Advanc. Enzymol. **33**, 445 (1970).
Marcker, K.: Preparation of a new zinc-rich insulin compound. Acta chem. scand. **13**, 2036 (1959).
— Association of Zn-free insulin. Acta chem. scand. **14**, 194 (1960).
— Grace, J.: The dimerisation of insulin. Acta chem. scand. **15**, 565 (1961).
Marglin, A., Merrifield, R. B.: Isolation of A- and B-chain sulfonates of insulin by countercurrent distribution. Arch. Biochem. **122**, 748 (1967).
Markus, G.: Electrolytic reduction of the disulfide bonds of insulin. J. biol. Chem. **239**, 4163 (1964).

Massaglia, A., Pennisi, F., Rosa, U.: Electrophoretic separation of the reduction products of S-sulfonated insulin chains. J. Chromatog. 28, 495 (1967).
— — — Ronca-Testoni, S., Rossi, C. A.: The effect of chemical modifications induced in insulin on the reactivity of the interchain disulfide bonds towards sodium sulfite. Biochem. J. 108, 247 (1968).
— Rosa, U., Rialdi, G., Rossi, C. A.: Iodination of insulin in aqueous and organic solvents. Biochem. J. 115, 11 (1969).
Matsushima, A., Hachimori, Y., Inada, Y., Shibata, K.: Amino groups with different reactivities toward naphthoquinone sulfonic acid. J. Biochem. (Tokyo) 63, 328 (1967).
Meedom, B.: The action of subtilisin on crystalline pork insulin. C.R. Carlsberg, Sér. Chim. 29, 403 (1955).
Meienhofer, J., Schnabel, E., Bremer, H., Brinkhoff, O., Zabel, R., Sroka, W., Klostermeyer, H., Brandenburg, D., Okuda, T., Zahn, H.: Synthese der Insulinketten und ihre Kombination zu insulinaktiven Präparaten. Z. Naturforsch. 18 b, 1120 (1963).
Mejbaum-Katzenellenbogen, W.: The insulin-tannin complexes. Acta biochim. pol. 13, 77 (1966).
Mendiola, L., Cole, R. D.: On the chromatographic isolation of insulin from labarotary animals. J. biol. Chem. 235, 3484 (1960).
Menendez, C. J., Herskovits, T. T.: Optical rotatory dispersion and circular dichroism studies on insulin and its trypsin-modified derivatives. Arch. Biochem. 140, 286 (1970).
Mercola, D. A., Morris, J. W. S., Arquilla, E. R., Bromer, W. W.: The ultraviolet circular dichroism of bovine insulin and desoctapeptide insulin. Biochim. biophys. Acta (Amst.) 133, 224 (1967).
Milne, H. B., Carpenter, F. H.: Dialanyl insulin and (bisphenylalanylglycyl)-insulin. J. Org. Chem. 33, 4476 (1968).
Miller, G. L., Andersson, K. J. I.: An ultracentrifuge study of reduced insulin. J. biol. Chem. 144, 465 (1942).
Mirsky, I. A., Jinks, R., Perisutti, G.: The isolation and crystallization of human insulin. J. clin. Invest. 42, 1869 (1963).
— Kawamura, K., Riley, E. J.: Heterogeneity of crystalline insulin. Endocrinology 78, 1115 (1966).
Moloney, P. J., Aprile, M. A., Wilson, S.: Sulfated insulin for treatment of insulin-resistant diabetics. J. New Drugs 4, 258 (1964).
Morenkova, S. A.: Conversion of insulin in solution. Dokl. Akad. Nauk SSSR 177, 1475 (1967).
Morris, J. W. S., Mercola, D. A., Arquilla, E. R.: An analysis of the near ultraviolet circular dichroism of insulin. Biochim. biophys. Acta (Amst.) 160, 145 (1968).
— — — Preparation and properties of 3-nitrotyrosine insulins. Fed. Proc. 28, 508 (1969); Biochemistry 9, 3930 (1970).
Mycek, M. J., Clarke, D. D., Neidle, A., Waelsch, H.: Amine incorporation into insulin as catalyzed by transglutaminase. Arch. Biochem. 84, 528 (1959).
Nagasawa, K., Nakajama, G., Serizawa, J., Sato, H., Shirai, J.: (1) The sterilization of hormone preparations through radiation of cobalt-60. Bull. nat. Inst. hyg. Sci. (Eisei Shikenjo Hokoku) 75, 5 (1957).
— Nishizaki, S.: The DNP-derivatives of ox, and whale crystalline insulins, and fish insulin. Bull. nat. Inst. hyg. Sci. (Eisei Shikenjo Hokoku) 76, 323 (1958).
— — N-terminal amino acids of bonito-insulin. Bull. nat. Inst. hyg. Sci. (Eisei Shikenjo Hokoku) 77, 197 (1959).
— — N-terminal amino acids of tunny-insulin. Bull. nat. Inst. hyg. Sci. (Eisei Shikenjo Hokoku) 77, 203 (1959).
— — Hiraoka, T., Fukasawa, S.: (2) Crystalline proteins isolated from the crude tuna insulin. Bull. nat. Inst. hyg. Sci. (Eisei Shikenjo Hokoku) 75, 95 (1957).
— — Takennaka, Y., Honma, T., Hiraoka, T.: Spherical insulin crystals obtained from the crude insulin powder of bonito. Bull. nat. Inst. hyg. Sci. (Eisei Shikenjo Hokoku) 76, 217 (1958).
Nagy, J., Straub, F. B.: Reoxidation and reactivation of reduced insulin. Acta biochim. biophys. Acad. Sci. hung. 1, 355 (1966).
Nakaya, K., Horinishi, H., Shibata, K.: (1) Monochlorotrifluoroquinone as a new reagent for discrimination of amino groups. J. Biochem. (Tokyo) 61, 337 (1967).
— — — (2) Glyoxal as a reagent for discrimination of arginine residues. J. Biochem. (Tokyo) 61, 345 (1967).
Narahara, H. T., Tomizawa, H. H., Williams, R. H.: Sulfhydryl factors in degradation of insulin-iodine-131 by liver extracts. Proc. Soc. expt. Biol. (N.Y.) 92, 718 (1956).
Netter, R.: Sur l'insulinate de nickel. Bull. Soc. chim. Fr. 6, 1042 (1939).

NEUMANN, P., HUMBEL, R. E.: Isolation of a single component of fish insulin from a bonito-tuna-swordfish mixture and its complete amino-acid sequence. Int. J. Protein Res. 1, 125 (1969).

NEUMANN, P. A., KOLDENHOF, M., HUMBEL, R. E.: Amino acid sequence of insulin from the Angler fish (Lophius piscatorius). Hoppe-Seylers Z. physiol. Chem. 350, 1286 (1969).

NICOL, D. S. H. W.: The biological activity of insulin derivatives. Biochim. biophys. Acta (Amst.) 34, 257 (1959).

NICOL, H. W., SMITH, L. F.: Amino acid sequence of human insulin. Nature (Lond.) 187, 483 (1960).

NISHIZAKI, S.: Comparison of UV spectra among fish, whale and ox insulins. Bull. nat. Inst. hyg. Sci. (Eisei Shikenjo Hokoku) 77, 433 (1959).

— Comparison of infrared absorption spectra among fish, whale and ox insulins. Bull. nat. Inst. hyg. Sci. (Eisei Shikenjo Hokoku) 77, 435 (1959).

NIU, C.-I, KUNG, Y.-T., HUANG, W.-T., KE, L.-T., CHEN, C.-C., CHEN, Y.-C., DU, Y.-C., JIANG, R.-Q., TSOU, C.-L., HU, S.-C., CHU, S.-Q., WANG, K.-Z.: Successful synthesis of crystalline insulin from its natural A-chain and the synthetic B-chain. Sci. Sinica 14, 1386 (1965).

— — — — — — — — — — — — Synthesis of crystalline insulin from its natural A-chain and the synthetic B-chain. Sci. Sinica 15, 231 (1966).

ONCLEY, J. L., ELLENBOGEN, E., DIX, H. H.: Preparation of crystalline acid insulin sulfate and acid insulin selenate. Congr. Intern. Biochim., Résumés Communs., 2ᵉCongr. Paris 61, (1952).

OOSAWA, F., KASAI, M.: A theory of linear and helical aggregation of macromolecules. J. molec. Biol. 4, 10 (1962).

OZAWA, H.: Reaction of insulin with ethyl glycinate and 1-ethyl-3-(3-dimethylaminopropyl) carbodiimide. Biochemistry 9, 2158 (1970).

PEDERSEN, K. O.: Size relationship among similar proteins. Cold Spr. Harb. Symp. quant. Biol. 14, 140 (1950).

PELLEGRINI, G., RODARI, T., MAGGI, G., SPECCHIA, G., TIRELLA, G., FRATINO, P., FOSCHI, G. C.: Variation of the biological properties of labeled insulin in relation to the degree of iodination, to the specific activity and the technical process of labeling. Boll. Soc. ital. Biol. sper. 41, 1338 (1965).

— — — TIRELLA, G., LOMBARDI, B., FOSCHI, G. C.: Hypoglycemic, convulsant, and antigenic activity of purified insulins. Importance of eventual differences in insulin evaluation. Boll. Soc. ital. Biol. sper. 40, 1392 (1964).

PERCIVAL, L. H., DUNCKLEY, G. G., PURVES, H. D.: Isoelectric focusing in polyacrylamide gels. Aust. J. exp. Biol. med. Sci. 48, 171 (1970).

PETTINGA, C. W.: Insulin. In: Biochem. Prep., vol. 6, p. 28 (VESTLING, C. S., Ed.). New York: Wiley 1958.

PLANTA, R. J., GORTER, J., GRUBER, M.: The catalytic properties of cathepsin C. Biochim. biophys. Acta (Amst.) 89, 511 (1964).

PRAISSMAN, M., RUPLEY, J. A.: The comparison of protein structure in the crystal and in solution using-tritium hydrogen exchange. J. Amer. chem. Soc. 86, 3584 (1964).

— — Comparison of protein structure in the crystal and in solution. II. Tritium-hydrogen exchange of zinc-free and zinc insulin. Biochemistry 7, 2431 (1968).

PRUITT, K. M., ROBISON, B. S., GIBBS, J. H.: Study on biological activity regenerated by the oxidation of fully reduced insulin. Biopolymers 4, 351 (1966).

RAFTERY, M. A., COLE, R. D.: On the aminoethylation of proteins. J. biol. Chem. 241, 3457 (1966).

RANDALL, S. S.: The small-scale preparation of crystalline insulin. Biochim. biophys. Acta (Amst.) 90, 472 (1964).

REID, K. B. M., GRANT, P. T., YOUNGSON, A.: The sequence of amino acids in insulin from islet tissue of the cod (Gadus callarias). Biochem. J. 110, 289 (1968).

REITHEL, F. J.: The dissociation and association of protein structures. Advanc. Protein Chem. 18, 158 (1963).

REITZ, H. C., FERREL, R. E., FRAENKEL-CONRAT, H., OLCOTT, H. S.: Action of sulphating agents on proteins and model substances. J. Amer. chem. Soc. 68, 1024 (1946).

RÖSCHLAU, P., ZAHN, H.: Zur Struktur der dimeren Insulin-B-Kette in der Disulfidform. Hoppe-Seylers Z. physiol. Chem. 350, 1362 (1969).

ROLLISON, C. L., ROSENBLOOM, E. W.: Chromium complexes of insulin and related compounds. U.S. Clearinghouse Fed. Sci. Tech. Inform. AD 1969, No. 698478 [Chem. Abstr. 73, 63128a (1970)].

ROSA, U., MASSAGLIA, A., PENNISI, F., COZZANI, I., ROSSI, C. A.: Effect of insulin iodination on the reactivity of the interchain disulfide bonds towards sodium sulfite. Biochem. J. 103, 407 (1967).

Rosa, U., Scasselleti, G. A., Pennisi, G.: Bromine-82 labeling of human serum albumin, insulin and fibrinogen by electrochemical means. Prod. Use Short-Living Radioisotopes Reactors, Proc. Seminar, Wien 1962 2, 161 (veröffentl. 1963).
Roubal, Z., Zikmund, E., Franc, Z., Padr, Z.: Absorption and enzymic inactivation of phosphorylated insulin (PI) after application per os. Vnitrni Lek. 13, 369 (1967).
Rubenstein, A. H., Steiner, D. F., Cho, S., Lawrence, A. M., Kirsteins, L.: Immunological properties of bovine proinsulin and related fractions. Diabetes 18, 598 (1969).
Rudman, D., Garcia, L. A., del Rio, A., Akgun, S.: Cleavage of bovine insulin by rat adipose tissue. Biochemistry 7, 1864 (1968).
— — Girolamo, M. D., Shank, P.W.: Cleavage of insulin by mammalian adipose tissue: Release of a biologically active peptide from the hormone molecule. J. clin. Invest. 44, 1093 (1965).
Rückert, A., Schöne, J.: Papierchromatographische Untersuchungen von Handels-Insulinen. Pharmazie 24, 315 (1969).
Rupley, J. A., Renthal, R. D., Praissman, M.: Concentration difference spectra in the dimerization of insulin. Biochim. biophys. Acta (Amst.) 140, 185 (1967).
Ryle, A. P., Sanger, F., Smith, L. F., Kitai, R.: The disulfide bonds of insulin. Biochem. J. 60, 541 (1955).
Samols, E., Williams, H. S.: Trace labelling of insulin with iodine. Nature (Lond.) 190, 1211 (1961).
Sanger, F.: The free amino groups of insulin. Biochem. J. 39, 507 (1945).
— Oxidation of insulin by performic acid. Nature (Lond.) 160, 295 (1947).
— (1) Fractionation of oxidized insulin. Biochem. J. 44, 126 (1949).
— (2) Species differences in insulin. Nature (Lond.) 164, 529 (1949).
— (3) The terminal peptides of insulin. Biochem. J. 45, 563 (1949).
— Thompson, E. O. P.: The amino-acid sequence in the glycyl chain of insulin. Biochem. J. 53, 353, 366 (1953).
— — Kitai, R.: The amide groups of insulin. Biochem. J. 59, 509 (1955).
— Tuppy, H.: The amino-acid sequence in the phenylalanyl chain of insulin. Biochem. J. 49, 463, 481 (1951).
Schellman, J. A.: Rotatory properties of insulin. C.R. Carlsberg, Sér. chim. 30, 415 (1958).
Schlichtkrull, J.: Insulin crystals I—VII. Acta chem. scand. 10, 1455, 1459 (1956); 11, 291, 299, 439, 484, 1248 (1957).
— Insulin crystals. Dissertation. Kopenhagen: ejuar Munsgaard Publ. 1958.
— Brange, J., Ege, H., Hallund, O., Heding, L. G., Jørgensen, K., Markussen, J., Stahnke, P., Sundby, F., Vølund, A.: Proinsulin and related proteins. 5th Ann. Meeting Europ. Ass. for the Study of Diabetes, Montpellier, 1969.
Schmidt, D. D., Arens, A.: Proinsulin vom Rind: Isolierung, Eigenschaften und Aktivierung durch Trypsin. Hoppe-Seylers Z. physiol. Chem. 349, 1157 (1968).
Schneider, F., Schauer, R., Martini, O., Hahn, J.: Reversibilität der Glutathion-Insulin-Transhydrogenierung (Proteindisulfid-Reduktase-Reaktion). Hoppe-Seylers Z. physiol. Chem. 348, 391 (1967).
Schultz, J., Allison, H., Grice, M.: Release of aspartic acid from insulin, ribonuclease and glucagon. Biochemistry 1, 694 (1962).
Scott, D. A.: Crystalline insulin. Biochem. J. 28, 1592 (1934).
— Fisher, A. M.: Crystalline insulin. Biochem. J. 29, 1048 (1935).
— — Bison zinc insulin crystals and human zinc insulin crystals. Trans. roy. Soc. Can. Sect. V, 34, 137 (1940).
Semeijus de Vries van Doesburgh, J. Th., Havinga, E.: The reactivities towards iodine of the four tyrosine residues of insulin III. Biochim. biophys. Acta (Amst.) 82, 96 (1964).
Shapcott, D., O'Brien, D.: A method for the isolation of insulin from single human pancreas. Diabetes 19, 831 (1970).
Shimonishi, Y.: The synthesis of a partial sequence of proinsulin using the A-chain of natural insulin. Bull. Chem. Soc. Jap. 43, 3251 (1970).
— Zahn, H.: Trennung der S-Sulfonate des Schweineinsulins an DEAE-Sephadex A-25. Biochim. biophys. Acta (Amst.) 154, 598 (1968).
— — Puls, W.: Einwirkung von Natrium in flüssigem Ammoniak auf die Buntesalz-A-Kette von Schweineinsulin. Z. Naturforsch. 24 b, 422 (1969).
Shoemaker, C. B., Einstein, R., Low, B.: The free-dimensional Patterson functions for insulin sulfate typ-A crystals. Acta Cryst. 14, 459 (1961).
Siebert, W., Fiore, C., Dose, K.: Aminosäureveränderungen in Rinderinsulin durch UV-Bestrahlung. Z. Naturforsch. 20 b, 957 (1965).
Simkin, R. D., Cole, S. A., Ozawa, H., Magdoff-Fairchild, B., Eggena, P., Rudko, A., Low, B. W.: Precipitation and crystallization of insulin in the presence of lysozyme and salmine. Biochim. biophys. Acta (Amst.) 200, 385 (1970).
Sjögren, B., Svedberg, T.: Molecular weight of insulin. J. Amer. chem. Soc. 53, 2657 (1931).

SLOBIN, L. I., CARPENTER, F. H.: (1) Action of carboxy-peptidase A on bovine insulin, preparation of dealanine-deasparagine-insulin. Biochemistry 2, 16 (1963).
— — (2) The labile amide in insulin: Preparation of dealanine-deamido-insulin. Biochemistry 2, 22 (1963).
— — Kinetic studies on the action of carboxypeptidase A on bovine insulin and related model peptides. Biochemistry 5, 499 (1966).
SLUYTERMAN, L. A. AE.: Molecular weight of insulin as derived from paper electrophoresis. Arch. int. Physiol. 62, 575 (1954).
— KWESTROO-VAN-DEN-BOSCH, J. M.: Sulfation of insulin and electrophoresis of the products obtained. Biochim. biophys. Acta (Amst.) 38, 102 (1960).
SMITH, E. L., HILL, R. L., BORMAN, A.: Activity of insulin degraded by leucineamino-peptidase. Biochim. biophys. Acta (Amst.) 29, 207 (1958).
SMITH, L. F.: Isolation of insulin from pancreatic extracts using carboxymethyl and diethylaminoethyl celluloses. Biochim. biophys. Acta (Amst.) 82, 231 (1964).
— Species variation in the amino acid sequence of insulin. Amer. J. Med. 40, 662 (1966).
SOCOLOFF, N.: Insulin, the mechanism of retarded action. 3rd Colloq. ST. Jans Hosp., Brugge 97 (1955).
SPECTOR, A., MECHANIC, G.: Lens aminopeptidase II. Hydrolysis of polypeptides. J. biol. Chem. 238, 2358 (1963).
SPOLTER, P. D., VOGEL, J. M.: Rat liver thiol: protein-disulfide oxidoreductase. Biochim. biophys. Acta (Amst.) 167, 525 (1968).
SPRINGELL, P. H.: Unreactive tyrosine residue in insulin and the exclusive iodination of the A-chain. Nature (Lond.) 191, 1372 (1961).
— Iodination of insulin and fibrous insulin. Biochem. J. 83, 7P (1962).
— Reaction of iodine with insulin and fibrous insulin. Biochim. biophys. Acta (Amst.) 63, 136 (1962).
STARK, G. R.: Sequential degradation of peptides from their carboxyl termini with ammonium thiocyanate and acetic anhydride. Biochemistry 7, 1796 (1968).
STAUB, A., SINN, L., BEHRENS, O. K.: Purification and crystallisation of glucagon. J. biol. Chem. 214, 619 (1955).
STAUFF, J., BARTHEL, H., JAENICKE, R., KREKEL, R., UEHLEIN, E.: Die Wärmeaggregation von Proteinen in Lösung. Kolloid-Z. 178, 128 (1961).
STEINER, D. F., CLARK, J. L.: The spontaneous reoxidation of reduced beef and rat proinsulins. Proc. nat. Acad. Sci. (Wash.) 60, 622 (1968).
— HALLUND, O., RUBENSTEIN, A., CHO, S., BAYLISS, C.: Isolation and properties of proinsulin, intermediate forms, and other minor components from crystalline bovine insulin. Diabetes 17, 725 (1968).
STEINER, R. F., MCALISTER, A.: Fluorescent insulin conjugates. J. Colloid Sci. 12, 80 (1957).
STEPHENSON, N. R., ROMANS, R. G.: Thermal stability of insulin made from zinc insulin crystals. J. Pharm. Pharmacol. 12, 372 (1960).
SUNDBY, F.: Separation and characterization of acid-induced insulin transformation products by paper electrophoresis in 7 M. urea. J. biol. Chem. 237, 3406 (1962).
SUZUKI, T., TAKENAKA, O., SHIBATA, K.: Chemical accessibility of histidine and tyrosine residues in insulin as examined with diazonium-1-H-tetrazole. J. Biochem. (Tokyo) 66, 815 (1969).
SWAN, J. M.: Thiols, disulphides and thiosulphates: some new reactions and possibilities in peptide and protein chemistry. Nature (Lond.) 180, 643 (1957).
SWANEPOEL, O. A., MELLET, P., SCANES, S. G.: Photolysis of the disulfide linkages in insulin. Arch. Biochem. 129, 26 (1969).
TAKENAKA, A., SUZUKI, T., TAKENAKA, O., HORINISHI, H., SHIBATA, K.: A revised way of using diazonium-1-H-tetrazole for reactivity examination of histidine and tyrosine residues. Biochim. biophys. Acta (Amst.) 194, 293 (1969).
TANFORD, C., EPSTEIN, J.: The physical chemistry of insulin. J. Amer. chem. Soc. 76, 2163, 2170 (1954).
TASAKE, Y., CAMPBELL, J.: Pancreatic insulinase and its inhibition by the A and B chains and partial hydrolysate of insulin. Canad. J. Biochem. 46, 483 (1968).
TAYLOR, K. W., GARDNER, G., PARRY, D. G., JONES, V. E.: The purification of tritium-labelled insulin by precipitation with insulin antibodies. Biochim. biophys. Acta (Amst.) 100, 521 (1965).
— HUMBEL, R. E., STEINKE, J., RENOLD, A. E.: The paper chromatography of insulins from ox pancreas, human pancreas and the isolated islet tissue of the N. American toadfish (Opsanus tau). Biochim. biophys. Acta (Amst.) 54, 391 (1961).
— PARRY, D. G.: The incorporation of tritium-labeled amino acids into insulin in ox pancreas in vitro. Biochem. J. 89, 94P (1963).

Taylor, K. W., Smith, G. H.: Purification of insulins in crude extracts of rat pancreas by two-dimensional chromatography and electrophoresis on paper. Biochem. J. 91, 491 (1964).
Teale, F. W. J.: UV fluorescence of proteins in neutral solution. Biochem. J. 76, 381 (1960).
Thomas, J. H.: Observations on ^{35}S-sulphated insulins. Biochem. J. 115, 55P (1969).
Thompson, E. O. P.: Selective degradation by bromine water of the polypeptide chains of oxidized insulin. Aust. J. biol. Sci. 13, 106 (1960).
— O'Donnell, I. J.: Chromatography of insulin on DEAE cellulose in buffers containing 8 M urea. Aust. J. biol. Sci. 13, 393 (1960).
— — Quantitative reduction of disulfide bonds in proteins using high concentrations of mercaptoethanol. Biochim. biophys. Acta (Amst.) 53, 447 (1961).
— — The preparation of the A and B-chains from reduced and S-carboxymethylated beef insulin. Aust. J. biol. Sci. 19, 1139 (1966).
Tietze, F., Mortimore, G. E., Lomax, N. R.: Preparation and properties of fluorescent insulin derivatives. Biochim. biophys. Acta (Amst.) 59, 336 (1962).
Tomizawa, H., Varandani, P. T.: Glutathione-insulin transhydrogenase of human liver. J. biol. Chem. 240, 3191 (1965).
Tomizawa, H. H., Halsey, Y. D.: Isolation of an insulin-degrading enzyme from beef liver. J. biol. Chem. 234, 307 (1959).
Trakatellis, A. C., Schwartz, G. P.: Insulin structure, synthesis and biosynthesis of the hormone. Fortschr. Chem. Organ. Naturst. 26, 120 (1968).
Tsou, C.-L., Du, Y.-C., Xü, G.-J.: The reduction of insulin and its benzyl derivatives by sodium in liquid ammonia and the regeneration of activity from the reduced products. Sci. Sinica 10, 332 (1961).
Tsuzuki, T., Harper, D. O., Hunt, H.: The heats of combustion of some amino acids. J. phys. Chem. 62, 1594 (1958).
Urnes, P., Doty, P.: Optical rotation and the conformation of polypeptides and proteins. Advanc. Protein Chem. 16, 401 (1961).
Varandani, P. T.: A convenient preparation of reduced and S-sulfonated A and B chain of insulin. Biochim. biophys. Acta (Amst.) 127, 246 (1966).
— Acceleration of regeneration of insulin activity from its inactive reduced A and B chains by pancreatic glutathione-insulin-transhydrogenase. Biochim. biophys. Acta (Amst.) 132, 10 (1967).
— Nafz, M. A.: Glutathione-insulin-transhydrogenases of human kidneys. Diabetes 18, 176 (1969).
— Plumley, H.: Mechanism of action of glutathione-insulin transhydrogenase. Presence of a functional sulfhydryl group for activity. Biochim. biophys. Acta (Amst.) 151, 273 (1968).
Vajda, T.: Fission of peptide bonds with hydrogen chloride in anhydrous media. Chem. and Ind. 1959, 197.
du Vigneaud, V.: The "heat precipitate" of crystalline insulin. J. biol. Chem. 92, liv (1931).
— Brown, G. B., Bonsnes, R. W.: The formation of lanthionin on treatment of insulin with dilute alkali. J. biol. Chem. 141, 707 (1941).
— Geiling, E. M. K., Eddy, C. A.: Is crystalline insulin an adsorption product? J. Pharmacol. exp. Ther. 33, 497 (1928).
— Sifferd, R. H., Sealock, R. R.: The heat precipitation of insulin. J. biol. Chem. 102, 521 (1933).
de Vito, E., Santomé, J. A.: Disc electrophoresis of proteins in the presence of sodium dodecyl sulphate. Experientia (Basel) 22, 124 (1966).
Vladimirov, Y. A.: Luminescence of aromatic amino acids in the protein molecule. Dokl. Akad. Nauk SSSR 136, 960 (1961).
Voelker, I., Schümann, E., von Holt, C.: Darstellung von biosynthetisch markiertem ^{35}S-Insulin. Biochem. Z. 335, 382 (1962).
Völlm, K. R.: Über die Haltbarkeit von Insulin in physiologischer Natriumbicarbonatlösung. Schweiz. med. Wschr. 90, 1080 (1960).
Wang, S.-S., Carpenter, F. H.: Kinetics of the tryptic hydrolysis of the oxidized B-chain of bovine insulin. Biochemistry 6, 215 (1967).
— — Kinetics of the tryptic hydrolysis of zinc-free bovine insulin. J. biol. Chem. 244, 5537 (1969).
Wang, Y., Chien, S.-C., Chang, W.-C., Du, Y.-C., Chen, C.-C., Niu, C.-I, Li, C.-H., Shi, P.-T., Hsing, C.-Y.: Synthesis of ^{14}C-labeled A-chain of bovine insulin and ^{14}C-labeled bovine insulin. Acta Chim. Sinica (Hua Hsüeh Hsüeh Pao) 32, 284 (1966).
— Hsu, J.-Z., Chang, W.-C., Cheng, L.-L., Li, H.-S., Hsing, C.-Y., Shi, P.-T., Loh, T.-P., Chi, A.-H., Li, C.-H., Yieh, Y.-H., Tang, K.-L.: Partial synthesis of crystalline bovine insulin from synthetic A-chain and natural B-chain. Sci. Sinica 14, 1887 (1965).
Waugh, D. F.: Amer. J. Physiol. 133, 484 (1941).
— A fibrous modification of insulin. J. Amer. chem. Soc. 66, 663 (1944).

WAUGH, D. F., The heat precipitate of insulin. J. Amer. chem. Soc. **68**, 247 (1946).
— Regeneration of insulin from insulin fibrils by the action of alkali. J. Amer. chem. Soc. **70**, 1850 (1948).
— A mechanism for the formation of fibrils from protein molecules. J. cell. comp. Physiol. **49**, Suppl. 1, 145 (1957).
WEBER, G.: Fluorescence-polarization spectrum and electronic energy transfer in proteins. Biochem. J. **75**, 345 (1960).
WEIGMANN, H. D.: Umsetzung von Insulin mit radioaktivem 1-Fluor-2,4-Dinitrobenzol im Mikromaßstab und quantitative Bestimmung der Reaktionsprodukte. Kolloid-Z. **187**, 32 (1963).
WEIL, L., SEIBLES, T. S., HERSKOVITS, T. T.: Photooxidation of bovine insulin sensitized by methylene blue. Arch. Biochem. **111**, 308 (1965).
WEINERT, M., BRANDENBURG, D., ZAHN, H.: Peptidsynthesen mit der Insulin-A-Kette. Hoppe-Seylers Z. physiol. Chem. **350**, 1556 (1969).
WEITZEL, G., EISELE, K., GRIESER, G., GROSSMANN, H., HERZOG, K. H., HÖRNLE, S., KÖHLER, P., MARTIN, J., NAGELSCHNEIDER, G., SCHNEIDER, F., WEBER, U., ZOLLNER, H.: Struktur und Wirkung von Insulin, I—VIII. Hoppe-Seylers Z. physiol. Chem. **348**, 947 1715 (1967); **349**, 512, 1428, 1431 (1968); **350**, 1425, 1480 (1969); **351**, 263 (1970).
— SCHAEG, W., BODEN, G., WILLMS, B.: Einfluß der Photooxidation auf Histidingehalt und Aktivität von Insulin. Justus Liebigs Ann. Chem. **689**, 248 (1965).
WEITZMANN, P. D. J.: The standard reduction potential and free energy change of disulphide bonds in proteins. Biochim. biophys. Acta (Amst.) **107**, 146 (1965).
WEYGAND, F., EICHNER, K.: Zur Darstellung der S-Sulfonsäuren der Insulinketten und deren Trennung. Z. Naturforsch. **18 b**, 978 (1963).
WHITE, F. H., Jr., RIESZ, P., KON, H.: Free-radical distribution in several γ-irradiated dry proteins as determined by the free-radical interceptor technique. Radiat. Res. **32**, 744 (1967).
WILSON, S., APRILE, M. A., SASAKI, L.: Passive cutaneous anaphylaxis induced in guinea pigs by insulins and their component chains. Canad. J. Biochem. **44**, 989 (1966).
— DIXON, G. H., WARDLAW, A. C.: Resynthesis of cod insulin from its polypeptide chains and the preparation of cod-ox "hybrid" insulins. Biochim. biophys. Acta (Amst.) **62**, 483 (1962).
WINTERSTEINER, O.: The action of sulfhydryl compounds on insulin. J. biol. Chem. **102**, 473 (1933).
— DU VIGNEAUD, V., JENSEN, H.: The distribution of nitrogen in crystalline insulin. J. Pharmacol. exp. Ther. **32**, 397 (1928).
WOLFF, J., COVELLI, I.: Factors in the iodination of histidine in proteins. Europ. J. Biochem. **9**, 371 (1969).
WYNSTON, L. K., HAR, C.-Y.: Starch gel electrophoretic studies on the heterogeneity of crystalline bovine insulin. Physiol. Chem. Phys. **2**, 274 (1970).
YALOW, R. S.: Production of sulfhydryl groups as a result of the indirect or direct effect of ionizing radiation. Proc. Natl. Biophys. Conf., 1st, Columbus, Ohio 1957, p. 169 (veröffentl. 1959).
— BERSON, S. A.: Immunoassay of endogenous plasma insulin in man. J. clin. Invest. **39**, 1157 (1960).
YAMAMOTO, M., KOTAKI, A., OKUYAMA, T., SATAKE, K.: Studies on insulin. I. Two different insulins from Langerhans islets of bonito fish. J. Biochem. (Tokyo) **48**, 84 (1960).
YANAIHARA, N., HASHIMOTO, T., YANAIHARA, C., SAKURA, N.: Synthesis of proinsulin I. Synthesis of partially protected triacontapeptide related to the connecting peptide fragment of porcine proinsulin. Chem. Pharm. Bull. **18**, 417 (1970).
YOUNG, J. D., CARPENTER, F. H.: Isolation and characterization of products formed by the action of trypsin on insulin. J. biol. Chem. **236**, 743 (1961).
YPHANTIS, D. A., WAUGH, D. F.: Dissociation of insulin in pyridine-water and acetic acid-water solutions. Biochim. biophys. Acta (Amst.) **26**, 218 (1957).
ZAHN, H., BRANDENBURG, D.: Quervernetzungsreaktionen in Faserproteinen bei Einwirkung monofunktioneller Reagentien. Angew. Chem. **82**, 561 (1970).
— BREMER, H., ZABEL, R.: Synthese einer teilgeschützten A-Kette des Insulins. Z. Naturforsch. **20 b**, 653 (1965).
— DANHO, W., GUTTE, B.: Eine neue Synthese der A-Kette des Schafinsulins und deren Vereinigung mit natürlicher B-Kette zu kristallinem, vollaktivem Insulin. Z. Naturforsch. **21 b**, 763 (1966).
— — KLOSTERMEYER, H., GATTNER, H. G., REPIN, J.: Eine Synthese der Schafinsulin-A-Kette unter ausschließlicher Verwendung säurelabiler Schutzgruppen. Z. Naturforsch. **24 b**, 1127 (1969).
— DRECHSEL, E.: Partielle Sulfitolyse von Insulin. Hoppe Seyler's Z. physiol. Chem. **349**, 359 (1968).

Zahn, H., Drechsel, E., Puls, W.: Resynthese von Insulin aus A-Ketten-monodisulfid-bis-sulfonat. Hoppe Seylers Z. physiol. Chem. **349**, 385 (1968).
— Gattner, H. G.: Über die partielle Reduktion von Insulin. Hoppe-Seylers Z. physiol. Chem. **349**, 373 (1968).
— Gutte, B., Gattner, H. G.: Reaktion von reduzierter A- und B-Kette mit Insulin. Diabetologia **4**, 118 (1968).
— — Pfeiffer, E. F., Ammon, J.: Resynthese von Insulin aus präoxydierter A-Kette und reduzierter B-Kette. Justus Liebigs Ann. Chem. **691**, 225 (1966).
— Meienhofer, J.: Reaktionen von 1,5-Difluor-2,4-dinitro-benzol mit Insulin. Makromol. Chem. **26**, 153 (1958).
— Röschlau, P.: Über die monomere Insulin-B-Kette in der Disulfidform und das Gemisch der dimeren Insulin-B-Ketten gleicher Form. In: Festschrift für Leo Brandt, S. 119. Köln u. Opladen: Westdeutscher Verlag 1968.
Ziegler, M., Lippmann, H. G.: Quantitative elektrophoretische Trennung von Insulin und Glucagon. Naturwissenschaften **55**, 181 (1968).
de Zoeten, L. W., de Bruin, O. A., Everse, J.: The reactivities of the tyrosine residues in insulin with respect to iodine. Rec. Trav. chim. Pays-Bas **80**, 907, 917 (1961).
— Strik, R. V.: The biological activity of iodinated insulin. Rec. Trav. Chim. Pays-Bas **80**, 927 (1961).
Zühlke, H., Behlke, J.: Fractionation of commercial insulin behavior of proinsulin in the ultra centrifuge. FEBS Letters **2**, 130 (1968).

Biosynthesis of Insulin

R. E. Humbel

With 1 Figure

A. Introduction

There are numerous studies on the biosynthesis of insulin with widely differing aims. Somewhat artificially, one can assign each of these studies to one of the following categories:

1. Incubation of islet tissue with the aim to obtain biosynthetically labeled insulin.

2. Studies concerned with the mechanism of insulin biosynthesis.

3. Experiments dealing with problems of regulation of insulin biosynthesis.

^{14}C, ^{3}H or ^{35}S biosynthetically labeled insulin could be expected to be a convenient marker substance to follow the metabolic fate of insulin in experimental animals and in man. So far, specific radioactivities of insulin preparations are too low to be of any use for such studies.

The elucidation of the mechanism of insulin biosynthesis may be of prime importance for tackling the problem of the pathogenesis of diabetes mellitus.

With the demonstration of a precursor molecule, proinsulin, the main problem of insulin biosynthesis seems to be solved, although much further work is needed to understand thoroughly all intricate details.

For the maintenance of constant glucose levels in the blood, regulation of insulin biosynthesis may not be as efficient as regulation of insulin release, since insulin is stored in considerable amounts in the secretion granules before its release into the blood stream. Still, functional links between secretion and biosynthesis may well exist and be of physiological importance. These interrelationships are now beginning to raise considerable interest.

B. Biosynthetic Labeling of Insulin

Voelker et al. (1962) injected ^{35}S labeled cysteine of high apecific activity into rats and subsequently extracted insulin from their pancreas. Due to the exceedingly small amount of islet tissue in the whole body compared to the um of other potain synthesizing tissues, in vivo techniques cannot be expected to yield insulin of high radioactivity. All subsequent studies have been carried out in vitro, therefore.

Pettinga and Rice (1952), and Light and Simpson (1956) were able to isolate insulin from beef and calf pancreas slices which had been incubated with radioactive amino acids. However low the specific activities of the labeled insulin were, the results unequivocally demonstrated that an in vitro system is capable of synthesizing a specific protein and hence served as a stimulus for further work.

Taylor and collaborators (Smith et al., 1962; Mallory et al., 1964; Smith et al., 1964) made a careful study on the incorporation of ^{3}H-labeled amino acids into insulins in rat and beef pancreas in vitro. Wagle [1965 (1, 2)] was using adult and fetal rat and dog pancreas slices for studies on incorporation of ^{14}C amino acids into insulin. More significantly, insulin biosynthesis was studied in a cell-free preparation from fetal dog pancreas. Unfortunately, the published data are not conclusive evidence for the novo synthesis of insulin in a cell-free system.

Bauer and Lazarow (1961) thoroughly investigated methods of incubation using goosefish islet tissue (anglerfish, Seeteufel, Lophius piscatorius) and methods of insulin purification. By incubating fish islet tissue slices with ^{14}C- or ^{3}H-labeled amino acids they obtained a partially purified insulin fraction which had a specific activity about 100 times greater than the labeled insulin obtained from mammalian pancreas by previous workers. Similar results were reported by Humbel et al. (1961) using toadfish islet tissue (Austernfisch, Opsanus tau) incubated in the presence of ^{14}C-glucose. After extensive studies on the in vitro metabolism of toadfish islet tissue (Humbel and Renold, 1963), Humbel (1963) obtained ^{14}C-labeled insulin by extending incubation times to 48 h and incubating with ^{14}C-leucine and ^{14}C-glucose.

To produce biosynthetically labeled insulin of highest specific activity Cahill and Humbel (unpublished, 1963) incubated toadfish islet tissue with ^{14}C-glucose and a mixture of ^{14}C-amino acids. The finally isolated insulin had a specific activity of approximately 1 µC/I.U. (43,000,000 dpm/mg). Keeping in mind the high biological potency and hence the low amounts of insulin in serum, it is evident that the highest available specific activities of insulin as obtained in these studies are still too low by at least a factor of 10 to 100 to be useful for metabolic studies on insulin in experimental animals. Chemically synthesized labeled insulin may eventually dispose of the need for biosynthetically labeled insulin. All this work, however, has provided the basis for studies on the mechanism of insulin biosynthesis.

Of interest are studies on insulin production in islet tissue cultures (Gonet, 1961; Jönsson et al., 1966), a technique of considerable promise for the future.

C. Mechanism of Insulin Biosynthesis

I. General Mechanism

While it is still a matter of controversy or rather of personal taste whether to call insulin a protein or a polypeptide, it is established beyond doubt that biosynthesis of insulin follows the pattern of proteins, not the one of peptides. Certain peptides like gramicidin or tyrocidine seem to be synthesized directly on a multienzyme complex with the built-in information for the correct amino acid sequence (cf. Kleinkauf et al., 1969), whereas proteins are synthesized through the now well-known interaction of messenger RNA, ribosomes, and amino acid carrying specific transfer RNA's. That insulin is synthesized on the ribosomes of beta-cells was shown by Lazarow and collaborators (Lindall et al., 1963; Lazarow et al., 1964; Bauer et al., 1966) in isolated islets of goosefish. These authors injected ^{3}H-leucine into intact fish or incubated isolated islets with ^{3}H-leucine in vitro. By following the subcellular distribution of labeled insulin by density gradient centrifugation after various time intervals, it could be shown that initially the microsomal fraction showed the highest radioactivity, At later time points, and after chasing with unlabeled leucine, labeled insulin was transferred from the microsomal to the secretion granule fraction.

Insulin biosynthesis is inhibited by puromycin (TAYLOR and PARRY, 1963; HUMBEL, 1965) and by cycloheximide (STEINER et al., 1967), both inhibitors of ribosomal protein synthesis. All these studies point to the microsomes as the site of insulin biosynthesis.

Earlier evidence (VAUGHAN and ANFINSEN, 1954) pointing to a step wise mechanism of insulin synthesis involving peptide intermediates can certainly be disregarded in view of these newer consistent data which demonstrate that the mechanism of insulin biosynthesis cannot be substantially different from the mechanism of biosynthesis of other proteins.

II. Assembly of the Insulin Molecule

The insulin molecule consists of two polypeptide chains, the shorter A-chain with an intrachain disulfide bridge, and the longer B-chain. The two chains are interconnected by two interchain disulfide bridges. It is well known that chymotrypsin, another protein with more than one polypeptide chain, is not synthesized as such but as an inactive precursor consisting of a single chain with five intrachain disulfide bridges. The conversion of chymotrypsinogen to chymotrypsin consists of the breakage of several peptide bonds to yield a three-chain molecule, the former intrachain disulfide bridges being thus converted to interchain bridges. The tacit assumption has been widely made, therefore, that the mechanism of the assembly of the two insulin chains follows the pattern in the assembly of the three chymotrypsin chains, i.e., that there is a single chain insulin precursor, an "insulinogen" or "pro-insulin".

WANG and CARPENTER (1965) attempted to demonstrate an insulin precursor in pancreatic extracts. Despite a very elegant technique, no precursor could be found. However, the method used would not have been sensitive enough to detect any precursor molecule if present in amounts smaller than 10% of the insulin present in the extracts.

At the same time, evidence in favor of a single chain insulin precursor was found by GIVOL et al. (1965). They incubated insulin with an enzyme preparation from liver called disulfide interchange enzyme which is able to speed up the formation of the correct disulfide bridges in reduced ribonuclease. This enzyme is believed to act by randomly breaking and forming disulfide bonds. Once the correct disulfide bridges are made, the reaction stops because the protein molecule is now at its favored lowest energy level and becomes thereby resistant against further enzyme attack. If insulin were at its favorite thermodynamic state, then it should not be attacked by the disulfide interchange enzyme. However, GIVOL et al. (1965) demonstrated that disulfide bridges in insulin are split and other "wrong" disulfide bonds made by this enzyme. The conclusion of these authors is that insulin is not in its favored thermodynamic state and that, therefore, the assembly of two separately synthesized chains in vivo is unlikely.

In order to test the single chain precursor theory, HUMBEL (1965) studied the sequential incorporation of labeled proline into insulin from anglerfish. Anglerfish insulin has been shown (HUMBEL and CRESTFIELD, 1965; NEUMANN et al., 1969) to contain three proline residues, one near the N-terminal and one near the C-terminal, respectively, of the B-chain, the third having a position near the center of the A-chain. By isolating proline from the three proline containing separated peptides and by determining their specific activities, a pattern was obtained which seemed to eliminate the possibility of a single chain precursor. In pulse-labeled insulin, proline near the C-terminal of chain B had the highest, proline near the N-terminal of chain B the lowest specific activity while proline in chain A had an intermediate activity. If insulin were synthesized via a single chain precursor, proline in chain A should have either the lowest of the highest specific radio-activity. Thus, Humbel came to the conclusion that insulin is synthesized as two separate chains. In the light of our present knowledge, this conclusion must be wrong. It now seems that a proline containing peptide from the C-peptide of pro-insulin was contaminating the C-terminal B chain peptide, thus erronously leading to a too high apparent specific activity of the proline residue near the C-terminal end of the B chain.

Recombination yields of natural or synthetic insulin chains were formerly also presented as evidence for or against an insulin precursor. Dixon and Wardlaw (1960) were the first to report regeneration of insulin from the separated reduced chains. The initially low yields (1 to 2%) were then taken as suggesting an insulin precursor because low recombination yields in vitro render an efficient recombi-nation in the cell from the separately synthesized chains unlikely. Later recombi-nation experiments, notably those of Du et al. (1965), Katsoyannis and Tometsko (1966) and Zahn et al. (1966) were able to increase yields up to about 50%. Since there are 12 possible ways of recombining one A chain with one B chain, and many more if A or B polymers are included, a 50% recombination yield is certainly far above of what one would expect from a random combination, which in turn was interpreted as evidence for the separate synthesis of insulin chains (Katsoyannis and Tometsko, 1966). The fact that such high recombination yields are not very reproducible, can only be obtained by using special conditions like high pH (10.6) and a surplus of A-chain over B-chain, and the rapid polymerization of reduced B-chain with insulin render such an interpretation somewhat dubious.

The final proof for a single chain precursor or proinsulin comes from the work of Steiner and collaborators. They found in a human islet cell adenoma (Steiner and Oyer, 1967) and later in normal rat islet tissue (Steiner et al., 1967) a protein fraction (fraction b) which can be interpreted as an insulin precursor by the follow-ing criteria: 1. Cross-reactivity with guinea-pig anti-insulin serum, but no bio-logical activity; 2. Procedures which are known to split insulin into its two con-stituent chains do not release insulin chains; however, after treatment with minimal quantities of trypsin, the same procedures yield two fractions which behave like insulin chains on electrophoresis; 3. This fraction is eluted earlier from a Sephadex column than insulin; after treatment with trypsin, the elution volume becomes identical to that of insulin; 4. Incubation of islet tissue with labeled amino acids for short time periods labels fraction b preferentially; by chasing with unlabeled amino acids, the radioactivity is transferred to the insulin fraction.

So Steiner et al. came to the conclusion that fraction b represents the long-sought insulin precursor. They proposed that proinsulin is "a single polypeptide chain beginning at the N-terminus with the B chain sequence of insulin, terminating with the A chain sequence and bearing an additional polypeptide connecting the A and B chains" (Steiner et al., 1969).

Proinsulin has subsequently been demonstrated also in beef (Yip and Lin, 1967; Steiner, 1967; Schmidt and Arens, 1968), pork (Chance et al., 1968) and cod fish (Grant and Reid, 1968) insulin preparations. The amino acid sequence of porcine proinsulin has been determined (Chance et al., 1968) and is given in Fig. 1.

Comparison of the amino acid sequence of porcine with bovine (Nolan and Margoliash, cited in Steiner et al., 1969) proinsulin and the partially known structures of rat (Clark and Steiner, 1969) and cod (Grant and Reid, 1968) proinsulins reveals considerable differences. The connecting peptide of porcine proinsulin is 33 amino acids long, that of bovine proinsulin 28 residues. The con-necting peptides of beef and pork proinsulin differ by about 50% of their amino acid residues, a remarkable difference when considering the fact that pork and beef insulin differ by only 2 out of 51 amino acid residues.

The anticipated functional role of the connecting peptide is to facilitate the correct pairing of disulfide bridges. In contrast to the low recombination yields of reduced insulin A and B chains, the spontaneous reoxidation of reduced proinsulin is highly efficient (STEINER and CLARK, 1968). It is interesting to note that neither the addition of connecting peptide to A and B chains nor a proinsulin derivative with the peptide bond broken between connecting peptide an A chain shows any elevated recombination yields (BROMER and PATTERSON, 1969; NOLAN et al., 1969).

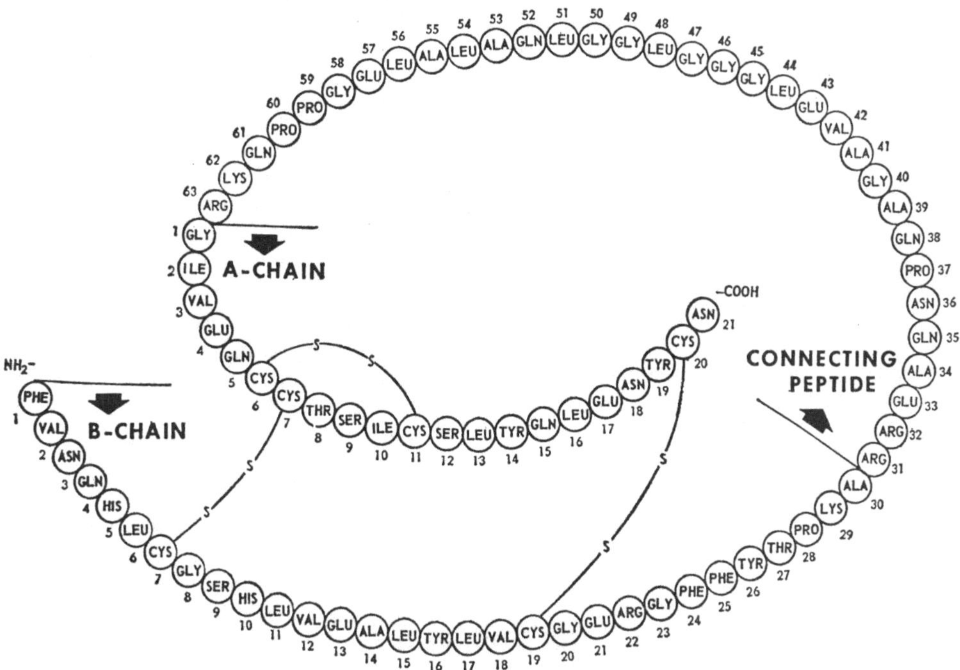

Fig. 1. Proposed primary structure of porcine proinsulin. Reproduced with permission from CHANCE, ELLIS and BROMER (1968)

The converting enzyme (s) which convert proinsulin to insulin is (are) as yet unknown. In vitro, trypsin is able to split off the connecting peptide. However, mild trypsin treatment yields not insulin, but desalanine insulin, so that trypsin can not be the physiological converting enzyme, or at least not the only one. The metabolic fate of the connecting peptide or of its fragments is also not known.

The demonstration of C-peptide in pancreatic extracts (CLARK et al., 1969) suggests that most of the newly synthesized proinsulin is normally secreted only after its conversion to insulin. The importance of the demonstrated presence of proinsulin in calf serum (YIP and LOGOTHETOPOULOS, 1969) and human serum and urine (RUBENSTEIN et al., 1968) is difficult to assess at the moment. The occurrence of proinsulin in serum necessitates a reevaluation of immunoassay procedures for insulin in serum, because proinsulin crossreacts with antibodies against insulin.

Furthermore, it could possibly lead to hitherto unknown pathophysiological aspects of certain forms of diabetes. Since proinsulin itself does not seem to have any biological activity (SHAW and CHANCE, 1968), a defect in the cleaving enzyme might lead to an insulin deficiency with apparently normal immunoassayable insulin levels. The discovery of proinsulin permits further the hypothesis that a mutational change in the connecting peptide might prevent the correct pairing of the disulfide bridges, thus producing a biologically inferior or inactive molecule.

D. Regulation of Insulin Biosynthesis

BAUER and LAZAROW (1961) and HUMBEL and RENOLD (1963) were unable to demonstrate a significant stimulatory effect of high glucose concentrations on insulin biosynthesis in isolated fish islets in vitro. However, SMITH et al. (1964) reported that raising the glucose concentration in the incubation medium from 25 to 250 mg-% increased insulin biosynthesis in beef pancreas slices by a factor of 2 to 10. Subsequently, PARRY and TAYLOR (1966) extended their observations and found that mannose like glucose stimulates insulin biosynthesis in beef and rabbit pancreas, whereas galactose is without effect, and manno-heptulose, a powerful inhibitor of insulin secretion, inhibits insulin biosynthesis. Similarly, high glucose concentrations stimulated insulin biosynthesis in isolated islets of rabbits (HOWELL and TAYLOR, 1966). While glucose and manno-heptulose seem to act both on synthesis and release, other stimulators of insulin release such as tolbutamide, ACTH, glucagon or xylitol are reported to be without effect on insulin biosynthesis (TAYLOR and PARRY, 1967; TAYLOR, personal communication).

Whether the effect of glucose on insulin biosynthesis is due to stimulation of RNA synthesis (JARRETT et al., 1967; TRACK et al., 1968) has not yet been conclusively shown. Theophylline has recently been reported to stimulate biosynthesis of proinsulin and insulin in vitro (LAZARUS et al., 1969).

Thus, studies on regulation of insulin biosynthesis are scarce but may well be, in conjunction with studies on secretion, an interesting field for future research.

Summary

1. Biosynthetically labeled insulin has been, so far, of too low specific radioactivity to be of any use as marker for studies on the metabolic fate of insulin.

2. Insulin is synthesized according to the general scheme of protein biosynthesis. Biosynthesis proceeds via a single-chain precursor molecule, proinsulin, which is subsequently cleaved to yield insulin and fragments of the connecting peptide.

3. High glucose levels stimulate insulin secretion as well as biosynthesis in mammalian tissue. Other stimulators of release like glucagon or xylitol fail to stimulate biosynthesis. Stimulation of biosynthesis and of release appear not to be interdependent.

Acknowledgement. Supported in part by Schweizerischer Nationalfonds (3900).

References

BAUER, G. E., LAZAROW, A.: Studies on the isolated islet tissue of fish. IV. In vitro incorporation of ^{14}C- and ^{3}H-labeled amino acids into goosefish islet tissue proteins. Biol. Bull. **121**, 425 (1961).
— LINDALL, A. W., Jr., DIXIT, P. K., LESTER, G., LAZAROW, A.: Studies on insulin biosynthesis. Subcellular distribution of leucine-^{3}H radioactivity during incubation of goosefish islet tissue. J. Cell Biol. **28**, 413 (1966).

Bromer, W. W., Patterson, J. M.: Refolding of reduced porcine proinsulin. Fed. Proc. 28, 343 (1969).

Chance, R. E., Ellis, R. M., Bromer, W. W.: Porcine proinsulin: characterization and amino acid sequence. Science 161, 165 (1968).

Clark, J. L., Cho, S., Rubenstein, A. H., Steiner, D. F.: Isolation of a proinsulin connecting peptide fragment (C-peptide) from bovine and human pancreas. Biochem. biophys. Res. Commun. 35, 456 (1969).

— Steiner, D. F.: Insulin biosynthesis in the rat: demonstration of two proinsulins. Proc. nat. Acad. Sci. (Wash.) 62, 278 (1969).

Dixon, G. H., Wardlaw, A. C.: Regeneration of insulin activity from the separated and inactive A and B chains. Nature (Lond.) 188, 721 (1960).

Du, Y.-C., Jiang, R.-Q., Tsou, C.-L.: Conditions for sucessful resynthesis of insulin from its glycyl and phenylalanine chains. Sci. Sinica 14, 229 (1965).

Givol, D., de Lorenzo, F., Goldberger, R. F., Anfinsen, C. B.: Disulfide interchange and the three-dimensional structure of proteins. Proc. nat. Acad. Sci. (Wash.) 53, 676 (1965).

Gonet, A.: Correction du diabète expérimentale du rat par la greffe pancréatique foetale. Acta endocr. (Kbh.) Suppl. 62, 38 (1961).

Grant, P. T., Reid, K. B. M.: Biosynthesis of an insulin precursor by islet tissue of cod (Gadus callarias). Biochem. J. 110, 281 (1968).

Howell, S. L., Taylor, K. W.: Effects of glucose concentration on incorporation of (^{3}H) leucine into insulin using isolated mammalian islets of Langerhans. Biochem. biophys. Acta (Amst.) 130, 519 (1966).

Humbel, R. E.: Biosynthesis of the two chains of insulin. Proc. nat. Acad. Sci. (Wash.) 53, 853 (1965).

— II. Evidence for insulin biosynthesis in vitro. Biochim. biophys. Acta (Amst.) 74, 96 (1963).

— Crestfield, A. M.: Isolation and partial structural analysis of insulin from the separate islet tissue of Lophius piscatorius. Biochemistry 4, 1044 (1965).

— Renold, A. E.: Studies on isolated islets of Langerhans (Brockmann bodies) of teleost fishes. I. Metabolic activity in vitro. Biochim. biophys. Acta (Amst.) 74, 84 (1963).

— — Herrera, M. G., Taylor, K. W.: Incorporation of glucose carbon into proteins of the islets of Langerhans from toadfish (Opsanus tau). Endocrinology 69, 874 (1961).

Jarrett, R. J., Keen, H., Track, N.: Glucose and RNA synthesis in mammalian islets of Langerhans. Nature (Lond.) 213, 634 (1967).

Jönsson, L.-E., Pontén, J., Thorell, J.: Long term production of insulin by adult rat pancreas in vitro. Diabetologia 2, 157 (1966).

Katsoyannis, P. G., Tometsko, A.: Insulin synthesis by recombimation of A and B chains: a highly efficient method. Proc. nat. Acad. Sci. (Wash.) 55, 1554 (1966).

Kleinkauf, H., Gevers, W., Lipman, F.: Interrelation between activation and polymerization in gramicidin S biosynthesis. Proc. nat. Acad. Sci. (Wash.) 62, 226 (1969).

Lazarow, A., Bauer, G. E., Lindall, A.: Protein synthesis in islet tissue. In: The structure and metabolism of pancreatic islets, p. 203. Oxford: Pergamon-Press 1964.

Lazarus, N. R., Tanese, T., Voyles, N., Recant, L.: Patterns of proinsulin and insulin synthesis and secretion from isolated rat islets. Fed. Proc. 28, 573 (1969).

Light, A., Simpson, M. V.: Studies on the biosynthesis of insulin. I. The paper chromatographic isolation of ^{14}C-labeled insulin from calf pancreas slices. Biochim. biophys. Acta (Amst.) 20, 251 (1956).

Lindall, A. W., Jr., Bauer, G. E., Dixit, P. K., Lazarow, A.: Isolation of an insulin secretion granule fraction. J. Cell Biol. 19, 317 (1963).

Mallory, A., Smith, G. H., Taylor, K. W.: The incorporation of tritium-labeled amino acids into insulins in rat pancreas in vitro. Biochem. J. 91, 484 (1964).

Neumann, P. A., Koldenhof, M., Humbel, R. E.: Insulin from Anglerfish (Lophius piscatorius): Proposed amino acid sequence.

Nolan, C., Margoliash, E., Steiner, D. F.: Bovine proinsulin. Fed. Proc. 28, 343 (1969).

Parry, D. G., Taylor, K. W.: The effects of sugars on incorporation of (^{3}H) leucine into insulins. Biochem. J. 100, 2c (1966).

Pettinga, C. W., Rice, C. N.: Insulin fibrill formation: application to the isolation of ^{35}S labeled insulin. Fed. Proc. 11, 268 (1952).

Rubenstein, A. H., Cho, S., Steiner, D. F.: Evidence for proinsulin in human serum and urine. Lancet 1968 I, 1353.

Schmidt, D. D., Arens, A.: Proinsulin vom Rind. Z. physiol. Chem. 349, 1157 (1968).

Shaw, W. N., Chance, R. E.: Effect of porcine proinsulin in vitro on adipose tissue and diaphragm of the normal rat. Diabetes 17, 737 (1968).

Smith, G. H., Mallory, A., Gardner, G., Taylor, K. W.: Incorporation of ^{3}H-labeled Amino acids into A-chain of rat insulin. Biochem J. 85, 36P (1962).

Smith, G. H., Taylor, K. W., Parry, D. G.: Biosynthetic labeling of mammalian insulins in vitro. Nature (Lond.) **203**, 1144 (1964).
Steiner, D. F.: Evidence for a precursor in the biosynthesis of insulin. Trans. N.Y. Acad. Sci. Ser. II, **30**, 60, (1967).
— Clark, J. L.: The spontaneous reoxidation of reduced beef and rat proinsulins. Proc. nat. Acad. Sci. (Wash.) **60**, 622 (1968).
— — Nolan, C., Rubenstein, A. H., Mergiolash, E., Aten, B., Oyer, P. E.: Proinsulin and the biosynthetis of insulin. Recent Progr. Hormone Res. (1969) (in the press).
— Cunningham, D., Spigelman, L., Aten, B.: Insulin biosynthesis: evidence for a precursor. Science **157**, 697 (1967).
— Oyer, P. E.: The biosynthesis of insulin and a probable precursor of insulin by a human islet cell adenoma. Proc. nat. Acad. Sci. (Wash.) **57**, 473 (1967).
Taylor, K. W., Parry, D. G.: The incorporation of tritium-labeled amino acids into insulin in ox pancreas in vitro. Biochem. J. **89**, 94P (1963).
— — Tolbutamide and the incorporation of (^{3}H) leucine into insulin in vitro. J. Endocr. **39**, 457 (1967).
Track, N. S., Jarrett, R. J., Keen, H.: Insulin biosynthesis: studies of ribonucleic acid metabolism in vitro in isolated surviving mammalian and fish islets. Biochem. J. **109**, 31P (1968).
Vaugham, M., Anfinsen, C. B.: Non-uniform labeling of insulin and ribonuclease synthesized in vitro. J. biol. Chem. **211**, 367 (1954).
Voelker, I., Schümann, E., von Holt, C.: Biosynthese des Insulins. I. Darstellung von biosynthetisch markiertem ^{35}S-Insulin. Biochem. Z. **335**, 382 (1962).
Wagle, S. R.: (1) Studies on biosynthesis and catabolism of insulin. Biochim. biophys. Acta (Amst.) **107**, 524 (1965).
— (2) Studies on biosynthesis of insulin by pH-5 enzymes-microsome system from fetal dog pancreas. Biochim. biophys. Acta (Amst.) **95**, 180 (1965).
Wang, S.-S., Carpenter, F. H.: A compositional assay for insulin applied to a search for "proinsulin". J. biol. Chem. **240**, 1619 (1965).
Yip, C. C., Lin, B. J.: Amino acid composition of bovine "proinsulin". Biochem. biophys. Res. Commun. **29**, 382 (1967).
— Logothetopoulos, J.: A specific anti-proinsulin serum and the presence of proinsulin in calf serum. Proc. nat. Acad. Sci. (Wash.) **62**, 415 (1969).
Zahn, H., Gutte, B., Pfeiffer, E. F., Ammon, J.: Resynthese von Insulin aus präoxidierten A-Ketten und reduzierten B-Ketten. Justus Liebigs Ann. Chem. **691**, 225 (1966).

Die klinische Wirkung der Insulin-Zubereitungen

K. Schöffling und R. Müller

Mit 5 Abbildungen

Einleitung

Zur Behandlung des Diabetikers mit Insulin steht eine große Zahl verschiedenartiger Zubereitungen zur Verfügung. Sie gestatten eine angemessene Differentialtherapie für die unterschiedliche Insulinbedürftigkeit bei den einzelnen Diabetesformen und ihren sich ändernden Krankheitszuständen (Schöffling, 1967). Im allgemeinen genügt für die Differentialtherapie eine Auswahl dieser Präparate, wobei Erfahrung, Schulmeinung und auch unterschiedliche Gewohnheiten, Essensgebräuche und Lieferungsmöglichkeiten in den einzelnen Ländern eine Rolle spielen.

A. Der Wirkungsablauf bei den Insulin-Zubereitungen

I. Die Menge und die Applikationsart

Die Angaben über den Wirkungsablauf der verschiedenen Insulinzubereitungen bei Diabetikern schwanken meist, da eine Reihe von unterschiedlichen Faktoren eine einheitliche Beurteilung erschweren. Neben dem Grad der Stoffwechselstörung ist die Insulinansprechbarkeit von individuellen Gegebenheiten abhängig (Möllerström, 1954). Von wesentlicher Bedeutung ist zunächst die Höhe der verabfolgten Dosis. Kleine Mengen bedingen eine kürzere Wirkungsdauer als größere. Der Wirkungsablauf der einzelnen Insulinzubereitungen wird evtl. erheblich auch durch den Applikationsort beeinflußt. So wurden unter anderem signifikante Unterschiede der Resorptionsgeschwindigkeit des Insulins zwischen Arminjektionen und Gaben in den Oberschenkel beobachtet (Binder et al., 1967). Ein Wechsel von der oberen zur unteren Extremität kann daher zu Unterschieden in der Insulinauswertung im Organismus führen. Zwischen subcutaner und i.m. Injektion bestehen dagegen in der Resorptionsgeschwindigkeit offenbar weder bei Anwendung am Arm noch am Oberschenkel Unterschiede (Joiner, 1959; Nora et al., 1964). Somit sind gegen eine wechselnde Injektion in subcutanes Gewebe und Muskulatur keine Einwände zu erheben; dagegen sollte das Fettgewebe geschont werden.

II. Die Antigenität der Insulinzubereitungen

Die Wirkung des exogen zugeführten Insulins wird außerdem durch seine Antigenität beeinflußt, die stets zur Bildung von neutralisierenden Antikörpern führt. Die Insulinantikörper gehen eine reversible Bindung mit dem Hormon ein und dissoziieren nach dem Massenwirkungsgesetz. Die Bildung des Antigen-Antikörperkomplexes kann eine Neutralisation des Hormoneffektes bedingen (Pfeiffer, 1966), die Fankhauser (1969) bei 20% seiner Patienten vermutet. Sie ist die Hauptursache des großen Insulinbedarfes zahlreicher Diabetiker, der bei der Hälfte der Zuckerkranken größer ist als die tägliche Insulinproduktion des Stoffwechselgesunden (Ditschuneit u. Federlin, 1966; Abb. 1). Andererseits erfährt exogen zugeführtes Insulin durch diesen Vorgang eine Protektion vor dem natürlichen Abbau. Die Geschwindigkeit der Antikörperproduktion und des Antikörperabbaus, die Menge des aktiven Hormons, die das Gewebe benötigt, um einen normalen Stoffwechsel aufrecht zu erhalten, und die Geschwindigkeit der Bildung und Dissoziation

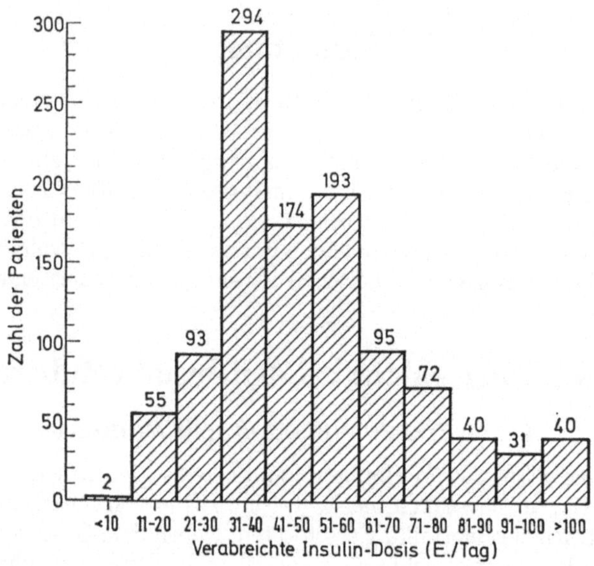

Abb. 1. Täglicher Insulinbedarf von 1000 Zuckerkranken der Diabetikerambulanz des Zentrums der Inneren Medizin der Johann Wolfgang Goethe-Universität Frankfurt am Main [Ditschuneit, H., Federlin, K.: Die Pathophysiologie der Insulin-Resistenz. Dtsch. med. Wschr. 91, 853 (1966)]

der Antigen-Antikörperkomplexe entscheiden über das Ausmaß der individuellen Insulinwirksamkeit beim einzelnen Kranken (Pfeiffer, 1964; Ditschuneit u. Federlin, 1966; Schöffling, 1967; Fankhauser, 1969).

Der Antikörperbildung gegen exogenes Insulin kann in klinischer Hinsicht somit eine positive Bedeutung zukommen, da durch sie ein Depoteffekt des Insulins zustande kommen kann (Fankhauser, 1965). Mangel an Antikörper kann wiederum Ursache der Instabilität bei der Stoffwechselführung mit Insulin sein. Erst bei Vorhandensein von bestimmten Antikörpermengen kommt es durch die Depotwirkung des Insulin-Antikörperkomplexes zu einer Stabilisierung der Stoffwechsellage.

III. Die diätetische Behandlung bei der Insulinanwendung

Von großer Bedeutung für die klinische Insulinwirksamkeit ist auch die verabfolgte Diät, wobei einmal Menge und Verteilung der Kohlenhydrate über den

Tag und zum anderen der Fettanteil der Nahrung eine Rolle spielen können. Fettreiche Nahrung vermag beispielsweise deutlich die Insulinempfindlichkeit zu vermindern (SCHÖFFLING, 1967), so daß sie bei der Behandlung des labilen Diabetes immer wieder — zumindest als Versuch — empfohlen wird (PORGES u. ADLERSBERG, 1929; LÜBKEN, 1960; CONSTAM, 1962). Die unterschiedlichen Ernährungsgewohnheiten bei verschiedenen Völkern bedingen häufig eine uneinheitliche Beurteilung der Insulinwirksamkeit.

IV. Die Bestimmung der Wirkung der Insulinzubereitungen

Eine brauchbare Methode, die Insulinwirkung einer Zubereitung am Menschen zu bestimmen, ist der von GERRITZEN (1952) angegebene Test. Bei gesunden Ver-

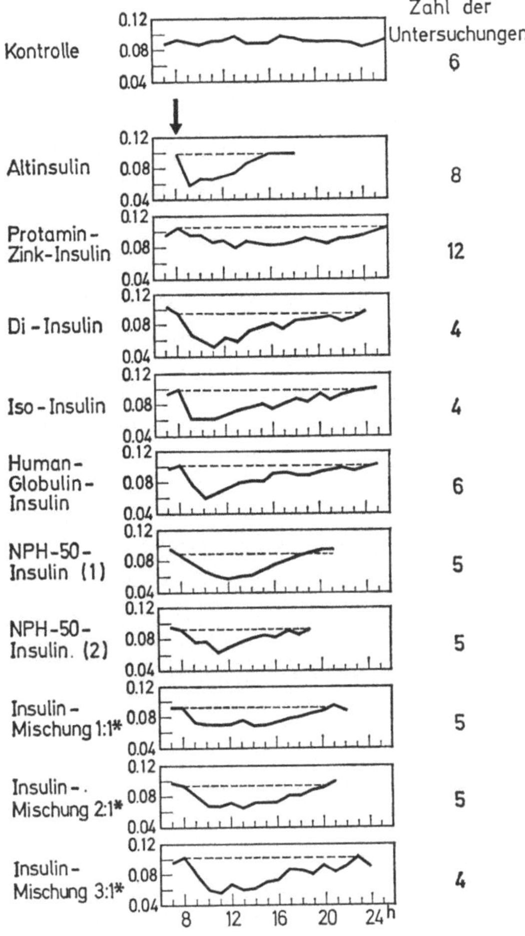

Abb. 2. Die unterschiedliche Wirkungsdauer einer Auswahl von Insulinzubereitungen im Gerritzen-Test [GERRITZEN, F.: The duration of the action of different insulins. Brit. Med. J. **1952 I, 249)**

suchspersonen wird nach Injektion von 20 E des zu untersuchenden Präparates unter regelmäßiger Kohlenhydratzufuhr (2 Kekse bzw. 50 g Kartoffelbrei und 50 ml Mineralwasser/Std) der Blutzucker im Abstand von 60 min über 24 Std in Doppelbestimmungen kontrolliert (Gerritzen, 1952, 1953, 1954). Durch dieses Verfahren können allem Anschein nach gegenregulatorische Faktoren ausgeschaltet werden, so daß eine vergleichende Beurteilung verschiedener Insulinzubereitungen möglich wird (Abb. 2).

Bei den nach dieser Methode gewonnenen Werten ist allerdings zu berücksichtigen, daß sie nicht ohne weiteres auf den Diabetiker übertragen werden können, da bei ihm meist höhere Insulindosen unter anderen Ernährungsbedingungen verabfolgt werden. Darüber hinaus bleibt in diesem Test die oben erwähnte individuell verschiedene Insulinansprechbarkeit und Antikörperbildung unberücksichtigt.

Der Wirkungsablauf einer Insulinzubereitung sollte durch Angaben über den Wirkungseintritt, den Zeitpunkt der Maximalwirkung und die Wirkungsdauer charakterisiert werden (Sauer, 1964). Nur bei Kenntnis dieser Daten (s. Abb. 5) ist eine sinnvolle Anpassung des Insulintyps an die individuellen Erfordernisse einer gestörten Stoffwechselfunktion und damit eine Differentialtherapie möglich. Durch die Auswahl des geeigneten Insulinpräparates kann somit eine Nachahmung der physiologischen Insulininkretion versucht werden. Neben der Steuerung mit Hilfe der verschiedenen Insulinzubereitungen bei der Therapie ist ein weiteres Regulativ durch Variation der Injektionszeit des Insulins bei Veränderung der Kohlenhydratverteilung über den Tag gegeben. Der erfahrene Diabetologe besitzt daher neben der Auswahl der Insulinzubereitungen weitere Möglichkeiten, das Stoffwechselgleichgewicht auszubalancieren. Von der erwähnten zweiten Möglichkeit wird jedoch zu selten Gebrauch gemacht. Häufig sind diese Maßnahmen allerdings auch nicht durchführbar, da bei vielen Diabetikern durch den Arbeits- und Tagesrhythmus Zeit und Menge der Nahrungsaufnahme bestimmt sind. Weiterhin kommt als Erfahrungsproblem hinzu, daß jeder Diabetiker seine eigene Insulinwirkung hinsichtlich Intensität und Dauer hat (Mehnert, 1966).

V. Klinische Grundregeln
bei der Anwendung der Insulinzubereitungen

Die folgende Tabelle von Sauer (1964) gibt einen orientierenden, allerdings auch nicht erschöpfenden Überblick über die verschiedenen Anwendungsmöglichkeiten der Insulinzubereitungen bei den einzelnen Krankheitsformen (Tabelle).

B. Die verschiedenen Insulinzubereitungen

Insulin kommt in drei verschiedenen Grundformen zur Anwendung. Altinsulin oder Regularinsulin sind rasch und kurz wirkende Zubereitungen ohne Zusatz von depotwirksamen Substanzen. Verzögerungsinsuline erhalten ihre längere Wirkungsdauer dadurch, daß sie mit geeigneten Substanzen salzartige oder komplexe, schwerlösliche Bindungen eingehen. Bei den Verzögerungsinsulinen unterscheidet man nach ihrer klinischen Wirkung die kürzerwirkenden Depotinsuline, die auch Intermediärinsuline genannt werden, und die langwirkenden Depotinsuline. Schließlich kann und muß man bei einem Teil der Kranken auch die Kombinations- und Mischinsuline verabreichen, die je nach Bedarf aus unterschiedlichen Mengen von Altinsulin und Verzögerungsinsulinen zusammengesetzt sind.

Tabelle. *Tabellarische Orientierung über die Behandlungsarten bei den verschiedenen Diabetes-Typen* [SAUER, H.: Heutige Möglichkeiten der Insulin-Therapie. Internist 5, 135 (1964)]

Art der Diabetes	Auswahl des Insulinpräparates (IMI = Intermediärinsulin)	Besonderheiten
stabil Insulinbedarf unter 30 E	Es können sowohl protrahiert wirkende wie IMI angewendet werden. Eine einmalige tägliche Injektion meist ausreichend-Mischungen mit Alt-Insulin bei stärkerer Vormittagshyperglykämie.	Bei Hypoglykämieneigung gegen Mittag (z. B. nach Muskeltätigkeit) „weichere" Präparate wie Lente oder HG-Insulin oft vorteilhaft. Bei unregelmäßigem Tagesablauf oder starker Insulinempfindlichkeit zwei Injektionen auch bei niedrigem Insulinbedarf manchmal besser.
stabil Insulinbedarf über 30 E	Protrahiert wirkende Präparate (Lente, Long-Insulin) auch in höheren Einzeldosen (40 bis 50 E, selten mehr) gelegentlich erfolgreich. Meistens zwei Injektionen eines IMI am günstigsten, Abenddosis i.a. nicht höher als 20 E. Eine einmalige IMI-Gabe nur bei geringer Neigung zu nächtlichem Blutzuckeranstieg von ausreichender Wirkungsdauer. Bei postprandialen Hyperglykämien Alt-Insulinzusatz oder Misch- bzw. Kombinations-Insuline.	Protrahiert wirkende Präparate zeigen nicht immer einen ausreichenden Initialeffekt, können aber zu Hypoglykämien nachmittags oder nachts führen. Evtl. entsprechende Veränderung der KH-Verteilung (Erhöhung der Mittags-KH, Spätmahlzeit). Bei stärkerer Hyperglykämie nach dem Abendessen, aber niedrigem Nüchternblutzucker Alt-Insulin vor der Abendmahlzeit.
labiler Diabetes	Zwei Injektionen eines IMI, evtl. abends statt IMI Alt-Insulin. Protrahiert wirkende Insuline weniger günstig. Keine Versuche mit einer einmaligen täglichen Injektion. Bei starken postprandialen Hyperglykämien Alt-Insulinzusatz. Bei sehr schwieriger Einstellung Versuch mit Altinsulininjektionen morgens und mittags, abends Depot- oder Misch- bzw. Kombinationspräparat. Die Dosierung kann den schwankenden Stoffwechselverhältnissen besser angepaßt werden. Evtl. kombinierte Insulin-Biguanid-Therapie.	Regelmäßige Injektions- und Essenszeiten, konstante KH-Verteilung. Möglichst gleichmäßige Muskeltätigkeit. KH-reiche Diäten verstärken oft die Labilität. Zur Deckung des Calorienbedarfs Fett- und Eiweißzulage, die auch zu längerer Verweildauer der Nahrung im Magen führt. Tiefe nächtliche Hypoglykämien kommen vor trotz (reaktiver!) morgendlicher Hyperglykämie, Glykosurie und Ketose. Steigerung der Abend-Insulindosis in Verkennung der Situation verschlechtert den Zustand. Ausschluß von Infekten, Thyreotoxikose, Resorptionsstörungen an den Infektionsstellen. Psychopathische Verhaltensweise?

I. Altinsulin oder Regularinsulin

Die Altinsulinzubereitungen der verschiedenen Hersteller haben einen nahezu identischen Wirkungsablauf. Allerdings können sie in ihrem Zinkgehalt variieren, so daß die Wirkungsdauer geringfügig verändert wird. Die Wirkung des Altinsulins ist kräftig und kurz anhaltend. Unter Umständen kann diese schnelle Aktion eine kontrainsuläre Wirkung im endokrinen System auslösen (STÖTTER, 1963). Durch wiederholte kleine Dosen können jedoch zu große Blutzuckerschwankungen verhindert werden.

Altinsulin wird vor allem für die schnelle Kompensation im Koma und zur Behandlung starker Stoffwechselbelastungen (z. B. bei Operationen, Entbindungen und ähnlichem) verwendet. Da unter diesen Umständen die Insulindosis meist kurzfristig den aktuellen Bedürfnissen angepaßt werden muß, ist ein kurzwirkendes Präparat das Mittel der Wahl.

Häufig erfolgt die Anwendung von Altinsulin auch bei Erst- und Neueinstellungen, wobei mindestens drei Tagesinjektionen, oft auch noch eine vierte Spätinjektion erforderlich sind. Je nach Höhe von Blutzuckergehalt und Urinzuckerausscheidung werden die Dosis und das Injektionsintervall variiert. Bei der einzelnen Altinsulininjektion sollte man nicht über 28 E hinausgehen. Die Applikation erfolgt im allgemeinen etwa $^1/_2$ Std vor der Mahlzeit. Wird Altinsulin nicht vor einer Mahlzeit gegeben, muß immer auf eine nachfolgende Kohlenhydratzufuhr geachtet werden, um eine mögliche Hypoglykämie auszugleichen.

In südlichen Ländern wird Altinsulin oft auch zur Dauertherapie herangezogen. Dies ist unter anderem auf die besonderen Eßgewohnheiten dieser Menschen zurückzuführen. Durch zwei Altinsulininjektionen werden ohne besondere Diätrestriktionen die beiden Hauptmahlzeiten Mittags und Abends abgedeckt und angeblich eine relativ unproblematische Einstellung erreicht.

Bei subcutaner und i.m. Applikation hat Altinsulin eine Wirkungsdauer von ca. 6 bis 8 Std (Abb. 5). Der hypoglykämische Effekt setzt nach 15 bis 30 min ein. Bei 1 bis 2 Std ist der maximale Blutzuckerabfall erreicht. Die maximale Wirkung wird $^1/_2$ bis 1 Std aufrechterhalten. Nach 6 bis spätestens 8 Std ist die Wirkung im allgemeinen abgeklungen (Abb. 5).

Altinsulin eignet sich als einzige Insulinzubereitung zur sicheren i.v. Anwendung (Friedman, 1962). Bei dieser Applikationsform ist der Initialeffekt nach 15 min zu erwarten. Die Maximalwirkung tritt nach 30 min auf, die Wirkungsdauer geht nicht über 2 Std hinaus. Die i.v. Anwendung eignet sich vornehmlich zur Behandlung komatöser Patienten, bei denen ein rascher und intensiver Insulineffekt erreicht werden muß. Als Einzeldosis ist hier die Gabe von 20 bis 50 E die Regel, diese kann bei Bedarf noch wesentlich erhöht werden.

Das seit einiger Zeit zur Verfügung stehende Insulin-Novo-Actrapid [Schlichtkrull, 1958 (1, 2)] ist auf einen neutralen pH-Wert eingestellt und wird daher noch schneller resorbiert. Sein Wirkungsmaximum wird somit noch zügiger erreicht. Die Wirkungsdauer ist im Vergleich zum sog. regulären Altinsulin kürzer. Die Zubereitung kann gut i.v. verabfolgt werden. Da es auf den pH-Wert von 7,2 eingestellt ist, eignet sich Actrapid besonders zur Mischung mit neutralen Infusionslösungen (Abb. 5).

Auf Grund der immunologischen Verschiedenheit von Insulinen verschiedener Provenienz bieten eine Reihe von Firmen heute Monospecies-Zubereitungen an. Hierdurch werden klare Verhältnisse hinsichtlich des immunologischen Geschehens geschaffen und für die Insulinallergien und Insulinresistenzen Ausweichmöglichkeiten geboten. Da dem Schweineinsulin gegenüber dem Rinderinsulin offenbar eine höhere Dissoziationsgeschwindigkeit sowie auch eine geringere Affinität zu nicht eindeutig species-spezifischen Antikörpern zukommt, sollte ihm da der Vorzug gegeben werden, wo eine schnelle und intensive Insulinwirkung notwendig ist, wie beispielsweise im Coma diabeticum und seinen Vorstadien.

II. Verzögerungsinsuline

Die Einführung von Verzögerungspräparaten hat die Insulintherapie wesentlich vereinfacht, so daß heute eine Dauereinstellung mit mehr als zwei Injektionen pro Tag nur extrem selten erforderlich ist.

Die Verzögerungsinsuline differieren sowohl in der Wirkungsdauer als auch in der Schnelligkeit des Wirkungseinsatzes und in der Zeit des Wirkungsmaximums.

Die Unterschiede sind besonders zwischen den kurz- und langwirkenden Arten erheblich, so daß man in der Praxis bei guter Einstellung nicht ohne eine besondere Indikation Depotinsuline auswechseln sollte. Um Schäden zu vermeiden, sollte ein Wechsel auch nur dann durchgeführt werden, wenn der Wirkungstyp des verwendeten Insulins genau bekannt ist.

Grundsätzlich ist zur Verwendung von Präparaten längerer Wirkungsdauer zu sagen, daß das Insulin um so protrahierter wirken soll, je stabiler der Diabetes ist. Diese Insuline sind aber nicht geeignet, wenn eine labile Form der Zuckerkrankheit vorliegt

Die protrahierte Wirkung der meisten Depotinsuline beruht auf der Eigenschaft des Insulinmoleküls, mit geeigneten Substanzen salzartige oder komplexe, schwerlösliche Bindungen eingehen zu können Diese schwerlöslichen Verbindungen können als amorphe Suspensionen gespritzt werden, wie z. B. das Protamin-Zink-Insulin. Die Wirkungsdauer kann außerdem durch Anwendung von Insulin-Verbindungen in kristallisierter Form verlängert werden. Schließlich besteht durch Verwendung von Kristallen verschiedener Zusammensetzung und Größe eine weitere Variationsmöglichkeit (MÜLLER, 1963). Bestimmte Depoteffekte können zusätzlich durch Kombinations- und Mischinsuline erzielt werden.

Von großer Bedeutung für den praktischen Gebrauch von Verzögerungsinsulinen ist die Frage, ob das Präparat als trübe Suspension oder als klare Lösung vorliegt. Suspensionen haftet der Nachteil an, daß sie vor Gebrauch aufgeschüttelt werden müssen, damit eine gleichmäßige Mischung und damit eine genaue Dosierung gewährleistet ist. Nachdem das Insulin in die Injektionsspritze aufgezogen ist, muß es sofort injiziert werden. Bei längerem Zuwarten sedimentiert die Aufschwemmung und kann bei späterer Injektion zu Schwierigkeiten durch Verstopfen der Kanüle führen.

Sicherer in der Dosierung sind die klargelösten Depotinsuline, die als schwach saure, ungepufferte oder wenig gepufferte Lösungen ihrer Komponenten vorliegen. Nach der Injektion fällt der Insulinkomplex im neutralen pH des Gewebes aus und wird protrahiert resorbiert.

Alle klaren sauren Depotpräparate sind mit ungepuffertem Altinsulin in jedem Verhältnis mischbar. Es entstehen Mischinsuline (s. 3.), deren Effekt zwischen Altinsulin und den verwandten Depotinsulinzubereitungen liegt.

1. Die kurzwirkenden Depotinsuline oder Intermediärinsuline

Die kurzwirkenden Verzögerungs- oder Intermediärinsuline eignen sich besonders für die zweimalige tägliche Injektionsbehandlung. Von einem Intermediärinsulin sollten im allgemeinen nicht mehr als 40 bis 48 E in einer Injektion verabfolgt werden. Bei zweimaliger Zufuhr ist somit eine Gesamt-Insulinmenge bis etwa 80 E/Tag möglich (STÖTTER, 1963; SEIGE, 1964; SCHÖFFLING, 1967). In der Praxis wird gewöhnlich so verfahren, daß der Tagesinsulinbedarf zu etwa zwei Drittel bis drei Viertel mit der morgendlichen Injektion und der Rest zum Abend gegeben wird. Durch dieses Vorgehen sind bei mitteleuropäischen Eßgewohnheiten nahezu ideale Einstellungsergebnisse erreichbar.

Ist die Insulinmenge von 80 E nicht ausreichend, ist es zweckmäßig, den weiteren Insulinbedarf als Altinsulin (z. B. bis zu 20 E/Injektion) hinzuzufügen, so daß die fast immer genügende Gesamtinsulinmenge von 120 E/Tag möglich wird.

Bei der überwiegenden Zahl der Patienten mit geringem oder mittlerem Insulinbedarf reicht zur Regulierung ihres Insulindefizits die einmalige tägliche Gabe eines Intermediärinsulins aus. Die Anwendung dieser Insuline gewährt der noch verbliebenen Eigenproduktion einen gewissen Spielraum, insbesondere in den

Nachtstunden. Bei Übergang von Altinsulin auf ein Intermediär-Insulinpräparat kann im allgemeinen die vorher benötigte Altinsulindosis auf Grund des ökonomischeren Insulinangebotes um ein Drittel bis ein Viertel reduziert werden (Bertram, 1957).

a) Das Surfeninsulin Hoechst

Als Intermediärinsulin hat sich unter anderem das Surfeninsulin (Depotinsulin „Hoechst") bewährt (Dörzbach, 1937), das neben dem Vorzug einer klaren Lösung eine relativ kräftig einsetzende stabile Insulin-Wirkung aufweist (Umber, 1938; Stötter, 1963; Mohnike u. Lippmann, 1964). Es wird sowohl aus Rinderpankreata als auch aus Schweinebauchspeicheldrüsen hergestellt. Dieser Insulintyp zeigt besonders bei Patienten mit einer Neigung zur vormittäglichen Hypoglykämie gute Ergebnisse. Die Wirkung ist auch lang und kräftig genug (2 bis 6 Std), um das Mittagessen ausreichend abzudecken. Insbesondere bei mitteleuropäischen Eßgewohnheiten mit 5 bis 7 über den Tag verteilten Mahlzeiten, die bei richtiger Kohlenhydratverteilung die ideale Diabetesdiät ist, zeigt dieses Insulin einen guten Effekt (Abb. 5).

b) Insulin-Novo-Semilente

Als weiteres kurzwirkendes Intermediärinsulin hat sich das Insulin-Novo-Semilente (Hallas-Moller et al., 1952), eine Suspension von amorphgefälltem Schweineinsulin in neutralem pH, bewährt (Sauer, 1954, 1961, 1964). Das Präparat weist einen flachen Wirkungseinsatz auf. Das Wirkungsoptimum und die Gesamtwirkungsdauer sind etwas kürzer als beim Surfeninsulin. Eine zweimalige tägliche Gabe ist oft erforderlich. Insulin-Novo-Semilante wird hauptsächlich als Zumischung zum Insulin-Novo-Lente verwandt (Peck et al., 1954).

c) Das NPH-50-Insulin

Amerikanischen und südeuropäischen Eßgewohnheiten, die meist auf drei Mahlzeiten aufgebaut sind, wird vorzugsweise ein Insulintyp mit weicherem Wirkungseinsatz und einer längeren Wirkungsdauer, wie NPH-50-Insulin, Insulin-Novo-Lente oder Human-Globin-Insulin gerecht (Joslin et al., 1959; Marigo u. Melani, 1962). Dabei ist es von Vorteil, wenn die Verteilung der Kohlenhydrate über den Tag so vorgenommen wird, daß etwa $1/_5$ zum Frühstück, $2/_5$ zum Mittagessen und $2/_5$ zum Abendessen gegeben werden (Lippmann, 1964). Der NPH-Typ (Krayenbühl u. Rosenberg, 1946) ist aus diesem Grunde vor allem in Amerika das am meisten verwendete Intermediärinsulin (Joslin et al., 1959; Blömer u. Maske, 1953).

Während bei niedriger Dosierung dem NPH-Insulin eine Wirkungsdauer bis 18 Std zukommt, kann sich diese bei erhöhten Dosen über 24 Std verlängern (Lübken, 1960; Friedman, 1962). Das Wirkungsmaximum des NPH-Insulins wird 4 Std nach der Injektion erreicht und hält bei höheren Dosen bis zur 10. Std an (Abb. 5). NPH-Insulin sollte nur subcutan gegeben werden. Es eignet sich nicht für eine i.v. oder i.m. Injektion (Friedman, 1962). Bei zweimaliger Gabe ist gewisse Vorsicht geboten, da bei höherer Abenddosis hypoglykämische Schocks, besonders in der zweiten Nachthälfte, häufiger beobachtet wurden (Lippmann, 1964 u. a.).

d) Das Depotinsulin-Horm

Dem Wirkungstyp des NPH-Insulins kommt das bereits 1951 eingeführte, klargelöste Depotinsulin-Horm nahe (Blömer u. Maske, 1953). Es handelt sich um eine klare, saure Lösung des Insulin-Protaminats mit einem geringeren Protaminanteil als im trüben Protamin-Zinkinsulin, bei dem die durch die pH-Änderung hervorgerufene Wirkungsverkürzung wieder durch vermehrte Zinkzugabe ausgeglichen wird. Im subcutanen Gewebe fällt es amorph aus und bietet eine etwas größere Resorptionsfläche als in Suspension gespritzte kristallinische Protaminate. Klinisch ist der Wirkungseinsatz dieses Insulins im Vergleich zu NPH-Insulin kräftiger, die Wirkungsdauer des NPH-Insulins wird annähernd erreicht (STEIGERWALDT, 1951, 1953; ROTTENHÖFER, 1952).

e) Das Human-Globin-Insulin

Einen ähnlichen Wirkungscharakter hat das vor einigen Jahren entwickelte Human-Globin- oder HG-Insulin Hoechst (MARCO, 1962). Nach der Injektion bildet sich im Gewebe ein Globin-Insulinkomplex, aus dem das Insulin langsam und gleichmäßig freigesetzt wird. Die Maximalwirkung wird nach 2 bis 3 Std erreicht und hält etwa bis zur 7. Std nach der Injektion an. Die Gesamtwirkungsdauer beträgt 12 bis 16 Std (MARIGO u. MELANI, 1962; CUGUDDA et al., 1963; MÜLLER, 1963; SCHNEEWEISS, 1962; PRELLWITZ u. KNICK, 1964). Der Wirkungstyp des Human-Globin-Insulins entspricht nicht ganz den bisher gebräuchlichen, aus Rinderglobin hergestellten Insulinen. Globin-Insuline zeigen ebenso wie die anderen Intermediärinsuline bei höherer Dosierung einen verlängerten Effekt (DUNCAN u. BARNES, 1941; LEVITT u. SCHAUS, 1942)). Auch der Wirkungseinsatz wird dann intensiver. Diese Tatsache muß bei seiner Anwendung beachtet und durch entsprechende Verteilung der Kohlenhydrate ausgeglichen werden [FRIEDMANN, 1962 (1, 2); MARKS, 1940; PUGH, 1950].

Den derzeitigen Erkenntnissen der Immunologie folgend, sind die Produzenten dazu übergegangen, die Intermediärpräparate, wenn möglich, als Monospecies-Insuline zu liefern, so daß jetzt sowohl Zubereitungen aus reinem Rinderinsulin als auch aus reinem Schweineinsulin zur Verfügung stehen. Die Schweineinsulinpräparate sind meist mit dem Zusatz „S" gekennzeichnet.

2. Die langwirkenden Depotinsuline

Den langwirkenden Verzögerungsinsulinen, die alle Suspensionen sind, kommt nicht die Bedeutung zu, die man erwartet, da sie die ursprünglichen Hoffnungen nicht erfüllt haben (PFEIFFER u. SCHÖFFLING, 1954; SCHÖFFLING, 1967). Sie eignen sich nur für die einmalige morgendliche Injektion, besonders bei älteren disziplinierten Zuckerkranken. Der starre, relativ schwache Insulineffekt erfordert einige Voraussetzungen, die oft nicht erfüllbar sind. So sind Erfolge nur bei den Patienten zu erwarten, die gewillt sind, ihre Kohlenhydrate in die Portionen zu verteilen, die dem Wirkungscharakter dieser Depotform entsprechen (GASSMANN, 1954; BERTRAM, 1954; BERTRAM et al., 1954). Das Ergebnis kann dann allerdings ausgezeichnet sein (BERTRAM, 1955; LÜBKEN, 1960). Bei hohem Insulinbedarf ist jedoch ein Einstellungsversuch mit größerem Risiko belastet. Eine Behandlung mit einem Intermediärinsulin in zwei täglichen Injektionen ist im allgemeinen physiologischer und im Effekt meist günstiger. Bei Kindern, auch bei einem relativ niedrigen Insulinbedarf, ist immer die zweimalige Injektion eines kurzwirkenden Depotinsulins vorzuziehen (SEELEMANN, 1955; LÜBKEN, 1960; STEIGERWALDT, 1963).

a) Das Protamin-Zink-Insulin

Das bekannteste langwirkende Depotinsulin ist zweifellos das vom Rind gewonnene Protamin-Zink-Insulin [HAGEDORN et al., 1936 (1, 2)]. Protamin-Zink-

Insuline haben bei einer Dosierung bis 40 E eine Wirkung von etwa 22 bis 24 Std (Root et al., 1936; Peck, 1946; Poulson, 1950); bei höherer Dosierung kann die Wirkung 30 Std und mehr betragen (Kestermann u. Schleining, 1938). Bei subcutaner Injektion erfolgt die Resorption langsam, das Wirkungsmaximum wird erst in der 4. bis 5. Std erreicht und hält bis zur 8. Std an. Bei hohen Dosierungen verlängert es sich unter Umständen bis über die 16. Std hinaus (Martin u. Greeley, 1941). Diese Insulinzubereitung ist besonders bei Patienten indiziert, bei denen nächtliche Hyperglykämien in Erscheinung treten und die mit NPH-Insulin, Insulin-Novo-Lente und Globin-Insulin nicht ausreichend eingestellt werden können.

b) Das Long-Insulin

Long-Insulin Hoechst (Dörzbach u. Lindner, 1954) besitzt ebenfalls eine Wirkungsdauer von 24 Std (Bertram, 1954; Pfeiffer u. Schöffling, 1954;

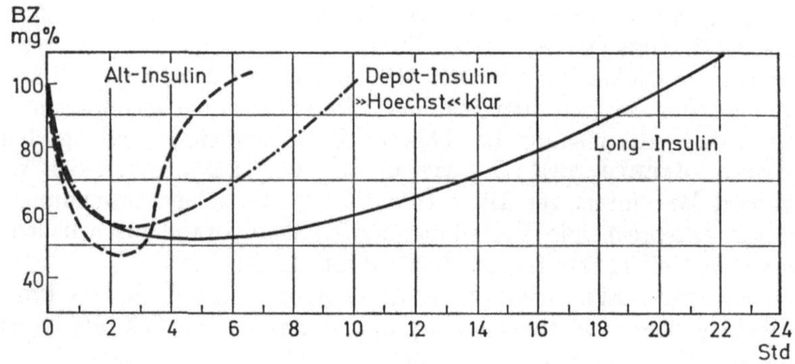

Abb. 3. Mittlere Blutzuckerkurve von 96 Kaninchen nach einmaliger Zufuhr von Alt-, Surfen- und Long-Insulin [Dörzbach, E., Lindner, F.: Über ein neues Depot-Insulin mit abgestufter Wirksamkeit. Dtsch. med. Wschr. 79, 440 (1954)]

Bellwinkel, 1954), die sich ähnlich dem Protamin-Zink-Insulin bei höherer Dosis verlängert (Abb. 3). Durch die besondere Zusammensetzung besitzt dieses Insulin einen kräftigeren Initialeffekt als Protamin-Zink-Insulin (Abb. 4), so daß das Wirkungsmaximum schon nach 3 Std erreicht wird und bis zu 8 Std anhält (Marigo u. Benazzo, 1958). Durch Longinsulin sind somit postprandiale Hyperglykämien und Glykosurien, insbesondere nach dem Mittagessen zu beherrschen. Dieses langwirkende Verzögerungsinsulin ist also den mitteleuropäischen Eßgewohnheiten angepaßt (Pfeiffer u. Schöffling, 1954). Die Herstellung der Zubereitung erfolgt ausschließlich mit Insulin aus Schweinepankreas.

c) Das Insulin-Novo-Ultralente

Im Insulin-Novo-Ultralente (Hallas-Moller et al., 1952) liegt die Zubereitung mit der längsten Wirkungsdauer vor, welche über 26 Std hinausgeht und bei höherer Dosis 30 bis 40 Std erreicht [Friedmann, 1962 (2); Joslin et al., 1959; Stengel u. Lassmann, 1954]. Sechs Std nach der Gabe nähert sich der Insulineffekt seinem Maximum, das bis zu 10 Std, bei höherer Dosierung bis zu 20 Std anhält. Durch diesen speziellen Wirkungstyp findet diese Zubereitung nur gelegentlich Anwendung (BERTRAM u. OTTO, 1963). Es wird meist mit Insulin-Novo-Lente gemischt, um die Wirkungsdauer dieser Insulinzubereitung zu verlängern [FRIEDMAN, 1962 (2)]. Insulin-Novo-Ultralente ist eine Suspension von Rinderinsulinkristallen.

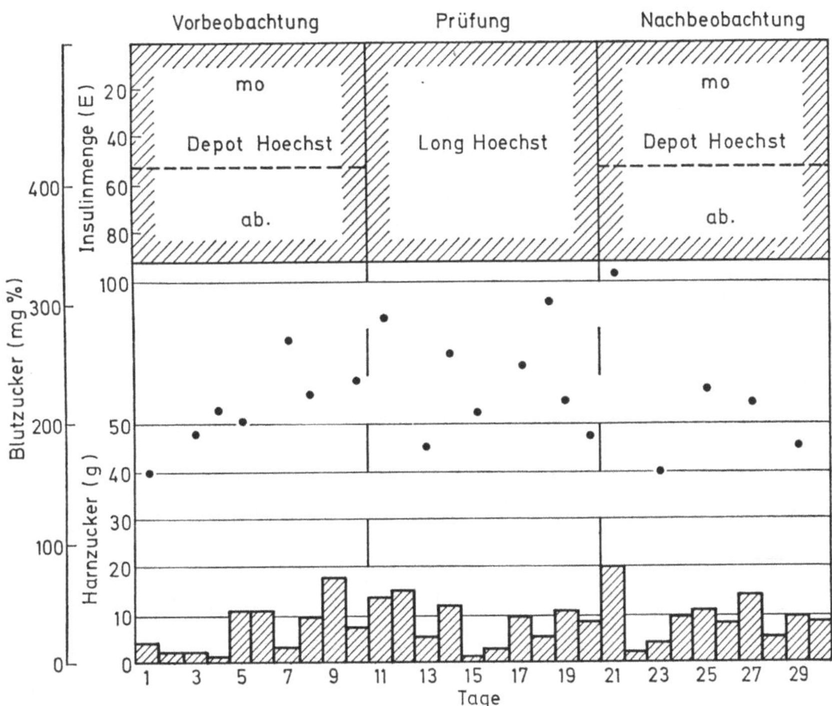

Abb. 4. Stoffwechselverhalten bei einem schweren jugendlichen Diabetes mellitus unter einmaliger Zufuhr von Long-Insulin. In den Vergleichsperioden wurde in zwei Injektionen Surfen-Insulin zugeführt [PFEIFFER, E. F., SCHÖFFLING, K.: Klinische Prüfung eines neuartigen Verzögerungs-Insulin mit 24 Stunden-Wirkung. Schweiz. med. Wschr. 84, 395 (1954)]

3. Kombinations- und Mischinsuline

Besondere Depoteffekte können zusätzlich durch Kombinations- und Mischinsuline, die gemeinsam besprochen werden sollen, erzielt werden. Grundsätzlich ist bei diesen Insulinformen sowohl die Kombination oder Mischung von Verzögerungsinsulinen mit Altinsulin als auch von Verzögerungsinsulinen untereinander möglich.

Kombinationsinsuline sind Präparate, in denen die Komponenten unverändert bestehen bleiben und die dadurch eine Additionswirkung entfalten (BERTRAM, 1957). Mischinsuline unterscheiden sich von den Kombinationsinsulinen dadurch, daß in der Mischung nicht mehr beide Komponenten nebeneinander sind, sondern daß ein neuer Insulintyp entstanden ist, der einen Wirkungsablauf zeigt, der sich zwischen den gewählten Altinsulinen und Verzögerungsinsulinen bewegt (BERTRAM, 1957). Ein Teil des vorhandenen Altinsulins wird dabei noch an die depotwirksamen Substanzen des an der Mischung beteiligten Verzögerungsinsulins gebunden. Alle klaren sauren Depotpräparate sind mit ungepuffertem Altinsulin in jedem Verhältnis ohne Schwierigkeit mischbar.

Die aus Altinsulin und Verzögerungshormon zusammengesetzten Kombinations- und Mischpräparate eignen sich insbesondere für eine elastische Stoffwechselführung und sind in erster Linie für Diabetiker mit schwer ausgleichbarer Stoffwechsellage geeignet. Stoffwechsellabile jugendliche Diabetiker können oft mit diesen Insulinzubereitungsarten in ein gutes Stoffwechselgleichgewicht gebracht werden, da die häufigen morgendlichen Hyperglykämien durch den variierbaren Altinsulinanteil sicher abgefangen werden können (Sauer, 1964). Die aus der Vereinigung von zwei Verzögerungsinsulinen gewonnenen Kombinations- bzw. Mischinsuline sind dagegen besonders zur Behandlung des stabilen Insulinbedürftigen Diabetikers mit geringem oder mittlerem Insulinbedarf zu empfehlen. Ein relativ langsam einsetzender Initialeffekt und eine Wirkungsdauer von oft mehr als 24 Std ermöglichen bei diesen Kranken die optimale Einstellung mit nur einer täglichen Insulininjektion.

a) Komb-Insulin Hoechst

Ein Mischinsulin aus einem Teil Altinsulin und zwei Teilen Depotinsulin ist Komb-Insulin Hoechst (gewonnen aus Rinder- oder Schweinepankreata). Diese Zubereitung eignet sich speziell für eine elastische Stoffwechselführung bei wenig ausgeglichener Stoffwechsellage (Sauer, 1964). Die relativ kurze aber kräftige Wirkung des Präparates erfordert eine zweimalige tägliche Anwendung (Tretenhahn, 1959). Die Art der Stoffwechselstörung erfordert manchmal die morgendliche Gabe von Depotinsulin und die abendliche Applikation von Komb-Insulin Bei vielen Kranken wenden wir das umgekehrte Vorgehen an, d. h. verbinden die morgendliche Injektion von Komb-Insulin mit einer abendlichen Gabe von Depotinsulin, wobei die abendliche Dosis etwa ein Drittel der Gesamtinsulintagesdosis ausmacht.

b) Das Insulin-Novo-Rapitard

Das Insulin-Novo-Rapitard [Schlichtkrull, 1958 (1, 2)], eine Kombination aus einem Teil Altinsulin vom Schwein (Actrapid) und drei Teilen Rinderinsulinkristallen in Suspension ähnelt in seinem gesamten Wirkungsablauf dem Depotinsulin Hoechst, also dem Surfeninsulin (Lopez u. Colombo, 1964; Kappeler, 1966). Da keine freien Zinkionen in Lösung sind, kann das Altinsulin seine eigentliche Wirkung auch entfalten (Kink u. Steigerwaldt, 1962). Als echtes Kombinationsinsulin besitzt es jedoch ein biphasisches Wirkungsmaximum (Stratmann, 1962; Bruni, 1964), d. h. beide Komponenten dieses Insulins wirken neben- und miteinander und haben einen guten und sicheren Effekt (Schliack u. Lotz, 1967). Bei niedriger Dosierung ist der Altinsulinanteil jedoch zu gering, um den Initialeffekt wesentlich zu verstärken (Stötter, 1963).

c) Das Diinsulin-Novo

Ein kurzwirkendes Intermediärinsulin ist das Diinsulin-Novo (vom Rind), das aus einem Teil kristallisierten Altinsulin und einem Teil Isoinsulin besteht (Hallas-Moller u. Hey, 1944). Das Wirkungsmaximum wird nach 2 Std erreicht und hält bis zur 3. Std an. Durch Zumischung von Altinsulin kann der Initialeffekt verstärkt werden. Vom Diinsulin-Novo sind wohl immer zwei Injektionen täglich notwendig (Sauer, 1964).

d) Insulin-Novo-Lente

Im Insulin-Novo-Lente (HALLAS-MOLLER et al., 1952) liegt eine fixe Kombination aus drei Teilen Insulin-Semilente und sieben Teilen Insulin-Ultralente vor. Der Initialeffekt des Lente-Insulins setzt relativ langsam ein. Die Wirkungsdauer beträgt bei einem Insulinbedarf bis zu 40 E etwa 18 bis 20 Std (STÖTTER, 1963), bei höherer Dosierung kann die Wirkung über 24 Std hinausgehen (LACHNIT u. FERSTL, 1953; LAWRENCE u. OAKLEY, 1953; OAKLEY, 1953; NABARRO u. STOWERS, 1953; PETRIDES, 1953; CONSTAM, 1954; BERNARD u. PICKERT, 1958). Die Maximalwirkung dieser Zubereitung liegt zwischen der 4. bis 8. Std nach der Injektion, bei höheren Dosen kann sie bis zu 12 Std anhalten (PETRIDES, 1953; ENGLESON, 1953; VENNING, 1954; IZZO, 1956; MARBLE, 1957). Der hypoglykämische Effekt des Präparates ist relativ flach jedoch sehr gleichmäßig. Der Vorteil dieser Zubereitung ist das Fehlen körperfremder Depotstoffe [FRIEDMAN, 1962 (2)]. Insulin-Novo-Lente ist besonders für den stabilen Insulin-bedürftigen Diabetiker mit einem mittleren Insulinbedarf geeignet (LAWRENCE u. OAKLEY, 1953; FALK, 1954). Die schwache Initialwirkung kann durch Zumischung von Insulin-Novo-Semilente verbessert werden. Eine Zumischung von sauren Altinsulinpräparaten ist nicht zweckmäßig, da hierdurch der Depoteffekt verändert wird.

e) Andere Misch- und Kombinationszubereitungen

Auch das NPH-50-Insulin kann mit Altinsulin gemischt werden. Die langsame Initialwirkung des NPH-50-Insulins kann also durch Zumischung des schnell wirkenden Altinsulins ausgeglichen werden. Klinische Studien zeigten, daß anscheinend ein echter additiver Effekt im Sinne eines Kombinationsinsulins zustande kommt, der einer getrennten Injektion von Alt- und NPH-Insulin an verschiedenen Körperstellen entspricht [FRIEDMAN, 1962 (2)]. Allerdings ist die Mischung sofort nach der Zubereitung zu injizieren. Das Verhältnis von NPH-Insulin zu Altinsulin kann bei 6:1 bis 1:1 liegen.

Ebenso ist bei dem langwirkenden Protamin-Zink-Insulin die Zumischung von Altinsulin möglich. Durch das langsame Anfluten des Insulineffektes ist ohne gleichzeitige Gabe bzw. Zumischung von Altinsulin mit dem Protamin-Zink-Insulin keine ausreichende Regulierung der postprandialen Hyperglykämie möglich. Versucht man, den Tageseffekt nur durch Erhöhung der Insulindosis zu verstärken, setzt man sich der Gefahr nächtlicher Hypoglykämien aus.

Mischungen von Protamin-Zink-Insulin und Altinsulin sollten im Verhältnis 1:2 und 1:3 zugunsten des Altinsulins erfolgen [FRIEDMAN, 1962 (2)]. Dabei ist zu berücksichtigen, daß Protamin-Zink-Insulin einen Überschuß an Protamin besitzt, so daß Altinsulin zu einem Teil in Protamin-Zink-Insulin überführt wird. Ist ein zusätzlicher Altinsulineffekt erwünscht, so kann dieser nur durch die getrennte Injektion beider Insuline erreicht werden.

Zusammenfassung

Einen Überblick über die besprochenen Insulinzubereitungen gibt Abb. 5. Die Wirkungsprofile wurden in Zusammenarbeit mit STÖTTER (1963) nach Diskussion mit zahlreichen Diabetologen konstruiert. In den Schemata finden die durch unterschiedliche Kohlenhydrataufnahme auftretenden Schwankungen der Blutzuckertageskurve keine Berücksichtigung, zum anderen geben die Kurven keinen Aufschluß über die tatsächliche Wirkungsintensität, die bei kürzer wirkenden

Präparaten im allgemeinen ausgeprägter ist als bei langwirkenden Verzögerungsinsulinen. Die Darstellung gibt trotzdem einen Überblick über die Leistungsfähigkeit der einzelnen Insulinpräparate.

Wir verwenden heute in der Klinik:

a) Insulin-Novo-Actrapid — eine klare neutrale Lösung von Schweineinsulin mit raschem Wirkungseinsatz und einer Wirkungsdauer von etwa 4 bis 6 Std.

Präparat	Zubereitung	pH		Wirkungsdauer/Std	Wirkungsmaximum nach Std
Actrapid	klare Lösung	7		5 (4–6)	1/2–1
Alt-Insulin (Regular Insulin)	klare Lösung	3		7 (6–8)	1–2
Di-Insulin 50	klare Lösung	3		10 (8–12)	2–3
Komb-Insulin	klare Lösung	3		11 (9–14)	1 1/2–4
Semilente	Suspension	7		12 (9–14)	3–4
Rapitard	Suspension	7		13 (10–14)	1 1/2–6 biphasisch
Depot Hoechst	klare Lösung	3		13 (10–16)	2–6
Depot Horm	klare Lösung	3		13 (12–16)	3–6
Humanglobin-Insulin	klare Lösung	3		14 (12–16)	3–7
NPH 50	Suspension	7		16 (14–18)	4–7
Lente	Suspension	7		20 (18–22)	4–8
Long-Insulin	Suspension	7		24 (18–26)	3–8
Protamin-Zink-Insulin	Suspension	7		24 (22–26)	5–8
Ultralente	Suspension	7		26 (22–28)	6–10

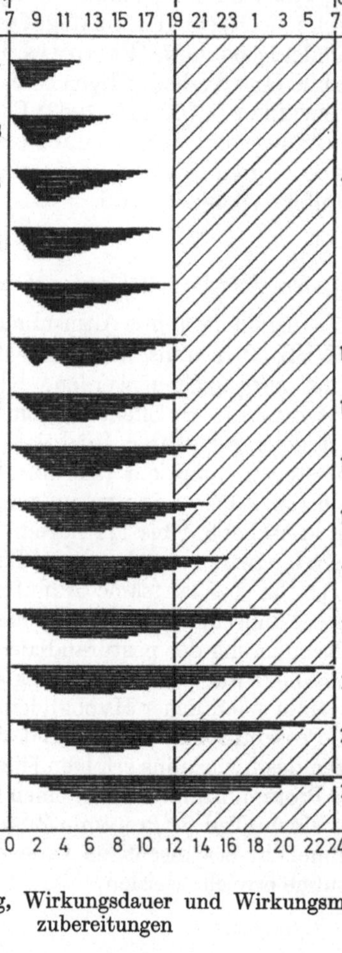

Abb. 5. Synopsis von Zubereitung, Wirkungsdauer und Wirkungsmaximum der Insulinzubereitungen

b) Altinsulin (auch Regularinsulin oder Normalinsulin genannt), das aus einer klaren sauren Lösung von Rinder- oder Schweineinsulin besteht mit einem schnellen Wirkungseinsatz und einer Wirkungsdauer von 6 bis 8 Std.

c) Komb-Insulin Hoechst, ein Mischinsulin in klarer saurer Lösung, das aus einem Teil Altinsulin und zwei Teilen Depotinsulin Hoechst besteht und einen kräftigen Wirkungseinsatz sowie eine Wirkungsdauer von 9 bis 14 Std aufweist. Komb-Insulin steht als Rinder- und Schweineinsulin zur Verfügung.

d) Insulin-Novo-Semilente ist eine neutrale trübe Suspension von amorphem Schweineinsulin mit weichem Wirkungseinsatz und einer Wirkungsdauer von 9 bis 14 Std.

e) Insulin-Novo-Rapitard ist ein Kombinationsinsulin in neutraler trüber Suspension, das aus einem Teil Actrapid (Schweineinsulin) und drei Teilen Rinderinsulinkristallen besteht. Es hat einen biphasischen Wirkungsablauf und eine Wirkungsdauer von ca. 10 bis 14 Std.

f) Depotinsulin Hoechst besteht aus einer klaren sauren Insulin-Surfenlösung vom Rind oder Schwein, hat einen guten Wirkungseinsatz und eine Wirkungsdauer von 10 bis 16 Std.

g) Depotinsulin Horm ist ein klares saures Protamin-Insulin vom Rind oder vom Schwein mit einem weichen Wirkungseinsatz und einer Wirkungsdauer von 12 bis 18 Std.

h) Das Human-Globin-Insulin oder HG-Insulin Hoechst ist eine klare saure Human-Globinlösung vom Rind oder Schwein mit weichem Wirkungseinsatz und einer Wirkungsdauer von 12 bis 16 Std.

i) NPH-50-Insulin ist eine neutrale trübe Suspension von Insulin-Protaminatkristallen mit weichem Wirkungseinsatz und einer Wirkungsdauer von 14 bis 18 Std.

j) Insulin-Novo-Lente ist ein Mischinsulin in neutraler trüber Suspension, das aus drei Teilen Insulin-Novo-Semilente und sieben Teilen Insulin-Novo-Ultralente besteht. Es weist einen flachen Wirkungseinsatz und eine große Wirkungsdauer von etwa 18 bis 22 Std auf.

k) Long-Insulin Hoechst ist ein Mischpräparat in neutraler trüber Suspension und besteht aus elf Teilen amorphem Schweineinsulin und 29 Teilen kristallisiertem Schweineinsulin-Surfensalzen. Es hat eine Wirkungsdauer von 18 bis 26 Std.

l) Protamin-Zink-Insulin ist eine neutrale trübe Suspension von amorphem Insulinprotaminat mit flachem Wirkungseinsatz und einer sehr großen Dauer von 22 bis 26 Std.

m) Insulin-Novo-Ultralente ist eine neutrale trübe Suspension von Rinder-Insulinkristallen mit flachem Wirkungseinsatz und einer Wirkungsdauer von 22 bis 28 Std.

Literatur

BELLWINKEL, H. W.: Erfahrungen mit einem neuen Verzögerungsinsulin. Dtsch. med. Wschr. 79, 1896 (1954).

BERNHARD, H., PICKERT, H.: Über praktische Erfahrungen mit Lente-Insulinen in der ambulanten Diabetes-Betreuung. Ärztl. Wschr. 13, 835 (1958).

BERTRAM, F.: Klinische Beobachtungen über neue verzögernd wirkende Insulinpräparate. Verh. dtsch. Ges. inn. Med. 59, 242 (1953).

— Insulinbehandlung. Therapiewoche 4, 56 (1953/54).

— Erfahrungen mit Long-Insulin "Hoechst". Dtsch. med. Wschr. 80, 220 (1955).

— Stoffwechsel der Kohlenhydrate. Klinischer Teil. In: ZÖLLNER, N. (Hrsg.): Thannhausers Lehrbuch des Stoffwechsels und der Stoffwechselkrankheiten. Stuttgart: Thieme 1957.

— (Begr.): Die Zuckerkrankheit. Fortgeführt von OTTO, H., 5. Aufl. Stuttgart: Thieme 1963.

— FELDKIRCHNER, E., MEINECKE, R.: Neue Möglichkeiten einer optimalen Insulintherapie. Dtsch. med. Wschr. 79, 28 (1954).

BIBERGEIL, H.: Klinische Untersuchungen über Lente-Insulin. Dtsch. med. Wschr. 83, 761, 807 (1958).

BINDER, C., NIELSEN, A. V., JORGENSEN, K.: The absorption of an acid and an neutral insulin solution after subcutaneous injection into different regions in diabetic patients. Scand. J. clin. Lab. Invest. 19, 1 (1967).

BLÖMER, H., MASKE, H.: Vergleich zweier moderner Intermediär-Insuline. Z. klin. Med. 152, 73 (1953/55).

Bruni, B.: Un nuovo tipo di insulina ad azione bifasica (Rapitard con Actrapid). Minerva med. 55, 3660 (1964).

Constam, R.: Erfahrungen mit Insulin-Zink-Suspensionen, einer Gruppe von Insulinpräparaten mit verschieden langer Wirkungsdauer. Schweiz. med. Wschr. 84, 200 (1954).
— Erfahrungen bei der Behandlung labiler Zuckerkranker. Dtsch. med. Wschr. 87, 2184 (1962).

Cucduda, E., Gragnoli, G., Viovannelli, G.: Osservazione cliniche su una nuova insulina ad azione prolungata. Ther. Umsch. 20, 21 (1963).

Ditschuneit, H., Federlin, K.: Die Pathophysiologie der Insulinresistenz. Dtsch. med. Wschr. 91, 853 (1966).

Dörzbach, E., Lindner, F.: Über ein neues Depot-Insulin mit abgestufter Wirksamkeit (Long-Insulin Hoechst). Dtsch. med. Wschr. 79, 440 (1954).

Duncan, G. G., Barnes, Ch. E.: The action of globin insulin compared with that of crystalline, unmodified, and protamine zinc insulin. Amer. J. med. Sci. 202, 453 (1941).

Engleson, G.: Insulin Novo Lente bei einer täglichen Injektion zur Behandlung des kindlichen Diabetes. Nord. Med. 50, 1008 (1953).

Falk, W.: Die Behandlung des kindlichen Diabetes mit „Insulin Novo Lente". Med. Klin. 49, 1615 (1954).

Fankhauser, S.: Behandlung von Diabetikern mit erhöhtem Insulin-Antikörpertiter mit einer Injektion Alt-Insulin täglich. 1. Tagg. d. Europ. Ges. f. Diabetologie, Montecatini 1965.
— Neuere Aspekte der Insulintherapie. Schweiz med. Wschr. 99, 414 (1969).

Friedman, G. F.: (2) Clinical use of insulin. In: Ellenberg, M., Rifkin, H. (Hrsg.): Clinical diabetes mellitus. New York, Toronto, London: McGraw-Hill Book Comp. 1962.

Friedman, H. J.: (1) Available insulins and insulin hypoglycemia. N.Y. St. J. Med. 15, 527 (1962).

Gassmann, W.: Klinische Erfahrungen mit Long-Insulin-Hoechst. Dtsch. med. J. 5, 241 (1954).

Gerritzen, F.: The duration of the action of different insulins. Brit. med. J. 1952 I, 249.
— Classification of various insulins. Brit. med. J. 1953 II, 1030.
— Über die Wirkungsdauer eines Zink-Insulin-Protaminats. Münch. med. Wschr. 96, 493 (1954).

Hagedorn, H. C., Jensen, B. N., Norman, B., Karup, N. B., Wodstup, I.: Protamine insulinate. Acta med. scand. 78, 678 (1936).
— — — — — Protamine insulinate. J. Amer. med. Ass. 106, 177 (1936).

Hallas-Moller, K., Hey, A.: Iso-Insulin Novo, ein neues Insulinpräparat mit protrahierter Wirkung. Ugeskr. Loeg. 106, 565 (1944).
— Jersild, M., Petersen, K., Schlichtkrull, J.: Zink insulin preparations for a single daily injection. J. Amer. med. Ass. 150, 1667 (1952).

Izzo, J. L.: Insulin-zinc suspensions. Amer. J. Med. 20, 554 (1956).

Joiner, C. L.: Rate of clearance of insulin labelled with ^{131}I from the subcutaneous tissues in normal and diabetic subjects. Lancet 1959 I, 964.

Joslin, E. P., Root, H. F., White, P., Marble, A.: The treatment of diabetes mellitus, 10. Aufl. Philadelphia: Lea and Febiger 1959.

Kappeler, H. J.: Einstellung labiler Diabetiker mit Insulin Rapitard. Schweiz. med. Wschr. 96, 1450 (1966).

Kestermann, E., Schleining, Th.: Die Behandlung des Diabetes mellitus mit Zinkprotamin-Insulin (Novo). Z. klin. Med. 133, 779 (1938).

Kink, R., Steigerwaldt, F.: Über die Erweiterung der Diabetes-Therapie durch ein neuartiges Depot-Insulin (Rapitard-Insulin). Münch. med. Wschr. 104, 2056 (1962).

Krayenbühl, Ch., Rosenberg, Th.: Protamin-zinc-insulin. Rep. Steno Hosp. (Kbh.) 1, 60 (1946).

Lachnit, V., Ferstl, A.: Zur Wirkung zusatzfreier Zinkinsuline. Wien. med. Wschr. 103, 292 (1953).

Lawrence, R. D., Oakley, W.: A new long-acting insulin. Brit. med. J. 1953 I, 242.
— — New long-acting insulin; preliminary trial of "lente" novo insulin. Brit. med. J. 1953 I, 242.

Levitt, A., Schaus, J. P.: Clinical experience with globin-insulin. Med. Tms (N.Y.) 70, 187 (1942).

Lippmann, H.: Über Eigenschaften und Anwendungsmöglichkeiten des NPH-Insulins. Dtsch. Gesundh.-Wes. 19, 827 (1964).

Lopez, V., Colombo, J. P.: Erfahrungen mit Insulin Rapitard bei der Behandlung des juvenilen Diabetes. Schweiz. med. Wschr. 94, 788 (1964).

Lübken, W.: Diabetes mellitus. Stuttgart: Hippokrates-Verl. 1960.

Marble, A.: Lente insulin in the treatment of diabetes mellitus. Med. Clin. N. Amer. **41**, 485 (1957).

di Marco, G.: Sull'uso terapeutico di insuline ad effetto ritardato di durata „intermedia". Praxis **51**, 469 (1962).

Marigo, S., Benazzo, L.: Beobachtungen über ein neues Depot-Insulin. Dtsch. med. J. **9**, 473 (1958).

— Melani, F.: Prime esperienze cliniche con una nuova insulina di deposito: la insulina globina umana. Praxis **51**, 490 (1962).

Marks, H. E.: New globin insulin. Importance of carbohydrate distribution in control of diabetes with modified insulins. Med. Clin. N. Amer. **24**, 649 (1940).

Martin, H. E., Greeley, P. O.: Time-activity curves of protamine zinc insulin. Arch. intern. Med. **67**, 194 (1941).

Mehnert, H.: Insulintherapie des Diabetes mellitus. Dtsch. med. Wschr. **91**, 1937 (1966).

Mlady, P.: Di-Insulin. Klin. Med. **3**, 207 (1948).

Möllerström, J.: Diurnal rhythm in severe diabetes mellitus; significance of hormoniously timed insulin treatment. Diabetes **3**, 188 (1954).

Mohnike, G., Lippmann, H.: Über Depot-Insulin-Hoechst „Klar". Med. Welt **1964**, 2750.

Müller, R.: HG-Insulin. Med. u. Ernähr. **4**, 19 (1963).

Nabarro, J. D. N., Stowers, J. M.: The insulin zinc suspensions. Brit. med. J. **1953** II, 1027.

Nora, J. J., Cameron, J. R., Smith, D. W.: The route of insulin administration in the management of diabetes mellitus. J. Pediat. **64**, 547 (1964).

Oakley, W.: Lente-insulin; further studies. Brit. med. J. **1953** II, 1021.

Peck, F. B.: Insulin mixtures and modifications. Proc. Amer. Diab. Ass. **6**, 275 (1946).

— Kirtley, W. R., Dyke, R. W., Ernst, C. E.: Present status of insulin-zink-suspensions. Diabetes **3**, 261 (1954).

Petrides, P.: Neue Möglichkeiten der Therapie mit Depot-Insulinen. Medizinische **1953**, 940.

Pfeiffer, E. F.: Über die biologische Bedeutung des Transportes und der Eiweißbindung von endogenem und exogenem Insulin im Blut. J. Ann. Diabétolde L'Hotel-Dieu **5**, 87 (1964).

— Die Insulinresistenz. Dtsch. med. Wschr. **91**, 314 (1966).

— Schöffling, K.: Klinische Prüfung eines neuartigen Verzögerungsinsulins mit 24-Stunden-Wirkung. Schweiz. med. Wschr. **84**, 395 (1954).

Porges, O., Adlersberg, D.: Die Behandlung der Zuckerkrankheit mit fettarmer Kost. Berlin, Wien: Urban u. Schwarzenberg 1929.

Poulsen, J. E.: Treatment of diabetes mellitus by mixtures of regular insulin and protamin. Acta med. scand. Suppl. **239**, 274 (1950).

Prellwitz, W., Knick, B.: Klinische und experimentelle Untersuchungen mit Humanglobin-Insulin. Med. Klin. **59**, 1754 (1964).

Pugh, D. W.: Indications for globin-insulin. Brit. med. J. **1950** II, 657.

Root, H. F., White, P., Marble, A., Stotz, E. H.: Clinical experience with protamine insulinate. J. Amer. med. Ass. **106**, 180 (1936).

Rottenhöfer, H.: Ärztl. Prax. **1952**, 1.

Sauer, H.: Erfahrungen mit Insulin-Zink-Suspensionen. Med. Klin. **49**, 1376 (1954).

— Erfahrungen mit Insulin-Zink-Suspensionen in der Diabetesbehandlung. Med. Welt **1961**, 287.

— Heutige Möglichkeiten der Insulintherapie. Internist **5**, 135 (1964).

— Ambulante Diabeteseinstellung mit Insulin. Dtsch. Ärztebl. **1965**, 836, 896.

Seelemann, K.: Klinische Erfahrungen mit Insulin Lente (Novo) und Long-Insulin (Hoechst) bei kindlichem Diabetes mellitus. Medizinische **1955**, 922.

Seige, K.: Diabetes mellitus. Leipzig: VEB Thieme 1964.

Schliack, V., Lotz, W.: Erfahrungen mit einem depotkörperfreien Verzögerungsinsulin. Münch. med. Wschr. **109**, 1328 (1967).

Schlichtkrull, J.: Insulin crystals. Copenhagen: Munksgaard 1958.

— 3. Kongr. Internat. Diabetes Federation, Düsseldorf 1958.

Schneeweiss, J.: Erfahrungen mit einem neuen klargelösten Depot-Insulin (Depot-Insulin G 25 „Hoechst"). Med. Welt **1962** I, 1052.

Schöffling, K.: Aktuelle Probleme in der Therapie des Diabetes mellitus. 38. Fortbildungskursus, Regensburg, 7. 5. 1967.

— Aktuelle Probleme in der Therapie des Diabetes mellitus. Ärztl. Fortb. **3**, 126 (1968).

Steigerwaldt, F.: Erfahrungen mit modernen Depotinsulinen. Verh. dtsch. Ges. inn. Med. **57**, 233 (1951).

— Therapiewoche **4**, 52 (1953).

— Die Insulintherapie des Diabetes mellitus. Med. Klin. **58**, 62 (1963).

Stengel, F., Lassmann, H.: Diabetes im Altersheim und Insulinbehandlung; vorläufige Übersicht. Wien. klin. Wschr. **66**, 883 (1954).

Stötter, G.: Diabetes mellitus. Neuere Gesichtspunkte und moderne Therapie. Münch. med. Wschr. **103**, 755, 816, 848 (1961).
— Praktische Gesichtspunkte zur Insulinbehandlung. Dtsch. med. J. **14**, 741 (1963).
Stratmann, F. W.: Der klinische Wert von Insulin-Novo Rapitard und Actrapid und dessen Objektivierung nach der M-Wert-Methode (Schlichtkrull). Med. Welt **1962**, 194.
Tretenhan, W.: Die modernen Depot-Insuline. Wien. Z. inn. Med. **40**, 426 (1959).
Umber, F.: Erfolge der Depotinsulinbehandlung. Dtsch. med. Wschr. **64**, 1025 (1938).
Venning, G. R.: The insulin-zinc-suspension. Lancet **1954 I**, 480.

Morphologie cerebraler Insulinschäden

W. Krämer und B. Ostertag

Mit 23 Abbildungen

Einleitung

Die Übernahme dieses Handbuchbeitrages ist uns nicht leicht gefallen. Allein der Umstand eines in unserer Hand befindlichen, nicht wieder zu beschaffenden Untersuchungsgutes[1] ließ uns die Bedenken überwinden. Sie ergaben sich daraus, daß das hier mitverwendete Material aus einer Zeit stammt, in der wir noch nicht über die Möglichkeiten moderner elektronenmikroskopischer und gewebschemischer Untersuchungsmethoden verfügten. Andererseits ist das durch bioptische Befunde am lebensfrischen Material erhärtete humane Untersuchungsgut des Insulinschocks und Insulinkomas heute deshalb nicht wieder zu erhalten, weil keine Leukotomien mehr durchgeführt werden.

Den Insulinüberdosierungsschaden können wir heute an der Mannigfaltigkeit seiner Symptome, die in wechselnder Stärke auftreten, wohl erkennen; das *Grundproblem* der morphologischen Veränderungen ist aber noch nicht geklärt und erfordert weitere Untersuchungen, denen dieser Beitrag von Nutzen sein möge.

Aufbau und Funktion des Nervensystems, speziell des Gehirns, sind wie kaum bei einem anderen Organ von einer stetigen, ausreichenden Glucoseaufnahme abhängig. Es ist daher selbstverständlich, daß eine durch Insulin induzierte Hypoglykämie tiefgreifende Wirkungen am Gehirn hervorzurufen vermag. Dies war schon Banting u. a. (1922) auf Grund tierexperimenteller Befunde und Beobachtungen bei Diabetikern bekannt. Vereinzelt wurden zudem in den folgenden Jahren durch Insulin verursachte Todesfälle bei Diabetikern mitgeteilt. Eine systematische Untersuchung der cerebralen, durch Insulin induzierten Hypoglykämiereaktionen begann mit Untersuchungen von Stief u. Tokay (1932) sowie Dünner, Ostertag u. Tannhauser (1933) an Kaninchen und Hunden. Jedoch erst die 1935 von Sakel in die Therapie der Psychosen eingeführte Insulinschockbehandlung löste ein intensiveres Studium der klinischen, biochemischen und morphologischen Hypoglykämiereaktionen am Gehirn aus. Wird diese Behandlung in ihrer klassischen Form auch heute seltener durchgeführt, so bilden doch die hieraus gewonnenen Erfahrungen die Grundlage für die Beurteilung der im Verlauf der Diabetesbehandlung auftretenden Hypoglykämiekomplikationen, wie auch für das Verständnis des endogenen Hyperinsulinismus sowie zahlreicher anderer, durch Krankheit oder Medikamente hervorgerufene Situationen, in deren Verlauf schwerwiegende Hypoglykämien auftreten können.

Die Analyse cerebraler Hypoglykämiefolgen stützt sich heute im wesentlichen auf vier Methoden: 1. Biochemische Untersuchungen, 2. klinische Beobachtungen, 3. elektroencephalographische Befunde, 4. morphologische Untersuchungen.

---

[1] Leider konnten so die Abbildungen auch nicht wieder erneuert werden.

Biochemische Vorbemerkungen[2]

Bis heute besitzen wir keine Anhaltspunkte dafür, daß Insulin am Nervensystem, auch nicht in extrem hohen Dosen, pathologische Veränderungen hervorrufen kann, solange dabei eine Hypoglykämie vermieden wird. Diese wird durch die Experimente von Allen (1941), Jourdonais u. Bruger (1941), durch Beobachtungen bei insulinresistenten Diabetikern (Root, 1929) wie durch die klinischen Untersuchungen von Gottstein u. a. (1965, 1967) gestützt. Die Möglichkeit einer *toxischen* Insulinwirkung, die zu Beginn der Insulinära wiederholt erwogen wurde (Wohlwill, 1928; Stief u. Tokay, 1932; Kobler, 1938; Rauch, 1944), kann sowohl im Experiment wie auch am Menschen (selbst bei unter extremen Bedingungen angewandten Insulindosen) ausgeschlossen werden. Dagegen sprechen neuere, in vitro (Rafaelsen, 1961), bei Ratten (Konitzer, Solle u. Voigt, 1965) und beim Menschen (Gottstein et al., 1965, 1967) erhobene Befunde im Widerspruch zu der früheren Ansicht dafür, daß Insulin die Glucoseaufnahme des Gehirns fördert, solange ein ausreichendes Glucoseangebot gewährleistet ist. Ist dies jedoch nicht der Fall, führt jede Überdosis von Insulin, sei sie endogen produziert oder exogen appliziert, frühzeitig zu markanten, oft schwerwiegenden oder gar irreversiblen Veränderungen. Die Insulinwirkung auf das ZNS ist somit in erster Linie ein Problem des Hirnstoffwechsels. Die außerordentliche Empfindlichkeit des Gehirns gegenüber einer Hypoglykämie beruht auf der dominierenden Rolle der Glucose bei der Substratversorgung des nervösen Parenchyms, ihrer im Vergleich zu anderen Organen hohen Umsatzrate, besonders in den Ganglienzellen (Kety, 1962) und den im Kontrast dazu nur minimalen Glucose- und Glykogenreserven im Gehirn (Thorn, 1968). Von großer Bedeutung ist daher die Frage: 1. Gibt es eine kritische Blutzuckerschwelle für das Gehirn, bei deren Unterschreitung die Glucoseversorgung der Ganglienzellen nicht mehr gewährleistet ist; 2. besteht eine Korrelation zwischen dem Grad der Hypoglykämie und der Schwere cerebraler Hypoglykämiesymptome. Die Beantwortung dieser Frage war durch unspezifische „Blutzucker"-Bestimmungsmethoden erschwert; andererseits hat die Verallgemeinerung klinischer Beobachtungen bei Patienten mit etwaiger Vorschädigung des Allgemein- oder Hirnstoffwechsels viel Verwirrung gestiftet. Schon frühzeitig wurde beobachtet, daß zwar bei extrem niedrigen Blutzuckerwerten (sogar bei einem Schwinden der Blutglucose) cerebrale Symptome vermißt werden können (Marble, 1959; Gauthier-Smith, 1965), andererseits aber eindeutig hypoglykämische Reaktionen auch bei normo- oder hyperglykämischen Werten auftreten können (Marble, 1959; Baumann, 1959; Barta, 1961). Tieferen Einblick in diese Fragen verschaffte die Messung der Glucoseaufnahme des Gehirns mittels kombinierter Bestimmung der Hirndurchblutung und der arterio-venösen Glucosedifferenz (Kety et al., 1947; Gottstein, 1964; Butterfield et al., 1966). Die Ergebnisse sprechen dafür, daß bei Stoffwechselgesunden die Glucoseaufnahme des Gehirns annähernd kontinuierlich abnimmt, wenn die Blutglucosekonzentration unter Werte von etwa 40 bis 55 mg-% absinkt, wobei etwa gleichzeitig die ersten klinischen und elektroencephalographischen Reaktionen auftreten (s. u.).

Die Konsequenzen einer verminderten Glucoseaufnahme für den Hirnstoffwechsel sind bis heute nicht ausreichend geklärt. Die Entdeckung von Himwich u. Nahum (1932), daß das Gehirn etwa äquivalent Mengen von Sauerstoff und Glucose verbraucht, der respiratorische Quotient daher etwa 1,0 beträgt, wurden zunächst dahingehend interpretiert, daß Glucose die einzige vom Gehirn

---

[2] Diese biochemischen Vorbemerkungen sollen nur das Allernotwendigste der zum Verständnis der morphologischen Befunde erforderlichen Daten wiedergeben. Ein Kapitel von biochemischer Seite wird diese Fragen einschlägig behandeln.

oxydativ abgebaute Substanz sei, die Folgen einer Hypoglykämie somit Ausdruck einer Hypoxydose infolge Glucosemangels seien.

Die Auffassung kann in solch verallgemeinerter Form nicht aufrecht erhalten werden. Neuere Ergebnisse zeigen:

1. Während einer insulininduzierten Hypoglykämie sinkt der Sauerstoffverbrauch zunächst *nicht* und selbst im Koma nicht im gleichen Ausmaß ab, wie der Glucoseverbrauch (KETY et al., 1948; ERBSLÖH et al., 1959; DELLAPORTA et al., 1964; GOTTSTEIN, 1967). Ähnliche Beobachtungen waren schon von YANNET (1939) im Tierexperiment registriert worden. Die Einschränkung des cerebralen Glucoseverbrauchs führt zunächst nicht zu einer Abnahme der cerebralen Oxydationsrate und Energiegewinnung. In gleicher Richtung weisen die Untersuchungen von PARR et al. (1962) bei Ratten, die in der Hypoglykämie keine Abnahme der ATP- und Phosphokreatinkonzentration im Gehirn fanden. Dies legt die Vermutung nahe, daß der cerebrale Glucosemangel zumindest nicht allein wie der Sauerstoffmangel durch reduzierte Energiegewinnung, sondern durch Mangel spezifischer Metaboliten zu cerebralen Funktionsstörungen führt, zu deren Aufbau Glucose erforderlich ist (MARKS u. ROSE, 1965). Damit könnte auch die Tatsache erklärt werden, daß die Glucose im Hirnstoffwechsel nicht durch andere Kohlenhydrate wie Fructose vollständig ersetzt werden kann (ALLWEIS u. MAGNES, 1958).

2. Wie zahlreiche Untersuchungen mit markierter Glucose in vitro und in vivo ergeben haben, werden nur etwa 25% der vom Gehirn aufgenommenen Glucose unmittelbar oxydativ abgebaut (ALLWEIS u. MAGNES, 1958), die restlichen 75% des markierten Kohlenstoffes erscheinen zum größten Teil rasch in Aminosäuren (WAELSCH u. LAJTHA, 1961; GAITONDE et al., 1964), später in Proteinen (VRBA et al., 1962) und Lipiden (GEIGER, 1958). Bemerkenswert ist es, daß GAITONDE, MARCHI u. RICHTER (1964) Aktivitätsunterschiede des markierten Kohlenstoffes in verschiedenen Hirnarealen feststellten, und zwar in einer Reihenfolge, die mit der Hypoglykämieempfindlichkeit dieser Hirnareale übereinstimmt. Die Einbaurate von C^{14} in Aminosäuren war in der Hirnrinde am größten, im Rückenmark am niedrigsten; die übrigen Hirnabschnitte lagen dazwischen.

3. Von verschiedenen Forschergruppen wurde festgestellt, daß bei Glucosemangel im Gehirn zunächst vermehrt Plasmaaminosäuren umgesetzt werden (KNAUFF, 1966), später hirneigene Substrate, vor allem Eiweiß und Phospholipide abgebaut werden (GEIGER, 1958; KINI u. QUASTEL, 1959; TEWS et al., 1965; KNAUFF, 1966). GEIGER (1958) fand sogar, daß das Gehirn eines glucosefrei perfundierten Katzenkopfes seine funktionelle Aktivität etwa 2 Std beibehält, ohne daß es dabei zu einem Abbau des Hirnglykogens kommt, sofern die Hirndurchblutung auf das zwei- bis dreifache gesteigert ist. Die Zeit, die vom Gehirn ohne Glucoseaufnahme toleriert werden kann, ohne daß es zu irreparablen Schäden kommt, erscheint auf Grund dieser Befunde durch die Zeitspanne begrenzt, in der hirneigene Substrate ohne gleichzeitige Resynthese, zu der Glucose erforderlich ist, katabolisiert werden könne.

Klinische Befunde

Die im Verlauf einer Hypoglykämie beobachteten klinischen Symptome sind Ausdruck einer cerebralen Funktionsstörung. Sie sind aber — ebensowenig wie die im folgenden Abschnitt zu besprechenden EEG-Veränderungen — nicht an eine bestimmte Höhe der Glucosekonzentration im Blut gebunden. Sie treten auf, wenn in einer gegebenen Situation die Glucoseaufnahme vor allem der Ganglienzellen, die zur Aufrechterhaltung der normalen Funktion erforderlich ist, nicht mehr gewährleistet ist. Es ist daher zutreffender, von cerebralen Glucosemangel-

oder *Neuroglykopeniesyndromen* (Marks u. Rose) zu sprechen, *statt* von Hypoglykämiesyndromen.

Wenn auch der Glucosemangel stets das gesamte Gehirn betrifft, so kann dennoch die Symptomatologie variieren und hängt nicht nur vom Ausmaß des Glucosedefizits im gesamten Gehirn, sondern von zahlreichen, z. T. variablen Faktoren ab. Eine besondere Rolle spielt dabei die unterschiedliche Glucosemangelempfindlichkeit verschiedener Hirnareale, die auch in bioelektrischen Veränderungen zum Ausdruck kommt; der Glucosebedarf des Cortex ist größer als der der Basalganglien oder gar des Rückenmarks (Himwich u. Fazekas, 1941). Von wesentlicher Bedeutung für die im Einzelfall auftretenden Symptome ist die Ursache der Hypoglykämie, ihr zeitlicher Ablauf, vorausgegangene Glucosemangelschäden wie auch die zahlreichen zusätzlichen Faktoren: Lebensalter, präexistente Veränderungen des Gehirns oder anderer, am Stoffwechsel beteiligter Organe, Hirndurchblutung oder Einwirkungen von Medikamenten und toxischen Substanzen. Im Falle der *Insulintherapie bei psychisch Kranken* darf nicht vergessen werden, daß *hier oft kein gesundes Gehirn* betroffen wird, das noch durch andere Behandlungsmethoden vorgeschädigt sein kann. Die Bedeutung einer Stress-Situation für den Ablauf der Hypoglykämiereaktion konnten Hecht et al. (1965) auch im *Tierexperiment* aufzeigen.

Eine klinische und experimentelle Aspekte berücksichtigende Klassifizierung der cerebralen Glucosemangelsyndrome muß mindestens vier unterschiedliche Verlaufsformen berücksichtigen: 1. Das akute Glucosemangelsyndrom, 2. den wiederholten passageren Glucosemangel, 3. den chronischen Glucosemangel des Gehirns, 4. das posthypoglykämische Koma.

Dabei ist zu bedenken, daß ein passagerer Glucosemangel sowohl akut als auch subakut ablaufen kann. Die *akute Verlaufsform* ist identisch mit der früher als „Insulinschock" bezeichneten (was allerdings den Verhältnissen kaum gerecht wird).

1. Das akute Glucosemangelsyndrom des Gehirns ist durch zunehmende cerebrale Reizerscheinungen und Ausfälle gekennzeichnet. Bei akutem Beginn herrschen vegetative Reizsymptome vor. Die früher vertretene Hypothese, daß diese durch eine gegenregulatorische Adrenalinausschüttung bedingt sind, konnten French u. Kilpatrick (1955) sowie Ginsburg u. Paton (1956) nicht bestätigen. Offensichtlich sind sie Ausdruck der beginnenden cerebralen Funktionsstörung. Hauptsymptom des passageren cerebralen Glucosemangels ist die Bewußtseinsstörung, die sich von leichtesten Graden bis zum tiefen Koma erstrecken kann und in deren Verlauf in der Regel *neurologische* Herdstörungen in Form von Werkzeugsstörungen, epileptischen Reaktionen, pyramidalen und extrapyramidalen Bewegungsstörungen und auch Hirnnervenausfällen hinzutreten. Es ist wesentlich, daß alle diese Symptome jederzeit durch vermehrtes Glucoseangebot an das Gehirn, sei er exogen oder endogen bewirkt, beseitigt werden können. Im Endzustand entwickeln sich im tiefen Koma die Zeichen der Dezerebration.

2. Das Syndrom des *wiederholten* cerebralen Glucosemangels unterscheidet sich symptomatologisch prinzipiell nicht von dem ersten Typ. Der Unterschied besteht vielmehr darin, daß eine *zunehmende Sensibilisierung* gegenüber cerebralem Glucosemangel eintritt und die Remissionszeit klinischer Symptome nach Unterbrechung der Hypoglykämie verlängert sein kann. Die Tatsache einer „Insulinsensibilisierung"[3] war jedem Psychiater in der Ära der Insulinkomatherapie

---

[3] U. E. ist darunter sowohl die erhöhte Empfindlichkeit gegenüber dem Insulin als auch die nach mehrmaliger Behandlung verlängerte Erholung des Hirngewebes zu verstehen. Eine Insulinallergie ist trotz der immunologischen Vorgänge wohl recht selten — von uns persönlich nicht gesehen.

geläufig. Gleichbleibende Insulindosen führten zu schwereren cerebralen Symptomen, die oft auch rascher einsetzten. Diesen Beobachtungen entsprechen auch die eigenen im Tierexperiment erhobenen Befunde. Eine erhöhte Empfindlichkeit gegenüber cerebralem Glucosemangel war bei diesen selbst nach einer Behandlungspause von 1 bis 2 Wochen noch nachweisbar.

Nach Serien cerebraler Glucosemangelphasen bleiben oft leichte klinische Symptome selbst nach Glucosezufuhr für Stunden oder auch Tage bestehen. Während beim Menschen diese Erscheinungen, falls keine Vorschädigung vorliegt, erst nach größeren Insulinkomaserien zu beobachten sind, genügen nach unseren Erfahrungen beim Hund schon wenige, täglich erzeugte Hypoglykämien.

3. Chronischer cerebraler Glucosemangel kommt in der Regel bei Inselzelltumoren vor, aber auch bei anderen zur Hypoglykämie führenden Stoffwechselkrankheiten wie der idiopathischen Hypoglykämie der Neugeborenen, bei Glucogenosen. Die dramatischen Symptome der akuten oder subakuten Verlaufsformen fehlen, statt dessen werden zunehmende Wesensänderung, Demenz oder psychotische Symptome gesehen (BLAU et al., 1936; BREIDAHL et al., 1956; LEVYATOV, 1965). Sie sind durch Glucosezufuhr nur unvollständig oder gar nicht zu beseitigen. Die Ausschaltung der Ursache, etwa eines Inselzelladenoms führt zu einer langsamen, sich über Monate erstreckenden Erholungsphase, jedoch selten ohne bleibende Defekte.

4. Eine Sonderstellung nimmt das *post*hypoglykämische Koma ein, das sich aus jeder Verlaufsform entwickeln kann und häufig irreversibel ist. Andernfalls bleiben of schwere cerebrale Defekte bestehen, doch ist auch eine Erholung nach mehrtägiger Komadauer möglich (BLINZLEY u. ANDERSON, 1938; HORWITZ et al., 1938; McKENDREE, 1938; GOLDFARB et al., 1949). Klinisch ist das Syndrom durch ein Fortbestehen des Komas trotz ausreichender Glucosezufuhr charakterisiert. Die Blut-Glucosekonzentration reicht dabei von normalen bis zu extrem erhöhten Werten (GARLAND, 1958). GARLAND sieht in der hypoglykämischen Encephalopathie einen kumulatorischen Effekt wiederholter Hypoglykämien.

Elektroencephalographische Befunde

In Anbetracht der klinischen und biochemischen Tatsachen ist es verständlich, daß eine Hypoglykämie die normale elektrische Hirnaktivität beeinträchtigt. Wie die experimentellen und klinischen Befunde zeigen, führt ein Absinken der Blut-Glucosekonzentration zu einer Verlangsamung der Hirnwellenfrequenz, bis es im tiefen hypoglykämischen Koma zu einem Verschwinden der von Kopfhaut oder Hirnrinde ableitbaren Potentiale kommt (GOODWIN et al., 1938, 1940; GIBBS et al., 1940; DAVIS, 1943, BRAZIER et al., 1944; CREUTZFELDT u. MEISCH, 1963). Glucosezufuhr führt zu einer prompten Normalisierung des EEG (HOAGLAND, et al., 1939, HIMWICH et al., 1939; GIBBS et al., 1940). Eine konstante Korrelation zwischen absoluten Blutzuckerwerten und EEG-Frequenzen besteht allerdings ebensowenig wie bei den klinischen Symptomen. Dagegen ist eine enge Korrelation zwischen dem Verlauf klinischer und elektroencephalographischer Veränderungen während der Hypoglykämie festzustellen (HIMWICH et al., 1939; REGAN, et al. 1951; ROSS u. LOESER, 1951; BOUDIN et al., 1960). Die Abhängigkeit der EEG-Veränderungen von der Größe der Glucoseaufnahme des Gehirns wurde bisher nicht untersucht; jedoch legen zahlreiche Untersuchungen einen derartigen Zusammenhang nahe (MORUZZI, 1939, MADDOCK et al., 1939, GURDJIAN et al., 1944; HEPPENSTALL u. GREVILLE, 1950). Im Tierexperiment wurde gezeigt, daß die elektrische Aktivität der Hirnrinde, biochemischen Befunden entsprechend in der Hypoglykämie früher verändert wird als die der subcorticalen Regionen (Moruzzi, 1938; Hoagland et al., 1939; Meter et al., 1958).

Die individuell unterschiedliche Hypoglykämie*empfindlichkeit* des EEG's weist darauf hin, daß diese auch durch andere Faktoren maßgeblich beeinflußt wird. Davis (1943) wie auch Heppenstall u. Hill heben die Bedeutung der Ausgangsfrequenz des Grundrhythmus hervor. Individuen mit relativ langsamer Grundfrequenz weisen schon bei relativ hohen Blut-Glucosekonzentrationen EEG-Veränderungen auf und umgekehrt. Bemerkenswert ist der provozierende Einfluß der Hyperventilation auf elektroencephalographische Hypoglykämiereaktionen (Davis u. Wallace, 1942; Heppenstall, 1944; Wilson, 1958; Cadilhac et al., 1959). Andere Faktoren sind noch unbekannt. In zahlreichen Fällen wurde trotz extrem niedriger Blutzuckerwerte keine EEG-Veränderung registriert, auch keine klinischen Symptome waren vorhanden (Ziegler u. Presthus, 1957).

Krampfpotentiale oder Herdbefunde im EEG gehören nicht zu den Folgen einer unkomplizierten Hypoglykämie, doch kann eine latente Anfallsbereitschaft oder ein cerebraler Herd während der Hypoglykämie manifest werden (Gibbs et al., 1939, 1954; Fabrykant u. Bruger, 1948; Engel et al., 1954; Meyer u. Portnoy, 1958; Cadilhac et al., 1959; Christian, 1968)[4]. Es sei auf die Versuche von Dünner, Ostertag u. Lücke hingewiesen, in denen es gelang, durch Blockierung des reticulo-endothelialen Systems in der Leber mittels Tusche die Insulintoleranz ganz erheblich heraufzusetzen, so daß die Krämpfe ausblieben, jedoch die übrigen Veränderungen im Zentralnervensystem sowohl an den Ganglienzellen im Sinne der anämischen Zellerkrankung, wie an der Glia auftraten. (Leider konnten diese Untersuchungen infolge Verlust meines Instituts (O.) 1933 nicht fortgesetzt werden.)

Wiederholte, ohne längere Pausen auftretende hypoglykämische Phasen rufen prinzipiell die gleichen EEG-Veränderungen hervor, leichtere Veränderungen können jedoch bis zu mehreren Wochen bestehen bleiben (Hoagland, 1937; Kleyntjens et al., 1950; William, 1952; Thiebaut et al., 1958; Cadilhac et al., 1959).

Tritt nach einer Hypoglykämie ein posthypoglykämisches Koma auf, kann die Remission auch schwerer EEG-Veränderungen verlängert sein; sie können auch nach Rückbildung klinischer Symptome weiter bestehen und sind durch Glucosezufuhr nicht zu beeinflussen (Proctor u. Easton, 1942; Fister, 1953; Shagass u. Rowsell, 1954; Thiebaut et al., 1958; Fazekas et al., 1958). Andererseits weisen Prüll et al. (1969) darauf hin, daß eine Normalisierung des EEG trotz fortbestehender klinischer Symptome einen irreversiblen cerebralen Defekt anzeigt.

Morphologische Befunde

Die genauesten Kenntnisse über die Folgen des Glucosemangels auf das Zentralnervensystem stammen beim Menschen aus morphologischen Untersuchungen, insbesondere von Todesfällen im Verlauf der sog. Insulinschockbehandlung, bei Diabetes mellitus, bei Inselzelltumoren sowie seltener, infolge Hypoglykämie zum Tode führenden Krankheiten. Diese Fälle sind allerdings auf Grund der zahlreichen möglichen Komplikationen wie Kreislaufstörungen, Sauerstoffmangelfolgen oder Krampfschäden, die im Verlauf einer Hypoglykämie auftreten können, stets kritisch zu betrachten.

---

[4] In ihrer inzwischen erschienenen Monographie gaben H. Hippius u. L. B. Kalinowsky häufigere Anfälle an (Pharmacological, convulsive and other somatik treatments in psychiatry. Grune u. Stration inc. New York und London 1969).

Tierexperimentellen Befunden kommt damit besondere Bedeutung zu. In der Literatur sind zahlreiche Einzelbeobachtungen mitgeteilt. Übersichten finden sich in einer Monographie von HÖPKER (1954) sowie in dem Handbuchartikel von PENTSCHEW (1962). Siehe hierzu auch die Übersichten von MOERSCH u. KERNOHAN (1938), ACCORNERO (1939), BAKER (1939) und ERBSLÖH (1949).

Bei der Bewertung der Befunde sind vom methodischen Aspekt Dauer und Anzahl der Glucosemangelphasen sowie die Zeitspanne, die zwischen letzteren und Tod verstrichen ist, zu berücksichtigen. Man muß einmal zwischen *globalen* Gewebsveränderungen — Erweichungen, Gewebsschäden nach Blutungen, allgemeiner Hirnatrophie, generalisiertem Hirnödem sowie selektiven Veränderungen einzelner Gewebsanteile — *selektive* Parenchymschäden, Glia- und Mesenchymveränderungen — unterscheiden, wobei topische Differenzen zu berücksichtigen sind. Spezifische, den Glucosemangel der Zelle charakterisierende Veränderungen können nicht erwartet werden. Ganglien- wie auch Gliazellen reagieren auf eine Vielzahl schädigender Einflüsse jeweils mit gleichen morphologischen Bildern, sie sind lediglich Ausdruck einer metabolischen Beeinträchtigung, spiegeln aber deren Ursachen nicht wieder.

Eine besondere Rolle spielen in der Neuropathologie die selektiven Parenchymschäden. Sie können diffus vorhanden sein, wobei allerdings herdförmige Akzentuierungen erkennbar sind. Auch treten sie primär in Form gefäßabhängiger Herde auf, vor allen bei lokalen Störungen der Mikrozirkulation. Sie sind auch als typisches Schädigungsmuster nach epileptischen Krämpfen (SCHOLZ, 1952) zu finden. Das Bild der Ganglienzellerkrankung ist exakt betrachtet eine Gerinnungsnekrose. Sie wird auch als ischämische oder homogenisierende Zellerkrankung bezeichnet, doch sieht man gelegentlich auch eine Kolliquationsnekrose großer somatochromer Nervenzellen.

Gliöse Reaktionen treten an verschiedenen Gliatypen nach Form und Ausmaß unterschiedlich auf. In der Regel werden Hyperplasie oder Hypertrophie als progressive — den regressiven Veränderungen bei Gliazellatrophien oder -Nekrosen gegenübergestellt. Eine weitere Schädigungsform der Glia ist das lokale Hirnödem in der grauen Substanz, das nach elektronenmikroskopischen Untersuchungen durch eine Schwellung der Astrocyten bedingt sein kann (HAGER, 1961; ISHIE u. TANI, 1961). Das Hirnödem ist eine nicht seltene Begleiterscheinung zentraler Gewebsschäden, führt aber auch seinerseits zu gliösen Reaktionen.

I. Tierexperimentelle Befunde

Tierversuche wurden schon frühzeitig zur Erzeugung von Hirnveränderungen durch Insulin herangezogen, meist zur Klärung der Frage, welche Dosis oder wie häufig Injektionen erforderlich sind, um morphologische Veränderungen hervorzurufen sowie, ob diese auch bei sehr geringen klinischen Symptomen zu verzeichnen sind.

1. Befunde nach einmaliger Insulininjektion

Diese Untersuchungen wurden von APPEL et al. (1939) an der Katze, von GRAYZEL (1934) und BAKER (1939) an Kaninchen, DE LA VEGA (1941) an Katzen, Kaninchen und Meerschweinchen, FINLEY u. BRENNER (1941) an Affen sowie HÖPKER (1954) an Ratten durchgeführt. In Anbetracht der verwendeten hohen Insulindosen einiger Autoren ist es nicht verwunderlich, daß bei im Schock verstorbenen Tieren gelegentlich cerebrale Blutungen und häufig ein Hirnödem beobachtet wurden. Mit den Befunden an Ganglienzellen hat sich HÖPKER (1954) kritisch auseinandergesetzt. Selbst bei Tieren, die nach schwerem Glucosemangel im mehrstündigen Koma lagen, konnte Höpker keinen pathologischen Befund im Hirnparenchym erheben. Pathologische Befunde anderer Autoren hält er für Artefakte (!) obwohl z. B. auch eine Hypoxämie schon nach wenigen Minuten zu Veränderungen an den Ganglienzellen führen kann (Colmant, 1965). Allerdings weist der morphologische Gesamtbefund nach Glucosemangel wesentliche Unterschiede gegenüber den reinen Hypoxieschäden auf. Es ist nicht auszuschließen, daß auch nach einem zwar einmaligen, aber vollständigen Glucoseentzug längerer Dauer dennoch histologisch faßbare Veränderungen am Gehirn auftreten können. Nach Finley u. Brenner (1941) ist das Ausmaß der Veränderungen von der Komadauer abhängig. *Klärung könnten nur Experimente liefern, bei denen das Auftreten histologischer Veränderungen am Gehirn in Abhängigkeit von der gemessenen Glucoseaufnahme des Gehirns exakt bestimmt würde.*

2. Befunde nach wiederholter Insulinapplikation

Hier muß unterschieden werden, ob in den Experimenten lediglich wiederholte, aber kleine Insulindosen benutzt wurden, so daß keine stärkeren klinischen Symptome auftraten, aber ob mit höheren Insulindosen eine „Insulinschockbehandlung" nachgeahmt wurde.

a) Versuche mit wiederholten, kleinen Insulindosen

Über Befunde nach zwei oder drei insulininduzierten Hypoglykämien berichten Schereschewski et al. (1929) sowie Stief u. Tokay (1935) an Hunden, Winkelmann u. Moore (1940) an Katzen. Ihre Befunde unterscheiden sich nicht grundsätzlich von denen nach einer einmaligen Insulininjektion.

Appel et al. (1939) behandelten je eine Katze mit 12 bzw. 21 täglichen kleinen Insulindosen (0,5 bis 8 E), Stief u. Tokay (1932) Hunde mit 3×8 E und Weil, Liebert u. Heilbrunn (1938) Katzen mit unterschiedlichen wiederholten Dosen. Alle Autoren fanden keinerlei histologische Auffälligkeiten am Gehirn. Weil et al. stellten fest, daß erst Insulinmengen von 70 E oder mehr nachweisbare Veränderungen hervorrufen. Bemerkenswert sind allerdings die Ergebnisse von Töbel (1948) an pankreaslosen Hunden, die längere Zeit mit kleinen Dosen Depotinsulin behandelt waren, ohne daß klinische Symptome aufgetreten waren. Er fand ausgedehnte Veränderungen an Ganglienzellen, die z. T. herdförmig, vor allem aber diffus angeordnet waren, außerdem eine Proliferation der Glia und der Capillarendothelien. Er konnte daher auf die Bedeutung einer klinisch stummen Hypoglykämie hinweisen und betont die Selbständigkeit der Gliaveränderungen, die nicht allein als Reaktion auf den Ganglienzelluntergang gewertet werden könnten.

b) Versuche mit größeren, wiederholten Insulindosen

Diese wurden häufiger angestellt (Stief u. Tokay, 1932, 1935; Dünner, Ostertag u. Tannhauser, 1933; Dünner, Ostertag u. Lücke, 1934; Grayzel, 1934; Tani, 1935; Schmied, 1936; Nicolajew, 1937; Accornero, 1939; Appel et al., 1939; Baker, 1939; Roizin, 1939; Tannenberg, 1939, 1940; Weil, Liebert u. Heilbrunn, 1939; Yannet, 1939; Zimmermann, 1939; Winkelman u. Moore, 1940; Finley u. Brenner, 1941; de la Vega, 1941; Lorentzen, 1950; Höpker, 1954; Ostertag, 1958).
Makroskopische Veränderungen im Gehirn wurden in diesen Versuchsreihen seltener, entweder als Hirnödem oder Hämorrhagien, gelegentlich als frische

Erweichungen gefunden. Sie können nicht als unmittelbare Folge des durch Insulin induzierten cerebralen Glucosemangels gewertet werden.

Ganglienzellveränderungen

Sie fehlen nie, wenn das Gehirn wiederholt einem schweren Glucosemangel durch einen „Insulinschock" ausgesetzt ist, darüber hinaus treten sie aber unabhängig vom Verlauf der einzelnen Phasen und etwaigen Komplikationen auf. Man findet dann die verschiedenen Stadien der ischämischen Ganglienzellerkrankung,

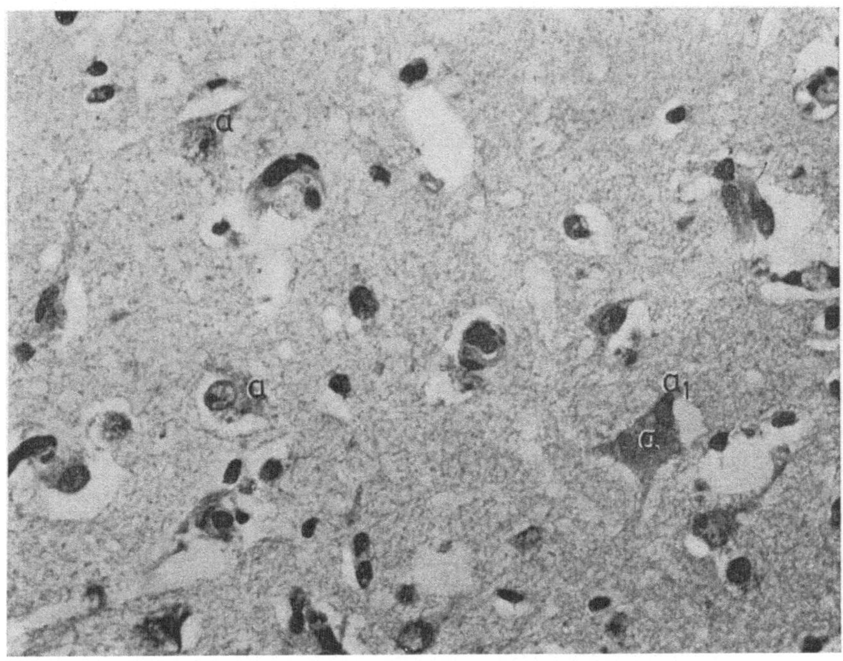

Abb. 1. Hund, 512:1 Zugrundegehen der Ganglienzellen a, proliferierte Oligodendrogliazellen z. B. bei a₁

die von einem einfachen Schwund der Nissl-Substanz (Tigrolyse) über eine Zellschrumpfung, Vakuolisierung der Ganglienzellen bis zum Zelluntergang reichen kann. Häufig ist über weite Areale kaum eine normale Ganglienzelle zu finden. Nach ACCORNERO (1939), ROIZIN (1939), TÖBEL (1948) wie auch HÖPKER (1954) stehen diese Schädigungsmuster gegenüber herdförmigen, gefäßabhängigen Veränderungen im Vordergrund. HÖPKER fand eine deutliche Beziehung zwischen dem Ausmaß des Glucosemangels im Verlauf des gesamten Experimentes und den diffusen Ganglienzellveränderungen. Man darf mit großer Wahrscheinlichkeit annehmen, daß dieser Schädigungstyp die charakteristische Reaktion des nervösen Parenchyms auf den Glucosemangel darstellt, auch wenn diese Veränderung als solche nicht spezifisch ist. Die verschiedenen Areale der grauen Substanz sind unterschiedlich in Mitleidenschaft gezogen. Meist reagieren die Ganglienzellen von Hirnrinde und Corpus striatum am empfindlichsten auf den Glucosemangel.

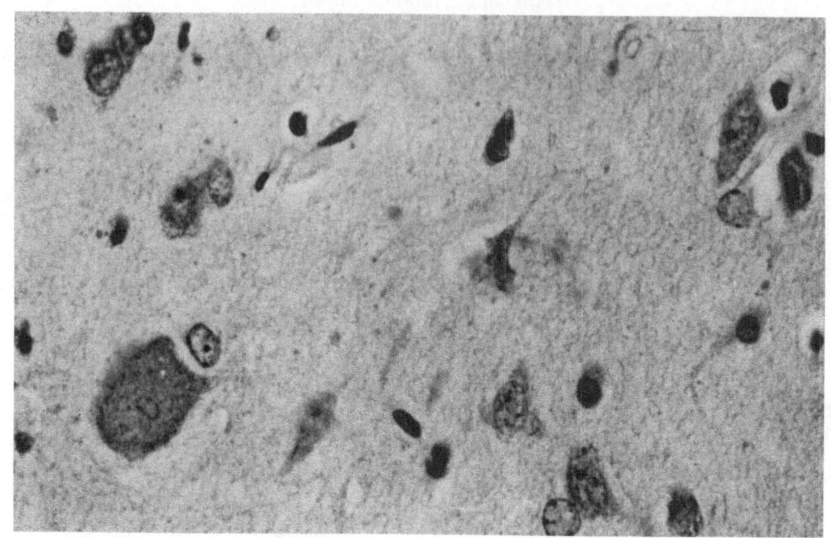

Abb. 2. Hund, 640:1. Verdämmerte Ganglienzellen, links Schwellung, sonst Schrumpfung der Ganglienzellen, deutliche Gliaproliferation, rechts oben Auflockerung der Gefäßwand

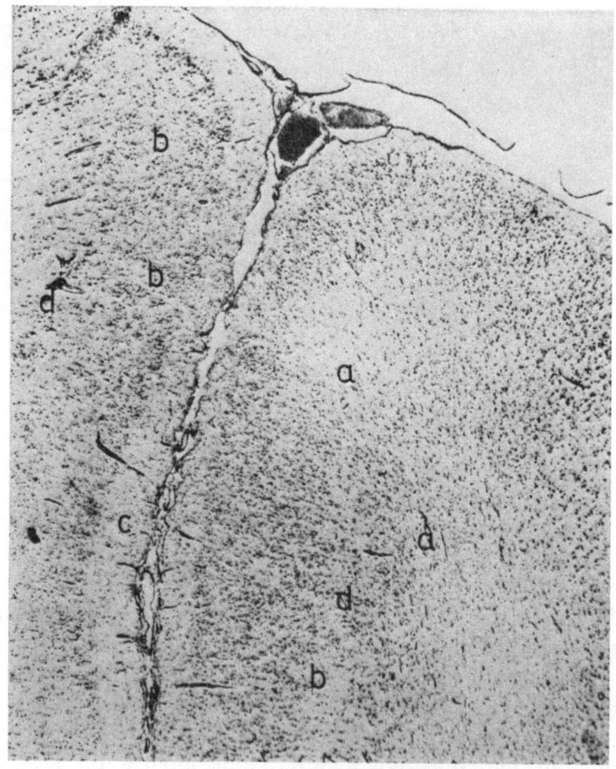

Abb. 3. Hund, 20:1. Insulinvergiftung mit mehreren Krämpfen (DÜNNER, OSTERTAG u. TANN-HAUSER, 1933), bei a massiver, bei b diffuser Ganglienausfall, bei c Verbreiterung der Rand-zone, bei d adventitielle Zellvermehrung

Weniger deutlich treten die Veränderungen an den übrigen Stammganglien und am geringsten in den Kerngebieten von Hypothalamus, Hirnstamm (häufiger) und Kleinhirn auf; sie können sogar fehlen (HICKS, 1950). Eine morphologische Vulnerabilitätsskala der grauen Areale des Gehirns läßt sich auf Grund der bislang vorliegenden Untersuchungen noch nicht aufstellen.

Im Gegensatz zu diesen diffusen sind bei der Mehrzahl der Tiere auch herdförmige Veränderungen der Ganglienzellen anzutreffen. Teils fleckförmig, teils pseudolaminär angeordnet treten sie unabhängig von der Anzahl der vorausgegangenen Komata und dem Schweregrad der Glucosemangelphasen auf (HÖP-

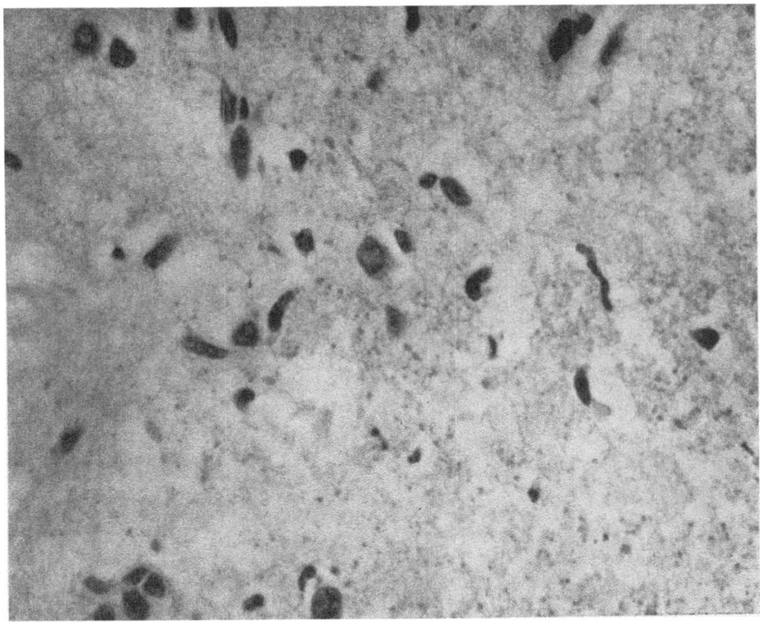

Abb. 4. Hund, 640:1. Diffuses Ödem mit Reaktion der Glia, Proliferation der Hortega-Zellen

KER, 1954). Wenn auch andere Autoren diffuse und herdförmige Ganglienzellschäden nicht ausdrücklich trennen, so geht aus detaillierteren Befundschreibungen doch hervor, daß herdförmige Schäden in ihrem Ausmaß gegenüber den diffusen zurücktreten (STIEF u. TOKAY, BAKER, ACCORNERO, ROIZIN) oder sogar fehlen.

Über *Frühveränderungen der Glia* liegen noch keine ausreichenden Befunde vor. BAKER (1939) fand nach einem möglichst schweren, einmaligen „Insulinschock" eine geringe diffuse Proliferation der Astrocyten, ebenso GRAYZEL (1934). FINLEY u. BRENNER (1941) wie auch DE LA VEGA (1941) beschrieben eine Schwellung der Astrocyten und eine Proliferation der Mikroglia (Hortega-Zellen). Die vorliegenden Untersuchungen erlauben es noch nicht, den frühestmöglichen Zeitpunkt anzugeben, zu dem nach einem cerebralen Glucosemangel die Glia alteriert ist.

Wiederholter Glucosemangel führt an allen Gliazelltypen zu charakteristischen Reaktionen. Einerseits können progressive Veränderungen vorherrschen, die in manchen Fällen nur an Astrocyten und Mikrogliazellen nachweisbar sind, in

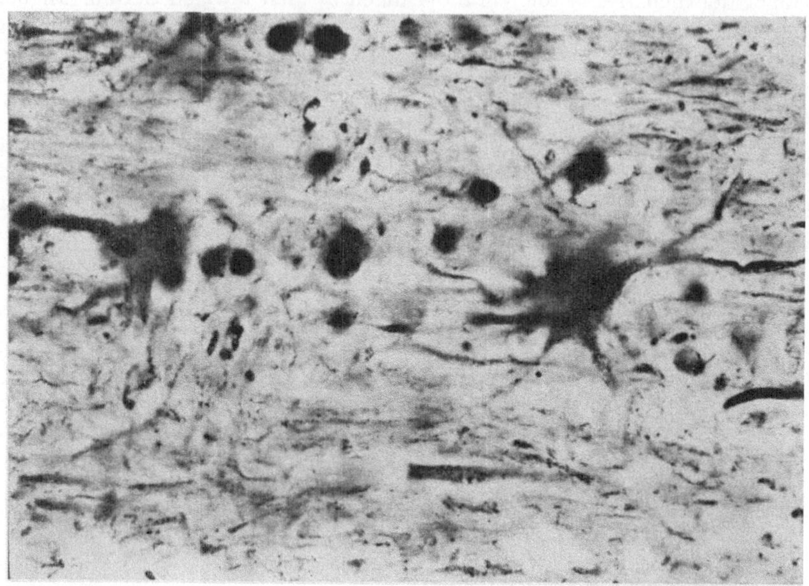

Abb. 5. Hund, 175:1. Proliferierte degenerierende Astroglia am dekompensierten Hirnödem

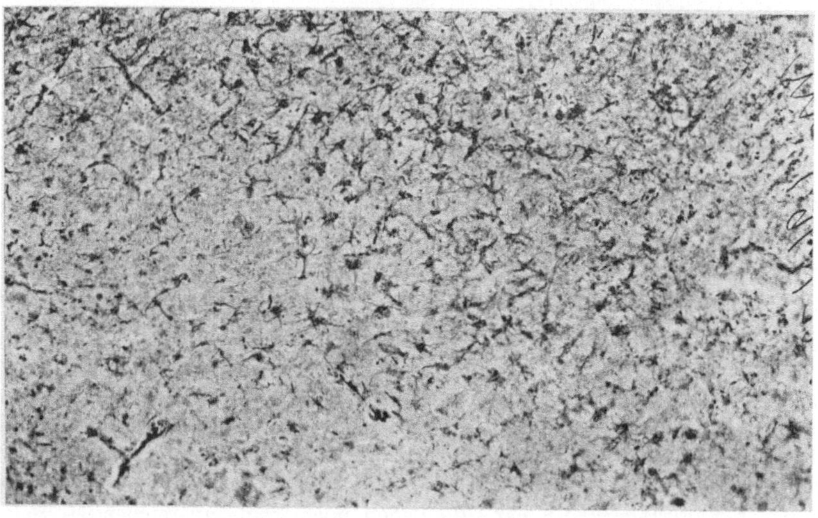

Abb. 6. Hund, 105:1. Astrocytäre Proliferation, Cajalinprägnation

anderen Fällen auch an Oligodendrocyten. Die Mikroglia tritt schon in der Form von Stäbchenzellen sichtbar auf. Eine Umwandlung in Fettkörnchenzellen haben wir nicht feststellen können. Daneben brauchen regressive Veränderungen, welche die Astrocyten in Mitleidenschaft ziehen, nicht zu fehlen. Höpker (1954) hat das Verhalten von Gliazellen nach unterschiedlich häufigen Insulinkomata untersucht.

Progressive Veränderungen an Astrocyten und Mikroglia beherrschen das Bild
nach wenigen Komata. Nach häufigeren Glucosemangelphasen setzen regressive
Veränderungen an Astrocyten ein, etwa gleichzeitig proliferiert zunehmend die
Oligodendroglia. Auch diese Gliaveränderungen sind ubiquitär nachweisbar und
stehen nur selten in einem unmittelbaren Zusammenhang mit den Ganglienzellschäden der gleichen Areale. Sie können daher nicht als Reaktion *nur* auf den
Ganglienzelluntergang gewertet werden. Oft sind die Astrocyten nach anfäng-
licher Proliferation später regressiv verändert und stellen somit eine selbständige,
etwa koordiniert auftretende Reaktion des Hirngewebes dar. Zu ähnlichen Folge-

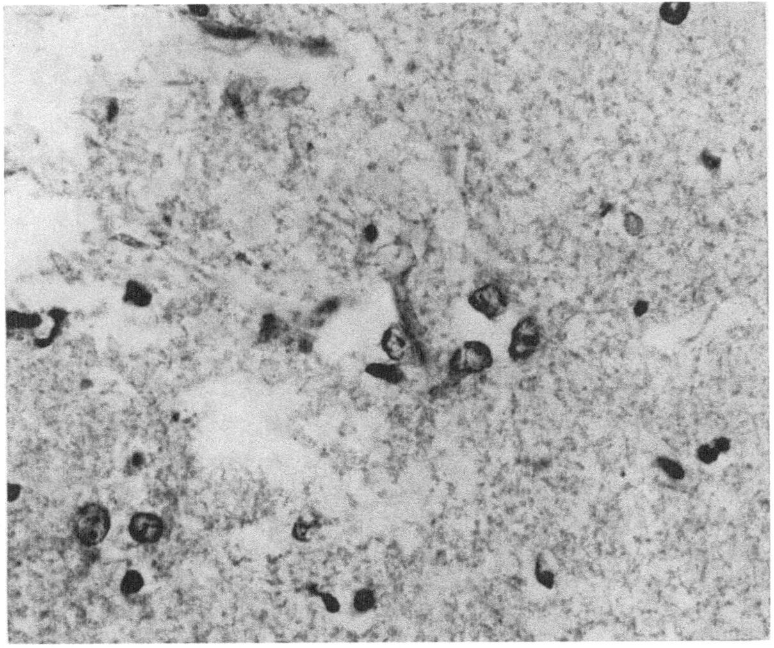

Abb. 7. Hund, 640:1. Dekompensiertes Ödem mit Zugrundegehen des Hirngewebes, kein
Artefakt

rungen kamen auch NIKOLAJEV (1937), ACCORNERO (1939), FINLEY u. BRENNER
(1941), TÖBEL (1948).

Neben diesen Gliazellveränderungen sieht man im lichtmikroskopischen Präparat perivasculäre und pericelluläre Auflockerungen, die als lokales *Ödem* imponieren und auf eine Schwellung der den Gefäßen und Zellen unmittelbar anliegenden Astrocytenfortsätze zurückgeführt werden müssen, sei sie durch eine intracelluläre Wasserverschiebung oder durch eine Schrankenstörung im Bereich der
Gefäßwand entstanden. Gelegentlich sieht man eine ubiquitäre Auflockerung der
Grundsubstanz. Die Ödembezirke ergreifen nicht selten im größeren Umfang die
angrenzende Marksubstanz und sind als Ursache der oft frühzeitig zu findenden
Markscheidenlichtungen anzusehen. Damit ist auch der nicht selten vorhandene
Status spongiosus erklärt. Lokalisatorisch sind sie unabhängig von den Schwer-
punkten der Ganglienzellschäden.

Veränderungen des *Gefäßmesenchyms* nach Glucosemangel sind seltener beschrieben. Erstmals haben Dünner, Ostertag u. Tannhauser (1933) auf eine lebhafte Endothelproliferation und Capillarneubildung hingewiesen. Ähnliche Befunde wurden auch von Stief u. Tokay (1935), Weil, Liebert u. Heibrunn (1939), Accornero (1939), Finley u. Brenner (1941) und Töbel (1948) mitgeteilt. Höpker fand dagegen (in seinen mehrfach zitierten Untersuchungen) an Ratten keine sicheren Hinweise auf eine Endothelproliferation. In unseren, an Hunden und Kaninchen durchgeführten Experimenten, war sie jedoch regelmäßig und schon sehr früh nachweisbar. Am stärksten finden wir sie an Capillaren

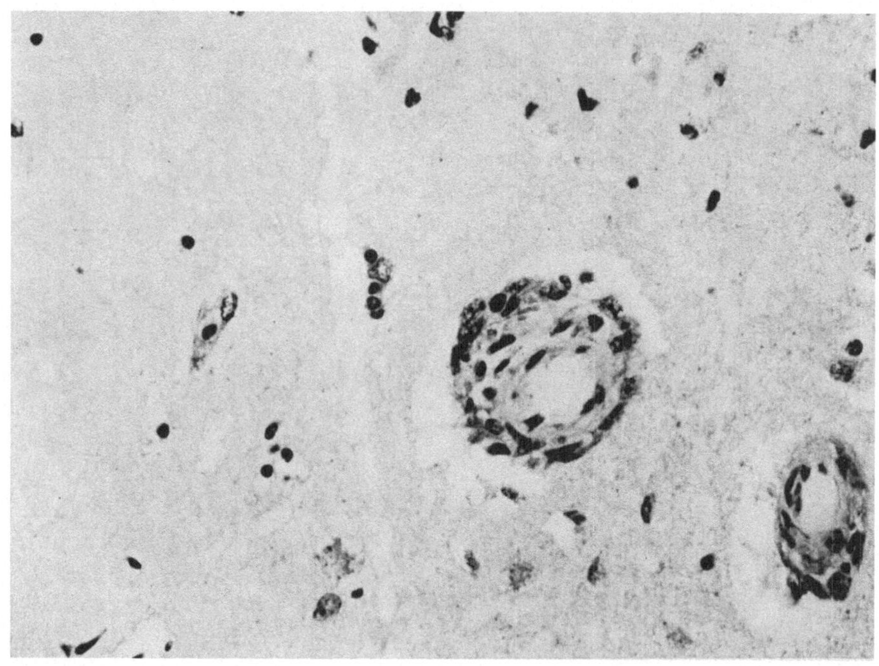

Abb. 8. Hund, 552:1. Auflockerung der Gefäßwände, adventitielle Infiltrate. Links im Bild Ödem mit Zelluntergang, Zugrundegehen kleiner Ganglienzellen, Markrindengrenze

und kleineren Arteriolen, nicht dagegen an Arterien. Auch diese Veränderungen sind ubiquitär und diffus anzutreffen, aber nicht an andersartige, lokal akzentuierte Gewebsschäden gebunden.

Die von uns in Abb. 9 und 10 wiedergegebenen Veränderungen am Gefäßsystem in Form der endangiitischen Proliferationen, die auch Töbel (1948) gefunden hat, glaubt Pentschew als eine „primäre Endarteriitis, wie wir es vor allem bei der Wernickeschen Krankheit sowie bei den Erkrankungen des Wilson-Pseudoskleroseformkreises antreffen“, ansehen zu wollen, die „mit der Insulindarreichung in keinem unmittelbaren Zusammenhang“ stände, er glaubt an eine spontane Hundeerkrankung. Dieser Auffassung können wir uns nicht anschließen, da wir dieselben Vorgänge, wenn auch nicht in so starkem Maße wie bei den massiven Insulinüberdosierungen der Hunde, beim Menschen antreffen konnten. Ferner haben wir zwei verschiedene Serien von Hunden aus der Inzucht

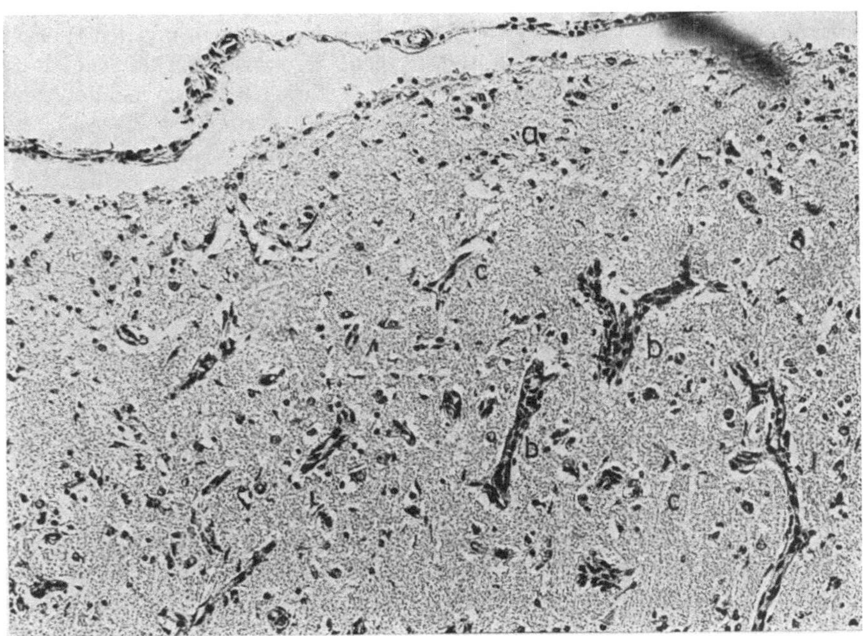

Abb. 9. Hund, 160:1. Wiederholte Insulininjektion bis zur Benommenheit *ohne* Krämpfe, Vermehrung der Gliazellen in der Randzone a, adventitielle Zellvermehrung und Endothelproliferationen bei b, auch um die kleineren Gefäße herum Ödem der Hirnrinde und Ausfall der Ganglienzellen in der zweiten und dritten Schicht bei c

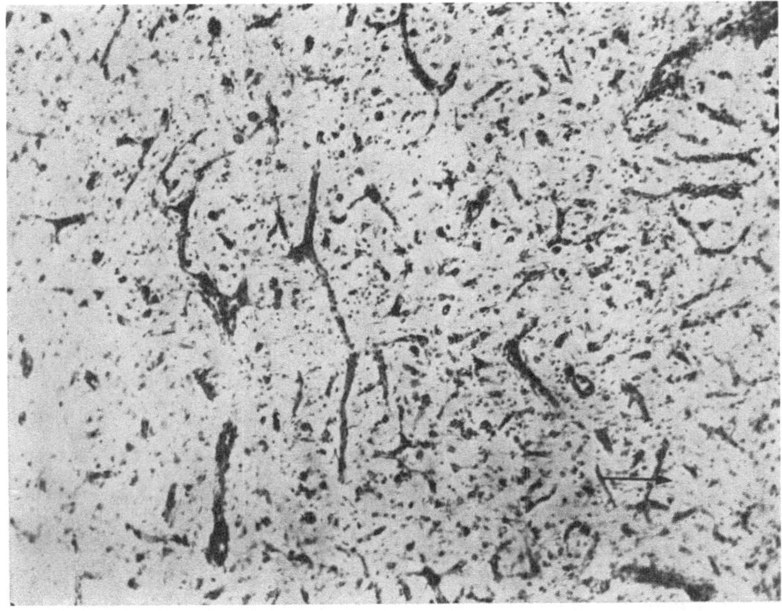

Abb. 10. Hund, ca. 250:1. Proliferation der Capillaren und Präcapillaren, adventitiellen Zellvermehrung, Zugrundegehen des Parenchyms

der Hoechster Farbwerke untersuchen können, die dieselben endangiitischen Veränderungen am Gefäßsystem zeigen, aber stets nur zusammen mit den typischen Insulinüberdosierungsschäden. Sie treten nicht irgendwie vorherrschend oder isoliert auf, sondern nur in Verbindung mit einer stärker betonten mehr oder minder starken „unvollständigen Erweichung". Hiermit würde auch die Auffassung Bodechtels übereinstimmen, die er gegenüber Pirach (11. Tagung d. Dtsch. Ges. f. innere Medizin 1962, S. 229) vertreten hat.

Histochemische Untersuchungen am Gehirn nach Glucosemangel liegen bisher kaum vor. Von einigen Autoren wurde lediglich ein Schwund des Glykogens registriert (Chesler u. Himwich, 1944; Shimizu u. Inoue, 1952; Held et al., 1968 sowie eigene Untersuchungen).

II. Humanpathologische Befunde

Todesfälle infolge Hypoglykämie sind häufig mitgeteilt, leider meist ohne ausführliche neuropathologische Befunde. Diese Fälle dürften sowohl ätiologisch als auch im Hinblick auf die näheren, zum Tode führenden Umstände nicht einheitlich sein. Etwaige Befunde müssen von den Folgen anderer, gleichzeitig bestehender Krankheiten, vor allem Gefäßerkrankungen wie Arteriosklerose, Hypertonie oder Diabetes mellitus, von hypoxämisch verursachten Schäden infolge Kreislaufversagen, Lungenkomplikationen oder ischämisch bedingten Schäden durch epileptische Krämpfe oder vorausgegangene Krampfbehandlungen abgegrenzt werden.

Etwa eine gleiche Anzahl von Todesfällen durch cerebralen Glucosemangel wurden bei der „Insulinschockbehandlung" aus psychiatrischer Indikation sowie bei Insulinüberdosierung bei Diabetes mellitus beschrieben. Neuropathologische Befunde bei Inselzelltumoren finden sich seltener. Daneben liegen Einzelmitteilungen bei Suicid durch Insulin, Neugeborenenhypoglykämie u. a. selteneren Ursachen vor (s. u.). Trotz der vorstehend erörterten Einschränkung, sind die an menschlichen Gehirnen erhobenen Befunde mit denen des Tierexperiments gut vergleichbar. Im Einzelfall zeichnen sich mehr oder minder markante Abweichungen ab.

Auf Grund experimenteller Erfahrungen muß beachtet werden:

1. Überwiegen im Einzelfall diffuse Parenchymveränderungen, die auf eine ubiquitär wirksame, vom Gefäßsystem nicht unmittelbar abhängige Noxe hinweisen oder herdförmige Schäden?

2. Wie verhalten sich Ganglienzellen einerseits und Glia andererseits hinsichtlich Ausmaß und Lokalisation der Veränderungen?

3. Liegen morphologische Veränderungen an den Hirngefäßen selbst vor?

4. Liegen sonstige markante Befunde auch an anderen Körperorganen vor?

III. Mikroskopische Pathologie

1. Hirnpathologische Befunde nach „Insulinkomabehandlung"

Die überwiegende Mehrzahl der Kranken starb in einem irreversiblen, posthypoglykämischen Koma. Die Komadauer betrug in der Regel mehrere Stunden oder einige Tage, in selteneren Fällen mehrere Wochen (Cammermeyer, 1938; Kastein, 1938; Grünthal, 1941). Nur selten lagen akute Komplikationen, meist ein Herz- oder Kreislaufversagen vor, die zum Tode geführt hatten (Hempel, 1941;

RAUCH, 1944; ACKERT, 1948; ein eigener Fall und wahrscheinlich der Fall von
LEPPIEN u. PETERS, 1938). Häufig traten während der Insulinkomabehandlung
oder der zum Tode führenden Komplikationen epileptische Krämpfe auf, in
anderen Fällen fehlten sie jedoch wie bei den Kranken von GRÜNTHAL (1941),
LAWRENCE et al. (1942), RAUCH (1944, 1948), INOSE (1948) und zwei eigene
Beobachtungen[5].

Während akute Zwischenfälle jederzeit auftreten können, wird ein irreversibles
posthypoglykämisches Koma in der Regel erst nach einer längeren Komaserie, der
häufig bereits eine Insulinkomabehandlung zu einem früheren Zeitpunkt vorausgegangen war, beobachtet. Doch gibt es Ausnahmen (RIVERS u. ROME, 1944;
MALAMUD, 1948; ZEISE, 1955). So kam es bei einem unserer Fälle bereits nach der
13. Insulininjektion im Rahmen einer *ersten* Behandlungsserie zu einem irreversiblen Koma. Es besteht keine gesetzmäßige Abhängigkeit von der verwendeten
Insulinmenge. HÖPKER (1954) hat für die im Schrifttum mitgeteilten Fälle eine
auslösende Insulinmenge von durchschnittlich 130 E errechnet, doch kann im
Einzelfall die Dosis wesentlich niedriger liegen (MALAMUD, 1948). Bei unseren Fällen betrug die kleinste, tödliche Einzeldosis 44 E, bei KÖRNYEY (1955) 8 E.

Trotz dieser unterschiedlichen Voraussetzungen ähneln sich die wiedergegebe-
nen histologischen Befunde weitgehend. Makroskopisch wird eine erhebliche
Volumenzunahme des Gehirns durch Ödem nach einem posthypoglykämischen
Koma nur ausnahmsweise, dagegen nach akuten Zwischenfällen stets gefunden.

Fast alle Autoren berichten über eine stärkere Hyperämie des Gehirns, die
jedoch als unspezifisches, präfinal entstandenes Symptom zu bewerten ist. Ausgeprägte vasculär bedingte Schäden wie Blutungen oder Erweichungen werden
nur ausnahmsweise (in den Fällen von SALM (1937), CAMMERMEYER (1938),
DÖRING (1938), HEMPEL (1938), LEMKE (1938), McKEITH u. MEYER (1939)
erwähnt.

Beim Studium der histologischen Befunde zeigt sich unter Berücksichtigung
oben aufgestellter Kriterien, daß von den meisten Autoren sowohl diffuse als auch
herdförmige Ganglienzellschäden gesehen wurden, die diffusen Veränderungen
überwogen meist (KASTEIN, 1938; LEPPIEN u. PETERS, 1938; FERRARO u. JERVIS,
1939 (1); INOSE, 1939; einzelne Fälle von HEMPEL, 1941; FERRARO, 1942; LAW-
RENCE et al., 1942; ZEMAN, 1950; JETTER u. SHEFLEN, 1952; eigene Beobachtungen) gelegentlich boten die Veränderungen der Ganglienzellen den einzigen auf-
fälligen Befund (KASTEIN, 1938; KOBLER, 1938; GRÜNTHAL, 1941). In wenigen
Fällen dominierten herdförmige Ganglienzellschäden (DÖRING, 1938; LEMKE,
1938; McKEITH u. MEYER, 1939; HEMPEL, 1941; FERRARO, 1942; RAUCH, 1948).

So liegt im histologischen Bild das Schwergewicht zunächst auf den Parenchymschäden. Nur selten sahen wir eine ganz diffuse Homogenisierung der großen
somatochromen Ganglienzellen unter Verlust der Nissl-Substanz wie es das

---

[5] Die Frage der Todesursache nach Insulinschock im Rahmen der menschlichen Therapie
steht hier nicht zur Erörterung. Eine kurze Mitteilung von KINSEY "Incidence and cause of
death in shock therapy" (Engl. Arch. of Neurology a. Psychiatry 46. 1941) hat von 12234
Insulinschockbehandlungen mit 90 Todesfällen, wovon nur 26 obduziert wurden. So wird die
Todesursache zum überwiegenden Teil aufgrund von klinischen Wahrnehmungen gestellt; in
diesen 90 Fällen wird bei 38 die Todesursache „hypoglykämische Encephalopathie" angegeben, ohne daß eine mikroskopische Verifizierung folgte. Dem Gehirntod mit insgesamt
50 Fällen (wenn man der Encephalopathie noch Hirnödem und Status epilepticus dazurechnet)
stehen immerhin 40 aus anderen Ursachen gegenüber. Darunter allein 12 cardiale Todesfälle
oder sowie andere, die mit Sicherheit nichts mit der Insulinschocktherapie zu tun haben.
Dem Verf. lag in dieser Arbeit offenbar nur daran:
1. den Erfolg der Krampftherapie überhaupt darzustellen und
2. daraufhinzuweisen, daß das Behandlungsrisiko beim Cardiazolschick wesentlich geringer ist.

klassische Bild der anämischen Zellerkrankung darstellt. Häufig imponieren jedoch die Bilder, und zwar sowohl bei den menschlichen Fällen wie bei den Tierversuchen, entweder mit einem elektiven Parenchymausfall innerhalb eines ganzen Windungstales wie es auch Pentschew abgebildet hat, oder ein pseudolaminärer

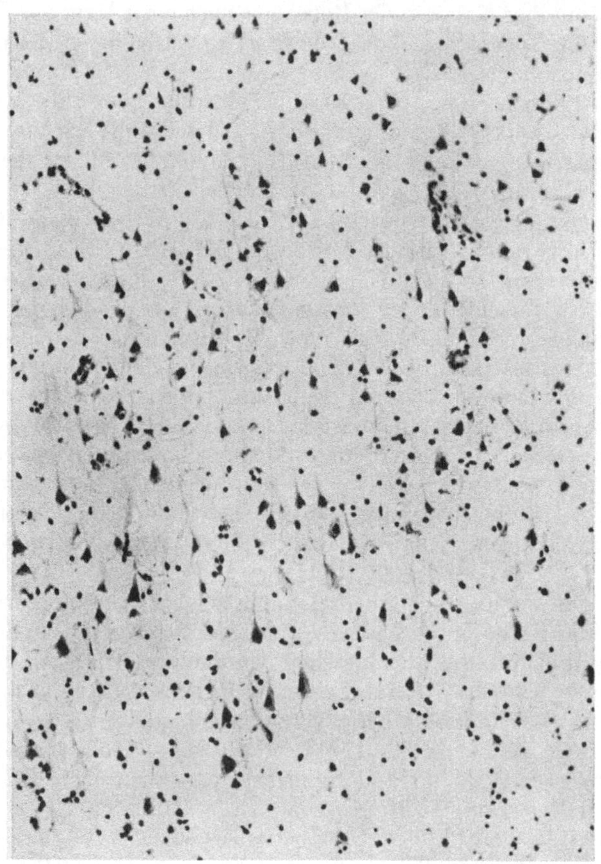

Abb. 11. Sch., 80:1. 39jähriger Schizophrener. 1947 und 1950 Elektroschockbehandlung. 1952 Insulinkomabehandlung: 8 Behandlungstage, Gesamtinsulindosis 816 E, letzte Einzeldosis 156 E. Tod im irreversiblen posthypoglykämischen Koma nach 12 Std. Schnitt durch die tiefere Großhirnrinde. Man sieht einzelne Lückenfelder mit Rarefizierung der Ganglienzellen, offensichtlich als Folge der vorausgegangenen Krampfbehandlung, daneben verschiedene Stadien frischer Ganglienzellveränderungen im Sinne der anämischen Zellerkrankung und eine Proliferation der Glia

Ausfall im Gebiet eines Windungstales wie an dieser Stelle noch ausführlicher ausgeführt, oft sind die sich zugewandten Abschnitte zweier Windungen in einem Windungstal in gleicher Weise und Ausdehnung ergriffen, während die anderen Furchen zugewandten Windungsteile und die Windungskuppe intakt bleiben. Den Parenchymuntergang im Gebiet des Sommerschen Sektors haben wir nur bei schweren Fällen gesehen und bei einem Insulinsuicid 1940 beschreiben können.

Nach dem Schrifttum gewinnt man den Eindruck, daß die Veränderungen an Gliazellen von verschiedenen Autoren uneinheitlich bewertet werden. Auf Grund unserer Feststellungen bei fünf nach einem posthypoglykämischen Koma verstorbenen Kranken ist stets eine ubiquitäre Reaktion der Glia, wenn auch individuell unterschiedlich ausgeprägt, festzustellen. Wie auch bei CAMMERMEYER (1938) besteht keine unmittelbare Beziehung zwischen den Veränderungen an Ganglien- und Gliazellen. Man sieht immer wieder, daß in größeren Arealen der Hirnrinde die Ganglienzellen relativ diskrete Schäden aufweisen, während gleichzeitig eine mehr oder weniger deutliche diffuse Proliferation der Astrocyten und

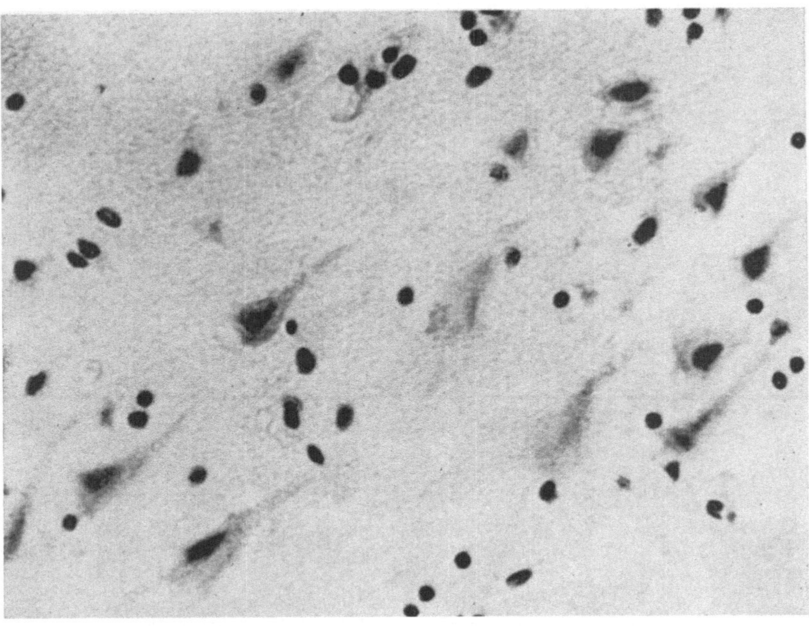

Abb. 12. Sch., 520:1. Derselbe Fall, verschiedene Stadien frischer Ganglienzellveränderungen mit Auflösung der Nissl-Substanz: Schwellung und Homogenisierung des Ganglienzelleibes, an anderen Zellen Schrumpfung und Nekrose

der Mikrogliazellen besteht. Entsprechende Bemerkungen findet man auch bei NIKOLAJEV (1937), JACOB (1939), HEMPEL (1941). Demgegenüber vermerken KOBLER (1938), LEPPIEN u. PETERS (1938) sowie HASSIN (1939) nur eine geringe Gliareaktion. In ihren Fällen war sowohl die Zahl der vorausgegangenen Insulinkomata, wie auch die Gesamtmenge des verwandten Insulins relativ gering. Selten werden regressive Gliaveränderungen registriert. Lediglich FERRARO (1942) erwähnt sie als selbständigen Befund. Nach unseren Beobachtungen sind regressive Veränderungen an Astrocyten vor allem in der Hirnrinde häufig ausgeprägt. Bemerkenswert ist der Befund einer starken gliösen Reaktion im Bereich des Windungsmarkes, ohne entsprechende Markscheidenveränderungen. Dies wird besonders auch von LAWRENCE et al. (1942) und von RAUCH (1944) betont.

Im Gegensatz zu der meist makroskopisch fehlenden Volumenzunahme des Gehirns läßt sich bei der histologischen Untersuchung stets ein ausgeprägtes

Hirnödem nachweisen, das in einzelnen Fällen vorwiegend perivasculär und pericelluläre, in anderen generalisiert ausgebildet ist. Die Veränderungen bestehen in einer Schwellung und Auflockerung des Gewebes, die bis zur Entstehung sog. Lückenfelder (Status spongiosus) reichen können. Wie bei den tierexperimentellen Befunden erläutert, handelt es sich bei diesen Veränderungen auf Grund elektronenoptischer Untersuchungen primär um eine intracelluläre Flüssigkeitsaufnahme in Astrocyten.

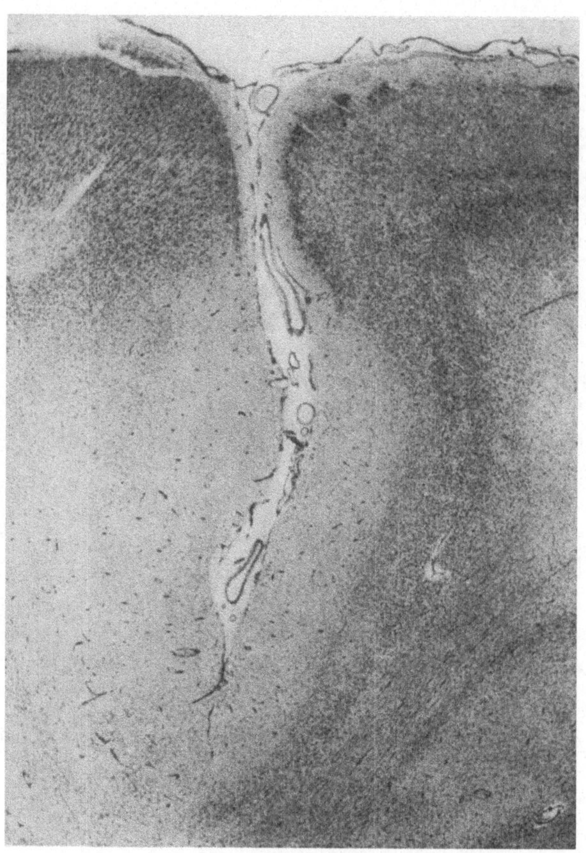

Abb. 13. Zum Vergleich; elective Parenchymnekrosen innerhalb eines ganzen Windungstales. Dasselbe Bild wie im Experiment; auch hier treten in den nekrotischen Bezirken die Gefäße deutlich vor. (Nach von Braunmühl aus Pentschew l. c.)

Neben den Parenchymschäden fällt regelmäßig auch eine oft enorme Proliferation der Endothelzellen von Capillaren und kleineren Arteriolen, in vielen Fällen auch eine adventitielle Bindegewebsvermehrung mit Infiltraten, in schwerer geschädigten Gehirnen außerdem eine deutliche Capillarneubildung auf. Dies wird zwar nicht von allen, jedoch einer großen Zahl von Autoren beschrieben (Cammermeyer, 1938; Kastein, 1938; Leppien u. Peters, 1938; ein Fall von Hempel, 1941; Ferraro, 1942; Jetter u. Sheflen, 1952). Eine Capillarsprossung erwähnen vor allem FERRARO u. JERVIS [1939 (2)]. Diese Autoren betonen auch, was wesentlich erscheint, die Selbständigkeit der Gefäßreaktion gegenüber den Parenchymschäden. Gefäßreaktionen dieser Form und Ausbreitung sind (auch COLMANT, 1968) bei anderen cerebralen Prozessen ein ungewöhnlicher Befund.

Sieht man die Literatur nach sonstigen, wesentlichen Befunden durch, so fällt bei den wenigen Fällen, bei denen nicht nur hirnpathologische Befunde mitge-

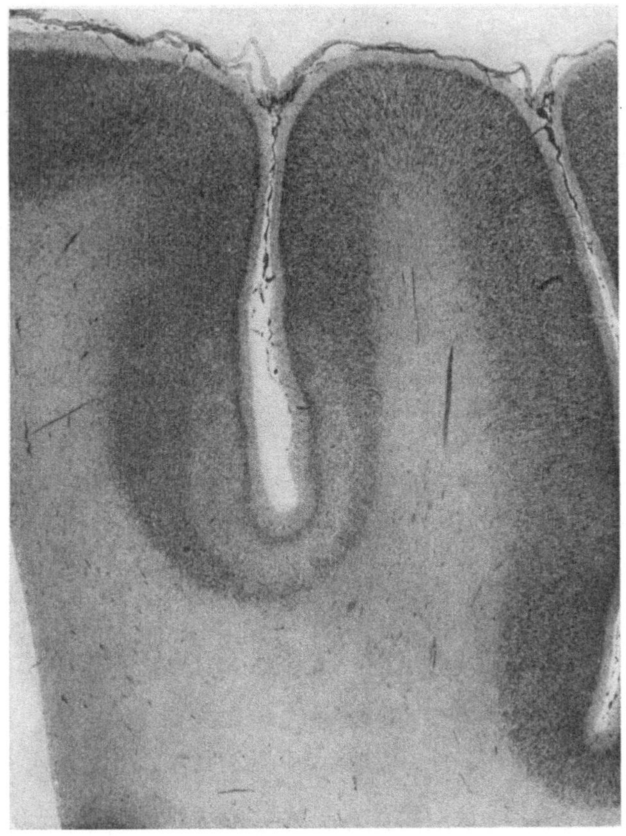

Abb. 14. Pseudolaminärer Ganglienzellausfall in einem Windungstal. (Nach LEPPIEN u. PETERS aus PENTSCHEW l. c.)

teilt werden, die häufige Erwähnung von Leberveränderungen auf (JANSEN u. WAALER, 1940; RAUCH, 1944; JETTER u. SHEFLEN, 1952). Besonders hervorzuheben ist aber, daß sich in keinem der von uns untersuchten fünf Fälle in der Leber Glykogen nachweisen ließ, obwohl den Patienten nach einer üblichen Komadauer von 30 bis 40 min Glucose zugeführt worden und der Blutzuckerwert meist stark erhöht war. Daneben läßt sich der Glykogenverarmung entsprechend eine erhebliche Leberzellverfettung nachweisen. Außerdem ist der Lipofuscingehalt in den Leberzellen vermehrt (OSTERTAG). Im Gegensatz dazu war bei einem Patienten, der während eines Insulinkomas plötzlich an einem Herzversagen verstarb, in der Leber Glykogen, wenn auch in verminderter Menge, nachzuweisen.

Regelmäßige Veränderungen fanden wir auch an Hypophysenvorderlappen in Form einer relativen Zunahme chromophober Zellen und in der Nebennierenrinde im Sinne einer progressiven Transformation. Am ehesten handelt es sich hierbei

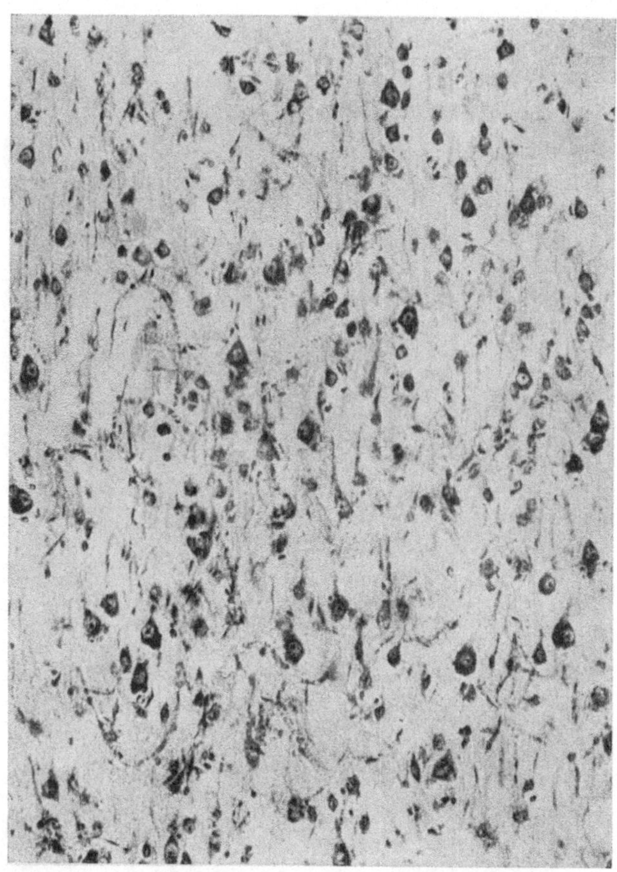

Abb. 15. Diffuse Wucherung senkrecht zur Rindenoberfläche ausgerichteter Stäbchenzellen in einem entmarkten Rindenbezirk mit gewucherten protoplasmatischen Astrocyten. Nur geringe Minderung des Ganglienzellbestandes. Post-hypoglykämisches Koma von 20 Tagen Dauer. (Nach Hempel, J. aus Pentschew l. c.)

wohl um den Ausdruck einer Aktivierung gegenregulatorischer Insulin-antagonistischer Systeme[6].

Pentschew erwähnt unter den Befunden an anderen Organen die Unempfindlichkeit der Retina: Auch der Augenspiegelbefund bei tödlich verlaufenden Fällen vom hypoglykämischen Koma erweist sich als unverändert (Granick, 1941). Demgegenüber verweisen Dünner, Ostertag u. Tannhauser auf die positiven

---

[6] Zu den Veränderungen der Körperorgane wird von anderer Seite in diesem Handbuch Stellung genommen.

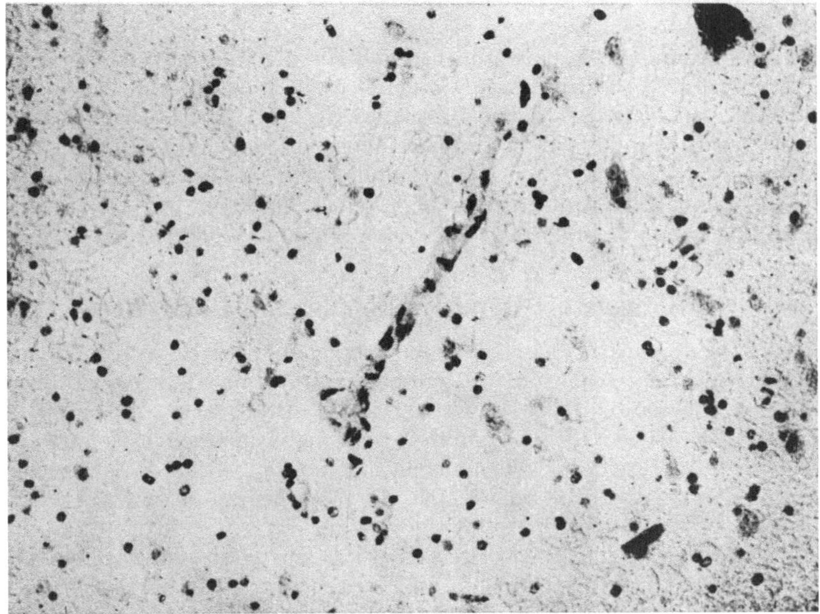

Abb. 16. W., 255:1. 29jähriger Schizophrener. 1951 Insulinbehandlung. 1951 und 1952 Elektroschockbehandlung. 1953 Insulinschockbehandlung. 296 E in 16 Tagen, letzte Einzeldosis 44 E. Tod im posthypoglykämischen Koma nach 15 Std — Übergang von Großhirnrinde zum Marklager. Nissl-Färbung. Das Bild zeigt die diffuse Reaktion der Glia, der Endothelien und Gefäßwandzellen. Man erkennt noch Zellschatten und vereinzelte stark geschrumpfte Ganglienzellen von dichter Anfärbbarkeit

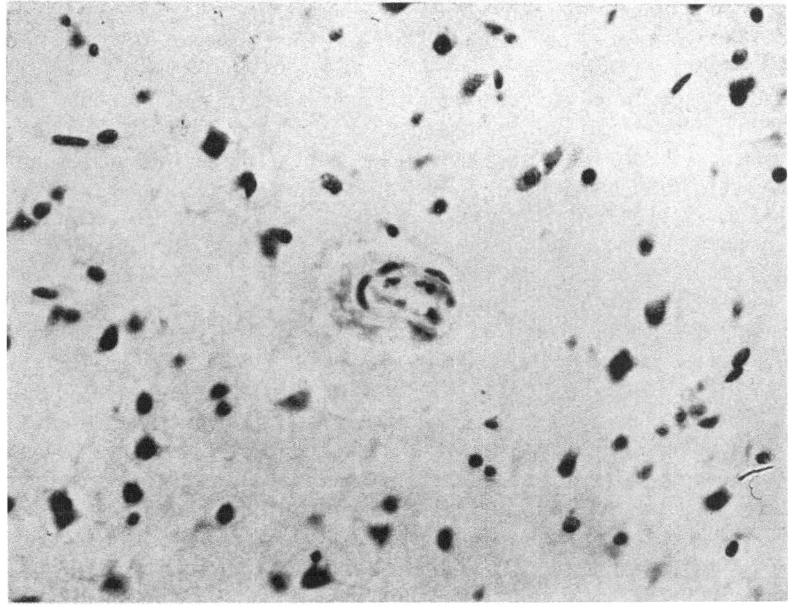

Abb. 17. W., 400:1. Derselbe Fall, Hirnrinde, Nissl-Färbung. Neben Ganglienzellschäden und Gliaproliferation zeigt der Schnitt eine vor allem perivasculäre und pericelluläre Auflockerung der Grundsubstanz als Ausdruck nicht mehr frischer Hirnschwellung

Augenspiegelbefunde bei den Kaninchen und Hunden, die den Veränderungen an der Hirnsubstanz korreliert waren. So fiel es unter anderem alsbald auf, daß ein großer Teil der Tiere sich mit der Nase an Gegenständen stieß und das Auge weniger lebhaft war. So fanden wir ophthalmoskopisch nicht nur Blutungen in der Retina, sondern auch eine vorgewölbte Papille wie beim Hirndruck des Menschen. Diese war anfangs blaßrötlich, später beim selben Tier mehr weißlich verfärbt. In einem Fall längeren Überlebens bestand eine Stauungspapille.

2. Befunde bei Hypoglykämietod von Diabetikern

Die ersten neuropathologischen Untersuchungen, die nach der Einführung der Insulintherapie mitgeteilt wurden, stammten von Zwischenfällen bei Diabetikern (Ehrmann u. Jacoby, 1925; Wohlwill, 1928; Bodechtel, 1933). Sie bilden heute mit mehr als 50 Fällen die größte Gruppe der hirnpathologisch untersuchten Todesfälle durch cerebralen Glucosemangel. Etwa 25% dieser Fälle sind im Verlauf eines Coma diabeticum aufgetreten, die restlichen meist durch eine unbeabsichtigte Überdosierung von Insulin.

Nach den Berechnungen von Höpker (1954) betrug die den Zwischenfall auslösende Insulindosis bei Depotinsulin im Durchschnitt 40 E, bei Altinsulin 66 E. Diese niedrigen Insulinmengen weisen auf die besondere Situation des cerebralen Glucosestoffwechsels beim Diabetiker hin, die vorzüglich von Erbslöh (1956) betont wird. Die Dauer des Komas reicht von wenigen Stunden bis zu 137 Tagen (Courville, 1957), betrug nach Höpker (1954) im Durchschnitt 4 Tage. Davon abgesehen sind die klinischen Voraussetzungen, die zur Deutung neuropathologischer Befunde beitragen können, unüberschaubar. In der Regel ist es unbekannt, ob der zum Tode führenden Glucosemangelphase *andere* vorausgegangen sind. Von der Mehrzahl der Autoren werden epileptische Krämpfe im Verlauf des hypoglykämischen Komas notiert, in anderen Fällen ausdrücklich negiert (Layne u. Baker, 1939; Sahs u. Alexander, 1939; Lawrence et al., 1942; Keymling, 1950; Hornbostel, 1951).

Makroskopisch findet man in dieser Gruppe häufiger als nach einer Insulinkomabehandlung ein Hirnödem, das den akuten Charakter der Zwischenfälle unterstreicht, ebenso wie die gelegentliche Beobachtung von ausgedehnteren Blutungen im Bereich des Gehirns oder der Hirnhäute (Terplan, 1932, 1937; Bowen u. Beck, 1933; Lindsay et al., 1937; Baker, 1939). Courville (1957) sah nach einem 137 Tage dauernden Koma eine deutliche Hirnatrophie.

Histologisch werden Ganglienzellschäden seltener beschrieben, in anderen Fällen waren sie jedoch sehr ausgeprägt (Wohlwill, 1928; Terplan, 1932; Bodechtel, 1933; Schleussing u. Schumacher, 1934; Layne u. Baker, 1939; Sahs u. Alexander, 1939; Baker, 1939; Lawrence et al., 1942; Ellenberg u. Pollack, 1947; Hornbostel, 1951; Courville, 1957). Geraud et al. (1966), die sich mit den morphologischen Unterschieden bei cerebralem Glucosemangel verschiedener Ätiologie befaßten, betonen: Die Ganglienzellveränderungen seien zwar der hervorragende Befund, jedoch weniger ausgeprägt als nach einer Insulinkomabehandlung oder bei Inselzelltumoren. Bei der Mehrzahl dieser Fälle scheinen die diffusen Ganglienzellveränderungen gegenüber herdförmigen zu überwiegen (Baker, 1939; Hornbostel, 1951 und Fineberg u. Altschul, 1952).

Ebenso fanden Geraud et al. (1966) eine wesentlich geringere Ausprägung der Gliareaktion bei hyperinsulinisierten Diabetikern, die sie mit der relativ kurzen Dauer der Glucosemangelsituation erklären. Über ausgeprägte, sowohl progressive als auch regressive Gliaveränderungen berichtet lediglich Hornbostel (1951), allerdings bei einem Patienten mit chronischer Mangelernährung (s. u.).

Eine stärkere Gliareaktion (in einem Fall sogar der hervorstechende Befund) fanden auch TERPLAN (1932), LAYNE u. BAKER (1939) bei Kranken, die wiederholte hypoglykämische Krisen überstanden hatten. Fast alle Autoren erwähnen auch proliferative Veränderungen an den Capillarendothelien.

Über die etwaige Rolle weiterer pathogenetischer Faktoren beim Zustandekommen derartiger Komplikationen des Diabetikers geben die Veröffentlichungen nur wenig Auskunft. HORNBOSTEL (1951) betont die Bedeutung einer chronischen Mangelernährung. ALEXANDER (1953) beschrieb einen Kranken mit einer gleichzeitigen Hypophysennekrose, BAKER (1939) weist auf den Alkohol als zusätzliche Noxe hin. Klinische Beobachtungen mit ungewöhnlich schweren residualen Defektsyndromen bei Diabetikern mit Leberparenchymschäden und nach Alkoholabusus müssen jedoch hervorgehoben werden (ERBSLÖH, 1970).

3. Hirnpathologische Befunde bei Hyperinsulinismus (Inselzelltumoren)

Die wenigen neuropathologischen Untersuchungen bei Hyperinsulinismus sind meist ausführlich beschrieben. Vom klinisch-metabolischen Aspekt handelt es sich vor allem um Veränderungen nach chronischem, sich über Monate oder Jahre erstreckenden cerebralen Glucosemangel. Epileptische Krampfanfälle treten zwar häufig auf, doch wird auch ihr Fehlen von einzelnen Autoren ausdrücklich vermerkt (KALBFLEISCH, 1937; MOERSCH u. KERNOHAN, 1938; KERWIN, 1942; TOM u. RICHARDSON, 1951; LUISI, 1952). Der Tod erfolgte in der Regel nach einem längeren, oft wochenlangen Koma, so bei dem Patienten von TOM u. RICHARDSON nach 103 Tagen. Im Gegensatz zu den anderen Gruppen insulininduzierten cerebralen Glucosemangels wird gelegentlich, offensichtlich auf Grund des chronischen Verlaufes schon makroskopisch eine Hirnatrophie festgestellt. Blutungen oder Erweichungen, wie sie eher bei akuten Verlaufsformen zu erwarten sind, treten jedoch kaum auf.

Die histologischen Befunde sind sehr unterschiedlich ausgeprägt. Meist werden schwere Ganglienzellschäden beobachtet, in der Regel sind sie diffus (TERBRÜGEN, 1931; WOLF et al., 1933; BAKER u. LUFKIN, 1937; MOERSCH u. KERNOHAN, 1938; KERWIN, 1942). Seltener werden daneben geringer ausgeprägte herdförmige Ganglienzellschäden erwähnt (SCHELLER u. STRÖBE, 1937; MOERSCH u. KERNOHAN, 1938; MALAMUD u. GROSH, 1938; LAWRENCE et al., 1942; LUISI, 1952). Nur bei TOM u. RICHARDSON (1951) überwiegen die herdförmigen.

Bei anderen Fällen dominiert die Proliferation der Glia (WOLF et al., 1933; BAKER, 1938). GERAUD et al. (1966) stellen in ihrer vergleichenden Studie fest, daß Gliaveränderungen bei Inselzelltumoren etwa gleich häufig vorkommen wie nach einer Insulinkomabehandlung; die Veränderungen an der Astroglia überwiegen die der anderen Gliaformen. TERBRÜGGEN (1931), MOERSCH u. KERNOHAN (1938) betonen, daß gleichzeitig progressive und regressive Astrogliaveränderungen vorkommen. Nur wenige Autoren beschreiben Veränderungen am Gefäßmesenchym, vor allem BAKER (1938, 1939), TOM u. RICHARDSON (1951), LUISI (1952) auch GERAUD et al. (1966), sowohl in Form einer Proliferation endothelialer und adventitieller Elemente als auch einer Capillarsprossung.

Eine Besonderheit chronischen Glucosemangels im Zentralnervensystem bei Insulin produzierenden Tumoren ist, daß sie auch am Rückenmark zu *klinisch* manifest werdenden Veränderungen führen: Parästhesien, Paresen, Atrophien, Sensibilitätsstörungen (LAROCHE et al., 1928; GARLAND, 1958; ROSNER u. ELSTAD, 1964). Neuropathologische Untersuchungen von MOERSCH u. KERNOHAN (1938) zeigen im Bereich der Vorderhörner gleichartige Prozesse wie im Gehirn: sowohl Ganglienzellschäden als auch Gliaproliferation.

4. Hirnpathologische Untersuchungen nach Suicid durch Insulin

Nur wenige Fälle sind bisher mitgeteilt, da die meisten gerettet werden konnten, so bei Lindgren (1960): trotz Injektion von 3300 E. Morphologische Unter-

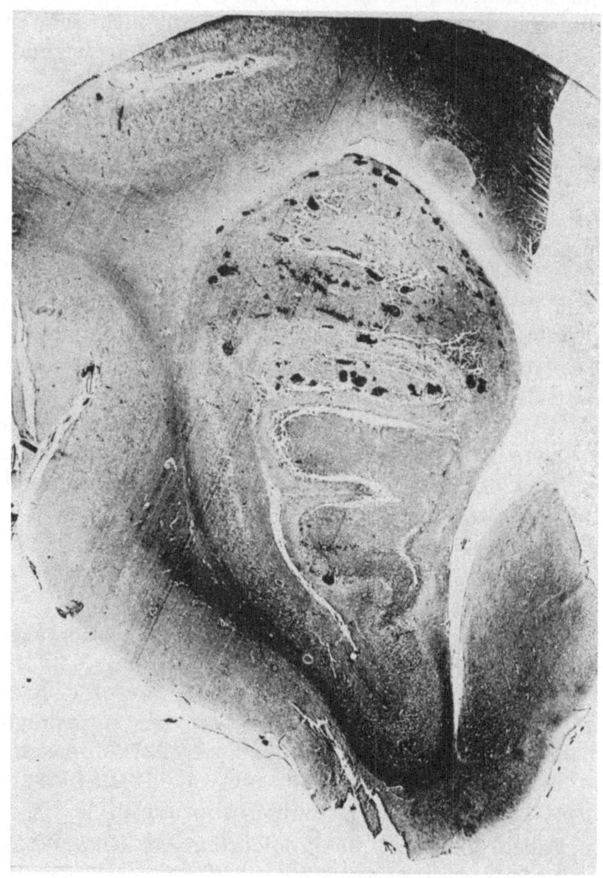

Abb. 18. Pf, 4:1. Fall H. Schulte — B. Ostertag. Suicid mit Insulin etwa 600 E, ausgedehnte Blutung vom Typus der Ring- und Kugelblutung im Ammonshorn

suchungen von Todesfällen haben Schulte u. Ostertag (1939), Gülzow (1951), Bour et al. (1959) sowie Joslin (1959) beschrieben. Blutungen und Hirnödem schon bei der makroskopischen Untersuchung, herdförmige, gefäßabhängige Ganglienzellschäden bei der histologischen Untersuchung zeigen, daß in diesen Fällen auch sekundäre Faktoren den Befund mitprägen. Unsere Beobachtung mit H. Schulte (l.c.) ist recht aufschlußreich (Insulinsuicid, Tod nach 4 Tagen). Bei der massiven Insulinvergiftung sahen wir zwar Nekrosen um die Zentralvenen

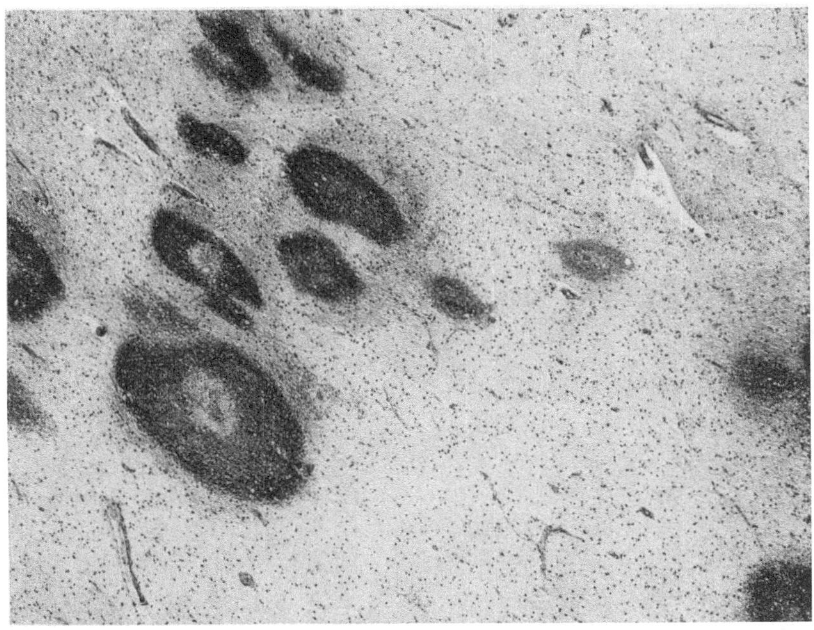

Abb. 19. Pf., 46,5:1. Detailaufnahme der Ringblutungen

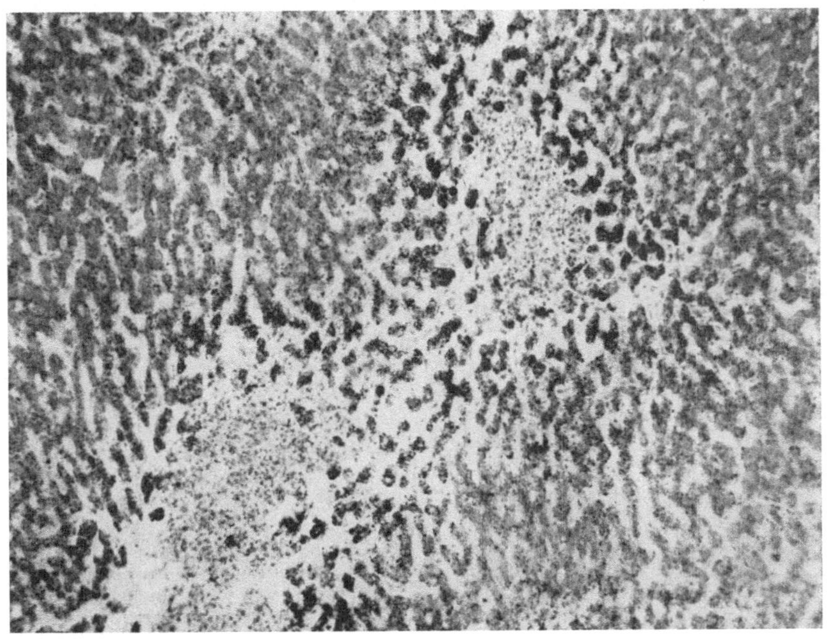

Abb. 20. Pf., 85:1. Zentrale Leberzellnekrose (gleicher Pat. wie Abb. 15)

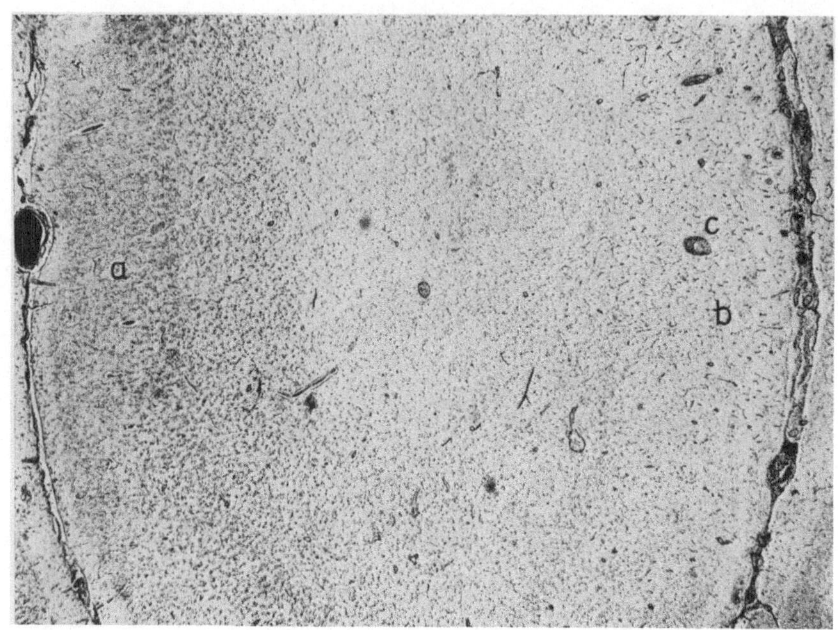

Abb. 21. Pf., 16:1. Links im Bild leidlich erhaltene Hirnrinde a, recht totaler herdförmiger Ganglienzellausfall b mit c adventitiellen Infiltraten mit Zellreaktion in den weichen Häuten über dem vorzugsweise erkranktem Gebiet (vgl. Abb. 3)

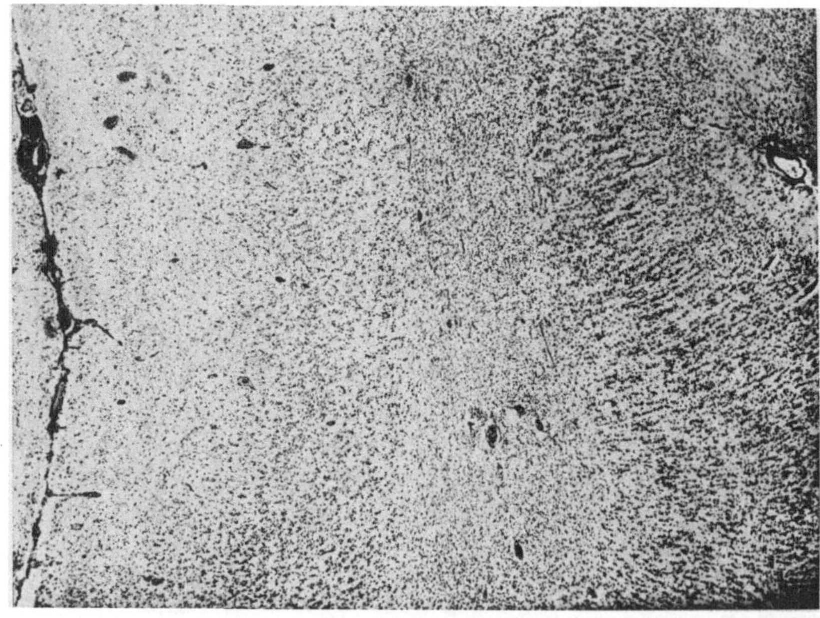

Abb. 22. Pf., 20:1. Aus anderen Hirnpartien auf der rechten Seite des Bildes guterhaltene Rinde, links gefäßabhängiges Zugrundegehen der Ganglienzellen in der Hirnrinde, bei a gliöse Proliferation im Markkegel

der Leber herum, Nekrosen in den Glomerula und am Gehirn, die schweren Ring-
bzw. Kugelblutungen im Ammonshorngebiet. Im übrigen finden sich aber *alle*
oben sowohl wie im Experiment als auch bei den humanpathologischen Befunden
erwähnten Veränderungen: So die gefäßabhängigen Schäden der einander zuge-
kehrten Partien benachbarter Hirnwindungen beiderseits des Windungstales
(c.f. Abb. 13 und 14). Die Abb. 21 und 22 könnten ebensogut wie die Abb. 23 von
anderen Insulintodesfällen stammen. In der Abb. 21 rechts und 22 links kann
man gut die Reaktion in der Pia mit ihren lymphocytären Infiltraten über den
geschädigten Hirnpartien und deren Lokalisation um die von ihr in die Hirn-

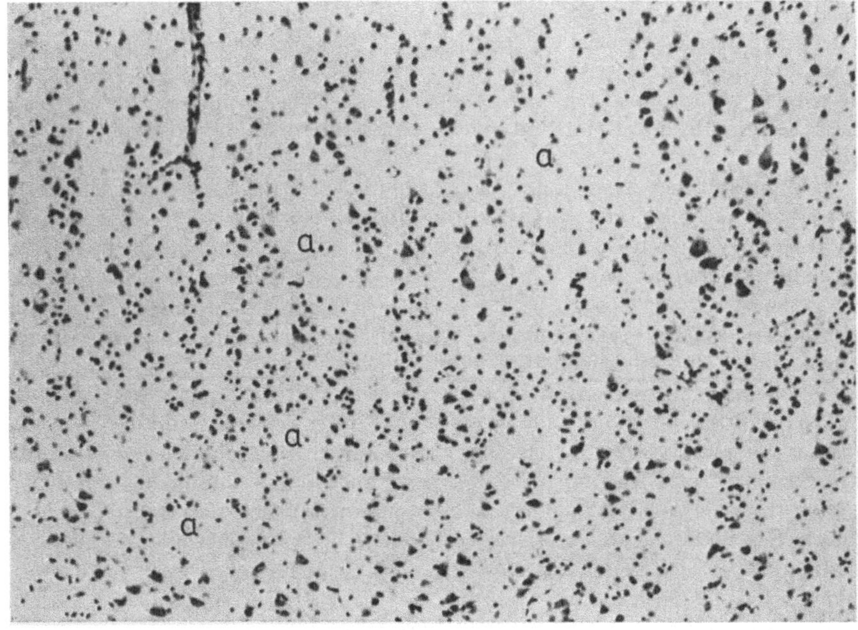

Abb. 23. Pf., 100:1. Diffus verteilte kleine Lichtungsherde (a) in der sonst guterhaltenen
Rinde

substanz eindringende Gefäße herum erkennen. Ein Bild, das der oben wieder-
gebenden Abb. 5 voll entspricht, während wir in der Abb. 23 nur die diffus verteilten Verödungsherde feststellen konnten. Daß nicht alle Hirnpartien gleichzeitig befallen sind, ist ein uns wohlbekanntes Bild von allgemein pathologischer
Bedeutung, das wir hier nicht weiter erörtern können.

5. Cerebrale Glukosemangelschäden anderer Ätiologie

ANDERSON, MELLNER u. STRICH (1959) sowie DEKABAN u. MOORE (1959)
teilten hirnpathologische Untersuchungen nach Neugeborenenhypoglykämie mit,
in denen neben akuten Nervenzellschäden die Hirnatrophie mit Hydrocephalus
internus im Vordergrund steht. Offenbar handelt es sich um die Folgen des chronischen, cerebralen Glucosemangels auf das kindliche, noch nicht ausgereifte Ge-

hirn, da eine allgemeine *Hirnatrophie* einschließlich des Marklagers bei anderer Hypoglykämie-Ätiologie nicht bekannt ist.

IV. Zusammenfassende Diskussion der morphologischen Befunde

Trotz ihrer vielfältigen Erscheinungsformen weisen die im Tierexperiment und die am Menschen erhobenen neuropathologischen Befunde gemeinsame charakteristische Merkmale auf. Es handelt sich um das morphologische Syndrom einer unvollständigen Nekrose des nervösen Parenchyms, vor allem der Großhirnrinde mit elektiver Schädigung der Ganglienzellen (Parenchymnekrosen), und seltener auch der Astrocyten, kombiniert mit einer lebhaften Proliferation aller Gliazelltypen und des Gefäßbindegewebes. In der Regel sind diese Veränderungen diffus verteilt, wenn auch oft lokal unterschiedlich stark betont. Typische gefäßabhängige Parenchymnekrosen können fehlen oder sind geringer ausgeprägt, sie sind kein typisches Schädigungsmuster nach einem Glucosemangel des Gehirns (Höpker, 1954).

Eine vollständige Erweichung, Blutungen oder eine generalisierte Hirnschwellung treten nur fakultativ, oft wohl auch bei Einwirkungen zusätzlicher Noxen auf. Unter besonderen Bedingungen, wie langes Überleben im irreversiblen Koma, jahrelang bestehender Glucosemangel oder der Unreife des Neugeborenengehirns kann eine schon makroskopisch feststellbare Hirnatrophie mit Hydrocephalus externus und internus resultieren. In anderen Fällen handelt es sich um den regelhaften Ablauf einer elektiven Parenchymnekrose.

Ganglienzellnekrosen, Gliaveränderungen und Reaktionen des Gefäßbindegewebes können auf Gund ihres zeitlichen Auftretens und ihres Verteilungsmusters als jeweils selbständige Reaktion auf den cerebralen Glucosemangel auftreten; reparativ-reaktive Veränderungen spielen eine untergeordnete Rolle.

Derartige Gewebssyndrome sind an sich unspezifisch und werden bei zahlreichen Krankheiten, welche den Stoffwechsel der Ganglienzellen in Mitleidenschaft ziehen, als sekundäres (Vitamin B_1-Mangel) oder auch selbständiges Phänomen beobachtet.

Die beschriebenen Ganglien- und Gliazellveränderungen sind vor allem eine typische Reaktion auf Sauerstoffmangel, sei er durch eine allgemeine Hypoxämie oder Ischämie hervorgerufen. Wegen der Ähnlichkeit morphologischer Befunde nach Sauerstoff- bzw. Glucosemangel ist ihre Unterscheidung ohne Kenntnis der Ätiologie tatsächlich kaum möglich, so daß von vielen Autoren ein prinzipieller pathogenetischer Unterschied verneint wird (Hoff et al., 1945; Ostertag, 1958; Richardson et al., 1959; Warren et al., 1966). Daraus darf man aber nicht folgern, daß die pathogenen Schritte zu diesem Ziel die gleichen sind. Das morphologische Bild wird als Ausdruck einer Hypoxydose durch Glucosemangel angesehen. Die heute noch unvollständigen biochemischen Tatsachen sprechen nicht dafür. Darüber hinaus weist auch der morphologische Befund nach Glucosemangel einzelne, uns wesentlich erscheinende Unterschiede gegenüber Hypoxiefolgen im engeren Sinne auf.

Während letztere schon sehr früh, selbst nach einem einmaligen schweren Sauerstoffmangel sichtbar werden (Colmant, 1965), sind entsprechende Parenchymschäden erst nach wiederholtem Glucosemangel nachweisbar, wiederum im Gegensatz zum Sauerstoffmangel aber selbst dann, wenn während der hypoglykämischen Phasen klinisch nur leichteste Symptome auftraten (Töbel, 1948). Diese Beobachtung gewinnt an Bedeutung angesichts oft schwerer morphologischer Veränderungen nach relativ symptomarmen Verläufen hypoglykämischer Phasen bei Diabetes mellitus und Inselzelltumoren. Derartige morphologische Befunde legen, gestützt auf biochemische Befunde, die Vermutung nahe, daß beim cerebralen Glucosemangel nicht nur eine Hypoxydose mit Einschränkung energieliefernder Prozesse, sondern daneben auch — in frühen Stadien vielleicht allein — ein Mangel spezifischer Substrate pathogenetisch wirksam wird, zu deren Synthese Glucose notwendig ist.

In diesem Zusammenhang sind auch die Proliferationsvorgänge intracerebraler Gefäße hervorzuheben, die in dieser Form und Ausprägung nach reinem Sauerstoffmangel nicht entstehen. Wir können uns aber auf die neueste Darstellung von HAGER beziehen, der diese Erkrankungen der pialen und Rindengefäße mit Proliferation endothelialer, adventitieller und an den Capillaren auch pericytärer Elemente als eine Eigenart des zentralen Nervensystems behandelt (HAGER: Handb. d. allg. Path., Bd. III, 3. Teil, Teil 2, S. 267 u. folgende). Die Ursachen sind mannigfaltiger Art, Alkohol, Kohlenmonoxyd und, wie experimentell erwiesen, auch Hypoxydose im Nervensystem. Aus der Humanpathologie kennen wir diese Reaktionsform bei Hypoxydose und mehr oder minder vollständigen Erweichungen oder wie HAGER nach STRÄUSSLER abbilden um umschriebene Nekroseherde herum[7].

Daher wurde früher häufig eine „capillartoxische" Wirkung des Insulins vermutet, doch fehlt hierfür jeder Anhaltspunkt.

Unseres Erachtens handelt es sich um eine Komponente der globalen Glucosemangelwirkung auf das Gehirn, die hier, im Bereich der Bluthirnschranke schwerpunktartig ihren Ausdruck findet. Ohne Zweifel spielt die Blut-Hirnschranke mit ihren verschiedenen Komponenten bei der Glucoseversorgung des Hirngewebes eine besondere, wenn auch noch weitgehend unbekannte Rolle (KUFFLER u. NICHOLLS, 1966), da die Glucoseaufnahme in das Gehirn nicht allein durch die Diffusion erklärt werden kann, andererseits das Insulin die Blut-Hirnschranke nicht passiert (HAUGAARD et al., 1965; ELGEE et al., 1954; BERSON et al., 1956). Neuere Erkenntnisse weisen auch auf die besondere Bedeutung der Astrocyten, die mit ihren Fortsätzen an der Bildung der Bluthirnschranke beteiligt sind, für den Stoffaustausch im Zentralnervensystem hin (CASTAN, 1968; SEITELBERGER, 1968). Auch die Genese des in der grauen Substanz oft nur perivasculär oder pericellulär anzutreffenden Hirnödems erscheint dadurch unter einem neuen Aspekt (s. QUADBECK u. HESS, 1967). So imponieren die morphologischen Veränderungen trotz ihrer Vielfalt als eine einheitliche Reaktionsweise des Gehirns. Es liegt nahe, in den individuellen Unterschieden, die jeweils nur querschnittsartig den Befund einer speziellen Situation wiedergeben, verschiedene Stadien der Wirkung einer einzigen pathogenen Noxe zu sehen, deren Synopsis (über den Einzelfall hinaus) auf allgemeingültige Reaktionsweisen des Nervensystems bei Störungen des Kohlenhydratstoffwechsels hinweist.

Schlußbemerkungen

Eine offene Frage bleibt es, welche Bedeutung die aufgezeigten morphologischen Veränderungen am Gehirn für dessen Gesamtfunktion und insbesondere für das Auftreten von Zwischenfällen, so für das irreversible posthypoglykämische Koma haben.

---

[7] Auf die kausale Bedeutung des herabgesetzten Blutdrucks hat BODECHTEL (l. c.) aufmerksam gemacht.

Klinische Erfahrung lehrt, daß ein akuter, episodischer Glucosemangel des Gehirns nur dann zu persistierenden Symptomen führt, wenn er sehr häufig oder in sehr rascher Folge wiederholt auftritt. Sie zeigt auch eindeutig, daß sowohl ein wiederholter als auch chronischer cerebraler, nicht einmal so hochgradiger Glucosemangel schwerwiegende Defekte bedingt, auch wenn er momentan nicht zu bedrohlichen klinischen Symptomen führt. Damit ist nicht nur beim endogenen Hyperinsulinismus, sondern auch bei der unbemerkten und unabsichtlichen Insulinüberdosierung beim Diabetiker zu rechnen. In der Pathogenese schwerwiegender Komplikationen spielen offensichtlich auch Funktionsstörungen anderer, am Glucosestoffwechsel beteiligter Organe eine provozierende Rolle.

Nicht selten treten im Verlauf eines cerebralen Glucosemangelsyndroms klinische Herdsymptome auf. Sie sind keine typische Folge des cerebralen Glucosemangels allein. Vielmehr muß in diesen Fällen ein weiterer, die spezielle Lokalisation des Schadens bestimmender Faktor hinzukommen, der präexistent oder akut aufgetreten sein kann. Meyer u. Portnoy (1958) haben diesen Schädigungsmechanismus an Hand experimenteller Untersuchungen und klinischer Beobachtungen nachgewiesen. Sie unterbanden bei Katzen die Arteria cerebri media, was zunächst gut vertragen wird. Die Tiere bekommen aber immer eine Hemiparese, wenn sie durch Insulininjektion hypoglykämisch wurden.

Andererseits haben wir keine ausreichende Berechtigung, allein in den mit histologischer Technik nachweisbaren cerebralen Schäden die Ursache tödlich endender Komplikationen zu sehen. Die Veränderungen am Hirnparenchym, so schwer sie auch im Einzelfalle sein mögen, sind kein hinreichendes morphologisches Äquivalent für die irreversible Funktionseinbuße des Gehirns. Ebensowenig können diese Komplikationen einem fortbestehenden Glucosemangel allein zur Last gelegt werden, da infolge der Therapie die Blutzuckerwerte meistens in einem normalen oder sogar stark erhöhten Bereich liegen. Es ist somit offensichtlich, daß die Irreversibilität eines posthypoglykämischen Komas Ausdruck einer Glucoseverwertungsstörung ist. Diese von zahlreichen Autoren schon frühzeitig geäußerte Vermutung konnte bisher durch biochemische Untersuchungen nicht befriedigend geklärt werden. Nur Benetato (1942) konnte in vitro zeigen, daß der durch Insulin gehemmte Stoffwechsel von Hirngewebsstückchen nachträglich in einer Glucose enthaltenden Lösung nicht mehr normalisiert werden kann. Nach Untersuchungen von Tews et al. (1965), sind posthypoglykämisch im Hirnvenenblut noch lange abnorme Stoffwechselprodukte nachweisbar, auch wenn die Glucoseaufnahme des Gehirns wieder normal ist, sie weisen darauf hin, daß die Reparation der durch den Glucosemangel verursachten Stoffwechselstörung wesentlich längere Zeit beansprucht als die Rückbildung der klinischen Funktion. Fabrykant u. Bruger (1948), Fazekas (1958) wie auch Gottstein (1967) vermuteten, daß es während des Glucosemangels zu einer Alteration der für den normalen Hirnstoffwechsel notwendigen Enzymsysteme kommt. Geiger (1958) und Knauff (1966) haben den Abbau hirneigener Substrate in der tiefen Hypoglykämie wahrscheinlich gemacht. Dies könnte erklären, daß nach einem passageren Glucosemangel ein Erholungsrückstand auftritt und die Anfälligkeit gegenüber wiederholtem Glucosemangel größer wird. Darüber hinaus ist die im irreversiblen posthypoglykämischen Koma zu beobachtende Glucoseverwertungsstörung Ausdruck einer umfassenderen, nicht nur das Gehirn in Mitleidenschaft ziehende Stoffwechselentgleisung. Hierfür spricht der Glykogenschwund in der Leber (Hornbostel, 1951, eigene Beobachtungen) trotz oft extrem hoher Blutglucosekonzentrationen. Dies kommt auch in der Unwirksamkeit von Glucagon- oder Adrenalinapplikationen im posthypoglykämischen Koma zum Ausdruck. Zahlreiche Autoren sehen hierin ein Symptom einer Nebennierenrindeninsuffizienz (Kerr et al., 1937;

CHENG u. SAYERS, 1949; FRÖSCH, 1955; FRAWLY, 1955). Das irreversible post-hypoglykämische Koma, dessen klinische Symptome zweifellos Ausdruck einer cerebralen Funktionsschädigung sind, erscheint somit als Resultat summierter Glucosemangelschäden am Gehirn, möglicherweise gefolgt von einem Abbau lebenswichtiger, nicht kohlenhydrathaltiger Hirnsubstrate und einer Erschöpfung gegenregulatorischer Mechanismen. Diese aus dem vorhandenen Untersuchungsgut zu ziehenden Folgerungen *bedürfen dringend* der weiteren Klärung durch biochemische und histochemische Untersuchungen.

Literatur

ACCORNERO, F.: L'istopatologia del sistema nervoso centrale nello shock insulinico. Riv. Pat nerv. ment. **53**, 1 (1939).

AKERT, K.: Die Insulin-Myokardose. Schweiz. med. Wschr. **37**, 1010 (1950).

ALEXANDER, R. J.: Fatal hypoglycemia in a diabetic patient with pituitary necrosis. Brit. med. J. **1953** I, 1416.

ALLEN, F. M.: Experimental insulin shock, particulary in the guinea pig. J. nerv. Dis. **94**, 305 (1941).

ALLWEIS, C., MAGNES, J.: The uptake and oxidation of glucose by the perfused cat brain. J. Neurochem. **2**, 326 (1958).

ANDERSON, J. M., MILNER, R. D. G., STRICH, S. J.: Effect of neonatal hypoglycaemia on the nervous system: a pathological study. J. Neurol. Neurosurg. Psychiat. **30**, 295 (1967).

APPEL, K. E., ALPERS, B. J., HASTINGS, D. W., HUGHES, J.: Central nervous system changes produced by insulin. Amer. J. Psychiat. **96**, 397 (1939).

BAKER, A. B.: Cerebral lesions in hypoglycemia. II. Some possibilities of irrevocable damage from insulin shock. Arch. Path. **26**, 765 (1938ı.

— Cerebral damage in hypoglycemia. Amer. J. Psychiat. **96**, 109 (1939ı.

— Cerebral lesions in hypoglycemia. III. Experimental investigations. Arch. Path. **28**, 298 (1939).

— LUFKIN, N. H.: Cerebral lesions in hypoglycemia. Arch. Path. **23**, 180 (1937).

BANTING, F. G., BEST, C. H., COLLIP, J. B., MacLEOD, I. R. B., NOBLE, E. C.: The effect of pancreatic extract (insulin) on normal rabbits. Amer. J. Physiol. **62**, 162 (1922).

BARTA, L.: The problem of insulin shock developing at hyperglycaemic levels. Acta paediat. Acad. Sci. hung. **2**, 344 (1961).

BAUMANN, R.: Koma diabeticum, S. 80. Berlin: VEB Verlag Volk und Gesundheit 1959.

BENETATO, G.: Beiträge zum Studium des Insulinschocks. Ardeal. méd. **2**, 182 (1942); Ref. Zbl. Neur. **103**, 107 (1943).

BERSON, S. A., YALOW, R. S., BAUMANN, M., ROTHSCHILD, M. A., NEWERLY, K.: Insulin-J 131 metabolism in human subjects. Demonstration of insulin binding globulin in the circulation of insulin treated subjects. J. clin. Invest. **35**, 170 (1956).

BINZLEY, R. F., ANDERSON, J. C.: Prolonged coma in the insulin treatment of dementia praecox. Psychiat. Quart. **12**, 477 (1938).

BLACK, K. O., HOSFORD, J. P., CORBETT, R. S., TURNER, J. W. A.: Spontaneous hyperinsulinism due to islet-cell adenoma. Brit. med. J. **1954**, 55.

BLAU, A., REIDER, N., BENDER, M. B.: Extrapyramidal syndrome and encephalographic picture of progressive internal hydrocephalus in chronic hypoglycemia. Ann. intern. Med. **10**, 910 (1936).

BODECHTEL, G.: Der hypoglykämische Schock und seine Wirkung auf das Zentralnervensystem, zugleich ein Beitrag zu seiner Pathogenese. Dtsch. Arch. klin. Med. **175**, 188 (1933).

BOUDIN, G., LAURAS, A., LABET, R.: Les encéphalopathies des hypoglycémies spontanées. Presse méd. **68**, 280, 321 (1960).

BOUR, H., ROMAN, M., HECHT, Y.: Coma hypoglycémique mortal par suicide à l'insuline. Sem. Hôp. Paris **36**, 2444 (1960).

BOWEN, B. D., BECK, G.: Insulin hypoglycemia. Ann. intern. Med. **6**, 1412 (1933).

BRAZIER, M. A. B., FINESINGER, J. E., SCHWAB, R. S.: Characteristics of the normal E.E.G. II. The effect of varying blood sugar levels during quiet breathing. J. clin. Invest. **23**, 313 1944).

BREIDAHL, H. D., PRIESTLEY, J. T., RYNEARSON, E. H.: Clinical aspects of hyperinsulinism. J. Amer. Med. Ass. **160**, 19 (1956).

BUTTERFIELD, W. J. H., ABRAMS, M. E., SELLS, R. A., STERKY, G.: Insulin sensitivity of the human brain. Lancet **1966**, 557.

Cadilhac, J., Ribstein, M., Jean, R.: EEG et troubles métaboliques. Rev. neurol. **100**, 270 (1959).

Cammermeyer, J.: Über Gehirnveränderungen, entstanden unter Sakelscher Insulintherapie bei einem Schizophrenen. Zbl. ges. Neurol. Psychiat. **163**, 617 (1938).

Castan, P.: Les fonctions métaboliques de l'astroglie cérébrale élément fondamental de la barrière hémato-encéphalique. Applications aux encéphalopathies métaboliques, toxiques et glio-spongieuses subaigues. J. neurol. Sci. **6**, 237 (1968).

Cheng, Ch. P., Sayers, G.: Insulinhypersensitivity following the administration of DOCA. Endocrinology **44**, 400 (1949).

Chesler, A., Himwich, H. E.: The effects of insulin hypoglycemia on the glycogen content of the various parts of the central nervous system of the dog. Fed. Proc. **3**, 7 (1944).

Christian, W.: Klinische Elektroenzephalographie. Stuttgart: Thieme 1968.

Colmant, H. J.: Zerebrale Hypoxie. Stuttgart: Thieme 1965.

— (1968) (Pers. Mitteilungen).

Courville, C. B.: Late cerebral changes incident to severe hypoglycemia (insulin-shock). Arch. Neurol. Psychiat. (Chic.) **78**, 1 (1957).

Creutzfeldt, O. D., Meisch, J. J.: Changes of cortical neuronal activity and EEG during hypoglycemia. EEG clin. Neurophysiol. Suppl. **24**, 158 (1963).

Davis, H., Wallace, W. McL.: Factors affecting changes produced in electroencephalogram by standardised hyperventilation. Arch. Neurol. Psychiat. (Chic.) **47**, 606 (1942).

Davis, P. A.: Effect on the electroencephalogram of changing the blood sugar level. Arch Neurol. Psychiat. (Chic.) **49**, 186 (1943).

della Porta, P., Maiolo, A. T., Negri, V. U., Rossella, E.: Cerebral blood flow and metabolism in therapeutic insulin coma. Metabolism **13**, 131 (1964).

Döring, G.: Zur Histopathologie und Pathogenese des tödlichen Insulinschocks. Dtsch. Z. Nervenheilk. **147**, 217 (1938).

Dünner, L., Ostertag, B., Lücke, H.: Insulinkrämpfe und reticuloendotheliales System. Klin. Wschr. **13**, 101 (1934).

— — Tannhauser, S.: Klinik und pathologische Anatomie der chronischen Insulinvergiftung an Tieren. Klin. Wschr. **12**, 1054 (1933).

Ehrmann, R., Jakoby, A.: Über Blutungen in insulinbehandelten Komafällen. Klin. Wschr. **4**, 2151 (1925).

Elgee, N. J., Williams, R. H., Lee, N. D.: Distribution and degradation studies with insulin-J 131. J. clin. Invest. **33**, 1252 (1954).

Ellenberg, M., Polack, H.: Convulsive state in diabetes. Amer. J. med. Sci. **214**, 503 (1947).

Engel, R., Halberg, F., Tichy, F. V., Dow, R.: Electrocerebral activity and epileptic attacks at various blood sugar levels. Acta neuroveg. (Wien) **9**, 147 (1954).

Erbslöh, F.: Fortschritte in der Pathologie der cerebralen Hypoglykämiefolgen. Fortschr. Neurol. Psychiat. **17**, 412 (1949).

— Das Diabetikergehirn in der Insulinhypoglykämie. In: Insulin und Insulintherapie (Stich, W., Maske, H., Hrsg.). Urban und Schwarzenberg 1956.

— Hypoglykämie — Die Hypoglykämien. Ärztl. Fortbildung **20**, 435 (1970).

— Bernsmeier, A., Hillesheim, H. R.: Der Glukoseverbrauch des Gehirns und seine Abhängigkeit von der Leber. Arch. Psychiat. Nervenkr. **196**, 611 (1958).

Fabrykant, M., Bruger, M.: Dynamics of the hypoglycemic reaction. Amer. J. Med. **216**, 84 (1948).

Fazekas, J. F.: Pathologic physiology of cerebral dysfunction. Amer. J. Med. **25**, 89 (1958).

— Alman, R. W., Parrish, A. E.: Irreversible post-hypoglycemic coma. Amer. J. med. Sci. **222**, 640 (1951).

Ferraro, A.: Neuropathologic findings in the brain of three additional cases of chizophrenia treated with insulin. J. Neuropath. exp. Neurol. **1**, 188 (1942).

— Jervis, G. A.: (1) Pathologic considerations on insulin treatment of schizophrenia. Amer. J. Psychiat. **96**, 103 (1939).

— — (2) Brain pathology in four cases of schizophrenia treated with insulin. Psychiat. Quart. **13**, 207 (1939).

Fineberg, S. K., Altschul, A.: The encephalopathy of hyperinsulinism. Ann. intern. Med. **36**, 536 (1952).

Finley, K. H., Brenner, Ch.: Histologic evidence of changes of the brain in monkeys treated with metrazol and insulin. Arch. Neurol. Psychiat. (Chic.) **45**, 403 (1941).

Fister, W. P.: Serial EEG and clinical followup studies of a prolonged coma insulin reaction. Elektroenceph. clin. Neurophysiol. **5**, 474 (1953).

Frawley, Th.: The role of adrenal cortex in glucose and pyruvic acid metabolism in man including the use of intravenous hydrocortisone in acute hypoglycemia. Ann. N.Y. Acad. Sci. **61**, 464 (1955).

FRENCH, E. B., KILPATRICK, R.: The role of adrenaline in hypoglycaemic reactions in man. Clin Sci. 14, 639 (1955).

FRÖSCH, R.: Die Funktion der Nebennierenrinde in der Insulingegenregulation. Schweiz. med. Wschr. 85, 121 (1955).

GAITONDE, M. K., MARCHI, S. A., RICHTER, D.: The utilization of glucose in the brain and other organs of the cat. Proc. roy. Soc. B 160, 124 (1964).

GARLAND, H.: Endogenous hypoglycaemia. Proc. roy. Soc. Med. 51, 979 (1958).

GAUTHIER-SMITH, P. C.: Clinical aspects of hypoglycaemia. In: Biochemical aspects of neurological disorders, second series (CUMINGS, J. N., KREMER, M., Eds.). Oxford: Blackwell 1965.

GEIGER, A.: Correlation of brain metabolism and function by the use of a brain perfusion method in situ. Physiol. Rev. 38, 1 (1958).

GERAUD, J., RASCOL, A., BENAZET, A.-M., JORDA, M. P., MERLE-BERAL, A.-M.: L'encéphalopathie hypoglycémique. Observation anatomo-clinique. Rev. neurol. 114, 421 (1966).

GIBBS, F. A., GIBBS, E· L., LENNOX, W. G.: Influence of blood sugar level on the wave and spike formation of Petit-Mal epilepsy. Arch. Neurol. Psychiat. (Chic.) 41, 1111 (1939).

— MURRAY, E. I.: Hypoglycemic convulsions (three case reports). Electroenceph. clin. Neurophysiol. 6, 674 (1954).

— WILLIAMS, D., GIBBS, E. L.: Modification of the cortical frequency spectrum by changes in CO_2, blood sugar and O_2. J. Neurophysiol. 3, 49 (1940).

GINSBURG, J.: Effects of insulin after adrenalectomy. Lancet 1956 II, 271, 491.

GOLDFARB, W., LAUGHLIN, J., KIENE, H.: Prolonged insulin shock. Amer. J. Psychiat. 101 827 (1945).

GOLDMAN, D.: Prolonged coma after insulin hypoglycemia: clinical features and treatment. J. nerv. ment. Dis. 92, 157 (1940).

GOODWIN, J. E., KERR, W. K., LAWSON, F. L.: Bioelectric responses in metrazol and insulin shock. Amer. J. Psychiat. 96, 1389 (1940).

— LLOYD, D. P. C., HALL, G. E.: Action of pentamethylenetetrazol and insulin on the brain potentials of the rabbit. Proc. Soc. exp. Biol. (N.Y.) 38, 897 (1938).

GOTTSTEIN, U.: Untersuchungen des cerebralen Kohlenhydratstoffwechsels. In: Der Hirnkreislauf in Forschung und Klinik. Wien: Hollinek 1964.

— Zirkulation, Sauerstoff- und Glucosestoffwechsel des Gehirns bei den Encephalopathien. Verh. dtsch. Ges. inn. Med. 72, 185 (1966).

— HELD, K.: Insulinwirkung auf den menschlichen Hirnmetabolismus von Stoffwechselgesunden und Diabetikern. Klin. Wschr. 45, 18 (1967).

— — SEBENING, H., WALPURGER, G.: Der Glucoseverbrauch des menschlichen Gehirns unter dem Einfluß intravenöser Infusionen von Glucose, Glucagon und Glucose-Insulin. Klin. Wschr. 43, 965 (1965).

GRAYZEL, D. M.: Changes in the central nervous system resulting from convulsions due to hyperinsulinism. Arch. intern. Med. 54, 694 (1934).

GRÜNTHAL, E.: Über eine ungewöhnliche Schädigung der Großhirnrinde durch Insulin. Eine klinisch-anatomische Studie. Mschr. Psychiat. Neurol. 104, 301 (1941).

GÜLZOW, M.: Suicid mit Insulin. Z. klin. Med. 148, 479 (1951).

GÜNTHER, O.: Hirnschäden bei Diabetikern infolge Überinsulinisierung oder Insulinmangel. Med. Welt 1961, 2300.

GURDJIAN, E. S., STONE, W. E., WEBSTER, J. E.: Cerebral metabolism in hypoxia. Arch. Neurol. Psychiat. (Chic.) 51, 472 (1944).

HAGER, H.: Elektronenmikroskopische Untersuchungen über die Feinstruktur der Blutgefäße und perivasculären Räume im Säugetiergehirn. Ein Beitrag zur Kenntnis der morphologischen Grundlagen der sogenannten Bluthirnschranke. Acta neuropath. (Berl.) 1, 9 (1961).

HASSIN, G. B.: Central changes in fatal cases following treatment with barbital, soluble barbital, insulin and metrazol. Arch. Neurol. Psychiat. (Chic.) 42, 679 (1939).

HAUGAARD, N., VAUGHAN, M., HAUGAARD, E. S., STADIE, W. C.: Studies of radioactive injected labeled insulin. J. biol. Chem. 208, 549 (1954).

HECHT, K., HECHT, T., BAUMANN, R.: Die Bedeutung der biologischen Situation für die Entstehung und Intensität des Insulinschocksyndroms. Acta biol. med. germ. 15, 433 (1965).

HELD, K., WALPURGER, G., GOTTSTEIN, U.: Der cerebrale Glykogengehalt unter dem Einfluß von Glucose- und Insulin-Injektionen. Klin. Wschr. 46, 15 (1968).

HEMPEL, J.: Zur Frage der morphologischen Hirnveränderungen im Gefolge von Insulin-Schock, Kardiazol- und Azoman-Krampfbehandlung. Z. ged. Neurol. Psychiat. 173, 210 (1941).

HEPPENSTALL, M. E.: The relation between the effects of blood sugar levels and hyperventilation of the electroencephalogram. J. Neurol. Neurosurg. Psychiat. 7, 112 (1944).

Heppenstall, M. E., Greville, G. D.: Electroencephalography (Hill, D., Parr, G., Eds.). London: Macdonald 1950.
— Hill, D.: Zit. nach Heppenstall, M. E., Greville, G. D.
Hicks, S. P.: Brain metabolism in vivo. 1. The distribution of lesions caused by cyanide poisoning, insulin hypoglycemia, asphyxia in nitrogen and fluoroacetate poisoning in rats. Arch. Path. 49, 111 (1950).
Himwich, H. E.: Brain metabolism and cerebral disorders. Baltimore: Williams & Wilkins Comp. 1951.
— Fazekas, J. F.: Comparative studies of the metabolism of the brain of infant and adult dogs. Amer. J. Physiol. 132, 454 (1941).
— Frostig, J. P., Fazekas, J. F., Hadidian, Z.: The mechanism of the symptoms of insulin hypoglycemia. Amer. J. Psychiat. 96, 371 (1939).
— — Hoagland, H., Hadidian, Z.: Clinical electroencephalographic and biochemical changes during insulin hypoglycemia. Proc. Soc. exp. Biol. (N.Y.) 40, 401 (1939).
— Nahum, L. H.: The respiratory quotient of the brain. Amer. J. Physiol. 101, 466 (1932).
Hoagland, H., Himwich, H. E., Campbell, F., Fazekas, J. F., Hadidian, Z.: Effects of hypoglycemia and pentobarbital sodium on electrical activity of central cortex and hypothalamus (dogs). J. Neurophysiol. 2, 276 (1939).
— Rubin, M. A., Cameron, D. E.: The electroencephalogram of schizophrenics during insulin treatment. Amer. J. Physiol. 120, 183 (1937).
Höpker, W.: Hypoglykämische Ganglienzellveränderungen. Z. klin. Med. 148, 448 (1951).
— Die Wirkung des Glukosenagels auf das Gehirn. Leipzig: VEB Thieme 1954.
Hoff, E. C., Grenell, R. G., Fulton, J. F.: Histopathology of the central nervous system after exposure to high altitudes, hypoglycemia and other conditions associated with central anoxia. Medicine (Baltimore) 24, 161 (1945).
Hornbostel, H.: Der hypoglykämische Tod. Münch. med. Wschr. 95, 1151 (1953).
— Die Häufigkeitszunahme des tödlichen Insulinschocks beim Diabetes mellitus in der Mangelernährungszeit. Z. klin. Med. 148, 38 (1951).
Horwitz, W. A., Blalock, J. R., Harris, M. M.: Protracted comas occuring during insulin hypoglycemic therapy. Psychiat. Quart. 12, 466 (1938).
Inose, T.: Zur Histopathologie der Insulinwirkung auf das Gehirn. Psychiat. Neurol. jap. 43, 899 (1939); Zit. nach Höpker (1954).
Ishii, S., Tani, E.: Electron microscopy study of the blood-brain-barrier in brain swelling. Acta neuropath. (Berl.) 1, 474 (1961).
Jacob, H.: Über Todesfälle während der Insulinschocktherapie nach Sakel. Nervenarzt 12, 302 (1939).
Jansen, J., Waaler, E.: Pathologisch-anatomische Veränderungen bei Todesfällen nach Insulin- und Cardiazolschockbehandlung. Arch. Psychiat. Nervenkr. 111, 62 (1940).
Jetter, W. W., Sheflen, A. E.: Delayed pathologic manifestations of hypoglycemic coma. J. Neuropath. exp. Neurol. 11, 317 (1952).
Jourdonais, L. F., Bruger, M.: The sojourn of insulin in the blood of rabbits after the administration of massive doses of insulin. Endocrinology 26, 250 (1941).
Kastein, G. W.: Insulinvergiftung. Z. Neurol. 163, 322 (1938).
Kerr, St. E., Hampel, C. W., Ghantus, M.: The carbohydrate metabolism of brain IV. Brain glycogen, free sugar, and lactic acid as affected by insulin in normal and adrenal-inactivated cats, and by epinephrine in normal rabbits. J. biol. Chem. 119, 405 (1937).
Kety, S. S.: Blood flow and metabolism of the human brain in health and disease. In: Neurochemistry, 2. Aufl., p. 113 (Elliot, K. A. C., Page, I. H., Quastel, J. H., Eds.). Springfield: Charles C. Thomas Publ. 1962.
— Lukens, F. D. W., Woodford, R. B., Harmel, M. H., Freyhan, F. A., Schmidt, C. F.: The effects of insulin hypoglycemia and coma on human cerebral metabolism and blood flow. Fed. Proc. 7, 64 (1948).
— Woodford, R. B., Harmel, M. G., Freyhan, F. A., Appel, K. E., Schmidt, C. F.: Cerebral blood flow and metabolism in schizophrenia. The effects of barbiturate seminarcosis, insulin coma and electroshock. Amer. J. Psychiat. 104, 765 (1947).
Kini, M., Quastel, J. H.: Carbohydrate — aminoacid — interrelations in brain cortex in vitro. Nature (Lond.) 184, 252 (1959).
Kleyntjens, F., Verniory, A., Stoupel, N.: Sequelles nerveuses du coma hypoglycémique. Etude EEG. Acta clin. belg. 5, 28 (1950).
Knauff, H. G.: Die tiefe Hypoglykämie und ihre Folgen für das Zentralnervensystem. Münch. med. Wschr. 108, 2483 (1966).
Kobler, F.: Histologischer Gehirnbefund nach Insulinkoma. Arch. Psychiat. Nervenkr. 107, 688 (1938).
Környey, St.: Histopathologie und klinische Symptomatik der anoxisch-vasalen Hirnschädigung. Budapest: Akademiai Klado 1955; zit. nach A. Pentschev.

KONITZER, K., SOLLE, M., VOIGT, S.: Wirkung von Insulin auf den Hirnstoffwechsel. Acta biol. med. germ. 15, 461 (1965).

KUFFLER, ST. W., NICHOLLS, J. G.: The physiology of neuroglia cells. Ergebn. Physiol. 57, 1 (1966).

LAWRENCE, R. D., MEYER, A., NEVIN, S.: The pathological changes in the brain in fatal hypoglycemia. Quart. J. Med. 11, 181 (1942).

LEMKE, R.: Über die Indikation zur Insulinschockbehandlung der Schizophrenie. Arch. Psychiat. Nervenkr. 107, 223 (1938).

LEPPIEN, R., PETERS, G.: Todesfall infolge Insulinschockbehandlung bei einem Schizophrenen. Z. Neurol. 160, 444 (1938).

LEVYATOV, V. M.: Hypoglycemic encephalopathy. Ref. Excerpta med. (Amst.) 1965, 4598.

LIDZ, TH., MILLER, J. M., PADGET, P., STEDEM, A. J. A.: Muscular atrophy and pseudologia fantastica associated with islet cell adenoma of the pancreas. Arch. Neurol. Psychiat. (Chic.) 62, 304 (1949).

LINDGREN, L.: Enormous dose of insulin with suicidal intent. Acta med. scand. 167, 297 (1960).

MADDOCK, S., HAWKINS, J. E., Jr., HOLMES, E.: The inadequacy of substances of the "glucose cycl " for maintenance of normal cortical potentials during hypoglycemia produced by hepatectomy with abdominal evisceration. Amer. J. Physiol. 125, 551 (1939).

MALAMUD, N.: Fatalities resulting from treatment with subshock doses of insulin. Amer. J. Psychiat. 105, 373 (1948).

— GROSH, L. C.: Hyperinsulinism and cerebral changes. Arch. intern. Med. 61, 579 (1938).

MARBLE, A.: Hypoglycemia due to insulin. In: The treatment of diabetes mellitus, 10. Aufl., p. 314ff. (JOSLIN, E. P., ROOT, H. F., WHITE, P., MARBLE, A., Eds.). Philadelphia: Lea and Febiger 1959.

MARCHAND, L., SIVADON, P., BOUQUEREL, X.: Coma secondaire insulinique mortel. Hémorragies diffuses méningo-cérébrales et oedème aigu pulmonaire. Presse méd. 55, 482 (1947).

MARKS, V., MARRACK, D., ROSE, F. C.: Hyperinsulinism in the pathogenesis of neuroglycopenic syndromes. Proc. roy. Soc. Med. 54, 747 (1961).

— ROSE, F. C.: Hypoglycaemia. Oxford: Blackwell 1965.

McGHEE, E. C., PAPAGEORGE, E., BLOOM, W. L., LEWIS, G. T.: Effect of hyperinsulinism on brain phospholipide. J. biol. Chem. 190, 127 (1951).

McKEITH, ST. A., MEYER, A.: A death during insulin treatment of schizophrenia with pathological report. J. ment. Sci. 85, 96 (1939).

McKENDREE, O. J.: Insulin therapy and its complications in the treatment of psychoses. Psychiat. Quart. 12, 444 (1938).

METER, H. V., OWENS, H., HIMWICH, H.: Cortical and rhinencephalic electrical potentials during hypoglycemia. Arch. Neurol. Psychiat. (Chic.) 80, 314 (1958).

MEYER, J. S., PORTNOY, H. D.: Localized cerebral hypoglycemia simulating stroke. A clinical and experimental study. Neurology (Minneap.) 8, 601 (1958).

MICHAUX, L., BERTRAND, J., SCHERER, J., BOURGUIGNON, A.: Etude anatomique du coma insulinothérapique à propos de deux cas personnels. Sem. Hôp. Paris 26, 10 (1950).

MOERSCH, F. P., KERNOHAN, J. W.: Hypoglycemia. Arch. Neurol. Psychiat. (Chic.) 39, 242 (1938).

DE MORSIER, G., MOZER, J. J.: Lésions cérébrales mortelles par hypoglycémie au cours d'un traitment insulinique chez un morphinomane. Ann. Med. 59, 474 (1936).

MORUZZI, G.: Action de l'hypoglycémie insulinique sur l'activité électrique spontanée et provoqueé de l'écorce cérébrale. C.R. Soc. Biol. (Paris) 128, 1181 (1938).

— Etude de l'activité électrique de l'écorce cérébral dans l'hypoglycémic insulinique et dans différantes conditions modifiant le métabolisme des centres. Arch. intern. Physiol. 48, 45 (1939).

MULDER, D. W., BASTRON, J. A., LAMBERT, E. H.: Hyperinsulin Neuronopathy. Neurology (Minneap.) 6, 627 (1956).

MÜLLER, M.: Insulinbehandlung. In: Psychiatrie der Gegenwart, Bd. I/2, S. 388. Berlin-Göttingen-Heidelberg: Springer 1963.

NIKOLAJEV, V.: Über eine besondere Gliaveränderung nach wiederholten Insulinschocks im Tierversuch. Schweiz. Arch. Neurol. Psychiat. 39, Erg.-Heft 205 (1937).

OLMSTEDT, J. M., TAYLOR, A. O.: Effect of insulin on blood, changes in oxygen saturation, percentage hemoglobin and oxygen capacity. Amer. J. Physiol. 69, 142 (1924).

OSTERTAG, B.: Insulintodesfälle u. Insulinschockfolgen. Verh. dtsch. Ges. Path., 1958, S. 146, 147.

PARFITT, D. N.: Irreversible hypoglycaemic coma in islet-cell adenoma and in schizophrenia. J. ment. Sci. 101, 673 (1955).

PENTSCHEW, A.: Probleme der Permeabilitätspathologie im Gehirn. Arch. Psychiat. Nervenkr. 185, 345 (1950).

— Intoxikationen. Handb. path. Anat. u. Hist., Bd. XIII/2. Berlin-Göttingen-Heidelberg: Springer 1957.

POGADY, J.: Untersuchung über den Einfluß einiger Pharmaka auf das experimentelle Modell des protrahierten Insulinkomas bei Ratten. Psychiat. Neurol. med. Psychol. (Lpz.) 11, 361 (1952).

PROCTOR, L. D., EASTON, N. L.: Unusual case of prolonged coma in hypoglycemic shock treatment. Amer. J. Psychiat. 99, 203 (1942).

PRÜLL, G., BUSCH, H., ERBSLÖH, F.: EEG-Verlaufsuntersuchungen bei schweren neurologischen Hypoglykämiefolgezuständen. 15. Jahrestagg. Dtsch. EEG-Ges., Bonn 1969.

QUADBECK, G., HESS, O.: Brain edema and glucose transport across the blood brain barrier. In: Brain edema (KLATZKO, I., SEITELBERGER, F., Eds.).Wien-New York: Springer 1967.

RAFAELSEN, O. J.: Action of insulin on carbohydrate uptake of isolated rat spinal cord. J. Neurochem. 7, 33 (1961).

— Studies on the direct effect of insulin on the central nervous system. Metabolism 10, 99 (1961).

RAUCH, H. J.: Histopathologische Befunde bei Todesfällen im Insulinkoma. Z. Neurol. 177, 556 (1944).

— Hirnschädigung bei Schockbehandlung der Psychosen. Ärztl. Wschr. 3, 65 (1948).

REGAN, P. F., BROWNE-MAYERS, A. N., EVARTS, E. V.: EEG frequency analysis and consciousness correlation during insulin induced hypoglycemia. Electroenceph. clin. Neurophysiol. 4, 463 (1951).

RICHARDSON, I. C., CHAMBERS, R. A., HEYWOOD, P. M.: Encephalopathies of anoxia and hypoglycemia. Arch. Neurol. Psychiat. (Chic.) 1, 178 (1959).

RICHARDSON, J. E., RUSSEL, D. S.: Cerebral disease due to functioning islet-cell-tumors. Lancet 263, 1054 (1952).

RIVERS, T. D., ROME, H. P.: Prolonged insulin coma in the treatment of schizophrenia. Arch. Neurol. Psychiat. (Chic.) 51, 550 (1944).

ROIZIN, L.: Sulle alterazioni istologiche del sistema nervoso centrale in animali sottoposti alle crisi insulinica secondo il metodo di SAKEL. Riv. Pat. nerv. ment. 53, 491 (1939).

ROOT, H. F.: Insulin resistance and bronze diabetes. New Engl. J. Med. 201, 201 (1929).

ROSNER, L., ELSTAD, R.: The neuropathy of hypoglycemia. Neurology (Minneap.) 14, 1 (1964).

ROSS, I. S., LOESER, L. H.: EEG findings in essential hypoglycemia. Electrophysiol. 3, 141 (1951).

SACHSSE, B.: Suicidversuche mit Insulin. Med. Klin. 61, 1545 (1966).

SAHS, A. L., ALEXANDER, L.: Fatal hypoglycemia. Arch. Neurol. Psychiat. (Chic.) 42, 286 (1939).

SALM, H.: Benommenheitszustände im Anschluß an die Insulinschockbehandlung von Schizophrenen. Münch. med. Wochenschr. 1937, 1046.

SCHELLER, H., STRÖBE, F.: Hypoglykämische Anfälle bei Inselzelladenom mit Ausgang in hypoglykämisches Koma. Mschr. Psychiat. 99, 520 (1937).

SCHERESCHEWSKY, N. A., MOGILNITZKY, B. N., GORJAEWA, A. W.: Zur Pathologie und pathologischen Anatomie der Insulinvergiftung. Endokrinologie 5, 204 (1929).

SCHOLZ, W.: Die Krampfschädigungen des Gehirns. Berlin 1951.

SCHULTE, H., OSTERTAG, B.: Hirnbefunde bei Insulinvergiftung und deren Entstehung. Zbl. ges. Neurol. Psychiat. 95, 248 (1940).

SEITELBERGER, F.: Gliale Syndrome. Sitzungsber. Verein. Dtsch. Neuropathol., 13. Tagg. 1967. Zbl. ges. Neurol. Psychiat. 192, 123 (1968).

SHAGASS, C., ROWSELL, P. W.: Seriel EEG and clinical studies in a case of prolonged insulin coma. Arch. Neurol. Psychiat. (Chic.) 72, 705 (1954).

SHIMIZU, N., INOUE, G.: Histochemical studies on the brain glycogen of rabbits and its changes in the insulin hypoglyceamia. Med. J. Osaka Univ. 3, 337 (1952).

SILFVERSKÖLD, B. P.: Polyneuritis hypoglycemia. Late peripheral paresis after hypoglycemic attacks in two insulinoma patients. Acta med. scand. 125, 502 (1946).

SPENCER, A. M.: Post-hypoglycaemic encephalopathy in Sakel's insulin treatment. J. ment. Sci. 94, 513 (1948).

STIEF, A., TOKAY, L.: Beiträge zur Histopathologie der experimentellen Insulinvergiftung. Zbl. Neurol. Psychiat. 39, 434 (1932).

— — Weitere experimentelle Untersuchungen über die cerebrale Wirkung des Insulins. Zbl. ges. Neurol. Psychiat. 153, 561 (1935).

TANI, N.: Experimentelle Beiträge zum Insulinkrampf mit Berücksichtigung histologischer Befunde. Psychiat. Neurol. jap. 39, 5 (1935); zit. nach Zbl. ges. Neurol. Psychiat. 8 P, 30 (1936).

TANNENBERG, J.: Comparative experimental studies on symptomatology and anatomical changes produced by anoxic and insulin shock. Proc. Soc. exp. Biol. (N.Y.) 40, 94 (1939).

— Advantages and danger of combined anoxic and insulin shock. Arch. Neurol. Psychiat. (Chic.) 44, 811 (1940).

TARR, M., BRADA, D., SAMSON, F. E.: Cerebral high-energy phosphates during insulin hypoglycemia. Amer. J. Physiol. **203**, 690 (1962).

TERBRÜGGEN, A.: Anatomische Befunde bei spontaner Hypoglykämie infolge multipler Pankreasinseladenome. Beitr. path. Anat. **88**, 37 (1932).

TERPLAN, K.: Changes in the brain in a case of fatal insulin-shock. Arch. Path. **14**, 131 (1932).

TERPLAN, K. L.: Histopathological changes in marked swelling of the brain. Amer. J. Path. **13**, 664 (1937).

TEWS, J. K., CARTER, S. H., STONE, W. E.: Chemical changes in the brain during insulin hypoglycaemia and recovery. J. Neurochem. **12**, 679 (1965).

THIEBAUT, F., ROHMER, F., WACKENHEIM, A.: Contribution à l'étude EEG des syndromes endocriniens. Electroenceph. clin. Neurophysiol. **10**, 1 (1958).

THORN, W.: Gehirnstoffwechsel und Gehirnfunktion. In: Handbuch Neurochir., Bd. 1/II (OLIVECRONA, H., TÖNNIS, W., Hrsg.). Berlin-Heidelberg-New York: Springer 1968.

TÖBEL, F.: Über eigenartige Hirnschädigungen durch Depot-Insulin bei Hunden. Arch. Psychiat. Nervenkr. **180**, 569 (1948).

— MAIER, H.: Zur Frage der Entstehung der Hirnveränderungen bei Insulinvergiftung. Z. ges. exp. Med. **117**, 319 (1951).

TOM, M. I., RICHARDSON, J. G.: Hypoglycaemia from islet cell tumour of pancreas with amyotrophy and cerebrospinal nerve cell changes. J. Neuropath. exp. Neurol. **10**, 57 (1951).

ULE, G.: Kleinhirnrindenatrophie vom Körnertyp. Dtsch. Z. Nervenheilk. **168**, 195 (1952).

DE LA VEGA, P.: Pathologisch-histologische Ergebnisse bei Schocktherapie. Experimentelle Untersuchungen. Act. Esp. Neur. Psiquiatri **2**, 51 (1941); ref. Zbl. allg. Path. Anat. **83**, 163 (1948).

VRBA, R., GAITONDE, M. K., RICHTER, D.: The conversion of glucose carbon into protein in the brain and other organs of the rat. J. Neurochem. **9**, 465 (1962).

WAELSCH, H., LAJTHA, A.: Protein metabolism in the nervous system. Physiol. Rev. **41**, 709 (1961).

WARREN, S., LE COMPTE, PH., LEGG, M. A.: The pathology of diabetes mellitus, 4. Aufl. p. 394. Philadelphia: Lea and Febiger 1966.

WEIL, A., LIEBERT, E., HEILBRUNN, G.: Histopathologic changes in the brain in experimental hyperinsulinism. Arch. Neurol. Psychiat. (Chic.) **39**, 467 (1938).

WILLIAM, H., FUNDERBURK, W. H., JAUMANN, J.: The effect of repeated insulin coma on the electroencephalogram. Electroenceph. clin. Neurophysiol. **4**, 116 (1952).

WINKELMANN, N. W., MOORE, M. T.: Neurohistopathologic changes with metrazol and insulin shock therapy. Arch. Neurol. Psychiat. (Chic.) **43**, 1108 (1940).

WOHLWILL, F.: Über Hirnbefunde bei Insulinüberdosierung. Klin. Wschr. **1928**, 344.

WOLF, A., HARE, C. C., RIGGS, H.: Neurological manifestation in two patients with spontaneous hypoglycemia. Bull. neurol. Inst. N.Y. **3**, 232 (1933).

WORTIS, J., LAMBERT, R. H.: Irreversible or hyperglycemic insulin coma. Amer. J. Psychiat. **96**, 335 (1939).

YAEGER, C. L., SIMON, A., MARGOLIS, L. M., BURCH, N. R.: EEG studies in hypoglycemic coma. J. nerv. ment. Dis. **118**, 435 (1953).

YANNET, H.: Effect of prolonged insulin hypoglycemia on distribution of water and electrolytes in brain and in muscle. Arch. Neurol. Psychiat. (Chic.) **42**, 237 (1939).

— Experimental study of pathogenesis of cerebral changes following prolonged insulin hypoglycemia. Arch. Neurol. Psychiat. (Chic.) **42**, 395 (1939).

ZEISE, W.: Über den Einfluß der Glutaminsäure auf das irreversible Insulinkoma. Arch. Psychiat. u. Nervenkr. **194**, 1 (1955).

ZIEGLER, D. R., PRESTHUS, J.: Normal electroencephalogram at deep levels of hypoglycemia. Electroenceph. clin. Neurophysiol. **9**, 523 (1957).

ZIMMERMANN, H. M.: Lesions of the nervous system in hyperinsulinism. Arch. Path. **28**, 276 (1939).

Namenverzeichnis

Kursive Seitenzahlen beziehen sich auf die Literatur

Sachverzeichnis